国家出版基金项目
NATIONAL PUBLICATION FOUNDATION

胎儿及新生儿心脏病学

桂永浩　韩　玲　主　编

丁文虹　任芸芸　孙淑娜　副主编

北京科学技术出版社

图书在版编目（CIP）数据

胎儿及新生儿心脏病学/桂永浩，韩玲主编．－北京：北京科学技术出版社，2014.1

ISBN 978－7－5304－6782－4

Ⅰ.①胎…　Ⅱ.①桂…②韩…　Ⅲ.①小儿疾病－心脏病－诊疗　Ⅳ.①R725.4

中国版本图书馆CIP数据核字(2013)第220905号

胎儿及新生儿心脏病学

主　　编：桂永浩　韩　玲
责任编辑：李金莉　尤玉琢
责任校对：黄立辉
责任印制：李　茗
封面设计：耕者设计工作室
出 版 人：曾庆宇
出版发行：北京科学技术出版社
社　　址：北京西直门南大街16号
邮政编码：100035
电话传真：0086－10－66161951（总编室）
　　　　　0086－10－66113227（发行部）　0086－10－66161952（发行部传真）
电子信箱：bjkjpress@163.com
网　　址：www.bkydw.cn
经　　销：新华书店
印　　刷：北京捷迅佳彩印刷有限公司
开　　本：889mm×1194mm　1/16
字　　数：1050千
印　　张：37
版　　次：2014年1月第1版
印　　次：2014年1月第1次印刷
ISBN 978－7－5304－6782－4/R・1639

定　价：320.00元

编者名单

主　编　桂永浩　韩　玲

副主编　丁文虹　任芸芸　孙淑娜

编　者（以姓氏笔画为序）

丁文虹	首都医科大学附属北京安贞医院
王　凤	复旦大学附属儿科医院
王　栋	首都医科大学附属北京安贞医院
王　雁	北京大学人民医院
王山米	北京大学人民医院
王建六	北京大学人民医院
王霄芳	首都医科大学附属北京安贞医院
田　宏	复旦大学附属儿科医院
吕震宇	首都医科大学附属北京安贞医院
任芸芸	复旦大学附属妇产科医院
华益民	四川大学华西第二医院
刘　芳	复旦大学附属儿科医院
刘锦纷	上海交通大学医学院附属上海儿童医学中心
刘瀚旻	四川大学华西第二医院
闫晓蕾	首都医科大学附属北京安贞医院
孙淑娜	复旦大学附属儿科医院
严英榴	复旦大学附属妇产科医院
苏小红	美国波士顿儿童医院
李　奋	上海交通大学医学院附属上海儿童医学中心
李渝芬	广东省人民医院
杨　静	首都医科大学附属北京安贞医院
杨秀雄	新加坡 KK 妇幼医院
肖燕燕	首都医科大学附属北京安贞医院
吴　琳	复旦大学附属儿科医院

沈　捷	上海市儿童医院
张　超	北京大学人民医院
张红旗	复旦大学上海医学院
张桂珍	首都医科大学附属北京安贞医院
陆兆龄	CHINDEX MEDICAL
陆国平	复旦大学附属儿科医院
陈　焱	首都医科大学附属北京安贞医院
陈欣林	湖北省妇幼保健院
罗　红	四川大学华西第二医院
金　梅	首都医科大学附属北京安贞医院
周开宇	四川大学华西第二医院
周国民	复旦大学上海医学院
周爱卿	上海交通大学医学院附属上海儿童医学中心
周毓青	复旦大学附属妇产科医院
郑　可	首都医科大学附属北京安贞医院
郑健勇	中国人民解放军海军总医院
赵　胜	湖北省妇幼保健院
耿　斌	首都医科大学附属北京安贞医院
桂永浩	复旦大学附属儿科医院
崇　梅	首都医科大学附属北京安贞医院
梁永梅	首都医科大学附属北京安贞医院
韩　玲	首都医科大学附属北京安贞医院
景　雅	山西医科大学基础医学院
焦　萌	首都医科大学附属北京安贞医院
储　晨	复旦大学附属儿科医院
裴秋艳	北京大学人民医院
霍玉峰	首都医科大学附属北京安贞医院

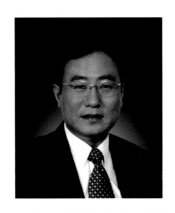 **桂永浩** 男，主任医师，教授，博士生导师。毕业于上海医科大学医学系。在复旦大学儿科医院长期从事医疗科研教学工作。1991—1995年在美国宾州大学费城儿童医院做高级访问学者。1999年取得临床流行病学硕士学位。现任复旦大学副校长，兼任上海医学院院长。担任中华医学会儿科学分会前任主任委员，上海市科协副主席，卫生部"新生儿疾病"重点实验室主任，卫生部"国家临床重点专科建设项目管理委员会"专家顾问组成员，上海市住院医师规范化培养专家组副组长、上海市医学会副会长等职。是儿科学国家级教学团队及国家精品课程负责人。担任《临床儿科学》等7部儿科医学专著或教材的主编或副主编。担任《中华儿科杂志》《中国循证儿科杂志》的主编。

主要研究方向为先天性心脏病的分子发病机制及其围生期早期诊断、干预方法和策略研究。先后主持国家"863"重大课题、国家"十五攻关"课题、国家自然科学基金项目等，在国际、国内杂志发表论文120余篇。曾荣获上海市回国留学人员先进个人、全国和上海市卫生系统先进工作者、宋庆龄儿科医学奖、宝钢优秀教师奖、上海市高等教育名师、上海市领军人才、亚洲杰出儿科医师奖、卫生部有突出贡献中青年专家和中国儿科医师奖等奖项。

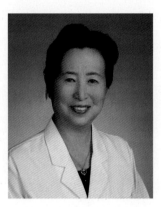

韩玲 女，主任医师，教授，博士生导师，国务院特殊贡献专家。1945 年出生，1968 年毕业于中国医学科学院北京协和医学院（原中国医科大学）。1986 年调任北京安贞医院小儿心脏科工作，1988—1991 年在美国匹兹堡大学医学院附属儿童医院小儿心脏科进修小儿心血管临床专业。1992 年破格晋升为主任医师。曾任安贞医院小儿心脏科主任，中华儿科学会心血管学组副组长，《中华儿科杂志》《中国实用儿科杂志》《小儿急救医学杂志》《北京心肺血管病杂志》等杂志编委及审稿专家。从事儿科工作 45 年，擅长胎儿及小儿心血管疾病，如：先天性心脏病，心肌病，心功能不全等的诊断治疗。参与主编或副主编的著作 / 译著有：《先天性心脏病超声心动图谱》主编；《实用胎儿超声心动图学》副主编；《儿科心脏病学》副主编；参编书籍 20 余本，发表学术论文百余篇。曾获卫生部科技进步三等奖 1 项，北京市科技进步奖一等奖 1 项，二等奖 1 项，三等奖 6 项。

近年随着基础医学、临床医学和预防医学的迅速发展，一些发病机制不明确、诊断有困难、防治效果不满意的疾病逐渐得到解决。心血管病曾经是不治之症或难治之症，随着基础医学对心血管病研究迅猛发展的推动、心血管病临床内、外科研究工作互相转化的加强及心血管病诊断、预防、治疗、预后判断的循证医学原则的广泛应用，其中一些不治之症已逐渐成为可治，可治之症的范围不断扩展，成为医学发展最快的分支之一。

胎儿和新生儿心脏病的诊断、治疗和预防，向来是少数儿科医师和心脏内、外科医师敢于深入研究探讨的领域。但如能早期发现胎儿异常或在新生儿期即诊断出心脏病，给予及时正确的处理，保障母婴安全这也是世界各国儿科医师的共同心愿。一方面，先天性心脏病已成为我国婴儿死亡的主要原因之一。大多数的先天性心脏病患儿在学龄前期通过外科手术或介入治疗而得以治愈。在临床诊疗水平不断提高的今天，已可对在胎儿及新生儿期患先天性心血管病的患儿进行先天性心脏病围生期的监护和治疗干预，挽救患儿的生命。这对于进一步减少患儿死亡率，改善其生存质量有重要意义，也符合我国的优生优育国策。

另一方面，胎儿和新生儿除可患常见的先天性心血管病外，还可患一些复杂的、危重的先天性心脏病，或累及心脏的家族遗传性疾病，或其他一些以后可能会使患儿严重残疾的疾病。若能早期及时中止妊娠，可减轻个人、家庭及社会的痛苦和负担。因此，应对患病母亲对胎儿的危害程度和先天性心脏病患儿母亲再孕的风险进行评估，以判断是否应该中止妊娠和避孕。这是一个十分重要和严肃的科学问题，应该受到儿科医师和产科医师的重视。

为给临床儿科心脏内、外科医师和产科医师提供处理上述这些问题的参考资料，复旦大学附属儿科医院的桂永浩教授和北京安贞医院的韩玲教授组织了国内外 51 位儿科心脏内、外科，胎儿超声，胎儿心脏超声和产科方面的专家共同编写了这本书。全书共 4 篇 62 章，涵盖了心血管系统的胚胎发育、心脏解剖、胎儿循环、超声基础知识、胎儿和胎儿心脏的超声检查和心血管病的诊断；系统阐述了先天性心脏病的流行病学、常见和较常见先天性心脏病的病种、正常胎儿心脏超声检查特点、各种先天性心脏病胎儿超声检查特点、胎儿和新生儿先天性心脏病患儿治疗、机械通气及术后监护、新生儿心肺复苏和体外氧合治疗；胎儿和新生儿心律失常、分类和心电图诊断；心脏肿瘤、心肌病、心脏疾病药物治疗，以及近年来逐渐成为关注热点的三维、四维超声，先天性心脏病家族遗传学，先天性心脏病患儿神经系统损伤，相关母亲疾病、胎儿遗传学检测等内容。本书内容丰富而新颖，特色鲜明而实用性强，对于儿科心脏内、外科医师了解儿童围生期心脏病的临床诊治是很有用的参考。

本书是我国该领域的第一本专著，编者们在繁忙的临床工作之余完成这样一本高水平的学术著作很不容易。相信此书的出版会对我国胎儿和新生儿期心血管疾病的诊断和治疗的发展起到推动的作用。同时，也会促进我国在这一领域的多学科协作医疗模式与国际接轨。故乐为作序，并向读者推荐。

中国工程院院士 陈灏珠

2013 年 11 月

序　二

　　进入 21 世纪，中国的儿童健康维护和医疗照顾面临的挑战正在发生巨大的变化。流行病学调查数据显示，出生缺陷已经成为严重威胁儿童生命健康的主要问题之一。在我国，儿童先天性心脏病的发病率为 6.87‰，是儿童死亡的主要病因之一。进一步降低出生缺陷造成的死亡率和提高儿童的生命质量已成为国家的重要战略目标。正因为如此，有关先天性心脏病的各种专著才相继出版，展现了人类长期以来开展的针对先天性心脏病的研究和改进临床诊治方法所取得的进步，也引发了人类对最终揭开先天性心脏病发病机制和征服这一疾病的思考和展望。

　　欣闻由桂永浩教授和韩玲教授组织编写的《胎儿及新生儿心脏病学》一书即将出版。阅读了本书文稿后，感到编写一本关注围生期的先天性心脏病专著的时机已经成熟且很有必要。这是因为，经过 30 多年的发展，胎儿心脏畸形的产前筛查和诊断技术通过不断地改良、专业培训已有巨大的发展；由儿童心脏病学科和新生儿学科交叉应运而生的围生心脏病学也已成为国际公认新的专业学科；跨越传统学科界、机制和早期的血流动力学的认识和变化特点及最新发展，为先天性心脏病的围生期早期介入和干预，以及其对胎儿和新生儿的心血管系统、神经系统及生命质量和成本效益的长期效应的评估提供了最新的理论和手段。本书全面介绍了先天性心脏病产前诊断的技术方法和标准的定义、分类，为先天性心脏病围生期处置，特别是为新生儿期的复杂先天性心脏病的及时诊治和干预策略选择等提供了丰富的循证性依据。

　　本书是由来自全国各地的儿童心脏病学、新生儿学、产科学、遗传学、影像学、外科学和基础医学等各个学科的专家共同编写而成，是多学科团队交叉合作的产物。尤其是由一批中青年学者参与编写，体现了围生心脏病学科的活力和希望。

　　衷心祝愿本书的成功发行为中国的围生心脏病学、为儿童的健康事业做出贡献！

2013 年 10 月

胎儿及新生儿心脏病学
Fetal and Neonatal Cardiology

前　言

先天性心脏病已经成为严重威胁中国儿童生命健康的疾病之一。随着科学技术和医学研究的发展与进步，先天性心脏病的诊治水平和预后已有了巨大的改观。但是，面对每年新增的 10 万左右的病例，特别是一些严重、复杂的先天性心脏病，做到早期诊断、早期干预、降低死亡率和提高生存质量还有很多需要解决的问题。

先天性心脏病的心脏缺陷发生在妊娠的早期。多因素致病的机制导致疾病发生既有遗传基因的因素，也有环境因素和多因素间的相互作用。其发病机制非常复杂，目前尚缺乏一级预防的有效手段。因此，了解和掌握不同胚胎期心脏发育的规律、不同心脏畸形的形态学和血流动力学的特点、新生儿期先天性心脏病的病理和生理特征，对保证围生期母婴的安全和健康，特别是降低婴儿期先天性心脏病死亡率有着重要意义。

近 30 多年来，对胎儿和新生儿先天性心脏病的临床研究和实践已成为儿童心脏病学的一个重要部分，世界许多国家已经把胎儿和新生儿先天性心脏病即围产心脏病学列为相对独立的门类，训练专门人才，设立专门研究项目，更重要的是通过学科的交叉，通过围产医学搭建了先天性心脏病的二级预防体系。

《胎儿及新生儿心脏病学》一书就是在这样的背景下，为满足临床工作者的需要而组织编写的。本书凝聚了国内外儿科、妇产科、心脏科及基础学科 50 位专家的智慧和心血。从胎儿的胚胎发育、胎儿超声心动图技术、各类先天性心脏病胎儿期的结构及血流动力学的特征、新生儿先天性心脏病的特点、早期干预的策略和方法等各个角度，通过详尽的图谱、数据、图标，为各级临床医师、妇幼保健工作者、医学研究生提供了以证据为基础的知识和信息，以利于大家在临床和教学实践中参考。本书也是该领域的第一本中文专著。

我们感谢在本书编写过程中所有给予帮助支持的朋友们。由于我们的知识和学术水平有限，本书如有不当之处敬请各位指正。

桂永浩　韩玲

2013 年 10 月 1 日

目 录

第一篇 总 论

第二篇　先天性心脏病

第三篇　心律失常

第四篇　其　他

第一篇

总 论

第一章
心血管胚胎发育

心血管系统来源于中胚层，是胚胎发育中最早建立并行使功能的系统。人胚第 3 周，原始心血管系统即已初步建立，并在此基础上进行生长、发育和改建等过程。

一、原始心血管系统的建立

人胚第 3 周，先后在卵黄囊、体蒂、绒毛膜等胚体外附属结构的胚外中胚层中形成血管，继而在胚体内的中胚层中也有血管发生，并与胚体外血管连通，胚体内外血管共同组成了原始的心血管系统。

原始血管只有单层扁平短梭形或长梭形的内皮细胞。随着胚胎的生长与发育，内皮外周不同来源的间充质细胞受其所处部位血流动力学等不同因素的影响，逐步分化形成数量不等和层次不同的平滑肌细胞和结缔组织，于是原始血管发育为形态可辨认的毛细血管和动、静脉。

（一）胚体外血管的发生

人胚第 15 天，位于卵黄囊壁外表面的胚外中胚层间充质细胞，首先分化为成血管细胞（angioblast），形成许多分散孤立的块状或索状成血管细胞团（angiogenic cell cluster），称为血岛（blood island）。之后，血岛周边的细胞分化为内皮细胞所围成的管状结构，即为原始血管；而血岛中央的游离细胞则分化为原始血细胞（primitive blood cell），即造血干细胞（图 1-1）。内皮管以出芽方式向外延伸，与相邻血岛的内皮管融合贯通，逐渐形成一个丛状分布的内皮管网。与此同时，体蒂和绒毛膜的中胚层也以同样的方式形成内皮管网。

（二）胚体内心、血管的发生

人胚第 18 天左右，胚盘中胚层的间充质细胞分化为成血管细胞，这些细胞进而分化为扁平的内皮细胞，并相互连接成管网状结构，此即胚体内的原始心血管系统。其中，口咽膜前端中胚层细胞局部增生，成为心脏发生的区域，叫生心区（cardiogenic field）。生心区细胞先形成两条纵行的细胞索，称生心索（cardiogenic cord），随后，因索中出现腔隙，形成两条纵行并列的内皮性心管（heart tube）。由于胚胎侧褶的形成，使左、右心管向中线靠拢，并融合形成一条心管。由于胚胎头褶和尾褶的形成，则使位于头端的心管也随之呈180°翻转，移位于胚体的腹侧正中部（图1-2）。

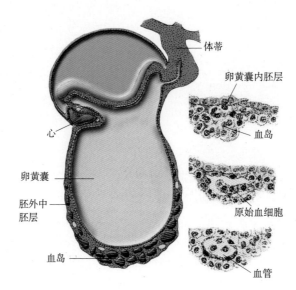

图1-1　卵黄囊血岛形成

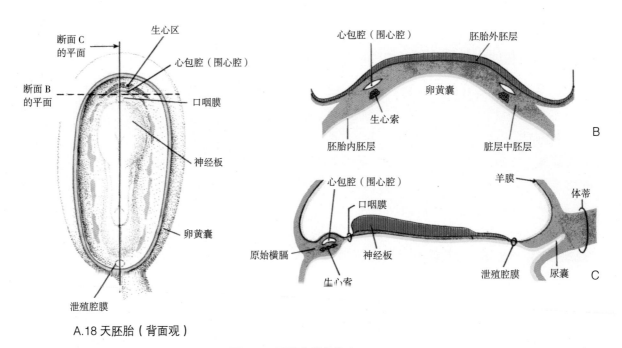

A.18天胚胎（背面观）

图1-2　原始心脏的发生

（三）原始心血管系统的组成

胚胎早期，心、血管呈左、右对称分布，包括，①心管：1 对，位于前肠腹侧，胚胎发育至第 4 周时，左、右心管合并为一条。②动脉：背主动脉 1 对，位于原始消化管的背侧，其头端与两条心管头端通连，沿中轴向胚体尾端行走，形成早期胚体动脉的主干。随着胚胎的发育，左、右背主动脉自咽以下合并成一条，沿途发出许多分支。向腹侧面发出的分支包括数对卵黄动脉，分布于卵黄囊，1 对脐动脉经体蒂分布于绒毛膜。向背侧发出约 30 对节间动脉，依次分布于相应的体节间。在胚体的头端发出 6 对弓动脉，分别穿行于相应的鳃弓内，并与心管头端膨大的动脉囊相连接。③静脉：卵黄静脉和脐静脉各 1 对，分别收集来自卵黄囊和绒毛膜的血液。总主静脉 1 对，它们均有前主静脉和后主静脉 2 个属支，分别收集上半身和下半身的血液。3 对静脉分别

通连于心管尾侧端的左、右静脉窦。

卵黄血管和脐血管属于胚外血管，故由这些血管所构成的循环，称胚体外循环。胚体循环的形成略晚于胚体外循环。胚体内、外血管相互连接、沟通，形成原始心血管系统（图 1-3）。心脏的搏动开始于胚胎第 22~23 天，胚胎发育第 4 周即有血液循环。

1. 卵黄循环

背主动脉形成多对卵黄动脉至卵黄囊，经卵黄静脉回流至心管静脉端。人类卵黄囊的卵黄很少，主要和肝的发育及门静脉的发生有关。

2. 脐循环

脐动脉最初为背主动脉的腹侧分支，伴随尿囊连接到胎盘，通过其和母体进行物质交换后，由脐静脉把营养物质输送到胎儿。脐循环的建立标志着胎儿和母体间开始进行物质交换和代谢，可以保证提供胎儿生长发育之所需。

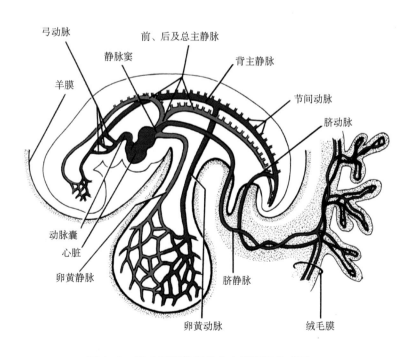

图 1-3 第 4 周胚胎原始心血管系统模式图

3. 胚体循环

由心管经动脉囊、弓动脉、背主动脉、前主静脉与后主静脉，最后由总主静脉汇集全身的血液返回至心管。随着胎儿的生长发育，原始心、血管系统不断进行改建，以适应体内各个器官系统的生长、发育和移位。胎儿出生后，由于脐循环的中断和肺循环的建立，遂演变为成体的心血管系统。由于心血管系统的建立在胚胎期要经历复杂的改建过程，所以当体内环境或其他因素发生变化时，心与血管出现畸形或变异的可能性也就随之增多。

（四）血管发生的调控机制

原始血管的形成和分化受基因调控，在不同信号系统的调控下，胚体内大血管的动脉或静脉的属性在胚胎发育早期、循环系统行使功能前即已确定，并显示独特的分子标记，如动脉内皮和静脉内皮在分化过程中首先显示差异表达的基因是 *EphrinB2* 和 *EphB4*。动脉内皮特异表达跨膜配体 EphrinB2，静脉内皮表达其同源受体 EphB4。EphB4 是受体酪氨酸激酶，是仅有的可以和 EphrinB2 特异结合的受体。EphrinB2 和 EphB4 均为跨膜蛋白质，在血管发生过程中具有双向信号作用；EphrinB2 也可以作为受体和 EphB4 相互作用，分别称为正向和反向作用。*EphrinB2* 或 *EphB4* 基因的缺失，导致动脉或静脉发育障碍，使发育过程中动、静脉的进一步重构出现缺陷。*EphB4* 和 *EphrinB2* 两种基因均缺失的小鼠，虽然原始血管可以形成，但不能重构成形态学可辨的动脉和静脉，其所有血管口径相同，且无毛细血管发生，正常的血管系统不能形成，胚胎在发育第 9 天死亡。表明在血管发生过程中，*EphrinB2* 和 *EphB4* 在动脉和静脉内皮细胞的互补性表达确保了动脉和静脉血管的形成，以及动静脉血管形成后在发育过程中的进一步重建。

EphrinB2 在动脉内皮的表达受 Notch 信号系统的调控，Notch1 和 Notch4 及其配体 Jagged1, Jagged2, Delta-like（Dll）1，和 Dll4 等选择性地表达于动脉内皮细胞，调控动脉内皮细胞的特化和动脉的发育。Notch 信号通路不同成员基因的缺失或表达异常导致动脉特化和发育障碍，如：Notch 效应基因 *Hey1* 和 *Hey2* 缺失，动脉内皮不能表达动脉标记物 EphrinB2，动脉血管发育异常，但静脉发育不受影响。Foxc 和 Hey2 等蛋白激活 Dll4 的表达，*Foxc1* 和 *Foxc2* 基因缺失，出现背主动脉和前主静脉融合等畸形，Dll4 等动脉标记物表达缺失。Dll4 单拷贝基因缺失动物死于动脉发育异常。Notch 配体 *Jagged-1* 缺失，胚胎血管重建异常，胚胎在发育早期死亡。人 *Jag1* 和 *Notch3* 基因突变分别导致血管疾病 Alagille 综合征和常染色体显性脑动脉血管病变合并皮质下梗塞及脑白质病变。

Notch 信号系统的上游控制信号是 *SHh* 和 *VEGF*。胚胎发育过程中的体节以及血管发育部位的多种细胞如间充质细胞、巨噬细胞、平滑肌细胞等可以分泌血管内皮生长因子 VEGF-A。血管内皮生长因子 VEGF-A 有多种异构体，在胚胎血管发育过程中调控 Notch 信号系统在背主动脉等动脉内皮表达，促进动脉内皮细胞分化、增生、迁移及细胞存活，促进动脉发育，而对静脉发育有抑制作用。VEGF-A 通过表达在血管内皮的受体酪氨酸激酶 VEGFR1 和 VEGFR2 发挥信号作用。VEGF-A 及其受体 VEGFR 缺失可导致心脏和背主动脉发育障碍及血管发育不良，胚胎在发育早期死亡。

Sonic Hedgehog（*SHh*）是调控血管分化发育的重要信号系统，诱导动脉系统的分化。*SHh* 主要在脊索和内胚层表达，其受体 Patched1 在内皮表达，*SHh* 决定内皮细胞的分化和血管重构。*VEGF* 是 *SHh* 的下游靶基因，*SHh* 诱导 *VEGF* 表达，促进动脉的发育。在 *SHh* 基因突变或缺失动物模型中，*VEGF* 表达缺失，血管发育异常，动脉标志物 *EphrinB2* 表达缺失，静脉血管标记物表达增强，肺组织等部位血管发育异常。*SHh* 过表达可导致神经外胚层等部位过度血管化，Notch 信号系统的多种配体 Delta C 及 Notch 5 等表达上调。综上所述，*SHh* 位于动脉发育调控网络系统的上游，脊索和内胚层分泌的 *SHh* 诱导不同部位 *VEGF* 表达，*VEGF* 诱导动脉内皮 Notch 信号系统表达，促进动脉发育和分化，抑制静脉分化。

二、动脉的发生与演变

胚胎发育第 4~5 周，鳃弓内发育形成了弓动脉。弓动脉起自动脉干头端的动脉囊，终止于同侧的背主动脉。在鳃弓尾端，两侧背主动脉融合为一条。动脉囊、背主动脉以及连接两者之间的弓动脉等原始动脉随着胚胎的生长和器官的发育而发生重构，逐渐演变为成体动脉。

（一）弓动脉的发生与演变

弓动脉（aortic arch artery）共有 6 对，分别行于各对鳃弓内，绕过前肠的外侧，通连于同侧的背主动脉。6 对弓动脉并不同时存在，常在后一对出现时前一对已退化或发生演变。最后的一对弓动脉约于第 5 周形成，此时头两对弓动脉已大部分退化。在第 6~8 周时，这些弓动脉及与之相连的动脉经过合并、退化，逐渐演变为近心脏的大动脉（图 1-4），至第 8 周已转变为接近成体的分布模式。

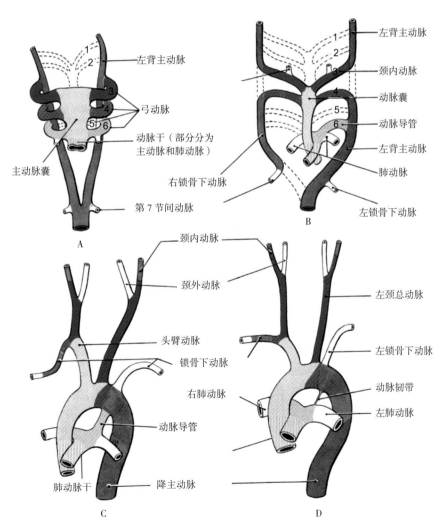

图 1-4　动脉干、动脉囊、弓动脉和背主动脉的演变

A~D 分别示胚胎第 6 周、第 7 周、第 8 周和出生后 6 个月

1. 第1对和第2对弓动脉

大部分退化，保留的第1对弓动脉形成上颌动脉，第2对形成镫骨动脉。它们遗留下来的内皮管还可能参与组成颈外动脉的一部分。

2. 第3对弓动脉

第7周时，左、右第3对弓动脉近侧段形成颈总动脉，第3对弓动脉的远侧段和背主动脉相连形成颈内动脉。左、右颈总动脉各长出一个新支，向头端延伸形成了一对颈外动脉，颈外动脉将第3对弓动脉分为近、远两段，远侧段和第3对弓动脉以上的背主动脉一起合称颈内动脉，其近侧段则改称为颈总动脉。

3. 第4对弓动脉

左、右两侧变化不同，左侧第4弓动脉形成左颈总动脉和左锁骨下动脉之间的主动脉弓部分。主动脉弓的近心端和升主动脉相连接，远心端仍和背主动脉相连形成降主动脉，第7弓动脉背外侧支形成左锁骨下动脉作为主动脉弓的直接分支。右侧第4弓动脉和弓以下的背主动脉及其相连的第7弓动脉背外侧支一起形成右锁骨下动脉；此时位于第3、4对弓动脉之间的背主动脉以及右第7弓动脉背外侧支至左右背主动脉合并处之间的一段右背主动脉均退化消失。动脉囊和右侧第4弓动脉相连部分形成头臂动脉。

4. 第5对弓动脉

发生后很快退化，有的甚至不发生。

5. 第6对弓动脉

左侧第6弓动脉的近侧段形成左肺动脉，远侧段连接肺动脉与背主动脉，称为动脉导管（ductus arteriosus）。右侧第6弓动脉的近侧段形成右肺动脉，远侧段退化。左、右肺动脉的近心端和肺动脉干相连接，其远心端与由第6弓动脉芽生的新支伸向肺芽一起形成肺动脉。

当心脏由颈部下降到胸腔时，颈总动脉和头臂动脉相应伸长，而左锁骨下动脉的起点位置，则相对上移至左颈总动脉附近。右锁骨下动脉成为头臂动脉的分支，因此，左锁骨下动脉、左颈总动脉和头臂动脉成为主动脉弓上的三个直接分支。

（二）背主动脉及其分支的演变

背主动脉（dorsal aorta）发生于人胚第4周原始消化管背部两侧的中胚层，起初成对地纵向走行，与胚胎躯体同长。第4周末，这对分离的动脉自咽部以下，开始向尾端逐渐合并为一条位于正中的降主动脉，将来分别成为胸主动脉、腹主动脉与骶中动脉。背主动脉在发育过程中，很早出现三组分支，各自演变如下。

1. 腹侧内脏支

又称腹节间动脉。为背主动脉向腹侧卵黄囊和肠管发出的分支。主要为卵黄动脉和脐动脉。卵黄动脉，起自成对的背主动脉的腹侧，沿卵黄囊分布，当成对的背主动脉合并为一条降主动脉时，许多成对的卵黄动脉也合并成为降主动脉的三个分支，即腹腔动脉、肠系膜上动脉和肠系膜下动脉，供应前肠尾部和中、后肠演变来的器官。脐动脉是由背主动脉腹侧发出，经脐带与胎盘联系，随着胚体增长，脐动脉向尾端迁移，最后到达第5腰节水平，和该处的第5腰背外侧支相吻合，于是，背主动脉与第5腰背外侧支之间的脐动脉退化消失，脐动脉改由第5腰背外侧支（将来为髂总动脉）发出。出生以后，胎儿与胎盘分离，脐动脉的近段保留成为膀胱上动脉，远段萎缩退化成为脐内侧韧带（medial umbilical ligament）（图1-5）。

2. 外侧内脏支

为背主动脉的腹外侧分支，左右成对，但排列不太规则，数量也较少。这些分支供应所有由间介中胚层演变来的器官，成为肾动脉、肾上腺动脉、卵巢动脉或睾丸动脉。

3. 背外侧支

从背主动脉的背外侧分出，自枕部体节开始，直至骶部，共29对，有规律地排列在每对体节之间，故又称节间支（intersegmental

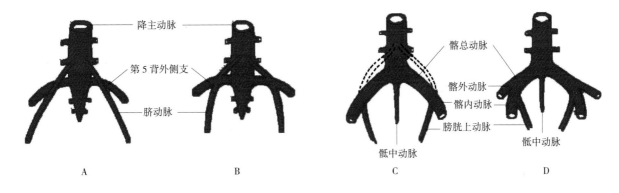

图 1-5 脐动脉演变过程示意图

branches）。左、右两侧的背外侧支围绕椎体腹外侧行走，不久分为背、腹两支。背支也称后支，向后行走，分布于脊髓和背部体壁的皮肤和肌肉；腹支也称前支，开始较小，很快发育长大成为背外侧支的主支，分布到外侧及腹侧体壁中。但是并非所有背支和腹支的生长发育完全一致，而是因不同部位会有不同的变化。

（1）头颈部：第 7 背外侧支本干和其相连的腹支合成锁骨下动脉；第 1~7 背外侧支的背支在离其本干不远处，经过纵行吻合形成椎动脉；第 7 背外侧支上下两侧的腹支，也同样在离本干不远处发生纵行吻合，分别形成甲状颈干和肋颈干。椎动脉、甲状颈干和肋颈干在发育中又和主干之间发生萎缩中断，最后转变成为第 7 背外侧支，即锁骨下动脉的分支而留存于成体。左、右两条椎动脉沿脊髓上升，至脑桥腹侧正中部位，左、右椎动脉融合形成基底动脉，基底动脉再分两支，分别与左、右颈内动脉相沟通形成一个血管环，称动脉环供养脑部。

（2）胸部和腹部：背外侧支的腹支特别发达，分别形成肋间动脉和腰动脉，并在腹侧发生纵行吻合，自上而下形成胸廓内动脉、腹壁上动脉和腹壁下动脉。腰部第 5 背外侧支的发育则由于与脐动脉发生吻合而易名，吻合点以上的一段称髂总动脉，以下的一段称髂内动脉。髂外动脉是于此形成的一个新支，它和髂总动脉连接成为

其分支，分布于下肢。

（三）四肢动脉的发生与演变

随着上、下肢芽的形成，锁骨下动脉和髂外动脉伸入其中，分别成为上、下肢的主干血管。

1. 上肢动脉

锁骨下动脉伸入上肢芽作为上肢的轴心血管，其远端形成一个血管丛，称腕丛。随着肢芽的伸长发育成为上臂和前臂时，轴心血管也相应伸长，自近至远依次形成腋动脉、肱动脉、骨间动脉和腕丛。不久，又从肱动脉发出正中动脉、尺动脉和桡动脉；当尺动脉和桡动脉发育成为前臂的主要血管，并和腕丛形成掌弓后，原来的骨间动脉和正中动脉都先后与腕丛失去联系而成为较小的血管。肱动脉的深支和那些分布到肘与肩的血管形成的时间更晚些。

2. 下肢动脉

最初由下肢芽基部的脐动脉发出坐骨动脉伸入下肢芽，其远端形成足丛。不久，又从髂外动脉发出股动脉并与足丛连接，股动脉逐渐发育成为下肢的轴心血管，从近及远依次形成股动脉、腘动脉与胫后动脉，坐骨动脉在行走过程中因与腘动脉靠近，并形成吻合，以致其中间部分渐渐萎缩中断，于是留下下端部分变为细小的腓动脉，上端形成臀下动脉。胫前动脉发生较晚，它与胫后动脉平行，两者在足部连接形成足弓。

— 9 —

三、静脉的发生与演变

起初静脉也和动脉一样成对地发生，并和动脉相对应，如卵黄静脉、脐静脉和主静脉，它们和动脉共同建立原始心血管系统。但在整个胚胎发育期中，受遗传和周围器官发育等不同因素影响，其变化更为复杂，不仅常成单存在，而且发生变异和畸形的机会更多。

（一）卵黄静脉和脐静脉的演变以及门静脉的形成

1. 卵黄静脉和脐静脉的演变

卵黄静脉（vitelline veins）和脐静脉（umbilical veins）的演变主要和肝的发生密切相关。人胚第4周时，成对的卵黄静脉和脐静脉行经前肠腹面进入心脏静脉窦，此时前肠尾端内胚层发出的肝憩室已开始增大。在其逐渐发育形成肝的过程中，首先触及的是卵黄静脉，肝迅速将其吸收、破坏、改建成许多不规则的腔隙，即未来的肝血窦。于是左、右卵黄静脉被肝分为三段，其演变

各不相同。中段形成肝血窦，尾段与门静脉有关，左、右卵黄静脉的头端部分成为肝血窦汇入静脉窦的总支，称为左、右肝心管（hepatocardiac duct）（图1-6）。当肝继续发育长大时，外侧的脐静脉也和肝血窦产生新的吻合和联系，以致由脐静脉来的血液进入肝血窦，结果使得这部分的脐静脉因血流量的减少而萎缩退化。与此同时，由于脐带内部的左、右脐静脉产生合并，右脐静脉消失，最终导致由胎盘来的血液都从左脐静脉入肝，经右肝心管进入静脉窦右角，从而在左脐静脉和右肝心管之间的这部分肝血窦逐渐扩大汇成一条直接通路，称静脉导管（ductus venosus）。随时间推移右肝心管因接收大部分血流量而继续发育，形成将来下腔静脉的肝段。左肝心管因接收血量少而变得细小成为左肝静脉。右肝静脉是由右侧的相应分支形成的，左、右肝静脉均汇入右肝心管，成为注入下腔静脉的属支。

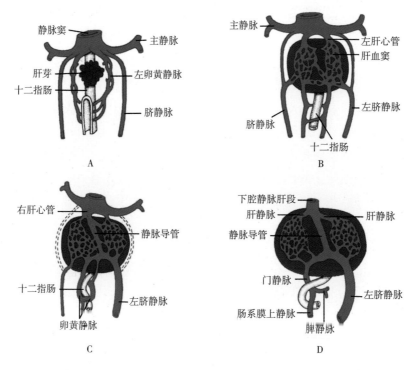

图1-6 卵黄静脉和脐静脉演变成肝门静脉示意图

A~D分别示胚胎第4周、第5周、第2个月和第3个月

2. 门静脉的形成

人胚第4周末，左、右卵黄静脉的尾段在肝憩室下缘，围绕十二指肠形成三个横向吻合。头、尾吻合位于十二指肠腹侧，中吻合位于背侧（图1-6）。随胃和十二指肠转位和生长，位于吻合部位近侧端和远侧端的左卵黄静脉萎缩退化，大部分右卵黄静脉及围绕十二指肠的吻合部分形成门静脉（portal vein）。门静脉系包括门静脉及其属支——肠系膜上、下静脉和脾静脉。肠系膜上静脉（superior mesenteric vein）的形成有两种观点，一是认为就地产生的新支，另一种认为是由中吻合以下的右侧卵黄静脉的尾端部分延伸而成。肠系膜下静脉（inferior mesenteric vein）和脾静脉（splenic vein）都是就地形成的新支，在肠祥形成时和门静脉相连接，它们共同将胃、肠道的血液注入肝血窦。

（二）主静脉的发生与演变

主静脉（cardinal vein）是汇集由主动脉分支供应胚体各部血液回心的血管。在人胚第4~8周，先后发生3对静脉，即总主静脉、下主静脉和上主静脉。上、下主静脉并不直接通入心脏，而是借与后主静脉的连接而间接与心脏相通。这3对静脉在胚胎体内纵向走行，彼此平行而又产生一些横行吻合，彼此连接沟通，与上、下腔静脉及其属支的形成有关（图1-7）。

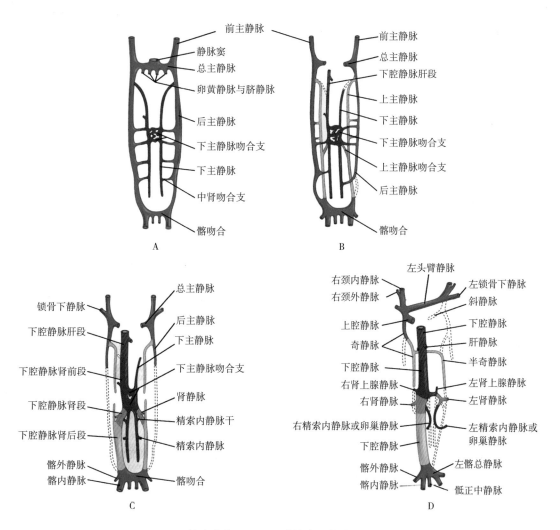

图1-7　主静脉演变为上、下腔静脉及其分支示意图

A~C分别示胚胎第6周、第7周、第8周；D表示足月胎儿

1．前主静脉与总主静脉的发生与演变

前主静脉发生于人胚第4周胚体头侧的中胚层内，起初很短，随着心脏位置的下降而有所增长，其头段与硬膜静脉窦形成有关，中段形成颈内静脉与头臂静脉，尾段参与形成上腔静脉。

（1）硬膜静脉窦的形成：人胚第4周时前主静脉的头段于脑泡附近形成前、中、后三个大脑丛。2个月末，首先在中、后大脑丛之间产生新交通支，从而使新交通支和后大脑丛的主支一起形成乙状窦。第10周，前、中大脑丛之间也产生新的吻合，转变形成矢状窦和横窦，中大脑丛的主支形成岩上窦，其根部形成海绵窦和岩下窦。由于成体的硬膜静脉窦是在这三个丛的基础上产生吻合形成的，因此，个体差异较大。

（2）头臂静脉与上腔静脉的形成：人胚第5周，在颈部原始胸腺附近发生一个血管丛，血管丛逐渐伸展和左、右两侧的前主静脉相连接，形成一条斜行的血管，即为左头臂静脉。左头臂静脉形成后，位于其头段的前主静脉除了右侧一小段形成右头臂静脉外，其余都发育成为颈内静脉，颈内静脉收集头部的血流通过左、右头臂静脉注入右侧前主静脉的尾段，从而使左、右两侧的前主静脉尾段及与之相连的总主静脉发生了不同的变化。

上腔静脉是由右前主静脉的尾侧段和右总主静脉合成的，由于接受了全身头颈部的血液而显得粗大。相反，左侧前主静脉的尾侧段和左总主静脉因接收血量少而萎缩中断，剩下部分前主静脉成为最上肋间静脉。

颈外静脉与颈前静脉出现较迟，由前主静脉在颈部的小血管形成。

2．后主静脉

后主静脉是早期人胚体内循环的回流血管，主要分布在中肾内，所以当中肾退化时，后主静脉的大部分也随着退化。代替后主静脉行使功能的血管是下腔静脉，而下腔静脉的形成又与上、下主静脉密切相关。右侧后主静脉的头端部分保

留成为奇静脉根部。左、右后主静脉在尾端形成髂吻合，从而共同形成左、右髂总静脉以及髂外静脉与髂内静脉。

3．下主静脉

出现于6周人胚的中肾内，由一些不规则的小血管丛逐渐形成一对下主静脉，位于中肾腹侧，当左、右中肾发育长大和相互靠近时，成对的下主静脉形成下主静脉吻合，并通过中肾的窦状隙与后主静脉相连接，于是下主静脉保留为成体的左肾静脉干、左肾上腺静脉、左卵巢静脉或左睾丸静脉以及下腔静脉的肾前段。

4．上主静脉

上主静脉发生于7周人胚中肾的背侧，是一对将背侧体壁血液运回心脏的血管，但是本身并不直接和心脏连接，而是借吻合支分别与后主静脉的头、尾端和下主静脉的中部相连接，在发育中由于后主静脉的绝大部分萎缩退化，使上主静脉在肾脏水平也逐渐萎缩，联系中断。以致在肾以上，左、右上主静脉将演变为奇静脉与半奇静脉。在肾以下，右侧上主静脉因受髂吻合及其属支回流血量的骤增而明显膨大，成为下腔静脉的肾后段，左侧则萎缩退化。

5．下腔静脉的组成及其来源

下腔静脉是全身血管发生中最为复杂的一条血管，在形成中不仅与上述三对主静脉密切相关，也和卵黄静脉和脐静脉有关。下腔静脉共由四段组成：①下腔静脉的肝段：来自右卵黄静脉头端形成的右肝心管及其向下延伸的部分。②下腔静脉的肾前段：来自下主静脉吻合及其以上的右侧下主静脉。③下腔静脉的肾段：是由下主静脉吻合部的右侧尾端和右上主静脉间发生的吻合所形成。④下腔静脉的肾后段：是由右侧上主静脉的尾端形成的。由于上主静脉的尾端与髂总静脉及其属支相连接，于是将下肢、盆腔、腹部脏器的全部血流量运回至心脏，也由于上述一系列的变化，使下腔静脉的位置偏向身体右侧。

（三）四肢静脉

1. 上肢静脉

最初在上肢芽的游离缘出现丛状静脉，称为边缘静脉（marginal vein），边缘静脉与后主静脉相连通。桡侧的边缘静脉很早退化，剩下尺侧的边缘静脉仍与后主静脉相通，随着肢芽的生长，自边缘静脉至后主静脉间的静脉也相应变得复杂，自远及近为贵要静脉、肱静脉、腋静脉和锁骨下静脉。以后由于心脏位置下移，锁骨下静脉转而和前主静脉相通。头静脉发生较晚，在桡侧形成。

2. 下肢静脉

起初下肢芽发生浅静脉丛，另一端与后主静脉相接。以后，胫侧的静脉丛退化，剩下腓侧的静脉丛进一步形成臀下静脉，不久臀下静脉的中间部萎缩退化，剩下头尾两段，头段小部分臀下静脉注入髂内静脉，尾段发育为小隐静脉。小隐静脉经腘静脉注入股静脉。大隐静脉发育较晚，也注入股静脉，股静脉最后和髂外静脉相通。

（景　雅　周国民）

参考文献

1. 刘斌,高英茂.人体胚胎学.北京:人民卫生出版社,1996.

2. Larsen WJ, Sherman LS, Potter SS, et al.Human Embryology. 3th ed. Beijing: Health Science Asia, Elsevier Science, 2002.

3. Moore KL, Persaud TVN.The developing human: clinically oriented embryology.8th ed.Philadelphia:W B,Saunders Co, 2008.

4. Sadler TW.Langman's Medical Embryology.9th ed. Philadelphia: Lippincott Williams and Wilkins, A Wolters Kluwer Company,2004.

5. Hong CC, Kume T, Peterson RT. Role of Crosstalk between phosphatidylinositol 3-Kinase and extracellular signal-regulated kinase/mitogen-activated protein kinase pathways in artery-vein specification.Circ Res, 2008, 103:573-579.

6. Jin SW, Patterson C. The opening act: vasculogenesis and the origins of circulation Arterioscler Thromb. Vasc Biol, 2009,29:623-629.

7. Wang HU, Chen ZF, Anderson DJ. Molecular distinction and angiogenic interaction between embryonic arteries and veins revealed by ephrin-B2 and its receptor Eph-B4. Cell, 1998, 93:741-753.

第二章
心脏形态发育

心脏发生于生心区所形成的心管，胚胎第22~23天即开始搏动，胚胎第5周末，已基本完成外形演变和复杂的内部分隔，是胚胎发生和行使功能最早的重要器官。

一、原始心脏的形成

人胚第18天，口咽膜头侧的生心区中胚层内出现围心腔（pericardial coelom），围心腔腹侧的中胚层（即脏层）细胞密集，形成前后纵行、左右并列的一对细胞索，称为生心索（cardiogenic cord）。接着，生心索中央腔隙，逐渐形成一对平行的心管（cardiac tube）。随着胚胎头褶的形成，胚体头端向腹侧卷曲，原来位于口咽膜头侧的心管和心包腔便转到咽的腹侧，原来在心包腔腹侧的心管则转至它的背侧（图2-1）。当胚体发生侧褶时，左、右心管从胚体的两侧向中线靠拢，并从头端至尾端逐渐融合，约在第22天融合成一条心管。心管的头尾两端未融合，各与成对的动、静脉相接。

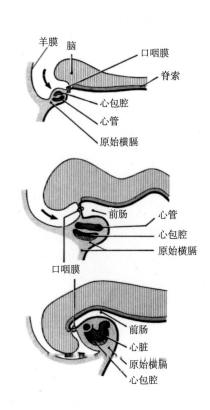

图 2-1　原始心脏的位置变化（人胚头部纵切）

与此同时，心管与周围的间充质在心包腔（即围心腔）的背侧渐渐陷入，于是在心管的背侧出现了心背系膜，将心管悬连于心包腔的背侧壁。心背系膜的中部很快退化消失，形成一个左右交通的孔道，即心包横窦（图2-2）。当心管融合和陷入心包腔时，其周围的间充质逐渐密集，形成一层厚的心肌外套层（myoepicardial mantle），将来分化成为心肌膜和心外膜。内皮和心肌外套层之间的组织为较疏松的胶样结缔组织，称心胶质（cardiac jelly），将来参与组成心内膜。

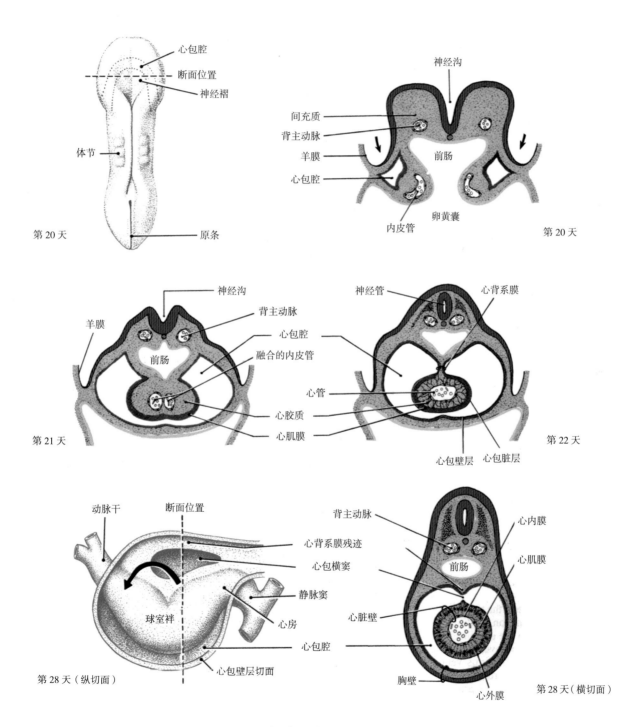

图2-2　胚胎早期心管及心包腔的演变

二、心脏外形的演变

心脏外形演变包括心管融合、心管成袢、心球、心室、心房和静脉窦的形成。

（一）心管的转位与融合

由于胚体侧褶与头褶的发生，左、右心管在胚胎腹侧靠拢，并发生融合，成为一条直形的心管（图2-1，图2-2），并由口咽膜的前方移位至前肠腹侧。围心腔也由心管背侧转至心管腹侧，原来位于心管头侧的中胚层则转位至心管尾侧，形成原始横膈。

（二）心包腔的形成

发育中的心管逐渐突入围心腔中，并通过心背系膜和围心腔背侧壁相连。之后，大部分心背系膜消失，形成连接左右围心腔的心包横窦（图2-2），心管借动脉端和静脉端血管及保留的心背系膜悬挂在围心腔中，第7周时，围心腔与胚内体腔之间被新形成的胸-心包隔膜分开，于是围心腔成为独立的心包腔。

（三）心管外形改变

心管向腹侧转位的同时，心管长度增加，从心管头端至尾端出现心球（bulbus cordis）、

心室（ventricle）与心房（atrium）三个膨大部分。心球的头端为动脉干（truncus arteriosus），连接动脉囊（aortic sac）和心球。心房尾端为静脉窦（sinus venosus），起初为位于原始横膈内的一横行膨大部分，随发育向两侧面扩展，形成了静脉窦的左、右角，接受来自卵黄静脉、脐静脉和总主静脉回流的全身血液，汇入心房（图2-3）。

由于心球和心室部分生长速度较快，心管头端向腹侧、尾端、右侧生长，尾端心房部分向左侧头端背侧生长，以致心球和心室之间发生"U"形弯曲，称球室袢（bulboventricular loop），袢在心脏表面相应出现一道浅沟，称球室沟（bulboventricular sulcus），在心脏腔面也相应地出现一个球室褶（bulboventricular fold），不久球室沟因心球与心室的扩大而变浅，球室褶被吸收而消失。随着心管成袢过程的进行，心管由"U"形变为"S"形弯曲，心房与静脉窦逐渐位于动脉干、心球和心室的背面（图2-3）。原始心室内肌小梁发育，形成原始左心室，心球的近侧端肌小梁发育，形成原始右心室，心球的远侧端则发育为原始的左、右心室流出道。第7周末的人胚心脏外形已具成体心脏雏形，但内部仍未完全分隔。

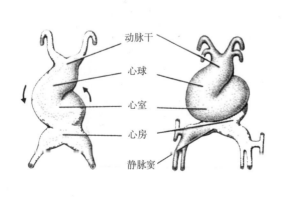

第23天   第24天

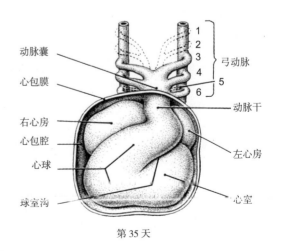

第35天

图2-3 心脏外形的演变

三、原始心脏内部的分隔

原始心脏内部的分隔始于胚胎第4周，包括房室管、心房、心室、心球和动脉干以及静脉窦的分隔，至第8周末基本完成。在此过程中，其内部结构还应包括心脏瓣膜和心脏传导系统的形成。

（一）房室管的分隔

房室管（atrioventricular canal）为心房与心室交界处的狭窄通道，在心脏外表面的相应部位则有一缩窄环。人胚第4周时，房室管背侧和腹侧壁的心内膜下组织增生，突入房室管，形成一对隆起，分别称为背、腹心内膜垫（endocardial cushion）。第5周末，两个心内膜垫彼此对向生长，互相融合，便将房室管分隔成左、右房室孔（图2-4）。围绕房室孔的间充质局部增生并向腔内隆起，逐渐形成房室瓣，右侧为三尖瓣，左侧为二尖瓣。

（二）原始心房的分隔

人胚第4周末，在原始心房顶部背侧壁的正中线处，呈矢状位长出一新月形隔膜，称原发隔（septum primum）或第Ⅰ房间隔。此隔渐向心内膜垫方向延伸，将原始心房分隔为左、右心房。在分隔完成前，在其游离缘与心内膜垫之间暂时留有一孔，称原发孔（foramen primum）或第Ⅰ房间孔。随着原发隔继续向下生长并最终与心内膜垫融合，原发孔由大变小，直至闭合。在原发孔闭合前，原发隔上部的中央区域被吸收变薄，出现一些小的穿孔，小孔融合成一个大孔，称继发孔（foramen secundum）或第Ⅱ房间孔。

第5周末，紧邻第Ⅰ房间隔的右侧，在心房头端腹侧壁，又生长出一个较厚的新月形肌性隔，称第Ⅱ房间隔或继发隔（septum secundum），不断朝心内膜垫方向生长，其下缘呈弧形，当其前后缘与心内膜垫融合后，下方留有一卵圆形的孔，称卵圆孔（foramen ovale）。卵圆孔与继发孔交错重叠，覆盖于卵圆孔左侧的原发隔较薄，成为卵圆孔瓣（图2-4）。

胎儿时期，由于肺循环尚未开放，因此右心房的压力大于左心房，使右心房的血液由卵圆孔推开卵圆孔瓣，经第Ⅱ房间孔进入左心房，左心房的血液因卵圆孔瓣的覆盖而不能流入右心房。胎儿出生后，由于肺循环开始，左心房压力

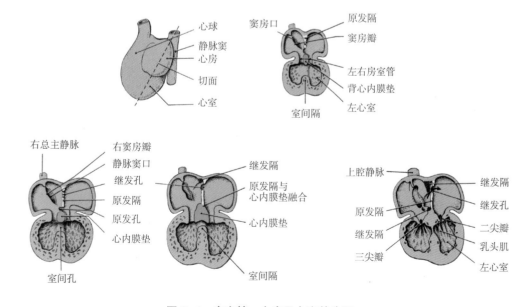

图2-4 房室管、心房及心室的分隔

增大，致使两个隔紧贴并逐渐愈合形成一个完整的隔，卵圆孔关闭成为卵圆窝（fossa ovale），左、右心房完全分隔。

（三）静脉窦的演变和永久性左、右心房的形成

胚胎第3~4周，静脉窦从原始横膈上升到心房的背侧，其末端对称的左、右静脉窦角自外向内依次与同侧的总主静脉、脐静脉和卵黄静脉连接，其头端经窦房口与心房连通。以后，由于右窦角回流的血量增多而扩大，左窦角回流血量减少而形成狭小的冠状窦（sinus coronarius），原位于心房正中的窦房口亦因此而逐渐右移。随着左脐静脉和左卵黄静脉的闭锁，静脉窦左角逐渐退化，成为冠状窦和左房斜静脉的根部，左总主静脉变细成为左房斜静脉与之相续。静脉窦的右角则随着回流血量的增加逐渐扩大，随着下腔静脉的形成，右卵黄静脉的近侧段演变成下腔静脉的终末部（图2-5）。

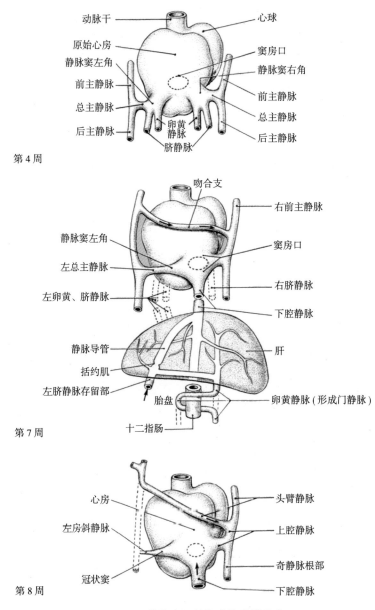

第4周

第7周

第8周

图2-5 静脉窦及其相连静脉的演变

胚胎第6~8周时，原始心房扩展很快，静脉窦右角逐渐并入右心房，成为永久性右心房的平滑部，使上、下腔静脉直接通入右心房，原始右心房演变为右心耳。起初只有一条肺总静脉从第Ⅰ房间隔左侧通入原始左心房；以后肺静脉分出左、右属支，各属支再分出两个属支。随着原始左心房的扩展，肺总静脉及其左、右属支逐渐并入左心房，成为永久性左心房的平滑部，其后壁有4条肺静脉的开口，原始左心房成为左心耳。

（四）原始心室的分隔

人胚第4周末，原始心室底部组织增生，形成一个较厚的半月形肌性隔膜，伸入心室腔，为室间隔肌部（muscular part of interventricular septum）（图2-6）。该隔膜持续地向心内膜垫延伸，其上缘凹陷，与心内膜垫之间留有一孔称室间孔（interventricular foramen），使左、右心室相通。至胚胎第7周，室间孔被左、右球嵴向心室延伸和心内膜垫增生共同形成的结缔组织膜，即室间隔膜部（membranous part of interventricular septum）封闭（图2-6）。至此，肺动脉干与右心室相通，主动脉与左心室相通。

（五）动脉干和心动脉球的分隔

人胚第5周，动脉干和心球内膜局部增厚，形成两个相对生长的螺旋状纵嵴，称左、右球嵴（bulbar ridge）。两嵴逐渐向中线靠拢并向心室延伸，约在第8周，融合成一个螺旋形的隔膜，称主动脉肺动脉隔（aortico-pulmonary septum）（图2-7）。它将动脉干和心球分隔成升主动脉和肺动脉干。因为主动脉肺动脉隔为螺旋状，故肺动脉干呈扭曲状围绕升主动脉，其根部在升主动脉的右侧，中段绕过升主动脉的腹面，上段到达升主动脉的左侧。主动脉的血液流入第1、2、3、4对弓动脉，肺动脉干的血液进入第6对弓动脉。随着心球远端逐渐并入心室壁，以及主动脉肺动脉隔呈螺旋状走行，并入的心球远端分别成为成体右心室的动脉圆锥（conus arteriosus），又称漏斗（infundibulum），以及左心室的主动脉前庭（aortic vestibule），它们分别与肺动脉干和主动脉相连接。动脉圆锥和主动脉前庭腔面光滑，而心室其余部分的腔面因有肌小梁形成而凹凸不平。球嵴尾端的结缔组织向心室推进，参与室间隔膜部的形成。

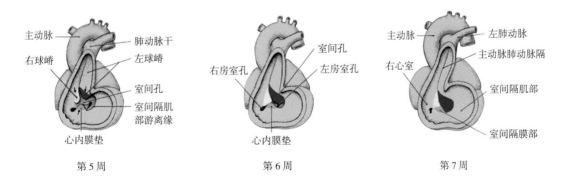

图2-6　室间隔膜部的形成及室间孔封闭

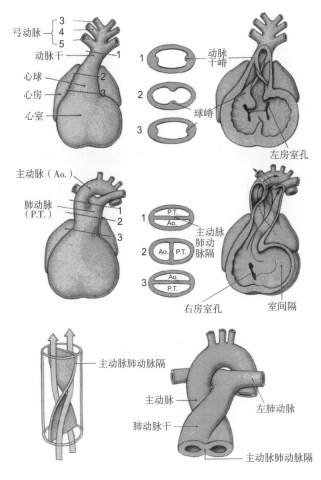

图 2-7　动脉干和心球的分隔

四、心脏瓣膜的形成

心脏瓣膜包括半月瓣和房室瓣。

（一）半月瓣

当螺旋状走行的主动脉肺动脉隔将心球和动脉干分隔为升主动脉和肺动脉干时，在两条动脉下端开口处，亦即心球与动脉干交界处，内皮下的心胶质和间充质局部增生，连同表面的内皮各自形成三个瓣膜隆起。这三个瓣膜隆起朝向动脉开口面的根部凹陷变空如袋状，逐渐形成三个半月形的薄膜状瓣膜，称半月瓣。

（二）房室瓣

房室瓣位于心房与心室交界处，是房室管管壁和已融合心内膜垫心胶质及间充质局部增生，和内皮一起形成朝向心室的突起，称瓣膜隆起。早期的瓣膜隆起外形粗钝，心室面一度有大量心肌，并与心室壁的肌柱相连。以后瓣膜隆起变薄，基部变宽，心室面的心肌消失，逐渐变成薄的瓣膜，与瓣尖相连的肌柱退化消失，代以结缔组织形成的腱索。与心室壁相连续的肌柱保留，增粗形成乳头肌。腱索与乳头肌相连，乳头肌的收缩可拉紧腱索，从而可对抗心室收缩时血液对瓣膜的压力，不致使瓣膜向心房弯曲，并防止血液由心室倒流入心房。位于左、右房室管的瓣膜隆起分别发育形成二尖瓣和三尖瓣。

五、心脏组织的形成

当心管尚未合并前，位于左、右两侧心管周围的脏壁中胚层开始增厚，围绕内皮性心管形成原始心肌（primordial myocardium），在内皮和原始心肌之间填充有心肌细胞分泌的心胶质（cardiac jelly）。当两条心管融合为一条心管后，心胶质及原始心肌随着围心腔的合并而融合，心胶质将来发育为内皮下层和心内膜下层的结缔组织，和内皮共同构成心内膜。原始心肌则发育形成心肌膜。静脉窦处的间充质沿心肌膜迁移，形成心外膜。

早期心管壁薄而腔面平滑，在球室袢形成后期，袢壁首先增厚，腔面形成许多肌小梁（muscular trabeculae）并相连成网格状，心内膜也随肌小梁下陷入网眼中，心室壁疏松如海绵状结构，以后近心外膜侧的心肌逐渐变得致密并增厚，称致密心肌。心房壁的发育较心室晚，肌小梁也不及心室中的发达，心房壁比心室壁薄而较为平滑。肌小梁在成体心脏中都还被保留，如心房和右心耳中的梳状肌。

人胚第 5 周，已分化的原始心肌细胞或成肌细胞（myoblast）呈圆形，核大而圆，位于细胞中央，胞质清亮。第 6~7 周，成肌细胞伸长，相互连接成网，胞质仍清亮，但部分细胞的周围胞质内已出现与细胞长轴呈平行排列的肌原纤维。4 月龄胎儿的心肌细胞呈柱状，有分支彼此吻合。胞质中的肌原纤维有的已有明显的明暗相间的横纹。有的心肌细胞内出现闰盘。肌原纤维、横纹及闰盘在心室壁不同心肌细胞中的发育并不相同，显示心肌细胞分化的不同步。电镜观察 3 个半月龄胎儿心肌细胞内已有 Z 带、A 带，偶见 I 带，细胞之间已有中间连接、缝隙连接和桥粒，心房肌细胞的胞核位于中央，核两端胞质清

亮，在高尔基复合体附近出现心房钠尿肽颗粒。5 个月时心肌细胞出现横小管，肌膜下肌丝不多。6 个月时心肌细胞内满布肌丝，排列整齐且有明显的肌节，横小管位于 Z 带，肌浆网不太发达，线粒体特别发达，位于肌丝之间，从而和少量的肌浆网将肌丝分隔成粗细不等和长短不一的肌丝束。这与骨骼肌细胞中沿细胞长轴排列的长短一致和粗细相近的肌原纤维显然不同，这可能就是心肌细胞不提肌原纤维而只提肌丝束的原因所在。心肌细胞的肌丝、心房钠尿肽颗粒和闰盘分别代表了心肌细胞三个特化的功能。肌丝是肌细胞收缩的结构基础，心房钠尿肽颗粒与心肌内分泌功能有关，闰盘则是心肌功能整合的形态学基础。

总之，成肌细胞和早期的心肌细胞都有继续分裂增殖的能力，分裂后的心肌细胞在形状、大小及其结构、功能上仍继续发育以达到完全成熟，这一过程可从胚胎期跨越到生后，随年龄增大，心肌细胞体积增长，直径变大并与心脏重量的增加呈正相关。一般认为心肌细胞在出生后不再分裂，但也有学者报道出生后心肌细胞分裂仍可持续一段时间。

六、心传导系统的形成

心传导系统位于心壁内，由特殊分化的心肌细胞组成。包括窦房结、房室结、房室束及其左、右束支等。

（一）窦房结的发生

窦房结来源于静脉窦的右壁，当静脉窦并入右心房时，窦房结位于上腔静脉（右总主静脉）进入右心房的入口处。约在人胚第 6 周时，在上腔静脉和右心房交界处，近静脉窦瓣头端部位的细胞增生出现一个致密区，称窦房区（sinoatrial area），它由小细胞和裂隙状的小血管组成。8 周时，裂隙状小血管连接形成 1 条窦房结动脉，动脉管壁薄并与周围组织分界不清。第 10~12 周，

窦房区细胞大量增生并围绕窦房结动脉，此时，窦房区改称为窦房结。随着窦房结的进一步发育分化，结内有大量胶原纤维构成网架，网眼中有三种大小不等的细胞，即起搏细胞、移行细胞和心肌细胞。约在第3个月初，窦房区已出现胆碱酯酶阳性的神经纤维。4个月时，窦房结内可见椭圆形的结内神经节和较粗大的神经纤维。5个月时出现结外神经节，并逐龄增多。7个月时，在窦房结外侧的心外膜内，结外神经节已可分出深、浅两组，以后进一步发育，至出生前已与成人相近。窦房结整体呈扁梭形，长3.5~4.0mm，宽2.0~2.5mm，厚0.8~10mm，窦房结与心外膜之间以少量结缔组织相隔，与心内膜之间有心房肌相隔。

一般认为，起搏细胞的形态与胚期的原始心肌细胞相似，在功能上是心脏搏动的起始细胞，它们在生后的相当一段时期内，仍可进一步分化发育，中心粒的存在也说明它们具有潜在的分裂增生能力；移行细胞为起搏细胞和心肌细胞之间的过渡型细胞，因此形态变异较大，它们具有起搏和传递冲动的双重功能。

（二）房室结的发生

房室结起源于静脉窦左侧壁和房室管的肌纤维。由于静脉窦左角并入右心房，其左壁的细胞移至房间隔基部、冠状窦开口的前上方，与房室管处的肌纤维一起分化成房室结。房室结的结构与发生和窦房结基本相似，也由三种细胞和结缔组织以及血管、神经所组成。

（三）房室束

起初，心房与心室之间的肌束是连续的，随着心脏的分隔，房室管周围的心外膜内出现纤维性结缔组织把心房肌和心室肌隔开。但房室管处还留下一束肌细胞，由此分化形成房室束。房室束的左、右束支则由心室与心球交界处的肌纤维特化而成。左、右束支再分出许多细小分支，形成浦肯野纤维网。房室束，左、右束支及浦肯野纤维网均由浦肯野纤维构成。

（景　雅　周国民）

参考文献

1. 陈金典，杨月鲜，赵根然，等．新生儿窦房结的亚微形态观察．中华医学杂志，1998，68(6):348.

2. 梁鸾仙，孔祥云，林奇，等．胎儿心脏房室结亚显微结构．解剖学报，1996，21(2):134.

3. 刘斌，高英茂．人体胚胎学．北京：人民卫生出版社，1996.

4. Larsen WJ, Sherman LS, Potter SS, et al. Human Embryology. 3th ed. Beijing: Health Science Asia, Elsevier Science, 2002.

5. Moore KL, Persaud TVN. The developing human: clinically oriented embryology. 8th ed. Philadelphia: W B, Saunders Co, 2008.

6. Sadler TW. Langman's Medical Embryology. 9th ed. Philadelphia: Lippincott Williams and Wilkins, 2004.

7. Anderson RH, Brown NA, Webb S. Development and structure of the atrial septum. Heart, 2002, 88:104-110.

8. Aitsebaomo J, Portbury AL, Schisler JC, et al. Brothers and sisters: molecular insights into arterial venous heterogeneity. Circ Res, 2008, 103:929-939.

9. Christoffels VM, Smits GJ, Kispert A, et al. development of the pacemaker tissues of the heart. Circ Res, 2010, 106:240-254.

10. Combs MD, Yutzey KE. Heart valve development: regulatory networks in development and disease. Circ Res, 2009,105:408-421.

11. Mu H, Ohashi R, Lin P, et al. Cellular and molecular mechanisms of coronary vessel development. Vasc Med, 2005, 10:37.

12. Wessels A, Sedmera D. Developmental anatomy of the heart: a tale of mice and man. Physiol Genomics, 2003, 15:165-176.

第三章
心脏的解剖

心脏（heart）是连接动、静脉的枢纽和心血管系统的"动力泵"。心脏有左、右心房和左、右心室四个腔。正常情况下左右心房间、左右心室间分别由房间隔和室间隔分隔而互不相通；心房经房室口与同侧心室相通。心房接受静脉，心室发出动脉。在房室口和动脉口处均有瓣膜，它们颇似泵的阀门，可顺流而开启，逆流而关闭，保证血液定向流动。现已证明，心肌细胞、血管平滑肌、内皮细胞都具有重要的内分泌功能，它们产生和分泌几十种生物活性物质和神经递质等体液因子，参与调节心血管、呼吸、泌尿、水电解质代谢和凝血等多种功能。

一、心脏的位置和毗邻

心脏斜位于中纵隔内，周围裹以心包。成人心脏约2/3居正中线的左侧，1/3位于其右侧，前方对向胸骨体和第2~6肋软骨，后方平对第5~8胸椎，两侧与胸膜腔和肺相邻，上方连接出入心脏的大血管，下方邻膈。心的长轴贯穿主动脉根部至左心室心尖部，位于自右肩到左肋下区之连线上，与身体的水平面约成30°，与正中线约成45°。心底部被出入心的大血管根部和心包返折缘所固定，心室部分则相对游离（图3-1）。

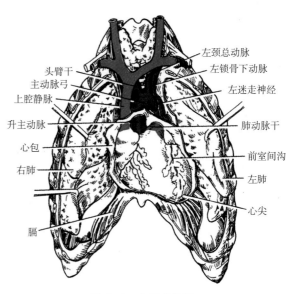

图 3-1　心脏的位置

二、心脏的外形

心一般稍大于本人的拳头，我国成人男性心脏重（284±50）g，女性心脏重（258±49）g，一般认为超过350g者则为异常。成人心长轴为12~14cm，横径9~11cm，前后径6~7cm。四个心腔的容积大致相等，安静时每个心腔容量为60~70ml。

心是中空的肌性器官，形似前后略扁的倒置圆锥体。心尖指向左前下方，心底朝向右后上方。

从外观上心通常被描述为有一尖、一底、四个面和四个缘；表面尚有四条沟（图3-2，图3-3）。

1. 心尖（cardiac apex）

游离，圆钝，朝向左前下方，由左心室构成。在左侧第5肋间隙距锁骨中线内侧1~2cm处贴近胸壁，故可在此处扪及心尖搏动。

2. 心底（cardiac base）

朝向右后上方，主要由左心房和小部分的

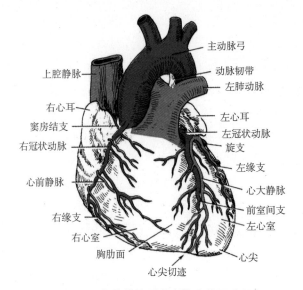

图 3-2　心脏的外形和血管（前面观）

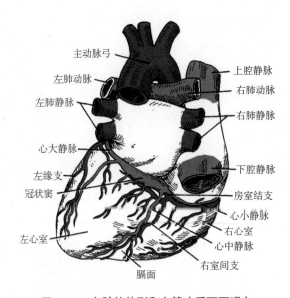

图 3-3　心脏的外形和血管（后下面观）

右心房构成。左、右心房分别有左、右肺静脉和上、下腔静脉注入。

3. 胸肋面（sternocostal surface）

隆凸，朝向前上方，主要由右心房、右心室和部分左心耳、左心室组成。

4. 膈面（diaphragmatic surface）

较平坦，朝向后下方，主要由左心室构成，位于膈肌上。借房室沟与解剖学的心底分开，并有斜行的后室间沟通过。

5. 左面（left surface）

朝向左后上方，几乎完全由左心室钝缘构成，仅有小部分由左心房及其上方的心耳参与。

6. 右面（right surface）

为一圆形隆凸面，由右心房构成。界沟是右心房的固有心房和窦部之间的明显表面标志。

7. 上缘（upper border）

由心房上缘构成，前方是升主动脉和肺动脉干，其上极有上腔静脉注入右心房。

8. 下缘（inferior border）

即所谓心锐缘，此缘薄而锐利，近于水平，自右缘下界至心尖，主要由右心室构成。左心室参与构成近心尖处的小部分下缘。

9. 左缘（left border）

也属心钝缘，界于胸肋面与左面之间。此缘圆钝，主要由左心室构成，一小部分由左心耳构成。此缘从心耳至心尖斜行下降并略向左弯凸。

10. 右缘（right border）

相当于右心房处，其侧面轻度向右侧凸出。

11. 冠状沟（coronary sulcus）

又称房室沟，心的表面近心底处有分隔心房与心室的沟，几呈额状位，近似环形，前方被肺动脉干隔断。

12. 前、后室间沟（anterior /posterior interventricular groove）

在心室部的胸肋、膈面各有一条自冠状沟向下达心尖右侧的纵行沟，它们是左、右心室在心表面的分界。前、后室间沟在心尖右侧的会合处稍凹陷，称心尖切迹（cardiac apical incisure）。前室间沟内有左冠状动脉的前室间支及心大静脉行走，后室间沟内有右冠状动脉的后室间支及心中静脉行走，两沟内都有脂肪填充。

13. 房间沟（interatrial groove）

在心底后面上、下腔静脉和右肺静脉之间的纵行浅沟，此即左、右心房在后表面分界标志线，也是房间隔或左心房手术的入路。房间沟、后室间沟与冠状沟的相交处称房室交点。

三、心腔内结构

心的内腔分为左半心和右半心，左半心又分为左心房和左心室，右半心分右心房和右心室。两半心由房间隔和室间隔分开，互不相通，右半心内流动的是静脉血，左半心内流动的是动脉血。同侧半心的心房和心室经房室口相通。

（一）右心房

右心房(right atrium)壁薄腔大，近乎四边形，构成心右缘，在正中线之右，居最浅层，是四个心腔中最靠右侧者，其主轴几乎呈垂直位。右心房可分为前后两部：前部称固有心房，后部称腔静脉窦，两部间以界沟（sulcus terminalis）为界。此沟在心外表面，位于上腔静脉和下腔静脉入右心房处的纵行浅沟。心腔内面与之相对应的纵行肌嵴，称为界嵴（crista terminalis）（图3-4）。

1. 固有心房（atrium proper）

其内壁较粗糙，外侧壁的内面有许多大致平行排列的肌束，称为梳状肌（pectinate muscles），起自界嵴，止于右房室口。梳状肌之间房壁较薄，韧度亦较差，若行右心导管术时，须注意避免损伤这些薄壁。固有心房向前呈锥体形突出的盲囊部分称右心耳（right auricle），覆盖于主动脉根部的右侧，其内面的肌束发达且交织成网状，当心功能障碍时，血液在心耳内流动缓慢而淤积，则易致血栓形成。右心耳是外科切口的常用部位。

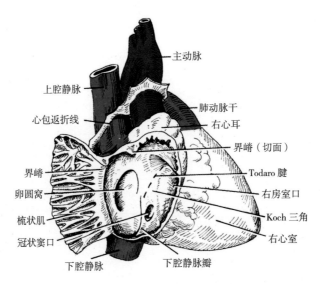

图 3-4　右心房的内面观

虚线示 Todaro 腱的位置

2. 腔静脉窦（sinus venarum cavarum）

居右心房后部，其内壁光滑，故界嵴以后的部分是常用的右心房手术入路。该部的上方有上腔静脉开口（orifice of superior vena cava），而其下部有下腔静脉开口（orifice of inferior vena cava）。上下腔静脉不在一条垂直线上，二者间形成一个向后开放的 14° 夹角。上腔静脉入口下方，腔静脉窦后壁上稍隆起的部分称静脉间结节或静脉间嵴（Lower 结节），成人此结节不明显，胎儿则甚明显，有引导上腔静脉血液流入右心室的作用。在下腔静脉口的前外侧缘有胚胎时残留的半月形的下腔静脉瓣（valve of inferior vena cava, eustachian valve），其外侧端连界嵴，内端连延卵圆窝前缘，在胎儿时期此瓣有引导下腔静脉血经卵圆孔流入左心房的作用，该瓣可呈筛状或缺如。一部分人在下腔静脉口处有 Charis 网连于界嵴、房壁与下腔静脉瓣之间。在下腔静脉口与右房室口之间有冠状窦口（orifice of coronary sinus）。

右心房内侧壁的后部主要由房间隔形成。房间隔右侧面中下部上有一卵圆形凹陷，名卵圆窝（fossa ovalis），为胚胎时期的卵圆孔闭合后的遗迹。此处薄弱，是房间隔缺损的好发部位，也是从右房入左房心导管穿刺的理想部位。卵圆窝的边缘隆起，称卵圆窝缘（limbus fossa ovalis），该缘的前上部较为显著，而下部常缺如，卵圆窝缘可作为导管进入卵圆窝的解剖标志。在卵圆窝上缘处有时可见一小裂隙，无任何功能意义，不会引起心功能异常，这种形式的卵圆孔未闭者约占正常人的 1/3。

位于下腔静脉瓣前方的心内膜下有一个细的腱性结构，称托特洛腱（Todaro tendon），它是一细长圆形的纤维束，从右纤维三角穿经房间隔而向后延伸，并与下腔静脉瓣前端相连，且被薄层心房肌遮盖。右心房的冠状窦口的前内缘、托特洛腱和三尖瓣隔侧瓣的附着缘之间的三角区，称 Koch 三角。其尖（顶角尖）对着膜性室间隔的房室部，三角的顶角内是房室结所在的位置。右心房的出口位于前下方，称为右房室口（right atrioventricular orifice），血液经此进入右心室。

（二）右心室

右心室（right ventricle）居右心房的左前下方，前壁在胸骨左缘第4、5肋软骨后方，故在胸骨旁第4肋间隙做心内注射时多直接注入右心室。此壁较薄，供应血管相对较少，通常是右心室手术的切口部位。右心室腔被室上嵴（supraventricular crest）分为后下方的流入道（窦部）和前上方的流出道（漏斗部）两部分（图3-5）。

1. 流入道（窦部）

入口为右房室口，下界为隔缘肉柱，腔面粗糙不平。室壁有许多纵横交错嵴状肌隆起，称肉柱（trabeculae carneae）。室壁内面的另一种锥体形的肌性隆起被称为乳头肌（papillary muscles），其根部附于心室壁而尖端伸向心室腔并与腱索（chordae tendineae）相连。右心室的乳头肌有三组：前乳头肌、后乳头肌和隔侧乳头肌。前乳头肌较大，起于前壁中下部；后乳头肌起自后壁；隔侧乳头肌起自室间隔，它恒定地位于动脉圆锥与右心室流入道之间。前乳头肌根部有一条桥状肌束跨过室腔至室间隔的下部，称隔缘肉柱（septomarginal trabecula），形成了右心室流入道的下界。因其有依附特征，有防止右心室过度扩张的作用，故又称节制带（moderator band）。由于其内有房室束的右支通过，且有前乳头肌的血管通行，手术操作时应注意保护。

右心室流入道的入口为右房室口，呈卵圆形，其周围由致密结缔组织构成的三尖瓣环围绕。三尖瓣（tricuspid valve）基底附着于该环上，瓣膜游离缘借腱索和乳头肌相连。瓣膜被3个深陷的切迹分为3片近似三角形的瓣叶，按其位置分别称前瓣、后瓣和隔侧瓣。三尖瓣环、腱索和乳头肌在结构和功能上是一个整体，称三尖瓣复合体（tricuspid complex）（图3-6）。它们共同保证血液的单向流动。

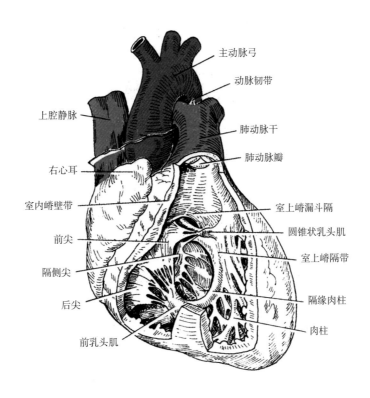

图 3-5　右心室的内部结构

主动脉弓
动脉韧带
上腔静脉
肺动脉干
右心耳
肺动脉瓣
室内嵴壁带
室上嵴漏斗隔
前尖
圆锥状乳头肌
隔侧尖
室上嵴隔带
后尖
隔缘肉柱
前乳头肌
肉柱

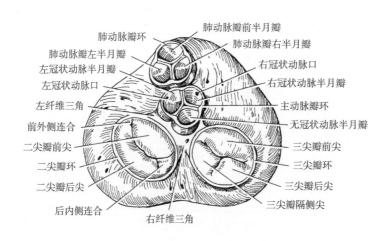

图 3-6　心瓣膜和纤维环的上面观

2. 流出道（漏斗部，infundibulum）

居于右心室的前上部，其内壁光滑无肉柱，呈锥体状，又称为动脉圆锥（conus arteriosus）。流出道与流入道大致成 45° 角。漏斗部向左上延续为肺动脉干，两者借肺动脉口（orifice of pulmonary trunk）相通。肺动脉口的周缘有三个彼此相连的半环形纤维环称为肺动脉瓣环，其上附有三个袋状的半月形的肺动脉瓣（pulmonary valve）。瓣膜游离缘中点的增厚部分称为半月瓣小结节。当心室舒张时，使三个瓣膜相互靠拢，肺动脉口关闭，阻止血液从肺动脉流入心室。

（三）左心房

左心房（left atrium）构成了心底的大部分，位居其他心腔的最后方。由于它被前方的升主动脉、肺动脉及其他心腔遮挡，故正常的后前位 X 线片不能显示出左心房（图 3-7）。

1. 左心耳（left auricle）

较右心耳狭长，壁厚，边缘有几个深陷的切迹。突向左前方，覆盖于肺动脉干根部左侧及左冠状沟前部，因与二尖瓣邻近，为心外科常用手术入路之一。

2. 左心房窦（sinus of left atrium）

又称固有心房。腔面光滑，其后壁两侧有左、右各一对肺静脉开口，开口处无静脉瓣。左心房窦前下部借左房室口（left atrioventricular orifice）通左心室。

（四）左心室

左心室（left ventricle）位于右心室的左后方，左心房的左前方，是四个心腔中居最左侧的一个，构成心左缘、心尖和心膈面的大部分。左心室壁的厚度约为右心室的 3 倍。左心室腔也可区分为左后方的流入道和位于右前方的流出道，两者以二尖瓣前瓣为界（图 3-7）。

1. 流入道（左心室窦部）

起自左房室口，该部室壁有肉柱，有二尖瓣复合体的装置，包括左房室口上的二尖瓣环、二尖瓣、腱索和乳头肌等结构。

左房室口较右房室口小，2~3 指尖大，其周缘有二片帆状瓣膜，即二尖瓣（mitral valve）。前瓣位于右前方（即前内侧），呈椭圆形或半圆形或近似长方形，也有呈三角形。它界于左房室口与主动脉口之间，并与主动脉壁直接延续。前瓣的基底部有左房前壁肌附着，自此向上以致

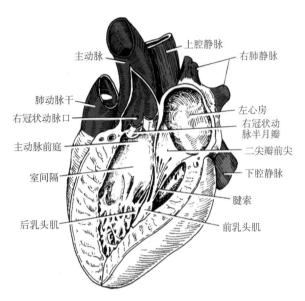

图 3-7 左心房和左心室

密结缔组织板（纤维延续）与主动脉左瓣与后瓣环之间的瓣间隔（intervalvular septum）相连续，这样，二尖瓣前瓣、纤维延续、瓣间隔、主动脉左、后瓣及瓣环，加上左、右纤维三角等从结构和功能上即构成一个整体，在心脏力学上起重要作用，有人将这些结构合称为主动脉心室膜（aorto-ventricular membrane）。后瓣位于左后方（即后外侧），大致呈半月形，其游离缘常有裂隙，被两个裂口分为三个大小不等的小瓣叶，中间的一片较大，临床上二尖瓣脱垂以后瓣脱垂多见。

2. 流出道（主动脉前庭，aortic vestibule）

又称主动脉下区，该部室壁光滑无肉柱。流出道的前壁是室间隔，后壁为二尖瓣的前瓣，其出口为主动脉口（aortic orifice）。主动脉口居于左心室的右（前）上方，口上附有三个半月形的主动脉瓣（aortic valve），与之相对应的升主动脉根部的管壁向外膨出，在主动脉瓣游离缘以下的升主动脉壁与主动脉瓣之间的内腔称为主动脉窦（aortic sinus）。

四、心的构造

（一）心的纤维支架

又称心纤维骨骼（fibrous skeleton），位于房室口、主动脉口和肺动脉口的周围，由致密结缔组织构成。心纤维性支架质地坚韧而富有弹性，提供了心肌纤维和心脏瓣膜的附着处，在心肌运动中起支持和稳定作用。随着年龄的增长，心纤维支架可出现不同程度的钙化甚至骨化(图3-6)。

1. 右纤维三角（right fibrous trigone）

位于二尖瓣环、三尖瓣环和主动脉后瓣环之间，因其位于心的中央部位，故又称之为中心纤维体（central fibrous body）。右纤维三角向下向前伸展延续于室间隔膜部；向后发出一圆形纤维束，伸入到右心房心内膜深面，称为托特洛腱；沿右房室口延伸成三尖瓣环；向后发出镰刀形半环纤维束参与构成二尖瓣环。房室束穿过右纤维三角的右上面，向下行到达室间隔膜部与肌部交界处离开右纤维三角。由于右纤维三角与二尖瓣、三尖瓣和主动脉瓣的解剖紧邻关系，临床上处理二尖瓣后内侧连合、主动脉后半月瓣下端或室间隔膜部等部位病变时，操作过程中应特别注意不要误伤房室束。

2. 左纤维三角（left fibrous trigone）

位于主动脉左瓣环外侧与二尖瓣环连接处，即位于主动脉口之后和左房室口之前，呈三角形，体积较小。从左纤维三角向后亦发出弧形纤维束，参与构成二尖瓣环。近年有研究证明，左房室口纤维环并不是完整的环状纤维束，左、右纤维三角向背侧伸出的"U"形的腱样结构只能达房室口的一半左右，故左房室口的背侧1/3~1/2处不存在纤维结缔组织束，故二尖瓣的后瓣并无坚实的依附点。二尖瓣后瓣与左心房心内膜是延续的，一旦左心房扩大，可牵拉后瓣向后移位而导致二尖瓣关闭不全。

（二）心壁

心壁由心内膜、心肌层和心外膜组成，心肌层是构成心壁的主要部分。

1. 心内膜（endocardium）

是被覆于心腔内面的一层膜，由内皮和内皮下层构成。内皮与大血管的内皮相延续。内皮下层位于基膜外，由结缔组织构成，其外层较厚，靠近心肌层，又称心内膜下层，为较疏松的结缔组织，含有小血管、淋巴管和神经以及心传导系的分支。心瓣膜是由心内膜向心腔折叠而成。

2. 心肌层（myocardium）

心肌纤维聚集成束，心房肌和心室肌借心传导系统联系，两者肌束附着于心纤维支架并被其分开而不连续，故心房和心室肌可不同时收缩。一般认为心房肌和心室肌都是分层排列的。

心房肌较薄，由深浅两层肌组成。浅层肌横行，环绕左、右心房，故为两心房所共有，深层肌分别包绕左、右心房，呈袢状或环状。袢状纤维起于房室口的纤维环，袢绕心房而又止于房室口的纤维环。

心室肌较厚，尤以左心室为甚，可分为浅、中、深三层。浅层和深层为左、右心室所共有。

心室浅层肌斜行，在心尖处捻转形成心涡，然后进入室壁深部移行为纵行的深层肌，形成肉柱和乳头肌。中层心室肌呈环行分布，且为各个心室所固有。

3. 心外膜（epicardium）

即浆膜性心包的脏层，包裹在心肌表面。表面被覆一层间皮，由扁平上皮细胞组成。间皮深面为薄层结缔组织，在大血管与心连接处，结缔组织与血管外膜相连。

（三）心的间隔

心的间隔将左心内的动脉血和右心内的静脉血分隔开来。分隔左右心房的是房间隔，左、右心室被室间隔分隔开，右心房与左心室之间为房室隔。

1. 房间隔（interatrial septum）

位于左、右心房之间，房间隔向左前方倾斜，由两层心内膜中间夹心房肌纤维和结缔组织构成，其前缘与升主动脉后面相顺应，稍向后弯曲，后缘邻近心表面的后房间沟。房间隔右侧面中下部有卵圆窝，是房间隔的最薄弱处。

2. 室间隔（interventricular septum）

它的前后缘相当于表面的前、后室间沟，也呈45°的斜位。室间隔可分为肌部和膜部两部分。

（1）肌部：占据室间隔的大部分，由肌组织覆盖心内膜而成。厚1~2cm，其左侧面心内膜深面有左束支及其分支通过，在右侧有右束支通过，但其表面有薄层心肌覆盖。

（2）膜部：是位于室间隔上部、主动脉口下方处的小的卵圆形区域。其较薄，缺乏心肌组织，其上缘为主动脉右瓣和后瓣下缘，前缘和下缘为室间隔肌部，后缘为右心房壁。膜部右侧面有三尖瓣隔侧瓣附着，故将膜部分为后上部和前下部。后上部位于右心房与左心室之间称房室部，而前下部位于左、右心室之间称室间部。室间部范围甚小，位于室上嵴下方，其后上方以三尖瓣隔侧瓣附着缘与房室隔相邻；下方是肌性室间隔的嵴，前方为漏斗部肌肉，室间隔缺损多发生于室间部。

3. 房室隔（atrioventricular septum）

为房间隔和室间隔之间的过渡、重叠区域，位于右心房与左心室之间的间隔部分。其中的重要结构是房室结和房室束。其上界是间隔上的二尖瓣环，它高于右侧的三尖瓣附着缘约1cm，上缘向前是中心纤维体的左上缘，再向前是主动脉后瓣环和右瓣环，所以房室隔的上界主要以左侧间隔上的主动脉瓣环和二尖瓣环的水平来确定，两者以中心纤维体的左上缘相连接。下界为三尖瓣隔侧瓣附着缘。前界右侧为室上嵴，左侧为主动脉右瓣环。后界为冠状窦口前缘至隔侧瓣的垂线。房室隔右侧面全部属于右心房，左侧面则属左心室流入道后部和流出道前部。房室隔整体大致呈前窄后宽的三角形。房室隔前部的膜部后下缘处主要有房室束，它与三尖瓣隔侧瓣附着缘相交叉。在前部后端，中心纤维体的右侧有房室结。在房室隔后部，左侧有二尖瓣环和室间隔肌肉；右侧有薄层右心房肌，它可延伸至三尖瓣隔侧瓣的根部；在左、右两侧的肌肉之间为一较大的疏松组织间隙，内有房室结动静脉、神经纤维束、少量神经节细胞和过渡性的少量分散的心肌纤维。此外，房室副束（Kent纤维）亦可通过房室隔。

五、心传导系统

心肌细胞分为两类：一类是普通的收缩心肌细胞，其构成心壁的心肌层主要执行射血功能；另一类是特殊分化的心肌细胞，能产生和传导兴奋，从而保证心脏自动节律地收缩和舒张。包括：窦房结、心房内的传导束、房室结区、心室内传导束等。心传导系的病变将引起心律失常而影响心脏的射血功能（图3-8）。

（一）窦房结

窦房结（sinuatrial node）是心脏正常起搏点，"窦性心律"由它产生。窦房结位于上腔静脉与右心房交界处的界沟上端的心外膜下，位置较浅，一般在外膜下1mm左右。国内有资料报道窦房结大小约为14mm×3.6mm×1mm。窦房结深面邻接心房肌，而不直接接触心内膜。结的长轴与界沟平行。窦房结动脉纵贯该结，是一个重要的解剖学特征，此动脉相对较粗大。窦房结的细胞主要有起搏细胞（pacemaker cell，P细胞）和过渡细胞（transitional cell，T细胞），后者从形态上是P细胞和普通心肌细胞之间的各种过渡形式的特化心肌细胞。结内还有丰富胶原纤维、无髓神经纤维、成纤维细胞等。

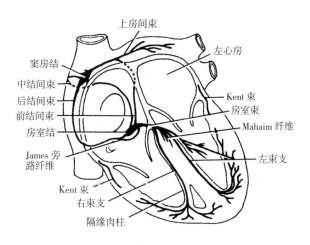

图3-8 心传导系统模式图

（二）心房内的传导束

关于窦房结产生的冲动是通过什么途径传导至心房和传向房室结的，在相当长时期内一直有争论。30多年来，有不少学者从生理、生化及临床等方面证明心房内有结间束和房间束的存在。

1. **结间束**

（1）前结间束：起自窦房结的头端，弓状绕上腔静脉的前方和右心房前壁，向左行至房间隔上缘分为两束：一束延续为上房间束至左房前壁，又称之为 Bachmann 束；另一束弯向后，经卵圆窝前方的房间隔，下行入房室结的上缘。

（2）中结间束：即 Wenchebach 束。由窦房结的右上缘发起，向右呈弓状绕过上腔静脉的后方，而后进入房间隔，经卵圆窝前缘下行止于房室结的上端。

（3）后结间束：又名 Thorel 束。由窦房结下端发出，向下进入界嵴内，沿该嵴行转向下内，经下腔静脉瓣，跨过冠状窦口的上方到达房室结的后上端，急转向下入房室结的后缘，该束沿途尚有分支经右心房梳状肌散布于右心房壁。

2. **房间束**

（1）上房间束：即 Bachmann 束，它发自窦房结前端，向左横行达左心房前壁和左心耳的心肌束内，它是房间传导的主要束支，若 Bachmann 束受损可引起心房内传导阻滞。窦房结动脉常有一较大分支到达 Bachmann 束，当窦房结动脉起自左冠状动脉旋支时，则往往经 Bachmann 束到达窦房结，故这时的窦房结动脉可作为确认上房间束的标志。

（2）下房间束：由三组结间束在房室结的上方相互交织，且发出分支与房间隔左侧的左心房肌纤维相连，从而使冲动到达左心房。

应当指出的是，关于心房内传导束的组织结构，各家报告不一。这些束是否为特化的组织束正是长期争论的焦点。

（三）房室交界区

房室交界区（atrioventricular junction region），又可称为房室结区（atrioventricular nodal region），是心传导系统在心房与心室互相连接部位的特化心肌结构，位于房室隔内。其范围基本与房室隔右侧面的 Koch 三角一致。按形态和功能，可将该区分为三个部分：房室结、房室结的心房扩展部（结间束的终末部）和房室束的近侧部（穿部和未分叉部），三个部分又可称房区、结区和束区。房室结区的各部分之间无明显的分界。该区的中央部分是房室结（atrioventricular node）。房室结是一矢状位的扁椭圆形结构，大小约为 $6mm \times 3mm \times 1mm$，但有相当多的变异。位于 Koch 三角的尖端，其左下面邻接右纤维三角，右侧面有薄层心房肌及心内膜覆盖之，距冠状窦口约 5mm，距三尖瓣隔瓣附着缘约 4mm，向上距托特洛腱附着点约 1mm，向前距室间隔膜部后缘约 4mm。房室结右表面距右房心内膜约 0.5mm。房室结在左室侧正对应左室流出道后隐窝（此隐窝由中心纤维体左侧面和与其相连的二尖瓣前瓣的右侧端围成，下界相当于肌性室间隔上缘水平）。房室结的后上端和右侧面有数条纤维束伸至房间隔和冠状窦口，即结间束的入结部位，也就是房室结的心房扩展部。房室结向前变细即为房室束。房室束穿入右纤维三角而到达室间隔肌部上缘及膜部后下缘处分为左、右束支。

（四）心室内传导束

1. **房室束**（atrioventricular bundle）

又称 His 束，房室束的室内部可分为未分叉部和分叉部。未分叉部已归于房室交界区，而分叉部是左、右束支的起始部。房室束在室间隔肌部可居中或常偏向左侧，偶见穿经室间隔顶的肌层。从左侧观，房室束分叉部的前端恰在主动脉右、后半月瓣交接处；从右侧面看，三尖瓣隔尖的前端斜跨房室束，故在主动脉瓣或三尖瓣处手术操作时要慎防误伤房室束或束支的起始部，以免引起房室或束支传导阻滞。

2. 左束支（left bundle branch）

发自房室束的分叉部，在室间隔的左侧心内膜下走行，与肌性室间隔上、中 1/3 交界水平，分为前组、后组和间隔组 3 组，其分支从室间隔上部的前、中、后 3 处分散到整个左心室内面，在游离壁相互吻合成浦肯野纤维网，相互间无明显界限。

3. 右束支（right bundle branch）

是一个单一的细长束，从房室束分出后沿室间隔右心室侧的心内膜深面呈弓形弯向前方，在室间隔前上部的圆锥乳头肌的后下方，转向外下面而入节制索，通过节制索到达前乳头肌的根部，然后在心内膜下分散交织成网状而分布于右心室壁内。右束支分支较晚，主干呈圆柱状，故易受局部病灶影响而发生传导阻滞。

4. 浦肯野纤维网

左、右束支在心室壁内膜下形成心内膜下支（subendocardial branches）且交织成内膜下浦肯野网，再发出纤维以直角或钝角进入心室肌内，呈放射状向心外膜方向分布而构成心肌内网，由内网发出分支与心肌相连。

六、心脏的血管、淋巴管和神经

心脏血管由冠状动脉（coronary artery）和心静脉（cardiac vein）构成。大部分心肌和传导组织的血供从冠状动脉获得，冠状动脉一般位于心外膜下的脂肪组织中，小部分深埋于心肌组织中，并同时接受交感和副交感神经的支配。

（一）冠状动脉

有左、右冠状动脉，分别起源于主动脉升部相应的主动脉左窦和右窦，它们是主动脉的第一级分支，位于冠状沟内（图 3-2，图 3-3）。

1. 右冠状动脉

起源于升主动脉的右前窦，先在右心耳与肺动脉干之间向右侧行，进入房室沟（冠状沟）垂直下降至心右缘，至膈面越过房室交界（crux）形成 U 形弯曲，其终末支与左冠状动脉相吻合。

右冠状动脉分为三段：第一段从起始处至心右缘，第二段从心右缘至房室交界，第三段从房室交界至末梢。

右冠状动脉的第一分支为右圆锥动脉（right conus artery），约有 36% 的人直接起于主动脉窦，有人称之为"第三冠状动脉"、副冠状动脉或右冠状动脉的第一条心室支，分布于肺动脉圆锥最下部和右心室上部，并可和左冠状动脉的同名动脉吻合成 Vieussens 环。离起始端 1~2cm 内发出的窦房结动脉（sinoatrial nodal artery）较为细小，初行于主动脉和右心耳间沟内，然后在心外膜下绕过上腔静脉基底部的后方向前形成动脉袢，至终沟的上部穿过和营养窦房结，并在其行程中供应右心房两侧的心房肌。右上隔动脉（right superior septal artery，RSSA）供应房间隔，它短而细小，起源也多变，可起源于右冠状动脉近端、右冠状动脉窦口或直接起于主动脉右窦，供应房间隔和室间隔上部，是潜在的侧支循环。心房前支（anterior atrial branch）和心室前支（anterior ventricular branch）位于心右缘前方，发出彼此相互垂直的动脉供应右心室和右心房，它们一般为 2~3 条且相对细小，不到达心尖。右缘支（right maginal branch）可认为是右侧冠状沟内的一支最大的心室前支，较为粗大，有足够的长度到达心尖，可发出部分右室前支（right anterior ventricular branch）。可在动脉的右心缘至房室交界段间发出 2~3 条右室后支（right posterior ventricular branch）供应右心室膈面，其大小与供应右室前壁的右缘支成反比，有时右室后支可直接来源于较后位和相对粗大的右缘支。在右冠状动脉行至房室交界时主要有两个方向的行程：①其中有 1~3 支为后室间支（单支者多见，约占 70%），仅一支行于后室间沟内至心尖与前室间支吻合，称为后室间动脉

（posterior interventricular branch），它除发出分支供应左右心室膈面外，还发出房、室间隔支（septal branch），供应房间隔和后 1/3 的室间隔。②另一方向即越过房室交界呈"U"形弯曲后向左行，在"U"形弯曲处 80%~90% 可发出房室结动脉（AV nodal artery），该动脉一般行经该结背侧 1/3 或中分时，主干以 50°~90° 成角离开结走向尾侧，然后穿过右纤维三角；而其本干最终成为左心室后支和右旋支，分别供应左心室膈面并与左旋支吻合。

总体来说，右冠状动脉可供应右心房、大部分右心室、部分左心室膈面、部分室间隔（后 1/3）和房间隔、窦房结约 60% 和房室结约 80% 的血供。

2. 左冠状动脉

起源于升主动脉的左后窦，较右冠状动脉粗大且起始处无脂肪组织覆盖，它的主干很短，行于主肺动脉后方时不易暴露，经过左心耳和肺动脉干间的冠状沟内仅 10~15mm 就分为前降支、旋支和两者间的对角支。

左冠状动脉分段为：第一段从起始处至发出第一分支间，往往较短，位于左心耳和肺动脉干行于冠状沟内。第二段即从三大分支开始至末梢。

左冠状动脉在起始处除发出较小的心房支外并无其他分支，然后向前发出前室间支或左前降支（anterior interventricular branch），紧靠肺动脉向前下行于前室间沟内，常绕过心尖后至膈面与后室间支吻合，有时近端的 1/3~2/3 可埋于浅层心肌组织中。前室间支可发出细小而少量的右室前支（right anterior ventricular branch）供应右心室前壁，其中在近肺动脉瓣处与右冠状动脉的动脉圆锥支吻合成 Vieussen 环，在构成侧支循环上有重要的作用。另外前室间支主要发出较粗和数量较多（2~9 支）的左室前支（left anterior ventricular branch）供应左室前壁，它们常以锐角发出并且几乎相互平行，并与旋支

的外侧支吻合，而在心尖处的小分支可在左室的膈面与旋支的膈面支吻合。室间隔支（septal branch）以几乎垂直的方向进入室间隔，分布于室间隔前 2/3 区域，并与从膈面来的穿透支吻合，供应室间隔前部的右束支和一部分左束支；当前室间支绕过心尖至膈面时同样可发出室间隔后支供应室间隔后下部的 1/3 区域。故室间隔的大部分血供由前室间支供应，当其阻塞时后果严重，而阻塞时的后室间支将成为室间隔血供的重要的侧支循环。

（1）对角支（diagonal branch）：可看成是在近端的较大的左室前支，出现率约为 42.3%，起源于左冠状动脉干分叉处，供应左前室壁。也被认为是左冠状动脉的主要分支之一。

（2）旋支（circumflx branch）：是左冠状动脉本干向左行的一大分支，口径与前室间支相近，绕冠状沟左侧至心脏膈面。它的近侧端暴露较好，而远侧端则深藏于心大静脉的下方，在施行主动脉-左旋支架桥手术时不易游离旋支，有时甚至须结扎心大静脉以使其暴露，同时二尖瓣手术时须特别注意避免损伤旋支，否则会造成左心严重供血不足。约有 40% 的人在其近端可发出窦房结动脉（sinoatrial nodal artery），其上行时偶尔绕上腔静脉的基部后方至窦房结，也分出左心房支（left atrial branch）供应左心房。左缘支自旋支发出处几近直角（left marginal branch），以外侧支和膈面支分布于左心室的外侧壁直至心尖区以供应相应区域的血运。旋支行至膈面时成为左室后支（left posterior ventricular branch），分布于左心室膈面，与来自右冠状动脉的终末支相吻合。

（二）心脏的静脉

心脏的浅静脉血主要回流至冠状窦（coronary sinus），部分可通过小静脉回流至右心房，在心肌内的深静脉血可直接注入房室内，故在浅静脉血回流受阻时，静脉血液可由心肌的深静脉血

回流至心脏而不致造成淤滞。冠状窦位于冠状沟后部，其左端接受前室间静脉（或心大静脉），右端接受后室间静脉（或心中静脉）和心小静脉，左室后静脉和左缘支直接开口于冠状窦。往往在这些静脉的开口处可见单瓣或双瓣，以防止血液回流。而左心房的斜静脉汇入冠状窦处无静脉瓣的存在（图 3-9）。

心大静脉（great cardiac vein）是冠状窦的主要属支，起源于心尖，上升与前室间支伴行，在冠状沟内转向左侧与旋支同行，其主要收集左冠状动脉所供应的区域。心中静脉（middle cardiac vein）在膈面的后室间沟内与后室间动脉伴行，而心小静脉（small cardiac vein）位于右侧的冠状沟内，此两者主要收集右冠状动脉所供应的区域。左房斜静脉（oblique vien of the left or Marshall vein）行于左房后壁，相对小而不重要，可与心大静脉汇合或直接汇入冠状窦，它是上腔静脉的遗迹，可作为冠状窦起始的标志。一些小的心前静脉（anterior cardiac veins）起源于右室前壁，通常跨过右冠状沟直接汇入右心房或心小静脉。心最小静脉（smallest cardiac veins, or the besian vein）是起源于心肌毛细血管床的一些小静脉，直接开口于心腔，它们有时呈壁薄而不规则的窦状隙并连接成网状结构，且无静脉瓣膜，允许心腔内的血液直接入心肌，故在侧支循环上起着重要的作用。右侧的心最小静脉明显多于左侧。

七、心包

心包（pericardium）是包裹心和出入心的大血管根部的纤维浆膜囊，分内、外两层，外层为纤维心包，内层为浆膜心包（图 3-10）。

纤维心包（fibrous pericardium）由坚韧的纤维性结缔组织构成，上方包裹出入心的升主动脉、肺动脉干、上腔静脉和肺静脉的根部，并与这些大血管的外膜相延续。下方与膈中心腱附着。

浆膜心包（serous pericardium）位于纤维心包囊的内面，可分脏、壁两层。壁层衬贴于纤维性心包的内面，与纤维心包紧密相贴。脏层包于心肌的表面，称心外膜。脏壁两层在出入心的大血管根部互相移行，两层之间的潜在腔隙称心包腔（pericardial cavity），内含少量浆液起润滑作用。

在心包腔内，浆膜心包脏、壁两层返折处的间隙，称心包窦，主要有：①心包横窦（transverse sinus of pericardium），为心包腔在主动脉、肺动脉后方与上腔静脉、左心房前壁前方间的间隙。②心包斜窦（oblique sinus of pericardium），位于左心房后壁，是左、右肺静脉，下腔静脉与心包后壁之间的心包腔。其形状似口向下的盲囊，上端闭锁，下端与心包腔相通，稍偏左。③心包前下窦（anterior inferior sinus of pericardium），位于心包腔的前下部、心包前壁与膈之间的交角处，由心包前壁移行至下壁所形成。人体直立时，该处位置最低，心包积液常存于此窦中，是心包穿刺比较安全的部位。从左侧剑肋角进行心包穿刺，恰可进入该窦。

（张红旗　周国民）

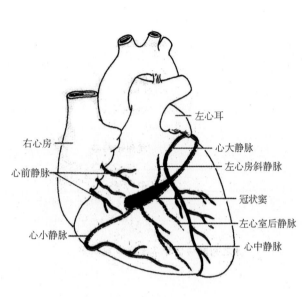

图 3-9　心脏的静脉模式图

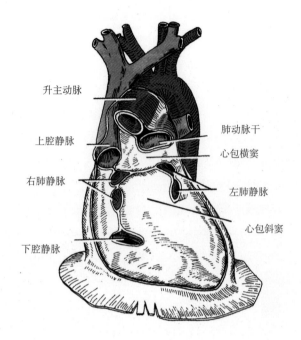

图 3-10　心包

参考文献

1. Keith L Moore, Arthur F Dalley. Cinically oriented Anatomy. 4th ed. Philadelphia: Lippincott Williams And Wilkins, 2006.

2. Ho SY, Cabrera JA, Tran VH, et al.Architecture of the pulmonary veins:relevance to radiofrequency ablation. Heart, 2001,86:265-270.

3. Roul G, Sens P, GermainP, et al. Myocardial bridging as a cause of acute transient left heart dysfunction. Chest, 1999,116:574-580.

4. 柏树令 . 系统解剖学 . 北京：人民卫生出版社 , 2004.

5. Ge J, Jermias A, Rupp A, et al. New sings characteristic of myocardial bridging demonstrated by intracoronary ultrasound and Doppler. Eur Heart J, 1999, 20:1707-1716.

6. 凌凤东 , 林奇 . 心脏临床解剖学 . 西安：陕西科学技术出版社 , 1996.

7. Williams PL. 格氏解剖学 . 杨琳，高英茂，译 . 沈阳：辽宁教育出版社 , 1999.

8. 毛焕元，曹林生 . 心脏病学 . 北京：人民卫生出版社 , 2001.

9. 陈灏珠 . 心血管病学新理论与新技术 . 上海：上海科技教育出版社 , 2000.

第四章
胎盘植入与发育

胎盘（placenta）是由胎儿与母体组织共同构成，是进行物质交换、营养、代谢、分泌激素和屏障外来微生物或毒素侵入，以保证胎儿正常发育的一个重要器官。

第一节 >>> 胎盘的形成

胎盘由底蜕膜、叶状绒毛膜及羊膜组成。

晚期囊胚着床后，滋养细胞分裂增殖，表面呈毛状突起，此时的突起为一级绒毛，又称初级绒毛。绒毛表面有两层细胞，内层为细胞滋养细胞，外层为合体滋养细胞。细胞滋养细胞有丝分裂活跃，形成滋养细胞。新滋养细胞膜消失、融合形成合体滋养细胞。合体滋养细胞是执行功能的细胞。胚胎发育至第2周末或第3周初时，胚外中胚层组织深入绒毛干内，形成绒毛间质，称二级绒毛，又称次级绒毛。约在受精后第3周末，绒毛内的中胚层分化出毛细血管，形成三级绒毛。此时，胎儿胎盘循环建立。同时，细胞滋养

细胞不断增殖、扩展，与合体滋养细胞共同形成绒毛膜干。绒毛之间的间隙，称绒毛间隙。在滋养细胞的侵蚀过程中，子宫螺旋动脉和子宫静脉破裂，直接开口于绒毛间隙，绒毛间隙充满母体血液。每个绒毛干分出许多分支，一部分绒毛末端浮于绒毛间隙中称游离绒毛，长入底蜕膜中的绒毛称固定绒毛。固定绒毛的滋养层细胞与底蜕膜共同形成蜕膜板，相邻绒毛间隙之间残留楔形的底蜕膜形成胎盘隔，这种隔是不完全的，一般不超过胎盘全层的2/3，相邻绒毛间隙的血液可以相互沟通。胎盘隔把胎盘的母体面分隔成表面凹凸不平、暗红色的20~30个母体叶。胎儿面

的胎盘表面覆盖羊膜，脐动、静脉从附着处分支向四周呈放射状分布，直达胎盘边缘。脐动、静脉分支穿过绒毛膜板，进入绒毛干及其分支。一般足月胎盘呈圆形或椭圆形，重量450~650g，直径16~20cm，厚1~3cm，中间厚，边缘薄。

从孕9周开始，超声即能显示胎盘呈月牙状强回声围绕在孕囊周边，孕12周后胎盘已基本形成。胎盘由胎盘绒毛膜板（胎儿面）、胎盘基底膜（母体面）和胎盘实质组成。胎盘实质呈中等回声，光点细而均匀，胎盘后方由蜕膜、子宫肌层、子宫血管形成的"胎盘后复合体"呈混合回声。孕18~22周，羊水的衬托可显示光亮

的绒毛膜板及均匀颗粒的胎盘。孕20~24周，可在后壁胎盘看到胎盘与宫壁之间的长条形的无回声区，此为静脉丛。孕28~30周，在胎盘内可发现无回声区，组织学检查内为静脉血池，称为无绒毛间隙，妊娠最后6周，胎盘绒毛小叶间隙有钙质或纤维素沉着。1979年，Grannum等根据绒毛膜板、胎盘实质、基底膜三个部分的改变将胎盘的成熟度分为四级，现在临床大多遵循这一标准（图4-1~图4-4）。

0级常见于早、中孕期，Ⅰ级偶尔可见；孕26周以后，Ⅰ级和Ⅱ级变得常见，Ⅱ级见于孕36周以后；Ⅲ级通常见于孕38~40周。

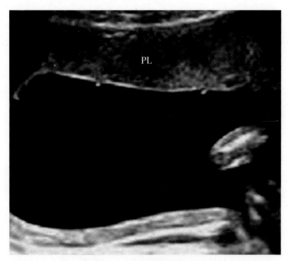

图4-1 0级胎盘声像图
绒毛膜板：直而清晰，光滑平整
胎盘实质：均匀分布，光点细微
基底膜：无增强回声。PL—胎盘

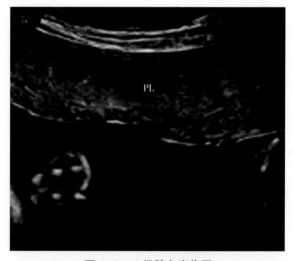

图4-2 Ⅰ级胎盘声像图
绒毛膜板：平滑的、轻微的波状起伏
胎盘实质：散在分布的增强光点
基底膜：无增强回声。PL—胎盘

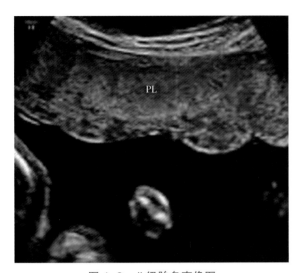

图 4-3　Ⅱ级胎盘声像图

绒毛膜板：出现切迹并深入胎盘实质内，未达到基底膜
胎盘实质：出现逗点状增强光点
基底膜：出现线状强回声。PL—胎盘

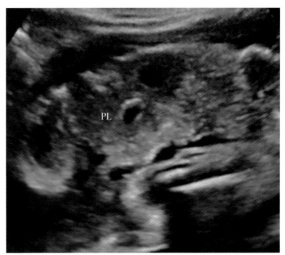

图 4-4　Ⅲ级胎盘声像图

绒毛膜板：深达基底膜（至少有 2 个切迹）
胎盘实质：出现光环回声和不规则的强光点和强光团，可伴身影
基底膜：大而融合的强回声。PL—胎盘

第二节 >>> 胎盘功能

一、代谢功能

包括气体交换、营养物质供应和排出废物。

（一）气体交换

母儿间 O_2 和 CO_2 是以简单扩散方式进行交换，可替代胎儿呼吸系统的功能。①氧交换：子宫动脉血 PaO_2 为 95~100mmHg，绒毛间隙中的血 PaO_2 为 40~50mmHg。胎儿脐动脉血 PaO_2 于交换前为 20mmHg，经绒毛与绒毛间隙的母血进行交换后胎儿脐静脉血 PaO_2 为 30mmHg 以上，氧饱和度达 70%~80%，虽然 PaO_2 升高不多，但胎儿红细胞含血红蛋白量高，对氧的亲和能力强，故胎儿能从母体获得充分的 O_2。②二氧化碳交换：子宫动脉血 $PaCO_2$ 为 32mmHg，绒毛间隙中的血 $PaCO_2$ 为 38~42mmHg，而胎儿脐动脉血 $PaCO_2$ 为 48mmHg。因 CO_2 扩散速度是 O_2 的 20 倍，所以 CO_2 容易从胎儿向母体扩散。

（二）营养物质供应和排出废物

葡萄糖以易化扩散方式通过胎盘。氨基酸以主动运输方式通过胎盘。游离脂肪酸、水、钾、钠和镁以简单扩散方式通过胎盘，而钙、磷、碘和铁以主动运输方式通过胎盘。维生素 A、维生素 D、维生素 E、维生素 K 等脂溶性维生素以简单扩散方式通过胎盘。维生素 B 和维生素 C 以主动运输方式通过胎盘。胎儿代谢产生的废物如肌酐、尿素等亦经胎盘送入母体排出。

二、防御功能

胎儿血与母体血之间由胎盘屏障相隔，对胎儿具有保护功能，但这种功能并不完善。母血中的免疫抗体 IgG 能通过胎盘，使胎儿从母体获得被动免疫力。而母体内的抗 A、抗 B、抗 Rh 抗体亦可进入胎儿血中，致使胎儿及新生儿溶血。各种病毒（如风疹病毒、巨细胞病毒、流感病毒等）可直接通过胎盘进入胎儿体内，引起胎儿畸形、流产及死胎。一般细菌、弓形虫、衣原体、支原体、螺旋体等不能通过胎盘屏障，但可在胎盘部位形成病灶，破坏绒毛结构后进入胎儿体内引起感染。

三、合成功能

胎盘能合成多种激素、酶及细胞因子，对维持正常妊娠有重要作用。

1. 人绒毛膜促性腺激素（human chorionic gonadotropin，hCG）

由合体滋养细胞合成，临床上应用 β-hCG 的特异抗血清测定母体血清 β-hCG。受精后第 7 日就能在孕妇血清和尿中测出。至妊娠 8~10 周血清浓度达高峰，为 50~100kU/L，持续 10 日后迅速下降，中、晚期妊娠时血浓度仅为高峰时的 10%，持续直至分娩，一般于产后 1~2 周消失。hCG 的功能：①使月经黄体增大成为妊娠黄体；②促进雄激素芳香化转化为雌激素，同时也能刺激孕酮的形成；③抑制植物凝集素对淋巴细胞的刺激作用，hCG 可吸附于滋养细胞表面，避免胚胎滋养层细胞被母体淋巴细胞攻击；④刺激胎儿睾丸分泌睾酮，促进男性性分化；⑤能与母体甲状腺细胞 TSH 受体结合，刺激甲状腺活性。

2. 人胎盘生乳素（human placental lactogen，HPL）

合体滋养细胞合成，由 191 个氨基酸组成，相对分子质量为 22 279，为不含糖分子的单链多肽激素。妊娠 6 周时可在母血中测出，随妊娠进展，分泌量逐渐增加，至妊娠 34~36 周达高峰，母血值为 5~15mg/L，羊水值为 0.55mg/L，维持至分娩，分娩后 7 小时迅速消失。HPL 的功能：①促进蛋白质合成，维持正氮平衡，促进胎儿生长；②促进糖原合成，同时可刺激脂肪分解，使游离脂肪酸增加，供母体应用，使更多的葡萄糖供应胎儿；③促进乳腺腺泡发育，刺激乳腺上皮

细胞合成乳酪蛋白、乳白蛋白与乳珠蛋白，为产后泌乳做好准备；④促进黄体形成；⑤抑制母体对胎儿的排斥作用；⑥有促进胰岛素生成作用，使母血胰岛素值增高。

3. 妊娠特异性蛋白

由合体滋养细胞分泌，包括妊娠相关血浆蛋白 A（pregnancy associated plasma protein A，PAPP-A），妊娠相关血浆蛋白 B（PAPP-B）及妊娠相关血浆蛋白 C（PAPP-C），其中较重要的为 PAPP-C，也称 SP1，相对分子质量 90 000，含糖量 29.3%，半衰期为 30 小时。受精卵着床后，SP1 进入母体血循环，其值逐渐上升，妊娠 34~38 周达高峰，至妊娠足月为 200mg/L。正常妊娠母血、羊水、脐血及乳汁亦能测出 SP1。羊水值比母血值低 100 倍，脐血值比母血值低 1 000 倍，测定 SP1 值，可用于预测早孕，并能间接了解胎儿情况。

4. 雌激素

妊娠早期主要由黄体产生，于妊娠 10 周后主要由胎儿 - 胎盘单位合成。至妊娠末期雌三醇值为非孕妇女的 1 000 倍，雌二醇及雌酮值为非孕妇女的 100 倍。

5. 孕激素

妊娠早期由卵巢妊娠黄体产生，自妊娠 8~10 周后胎盘合体滋养细胞是产生孕激素的主要来源。随妊娠进展，母血中孕酮值逐渐增高，至妊娠末期可达 312~624nmol/L，其代谢产物为孕二醇，24 小时尿排出值为 35~45mg。孕激素在雌激素的协调作用下，对子宫内膜、子宫肌层、乳腺的变化起重要作用。

6. 缩宫素酶

由合体滋养细胞产生的一种糖蛋白，相对分子质量约为 30 万。母血中缩宫素酶含量随妊娠进展逐渐增加，主要作用使缩宫素灭活，维持妊娠。胎盘功能不良时，血中缩宫素酶活性降低。

7. 耐热性碱性磷酸酶（heat stable alkaline phosphatase，HSAP）

由合体滋养细胞分泌。于妊娠 16~20 周母血中可测出此酶，随妊娠进展而增多，直至分娩后其值迅速下降，产后 3~6 日内消失。多次动态测其数值，可作为胎盘功能检查的一项指标。

8. 细胞因子与生长因子

如表皮细胞生长因子、神经生长因子、胰岛素样生长因子、转化生长因子 - β、肿瘤坏死因子 - α、粒细胞 - 巨噬细胞克隆刺激因子、白细胞介素 -1、2、6、8 等。这些因子对胚胎营养及免疫保护起一定作用。

四、免疫功能

胎儿及胎盘是同种异体移植物，能在母体子宫内存活不被排斥，有以下两种观点。

1. 胎儿及胎盘组织免疫学特性

早期胚胎及胚胎组织无抗原性。另外胎盘合体滋养细胞表面有一层类纤维蛋白物质沉积，构成免疫屏障，是一种糖蛋白，含有透明质酸和唾液酸，带有负电荷，而母体淋巴细胞表面也带有负电荷，两者互相排斥，这样使滋养层细胞表面抗原被遮盖，防止胎儿抗原与母体淋巴细胞及抗体相接触，避免免疫攻击。

2. 妊娠期母体免疫力低下

妊娠期胎儿细胞可以少量进入母体，刺激母体对胎儿抗原产生免疫耐受。妊娠期许多血清因子和激素，如人绒毛膜促性腺激素、人胎盘泌乳素、妊娠特异性蛋白、孕激素、甲胎蛋白、白细胞介素、干扰素、肿瘤坏死因子及转化生长因子等，可抑制母体的免疫排斥反应。

第三节 >>> 胎盘异常

一、胎盘黏附、位置异常

由于初期蜕膜发育不全或创伤性子宫内膜缺陷，如子宫瘢痕、子宫畸形、子宫肌瘤等原因，使底蜕膜部分性或完全性缺失，致胎盘黏附或种植异常。

（一）前置胎盘

前置胎盘为胎盘附着部位异常的病变。妊娠时，胎盘正常附着于子宫体部的后壁、前壁或侧壁。孕 28 周后，胎盘附着于子宫下段，下缘达到或覆盖宫颈内口，位置低于胎儿先露部，称为前置胎盘。前置胎盘可致妊娠晚期大量出血而危及母儿生命，是妊娠期的严重并发症之一。根据胎盘下缘与宫颈内口的关系，分为 3 种类型。

（1）完全性前置胎盘（或称为中央性前置胎盘）：胎盘组织覆盖整个宫颈内口（图 4-5，图 4-6）。

（2）部分性前置胎盘：胎盘组织覆盖部分宫颈内口。

（3）边缘性前置胎盘：胎盘下缘附着于子宫下段，但未覆盖宫颈内口（图 4-7）。

胎盘边缘与宫颈内口的关系可随子宫下段的逐渐伸展、宫颈管的逐渐消失、宫颈口逐渐扩张而改变，因此，前置胎盘的分类可随妊娠的继续、产程的进展而发生变化。临产前的完全性前置胎盘可因临产后宫颈口扩张而变为部分性前置胎盘，故诊断时期不同，分类也不同，目前均以处理前最后一次检查来确定其分类。

B 超检查可清楚显示子宫壁、宫颈及胎盘的关系，为目前诊断前置胎盘最有效的方法，准确率在 95% 以上。超声诊断前置胎盘还要考虑孕周。妊娠中期时做 B 超检查，这时宫腔较小，胎盘相对较大，且子宫下段尚未形成，胎盘约占据宫壁一半面积，邻近或覆盖宫颈内口的机会较多，故有半数胎盘位置较低。以后随着孕周增加，子宫肌纤维逐渐肥大和伸展，子宫峡部逐渐被拉长形成子宫下段并向上扩展成宫腔的一部分，大部分原附着在子宫下段的胎盘可随之上移而成为正常位置胎盘，至妊娠晚期仅少数病例仍为前置胎盘，故妊娠中期B超提示胎盘前置状态者，必须于妊娠晚期复查，才能予以确定或否定。附着于子宫后壁的前置胎盘容易漏诊，可能因先露部遮挡或腹部超声探测深度不够，经阴道彩色多普勒检查可以减少漏诊，而且安全、准确。经阴道超声法诊断前置胎盘是 Farine（1989）提出的，方法是将B超的阴道探头置于阴道下1/3段时，即可显示胎头图像，随后稍推进，距宫颈3cm处时胎盘图像最为清晰（注意勿太深，以免触动宫颈而致出血）。

（二）粘连性胎盘

粘连性胎盘系胎盘绒毛直接附着于子宫肌层。临床上可见胎盘完全性粘连或部分性粘连，常与前置胎盘并存。胎盘完全性粘连为胎盘所有小叶黏附于子宫肌层；部分性粘连为胎盘部分小叶黏附于子宫肌层。胎盘完全粘连一般不出血；若部分粘连，则部分胎盘剥离，血窦开放，同时胎盘滞留影响子宫收缩，可引起产后出血。处理须徒手剥离胎盘。

（三）植入性胎盘

植入性胎盘系胎盘绒毛侵入子宫部分肌层。在胎盘植入时，胎盘内常存在显著的多个无回声腔隙，通常也称作"硬干酪"现象（图4-8），胎盘基底部与子宫黏膜层分界不清，三维超声可辨别（图4-9）。彩色多普勒显示胎盘植入部位于子宫肌壁，血流信号较丰富（图4-10），并可能有滋养细胞频谱。临床有剖宫产史，胎盘位于前壁且合并前置胎盘时应高度警惕胎盘植入的可能。

二、胎盘形态异常

正常胎盘呈圆形或卵圆形。胎盘在发育阶段时，由于部分蜕膜发育不良，胎盘的血供不足或使绒毛发育异常，均可致形态异常。胎盘形态异常的种类很多，其中很多并无特殊临床意义。

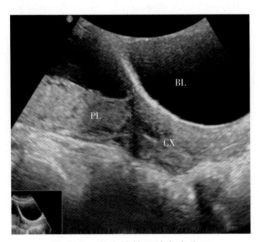

图 4-5　完全性前置胎盘声像图

图中（**）显示胎盘组织完全覆盖宫颈内口。PL—胎盘；CX—宫颈；BL—膀胱

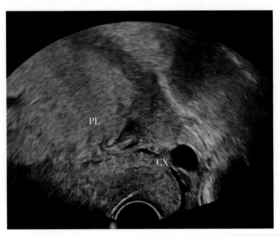

图 4-6　完全性前置胎盘声像图

经阴道超声显示胎盘组织完全覆盖宫颈内口。CX—宫颈；PL—胎盘

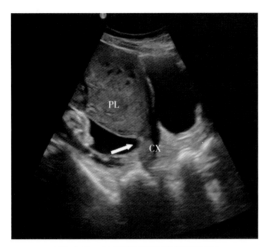

图4-7 边缘性前置胎盘声像图

胎盘下缘达宫颈内口（箭头所示）。PL—胎盘；CX—宫颈

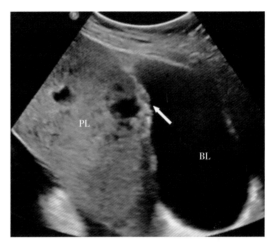

图4-8 植入性胎盘声像图

胎盘内常存在显著的多个无回声腔隙，胎盘与宫壁分界不清，膀胱壁毛糙（箭头所示）。PL—胎盘；BL—膀胱

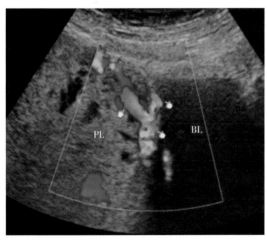

图4-9 胎盘植入彩色血流声像图

胎盘与宫壁分界不清，内见丰富血流信号，部分血流达膀胱黏膜层（右上箭头所示）。PL—胎盘；BL—膀胱

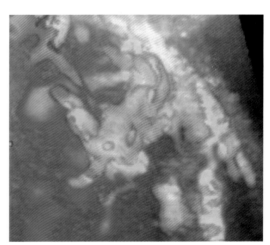

图4-10 植入性胎盘三维超声声像图

胎盘植入部位形成"血流湖"样回声

（一）单叶多叶胎盘

孕卵着床后，底蜕膜血管供应障碍，呈局灶性分布，仅血管丰富的蜕膜处才有叶状绒毛膜发育，故形成的胎盘可呈多叶状。若两叶胎盘完全分开，其血管不相连，甚至进入脐带时才合并，称为双叶胎盘；若两叶胎盘未完全分开，两叶的血管也相连，称为复胎盘；胎盘完全分离三叶以上，称为多叶胎盘。这类胎盘在剥离、娩出时易造成胎盘残留，引起产后出血及感染。

（二）副胎盘和假叶胎盘

副胎盘是一个或多个分出的胎盘叶，与主胎盘有一定的距离（至少 2cm），且借胎膜、血管与主胎盘相连（图 4-11）。如果其间无血管相连，即为假叶胎盘。连接主、副胎盘的血管可在胎先露部前方横越子宫内口，形成前置血管，在妊娠期或分娩期发生破裂或断裂，可引起产前或产时出血，易导致胎儿窘迫或死亡。

（三）轮廓胎盘和有缘胎盘

胎盘的胎儿面中央凹陷，周边为一层白色、不透明的厚膜环（由双层反折的绒毛膜及羊膜组成，其间含有变性的蜕膜与纤维素），称为轮廓胎盘或轮状胎盘（图 4-12，图 4-13）。当此环紧靠胎盘边缘，则称为有缘胎盘。环绕胎盘之膜可为完全性，亦可为部分性。其形成原因可能是由于孕卵的植入能力较弱，未能溶解足够的底蜕膜，导致在发育早期绒毛膜板形成过小，边缘的绒毛组织斜向外侧生长，累及周围的蜕膜而形成。

三、胎盘早剥

妊娠 20 周后或分娩期，正常位置的胎盘在胎儿娩出前，全部或部分从子宫壁剥离，称为胎盘早剥。它是晚期妊娠严重的并发症之一。由于其起病急、发展快，处理不当可威胁母儿生命。

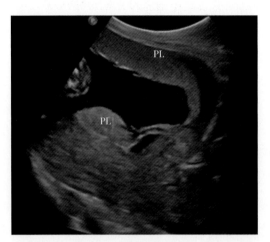

图 4-11　副胎盘声像图

主胎盘（上 PL）与副胎盘（下 PL）间有血管相连

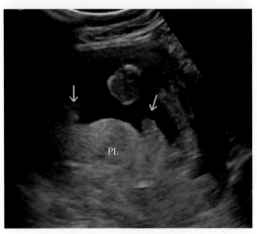

图 4-12　轮廓胎盘声像图

胎盘边缘部分向羊膜腔卷曲（箭头所示）。PL—胎盘

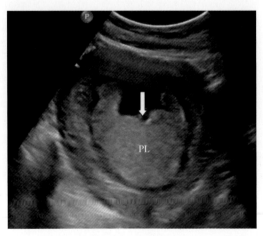

图 4-13　轮廓胎盘

胎盘的胎儿面中央凹陷（箭头所示）。PL—胎盘

胎盘早剥的主要病理变化是底蜕膜出血，形成血肿，使该处胎盘自子宫壁剥离。如剥离面小，血液很快凝固而出血停止，临床可无症状或症状轻微。如继续出血，胎盘剥离面也随之扩大，形成较大的胎盘后血肿，血液可冲开胎盘边缘及胎膜经宫颈管流出，表现为外出血，称为显性剥离。如胎盘边缘或胎膜与子宫壁未剥离，或胎头进入骨盆入口压迫胎盘下缘，使血液积聚于胎盘与子宫壁之间而不能外流，故无阴道出血，称为隐性剥离。由于血液不能外流，胎盘后出血越积越多，可致子宫底升高，当出血达到一定程度，压力增大，血液冲开胎盘边缘和胎膜经宫颈管流出，即为混合性出血。有时胎盘后血液可穿破羊膜而溢入羊膜腔，形成血性羊水。

B超可协助了解胎盘附着部位及胎盘早剥（图4-14~图4-16）的程度，并可明确胎儿大小及存活情况。显性剥离胎盘形态可无变化，隐性剥离时可见胎盘与子宫肌壁分离，之间形成血肿，内部回声杂乱，剥离区的胎盘增厚可达5cm，向羊膜腔方向突出，血液进入羊膜腔后，

可见羊水暗区中有散在的斑点漂浮或血凝块回声，剥离面积大时，胎儿多死亡。有作者认为超声诊断胎盘早剥的敏感性仅为15%左右，即使阴性也不能排除胎盘早剥，但可除外前置胎盘。

四、葡萄胎

葡萄胎是胎盘的一种良性病变，主要是胎盘的绒毛发生水肿变性，各个绒毛变成水泡，它们之间由绒毛干梗相连，累累成串，形状极像葡萄，故称葡萄胎。根据是否同时存在胚胎组织可分为完全性葡萄胎和部分性葡萄胎，其中大多数是完全性葡萄胎。其发生的确切原因不清，和孕妇的营养状况及社会经济因素有一定的关系。从细胞遗传学的研究来看，完全性葡萄胎的染色体核型为二倍体，均来自父系，其中90%为46，XX，由一个细胞核基因物质缺失或失活的空卵与一个单倍体精子（23，X）受精，经自身复制为2倍体（46，XX）。另有10%核型为46，XY，认为系由一个空卵分别和两个单倍体精子（23，X和23，Y）同时受精而成。

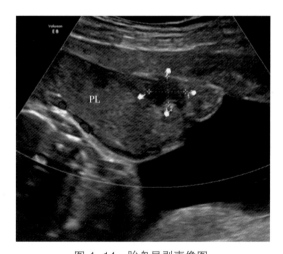

图4-14 胎盘早剥声像图

胎盘与子宫肌壁分离，之间形成血肿（测量键所示）。PL—胎盘

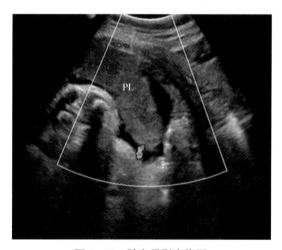

图4-15 胎盘早剥声像图

胎盘下缘与宫壁分离，出现局限性无回声，CDFI显示无回声区内无血流信号。PL—胎盘

葡萄胎水肿绒毛所引起的特征性超声图像改变使B超检查成为诊断葡萄胎的一项重要辅助检查手段。完全性葡萄胎的典型超声影像表现为子宫明显大于相应孕周，无妊娠囊或胎心搏动，宫腔内充满不均质密集状或短条状回声，呈"落雪状"（图4-17），若水泡较大而形成大小不等的回声区，则呈"蜂窝状"（图4-18）。子宫壁薄，但回声连续，无局灶性透声区。常可测到两侧或一侧卵巢囊肿，多房，囊壁薄，内见部分纤细分隔。彩色多普勒超声检查，可见子宫动脉血流丰富，但子宫肌层内无血流或仅有稀疏"星点状"血流信号。

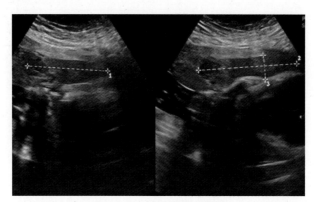

图 4-16　胎盘早剥声像图

胎盘与宫壁之间可见不均回声（测量键所示），内回声杂乱

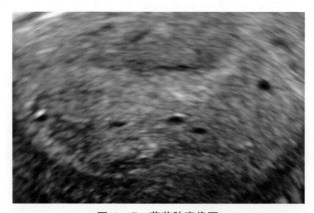

图 4-17　葡萄胎声像图

宫腔内充满不均质密集状或短条状回声，呈"落雪状"，内见散在的无回声区

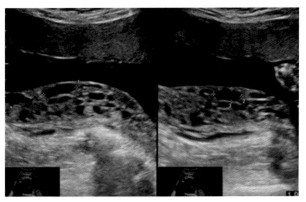

图 4-18　双胎之一完全性葡萄胎声像图

表现为附后壁多房囊性回声，呈"蜂窝状"，囊泡最大直径约 2.2cm
（测量键所示）

（王　雁　裴秋艳　王建六）

参考文献

1. 丰有吉，沈铿. 妇产科学. 第 2 版. 北京：人民卫生出版社，2010.

2. 顾美皎，戴钟英，等. 临床妇产科学. 第 2 版. 北京：人民卫生出版社，2011.

第五章
胎盘循环

第一节 >>> 胎盘循环的构成

胎盘（placenta）是介于母体与胎儿之间的重要、复杂、特殊的器官，由胎儿与母体组织共同构成，发挥包括物质交换、营养代谢、分泌激素、防御以及合成等的重要功能，以保证胎儿的正常发育。

一、胎盘的构成

胎盘是由胎儿的羊膜、叶状绒毛膜及底蜕膜共同组成的圆盘状结构。

1. 羊膜

构成胎盘的胎儿部分，在胎盘最内层。羊膜光滑，无血管、神经及淋巴，正常羊膜厚0.02~0.05mm。

2. 叶状绒毛膜

构成胎盘的胎儿部分，占胎盘主要部分。绒毛膜由滋养层及内面的一层胚外中胚层共同组成。胚胎发育至13~21日时，为绒毛膜发育分化最旺盛的时期，此时胎盘的主要结构——绒毛逐渐形成。约在受精后第3周末，当绒毛内血管形成时，胎盘循环建立，胎儿-胎盘循环在胚胎血管与绒毛血管连接之后完成。与底蜕膜相接触的绒毛营养丰富发育良好，称为叶状绒毛膜。自绒毛膜板伸出的绒毛干逐渐分支，形成初级绒毛干、次级绒毛干和三级绒毛干，向绒毛间隙伸展形成终末绒毛网（图5-1）。一个初级绒毛干及其分支形成一个胎儿叶，一个次级绒毛干及其分支形成一个胎儿小叶。一个胎儿叶包括几个胎儿小叶。每个胎盘有60~80个胎儿叶、200个胎儿小叶。每个绒毛干中均有脐动脉和脐静脉，随着绒毛干一再分支，脐血管越来越细，最终成为毛

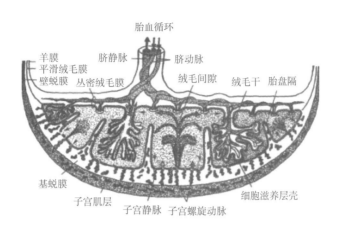

图 5-1 胎盘的结构与血循环模式图

细血管进入绒毛末端。胎儿血液经脐动脉直至绒毛毛细血管，经与绒毛间隙内的母血进行物质交换，胎儿血和母血不相通，隔有绒毛毛细血管壁、绒毛间质及绒毛表面细胞层，靠渗透、扩散和细胞选择力，再经脐静脉返回胎儿体内。母血经底蜕膜螺旋动脉开口通向绒毛间隙内，再经开口的螺旋静脉返回母体内。

3. 底蜕膜

构成胎盘的母体部分，占胎盘很小部分。底蜕膜表面覆盖来自固定绒毛的滋养层细胞，与底蜕膜共同形成绒毛间隙的底，称为蜕膜板。从此板向绒毛膜伸出蜕膜间隙，不超过胎盘厚度的2/3，将胎盘母体面分成肉眼可见的 20 个左右的母体叶。

二、胎盘循环的构成

胎盘内有母体和胎儿两套血循环，习惯称为胎儿-胎盘循环和子宫-胎盘循环。两者的血液在各自的封闭管道内循环，互不相混，两者之间有胎盘屏障相隔，是母胎之间在胎盘内进行物质交换的部位，主要在血管合体膜（vasculo-syncytial membrane，VSM）完成，包括绒毛合体滋养细胞无核区胞质、合体滋养层基膜、绒毛间质、毛细血管基膜和毛细血管内皮 5 层结构。

1. 胎儿-胎盘循环

胎儿的静脉血经脐动脉及其分支流入绒毛毛细血管，与绒毛间隙内的母血进行物质交换后，成为动脉血，又经脐静脉回流到胎儿。

目前，关于妊娠早期胎盘循环建立的确切时间尚不清楚。过去认为母体和胚胎循环在胚胎植入后马上建立联系，但是有研究通过解剖及生物体的成像技术证实在妊娠 10~12 周之前的绒毛间隙中不能探测到明显的血流信号，认为这是由于绒毛外滋养层对螺旋动脉的侵入，使螺旋动脉管腔在早期暂时被滋养层细胞栓子所阻塞，直到 10~12 周，螺旋动脉管腔内的栓子松动或溶解，螺旋动脉管腔与绒毛间隙之间的自由联系才能在形态学上观察到。但在后来，又有研究利用更敏感的经阴道彩色多普勒血流显像仪在所有受试者中检测到持续的绒毛间隙血流，同时组织学研究显示螺旋动脉的管腔并不是被滋养细胞栓子所完全堵塞的，认为绒毛间隙血流循环的建立是一个持续渐进的过程而不是在妊娠早期结束时突然发生的事件。

胎儿 - 胎盘循环系统的血容量在整个妊娠过程中不断变化。妊娠早期，胎儿血大部分局限在胎盘内，足月时，胎儿体内的血容量则达到胎盘的 3 倍。妊娠晚期，胎儿血液以 500ml/min 流量流经胎盘，循环量恰与子宫动脉供应胎盘的血流量相等。胎儿的动脉压是胎儿 - 胎盘循环的主要动力。

2. 子宫 - 胎盘循环

母体动脉血经子宫螺旋动脉流入绒毛间隙，在此与绒毛内毛细血管的胎儿血进行物质交换后，由子宫静脉回流入母体。

正常妊娠时，由于胎儿生长发育的需要，在胎盘激素的参与下，子宫动脉由非孕时的屈曲状态逐渐到足月时变直，血管内径增粗，管腔扩大，血流速度增快，尤以舒张期为明显，随着妊娠月份的增加，子宫动脉阻力逐渐下降，有助于为胎盘提供充足的血液灌注量。

母体动、静脉压力差是绒毛间隙内母血循环的主要推动力，同时还与子宫肌肉的收缩和松弛有一定的关系。由于绒毛间隙宽阔而不整齐，又有绒毛繁茂分支的阻挡，故血流缓慢，有利于绒毛中胎儿血与绒毛间隙中母血间的物质交换。单位时间内注入绒毛间隙的母血量对胎儿的正常发育至关重要，如果子宫胎盘血循环突然降低，会引起胎儿缺氧甚至死亡，而慢性减少将会引起胎儿生长与发育障碍。

第二节 >>> 胎盘循环的超声监测

超声多普勒技术的发展，为研究胎盘循环提供了一种无创性检测方法，能为临床提供更多信息，指导临床工作，对提高围生期工作质量发挥了重要作用。

一、胎儿 - 胎盘循环的超声监测

脐动脉是胎儿 - 胎盘循环的主要通路，胎盘通过脐血管与胎儿体内血循环相连。胎儿的生长受脐血流的流量、含氧量及营养物含量的影响，其收缩期峰值流速 / 舒张末期最大流速（S/D）值已成为评价胎盘功能和胎儿发育的一个重要指标，反映了胎儿 - 胎盘循环的状态。妊娠 13 周前脐动脉仅有收缩期波峰，舒张期血流明显减少或缺损。13~18 周妊娠逐渐出现舒张期血流，18周后应出现全期血流。正常妊娠随着孕周的增加，胎盘逐渐成熟，绒毛血管增多，胎盘血管阻力下降，舒张末期血流速度增加，S/D 值下降，血流量随之增多以保证胎儿发育。胎儿脐动脉血流频谱形态包含着胎儿心脏及胎儿、胎盘两方面的血流动力学信息，取决于胎儿心肌收缩力、血管壁弹性和血液黏度、脐 - 胎盘循环阻力、胎心率、脐带取样部位等多个因素。如胎心率慢时舒张末期血流速度降低，脐动脉 S/D 值增高；胎儿心动过速时，脐动脉 S/D 值下降；近胎盘附着处的脐动脉 S/D 值较低，而近胎儿腹壁处的脐动脉 S/D 值较高。

多种产科合并症和并发症，如母亲方面的妊娠期高血压疾病、糖尿病等，胎儿胎盘方面的胎盘血管瘤、胎儿畸形、胎儿生长受限等，均可导致或伴有胎盘绒毛及血管的减少，胎儿 - 胎盘循环阻力增加，使脐动脉 S/D 值出现异常（图 5-2~图 5-5），如脐动脉舒张末期血流缺失甚或反向，成为终止妊娠的指征。

二、子宫 - 胎盘循环的超声监测

妊娠后母体双侧子宫动脉是子宫 - 胎盘血液循环的组成部分。子宫动脉发出 80~100 条螺旋动脉分布于子宫内膜中，其末端开口于绒毛

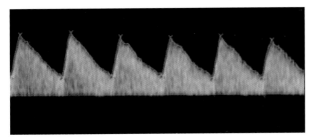

图 5-2　胎儿脐动脉血流 S/D 正常频谱声像图

孕 30⁺⁴ 周，S/D：2.84

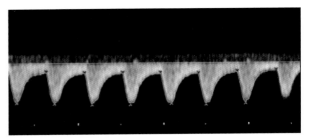

图 5-3　胎儿脐动脉血流 S/D 增高频谱声像图

孕 36 周，妊娠期高血压，S/D：3.64

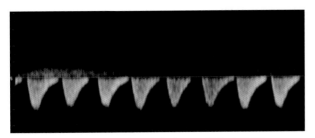

图 5-4　胎儿脐动脉血流 S/D 缺如声像图

孕 34 周，胎盘早剥

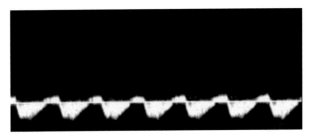

图 5-5　脐动脉频谱舒张期反向血流

孕 32⁺⁶ 周，重度子痫前期，胎盘早剥

间隙。子宫 - 胎盘循环以 500~600ml/min 的流速向胎盘绒毛间隙射血，将含氧量高并富含营养物质的母血送至绒毛间隙，并在此与胎儿血进行物质交换。子宫动脉的血流动力学变化代表了整个子宫 - 胎盘循环的状况。通过彩色多普勒超声对子宫动脉血流的监测，调节探头方向及入射角度，避开肠气干扰，清楚显示子宫下段肌壁层后，置取样容积于肌壁外侧缘，可以获得特征性子宫动脉血流频谱。结果发现，子宫动脉的彩色多普勒频谱波形，在非妊娠期和早期妊娠期的妇女呈现为高阻力血流，低舒张期成分，常伴有舒张早期切迹，舒张期呈驼峰形状。随着孕周的增加，为保证胎盘的血液灌注量，子宫血管弹性纤维消失，管腔生理性扩张，胎盘血管床阻力也逐渐降低，这种高阻力的血流逐渐变成低阻力并有丰富的舒张期血流，阻力指数也随之降低，致妊娠 24 周后由低速高阻血流转变为高速低阻血流状态。

病理状态时，滋养细胞对胎盘床蜕膜螺旋动脉的侵蚀受到抑制，使子宫肌层螺旋动脉保持原状不扩张或扩张不够，母血流经此血管所受阻力必然较正常妊娠时高，最终导致单位时间注入绒毛间隙的母血量减少，从而引起母亲和胎儿之间的物质交换障碍，影响胎儿的发育和生存。目前，彩色多普勒超声对子宫动脉血流频谱的研究主要是根据其阻力大小和舒张早期有无切迹来预测围生儿结局。如果妊娠 24~26 周后子宫动脉舒张早期切迹仍不消失，孕妇发展为妊娠期高血压疾病的危险性将增加，围生儿不良结局的比率也将增加。有进一步研究报道，妊娠 20 周时子宫动脉阻力指数大于第 95 百分位者或任何一侧子宫动脉频谱有舒张早期切迹的孕妇，妊娠 24 周时重复检查，8.9% 的患者子宫动脉阻力持续增加，预测子痫前期的敏感性为 77%，胎儿生长受限为32%；3.9%的孕妇存在双侧子宫动脉舒张早期切迹，预测子痫前期的敏感性为55%，胎儿生长受限为22%；提示无论在高危妊娠或低危妊娠，子宫动脉血流阻力的增加都与子痫前期和胎儿生长受限的发生相关，而子宫动脉血流阻力正常的孕妇则很少发生与子宫-胎盘供血不足有关的产科并发症。另有许多研究探讨了子宫-胎盘血液状态与胎儿生长受限的关系，结果发现当子宫动脉 S/D 值升高时，胎儿生长受限的发生率增高，说明子宫-胎盘循环阻力升高时影响胎盘灌注，使胎儿处于慢性缺氧状态，最终导致胎儿生长受限。

三、胎盘内绒毛动脉的超声监测

近年来，国外学者开始对直接影响胎盘功能的胎盘内绒毛动脉进行研究，以揭示胎儿内循环的状况。以往，彩色多普勒超声对胎盘内血管研究较少的原因是由于胎盘血管床内血流速度很低，且有许多血管与超声声速垂直，使彩色多普勒很难探测。随着彩色多普勒敏感性的提高和彩色多普勒能量图及三维血管血流图在临床上的逐步应用，使得胎盘的血管床检查成为可能，特别是三维能量多普勒超声更可以显示胎盘内血管树的构建情况，从而评价胎盘功能。

胎盘血管的走行是 2 条脐动脉进入胎盘时由一个交通支相连，进入胎盘后各自发出 1~2 个分支走行于胎盘子宫面的浅层，垂直向胎盘内发出 17~21 条胎盘小叶主干动脉，然后依次分支为初级、次级、三级绒毛小动脉。静脉与脐动脉伴行。小叶内的血管构筑是以小叶主干静脉为中心，动脉呈螺旋状缠绕静脉，进入小叶后发出分支，彼此平行并在胎盘母体面呈弓行走向。正常胎盘为低阻力血管床。随着妊娠的进展、胎儿心脏输出量的增加、胎盘的逐渐成熟，绒毛的数量逐渐增多，每个绒毛体积逐渐变小，绒毛血管则增多，管腔扩大，血流量增加，因而胎盘血管阻力下降。异常妊娠时，各种病因可导致胎盘绒毛血管痉挛、狭窄、栓塞、水肿、分支减少等病理变化，严重损坏胎盘功能，引起胎盘血管数量减少，阻力增高。有研究用彩色多普勒超声检测了 39 例正常妊娠妇女脐动脉和胎盘内小动脉的 S/D 值，发现随着妊娠的进展，脐动脉和胎盘内小动脉的 S/D 值均逐渐下降，但胎盘内小动脉的 S/D 值始终低于脐动脉。另有研究对 49 例正常妊娠和 10 例高危妊娠孕妇胎盘内动脉的血流阻力情况进行超声检查，结果正常妊娠胎盘内绒毛动脉显示清楚（图 5-6），频谱记录容易，但高危妊娠组胎盘内绒毛动脉的显示率差（图 5-7）。同时有学者选择妊娠 27 ~ 38 周的孕妇（其中 85 例正常妊娠，16 例合并胎儿生长受限），用彩色多普勒超声系统观察两组胎盘内 1~4 级绒毛动脉的数量及血流速度、搏动指数的大小，发现彩色多普勒超声可以显示和测量胎盘内 1~4 级绒毛动脉，但胎儿生长受限患者 4 级绒毛动脉未能显示，胎盘内绒毛动脉的计数明显少于正常组。还有研究选择妊娠 37~40 周、无妊娠合并症的孕妇作为研究对象，分别用二维和三维能量多普勒超声对胎盘血管进行检测，结果显示三维能量多普勒超声对远端血管分支的显示（对次级绒毛动脉、三级绒毛动脉显示率分别为 93%、73%）优于二维超声（60%、6%）。上述研究结果都说明彩色多普勒超声可显示正常胎盘内血管，但对胎盘供血不足患者显示率差，而三维能量多普勒超声则有可能提高血管显示的敏感性。另外，需要注意的是，无论是三维还是二维超声均不能显示近绒毛间隙的小绒毛血管，原因是这些血管的流速极低，但更重要的是它们接近于绒毛间隙，开口于螺旋动脉，来源于这些血管的血流信号更多是来源于螺旋动脉的开口，因此很难单独分析。除此之外，作为三维彩色血管模式中的三维多普勒能量图，不仅可以提供组织内的血管情况、跟踪血管走向分支、区分重叠血管，还可以借助三维彩色直方图对一定容积内的血细胞量进行间接的定量分析，通过血管化指数

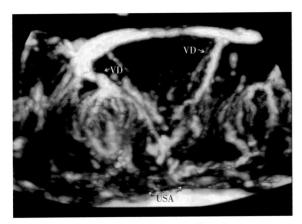

图 5-6　正常胎儿胎盘三维血管血流图显示
USA—子宫螺旋动脉；VD—绒毛干

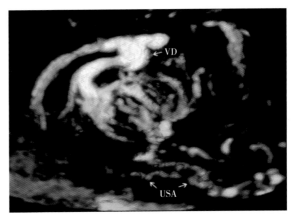

图 5-7　宫内生长受限胎儿胎盘三维血管血流图显示
USA—子宫螺旋动脉；VD—绒毛干

(VI)、血流指数 (FI)、血流 / 血管比值 (VFI) 等指数，计算单位体积胎盘内胎盘小血管的血管数量和血细胞的浓度，从而使胎盘循环的定量研究成为可能。

　　总之，彩色和能量多普勒超声可以对子宫 - 胎儿 - 胎盘循环的状况进行较完善的监测，能尽早发现子宫 - 胎儿 - 胎盘循环的异常变化，具有准确、无创、迅速、简便的特点，对围生儿结局有较好的预测价值，尤其是三维彩色多普勒超声可直接测量胎盘内绒毛血管的数量，是围生期胎盘循环监测的好方法。

（王　雁　王建六）

参考文献

1. 许杨青，陈欣林，陈常佩 . 子宫 - 胎盘循环的超声监测研究现状及进展 . 中华医学超声杂志 (电子版),2009,6(4):725-728.
2. 郭祎芬，李凤华 . 妊娠早期母体 - 胎盘循环的超声研究进展 . 上海医学影像 ,2007,16(2):177-179.
3. 吴青青，马玉庆，陈焰 . 二维和三维彩色多普勒超声对子宫 - 胎儿 - 胎盘循环的监测价值 . 北京医学 ,2006,28(1):43-45.
4. 祝彼得 . 胎膜与胎盘 . 见：曹泽毅主编 . 中华妇产科学 . 第 2 版 . 北京：人民卫生出版社 ,2004.

第六章
与胎儿心脏研究同步发展的超声成像技术

医学超声历经 50 余年的发展，胎儿超声心动图已成为在胎儿心脏研究中最常用和最普及的医学影像技术，具有无放射性、无创、实时、仪器可随意搬动、可重复检查等优势；在普查、筛查、诊断、治疗、胎儿术中监护、分娩产程中的监测等方面发挥重要的作用。特别在胎儿胚芽初始形成时到胎儿成熟与分娩的整个过程中，超声均能对心脏发育进行实时显示和监测。胎儿超声心动图在胎儿心脏研究方面有着不可替代的独一无二的作用。医学超声技术与设备的进展随着胎儿心脏研究的进展而同步发展，二者互为因果而促进，按照发展历程我们将用于胎儿超声心动图学的超声技术分成以下几个阶段和部分来叙述：

（1）观察实时搏动反射波与剖面图形的胎儿超声心动图成像技术。

（2）观察实时结构的胎儿超声心动图成像技术。

（3）观察实时血流和可以量化的胎儿心脏超声心动图成像技术。

（4）观察心肌结构生物力学的胎儿心脏超声心动图成像技术。

（5）观察实时空间结构与血流的胎儿心脏超声心动图成像技术。

第一节 >>> 观察实时搏动反射波与剖面图形的胎儿超声心动图成像技术

最早应用 A 型超声和 M 型超声技术观察胎儿心脏搏动波，这两项技术均属于一维超声技术。

A 型超声（A-mode ultrasonography）的原理是利用发射单超声波声束穿过不同密度或硬度的组织时形成跳跃式的曲线回波信号，并以回波波形来显示组织的界面和特征的方法。最初始的 A 型超声设备就是采用单晶片探头接触到体表发射单超声波后，在示波器上等待回波的信号来进行诊断和鉴别诊断。图 6-1 为 A 型超声显示胎儿双顶径。A 型超声也可用来鉴别病变组织的一些物理特性，如实质性、液体或是气体等（如存在腹水时，腹膜和腹水间有明显的反射界面与不同反射波型：腹膜是高反射波，腹水是近乎全吸收的低平线）；如存在肝硬化，由于存在硬化结节会出现丛状波。起初还利用 A 型超声快速规律的回波来判定胎儿心跳。但 A 型超声缺乏特异性，无法确定产生回波的组织类型，也无法知道确切的回波方向，无法明确回波的起源。最重要的是这种技术和方法还达不到"成像"，随着二维超声的进展，这种技术很快就不再采用，目前只在眼科超声中为了简便地测距还在使用。

M 型超声（M-mode ultrasonography）的原理是利用发射单声束形成运动结构的剖面曲线图并无限延长，是用于观察活动界面时间变化的一种方法，适用于检查心脏的活动情况，其曲线的动态改变最早被称为超声心动图。M 型超声可显示心脏结构（图 6-2），观察心脏各层结构的位置、活动状态等，对准确测量心脏房室大小、心肌间隔和房室壁的厚度、瓣膜运动状态起了很重要的作用。在还没有真正可以进行实时二维成像的时代，M 型超声对于了解心脏结构与判定心功能有划时代意义，对于二尖瓣脱垂、累及左心室流出道梗阻的心肌病等诊断功不可没，当时多用于辅助心脏及大血管疾病的诊断。二维实时超声问世后，由于 M 型超声具备有单位时间分辨率高这一不可替代的优势，在现代超声设备中被保留，目前在二维超声实时显示下，M 型超声可精确定位显示 M 型剖面图进行测量和诊断。M 型超声还被发展为"解剖 M 型"，为求得到与真正二维图像上被测目标物最大径相平行的扫描剖面图，可以在二维图像上选择最大或最合适的切面用以进行 M 型取样，此时 M 型扫描线和

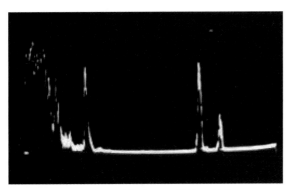

图 6-1　A 型超声显示胎儿双顶径

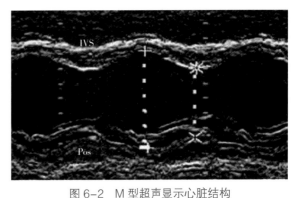

图 6-2　M 型超声显示心脏结构

M 型超声以剖面曲线显示心脏结构。IVS—室间隔；Pos—左心室后壁

二维超声的扫描线形成一定角度。

中国学者王新房、周永昌教授在世界上首次分别在采用 A 型超声波设备检查孕妇时，从偶尔遇到一束束不规则、快速闪动的胎儿运动的反射波而联想到捕捉胎心的活动。经过探索同时采用另一探头来探查母亲的心脏搏动与比对胎儿心脏听诊的节律之后，证实胎心可以用 A 型超声来探及和显示。当时他们发现胎心的 A 超反射波形有两种：其一是波浪型，即胎心活动方向与声束平行，时远时近，故形成一条前后摆动曲线。其二是串珠型，原因是胎心活动方向与声束相垂直，不停地进出声场，故形成一条明暗相间光带。其后又研制成功一种能直接单线记录 M 型超声胎心反射的装置，与母体心电图同步记录，对比观察胎心活动反射与母体心电曲线确有差异，肯定地证明了此反射确实来自胎心而非母体血管。在确定胎心反射的特征之后，他们又进行了以下几项工作：①明确胎心反射与胎动反射的鉴别要点：胎心反射活动快速，节律整齐，可准确计数；而胎动反射粗大明亮，可连动数次，亦可长时间静止，无节律可言。②胎心反射与母体血管搏动的鉴别：胎心反射活动快于母体心血管的搏动，在 120~150 次 / 分之间，与母体心率无关。而母体血管波动则速率较慢，在 100 次 / 分以下，且与母体心跳同步。③停经后能发现胎心反射的时间：一般在停经后 3 个月前后可发现胎心反射，最早者停经后 2 个月即能探及，如停经后 4 个月仍不能探及，绝大多数提示为异常妊娠。由于当时所用 A 型或 M 型超声仪器分辨力和灵敏度较低，对胎心反射微弱者探察有一定困难，最主要当时无二维灰阶超声来显示实时图像，故可探查胎心反射的最早妊娠时间晚于目前采用的新型超声设备。④观察胎心反射探及与否和胎心形体大小之间的关系。⑤胎儿的心率：绝大多数在 120~150 次 / 分之间，罕见有少于 120 次 / 分或多于 160 次 / 分者。⑥单胎与双胎的鉴别：根据胎心反射位置特别是用双超声探头进行双发、双收检查能精确判定是否存在两组胎心反射，可以鉴别为单胎或双胎。他们分别于 1963 年 11 月中华医学会武汉分会超声学组年会上和 1964 年 6 月上海超声学术会议上报告了有关胎动反射、胎心反射的检查方法及其临床意义，并将该技术的应用发现发表在国内知名杂志上（见参考文献 1、2）。

如前所述，A 型超声目前除了在眼科超声中作为测量工具以外，在临床已不常规使用。但 M 型超声由于其高采样率的特性和可在实时灰阶超声引导下采样，在胎儿心脏方面得到持续发展。特别在二维实时灰阶超声显示结构的背景上确定采样点后，可以用于心率失常的鉴别诊断，如明确心律的类型，判定室上性或室性、传导阻滞的类别等。彩色多普勒 M 型超声叠加了彩色血流剖面信息，时相与位相很好的进行了结合，可以精确评估瓣膜关闭不全所致反流的时相。在进行胎儿心肌结构生物力学的研究中，由于无法获得胎儿心脏的心电图，M 型超声可以根据瓣膜或室壁的运动曲线剖面图来帮助精确确定心动周期的时相信息，帮助截取某一心动周期的图像（图 6-3）。在许多心肌结构力学技术使用时，帮助确定心动周期参数进行计算。

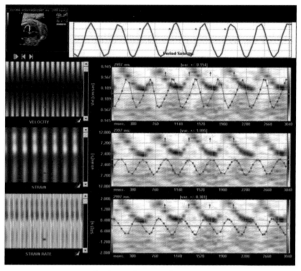

图 6-3 M 型超声为胎儿心脏的生物力学研究提供
心动周期时相标志

第二节 >>> 观察实时结构的胎儿超声心动图成像技术

二维灰阶超声成像（B-mode ultrasonography）
B 型是采用灰阶平面图形的形式来显示被探查组
织的具体情况。其发展历程经历了从组合静态发
展到实时的过程。在发展的初期受限于探头技术
和扫描的帧频，采用操纵臂控制探头从目标的
一端扫描至另一端最后复合成一幅完整静态的图
像，这在当时的历史条件下是很大的进步，使人
们第一次看到真正靶器官结构的显示。其工作原
理是通过带有探头的扫描臂将人体界面的反射信
号转变为强弱不同的光点，这些光点可通过荧光
屏显现出来拼接成图像（复合扫描）。图 6-4 为
20 世纪 60 年代带扫描臂的二维灰阶超声设备外
观。在其之后，图像信息实现数字化，质量得到
改进。产科的声像图在 1962 年 6 月被首次采集，
胎儿的脊柱在 1962 年 9 月可以被清晰地分辨出
来。1966 年 Garrett, Kossoff 和 Robinson 发表了第
一篇关于超声的国际文献 "Ultrasonic echoscopic
examination in late pregnancy"，1968 年 Robinson,
Garrett 和 Kossoff 又在 "Fetal anatomy displayed by

ultrasound" 中首次详细地描述了胎儿心脏和其他
结构（图 6-5）。

从非实时复合扫描方式拼接成完整的图像到
完全实时的灰阶扫描方式（也就是从静态到动态
灰阶图像）也历经了许多年的发展历程。1970 年
Afeature 提出了灰阶超声实时成像的设想，但早
在 1951 年 Wild 就尝试采用每秒几次振动的探头
来显示颈部动态横切面图像，但进一步追求"实
时"未再继续，而后又有几位研究者试图使静止
扫描器快速移动来获得"实时"的图像。但很明
显动态和实时还不是一个概念，动态的图像不等
于实时，但实时的图像一定是动态的。后来超声
就定义了每秒扫描帧频达到 16 帧的图像才可称
为实时图像。第一个"实时"探头是带有 10 个
晶片的凹型探头，由奥地利 Kretztechnic 协会在
1965 年用于眼科超声检查，但随后未再继续发展。
1966 年 Vidson 完成了第一台商业化实时超声设
备，采用一个充满水的抛物面聚焦的探头，其每
秒钟扫描帧率可达到 15 帧，但其体积笨重不方

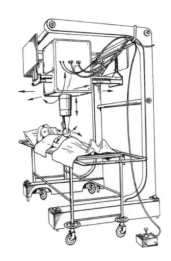

图 6-4　60 年代带扫描臂的二维灰阶超声设备外观

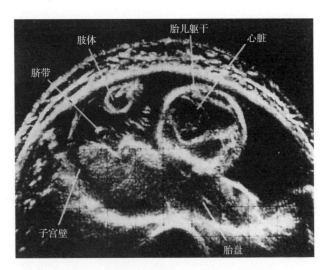

图 6-5　采用复合扫描得到的胎儿二维图像

便使用，仅在欧洲有所应用。1968 年 Vidson 开始改善设备用于心脏成像。1971 年 Bom 等开始发展小的专门用于心脏扫描的小阵列探头。1974 年 ADR 公司商业化了第一个带有 64 通道的超声系统，又发展了线阵探头，扫描帧频可达到每秒 40 帧，从帧频上奠定了心脏成像的基础。但随之一系列问题如图像分辨率差、探头笨重、探头连接线粗大、扫描区域小等问题影响到二维实时超声的推广使用。接下来一系列技术的改进，包括图像分辨率的提高、凸阵探头的应用等扩大了成像显示范围。设备和探头小型化及连接线的细小使得实时灰阶超声从显示结构进入到有诊断价值成像的阶段。而胎儿心脏超声更是对灰阶图像的细微分辨率和放大图像不失真等方面对设备有很高的要求。

今天实时灰阶扫描已经非常快速、直观，且快帧频，可以获得任意扫查切面的图像，数字化储存和回顾非常简便，可供前后对比，胎儿心脏的图像质量已达到非常高的水准。现代超声设备的探头和成像技术非同往日，已是一个很复杂的系统，由探头、处理电路、显示系统、记录系统四部分构成。除探头外，主机包括以下四大基本部分：①主控电路。同步触发信号发生器通过延迟线路周期性地产生同步触发脉冲信号；②发射

电路。发射电路在受到同步信号触发时，产生高压电脉冲去激励探头发射超声波；③处理系统。包括接受电路、滤波器、对数放大器、射频放大电路、解调和抑制、视频放大电路、数字扫描转换器、显示器等构成；④图像存储系统。多条电子扫描声束的发射与接受的回波组成实时的灰阶图像，已经能非常清晰地显示胎儿心脏的细微结构（图 6-6）。现代超声探头由各种排列组合的压电陶瓷或其他先进的压电材料组成声透镜，其前面还有很好的匹配层，以维持良好的声传导性和防止干扰，压电材料后面的背衬材料也非常重要，还有带有屏蔽功能的电缆导线与主机相连。探头压电材料担负着负压电效应 - 受电路控制对晶片和阵元施加电压，使其产生机械应力形成震动发出超声波到体内，同时从体内反射回的声波作用于探头上的晶片与阵元产生电位差，此称之为正压电效应（正或负压电效应示意图见图 6-7）。经过复杂的电路处理最终形成图像。

为了完成不同部位或系统的超声检查，则要根据不同解剖部位的特性和检查要求，应用不同类型的超声探头。例如，心脏检查由于要经过狭小的声窗使超声波呈扇型进入心脏，故心脏检查采用扇型探头；小器官和外周血管由于扫查部位相对平坦和开阔故用线阵探头；腹

部与盆腔器官的扫查由于被扫查部位常呈弧型故采用凸阵探头；另外还有专门为特殊部位设计的探头如直肠探头、阴道探头、食管探头、导管探头、内镜探头等。用于胎儿心脏超声检查的探头类型，常基于工作流程和操作者的专业背景进行选择，目前电子相控阵探头已广泛地被应用，这是电子扫描和相控阵原理相结合的技术。如妇产科超声同时兼顾胎儿全身筛查和胎儿心脏检查，常采用凸阵探头，这样可以满足胎儿整体观和胎儿心脏的局部检查。如超声心

动图专业的医师进行胎儿心脏检查只关注胎儿心脏，常采用扇扩或扇扫的心脏探头用于胎儿心脏的扫查。随着胎儿超声心动图研究的进展，胎儿的心脏检查时间不再拘泥于妊娠 16~24 周，从早孕期即提前开始检查，直至中孕期的过渡期都可进行胎儿超声心动图的检查，多采用腔内探头经阴道扫查。现代超声设备除了在一些需进行腔内环周 360° 扫查的探头外已逐步摒弃了机械扫描技术而采用电子扫描，其具有不依靠任何机械运动就能将波束沿阵列的轴线移动的能力，是靠

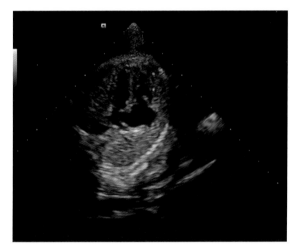

图 6-6　现代超声显示胎儿心脏细微结构

胎龄为 34 周胎儿心脏的灰阶图像

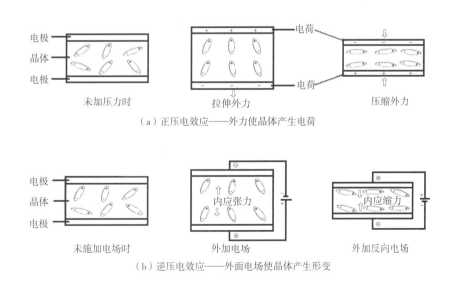

（a）正压电效应——外力使晶体产生电荷

（b）逆压电效应——外面电场使晶体产生形变

图 6-7　正或负压电效应示意图

晶片的时间多路传输技术实现的。波束的移动方式取决于探头的几何外形，如扇形、线形、凸型或不同方式的综合外形。相控阵的定义是每一种晶片的激发时间都可以被单独进行调节，以控制声束焦点等参数的换能器晶片阵列，它也可以完成各种线形、扇形、凸阵等方式的扫查，完成深度聚集。该种探头由许多小元素即晶片阵元组成，每组脉冲可分别发出。图6-8是相控阵探头工作原理示意图，可见在图中右边的是第一个脉冲波，并发出了压力波的传播像一个池塘（大半圆）纹波。到右边的第二脉冲波，其发出波纹比第一脉冲小，因为它发放较晚。这个过程一直持续，直到所有的晶片阵元都发放完脉冲。在多个脉冲波组合形成单一波前均按设定的角度行驶，也就是声束只被调控于通过编程的脉冲时序。电子相控阵探头技术可在具有许多很小尺寸但又独立的精密复杂的压电晶片阵列基础上，采用功能强大的软件和电子方法来控制这些压电晶片阵元，并按照相位和时序指令逐个激发高频脉冲，产生可控形状与所需的超声场，获得期望的波阵面，包括波束入射角度、聚焦长度、焦点位置、焦点尺寸、回波幅度、定位等均是可控的。由于每个独立的压电晶片均可以独立接受软件控制，在不同时间内按顺序激发探头内的各个晶片阵元，由于激发时序的差异，产生的波会有先后不同，经过

叠加并聚焦后被控制到一个特定的方向。在不同角度发射的波束可以实现在不同深度一个探头的电子动态聚焦和电子偏转，控制晶片阵元的相位顺序和相继激发的速度就可以实现动态扫描。这些是电子相控阵的基本原理，实际上现今的高端超声设备采用的技术远比这些复杂。若要进行电子聚焦和电子偏转，为了获得测向分辨率的提高，还要进行复合成像，即从不同角度发出声束，使每一个靶点均获得来自不同方向声束的扫描，获得最佳的分辨率。因为从声学原理上来讲，声束和靶目标越垂直，分辨率越好，但靶目标的测面常与声束近乎平行，不同角度的声束复合扫描则解决了这个问题（图6-9）。

如前所述，胎儿超声心动图要求很高的灰阶图像质量，具体可归纳为：

（1）细微分辨率：即可以分辨最小目标的能力。图6-10为8兆赫的高频探头显示胎儿心脏微细的结构。

（2）对比分辨率：即可以分辨相邻相近回声强度组织的能力，或在高回声存在的情况下分辨弱回声的能力。高对比分辨率可清晰显示心脏和周围邻近组织间关系（图6-11）。

（3）全场均匀性：是在扫描的全场维持均匀一致的细微分辨率和对比分辨率来显示胎儿结构（图6-12）。

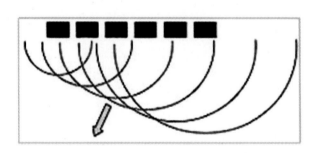

图6-8　相控阵探头工作原理示意图

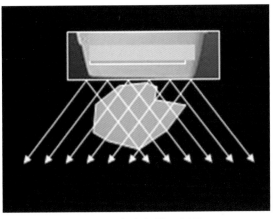

图 6-9　复合扫描示意图

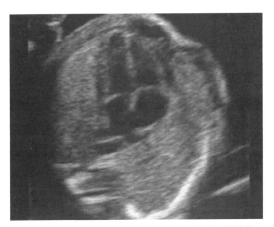

图 6-10　8 兆赫探头显示胎儿心脏的细微结构

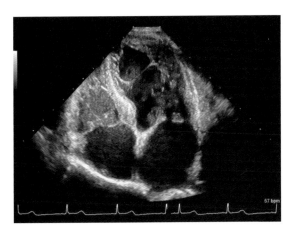

图 6-11　高对比分辨率超声显示心脏与周围邻近
组织间的关系

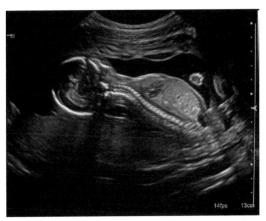

图 6-12　全场均匀一致的细微和对比分辨率显示
胎儿整体结构

第三节 >>> 观察实时血流和可以量化的胎儿心脏超声心动图成像技术

追溯超声成像技术的发展史可以看到，利用多普勒的原理先实现了胎儿心脏血流的量化，进而进展到实时显示血流并可量化。从血流无显示信息的灰阶超声时代进入到可闻及血流、量化血流、显示实时血流的多普勒时代。从器官的应用来讲是先在大血管应用再扩展应用到心脏。在1842年，奥地利物理学家和数学家克里斯琴·多普勒（Christian Doppler）（图6-13）阐述了多普勒效应，即声源和接受体会随着两者间距离的改变而发生频率的改变（图6-14），并以他的名字来命名此效应。1959年Satomura报告了应用多普勒效应进行外周动脉血管血流频谱的研究后，一直到1964年才有来自日本的学者关于频谱多普勒用在成人心脏的报告，同年Callaga等报道了频谱多普勒在胎儿心脏的应用，从而揭开了多普勒技术在胎儿心脏应用的序幕，随后将频谱多普勒技术用于胎儿心脏监测的报告开始陆续被发表。多普勒技术无疑激发了关于研究胎儿循环细微生理与病理的变化的热忱。研究者终于有

了可以获得直观可见并可进行一系列频谱测量的方法。图6-15是正常与异常子宫动脉的频谱。最初阶段的多普勒设备是没有二维灰阶图像的，在采样时由于没有灰阶图像显示血管来提供帮助，要凭借操作者的经验或根据摸索出的关于频谱的类型去辨别出靶目标血管。在这方面的研究中，法国的Pourcelot做出了许多贡献，他在60年代就开始该项目的研究并将其作为自己在工程学方面的博士课题，他在1965年发表了关于人体多普勒频谱分析的报告。由于他坚持不懈进行研究的精神，以及取得的成果，1988年他所在的学院参与到第一台用于在太空中监测宇航员心血管系统的多普勒设备的研制中。随着多普勒设备技术发展进展到早期双功能超声的时代，即可以在二维灰阶图像显示血管或心脏结构的基础上来决定多普勒的采样点。这是很大的进步，摆脱了依靠频谱形状来定位和识别血管的经验依赖及烦琐的操作，可以在血管直视下去采样和测定该血管并获得频谱（图6-16）。Gill在1979年描述了捕捉静止图像和多普勒采样的设备。但很快技术又被刷新，到了1980年Eik-Nes等描述了第一台实时线阵探头扫描的双功能超声仪，多普勒声束是在分割的平面上。1985年Teague等又更新了设备，利用双操纵臂使得图像和多普勒联系在了一起，使得可在同一平面内的实时图像中移动采样的位置。1982年Namekawa等一篇几乎未引起关注的关于彩色多普勒的论文使得多普勒的应用跨入到了 个新的历史时期。人们可以在实时二维的基础上看到同步实时显示的彩色血流信息并可引导频谱多普勒在心脏瓣膜或大血管内准确采样，获得频谱后再进行测量或计算并获得相关的系列参数，多普勒技术从此进入到快速发

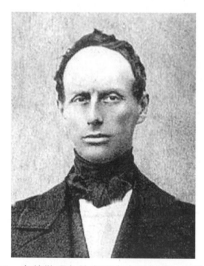

图6-13 多普勒现象的发现者克里斯琴·多普勒先生

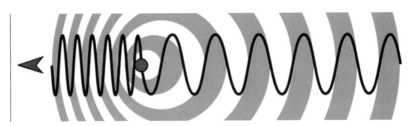

图 6-14　多普勒现象的示意图

声源离接收者越近，声波越密集，反之则相反

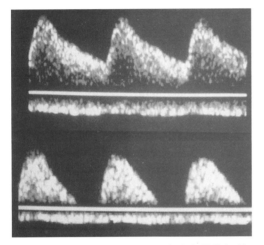

图 6-15　正常与异常子宫动脉的多普勒频谱

上方为正常子宫动脉频谱，下方为异常子宫动脉频谱

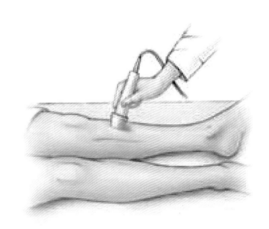

图 6-16　在二维图像直视血管结构下取样多普勒信号

展和性能提高期。彩色多普勒除提供了血流的方向、速度、变量等信息外，更便于对异常的血流状态进行识别。依靠频谱多普勒频谱的分析可获得生理与病理的频谱特征，以及瓣膜血流和血管血流的量化标准。1977 年 Fizgelda 和 Drumm 报告了他们应用多普勒技术评估早期胎儿循环的新方法，但在那个时期，也有很多论著围绕超声检查是否影响胎儿安全展开争论。研究者们的步伐并未停止，同时为在数量和质量上改善和提高获取多普勒信号的努力也在不断地进行之中。人们也认识到在频谱多普勒关于血流速度的精确测量中，多普勒的取样线及血流走行长轴间角度的校正有重要意义。随之人们在实践之中又认识到高的多普勒滤波设置可以滤掉低频的血流信号，由

心室壁搏动产生的高强度信号又导致伪像的产生，从而在滤波和运动鉴别方面开展了很多工作，这对心血管的超声检查尤其重要。人们在多普勒的发展中经历了对声学物理学的温习和再学习，是理工科在医学发展史上密切合作的一个非常好的范例。

当人们接受对血流速度频谱（flow velocity waveform，FVW）的认识，并将其作为多普勒评估血流的方法是超声从显像走向量化新时期的开始。人们认识到动脉血流的频谱包括收缩期的波峰和跟随其后的舒张期波峰，血流速度频谱可以被各种方法来计算以获得多种参数。Stuartet 等在 1980 年描述了将收缩期峰值速度（A）去比对舒张末峰值速度（B）的 A/B 比值。Pourcelot

在 1974 年描述了阻力指数（RI），其有别于 A/B 比值，而是采用 (A-B)/A 的计算方法。Gosling 和 King 在 1975 年介绍了搏动指数（PI），其引入了不同于 A 和 B 的平均血流速度（mean），这是包括从收缩到舒张期整个心动周期内的平均血流速度，计算方法为（A-B）/mean，所有这些参数均由其推广者来推动其应用。随着病例的累积及各种生理与病理状态的对比分析，分析的结果和发表的论著奠定了多普勒技术临床应用的前景，包括即刻诊断和前瞻性评估的意义。Fitzgerald 和 Drumm（1977）、Stuart 等（1980）、Trudinger 等（1985）都报告了应用连续波多普勒探查脐动脉的研究。探查时在羊水池中寻找来自脐带动脉的特异波型，并观察到随着胎龄的增加，脐带动脉的舒张期血流随之增加而搏动指数随之下降。舒张末期血流被认为与外周阻力相关，故这也提示随着孕周的增加，其外周阻力是下降的。由此推论出如果脐动脉舒张期血流减少则意味着外周阻力增加，可致胎儿在围生期发病率和死亡率的上升。脐动脉血流的改变被认为是继发于子宫和胎盘血流的改变，故后两者也成为研究的对象。基于子宫动脉复杂的分支系统，Cambell 等学者在 1983 年记录到子宫弓型动脉的血流速度频谱，被认为为评估子宫动脉提供了有用和可重复的信息。在早期的研究中，如 Fleischer 等学者在 1986 年、Trudinger 等学者在 1985 年都展现了临床应用多普勒评估血流的前景，特别是在高危妊娠方面。Neilson 在 1987 年回顾和倡导多普勒超声应当更多地进入到临床之中，多普勒超声逐步普及。但对其应具有的临床价值一直是讨论的话题。Bower 等学者在 1993 年倡导将多普勒超声作为筛查的工具以寻求其更大的潜力，但此观点并没有马上被认可和建立起来。Stuart 等学者在 1980 年、Eik-Nes 等学者在 1982 年、Wladimiroff 等学者在 1986 年研究了胎儿脑血管和降主动脉多普勒的细微表现，在论文中描述了正常状态下这些血流的频谱表现。Wladimiroff 在 1993 年注意到在妊娠的最后几周，胎儿脑血流量会发生改变，从而提出了血流动力学的调节再分配机制有利于血液供应到大脑；同时他也强调，在分析这些胎儿血流频谱改变时还必须考虑到胎儿心率、呼吸运动和胎儿的行为。Vyas 和 Campbell 在 1993 年的研究结果显示在胎儿低氧状态时，肾脏等器官的血流会优先集中到脑。这些研究结果为利用多普勒超声研究胎儿心脏与整个胎儿的循环奠定了基础，脑微效应等这些学说在今天仍有非常大的指导意义。胎儿心脏不是孤立的器官，其全身器官的血流改变都是与心脏结构和功能改变相适应的。当看到异常的结构和血流表现时，具备胎儿生理和病理的血流动力学知识对准确的分析尤为重要。随着研究者不断的新发现和超声设备的更新，特别是由于彩色多普勒的应用，使得识别和判定血管及其定位都变得简单和精确得多。日本大阪大学的学者 S. Satomura 首先应用彩色多普勒技术来测量外周血管和颅外脑血管的血流速度。Reed 等学者在 1986 年和 Allan 等学者在 1987 年发表了多普勒技术在胎儿心脏的研究报告，并提供了在这个领域早期的数据。今天在胎儿心脏的检查和研究中，二维灰阶图像可显示出细微的结构，彩色多普勒血流技术可显示出血流的走向、方向和性质，频谱多普勒则成为判定血流状态与各种血流动力学参数必不可少的工具。

下面将多普勒血流成像基本原理及其分类叙述如下。

（一）多普勒血流成像技术的基本原理

超声探头作为一次声源在二维显示心脏或血管结构的基础上，在选定的区域发出声波束或群至血流中（最早期无二维图像的引导而进行盲采样），血流中的红细胞接受到声波后产生回波信号。由于红细胞是呈流动状态，故从其接受声波到产生回波已产生了频移，红细胞亦可被认为是二次声源。假设探头发射的超声波进入人体后入射到探头扫描区内的红细胞，声波再由红细胞反射回探头，成为接收信号，探头发射频率为f_0，多普勒频移（即探头接收频率与f_0之差）为f_d，血流速度为v，声束-血流夹角为θ，组织中的声速为c，则由后续的公式，并略去高阶无穷小（$\frac{v\cos\theta}{c}$）^{2}，可推出：

$$f_d = 2f_0 \frac{v\cos\theta}{c}$$

在实际检查时，探头发射频率f_0一经选定即不再改变，声速c在人体中为定值，使声束平行于血流方向（$\cos\theta=1$），标记$\frac{2f_0}{c}$为k（称为探头定标系数），于是可化为$f_d=kv$，由k值和多普勒频移值f_d即可求出血液流速值v。

从上面我们可以归纳为：

v（cm/s）——血流速度；

c（cm/s）——超声波传播的速度（约1540m/s）；

θ（°）——血流与超声波声束之间的夹角；

f_d（Hz）——多普勒频移；

f_0（Hz）——超声波探头的频率。

从公式中可以看到v是我们需求得的速度，c是在基本的范围内，获得了f_d就得到了血流的速度，f_0探头频率是选定的，$\cos\theta$需高度关注，请见图6-17。

从采集的图像和实际应用中，我们知道在进行多普勒检查时，要使声束完全平行于血流方向

几乎是不可能，故有几点需要在临床应用中引起重视：①调整探头和患者体位以使声束和血流之间的夹角尽可能小。②可以将采样框和采样线向血流方向偏转。③在获得频谱多普勒后测得血流速度时要进行角度校正；④多普勒角度校正时的参考标杆：在平直的正常动脉，最高血流速度在动脉中轴线，多普勒角度校正可以以血管壁为参考标杆，与血管壁平行即可。

（二）多普勒血流成像技术的分类

1. 彩色多普勒血流成像

二维彩色多普勒血流成像技术是在平面上的血流区域采样技术，反映的是平均流速信号。在选定的感兴趣区内，超声发出多条的采样声束（声束的数目取决于超声设备的级别、探头的技术、空间和时间分辨率的选择等因素）到达血流中的红细胞并反射回来，设备从接受到的反射回来声波的多普勒信号中提取振幅和频移的数据并进行彩色编码，一般将朝向探头运动的编码为红色，背离探头的编码为蓝色（图6-18）。速度的高低以色差的梯度来表示，在实际应用于不同器官和病变时会根据血流种类预设好速度的量程，即保证敏感度使低速血流被显示出来，又不会使其发生混叠。预设值实际包括很多内容，如速度量程、频率、时间空间分辨率、滤波等参数。在色标图

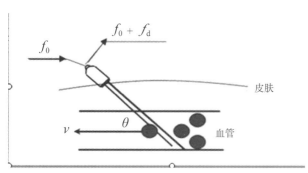

图6-17 多普勒采样时声束与血流方向夹角示意图

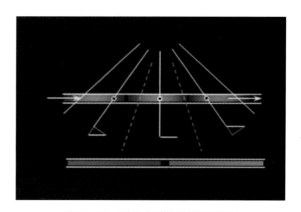

图6-18 彩色多普勒编码示意图

朝向探头的血流被编码为红色，背离探头的血流被编码为蓝色

上，越靠近中间基底方向为纯红或纯蓝的颜色，越靠近两端为较亮的红色或蓝色，根据选定的后处理图谱可调整颜色为偏黄红或绿蓝等。在选定的速度量程内，越低速的血流会以单纯和不明亮的颜色表现出来，越高流速的血流则以明亮甚至混合的颜色表现出来。但血流速度超过设置的速度量程而发生混叠时，就是朝一个方向的颜色到了最高的极限后反而显示对侧最高的色标区的颜色并产生颜色的混叠，在心脏瓣膜发生狭窄或反流的血流经过瓣膜关闭不全处时易发生混叠。在彩色多普勒的后处理图谱上可以选择单一的色度来显示速度，通常选择红蓝二种，颜色亮暗反映速度高低，发生混叠时则是红蓝色的混叠。后处理图谱上还可以选择用不同的颜色来表示速度与变量，如红蓝表示速度（V-velocity），黄绿表示变量（V-variance），速度的表示同前，而变量大时则会根据方向的不同出现黄色或绿色混合到红或蓝色中，变量大是湍流最容易出现的特征，故当血流图像中出现了表示高变量的黄或绿的颜色混合出现后就可即刻提示湍流的发生，并可指导频谱多普勒的测量。二维彩色多普勒成像的显示是重叠到二维图像上的，高级别的设备处理不仅速度快，而且能达到完全灰阶结构和血流显示的实时性。

彩色多普勒提供的信息如下：血流的路径和架构，器官与病变部位的血管架构，实时显示心腔瓣膜及大血管血流的流入和流出，血管从主干到分支的路径等。

（1）血流的方向：由于采用红蓝的编码来反映朝向探头或背离探头，故很容易确定血流的方向。

（2）血流的速度性质：彩色多普勒反映的是采样范围内的平均流速，但通过色差的大小与明暗可以反映血流平均速度的大小（图6-19）。

（3）血流的变量范围：变量是反映层流、混叠和反方向血流的重要信息。正常采用正确的预设置扫描相应部位和器官时，显示正常红蓝色的血流信号。速度高低造成明亮度的差异，通过颜色的混合可反映出血流性质是层流还是湍流，明亮颜色的混叠反映湍流存在，正常颜色的相混合只是说明不同方向的血流并存，但不是湍流。

2. 脉冲波多普勒

从脉冲波多普勒采样原理可看出是在心腔还是血管内选定采样容积，其间流动的红细胞接收到超声波探头发出的声束后再反射回探头，故获得的是血流的绝对流速信息。彩色多普勒是区域采样获得的平均血流速度信息。从中我们可以看到彩色多普勒和频谱多普勒之间的关系，脉冲波多普勒是以其频移信号的变化来形成频谱，频谱的横向表示时间，纵向表示速度（图6-20）。频谱可用于各种血流参数的测量与计算并进行量化。

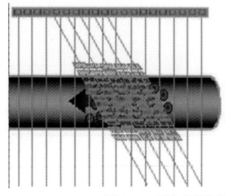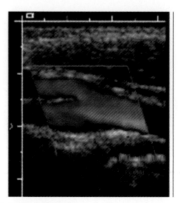

图6-19 彩色多普勒用色差表示速度差异

图中亮的红黄色表示速度较高，相对暗红色表示速度较低

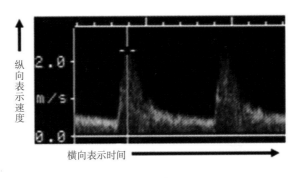

图 6-20　频谱多普勒

从脉冲波多普勒可获得的信息如下：

（1）血流的方向：频谱多普勒可显示基线，基线以上的频谱表示为朝向探头的正向血流，基线以下的频谱为背离探头方向的血流。

（2）血流的速度：频谱多普勒获得的是血流的"绝对"速度，但前提是要根据血管的内径而选择合适的取样容积。

（3）血流的性质：各类心脏瓣膜和动静脉由于受瓣膜结构、血管壁的性质及血流动力学多种参数的影响，可以表现为各种特征性的频谱，如二尖瓣、三尖瓣、主动脉瓣、肺动脉瓣均有其特异性的频谱，动脉、静脉、层流、湍流、动静脉瘘等也具有其特征性的频谱。频谱还可以反映出血管的高阻力状态、低阻力状态、血管壁弹性等。频谱的频窗通常是除了动脉频谱测得的参数以外需要重点观察的内容。

3. 高脉冲波重复频率多普勒

为了提高常规频谱多普勒可探测的血流速度范围，增加了采样门（gate），其可以增加接受回波声束信号的路径，这样就可以有限地提高可探测的血流速度范围，同时也增加了采样深度。但其采样位置的精确性较常规的频谱多普勒稍差。

4. 连续脉冲波多普勒

常规频谱多普勒探测血流速度的限制性最大的原因是因为探头必须在接收到回波信号后再发射下一组声束，连续波多普勒则是发射和接收时采用了不同的晶片组，无须等到接受到回波信号再发射下一组声束，可以同时接收和发射声波，这样就没有了重复频率在速度、时间、深度上的限制，大大增加了被探测血流的速度范围。但其采样是沿着整个采样线进行的，故缺乏采样容积所具备的位置的精确性。其多用在超声心动图对心脏瓣膜和大血管病理性高速血流的诊断方面。

脉冲波多普勒、高脉冲波重复频率多普勒、连续脉冲波多普勒可以统称为频谱多普勒技术。彩色多普勒血流成像技术和频谱多普勒技术最重要的历史贡献在于，它使人们在常规心脏瓣膜、心室及大血管的影像检查中几乎可以摒弃放射线相关的血管造影技术，且其在胎儿心脏血流检查方面更是无可替代。

第四节 >>> 观察心肌结构生物力学的胎儿心脏
超声心动图成像技术

医学超声经历了从能看到静态结构的剖面图进展到静态和动态相结合实时的观察结构，再到实现量化血流的频谱，进一步发展到显示实时血流和量化血流过程。从彩色多普勒技术开始应用到心血管领域时，发现除了血流中红细胞的运动为多普勒散射和频移信号的来源外，心室壁和血管壁的运动同样也是多普勒散射和频移信号的来源。利用超声波发出声波至血流中的红细胞进行采样和回波频移信号处理，并进行编码成像或形成频谱的技术就是多普勒血流技术，此已在上一节讨论。利用超声波发出声波至心室壁或血管壁进行采样和处理频移信号，并进行编码成像或形成频谱的技术就是多普勒组织成像技术（doppler tissue imaging, DTI）（图6-21）。利用这些信息可以对心肌组织运动的速度、加速度、能量、应变、应变率等状态进行评估。

多普勒组织成像在心血管方面的应用和发展亦是随着多普勒技术的更新而逐步发展的。1973年Kostis等发表了关于应用脉冲多普勒技术研究心脏前后壁心肌的特性，法国科学家Karl Issaz在1989年发现在室壁运动异常的心肌处检测出低速的收缩期峰值速度，1992年，Mc.Dichen和Sutherland发表了关于组织多普勒系列应用的文献，他第一次阐述了组织多普勒成像的潜力及其在临床和诊断方面的重要性。之后随着多普勒组织成像技术的进展和超声心动图设备的完善，1992年、1994年Mc.Dichen和Sutherland介绍了关于彩色成像与频谱多普勒的组织多普勒成像技术，称之为DTI。1999年Harada等发表了应用组织多普勒技术评估正常发育胎儿心脏的文献，至此开始了多普勒成像技术的广泛研究和应用。这些开创了超声心肌结构生物力学应用的先河，以后随着技术的进展和临床研究的深入，

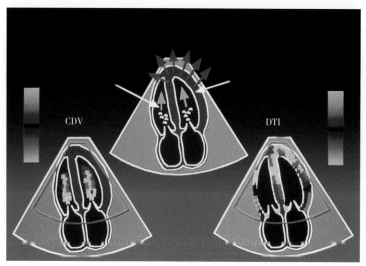

图6-21　多普勒组织成像技术

采用红细胞频移信号成像为彩色多普勒血流成像技术（CDV），采用心肌运动频移
信号成像为彩色多普勒组织成像技术（DTI）

又进展到以多普勒组织成像为基础和以二维像素与斑点跟踪为基础的应变成像技术。今天这些无创性的超声心动图技术已被广泛用于评估心肌功能，尤其是在舒张性心力衰竭和冠状动脉疾病的早期诊断、限制性心肌病和缩窄性心包炎的鉴别诊断、心脏传导异常的诊断、心室同步性的研究、心脏宏观和微观生物力学的评估等方面。

超声心肌结构生物力学从技术上来讲可以分为三个历史阶段：

（一）第一个阶段：多普勒组织成像技术

采用心肌或血管壁运动的频移信号成像，称为多普勒组织成像技术。采用区域采样并进行彩色编码成像，称为彩色多普勒组织成像技术。亦可采用类似频谱多普勒的容积采样门采样，即可获得局部心肌或血管壁的运动频谱，称为组织频谱多普勒技术。多普勒组织成像技术可以分为以下几种（图 6-22）：

1. 彩色多普勒组织速度成像技术（doppler tissue velocity, DTV）

用彩色编码反映心肌或血管壁的运动速度，用红蓝颜色和色差反映速度的方向和高低。

2. 彩色多普勒组织加速度成像技术（doppler tissue acceleration, DTA）

用彩色编码反映心肌或血管壁的加速度，可以用来反映心律失常的异位起搏点或预激综合征的旁路。

3. 彩色多普勒组织能量成像技术 (doppler tissue energy, DTE)

用色阶来反映心肌的运动能量，可以清晰反映心室壁的边界和运动减弱的局部心肌组织。

4. 彩色多普勒组织 M 型成像技术 (doppler tissue M mode, DT-M)

在 DTV 的背景上采用 M 型超声采样，高速采样率的 M 型超声可以分辨出心动周期内室壁运动速度幅度、梯度或瓣膜运动的速度幅度与梯度随时相的变化。

5. 彩色多普勒组织频谱成像技术（doppler tissue pulse wave, DT-PW）

采用频谱多普勒技术获得心肌局部或瓣膜口的采样容积（门）内的速度频谱图，是评估心脏舒张或收缩功能的常用方法。

（二）第二个阶段：心肌应变成像技术

此技术基于多普勒组织成像技术。为了获得心肌细微的应变数据，采用高帧率彩色多普勒组织速度成像技术（high frame tissue doppler velocity）并可获得各种参数的彩色编码图和曲线图（图 6-23），该技术加快扩展了心肌应变成像技术（strain image）的应用。但仍旧受多普勒角度等因素的限制。

（三）第三个阶段：速度向量成像技术

速度向量成像技术（velocity vector imaging, VVI）基于二维像素与斑点跟踪技术，此技术是 1998 年开始进行设计和临床试验、目前在临床已被广泛使用。VVI 属于参数成像，在其成像模式中最初始的声单位是像素（pixel），含有相位信息的像素具备空间相干（spatial coherence）的属性，使其在最初始的阶段就具备了空间不同方向的定位能力。在空间相干像素跟踪的基础上又进行斑点跟踪（speckle tracking），以确定声学反射的特征（图 6-24）。同时还结合边界跟踪（board tracking）及心电门控周期监测（periodic motion）等技术。在获得了含空间定位信息的成像原始信息后，我们就可以根据需求提取及形成各种图像与数据、曲线等。这项技术的应用使超声心血管结构生物力学技术有了新的改观与突破，体现在以下几个方面：

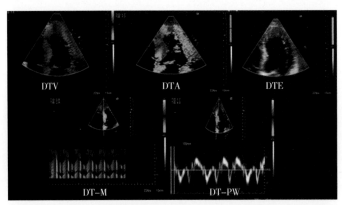

图 6-22　彩色多普勒组织成像的五种模式

DTV—彩色多普勒组织速度成像技术；DTA—彩色多普勒组织加速度成像技术；
DTE—彩色多普勒组织能量成像技术；DT-M—彩色多普勒组织 M 型成像技术；
DT-PW—彩色多普勒组织频谱成像技术

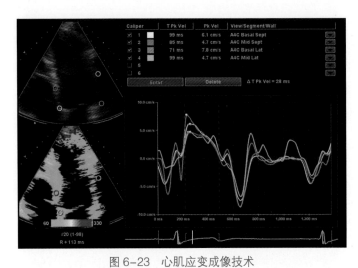

图 6-23　心肌应变成像技术

其基于彩色多普勒组织成像原理，可以获得达峰时间和
达峰速度等参数

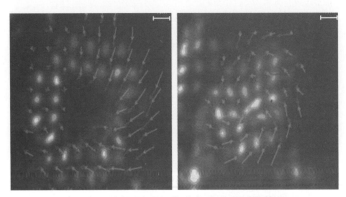

图 6-24　标记法显示像素与斑点跟踪的轨迹

1. 成为心脏结构力学研究的重要手段，在宏观与微观结构力学方面有新的突破

例如，由于其不依赖组织多普勒，无角度与帧率的限制。使应变（strain）及应变率（strain rate）的准确性、重复性、应用的广泛性提高到了一个新的水平。在心脏宏观结构力学方面可以评估心脏的扭转、旋转、节段射血分数等（图6-25，图6-26）。在微观方面，可以获得心脏在纵向、横向、径向和周向上的应变和应变率等参数，并以曲线、数据、三维彩色图型来显示（图6-27，图6-28）。

2. 为胎儿心脏的研究提供了新的工具

可以系列地从结构力学的角度研究从原始心管形成至胎儿出生前、出生后整个的过程，探索到许多未知的领域（图6-29）。虽然目前还未利用胎儿心电图，但可以利用房室壁或心脏瓣膜的运动剖面曲线信息来提供心动周期的准确时相并进行类似心电门控的周期监测（图6-30）。

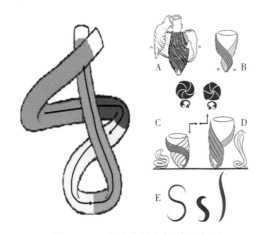

图6-25　心脏旋转与扭转示意图

从心脏结构力学方面评估心脏。心脏在心尖和心底会随着心动周期产生反方向的旋转故形成扭转，此为泵血的动力基础

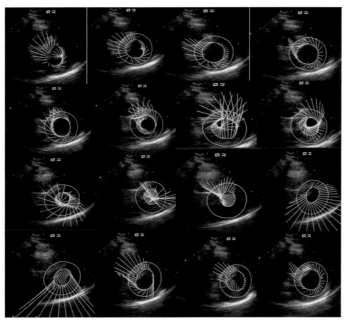

图6-26　速度向量成像技术显示心肌在短轴观的旋转

显示心肌左心室短轴切面上的随心动周期产生的旋转

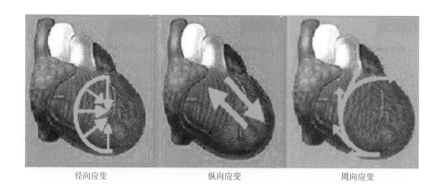

径向应变　　　　　　纵向应变　　　　　　周向应变

图 6-27　心脏径向、纵向、周向应变示意图

心脏在每一个心动周期均会发生径向、纵向、周向的应变

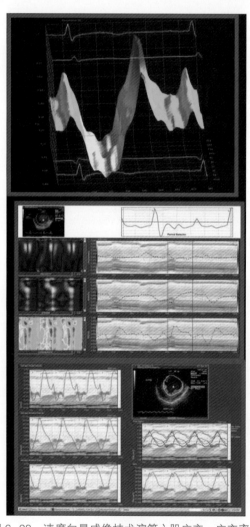

图 6-28　速度向量成像技术演算心肌应变、应变率、
速度位移的相关图

速度向量成像技术以数据、曲线和彩色立体图型来显示这些微观
力学演算的结果

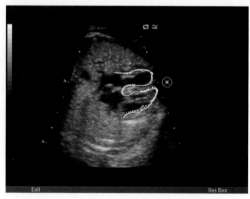

图 6-29　胎儿心脏速度向量成像技术

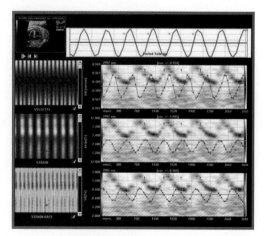

图 6-30　以胎儿心脏的解剖 M 型作为心动周期时
相的标志进行演算

胎儿心脏解剖 M 型作为时相标志演算心肌速度、应变、应变率

3. 开创血管力学研究的新领域

血管壁的结构力学研究一直缺乏有效的无创工具。除了内皮功能的测定以外，几年来，超声一直缺乏获得血管壁的速度等参数的手段。速度向量成像技术可以获得关于血管壁的各种力学方面的参数。可对血管壁的硬化程度、斑块的稳定性、危险因子等做出评估。还可对心脏与血管的同步性进行测量和评估。

医学超声技术的发展使得胎儿各个器官均能像成人一样采用无创超声的方法进行扫描和解剖与功能上的评估。胎儿超声心动图的进展非常迅速，对胎儿心脏和大血管先天性畸形的诊断已达到十分精准的地步。妊娠 16~24 周被认为是胎儿心脏扫查的最佳时期。近年来，早孕时经阴道扫查已成为超声胚胎学中评估早期胎儿心脏的一个重要部分，超声在胎儿心脏结构与血流动力学方面积累了丰富的经验，有许多文章及著作发表和出版。但在功能研究方面，如结构力学方面的研究进展相对缓慢。虽有些胎儿心脏组织多普勒研究的文章发表，但是由于传统的组织多普勒技术仅限于心脏探头，并且受到心率、角度的影响，胎儿心脏的位置常常无法满足多普勒组织成像图像采集所需要的最佳的角度，且组织多普勒技术无法满足胎儿快心率的需求。速度向量成像采用灰阶原始信息，可接受任何探头采集的任何切面的图像，不受心率及扫查角度的影响。近年来有多篇相关文献发表，速度向量成像技术在胎儿心脏方面的应用如下：

（1）对从原始血管开始至胎儿娩出前的整个心脏的形成过程中，结构力学的研究是一项空白，速度向量成像是一项很好的填补工具。

（2）无论从宏观结构力学还是微观结构力学来分析，胎儿心脏的研究有许多空间，我们可以借助速度向量成像技术获得胎儿心脏宏观的旋转、扭转的信息，在微观力学方面可以获得胎儿心脏整体或各节段心肌从内膜到外膜逐层的速度、方向、径向、纵向、周向应变和应变率、位移的原始参数和曲线、应变及应变率的三维空间图，以及获得准确的空间定位及趋势等。

有助于阐明心脏在形成过程中的力学构造的渐进和演变过程，对解释 "心肌带学说" 有重要意义。

胎儿心脏的同步化有着其自身发展形成的规律，尤其在分娩期从右心室优势过渡到左心室优势的力学变化，了解这些变化是围生期胎儿心脏研究重要的内容。

心肌淀粉样变性、心肌致密化不全、心内膜弹性纤维增生症等心肌病变从胎儿期开始是否存在心肌力学方面的变化和可否寻找到早期预警参数是值得研究的领域。

速度向量成像还可以帮助观察胎儿心律失常的性质及对各类心律失常对整体和节段心脏力学或心功能的影响。并对治疗疗效做出评估。

胎儿心功能不全是胎儿常见的死亡原因，速度向量成像可以分析胎儿心脏节段的容积和射血分数，帮助评估胎儿心房及心室的功能等指标。

第五节 >>> 观察实时空间结构与血流的胎儿心脏超声心动图成像技术

虽然二维超声仍旧是今天医学超声诊断的重要基础，超声诊断发展的思维基于二维超声所显示的解剖结构，其他技术均是建立在该基础之上的。但对三维超声和实时三维（亦称之为四维）超声的研究一直在努力进行之中。三维超声即指立体包括有X、Y、Z三个轴面（矢状面、冠状面和横断面）图像的超声成像，四维成像实质上就是实时动态三维，三维加上时间这一相故称之为四维成像。但时间可否作为一相尚有不同意见，按传统的观念还是称之为实时三维或动态三维成像。从二维平面灰阶成像发展到多维成像经历了漫长的路程，开始是静态的三维成像逐步发展到动态三维，再进一步到实时动态三维。此技术从数十年前就已经开始研发，关键问题在三个方面：

（一）如何采集数据

最早开始应用"导航定位系统"（如采用磁导航定位系统）来引导常规探头按设定轨迹来采集图像并累积进行三维重建。后来发展到容积（电子或机械）探头，采用电子或机械控制晶片阵元一体化探头的设计，将超声探头和驱动装置封装在一起。驱动装置的工作方式常可分为旋转及扇形摆动。图6-31是超声三维容积探头示意图。操作者将一体化探头接触需要探测的部位，系统就能自动采集数据并处理，形成三维图像或实时三维图像。继而又进展到三维电子相控阵方法，其是采用面阵或矩阵探头的技术，是探头换能器技术的革新。该换能器晶片被纵向、横向多线均匀切割为矩阵形排列，达$60 \times 60 = 3\,600$（或$80 \times 80 = 6\,400$）个微型正方形晶片阵。由程序来控制晶片工作时序，使声束发射按相控阵方式沿Y轴进行转向形成二维图像，再沿Z轴方向扇形扫描获得容积数据库。图6-32为矩阵探头扫描示意图。当发射的声束沿预定X轴方向前进时，可形成一条扫描线（一维显示）；按相控阵方向沿Y轴进行方位转向形成二维图像；若使二维图像沿Z轴方向扇形移动进行立体仰角转向，由于声束在互相垂直的三个方向进行扫描，则最后将得到一个覆盖靶区内各部位立体结构的金字塔形的三维图像数据。该技术被用于心脏三维成像，但其仍旧需要多个心动周期的拼接来形成一个完整的动态心脏三维图像。由此我们可以看出，动态和实时是两个不同的概念，动态三维是显示出一个运动状态的立体心脏图像，但其不是真正的实时，因为需要多个心动周期的拼接和组合。在最新的研究进展中，为了要达到真正实时显示三维超声图像的目的而采用新一代三维相干立体全容积成像采样技术。其可在一个心动周期内完成采样和成像，不再需要心电和呼吸门控，在球面波发射技术的基础上采用波束后聚焦技术（回溯性波束形成技术）。图6-33是三维球面发射示意图。

（二）如何利用这些数据来重构三维图像

此方面经历了以下几个阶段：

1. 传统的立体几何构成法

将人体脏器假设为多个不同形态的几何组合，需要先预设大量的几何原型，但其描述人体器官的复杂结构的三维形态并不完全适型和真实，现已被基本淘汰。

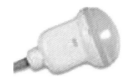

图 6-31　超声三维容积探头示意图

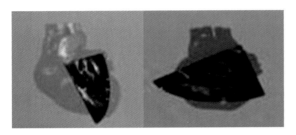

图 6-32　矩阵探头扫描示意图

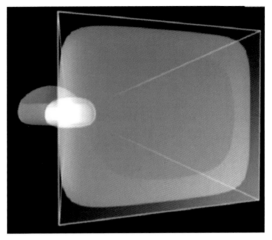

图 6-33　三维球面发射示意图

一次形成 90°×90° 的实时心脏三维图像，无需心电门控和拼接

2. 表面轮廓提取法

将三维超声空间中一系列坐标点相互连接，形成若干简单直线来描述脏器表面的轮廓，当时计算机运算速度慢，对运动速度较快的心脏数据进行运算存在很大难度。在实际应用中尚需要人工对脏器的组织结构进行勾边和描绘，只能重建左、右心室腔的结构，无法对心瓣膜和腱索等细小结构进行三维重建；且由于不具备灰阶梯度特征，故无法显示解剖细节，图像质量达不到诊断级别的要求。

3. 体元模型法

是采用较多的动态三维超声成像技术，可以对靶结构所有组织信息进行重建。在体元模型法中，三维物体被划分成依次排列的小立方体，一个小立方体就是一个体元。一定数目的体元按相应的空间位置排列即可构成三维立体图像。体元越小，三维结构越精细。

4. 直接三维数据法

利用新一代三维相干立体全容积成像采样技术可直接获得含有振幅和相位的的三维体素（voxel），利用这些信息直接进行运算并成像，

这已经超越了"重构"这个概念。

（三）如何显示和处理三维图像

从现代容积成像的概念来讲三维图像是采集了一个空间范围内所有超声回波的信息于一个容积内，可以根据临床需求和诊断所需的目的来提取该容积内超声声学信息，并处理和显示不同的内容。

1. 表面成像（surface image）

提取组织结构的表面灰阶信息，然后采取表面拟合的方式进行图像重组。图 6-34 为胎儿脸面的三维表面成像，其是三维成像在妇产科和胎儿领域应用最为广泛的项目，也是百姓最为熟知的三维成像类型，甚至在美国已有用于非诊断目的、应用三维表面成像技术的"胎儿照相馆"，国内现已开始效仿。

2. 透明成像（clarity image）

采用透明计算法，重点突出显示实质性脏器内部结构的空间位置关系而淡化组织结构的灰阶。图 6-35 为子宫内膜的冠状面图像。

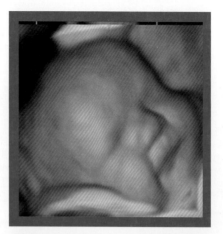

图 6-34 三维表面成像显示胎儿脸面

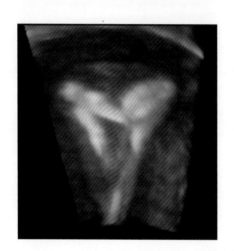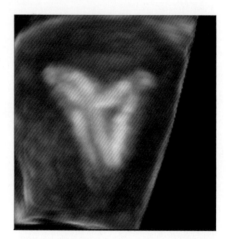

图 6-35 子宫内膜容积冠状面成像
采用透明模式计算

3. 内镜模式三维成像（amnioscopic rendering）

在三维结构成像时，采用似内镜光源照射需要观察器官的内表面，增强立体显示梯度和提高对比分辨率。图 6-36 是内镜模式三维成像显示11 周胎儿。

4. 三维骨骼肌成像（skeletal rendering）

常规的三维成像在处理中依靠提高阈值和淡化软组织的信息来凸现高强度的骨骼组织的轮廓，但仍旧不理想，无法显示细小骨骼的结构。采用传统的三维超声技术进行产前超声检查时，能够识别的骨发育不良是有限的，期望三维骨骼肌成像技术可以改善超声在这方面的诊断能力。三维骨骼肌成像模式（skeletal rendering）的原理是依赖于环绕骨结构的声回波之间的空间分辨率来判定真正骨的结构和边界，图 6-37 是用三维骨骼肌成像模式显示的胎儿骨骼。

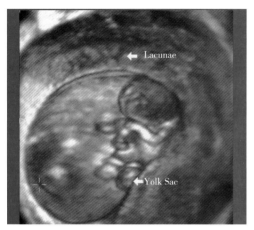

图 6-36　内镜模式三维成像显示 11 周胎儿

Lacunae—滋养层间隙；Yolk Sac—卵黄囊

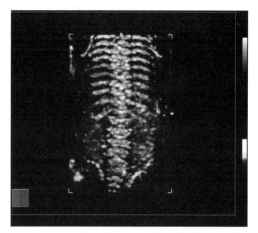

图 6-37　三维骨骼肌成像模式显示胎儿骨骼

5. 多层面剖面模式 (multislice mode)

可以从一个容积上的 X、Y、Z 任何轴面上，或解除 X、Y、Z 的中间轴心后任意的轴面上按预定层厚进行剖面分析。该项技术使超声从此得到了与 MRI 与 CT 类似的多层面的图像，通过对容积图像的多层面剖析处理可轻松得到冠状、矢状与横切面，还可得到 X、Y、Z 轴中央解旋后获得的任意切面，操作者可以选择范围、片段的间距等，可形成每一片段视野观并可以放大图像。图 6-38 显示的是按照选择的轴面显示的胎儿心脏的多层剖面成像。

6. 厚层成像 (thick slice imaging)

可以在感兴趣的一个视野的平面增加其层厚，优势是可增加对比分辨率，并增强组织的立体观和空间信息。在心脏容积成像中亦可用到该技术。

7. 曲线多平面重建技术（curved MPR- curved multi-planar reconstruction）

这是在牙科和心血管科中较常运用的 CT 技术。在超声三维成像中被应用。它可以允许使用者沿着一个曲线物体设置好处理点，在重建时即

伸直它。例如，在胎儿弯曲时，进行脊柱重建伸直有利于观察（图 6-39）。

8. 容积成像中多种后处理技术

一个容积图像可以用许多后处理技术。例如，容积编辑（volume edit）可以完成独立的灰阶和切面编辑；多边形工具 (polygon tool) 如电子解剖刀可以从容积图像中消除不需要的数据信息和无限制的恢复；壁龛 (niche) 可以在容积中创造一个壁龛或楔形，可以切入进入一个特定的目标；并行切除 (parallel cut) 可同时从三个面来缩小容积等。

9. 心脏全容积图像的处理技术

采用新一代相干容积技术显示整个心动周期的心脏图像，包含四个心房与心室的全容积方式显示。图 6-40 为采用"SieShell"技术自动等间距切分和显示心脏容积图像剖开的心脏结构。容积导航工具（D'Art）可直观方便地引导显示心腔结构，采用参照切面对容积数据进行导航，以便观察心脏细微的结构。图 6-41 为采用容积导航工具 D'Art 显示胎儿心脏的二尖瓣和三尖瓣开放状态。

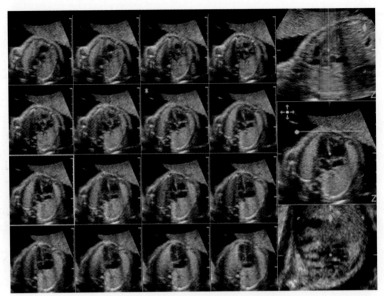

图 6-38 胎儿心脏的多层剖面成像

可按需要选择不同的 X、Y、Z 轴面和剖面的厚度

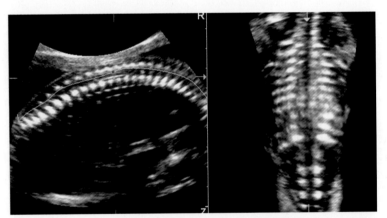

图 6-39 三维曲线多平面技术进行胎儿脊柱重建伸直

采用三维曲线多平面重建技术，在胎儿弯曲脊柱上选点后将其伸直以利于测量和诊断

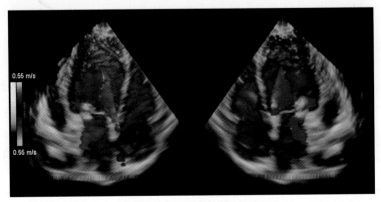

图 6-40 "SieShell" 技术

采用 "SieShell" 技术自动等间距切分和显示心脏容积图像剖开的心脏结构

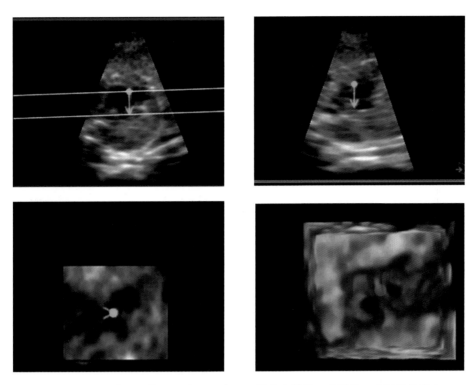

图 6-41 采用容积导航工具（D'Art）显示胎儿心脏的二尖瓣和三尖瓣开放状态

采用容积导航工具（D'Art）从胎儿心室面朝向心房面，可见开放的二尖瓣和三尖瓣

目前在商品化的超声设备中应用于胎儿心脏三维和实时三维的常用技术有如下两种：

（1）时间与空间校正成像技术（spatio temporal image correlation，STIC）：由于胎儿心率达 120~180 次 / 分，在当时的技术条件下很难捕捉到这种快速心率的信息来进行三维成像，故常规用于成人的心脏三维超声技术不能直接适用于胎儿。在 1996 年，Nelson TR 发表了关于利用三维超声评估胎儿心脏解剖和功能及数据采集、分析与图像显示的文献，当时采用常规二维超声的设备，加上连接到换能器和图形工作站的位置传感器，每个数据集是在 30 秒内采集 30 幅图像并连续采集（图 6-42）。在每个心动周期中，胎儿心脏速率和时间都被进行了门控测定，将每个同步的图像数据进行重投影到心动周期中适当的部位，通俗地讲就是每个数据集采集了胎儿心脏的一部分，经过多个数据集的比对、分析、转换、交互显示等来完成胎儿完整的心脏的容积图像。

这是 STIC 技术的雏形，随着技术的进展和工艺的改进，现在已是在容积探头上来完成 STIC 的精准采集，在采集到的胎儿心脏容积电影数据中实现空间和时间的校正（图 6-43）。由于采集到完整的心脏容积数据，STIC 解决了胎儿心脏某些剖面难以显示的难题，从一个容积中可以分解出不同的心脏剖面图，使得更容易理解大血管与心脏、心房和心室、各个瓣膜之间的关系（图 6-44）。为了获得高的采样成功率，STIC 在使用中还是有些技术要求。例如，在采集中胎儿心脏的位置要保持不变，胎儿心率在采集中尽量恒定，探头采集的声窗在采集中要无干扰，操作者的手法和技巧要很熟练等。

（2）单心跳全心脏容积成像技术：它实现了实时心脏容积灰阶彩色血流的采集和成像，即在一个心动周期内完成 $90° \times 90°$ 的心脏灰阶容积信号的采集和显示，也可包括彩色血流容积信号的采集和显示，进行全容积心脏灰阶与彩色血流成像，该项技术也用于胎儿的心脏检查中。采用单心跳全容积心脏成像技术可采集实时胎儿心脏容积图像（图6-45），亦可转向任意的心脏切面（图6-46）。由于采集的信息是源于一个心动周期，在成像中无拼接，采集更为迅速和方便（图6-47）。单心跳全容积心脏成像打开了实时全容积心脏生物力学研究和临床使用的大门。现已用于儿童和成人心脏的生物力学研究，也为胎儿心

脏的容积超声生物力学的研究奠定了基础。应用高频、单心动周期的全容积探头将会使胎儿心脏容积图像更为完美。

本章节回顾了随着胎儿心脏研究同步发展的五类超声成像技术（观察实时搏动反射波与剖面图形的胎儿超声心动图成像技术、观察实时结构的胎儿超声心动图成像技术、观察实时血流和可以量化的胎儿心脏超声心动图成像技术、观察

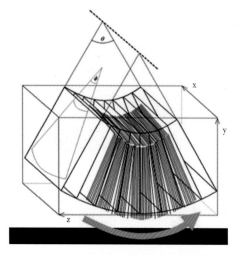

图 6-42　STIC 技术扫描的工作原理

开始是每个数据集在 30 秒内采集 30 幅图像并连续采集，以后随着技术改进和计算机技术的进展，采集速率更快

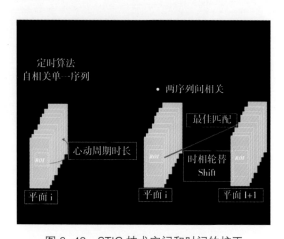

图 6-43　STIC 技术空间和时间的校正

从采集到胎儿心脏容积电影数据中实现空间和时间的校正。将不同帧的图像插补到相应正确的时空位置，以获得完整心动周期的胎儿心脏图像

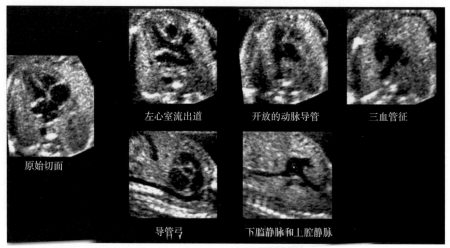

图 6-44　STIC 技术采集合成的胎儿心脏图像再分解成不同的切面

经过 STIC 技术采集合成的胎儿心脏图像系列可以再分解成不同的切面，更容易理解大血管与心脏，心房和心室，各个瓣膜间的关系等

心肌结构生物力学的胎儿心脏超声心动图成像技术、观察实时空间结构与血流的胎儿心脏超声心动图成像技术）。从结构到血流、再到生物力学，从平面到立体、再到实时的容积灰阶和血流技术，体现了从解剖成像到功能性成像发展的路径。超声的这些无创的技术已成为胎儿心脏研究中最重要、最为普及应用的的影像学工具。磁共振的发展也为胎儿心脏特别是在探查心脏和大血管的关系方面提供了非常重要的诊断依据。多模态的影像学发展会促使胎儿心脏的研究更为深入。

LV
RV
LA
RA

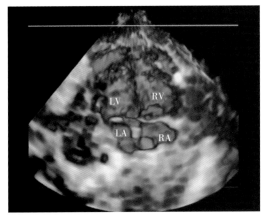

图 6-45　采用单心跳全容积心脏成像技术采集的实时胎儿心脏容积图像

LA—左心房；LV—左心室；RA—右心房；RV—右心室

RV
RVOT

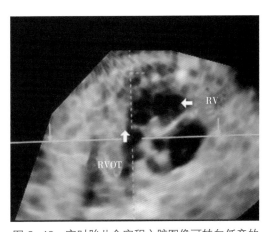

图 6-46　实时胎儿全容积心脏图像可转向任意的心脏切面

实时胎儿全容积心脏图像可转向所期望获得的心脏切面，该图像显示为右心和右心室流出道切面，RV—右心室；RVOT—右心室流出道切面

容积径向应变
容积纵向应变
容积周向应变

图 6-47　容积应变成像技术

（陆兆龄）

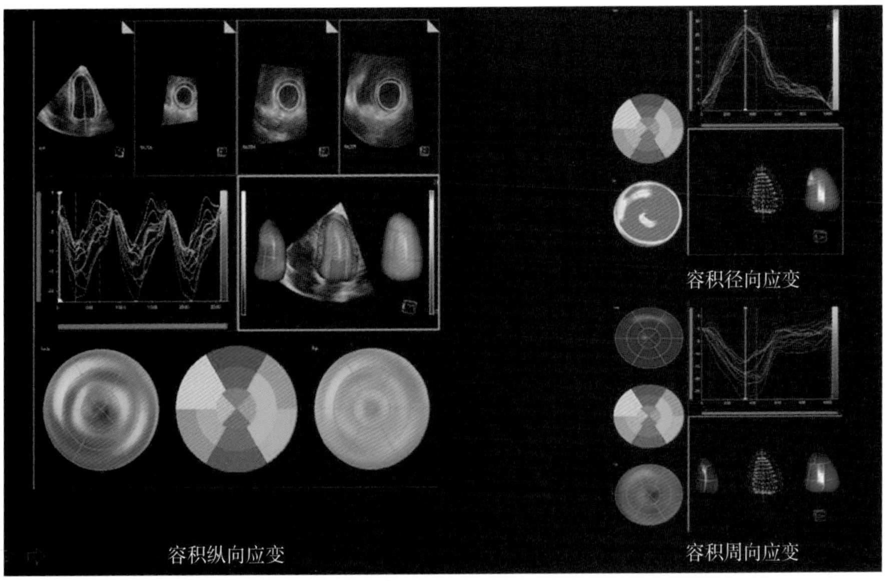

参考文献

1. 王新房，萧济鹏 . 超声波在妊娠诊断上的应用 - 胎心超声检查法 . 中华妇产科杂志 , 1964,10(4):267-269.

2. 周永昌 . 超声波在妊娠早期诊断上的应用 . 中华妇产科杂志 , 1964, 10(5):369-371.

3. Garrett WJ, Kossoff G, Robinson DE. Ultrasonic echoscopic examination in late pregnancy. Obstet Gynecol, 1966, 28:167-169.

4. Robinson DE, Garrett WJ, Kossoff G. Fetal anatomy displayed by ultrasound. Invest Radiol, 1968, 3:442- 449.

5. Callagan D, Rowland T, Goldman D. Ultrasonic doppler observation of the fetal heart. Obstet Gynecol, 1964, 23:637.

6. Pourcelot L. Clinical applications of Doppler instruments. In: Perronneau P, ed. Ultrasonic Velocimetry. Application to blood flow studies in large vessels. Inserm Paris, 1974, 34:213-240.

7. Allan LD,Chita SK, Al-Ghazali W, et al. Doppler echocardiography evaluation of the normal human fetal heart. Br Heart J, 1987, 57:528-533.

8. McNay MB, Fleming JE. Forty years of obstetric ultrasound 1957-1997 from A-Scope to three dimensions. Ultrasound in Med & Biol, 1999, 25(1):3-56.

9. Nelson TR, Pretorius DH, Sklansky M, et al. Three-dimensional echocardiographic evaluation of fetal heart anatomy and function: Acquistion,Analysis and Display. J Ultrasound Med, 1996, 15(1):1-9 quiz 11-2.

10. K Maeda. History of fetal heart rate monitoring. The Ultrasound Review of Obstetrics and Gynecology, 2002, 2(3):129-138.

11. Zdravković M, Deljanin-Ilić M, Milinić N, et al. A historical perspective of tissue Doppler–when the starlight illuminates the myocardial function. Med Pregl, 2006, 59(1-2):85-87.

12. 黄福光，黄品同 . 胎儿与小儿超声诊断学 . 北京 : 人民卫生出版社 , 2008.

13. 陈常佩，陆兆龄 . 妇产科彩色多普勒诊断学 . 北京 : 人民卫生出版社 , 1998.

14. 陈常佩，陆兆龄 . 围生期超声多普勒诊断学 . 北京 : 人民卫生出版社 , 2002.

15. 刘延龄，熊鉴然 . 临床超声心动图学 . 北京 : 科学出版社 , 2007.

16. Jack Rychik, Zhiyun Tian .Fetal Cardiovascular Imaging. amsterdam：ELSEVIER. 2011.

17. Willruth AM, Geipel AK, Fimmers R, et al . Assessment of right Ventricular global and reginal longitudinal peak systolic strain, strain rate and velocity in health fetuses and impact of gestational age using a novel speckle/features-tracking based algorithm .Ultrasound Obstet Gynecol, 2011, 37:143-149.

第七章
胎儿超声心动图技术新进展

　　胎儿先天性心脏病是严重影响宫内胎儿生长发育及新生儿生存的先天性疾病之一，在胎儿畸形中的发生率较高，约占活产新生儿的7‰~9‰。随着超声心动图及计算机技术的快速发展，胎儿超声心动图已经成为无创性诊断胎儿心血管异常十分重要的检查技术。胎儿期先天性心脏病的早期诊断和早期治疗能改善新生儿先天性心脏病的预后，对降低新生儿病死率及优生优育都有着重要意义。

　　胎儿超声心动图是目前唯一无创性检查胎儿心脏畸形的方法，能够对胎儿心脏畸形的结构、血流动力学变化以及病变发展情况进行观察。除了二维超声心动图的广泛应用，随着科学技术的不断发展，一些新技术正广泛应用于临床。

　　胎儿超声心动图新技术的发展主要体现在三个方面：胎儿心脏解剖结构的显像、胎儿循环血流的显像、胎儿心脏功能的检测。

一、胎儿心脏解剖结构的显像

1. 谐波成像（harmonic imaging, HI）

　　谐波成像与基波成像（fundamental imaging, FI）原理不同，HI是通过发射一定频率超声波进入人体组织，换能器则接收谐波回声信号，通过过滤器对其进行处理，仅提取谐波成分产生图像。由于HI接收的波束宽度较FI的波束更为细窄，所以，HI能显著改善侧向分辨率，提高微细结构的显示率，在观察胎儿卵圆孔、室间隔、主动脉弓、动脉导管弓等结构时显示更清晰。HI技术在肥胖孕妇群体中提供的诊断信息优于FI技术，但基波频率超声依然是常规检查的首选。

2. 时间空间关联成像技术（spatio-temporal imaging correlation, STIC）

　　STIC技术采用容积探头进行连续扫查得到包含空间和时间的信息数据，将这两种数据进行处理、重建后，显示心脏在心动周期内的动态图像（图 7-1，图 7-2）。它能显示二维模式的心脏各个切面，也可显示表面成像的心内立体动态图。空间信息由探头扫查过程中的空间位置决定，时间信息由胎儿心率决定，处理系统就根据胎儿心率对不同心动周期中时间点对应的心脏结构进行重建。因此，采集的容积体积越小，采集时间越长，则重建的图像就越清晰。常用的采集时间为 10~12.5 秒，采集角度为 15°~40°。

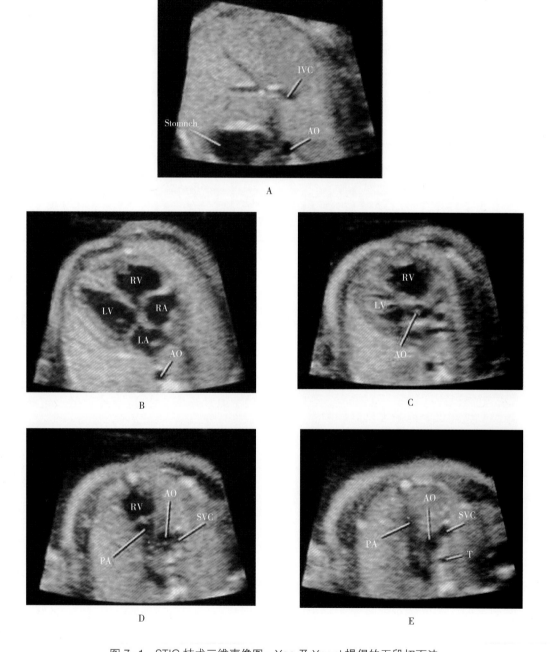

图 7-1　STIC 技术三维声像图：Yoo 及 Yagel 提倡的五段切面法

A. 上腹部切面；B. 四腔心切面；C. 五腔心切面；D. 三血管切面；E. 三血管加气管切面

IVC- 下腔静脉；stomach- 胃；RV- 右心室；LV- 左心室；RA- 右心房；LA- 左心房；AO- 主动脉；PA- 肺动脉；T- 气管；SVC- 上腔静脉

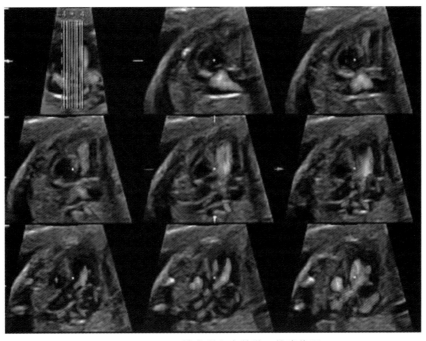

图7-2 STIC技术彩色多普勒三维声像图

二、胎儿循环血流的显像

1.二维灰阶血流成像（B-flow）

B-flow是GE公司推出的新技术，又称二维灰阶血流成像技术，是利用数字编码技术对血流、血管及周围软组织进行直接实时观察，并以灰阶方式显示的一种新型影像技术，此技术的优点是：①同时显示组织、血流和斑块信息。②显示管腔中流动的血液散射信号。③显示流动的管腔中的血液散射信号。④无彩色覆盖。⑤无角度依赖。⑥提高彩色和组织的图像分辨率。血管常规检查由于混响伪像和声束入射角度的受限，使血管前壁显示不清，增厚内膜和一些低回声斑块易漏诊，尤其给血管穿刺带来一些麻烦，B-flow技术可以明显改善血管前壁及斑块的显像，为血管穿刺避开斑块提供了比较可靠的影像学资料。B-flow技术在血管疾病检查中与二维超声及彩色多普勒血流显像结合使用，扩展了二维影像显示血流的能力，能更好地显示胎儿低速血流的小血管如肺静脉等，同时能检测出细小血管的异常如肺静脉异位引流等。可为临床提供准确的检测信息，有其独特的临床应用价值。该技术能够很好地评价胎儿心脏血流动力学特征（图7-3，图7-4）。

2.能量多普勒成像（power doppler imaging, PDI）

能量多普勒成像是收集血流中单位面积下红细胞的通过量和信号振幅的大小后进行彩色编码成像。PDI能显示低速、低流量的血流信号，对高速血流不会产生信号的混叠，但是它不能显示血流方向、性质和速度。能量多普勒在观察早孕时血管内血流情况有一定的优势，特别是应用传统彩色速度血流图时血流方向发生改变时出现的"血流缺失"。用能量多普勒和彩色多普勒血

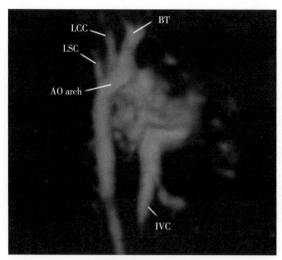

图 7-3 B-flow 血流显像显示胎儿心脏及主动脉弓

BT —头臂动脉；IVC—下腔静脉；LCC– 左颈总动脉；LSC– 左锁骨下动脉；AO arch– 主动脉弓

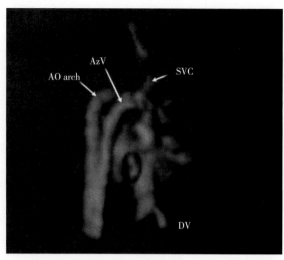

图 7-4 B-flow 血流显像显示下腔静脉中断伴奇静脉引流

AzV—奇静脉；DV—静脉导管；SVC– 上腔静脉；AO arch– 主动脉弓

流成像技术对肺静脉进行观察结果表明：PDI 对同时显示左右肺静脉非常敏感，而 CDFI 多不能同时显示左右肺静脉。PDI 可以作为诊断胎儿复杂血管畸形的补充（图 7-5，图 7-6）。

3. 高分辨率血流成像技术（high-definiton flow imaging, HDFI）

高分辨率血流成像技术是将能量多普勒和血流方向合并到显示图像上，又称双向血管模式，对血管显示更灵敏，减少了普通彩色多普勒的重叠伪像。被广泛应用于早中孕期胎儿血管检查及血流成像（图 7-7~ 图 7-9）。

4. 增强型血流成像（E-flow）

增强型血流成像的接收技术在采用宽带接收的同时，自相干成像中加入运动伪像抑制，使彩色血流信号与二维信号区分开，提高其敏感性的同时，避免了传统彩色多普勒技术引起的血流外溢，同时采用高速声束提高了帧频速度，从根本上改善血流的空间分辨率和时间分辨率，能够

真实地反映微细血液循环的灌注情况，并有效控制了高灵敏度下血流外溢现象。胎儿超声心动图检查中 E-flow 技术与传统彩色多普勒血流成像相比，能够显著提高肺静脉及静脉导管的血流显像，能减少彩色血流外溢，显示微小血管和低速血流信号，同时能清晰显示室间隔缺损时心室水平分流信号，有助于诊断胎儿肺静脉畸形引流、室间隔缺损及静脉导管血流异常等心脏畸形（图 7-10）。

有研究证实：①E-flow 对静脉导管、肺静脉、主动脉弓显示早于二维和传统彩色多普勒血流成像。②E-flow 血流成像能更加准确地诊断完全性肺静脉异位引流、主动脉弓离断、肺动脉起源异常等复杂畸形。③E-flow 技术应用于胎儿超声心动图检查为胎儿心脏超声提供了一项先进而可靠的血流显像技术，将大大提高胎儿先天性心脏病的诊断正确率，减少漏诊及误诊。

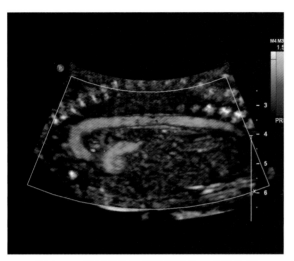

图 7-5 能量多普勒显像显示胎儿主动脉弓

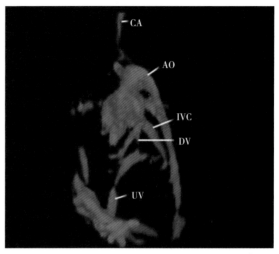

图 7-6 能量多普勒三维血管成像技术显示胎儿血管

DV—静脉导管；UV—脐静脉；CA—颈动脉；AO—主动脉；IVC—奇下腔静脉

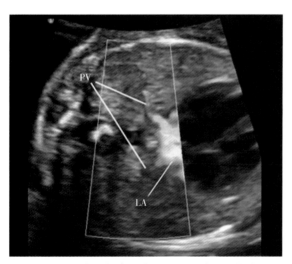

图 7-7 高分辨率血流成像显示胎儿肺静脉

LA—左心房；PV—肺静脉

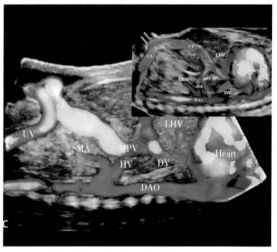

图 7-8 高分辨率血流成像可清晰显示胎儿动、静脉血管内血流

Heart—心脏；DAO—降动脉；LHV—左肝静脉；DV—静脉导管；UV—脐静脉；SMA—肠系膜上动脉；MPV—门静脉；HV—肝主静脉

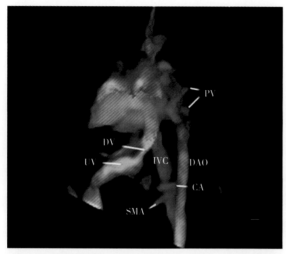

图 7-9　STIC 成像技术结合高分辨率彩色三维成像显示
胎儿血管

DV—静脉导管；IVC—下腔静脉；PV—肺静脉；SMA—肠系膜上动脉；
UV—脐静脉；DAO—降主动脉；CA—颈动脉

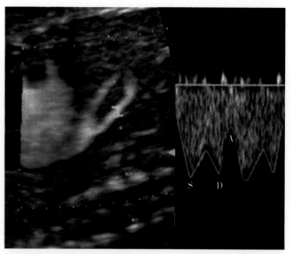

图 7-10　正常胎儿静脉导管 E-flow 显像及频谱特征

三、胎儿心脏功能的检测

1. 组织多普勒成像（doppler tissue imaging, DTI）

组织多普勒成像可以获得低频率、高振幅的多普勒频移信号，实时显示不同节段心肌运动的时间、方向和速度，为定量分析心肌运动功能提供了新的方法。Tutschek 等应用 DTI 技术观察妊娠中、晚期胎儿心肌活动显示胎儿心脏室壁轴向收缩速度随着孕期的增加而增大，因此适用于评价整个孕期胎儿的心脏功能。

2. 组织速度成像（tissue velocity imaging, TVI）

组织速度成像可以在同一时相对心脏各部位的速度波形进行比较，也可对胎儿不同时期心肌组织速度成像中的心肌进行取样后将运动曲线对比，从而迅速诊断胎儿心律失常。该技术能够诊断室上性和室性心律失常，其中包括常规方法不能诊断的心律失常。

（耿　斌　张桂珍）

✅参考文献

1. Paladini D, Vassallo M, Tartaglione A, et al. The role of tissue harmonic imaging in fetal echocardiography. Ultrasound Obstet Gynecol, 2004, 23(2):159-164.

2. DeVore GR, Falkensammer P, Sklansky MS, et al. Spatio-temporal image correlation (STIC): new technology for evaluation of the fetal heart. Ultrasound Obstet Gynecol, 2003, 22(4):380-387.

3. Volpe P, Campobasso G, De Robertis V, et al. Two- and four-dimensional echocardiography with B-flow imaging and spatiotemporal image correlation in prenatal diagnosis of isolated total anomalous pulmonary venous connection. Ultrasound Obstet Gynecol, 2007, 30(6):830-837.

4. Chaoui R, Hoffmann J, Heling KS. Three-dimensional (3D) and 4D color Doppler fetal echocardiography using spatio-temporal image correlation (STIC). Ultrasound Obstet Gynecol, 2004, 23(6):535-545.

5. Vinals F, Poblete P, Giuliano A. Spatio-temporal image correlation (STIC): a new tool for the prenatal screening of congenital heart defects. Ultrasound Obstet Gynecol,2003,22(4):388-394.

6. Uittenbogaard LB, Haak MC, Spreeuwenberg MD, et al. Fetal cardiac function assessed with four-dimensional ultrasound imaging using spatiotemporal image correlation. Ultrasound Obstet Gynecol,2009,33(3):272-281.

7. Uittenbogaard LB, Haak MC, Spreeuwenberg MD, et al. A systematic analysis of the feasibility of four-dimensional ultrasound imaging using spatiotemporal image correlation in routine fetal echocardiography. Ultrasound Obstet Gynecol,2008,31(6):625-632.

8. Messing B, Cohen SM, Valsky DV, et al. Fetal cardiac ventricle volumetry in the second half of gestation assessed by 4D ultrasound using STIC combined with inversion mode. Ultrasound Obstet Gynecol, 2007,30(2):142-151.

9. Duckelmann AM, Kalache KD. Three-dimensional ultrasound in evaluating the fetus. Prenatal diagnosis, 2010, 30(7):631-638.

10. Turan S, Turan O, Baschat AA. Three- and four-dimensional fetal echocardiography. Fetal Diagnosis and Therapy,2009,25(4):361-372.

11. Guimaraes Filho HA, da Costa LL, Araujo Junior E, et al. Comparison of two- and three-dimensional ultrasonography in the evaluation of fetal heart: image quality and time spent in the exam. Archives of Gynecology and Obstetrics,2007,276(3):231-235.

12. Sklansky MS, DeVore GR, Wong PC. Real-time 3-dimensional fetal echocardiography with an instantaneous volume-rendered display: early description and pictorial essay. J Ultrasound Med,2004,23(2):283-289.

13. Hata T, Dai SY, Inubashiri E, et al. Four-dimensional sonography with B-flow imaging and spatiotemporal image correlation for visualization of the fetal heart. J Clin Ultrasound,2008,36(4):204-207.

14. Chua LK, Twining P. A comparison of power colour flow with frequency based colour flow Doppler in fetal echocardiography. Clinical radiology, 1997,52(9):712-714.

15. Alcazar JL, Kudla MJ. Three-dimensional vascular indices calculated using conventional power Doppler and high-definition flow imaging: are there differences? J Ultrasound Med, 2004,29(5):761-766.

16. Yagel S, Cohen SM, Messing B. First and early second trimester fetal heart screening. Current Opinion in Obstetrics & Gynecology, 2007,19(2):183-190.

17. Tutschek B, Zimmermann T, Buck T, et al. Fetal tissue Doppler echocardiography: detection rates of cardiac structures and quantitative assessment of the fetal heart. Ultrasound Obstet Gynecol,2003,21(1):26-32.

18. Gardiner HM, Pasquini L, Wolfenden J, et al. Myocardial tissue Doppler and long axis function in the fetal heart. International Journal of Cardiology,2006,113(1):39-47.

19. Rein AJ, O' Donnell C, Geva T, et al. Use of tissue velocity imaging in the diagnosis of fetal cardiac arrhythmias. Circulation, 2002,106(14):1827-1833.

20. Gottliebson WM, Border WL, Franklin CM, et al. Accuracy of fetal echocardiography: a cardiac segment-specific analysis. Ultrasound Obstet Gynecol, 2006,28(1):15-21.

21. Rozmus-Warcholinska W, Wloch A, Acharya G, et al. Reference values for variables of fetal cardiocirculatory dynamics at 11-14 weeks of gestation. Ultrasound Obstet Gynecol,2010,35(5):540-547.

22. Friedman D, Buyon J, Kim M, et al. Fetal cardiac function assessed by Doppler myocardial performance index (Tei Index). Ultrasound Obstet Gynecol, 2003,21(1):33-36.

23. Mori Y, Rice MJ, McDonald RW, et al. Evaluation of systolic and diastolic ventricular performance of the right ventricle in fetuses with ductal constriction using the Doppler Tei index. The American Journal of Cardiology,2001,88(10):1173-1178.

第八章
胎儿心脏超声适应证：
高、低危人群的筛查

先天性心脏病是出生缺陷中最常见的类型，其发生率是染色体异常的 6 倍，神经管畸形的 4 倍。先天性心脏病的新生儿期发生率为 6‰～8‰。在中国，每年新出生的婴儿中约有 15 万左右患有各种类型先天性心脏病，严重威胁着儿童的生命健康，是导致我国婴儿死亡的重要原因之一，给社会、家庭带来巨大的负担。

一、胎儿超声心动图检测

过去几十年超声技术得到了快速发展，胎儿超声心动图技术为产前进行胎儿的心脏结构和血流动力学筛查、诊断提供了技术的保证。尤其是随着胎儿心脏发育和血流动力学研究的快速进展，胎儿超声心动图得以成为产前无创伤性检测的重要手段。胎儿超声心动图的超声专业技术人员的经验水平、检查时间和设备的选择等都是保证胎儿超声心动图准确性的主要条件。进行产前先天性心脏病诊断的重要意义在于，其能有效提供干预计划并进行

择时分娩，大量证据显示此措施对于减少新生儿死亡率、提高生存质量有积极意义。同时，基于胎儿超声的发现，结合其他实验室的检测和诊断，可明确心脏外畸形并进行染色体异常的诊断，从而提供围生期遗传和生育方面的临床咨询，对是否终止妊娠等重要决策提供科学依据。

基于对胎儿心脏畸形的初步筛查、明确诊断、选择性人群筛查和非选择性人群筛查等不同目标，胎儿超声的检测策略和技术也不同。多年来，经过临床多中心和大样本量的研究，证明单一的四腔心切面检测由于切面的信息采集存在一定的局限性，对高危人群的胎儿心脏畸形的检出其敏感度低于 50%，在非选择性或低危人群中的敏感度更低。为提高胎儿超声心动图对先天性心脏病检测的敏感度和特异度，近年来详细化的胎儿超声心动图的标准切面包括：四腔心切面、左心室流出道切面、右心室流出道切面、主动脉弓及动脉导管弓切面、三血管切面、上下腔静脉

切面。在一些复杂的病例中，叠加彩色多普勒超声将有助于诊断。

二、产前先天性心脏病发生的高危因素

大多数先天性心脏病是由环境因素和多基因决定的遗传易感性相互作用产生的结果，而由单基因和染色体异常引起者仅占先天性心脏病总数的10%左右。在非选择性人群中筛选出高危群体对提高产前早期诊断和干预的效果有积极意义。大样本流行病学的资料研究和分析显示，先天性心脏病发生的高危因素主要有以下三个方面：母体因素、胎儿因素和家族因素（表8-1）。

表8-1 胎儿超声心动图检查的指征（先天性心脏病的高危人群）

来源	检查指征
母亲因素	高龄孕妇
	母亲血清生化指标异常（AFP、hCG、PAPP-A、uE$_3$）
	糖尿病
	苯丙酮尿症
	结缔组织疾病和（或）自身抗体（增加胎儿房室传导阻滞的风险）
	妊娠期接触致畸物
	致畸性药物：酒精，苯丙胺，抗惊厥药物（卡马西平、乙内酰脲、苯巴比妥、苯妥英钠、三甲双酮、丙戊酸），锂，维甲酸，华法林
	宫内感染：风疹病毒，巨细胞病毒引起的心肌炎，柯萨奇病毒和细小病毒
	大剂量的电离辐射
胎儿因素	疑似心脏结构异常，心脏位置异常
	发现易合并心脏畸形的心外畸形
	心律失常（期外收缩、快速性心律失常、完全性心脏传导阻滞）
	非免疫性胎儿水肿
	颈项透明层增厚（NT ≥ 3.5mm）
	早发性（孕32周前）明显的对称性生长受限
	中度和重度羊水异常

（一）先天性心脏病家族史

家族史包括父母本身为先天性心脏病患者、家庭中已有其他子女患先天性心脏病、较近的旁系亲属中患先天性心脏病。在此类患者中，先天性心脏病的发生率为3%～5%。若孕妇患有先天性心脏病，其子代风险的增加概率取决于母亲心脏病的类型。一个患有房室间隔缺损的母亲，其后代有10%～12%的概率罹患某种先天性心脏病。相比较而言，一位患有法洛四联症的母亲（无合并22q11缺失），其子代先天性心脏病发生的概率为2%。如果家族中有明确的基因缺陷基础，先天性心血管畸形在后代中再发的风险约高于自然人群2～5倍。若母体疾病已经影响了前一个胎儿或存在已知的常染色体显性单基因缺陷，则再发先天性心血管畸形的风险可能性就更高。如前一胎患先天性心脏病，再怀孕胎儿发生先天性心血管畸形的概率为2%～5%；如已出生两个先天性心脏病患儿，再怀孕胎儿发生先天性心血管畸形的概率可达10%～15%。如父母均有先天性心脏病，其子女的先天性心脏病发生率为12%。

（二）母亲因素

1. 各类型感染性疾病

母亲怀孕早期患各类感染性疾病，尤其是病毒性感染，常导致胎儿患先天性心脏病。如风疹病毒感染与动脉导管未闭(PDA)、肺动脉狭窄(PS)相关，细小病毒及柯萨奇病毒感染与心肌病发病密切相关。其他如母亲患水痘、流感和流行性腮腺炎，其胎儿患先天性心脏病的发生率均增高。

2. 各种类型的糖尿病

尤其是在妊娠早期的胰岛素依赖型患者，其胎儿畸形的发生率可为正常人群组的 4～5 倍，其中约 1/3 有心血管畸型。常见为房间隔缺损、室间隔缺损、大动脉病变、尤其是肥厚性心肌病变等发生率可高达 30%～50%。

3. 结缔组织疾病

如母亲患系统性红斑性狼疮、风湿性关节炎、Rh 溶血病等其后代先天性心脏病发生率为 40% 左右，母亲患结缔组织疾病有导致胎儿房室传导阻滞或心肌病的可能。特殊的母体抗体 (抗 -RHO 和抗核抗体) 可损害胎儿心脏传导系统和心肌的发育。

4. 药物和毒物影响

孕期受某些药物或毒物影响，常见有苯丙胺、化学物质锂、三甲双酮、苯妥英钠、酒精、吸烟，或孕期内接触可疑致畸物质 (如放射线等)。母亲是慢性酒精中毒者，其胎儿中患法洛四联症的风险为 25% 左右，左心梗阻损伤及室间隔缺损的风险发生率为 12%～16%。

5. 高龄孕妇及不正常妊娠史

孕妇年龄大于 35 岁，其胎儿染色体畸变的概率增高。羊水过多或羊水过少时先天性心脏病的发生率也随之增高。母亲既往有反复流产、死胎或胎儿存在先天性畸形病史均是应进行胎儿超声心动图检查的指征。

6. 母亲血清生化指标异常

如甲胎蛋白（AFP）、人绒毛膜促性腺激素（hCG）、游离雌三醇（uE$_3$）、妊娠相关血浆蛋白 A（PAPP-A）等。

（三）胎儿因素

1. 心脏异常

常规产前超声检查发现胎儿心脏可疑异常，尤其是四腔心切面显示异常时，其中约 60% 的胎儿可能患有各种先天性心脏病。

2. 器官畸形

常规检查中若发现以下器官的畸形，提示与先天性心脏病有较大关联：①脑积水；②食管闭锁、十二指肠闭锁、空肠闭锁；③脐膨出、胃肠膨出；④肾脏发育不全；⑤膈疝。如果以上的畸形合并有染色体的异常，则先天性心脏病的发生概率为 27%～42%。

3. 染色体异常

染色体异常的胎儿中，以 21- 三体综合征即先天性愚型为例，其先天性心脏病发生率为 50%。其他如 18- 三体综合征、Turner 综合征、Noonan 综合征、William 综合征等合并先天性心脏病的风险都较高（表 8-2）。

4. 胎儿心律失常

胎儿心律失常包括心动过缓、心动过速和心律不齐。以上三种情形均为胎儿超声心动图检查的适应证，心脏畸形的发生率为 2%～5%，但在完全性房室传导阻滞的胎儿中，心脏畸形的发生率可高达 30%～40%。

5. 胎儿水肿

胎儿水肿是指胎儿皮下及体腔（胸、腹腔）积液。非溶血等免疫问题引起的胎儿水肿中，约 20%～45% 的病例被认为是心源性的，包括心脏结构和（或）节律异常。主要由胎儿的心功能不全引起，引起胎儿水肿常见心脏畸形有：内脏异位综合征、房室间隔缺损、Ebstein 畸形和左心发育不良综合征等。严重的三尖瓣或二尖瓣反流也可导致水肿。上述这些心脏异常可增加心房压和静脉压，最终产生胎儿水肿。

表 8-2　染色体异常合并的先天性心脏病及其发生风险

染色体异常	伴发的心脏畸形	风险率（%）
21-三体综合征	AVSD，VSD，ASD，TOF，CoA	40~50
18-三体综合征	圆锥动脉干病变（VSD，TOF，DORV），AVSD，BiPv，AS，PS，HLH	99
13-三体综合征	VSD，ASD，HLH，TOF	80~90
部分 22-三体综合征（猫眼综合征）	TAPVC，VSD，ASD	40
三倍体	VSD	60
性染色体单体病（Turner 综合征）	CoA（大部分为管状），AS，HLH，ASD	30~40
4 号染色体短臂末端缺失（Wolf-Hirschhorn 综合征）	VSD，ASD，PDA	40~60
5 号染色体短臂缺失（猫叫综合征）	VSD，ASD，PDA	30~60
22q11 微缺失	圆锥动脉干病变（VSD，TOF，DORV，TAC），CoA，IAA	75~85

注：AS—主动脉狭窄；ASD—房间隔缺损；AVSD—房室间隔缺损；BiPv—二叶肺动脉瓣；CoA—主动脉缩窄；DORV—右心室双出口；HLH—左心发育不良；IAA—主动脉弓离断；PDA—动脉导管未闭；PS—肺动脉狭窄；TAC—共同动脉干；TAPVC—完全性肺静脉异位引流；TOF—法洛四联症；VSD—室间隔缺损。

6. 胎儿颈项透明层增厚

颈项透明层（nuchal translucency，NT）是妊娠 11 ~ 13⁺⁶ 周时胎儿颈后皮下液体积聚形成，沿头和颈部分布。目前胎儿 NT 增厚有多种假设机制，淋巴系统异常或淋巴管阻塞、心血管结构畸形、心肌功能异常、结缔组织异常、胸廓内压力增加、胎儿活动减少、胎儿低蛋白血症、胎儿贫血、胎儿感染等都有可能导致 NT 增厚。一系列产前筛查研究数据表明，随着 NT 的增厚，胎儿先天性心脏病的发生率不断增加，而所患先天性心脏病的种类没有特异性。所以，胎儿 NT 增厚可作为胎儿超声心动图的高危指征（表 8-3）。若与三尖瓣和静脉导管血流的检测相结合，可以提高产前诊断先天性心脏病的敏感性。

表 8-3　染色体正常胎儿 NT 增厚时严重先天性心脏病的发生率

研究者	胎儿例数	严重先天性心脏病（发生率）		
		NT < 2.5mm	NT 2.5 ~ 3.4mm	NT ≥ 3.5mm
Hyett, et al	29 154	22/27 332（0.8/1 000）	8/1 507（5.3/1 000）	20/315（63.5/1 000）
Mavrides, et al	7 339	22/7 081（3.1/1 000）	1/198（5.1/1 000）	3/60（50.0/1 000）
Michailidis, et al	6 606	8/6 371（1.2/1 000）	1/162（6.2/1 000）	3/73（41.1/1 000）
Hafner, et al	12 978	20/12 329（1.6/1 000）	7/649（10.7/1 000）	
Bahado-Singh, et al	8 167	18/7 789（2.3/1 000）	2/335（6.0/10 000）	1/43（23.3/1 000）
Bruns, et al	3 664	7/3 506（4.6/1 000）	0/127	3/31（96.8/1 000）
Westin, et al	16 328	44/15 894（2.8/1 000）	5/382（13.1/1 000）	3/52（57.7/1 000）
Muller, et al	4 144	11/4 044（2.7/1 000）	0/79	2/21（95.2/1 000）
总计	88 380	152/84 346（1.8/1 000）	24/3 439（7.0/1 000）	35/595（58.8/1 000）

三、低危人群的筛查

先天性心脏病产前的高危因素仅在约10%的病例中是可知的，约90%患有各种类型心脏畸形的胎儿并不表现高危征象。鉴于先天性心脏病约占围生期死亡的40%，新生儿死亡的20%，越来越多的国家和地区针对非选择性人群或低危人群进行产前无创性筛查展开了研究和实践。

大量数据显示，在非选择性人群或低危人群筛查中，胎儿超声心动图的特异度接近100%，但是该筛查在低危人群的敏感度在85%以下（表8-4），仍然是一个需要提高的问题。是否把胎儿超声心动图作为非选择性人群和低危人群的产前筛查手段，将取决于该项操作是否会影响新生儿健康及其费用的多少。

表8-4 非选择性人群和低危人群的敏感度

研究者	研究人群	严重畸形（95%可信区间）	轻微畸形（95%可信区间）	非结构性异常（95%可信区间）	所有畸形（95%可信区间）
Rustico, et al, 1995	低危人群	84.6（54.6~98.1）	23.1（12.5~36.8）	—	35.4（23.9~48.2）
Anandakumar, et al, 2002	非选择人群	94.0（84.4~98.5）	82.1（76.5~86.9）	95.2（76.2~99.9）	85.4（80.9~89.2）
Hafner, et al, 1998	低危人群	87.5（65.1~97.9）	32.4（21.5~44.8）	83.3（17.7~19.9）	46.1（35.4~57.0）
Achiron, et al, 1992	低危人群	83.3（55.6~97.1）	50.0（11.8~88.2）	87.5（28.4~99.9）	78.3（56.3~92.5）
Stümpflen, et al, 1996	低危人群	—	—	—	86.1（61.9~97.6）

（1）对非选择性人群筛查的应用应该对该人群的健康结果产生积极作用，同时应符合成本效益分析的卫生经济学原理。其有助于产前预先制订分娩计划，避免紧急的转运；并可降低孕妇的紧张和焦虑情绪及随之产生的问题。产前的筛查有利于对那些患有严重心脏畸形（尤其是一些动脉导管依赖型的胎儿）的胎儿分娩后即可出现的低氧血症和严重酸中毒给予有准备的相应处理措施，并对那些增加死亡率、造成多脏器衰竭和神经系统持续损伤的情况采取必要的围生期处理和干预的措施（如即刻注射前列腺素E、进行球囊房间隔撕裂术和球囊瓣膜成形术等），这对降低新生儿死亡率、提高新生儿生存质量至关重要。

（2）由于科学技术的发展，大多数先天性心脏病现在已经可以被治疗，并取得良好效果。由不同专业背景组成的团队能为孕妇及家庭提供围生期咨询、自然预后和进一步干预措施，并进行决策方面的帮助。患有先天性心脏病的胎儿若合并染色体异常、合并多发性心外畸形、宫内发育迟缓或心功能不全等有很高围生期死亡率。因其预后差，其终止妊娠的比例较高。

（3）产前心脏筛查的方法必须简单易用，并被大多数孕妇接受。胎儿超声心动图由于其对孕妇及胎儿的安全性保障及适用于大多数孕妇而被广泛接受。在推广胎儿超声心动图技术时，其假阴性和假阳性的预测值要低，其特异度和敏感度要尽可能高。加强对临床操作人员的强化培训支持是提高胎儿超声心动图敏感度和特异度的关键因素。

美国妇产科医师协会1993年曾提出："不管使用何种方法，亦不管在妊娠哪一阶段，即使让最有名的专家进行彻底的检查，期望能检出所有的胎儿畸形是不现实的，也是不合情理的。"一般胎儿在孕18周左右进行超声心动图检查较难发现畸形，检查时间太早会导致假阴性的诊断。受胎儿及母体因素的限制，至少应在孕18周后进行详细的胎儿心脏结构和功能的评价。此外，胎儿在母体中的位置、活动、孕妇的体重大小、羊水量等因素有时可增加显示心脏标准切面的困难度。应用多普勒超声检测血流时，有时因所测血流与取样容积夹角过大，不能获得真实血流速度频谱，会对分析判断造成影响。

（桂永浩）

✅ 参考文献

1. Perry LW, Neill CA, Ferencz C, et al. Infants with congenital heart disease: the cases. In: Ferenz C, Rubin JD, Loffredo CA, et al, eds. Epidemiology of Congenital Heart Disease. The Baltimore-Washington Infant Study 1981-1989. Perspectivesin Pediatric Cardiology, Armonk, NY: Futura, 1993, 4:33-62.

2. 刘薇廷，宁寿葆. 上海市杨浦，徐汇区小儿先天性心脏病发病率及其特点. 中华儿科杂志，1995(6):347-349.

3. Carvalho JS, Mavrides E, Shinebourne EA, et al. Improving the effectiveness of routineprenatal screening for major congenital heart defects. Heart, 2002, 88:387-391.

4. 全国胎儿心脏超声检查协作组. 胎儿心脏超声检查规范化专家共识. 中华超声影像学杂志，2011, 20:904-909.

5. International Society of Ultrasound in Obstetrics and Gynecology. Cardiac screening examination of the fetus: guidelines for performing the"basic"and"extended basic"cardiac scan. Ultrasound Obstet Gynecol, 2006, 27:107-113.

6. Calcagni G, Digilio MC, Sarkozy A, et al. Familial recurrence of congenital heart disease: an overview and review of the literature. Eur J Pediatr, 2007, 166:111-116.

7. Cooper M, Enderlein MA , Dyson DC, et al . Fetal echocardiography: retrospective review of clinicalexperience and an evaluation of indications. Obstet Gynecol, 1995, 86:577-582.

8. Boughman JA, Berg KA, Astemborski JA, et al. Familial risks of congenital heart defect assessed in a population based epidemiologic study. Am J Med Genet, 1987, 26:839-849.

9. Gill HK, Splitt M, Sharland GK, et al. Patterns of recurrence of congenital heart disease: an analysis of 6,640 consecutive pregnancies evaluated by detailed fetal echocardiography. J Am Coll Cardiol, 2003, 42:923-929.

10. Burn J, Little J, Holloway S, et al. Recurrence risk in offspring of adults with major heart defects: results from first cohort of British collaborative study. Lancet, 1998, 351:311-316.

11. Smith RS, Comstock CH, Lorenz RP, et al. Maternal diabetes mellitus: which views are essential for fetal echocardiography? Obstet Gynecol, 1997, 90:575-579.

12. Meyer-Wittkopf M, Simpson JM, Sharland GK . Incidence of congenital heart defects in fetuses of diabetic mothers: a retrospective study of 326 cases. Ultrasound Obstet Gynecol ,1996, 8:8-10.

13. 储晨，桂永浩，任芸芸，等 . 母亲妊娠期糖尿病对胎儿和婴儿心功能的影响 . 中华围产医学杂志，2010, 6:456-462.

14. Koren G , Edwards MB , Miskin M . Antenatal sonography of fetal malformations associated with drugs and chemicals: a guide. Am J Obstet Gynecol ,1987, 156:79-85.

15. Stümpflen I, Stümpflen A, Wimmer M, et al. Effect of detailed fetal echocardiography as part of routine prenatal ultrasonographic screening on detection of congenital heart disease. Lancet, 1996, 348:854-857.

16. Cullen S, Sharland GK, Allan LD, et al. Potential impact of population screening for prenatal diagnosis of congenital heart disease. Arch Dis Child, 1992 , 6:775-778.

17. Pierpont ME, Basson CT, Benson W, et al . Genetic basis for congenital heart defects: current knowledge: a scientific statement from the American Heart Congenital Cardiac Defects Committee, Council on Cardiovascular Disease in the Young. Circulation, 2007, 115:3015-3138.

18. Mogra R, Alabbad N, Hyett, et al. Increased nuchal translucency and congenital heart disease. Early Human Development, 2012, 88:261-267.

19. Ott WJ. The accuracy of antenatal fetal checocardiograohy screening in high- and low-risk patients. Am Journal of Obstetrics and Gynaecology, 1995, 172-174.

20. Randall P, Brealey S, Hahn S, et al. Accuracy of fetal echocardiography in the routine detection of congenital heart disease among unselected and low risk populations: a systematic review. International Journal of Obstetrics and Gynaecology, 2005, 112:20-30.

21. 任芸芸，李笑天，桂永浩，等 . 胎儿先天性心脏病产前超声筛查诊断模式的评价，中华妇产科杂志，2008, 8:589-592.

第九章
胎儿循环及生后循环转化

自孕 6 周看到胎心搏动，胎儿心脏跳动将持续整个妊娠期。孕 7 周绒毛血管与原始心管相连续，自此通过脐带的胚胎循环建立，超声可以见到胚胎躯干内主动脉血流信号，甚至可以见到颅内循环血流信号。孕 8 周末心血管系统结构发育完全，左上腔静脉消失，室间隔关闭，卵圆孔、动脉导管开放，自此胎儿循环开始并持续至出生。心血管系统是胎儿最早发挥生理功能的系统，其功能不依赖母体独立运作。胎儿心血管系统不但要满足胎儿时期生长发育的泵血需求，而且还要满足胎儿生后肺循环建立时的即刻脐 - 胎盘循环改变为成人的肺循环建立，体、肺循环分开的复杂生理过程。对胎儿循环和生后循环改变的认识有利于我们理解胎儿及新生儿先天性心血管异常的病理生理及临床。

一、胎儿循环

出生后，我们通过肺摄取氧气并排出二氧化碳，而能量物质的摄取发生在胃肠道，并通过门静脉进入肝脏进行物质转化后进入循环。在胎儿期，摄取氧气及排出二氧化碳在胎盘循环内完成，能量物质也是通过胎盘后经脐静脉进入胎儿体内，其中一部分会通过胎儿肝脏后再进入胎儿循环，约有 50% 是通过静脉导管直接进入胎儿循环进行利用。胎儿循环的主要分流部位是胎盘、静脉导管、卵圆孔及动脉导管。

（一）胎儿循环方式

胎儿时期，氧合充分的血液由母体通过胎盘、脐静脉至胎儿体内，而这些氧合血在进入心室射血前即与胎儿体循环静脉血混合（图 9-1）。

脐静脉进入肝门后转向左侧，并分成数个分支，远端分支衍生为静脉导管并首先汇入下腔静脉，与胎儿右心房相连。脐静脉进入肝门后向右侧的分支，在与门静脉混合后供应肝右叶。左侧肝静脉回流入心的位置非常靠近静脉导管，右肝静脉在下腔静脉右侧和后侧亦分别回流入下腔静脉（图9-2）。

虽然，进入右心房的血是动静脉混合的血，但是脐静脉经过静脉导管的血流优先由卵圆孔进入左心系统，即由卵圆孔进入左心房、左心室、升主动脉、冠状动脉及头臂动脉。而腹部来源的下腔静脉血流优先由右心房经三尖瓣引入右心室，经肺动脉、动脉导管进入降主动脉供应下肢和内脏血流，并一部分再次回流到胎盘。胎盘是胎儿循环中阻力最低的地方，大约55%的胎儿心排血量回流入胎盘。

血流的优先引流有重要生理意义，即提供给耗氧多的重要器官，如脑、心更高的血氧。其血流动力学的形成有以下可能原因，在胎儿中房间隔下缘的引流，下腔静脉瓣及房间隔下部的对应运动，以及界嵴、梳状缘延续过下腔静脉的结构，使得下腔静脉左后部分血流直通过卵圆孔进入左心房。其他的机制包括不同来源的血流速度不同，腹部下腔静脉血流速度较慢，为15cm/s，而静脉导管的血流相对较快（55~60cm/s），这就使两者在血管或心脏内分别运行，故提供较多氧的静脉导管的血流优先经卵圆孔进入左心系统再到升主动脉，而血氧饱和度较低的腹部来源的下腔静脉血流则优先由右心房经三尖瓣引入右心室及肺动脉。

右心室的血流进入肺动脉后，因肺阻力极高，仅约10%进入肺循环，大部分通过动脉导

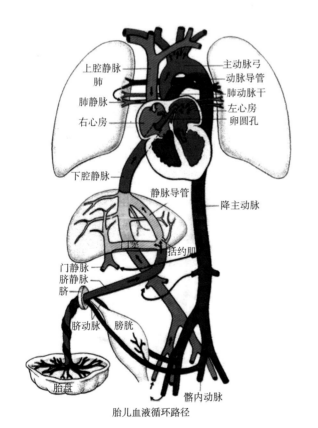

图9-1　胎儿循环示意图

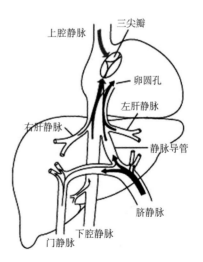

图9-2　胎儿肝门区血流

管进入降主动脉，通常情况下进入肺动脉的血不会经过动脉导管后反向流入升主动脉及其分支。左心房在接受肺静脉的回流血及卵圆孔血流后将血排入左心室，左心室射血入主动脉，大部分主动脉的血供应冠脉、头部及上肢部分，仅有少部分通过主动脉峡部进入降主动脉。

妊娠后期胎儿的肺循环和体循环血流量是大不相同的，右心室心排血量分布大约10%入肺，35%到其他胎儿组织，55%进入胎盘，这种分配方式更有利于胎儿与母体的交换。

（二）氧合血与腔静脉血的混合

在成人循环中，将氧合的肺静脉血与去氧合的体循环静脉血分开是至关重要的，而在胎儿循环中，在血液进入主动脉供应全身器官前，氧合的肺静脉血与去氧合的体循环静脉血在多处进行混合，比如在肝脏水平，在回流入心前，在心内及大血管水平都有去氧合血混合入氧合血中，这使得动脉血血氧饱和度下降，而供应全身各处的血液几乎都是氧合血与腔静脉血的混合。

胎儿脐静脉血氧分压约为28mmHg，脐动脉血氧分压约为15mmHg。在安静站立状态下，脐动脉压为60~70mmHg，脐静脉压为20~30mmHg。因胎儿血红蛋白的氧离曲线左移，所以氧饱和度不很低，以保证携带较多的氧。胎儿心腔内及各处大血管的血氧饱和度不同，脐静脉血氧饱和度在80%~90%，此血与下腔静脉和肝静脉的血流汇合后饱和度降至70%左右进入右心房，一部分通过卵圆孔进入左心房，此为由胎心排出的含氧最高的血流。由于左心房中有一小部分血来自尚无功能的肺部，含氧量较低，所以左心房左心室的血氧饱和度为65%，送入躯体上部。上腔静脉血氧饱和度约为40%，进入右心房后与下腔静脉血的层流混合，到右心室饱和度约为55%。右心室血入肺动脉主干后大多通过动脉导管进入降主动脉，同时降主动脉有氧合程度较高的血经主动脉流入，故降主动脉血氧饱和度

约为60%。

（三）胎儿心腔及心排血量

1. 胎儿心排血量

人类胎儿胎盘血流量为120~140ml/(min·kg)，右心室及左心室总输出量在450ml/(min·kg)左右，人类胎儿的右心室与左心室输出量之比值为(1.2~1.3):1。也有资料提示人类胎儿的左心室发育充分，左右心室的心排血量几乎相同。成人心率下降时，心脏每搏心排血量增加，胎儿因心室顺应性差，心率下降时不能相应增加每搏心排血量，所以，胎儿心排血量很大程度取决于心率，因此胎儿心率下降会引起胎儿心排血量急剧下降。

2. 心腔

胎儿时期右心室较左心室占优势，右心室占心排血量的55%，左心室占45%。因此胎儿心脏超声心动图右心房、右心室、肺动脉均较左侧稍大，不同孕周稍有差异，当然不能明显增大。因为胎儿肺不呼吸，肺阻力甚高，肺动脉、右心室收缩压与左心室、主动脉相同。因此，新生儿期右心室仍明显占优势。

胎儿时期仅10%~15%的血流进入肺动脉，因此，肺动脉分支发育较细。生后肺血流骤然增多，相对肺血管狭窄，可以在新生儿时期胸骨左缘上部听到1~2/6收缩期杂音，并向左右胸、腋下及背部传导，称新生儿肺动脉血流杂音，大多于3~6月龄消失。

3. 心肌

成熟心肌与胎儿心肌有明显不同，成年羊心肌直径15~20μm，细胞核相对小，且多见2个以上。胎羊心肌直径明显小，仅5~7μm，细胞核相对较大且大多为一个核。胎羊孕后半期心肌直径未见明显变化，但是心脏重量随孕周增加，提示是心肌细胞数量的增加而不是心肌质量增长。生后心肌体积以肥厚形式急速增长，却极少有丝分裂。胎羊和生后心肌DNA与心肌蛋白质测定亦证明了这个现象。胎羊心肌DNA/蛋白

质高，生后此比值陡然下降，说明胎羊心肌核多而心肌细胞小，生后细胞增大而核物质增加不明显，其原因尚不清楚，但是皮质醇的作用不容忽视，胎羊左冠脉输入可的松 96 小时，心肌 DNA/ 蛋白质下降，而生后同样方法心肌 DNA/ 蛋白质不变。

二、出生后循环变化

出生后循环变化主要是血液气体交换由胎盘转移至肺，胎盘循环关闭，肺循环起始。

1. 胎盘循环关闭

脐静脉血流中止，使静脉导管关闭。胎盘阻力最低，因其关闭使生后体循环阻力升高。

2. 肺循环建立

胎儿肺泡内本为液体所填塞，临产时经产道挤压将其 1/3 左右挤出肺泡，其余由血管和淋巴管迅速吸收，顺产者于 5~15 分钟内肺泡均有充气，于是肺循环血管张开，肺阻力下降，肺动脉血流进入肺部，不必进入动脉导管的短路，并且右心压力负荷下降，右心房压力降低。肺循环的建立，肺动脉血流丰富，肺静脉回流增多，使左心房压力升高超过右心房。

3. 卵圆孔关闭

卵圆孔呈裂口样，其上缘为第二房间隔的镰缘，下缘为第一房间隔组成，较菲薄，卵圆孔的裂口直径约 8mm。胎儿氧合程度较高的下腔血流与此孔对口，而且在下腔静脉开口的前缘有一瓣膜装置，称欧式瓣，使血流在右心房中产生层流，将下腔来血导向卵圆孔的裂口而入左心房。胎儿出生后，左心房的压力高于右心房，使卵圆孔功能性封闭。出生一年左右，卵圆孔完全封闭，并在房间隔的右面形成卵圆窝。一些新生儿出生后卵圆孔未闭，如小于 5mm，且为左向右分流，心脏不大，无血流动力学意义，约 90% 1 岁内闭合。

4. 动脉导管关闭

动脉导管于出生后 10~15 小时因中层平滑肌的收缩而功能性关闭。出生 2~3 周导管内膜和内膜下层的永久性改变使动脉导管永久闭合。血氧、前列腺素浓度及新生儿的成熟度是动脉导管闭合的主要因素。

出生后体循环血氧饱和度升高，PaO_2 从宫内的 25mmHg 升至 50mmHg，可以强烈刺激导管壁收缩使其关闭。低氧和酸中毒可使导管平滑肌松弛，影响闭合。导管平滑肌对血氧的敏感度与新生儿胎龄相关，早产儿导管组织对氧敏感度差。

胎盘组织产生前列腺素，分娩前随着胎盘老化，胎儿体内前列腺素水平下降，动脉导管出现收缩现象，已做好出生后闭合的准备。早产儿体内前列腺素水平较高，可能也是推迟关闭的原因之一。生后肺循环的形成，使前列腺素代谢、排除增加，降低了其新生儿体内水平，促成动脉导管的关闭。前列腺素合成酶抑制剂吲哚美辛可促进动脉导管关闭。母亲孕期服用前列腺素抑制剂，如阿司匹林可导致胎儿动脉导管收缩、闭合，对胎儿造成危害，并可能导致出生后新生儿持续性肺动脉高压（PPHN），或称持续性胎儿循环。

出生后 3 个月动脉导管仍未关闭，肺动脉与主动脉仍然相通，称动脉导管未闭，为一种先天性心脏病。高原地区血氧饱和度低使动脉导管延迟关闭或持续开放，因此，高原地区的动脉导管未闭发病率较平原地区高。但是一些先天性心脏病如肺动脉闭锁、左心发育不良等使肺循环或体循环动脉导管依赖，则生后必须应用前列腺素 E_1 保持动脉导管开放。

5. 其他

脐动脉：近侧段形成髂内动脉，远侧段萎缩。

脐静脉和静脉导管：分别形成肝圆韧带和静脉韧带。

新生儿心血管系统的结构及功能经上述变化后，血液循环的途径即转变为成年人的血液循环。

（焦 萌 韩 玲）

参考文献

1. Arthur Garson Jr, Bricker JT, Mc Namara DG, et al.The science and practice of pediatric cardiology. Philadelphia:Lea and Febiger, 1990.

2. Simcha Yagel, Norman H Silverman, Ulrich Gembruch. Fetal Cardiology. 2nd ed. New York:Infoma healthcare, 2009.

3. 杨思源. 小儿心脏病学. 第 2 版. 北京：人民卫生出版社, 2000.

4. 王惠玲. 小儿先天性心脏病学. 北京：北京出版社, 1996.

5. 张桂珍，耿斌. 实用胎儿超声心动图学. 北京：中国医药科技出版社, 2006.

6. Myung K Park. 实用小儿心脏病学. 桂永浩，刘芳，译. 第 5 版. 北京：人民军医出版社, 2009.

7. 陈常佩，陆兆龄. 围生期超声多普勒诊断学. 北京：人民卫生出版社, 2002.

第十章
正常胎儿血流

第一节 >>> 心脏及大血管的胚胎发育

一、心脏的发生

胚胎发育第 3 周末，胚体内外的血管网连接形成原始心血管系统，标志着血液循环的开始。第 4 周已建立胚体循环、卵黄囊循环和脐循环三个血液循环通路。

胚胎发育第 22 天，左、右心管向中央靠拢融合成一条心管。随后心管从头到尾依次出现心球、心室和心房三个膨大部。心球与动脉干相连，心房尾侧膨大称为静脉窦，与脐静脉、卵黄静脉及总主静脉相连。由于心管的生长速度比心包腔快，所以心球和心室向右、腹、尾侧弯曲，心房和静脉窦向左、背、头侧弯曲，形成"U"形的球室袢。至胚胎发育第 4 周末，心脏开始协调性收缩。

二、心脏内部的分隔

（一）心房、心室的分隔

胚胎发育至第 5 周时，背腹两侧心内膜垫相互靠拢并愈合，将房室管分隔成左、右两部分，随后，左、右房室管处的心内膜下组织局部增厚，形成左侧两个和右侧三个隆起，分别演变成二尖瓣和三尖瓣。

首先在心房头端背侧正中线处发生一薄膜，即第一隔，它向心内膜垫延伸，留下一个与心内膜垫之间的孔，称为第一孔。随着第一隔的增长，第一孔逐渐变小直至第一隔与心内膜垫愈合，同时第一隔的中央偏头侧部出现若干小孔，这些小孔不久融合成一个大孔，称为第二孔。第5周末，从第一隔右侧的头端腹侧壁又发生一个薄膜，称为第二隔，它也向心内膜垫生长并逐渐覆盖第一隔上的第二孔。第二隔上留有一卵圆形孔，位于第二孔尾侧，称为卵圆孔。由于第一隔覆盖在卵圆孔左下方，称为卵圆孔瓣。

胚胎发育至第4周末，心室心尖处出现一个肌性隔膜，向心内膜垫方向生长，称为肌性室间隔。在肌性室间隔与心内膜垫之间留有一个半月形的孔，称为室间孔，持续至第7周末。最后，由于左、右侧心球嵴的尾侧及心内膜垫融合使室间孔闭合，形成膜性室间隔，并与肌性室间隔相互融合。

（二）心球和动脉干的分隔

胚胎发育至第5周，心球远段的动脉干和心动脉球内膜下组织局部增厚，形成一对向下延伸的螺旋状纵嵴，即左、右球嵴。左、右球嵴在中线融合，形成螺旋状走行的隔，将动脉干和心动脉球分隔成肺动脉干和升主动脉。由于主、肺动脉隔呈螺旋状，所以肺动脉干呈扭曲状围绕升主动脉。主动脉和肺动脉起始处的内膜下组织增厚，形成三个隆起，并逐渐改变形状成为半月瓣。

三、主动脉及肺动脉的发育

胚胎发育至第4周时，每个鳃弓内有一条弓动脉（aortic arch），共6对，起自主动脉囊，呈弓形走向背侧，与同侧的背主动脉相连。此后，这6对弓动脉部分退化，部分持续存在，逐渐演变为心底的大动脉及其分支。其中，第1、2、5对弓动脉退化消失；第3对弓动脉近端形成颈总动脉，远端形成颈内动脉；第4对弓动脉中左侧形成主动脉弓的一部分，右侧演变成右锁骨下动

脉的近端；第6对弓动脉中左侧近端演变成左肺动脉的近端部，远端形成动脉导管，右侧近端演变成右肺动脉的近端部，远端退化消失。

胚胎发育至第8周时，正常胎儿主动脉弓形成，起自升主动脉，从右前方弯向左后方，自凸侧从右向左依次发出头臂干、左颈总动脉和左锁骨下动脉三大分支，在第4胸椎体下缘处的左侧移行为胸主动脉。主动脉弓可划分为三段：近侧弓、远侧弓和主动脉峡部。其中，近侧弓位于头臂干与左颈总动脉之间，远侧弓位于左颈总动脉与左锁骨下动脉之间，主动脉峡部位于左锁骨下动脉与动脉导管汇入处之间。上述三段依次变窄，反映了胎儿循环的特点，即升主动脉较粗主要供应头颈部，仅有少部分血液通过主动脉峡部。在新生儿期，主动脉峡部内径通常较升主动脉窄60%左右。

四、静脉系统的发育

胚胎发育至第4周时，静脉窦右角明显扩大，左角变小，经过退化和演变，右角接受经上腔静脉回流的上半身血液及经下腔静脉回流的下半身血液和胎盘血液。第7~8周时，由于心房扩展使上腔静脉和下腔静脉直接进入右心房，原始右心房成为右心耳。同时，随左心房的扩大，肺静脉直接开口于左心房，原始左心房成为左心耳。

卵黄静脉最初通过吻合支在十二指肠周围与静脉窦相连，以后逐步发育为门静脉，肝内存留的一部分右卵黄静脉形成肝静脉。

右脐静脉很早就全部退化，从脐带至肝的一段左脐静脉将胎盘回流的血液带入胎儿体内，直至胎儿出生。同时，肝内发生静脉导管，连接左脐静脉和下腔静脉，将高氧血直接送入下腔静脉。

第二节 >>> 胎儿血流动力学及特殊结构的生理学特点

一、胎儿血液循环途径

胎儿尚未建立呼吸功能，其血液循环途径与出生后明显不同，存在多个特殊的解剖结构如脐动脉、脐静脉、静脉导管、卵圆孔、动脉导管等，这些结构保证了胎儿与母体之间进行血液交换。但是，这些特殊结构的存在也使胎儿的血液循环通路较出生后更加复杂，容易受到多种因素的影响。

含氧量高的动脉血从母体经胎盘、脐静脉进入胎儿体内。腹内段脐静脉与胎儿门静脉左支相连，其中一部分血液经静脉导管直接进入右心房，并在下腔静脉瓣和卵圆孔瓣的作用下使这些含氧量高的血快速进入左心房，这部分血液加上经肺静脉回流的血液一起经二尖瓣进入左心室；脐静脉的另一部分血液则经门静脉右支、肝窦、肝静脉、下腔静脉进入右心房，由于这一通路不经过静脉导管、下腔静脉瓣和卵圆孔瓣等特殊结构，这部分血液和上腔静脉回流的血液经过三尖瓣直接进入右心室。

左心室血液大部分来源于静脉导管的动脉血，少部分来源于肺静脉，它们经主动脉瓣进入升主动脉，大部分供应给头颈部分支及冠状动脉，少部分经主动脉峡部到达降主动脉。右心室血液则由上腔静脉、下腔静脉及由脐静脉 - 门静脉 - 肝静脉 - 下腔静脉途径的血流构成，它们经肺动脉瓣进入主肺动脉，大部分经动脉导管进入降主动脉，少部分供应尚未建立呼吸功能的双肺。降主动脉至盆腔发出分支髂内动脉，继而发出脐动脉，将含氧量低的静脉血带回胎盘完成血液交换。

分娩后，随着脐带断流及肺脏建立呼吸功能，这些特殊结构逐渐关闭。其中，脐动脉退化为脐侧韧带，脐静脉闭锁为肝圆韧带，静脉导管闭锁为静脉韧带，动脉导管闭锁为动脉韧带。肺静脉回血增多使左心房压力超过右心房，卵圆孔瓣紧贴第二隔从而封闭卵圆孔。如果这些结构持续开放，则会出现动脉导管未闭、卵圆孔未闭等相应的病理改变。

二、胎儿心血管特殊结构的生理特点

脐带内包含两支脐动脉和一支脐静脉，其中脐静脉将含氧量高的动脉血输入胎儿体内，脐动脉将含氧量低的静脉血带回胎盘完成血液交换。脐动脉的血流频谱受胎盘功能的影响，在宫内生长迟缓等异常状况下，会出现脐动脉舒张期血流缺失甚至反向；而脐静脉的血流频谱则受胎儿心功能的影响，在心功能不全时会出现脐静脉搏动征。

静脉导管是位于腹内段脐静脉和下腔静脉之间的静脉通道，在静脉导管、下腔静脉瓣及卵圆孔瓣的作用下，含氧量高的血液从右心房导入左心房，主要供应心脏、大脑及上半身。胎儿应对缺氧、出血等状况时，经静脉导管的血液会明显增加。对于静脉导管管壁是否含有"解剖性"或"功能性"括约肌，目前尚存争议；但频谱多普勒显示正常胎儿静脉导管在整个心动周期均为正向血流。当中心静脉压逐渐升高后，会出现心房收缩期 A 波降低甚至反向。

在胎儿期，卵圆孔主要起着"瓣膜"的作用，将自静脉导管而来的含氧量高的血液导入左心房。在主动脉弓缩窄、左心发育不良综合征等异常状况下，由于左心房压力高于右心房，将导致血液自左心房进入右心房内。

动脉导管是连接肺动脉与降主动脉的一个

肌性管状结构，其血流速度在胎儿心血管系统中最高，并随孕周增加而逐渐增高。右心泵血中约20%进入尚未建立呼吸功能的双肺，约80%经动脉导管进入降主动脉。动脉导管的开放与循环血液中前列腺素 E_2 密切相关，使用吲哚美辛等防早产药物有可能导致胎儿动脉导管收缩，并产生严重后果。出生之后，双肺建立呼吸功能，动脉导管闭锁；如果动脉导管持续开放，则导致左向右分流的先天性心脏病——动脉导管未闭。

主动脉峡部位于左锁骨下动脉与动脉导管汇入处之间，担当着左右心两条循环通路的"分水岭"。正常生理状况下，心输出量中只有约10%通过主动脉峡部，其余大部分主要供应心脏、大脑和上半身。影响主动脉峡部血流方向的主要因素为脑循环和胎盘循环的阻力。胎盘循环阻力逐渐升高时，主动脉峡部没有血流通过；当胎盘循环阻力进一步升高时，主动脉峡部可出现逆向血流。此外，当左心输出量明显下降时，动脉导管和降主动脉的血液可通过主动脉峡部逆行进入主动脉弓。

三、胎儿心肌的功能特点

胎儿心肌在解剖和功能上均与出生后明显不同。首先，胎儿心肌中非收缩成分所占比例较高。其次，胎儿心肌的 Frank-Starling 曲线较出生后明显向左侧移位。应用组织多普勒技术及斑点追踪技术的研究表明，胎儿心肌的运动速度及形变（应变及应变率）与出生后有很大的差别。因此，胎儿心脏的收缩功能及舒张功能均未完全发育成熟，导致房室瓣舒张期血流频谱 E 峰低于 A 峰。随着孕周逐渐增加，E 峰逐渐升高，而 A 峰则基本保持不变。此外，如果胎儿心脏前、后负荷明显改变时，胎儿心脏常常难以适应，从而可导致心功能不全、胎儿水肿甚至宫内死亡。

第三节 >>> 孕早期多普勒血流

一、彩色多普勒及频谱多普勒的基本原理、参数及意义

彩色多普勒的血流信息可以通过彩色方式显示，血流方向朝向探头为红色，背离探头为蓝色，血流速度越快，颜色越亮，血流速度越慢，颜色越暗。

频谱多普勒的血流信息还可以通过速度－时间曲线方式显示，分析与评价多普勒常用指标有 S/D 值（收缩期峰值流速 S 和舒张末期最大流速 D 的比值），阻力指数（resistance index，RI），搏动指数（pulse index，PI），上述指标均无角度依赖。目前倾向于选用 PI 来评估胎儿血液动力学改变（包括脐动脉）。

上述三项指标的临床意义：

（1）S/D 值：如果 D 较高，说明血管远端阻力较低；若 D 较低，说明血管远端阻力较高。D 下降时，S/D 值升高。因此，血管阻力越高，S/D 值也越高。

（2）RI 值：如果血管阻力越高，D 就越低；公式中 (S－D) 值就越高，整个公式的计算结果即 RI 值也越高。因此，血管阻力越高，RI 值越高。

（3）PI 值：PI 公式的分母是"M"（平均流速），如果血管阻力越高，M 就越低。同时，D 也越低，此公式中 (S－D) 值就越高。即血管阻力越高，PI 越高（图 10-1）。

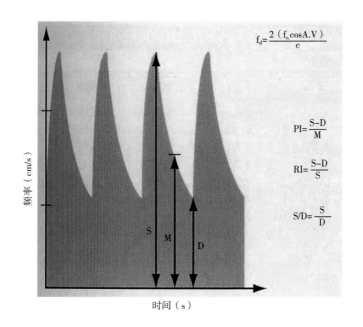

图 10-1　PI、RI 及 S/D 计算示意图

S—收缩期峰值流速；D—舒张期末期最大流速，M—平均流速；PI—搏动指数；
RI—阻力指数；S/D—收缩期峰值流速 / 舒张期末期流速比值

二、孕早期常用多普勒评价指标

子宫动脉、脐动脉、脐静脉及胎儿大脑中动脉和静脉导管的血流频谱可反映胎儿的血液循环状况，是常用的多普勒评价指标。孕早期很难清晰显示心内结构和血流频谱，因此很少应用多普勒评价心内血流状况。

1. 子宫动脉

子宫动脉是孕期子宫血液供应的主要来源，它在子宫内走行依次分支为弓状动脉、放射动脉和螺旋动脉，开口于绒毛间隙，对交感和副交感神经的调节反应最小，确保孕期子宫血流稳步的增加。孕早期子宫动脉与非孕期相似，呈高阻力，随着孕期进展血管阻力逐渐下降。妊娠期高血压疾病及胎儿宫内生长迟缓时，血管阻力明显增高。

子宫动脉的测量部位在其跨过髂动脉，未发出分支前。孕早期子宫动脉频谱呈高阻力状态，有明显的舒张期切迹，至早孕晚期阻力开始下降，孕中期阻力迅速下降，舒张期切迹消失。

2. 脐动脉

近胎儿侧脐动脉阻力偏高，近母体侧偏低，游离段介于两者之间，因此测量时一般选择游离段。随着胎盘的成熟和三级绒毛干数目增加，脐动脉舒张末期的血流量逐渐增加。

最早孕 7 周时可显示脐动脉，血流频谱呈单峰，无舒张期血流信号。孕 11~12 周开始出现舒张期血流信号，孕中期舒张期成分增多，反映血管阻力迅速下降。引起脐动脉阻力增高的常见因素有：妊娠期高血压疾病、胎儿宫内生长受限、妊娠期糖尿病、早产等。

3. 静脉导管

静脉导管的频谱测量在胎儿腹围测量切面上易于获得，也可以在腹部矢状切面获得。观察静脉导管依赖于彩色多普勒超声，可见位于腹内段脐静脉与下腔静脉之间的血流加速段。静脉导管多普勒波形有 2 个峰 1 个谷，第 1 峰 S 为心室收缩期，第 2 峰 D 为心室舒张早期，谷 A 为心房收缩期或心室舒张末期（图 10-2）。

静脉导管 A 波降低或反向提示胎儿中心静脉压升高及右心功能不全（图 10-3 ）。

4.脐静脉

脐静脉分为腹内段与腹外段，最早孕 7 周可以显示脐静脉血流信号。孕 7~11 周脐静脉呈搏动征，即与脐动脉同步出现的小的波峰，此时为正常生理现象。孕 12 周后脐静脉搏动征消失（图 10-4 ）。

异常出现的脐静脉搏动征与胎儿心功能不全有关。需要注意的是，胎儿呼吸样运动时可以见到大的波浪样起伏脐静脉波动征象，应注意与真正的脐静脉搏动征相鉴别。

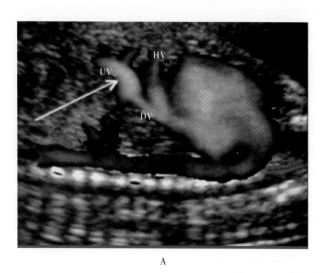

A

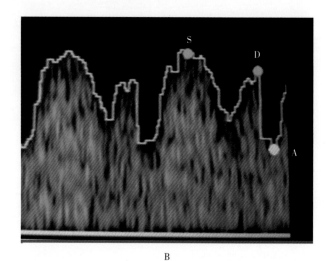

B

图 10-2　静脉导管多普勒波形示意图

A.UV—脐静脉；HV—肝静脉；DV—静脉导管。B.2 个峰 1 个谷，第 1 峰 S 为心室收缩期，第 2 峰 D 为心室舒张早期，谷 A 为心房收缩期或心室舒张末期

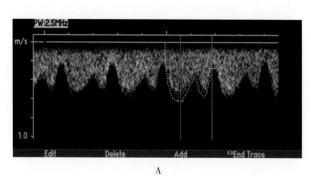

A

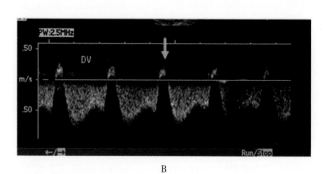

B

图 10-3　静脉导管多普勒波形

A. 正常静脉导管波形；B. 静脉导管 A 波反向，提示胎儿中心静脉压升高及右心功能不全

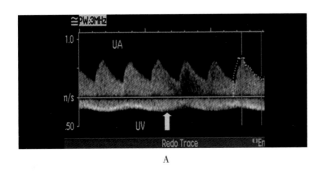
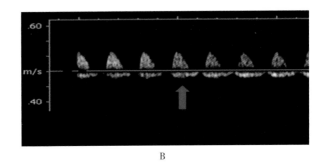

图 10-4　脐静脉多普勒波形

A. 正常脐静脉波形，图中箭头所指为正常脐静脉。B. 脐静脉呈搏动征（图中箭头所指），提示胎儿中心静脉压升高及右心功能不全

（陈欣林）

参考文献

1. Moore KL, Persaud TVN. The Developing Human: Clinically Oriented Embryology. 8th ed. Philadelphia:WB Saunders, 2007.

2. 陈常佩, 陆兆龄 . 围生期超声多普勒诊断学 . 北京 : 人民卫生出版社 ,2002.

3. 陈欣林 , 张丹 . 超声掌中宝 (妇科与产科). 北京 : 科学技术文献出版社 ,2012.

4. Yagel S, Silverman NH, Gembruch U. Fetal Cardiology: embryology, genetics, physiology, echocardiographic evaluation, diagnosis and perinatal management of cardiac diseases, 2nd ed. New York: Informa Healthcare USA, 2009.

5. 成令忠 . 组织学与胚胎学 . 第 4 版 . 北京：人民卫生出版社 , 1995.

第十一章
正常胎儿心脏的超声检查

胎儿超声心动图检查的目的是了解胎儿心血管解剖结构及血流动力学。完整的胎儿超声心动图检查包括：①二维超声心动图；②M型超声；③频谱多普勒及彩色多普勒超声。在满足穿透力的情况下，尽可能地选用高频率探头，以取得较高的分辨力。在大多数情况下，5MHz的中程聚焦探头可取得满意的图像。在前壁胎盘、妊娠晚期、母体较为肥胖及胎儿背部朝上（脊柱及肋骨产生声影，影响观察）的情况下，可考虑使用3.5MHz的探头。多普勒对血流动力学探测十分重要，脉冲多普勒（PW）用于血流的定位检查，连续多普勒（CW）多用在探测高速血流（如动脉导管收缩，严重的瓣膜狭窄或关闭不全）；彩色多普勒对于异常血流的显示十分敏感，在胎儿超声心动图检查中很有帮助。

一、仪器的基本要求及技术方面因素

（1）探头：尽量使用高频凸阵探头，探头频率4.5~5MHz。

（2）扇角调节功能：在对胎儿整体及胎位观察之后，调节合适的扇角以剔除影响观察胎儿心脏的组织结构，从而提高祯频数。

（3）调节深度：调节深度使胎心位于图像的中下1/3，使胎儿胸壁贴近远场。

（4）局部放大功能：由于胎心比较小，使用局部放大功能可使图像显示更加清楚，但如果深度及扇角调节不合适，局部放大会损失很多信息，反而使清晰度降低。

（5）冻结和电影回放功能：由于胎儿活动幅度较大，捕捉理想图像有时非常困难，所以须具有冻结和电影回放功能，才能获得更加清晰的图像。

（6）合适的滤波（filter）和阻抑（compression）功能：使脉冲多普勒频谱从基线开始，中间不能有悬空带。

（7）羊水过少、胎儿体位不好（脊柱向上）的情况下应采用以下措施：①探头不能压的过重，这样会使腹壁与胎儿间的羊水减少，影响观察；②用探头把周围的羊水向观察的部位挤压，尽量使腹壁与胎儿间有羊水；③胎位不好时使孕妇体位左右活动或者让孕妇下床活动，到洗手间排空膀胱，这样可能会使胎儿体位变化。

二、检查时机及程序

胎儿超声心动图检查可在妊娠 18~28 周时进行，容易获得比较满意的图像，24 周左右最佳。在某些情况下（如胎儿染色体异常，多重家族史），可提前至 16 周进行，以排除比较严重的心血管畸形。妊娠后期，由于羊水减少，胎儿较大，透声窗差，有时给检查带来一定困难。

一般情况下，一次完整的胎儿超声心动图检查约需 30~40 分钟，其中包括基本胎儿测量（双顶径、头围、腹围、股骨长径）以判断胎龄。首先排除心脏外的大体畸形，观察胎盘位置，测量脐动脉血流，必要时可探测外周血流，如大脑中动脉、颈内动脉、降主动脉、下腔动脉、肾动脉。

胎儿超声检查首先要明确胎儿在子宫内的位置，探测胎儿的头、足及脊柱，确定胎儿的左右侧。对于心脏的检查，提倡使用节段分析方法，对检查先天性心脏病有重要价值。这个步骤顺序包括确定心尖的位置、心房的位置、心房与心室的连接、心室与大血管的连接及心脏周围动静脉血管的连接状态。若以筛检的观点而言，胎儿心脏检查如有正常的心脏四腔切面，即可排除一部分严重的先天性心脏病，但它无法观察肺静脉、体静脉异常、心室-动脉连接异常、心室流出口阻塞和中隔缺损的畸形，所以目前对胎儿心脏畸形的筛选，提倡加用左、右心室流出道切面及三血管切面。完整的胎儿超声心动图检查应包括：①腹部横切面及冠状切面的观察，以确立心房、腹部的对应关系；②胸腔横切面观察，以确定心脏方位，心尖的位置及心胸比例；③四腔心切面探测，以明确心房与心室的连接，判断心腔间隔、房室瓣的情况；④左、右心室流出道长、短轴切面，明确心室与动脉的连接，判断有无流出道梗阻及半月瓣以远的狭窄；⑤主动脉及动脉导管的观察，判断有无主动脉弓畸形（缩窄或离断）及动脉导管有无异常收缩；⑥肺静脉及体静脉连接的观察，明确有无肺静脉、体静脉异常引流或下腔静脉中断等。

腹主动脉及下腔静脉的横切面观和冠状切面观对确定胎儿的左右大有帮助。通常情况下主动脉位于脊柱的左侧，有搏动感；下腔静脉位于脊柱的右侧，与主动脉相比略偏前。超声可清晰地显示胃泡位于左上腹部，心脏的下方。当胎儿心房位置异常时，上述结构可发生改变。

采用胸腔横切面（四腔切面）测量胎儿心脏大小，用心脏面积与胸腔面积的比值来表示（C/T 面积）时，其正常比值为 0.25~0.33，当 C/T 面积比大于两个标准差时，定义为胎儿心脏扩大。C/T 周长比在孕期较恒定，整个孕期平均值为 0.5。心脏底部位于胸腔的中后部，心尖朝向左方。由于胎儿肝脏较大，使膈肌上抬，心脏更呈水平位，右心室更多地靠近胸前壁。

胎儿心轴也是一项胎儿心脏超声的重要指标，在胎儿心脏四腔心切面水平的胸腔横切面，以获得胎儿心轴，从脊柱到前胸壁画一条线，胎儿室间隔与之夹角即是心轴。正常心轴在正中线偏左侧 45° 左右，与孕周无关，范围为 $45° ± 7°$。心轴异常的意义，尚有不同见解，但与先天性心脏病有密切关系，一组研究胎儿心脏异常心轴的结果显示：大于 75° 为左偏占 76%，以 TOF、CoA、Ebstein 为多；而右心室双出口、房室间隔缺损、单心房以心轴右偏为多。胚胎学形成机制尚不明确，可能与早期球室袢过度旋转有关。

三、正常胎儿超声心动图

（一）二维超声心动图

1. 四腔心切面

探头与胎儿脊柱平行，先进行纵向扫查，在心脏平面处作 90° 旋转，一般均可取得满意的心脏四腔切面。根据胎儿体位的不同，可为心尖四腔切面，也可为胸骨旁长轴四腔切面（图 11-1，图 11-2）。

标准四腔切面可清楚地显示心脏的四个腔室及左右房室瓣膜。左心房最靠近脊柱，在透声窗较好的情况下，可显示左右肺静脉连接与左心房。在大血管关系正常的情况下，左心房的后方可见降主动脉的横断面。左、右心房大小大致相等，卵圆孔为胎儿期心房间隔的通道，并可见卵圆孔瓣膜在左心房飘动。左房室之间为二尖瓣，右房室之间为三尖瓣，正常情况下三尖瓣附着点

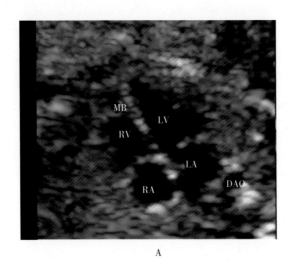
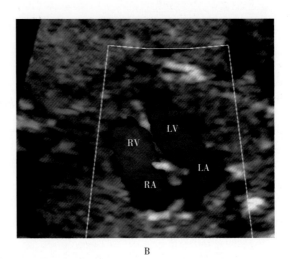

图 11-1　胎儿超声心动图心尖四腔心切面

A. 二维声像图；B. 彩色多普勒声像图

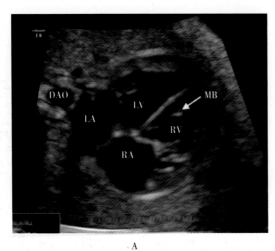
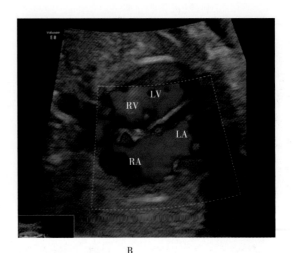

图 11-2　正常胎儿胸骨旁四腔心切面声像图

A. 二维声像图；B. 彩色多普勒，MB 为调节束

比二尖瓣略低（更接近心尖部）。左、右心室大小基本相等，左心室内壁较为光滑，可见双组乳头肌附着于左室壁。在妊娠中期，有时可见增强的回声点附着于乳头肌腱索之上，在妊娠晚期则缩小或消失。右心室腔呈三角形，内壁较为粗糙，要注意右心室内可见调节束（Moderator band），一端附着于室间隔的中下 1/3，另一端附着于右心室壁心尖部。四腔切面是比较容易获得，也是非常重要的切面，此切面可显示大部分的心脏结构，可诊断或排除十几种常见的心脏畸形，如左心室或右心室的发育不全、房室瓣膜闭锁、三尖瓣下移、大的房室间隔缺损、心脏肿瘤、先天性心肌肥厚等。

2. 左心室流出道切面

以心尖四腔切面为基准，探头向胎儿头部前侧倾斜，如从胸骨旁长轴四腔切面开始，则探头向胎儿右肩部旋转 30°，探头扫查平面倾斜于心室前壁，显示升主动脉及其前壁与室间隔相连续；主动脉瓣与二尖瓣前叶通过纤维组织延续（图11-3）。而肺动脉与三尖瓣之间则为漏斗状肌性圆锥，上述特点为鉴别某些先天性心脏病的要点。如果将探头继续向胎儿头侧移动，可显示右心室流出道与肺动脉的连接；正常的主动脉起始部与主肺动脉呈十字交叉关系，这一特点非常重要，是排除各种类型大动脉畸形（大动脉转位、右心室双出口等）的要点（图11-4，图11-5）。

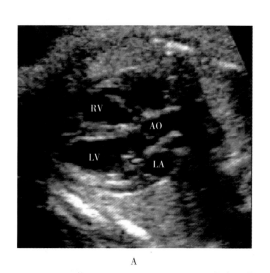
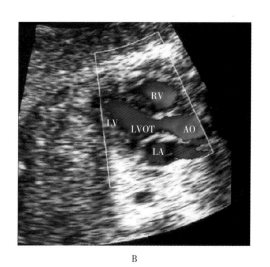

A   B

图 11-3 正常胎儿胸骨旁左心室流出道长轴切面

A. 显示左心室与主动脉的连接，主动脉瓣与二尖瓣存在纤维连接；B. 为胸骨旁左心室流出道长轴彩色多普勒显像。LVOT- 左心室流出道

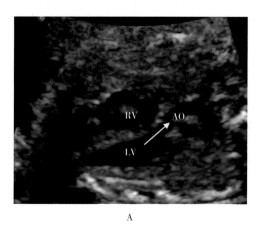
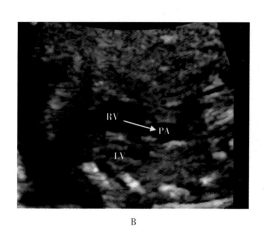

A   B

图 11-4 正常胸骨旁胎儿超声心动图：左、右心室流出道呈十字交叉关系（约成 90°）

A. 左心室流出道切面；B. 右心室流出道切面

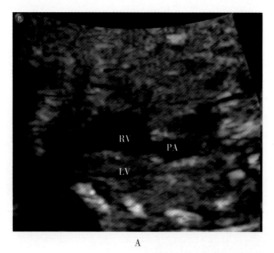
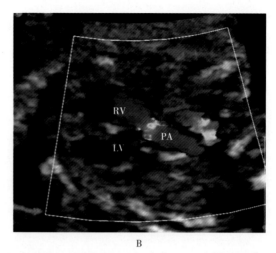

图 11-5　正常胎儿胸骨旁右心室流出道长轴切面

A.二维声像图；B.彩色多普勒声像图

3.胎儿大动脉短轴切面

在标准四腔的基础上，将探头平行向胎头稍稍移动，并向胎儿左肩旋转30°，便可显示右心室流出道及主肺动脉包绕主动脉，肺动脉在主动脉的左前方（其起始部与主动脉呈"十字交叉"状，主动脉显示短轴，肺动脉为长轴）。同时可显示左右肺动脉和与降主动脉连接的动脉导管（图11-6）。

4.右心室流出道（冠状）切面

以四腔切面为基准，探头稍稍移向胎儿头部并向胎儿左肩旋转45°~50°，可显示出右心室流出道长轴切面（图11-7）。此切面见主动脉横断面位于中央呈圆形结构，内可见主动脉瓣的回声。围绕着主动脉由右向左为右心房、三尖瓣、右心室、右心室流出道、主肺动脉、左右肺动脉及动脉导管。肺动脉内径大于主动脉的内径约20%，右肺动脉位于主动脉的后方，左肺动脉向左后方伸展，与右肺动脉成近90°角。动脉导管一般垂直延续于肺动脉主干，与降主动脉相通，其内径与降主动脉基本相似。此切面对确定大血管之间及大血管与心室之间的关系有重要意义。

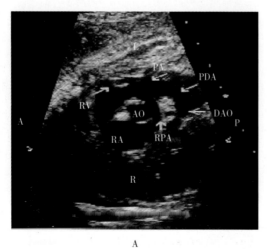
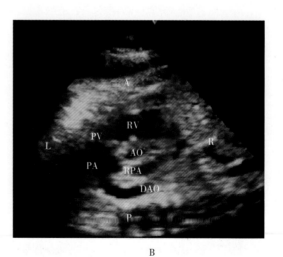

图 11-6　胎儿大动脉短轴切面

显示动脉导管，主肺动脉及左、右肺动脉，PDA- 动脉导管未闭；RPA- 右肺动脉

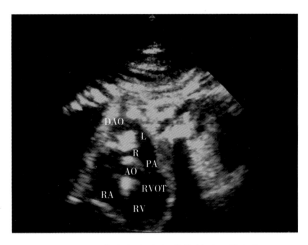

图 11-7 正常右心室流出道长轴（冠状）切面

显示右心房、右心室、右心室流出道、肺动脉及其分支，RVOT- 右心室流出道

5. 动脉导管弓与主动脉弓切面

将探头与胎儿的长轴平行，寻求后背正中切面（脊柱位于图像上部），或前腹正中切面（脊柱位于图像的基底部），将探头稍向左移，可显示出降主动脉、腹主动脉。以此作为基准，将探头向头侧移动寻找主动脉弓及升主动脉，主动脉弓的形状类似"拐杖把"状，弯曲度较大，

起源于升主动脉，主动脉弓可见三支头臂动脉发出。而动脉导管呈直角形，有些作者形容为"曲棍球杆"状，位于主动脉弓下方，其起始于肺动脉。此两弓非常接近，如由动脉导管弓探测主动脉弓，多将探头轻度向胎儿头部及右侧移动，进行小角度扫描一般均可获得主动脉弓的图像（图 11-8，图 11-9）。

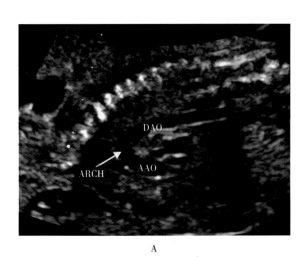

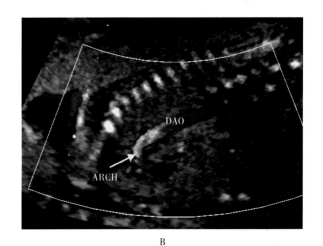

图 11-8 主动脉弓切面

A.二维超声心动图；B.彩色多普勒声像图

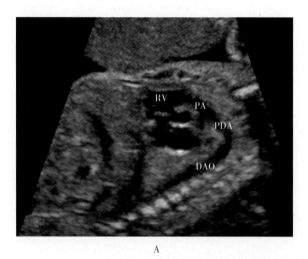
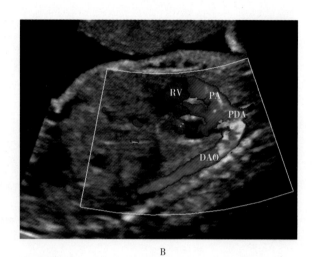

图 11-9　动脉导管弓声像图

A.二维超声心动图；B.彩色多普勒声像图

6. 上、下腔静脉长轴切面

以动脉弓切面为基准，探头平行移向胎儿右侧，可显示上、下腔静脉与右心房之间的关系。下腔静脉的内径大于上腔静脉，肝静脉在下腔静脉进入右心房前与其汇合（图 11-10）。

7. 肺静脉

在胎儿心脏超声检查中有时较难显示肺静脉，但在图像清晰的四腔心切面可显示左、右肺静脉分别在左、右两侧与左心房底部相连，彩色

多普勒特别是能量多普勒有助于肺静脉的显示。

8. 三血管切面

在标准四腔心切面的基准上，将探头稍微向胎儿头部平行移动，便可获得该切面。正常的肺动脉、主动脉和上腔静脉从左向右呈一直线关系，内径逐渐变小（肺动脉可大于主动脉 20% 左右），在某些大动脉畸形可出现异常（完全性大动脉转位、肺动脉闭锁、共同动脉干、主动脉弓离断和缩窄等）（图 11-11，图 11-12）。

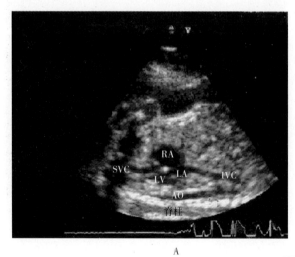
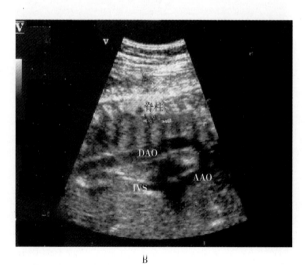

图 11-10　正常胎儿超声心动图

A.上、下腔静脉长轴切面；B.上、下腔静脉长轴切面，同时显示主动脉弓。IVS- 室间隔

9. 双动脉弓横切面

在标准三血管切面的基础上，继续稍稍向头侧平行移动探头，可显示此切面。正常动脉导管弓起自中线或轻微偏左，内径对称或稍大于主动脉弓（图 11-13）。

10. 心室乳头肌短轴切面

在标准旁四腔切面的基础上，将探头旋转 90° 便可获得此切面。该切面是测量心室内径、评价胎儿心功能和心律失常的理想切面（图 11-14）。

（二）M 型超声心动图

M 型超声心动图是通过时间活动曲线来观察心脏的活动。取样线通过二维超声的指导，穿过心脏不同切面进行扫描检查。M 型超声对辨别胎儿心律失常，测量心腔和大血管内径，计算心室缩短分数，评价胎儿心功能有重要价值。

M 型超声最常用于观察胎儿异常心律。检查时将取样线穿过心房及心室，显示心房壁、房室瓣、心室壁、半月瓣的活动，以观察心房收缩

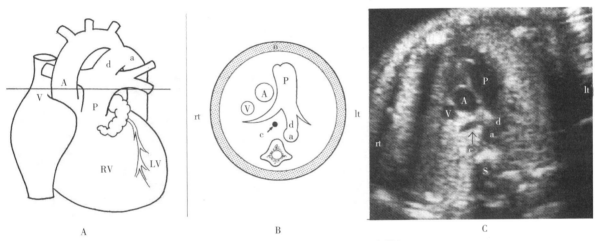

图 11-11　正常胎儿超声心动图——三血管切面

A.三血管切面横断面部位示意图；B.三血管切面模式图；C.三血管切面超声图

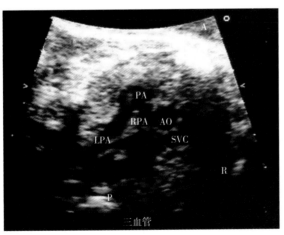

图 11-12　正常胎儿超声心动图——三血管切面

肺动脉、主动脉和上腔静脉自左向右呈一条线

A-前；P-后

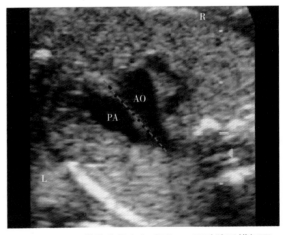

图 11-13　正常胎儿超声心动图——双动脉弓横切面

动脉导管弓位于左侧，主动脉弓位于右侧，两者内径基本对称

同心室收缩之间的关系，辨别出属于哪一类型的心律失常，如传导性及非传导性房性早搏、室性早搏、心房颤动、室上性心动过速、房室传导阻滞等。

M型超声心动图还多用于测量心腔及大血管内径。在测量心室内径时，多采用乳头肌水平双心室短轴切面，取样线垂直穿过双心室，可以记录下右心室壁、室间隔、左心室壁的活动，依次测量心室壁及室间隔的厚度、心室腔的收缩期及舒张期内径（图11-13）。心室壁及室间隔肥厚可见于母体患糖尿病的胎儿，双胎自体输血综合征及某些先天性心脏病的胎儿。心脏缩短分数正常范围是0.28~0.38。

（三）多普勒超声心动图

1.二尖瓣及三尖瓣血流

正常胎儿二尖瓣及三尖瓣多普勒频谱呈M形，第一峰（E峰）为舒张早期心室快速充盈而形成，第二峰（A峰）为心房收缩而形成。与成人不同的是其第二峰大于第一峰，其原因是胎儿心脏顺应性较低。其A与E的比值（A/E）随着妊娠期的推移而减低，但始终大于1（图11-15）。由于胎儿右心系统占优势，所以三尖瓣血流速度和流量均大于二尖瓣。若在心室收缩期有血流返回心房，则表示有瓣膜反流，反流程度严重可引起胎儿心力衰竭，影响胎儿预后。

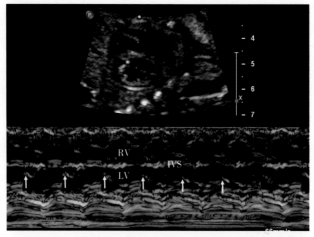

图11-14 正常胎儿超声心动图——心室乳头肌短轴切面

示左、右心室基本对称

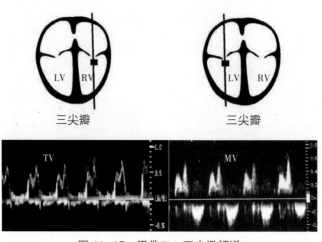

图11-15 正常二、三尖瓣频谱

E峰＜A峰，且一般三尖瓣的速度大于二尖瓣，TV-三尖瓣；MV-二尖瓣

2. 主动脉及肺动脉血流

主动脉和肺动脉的多普勒频谱显示为收缩期的收缩上升单峰层流，主动脉血流速度大于肺动脉，但频谱窄，可能与主动脉内径小于肺动脉有关。肺动脉血流频谱还显示峰值上升支快于主动脉。左右肺动脉频谱相似，胎儿肺阻力较高，其形态为上升支陡峭，收缩早期即快速下降，呈窄尖峰状，之后速度变慢下降，示肺动脉高阻的特征（图 11-16，图 11-17）。

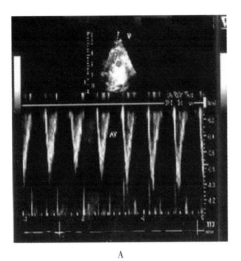
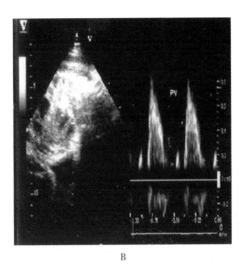

A

B

图 11-16 正常主动脉、肺动脉频谱

A. 主动脉频谱上升与下降支对称；B. 肺动脉频谱上升支陡峭，下降支稍平缓，速度一般不超过 60~70cm/s

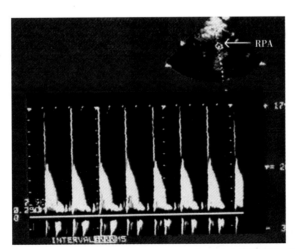

图 11-17 正常胎儿肺动脉分支——右肺动脉多普勒频谱

3. 下腔静脉及肺静脉血流

下腔静脉显示为血流向心房的双向频谱，心房收缩期可见短暂的反流。当严重的三尖瓣反流、右心室后负荷过重及胎儿水肿时，此反流波明显增大，常提示右心功能不全。肺静脉多普勒频谱图形与下腔静脉类似，其形成及意义亦与下腔静脉相同（图 11-18，图 11-19）。

4. 主动脉弓及动脉导管弓

主动脉弓及动脉导管弓多普勒形态相似，均为收缩期高速血流及舒张期低速血流。但是，动脉导管的收缩期血流流速总是高于主动脉弓，舒张期血流动脉导管呈波峰状而主动脉弓内呈平缓状。正常情况下，其血流搏动指数（P）大于1.9。

动脉导管血流搏动指数降低提示动脉导管的收缩（图 11-20）。

5. 静脉导管频谱

静脉导管为胎儿静脉系统最快的血流，为双期连续血流，心房收缩期速度减慢。右心房及中心静脉压增高时，频谱会发生变化（图 11-21）。

6. 卵圆孔血流

正常卵圆孔血流为右向左的双期血流，最大血流速度为 30~55cm/s（图 11-22）。当左房压力增高时（左心发育不良综合征、二尖瓣反流及主动脉弓病变等），分流速度减慢，甚至出现逆流。

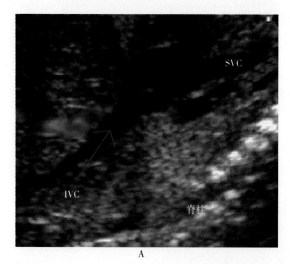
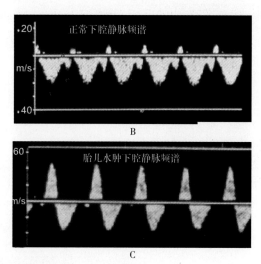

图 11-18　正常下腔静脉频谱

A. 上、下腔静脉二维声像图；B. 正常下腔静脉频谱；C. 异常下腔静脉频谱
v 峰高大，代表心室收缩，下腔静脉快速进入右心房；e 峰较小，代表心室舒张早期，时相相当于房室瓣的 E 峰；
a 为一负向血流，代表心房收缩，时相与房室瓣的 A 峰相同

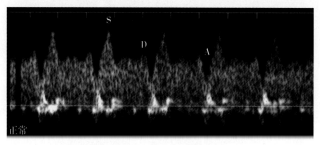

图 11-19　正常肺静脉频谱

S—心室收缩期；D—心室舒张期；A—心房收缩

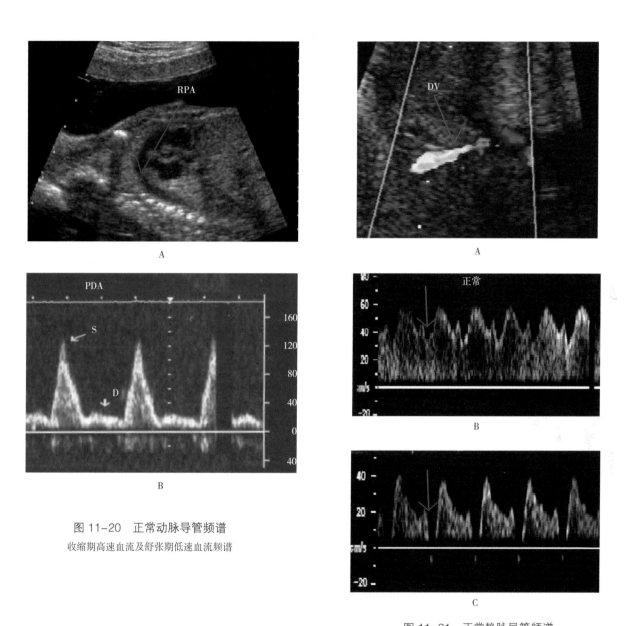

图 11-20　正常动脉导管频谱

收缩期高速血流及舒张期低速血流频谱

图 11-21　正常静脉导管频谱

A. 静脉导管彩色多普勒显像；B. 为连续性正向血流，心房收缩期速度
降低（箭头示）；C. 心房和中心静脉压增高时静脉导管频谱

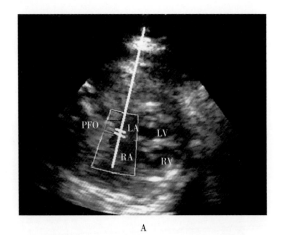
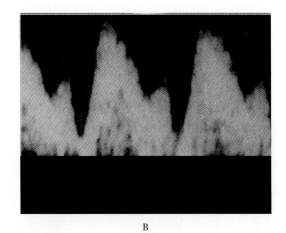

图 11-22 正常卵圆孔频谱

A. 为彩色多普勒及脉冲多普勒取样容积的部位；B. 正常卵圆孔脉冲频谱，为双期持续血流。PFO- 卵圆孔未闭

（耿　斌　张桂珍）

参考文献

1. Kirk JS, Riggs TW, Comstock CH, et al. Prenatal screening for cardiac anomalies: the value of routine addition of the aortic root to the four chamber view. Obstet Gynecol,1994,84:427-431.

2. Small M, Copel JA. Indications for fetal echocardiography. Pediatr Cardiol ,2004, 25:210-222.

3. Lee W, Allan L, Carvalho JS, et al. ISUOG consensus statement: what constitutes a fetal echocardiogram? Ultrasound Obstet Gynecol,2008, 32:239-242.

4. Wigton TR, Sabbagha RE, Tamura RK, et al. Sonographic diagnosis of congenital heart disease: comparison between the four chamber view and multiple cardiac views. Obstet Gynecol, 1993,82:219-224.

5. Allan LD . Fetal cardiac anomalies. Progressin Pediatric Cardiology,1996,5:103-112.

6. Trines J , Homberger LK. Evolution of heart disease in utero. Pediatr Cardiol, 2004, 25:287–298.

7. 张桂珍，耿斌 . 实用胎儿超声心动图学 . 北京：中国医药科技出版社 ,2004.

8 Leung MP, Tang MHY, Ghosh A. Prenatal diagnosis of congenital heart malformations: classification based on abnormalities detected by the four-chamber view. prenat. Diagn,1999,19: 305-313.

9. American Institute of Ultrasound in Medicine. AIUM practice guideline for documentation of an ultrasound examination. J Ultrasound Med ,2009, 28:110-113.

10. American Institute of Ultrasound in Medicine . AIUM practice guideline for the performance of fetal echocardiography. J Ultrasound Med ,2011, 30:127-136.

11. International Society of Ultrasound in Obstetrics and Gynecology. Cardiac screening examination of the fetus: guidelines for performing the"basic"and"extended basic"cardiac scan. Ultrasound Obstet Gynecol ,2006, 27:107-113.

12. Allan LD. A practical approach to fetal heart scanning. Semin Perinatol ,2000, 24:324-330.

13. Viñals F, Heredia F, Giuliano A. The role of the three vessels and trachea view (3VT) in the diagnosis of congenital heart defects. Ultrasound Obstet Gynecol ,2003, 22:358-367.

14. Yagel S, Arbel R, Anteby EY, et al. The three vessels and trachea view (3VT) in fetal cardiac scanning. Ultrasound Obstet Gynecol , 2002, 20:340-345.

15.Carvalho JS, Ho SY, Shinebourne EA. Sequential segmental analysis in complex fetal cardiac abnormalities: a logical approach to diagnosis. Ultrasound Obstet Gynecol ,2005, 26:105-111.

第十二章
早孕期胎儿超声心动图检查

胎儿心脏的发育在孕 8 周基本完成，孕 12 周胎儿心脏结构的发育已经完成。但由于在早孕期胎儿心脏体积小，且受检查仪器与检查者经验的影响，因此，以往胎儿心脏畸形产前诊断通常在妊娠中期和晚期，早孕期胎儿心脏的检查受到限制。近年来随着颈项透明层的风险评估及其他超声标志的广泛应用，已经注意到若早孕期存在这些征象且如果胎儿有染色体异常，则通常合并心脏缺陷。20 年前首次有学者报道了一例胎龄 11 周的胎儿心脏畸形，随后相继有学者进行了关于在妊娠早期末和中期初采用经阴道和经腹部超声检查胎儿心脏畸形的相关报道。

一、胎儿心脏超声检查的适应证

以下情况应在早孕期选择针对性的胎儿心脏超声检查（图 12-1）。

（1）胎儿水肿。

（2）胎儿颈项透明层增厚。

（3）胎儿脐动脉有舒张期反向的血流信号。

（4）合并有明显的三尖瓣或二尖瓣反流。

（5）四腔心结构明显不对称。

（6）静脉导管 A 波反向。

（7）有心外重大畸形。

（8）多胎妊娠有高危表现。

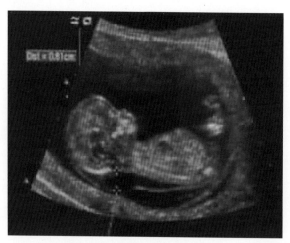

图 12-1　胎儿颈项透明层增厚

胎儿颈项透明层增厚达 0.81cm，见图中箭头所指

二、早孕期胎儿心脏检查时间

通常认为妊娠早期和中期之初（10~16周）为进行针对性的胎儿心脏检查最早的时期，我们体会在仪器和胎儿心脏的位置比较满意的情况下，妊娠12~16周选择早孕期胎儿心脏检查比较合适。

三、检查方法

妊娠早期的经阴道超声检查要优于经腹部超声检查，经阴道超声检查对于大多数孕龄12周和13周（头臀长60~70mm）的胎儿是较为可靠的。经阴道超声检查的最佳胎位是低位横位，可以选择频率较高的经阴道探头，孕龄13周后胎儿处于仰卧位时，采用分辨率好的频率高的超声探头经腹部检查能获得高质量的图像。若胎儿位置合适，并且有好的仪器、以及检查者有较高水平时，最早于妊娠12周就能在四腔心切面基

础上清晰地显示胎儿严重的心脏结构的异常，部分胎儿有可能被观察到左、右心室流出道，但此时由于大血管的内径太细，所以观察左、右心室流出道的解剖方位并不可靠。

四、正常早孕期胎儿心脏检查

（1）测量胎儿头臀长以确定孕龄。

（2）测量胎儿颈项透明层。

（3）确定胎方位与心脏位置。

（4）正常的心脏轴为胎儿正中线偏左45°，范围约45°±20°。

（5）与中孕期胎儿检查类似，观察胎儿头部、胸部、腹部、脊柱与四肢结构。

（6）观察四腔心及心轴，情况允许下尽量留取流出道的图像。

（7）注意观察静脉导管和大脑中动脉。

见图12-2-图12-7。

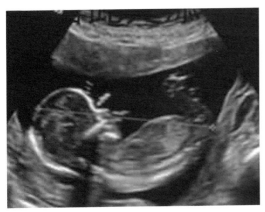

图 12-2　胎儿的头臀长径测量

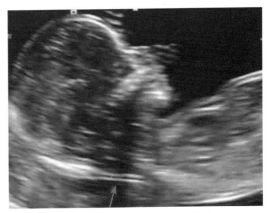

图 12-3　胎儿颈项透明层的测量

图中箭头所指即为胎儿颈项透明层

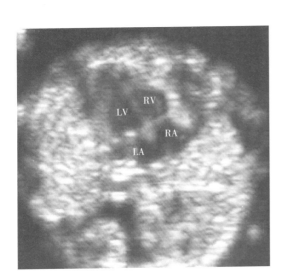

图 12-4　孕 13 周胎儿四腔心结构

LV—左心室，RV—右心室，LA—左心房，RA—右心房

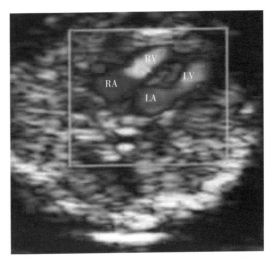

图 12-5　多普勒显示 13 周胎儿四腔心结构

LV—左心室，RV—右心室，LA—左心房，RA—右心房

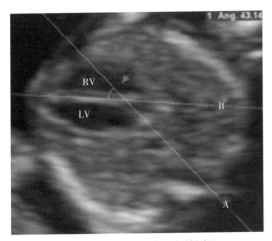

图 12-6　孕 13 周胎儿心轴测量

A 是脊柱与前胸壁连线，B 是胎儿心脏房室间隔连线，箭头所指是心
轴角度。RV—右心室，LV—左心室

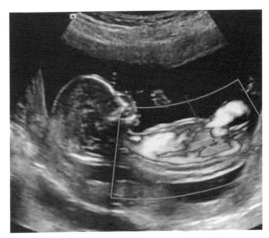

图 12-7　孕 14 周的胎儿静脉导管

图中箭头所指为静脉导管

五、彩色和能量多普勒

在妊娠早期彩色和能量多普勒在心脏成像上具有很强的优势，不仅可以显示血流情况，还可以显示血流方向。根据心尖部或心底部四腔心切面的彩色和能量多普勒血流，甚至可以观察到主动脉弓与导管弓。通过血液充盈、血流方向等可帮助我们观察早孕期心脏结构与血流动力学改变，是对灰阶成像非常好的补充。

六、早孕期比较容易发现心脏异常征象

（1）严重的三尖瓣围生期。

（2）四腔心结构异常：如单心房、单心室、房室共瓣等。

（3）两个大血管径线明显比例失调，如主动脉或肺动脉闭锁或严重的狭窄。

（4）永存动脉干。

（5）静脉导管 A 波反向。

（6）体外心。

见图 12-8~ 图 12-11。

七、安全方面

超声心动图的检查过程是相对安全的。但是，检查过程中传导的超声能量可能存在的生物学效应是否对胎儿会有影响尚未被证实。只有当存在明确的检查指征时才建议进行胎儿超声心动图检查，并且应该在"低的 - 合理的 - 可完成诊断的"原则（ALARA）下，采用最低的超声生物学效应来获取最有效的诊断信息。多普勒超声尤其是脉冲多普勒，与灰阶或彩色多普勒相比其能量更高。因此，在妊娠早期灰阶或彩色多普勒显示异常时再选择进行脉冲多普勒检查，同时要限定超声检查时间并遵守安全原则。我们认为彩色多普勒检查时可进行录像回放，在图像冻结后可以通过回放来获取单帧图像并储存。这种技术可以限制胎儿在彩色多普勒检查中的暴露时间。所以，当疑似胎儿心脏复杂畸形，需要仔细观察图像时，应采用此方法来平衡好检查暴露时间过长的潜在风险与进行精准诊断之间的关系。

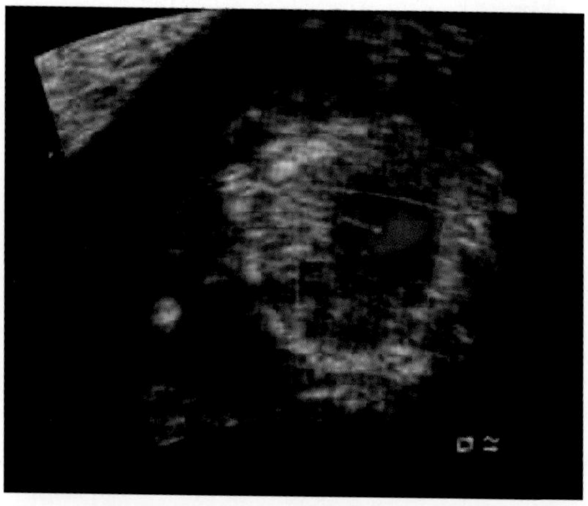

图 12-8　孕 12 周胎儿室间隔缺损

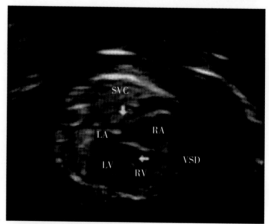

图 12-9　孕 14 周胎儿完全性心内膜垫缺损

红箭头为共同房室瓣，LV—左心室，RV 右心室，LA—左心房，RA- 右心房，VSD—室间隔缺损，SVC—上腔静脉

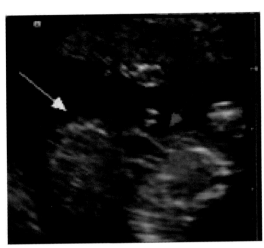

图 12-10 孕 13^{+6} 周胎儿的脐膨出与体外心

黄箭头所指为较大的脐膨出，红箭头所指为心脏随着脐膨出脱出到胸腔外

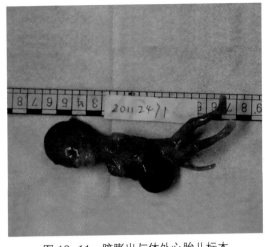

图 12-11 脐膨出与体外心胎儿标本

八、早孕期心脏扫查需要注意的问题

（1）与中晚孕期相比，早孕期诊断的心脏畸形更复杂，与染色体异常关系更密切。

（2）早孕期进行胎儿超声检查时，需要注意的是即使胎心正常，孕中期也需要再重复进行胎心检查。

（3）只有存在明确医学指征时，才应进行早期胎儿超声心动图检查。

（4）超声的暴露时间应尽量短。

（5）早孕期胎儿心脏扫查对仪器要求高，需要细微分辨率好，图像放大后质量要好。

（6）对操作者技术要求高。

（7）是否需要高频探头、选择经腹部超声检查还是经阴道超声检查和胎儿体位密切相关。

（8）对于胎儿心脏早期扫查，孕 12~16 周进行检查把握较高些，图像质量比较好。彩色多普勒可以对心脏大血管的异常进行诊断，从而增加了诊断的准确性。

（陈欣林）

参考文献

1. Gembruch U, Knopfle G, Chatterjee M, et al. First-trimester diagnosis of fetal congenital heart disease by transvaginal two-dimensional and Doppler echocardiography. Obstet Gynecol,1990, 75:496-498.

2. Achiron R, Weissman A, Rotstein Z, et al. Transvaginal echocardiographic examination of the fetal heart between 13 and 15 weeks' gestation in a low-risk population. J Ultrasound Med, 1994,13:783-789.

3. Simpson JM, Jones A, Callaghan N, et al. Accuracy and limitations of transabdominal fetal echocardiography at 12-15 weeks of gestation in a population at high risk for congenital heart disease. BJOG, 2000, 107:1492-1497.

4. Becher R, Wegner RD. Detailed screening for fetal anomalies and cardiac defects at the 11-13 week scan. Ultrasound Obstet Gynecol, 2006, 27:613-618.

5. Comstock CH. Normal fetal heart axis and position. Obstet Gynecol, 1987, 70:255.

6. Abramowicz JS, Fowlkes JB, Skelly AC, et al. Conclusions regarding epidemiology for obstetric ultrasound. J Ultrasound Med, 2008, 27:637-644.

第十三章
胎儿冠状循环的超声诊断

冠状循环（coronary circulation）是指心脏营养血管的血液循环，其对心肌提供氧气和养分，保证心脏正常功能，同时也能根据各种生理病理变化过程中心脏功能的需求进行调节。了解正常胎儿冠状血管血流状况以及掌握病理情况下冠状血管血流动力学变化，是准确判断胎儿安危，合理进行产科临床处理的基础。

冠状循环的血管包括冠状动脉、冠状静脉和冠状静脉窦。目前应用先进的超声仪，在晚孕期已有可能对某些冠状血管进行显像并测量多普勒血流频谱。冠状血管的显示需要具备适当的超声仪设置，如高分辨的灰阶及彩色超声、局部放大、图像回放，有时也需要利用三维超声。但由于冠状血管非常细小，晚孕期胎儿常取枕前位，心脏易被胎儿脊柱及肋骨遮挡，因此产前超声显示冠状血管并不容易，目前冠状血管血流的观察也还未用于常规胎儿心脏检查或常规胎儿缺血缺氧的判定。然而，相信随着超声仪的发展，产前工作者经验的累积和水平的提高，将来有可能会应用于临床。

第一节 >>> 冠状血管的解剖和发育

营养心脏的动脉主要有左、右冠状动脉，它们都发自主动脉的起始部（即主动脉窦）。左冠状动脉发自主动脉窦的左侧，经肺动脉与左心耳之间，向前向外行走，立即分为两支，称旋支与左前降支。旋支在左心耳的下方，沿冠状沟向左，转至心脏后方。左前降支沿前室间沟走向心尖，与右冠状动脉在心尖处吻合。右冠状动脉沿右房室沟行走，再分成窦房结动脉和后降支。两支各发出分支营养左、右心室壁、左心房及室中间隔前部。

心脏的静脉包括表面静脉和深部静脉，表面静脉占大部分，最终注入位于左心房后方冠状沟处的冠状窦，经冠状窦口回流入右心房。如心大静脉为左冠状动脉的伴行支，在前室间沟中上行，沿冠状沟注入冠状窦；心中静脉为右冠状动脉的伴行支，在后室间沟中上行，注入冠状窦右端；心小静脉回流的是右冠状动脉分布区的一部分血液，行走于冠状沟右后方，自右向左注入冠状窦。冠状窦口位于右心房近房间隔下方，亦即近心内膜垫处。深部静脉占冠状静脉血液的小部分，通过一些细小的血管直接进入心室腔，这些血管称 Thebesian 静脉。

冠状动脉的形成是在胚胎头臀长 10~12mm 时（即 35~42 天），也即动脉干分隔形成主动脉与肺动脉的时期。此时，主动脉内皮增厚，出现了冠状动脉开口，并穿过主动脉根部，形成左右冠状动脉，行走在肺动脉的两侧，前降支走向心尖。在胚胎 14mm 时（42 天）旋支开始发育，胚胎 20mm（43~49 天）时所有主要分支均发育完善。

冠状血管的生长发育可受到一些因素的影响，如氧分压的高低，血管壁的张力等。正常情况下这些因素对冠状血管发育的影响是使之适合于心肌生长和心脏功能的需要，在相互适应的情况下达到一个平衡。然而，在病理状态下，冠状血管的发育可能会发生很大变化，如缺氧时，为适合心肌的氧需要，冠状血管将出现过度增生，使血流量增加。

第二节 >>> 胎儿循环系统的解剖特点

一、心脏

胎儿心脏的解剖与成人相似，即有四个心腔及两条大血管。左心房与左心室之间为二尖瓣，右心房与右心室之间为三尖瓣，心室与大血管之间为主动脉瓣和肺动脉瓣。左心房的血液经二尖瓣进入左心室，再由左心室经主动脉瓣射入主动脉；右心房的血液经三尖瓣进入右心室，再由右心室经肺动脉瓣进入肺动脉。与成人心脏不同的是，在左、右心房之间存在着卵圆孔，在每个心动周期，一部分右心房的血液经卵圆孔流入左心房。该部分血液主要是从胎盘而来，含氧量高的血液在肝内的静脉导管处得以加速，高流速的血液快速经过下腔静脉及右心房，穿过卵圆孔直达左心房。此外，主动脉与肺动脉之间存在着动脉导管，由于胎儿的肺泡未扩张，肺阻力很高，大部分从右心室流出的血液均经动脉导管流至主动脉弓末端和降主动脉。

二、静脉系统

胎儿的脐带与胎盘相连。脐静脉从脐孔处进入胎体，再进入肝脏。在肝脏内，脐静脉有两条分支，一条称静脉导管（ductus venosus, DV），直接连接于下腔静脉；另一条为门静脉，进入肝脏内逐段分支，最后由肝静脉回流至下腔静脉。连接左心房的肺静脉回流了肺部的血液，连接右心房的上腔静脉回流了胎儿上半身的血液，下腔静脉回流了胎儿下半身的血液，也包括从胎盘来的血液。但上腔静脉和远端下腔静脉的流速较慢，进入右心房后大部分均经三尖瓣流入右心室，再由肺动脉、动脉导管至降主动脉。

三、冠状系统

如前所述，冠状动脉发自主动脉的起始部，即主动脉瓣的上方。冠状静脉大部分的血液最终回流到冠状静脉窦，注入右心房。冠状血管的解剖和血液循环虽与成人相同，但它还受血氧分压、胎盘阻力等多个因素的影响。

了解胎儿循环系统的解剖特点很重要，正常胎儿的血流动力学及胎儿缺氧状态下血流动力学改变都是在这一特有的解剖基础上发生的。胎儿心脏收缩力、脑部血管的阻力与胎盘血流的阻力与冠状血流密切相关；同时，外周血流动力学也影响着冠状血流的改变。

第三节 >>> 胎儿冠状循环的血流动力学

相对体重而言，心脏是胎儿全身器官中耗氧最大的器官，冠状动脉血流通过一个复杂的调节机制来为心肌提供氧气。其主要的特点是自动调节，通过扩张冠状动脉来增加储备量。在一定的刺激下，或称应急状态下，冠状灌注可增加原有基础的四至五倍或更高。这种"冠状血管储备"不仅是成人心脏的自动调节，也可发生在胎儿，并已经在动物实验上得以显示。位于主动脉窦的左右冠状动脉口在整个心动周期中都保持开放状态，在心室收缩期和舒张期，主动脉内的血都可以进入冠状动脉。左冠状动脉分成的左前降支和旋支，右冠状动脉发出后降支，最后血液灌注入心肌的毛细血管网，随后大部分回流至冠状静脉到冠状静脉窦，最终进入右心房。

冠状血流是根据冠状动脉口（升主动脉）和冠状静脉窦（右心房）的压差，以及冠状血管床阻力来确定的，后者被认为是冠状血流动力学调节的主要因素。在那些心肌代谢增加或氧需要增加的病例，可导致冠状血流增加。冠状血管床的阻力是由心肌阻力和血管本身阻力所组成。心肌的阻力又由心室内压力及心肌收缩力组成（如舒张末期容量，即后负荷），心室收缩是主要的血管外阻力，能明显影响冠状血流波形，在舒张期心室放松时，冠状血管外阻力减小，心肌血供反而增加；血管阻力是由化学和神经因素来调节。化学因素是指新陈代谢产物，直接或间接调

节血管的扩张，如缺氧，局部二氧化碳浓度增加，H^+，K^+，乳酸，腺苷等，它们扮演了自动调节的决定性角色；神经因素的控制包括通过 α 肾上腺素受体和 β 肾上腺素受体调节血管松弛。

在胎儿，血氧的来源是从胎盘获得。通过胎盘绒毛末端的半透膜，与母体进行氧气和二氧化碳的交换，含氧量高的血液再由脐静脉回到胎体。良好的母胎交换能使胎儿获得足够的氧气，从而维持正常的新陈代谢，冠状血流也处于稳定良好的循环状态。

然而，在胎盘的形成过程中，有时会因为绒毛的分支不够，或绒毛内缺乏毛细血管而导致母胎交换面积减少，胎儿血氧分压降低。心肌氧供不足会增加活跃的自动控制机制，以确保满意的心肌血流。这一过程是通过调节阻力毛细血管的口径来达到，开辟最大的能满足氧需要的血流管腔面积。括约肌最大限度地扩张，心肌血流可达到基础血流的 4 倍。在这样的情况下所达到的血容量增加其实是造成了心肌血流的储存。如果长期慢性缺氧，心肌氧含量长期处于较低水平，为适应这种环境，新生血管就可能形成，于是更增加了心肌血液的潴留。如此大量的心肌血液潴留，一旦处于急性严重缺氧或心脏负荷突然增加时，又再发生血管扩张，血流量大量增加，据报道可以增至基础血流的 12 倍。

上述胎儿在缺氧的状态下引起的冠状血管

扩张冠状血流增加称为"心保护效应"（heart sparing effect）。与此同时，胎体也可诱发"脑保护效应"（brain sparing effect），即扩张脑部的血管，增加脑部的血流量，这些现象已在动物实验中被观察到。动物实验证明，在那些子宫胎盘灌注严重受损、胚胎生长受限的病例，会发生一系列的血流动力学变化，血流重新分配，使脑部、心脏和肾上腺的血流增加。国外学者Peeters 等对羊胎的正常状态和急性慢性缺氧的心肌灌注进行了检查，在缺氧状态下，发现心脏输出量重新分配，心脏和脑部的血流增加。显示心肌血流与血氧含量呈负相关，氧含量低下，心肌的血流测值增加。令人思考的是，在急性缺氧时，冠状灌注增加 2.5 倍，但在胎儿慢性缺氧或实验性生长迟缓时，一个附加的急性缺氧可造成冠状灌注的极度增加，而不像一般生理状态下所看到的增加 2.5 倍。这一结果一方面显示，慢性缺氧胎儿比对照组胎儿冠状灌注血液潴留要高；但另一方面，这些胎儿的心功能可能很快失代偿。在人类胎儿，利用多普勒超声，能观察到颅内动脉血流的增加，并且，评估"脑保护效应"

已成为检查胎儿外周灌注受损的一个标准。

在心功能尚正常的情况下，如果存在严重脐动脉阻力增高，如脐动脉舒张末期血流缺失或反流，使右心的后负荷增加。同时，也可造成血流重新分配，心、脑、肾上腺血流增加，使左心后负荷降低。右心后负荷增加合并左心后负荷降低，造成右心输出量减少及左心输出量增加，称心输出左移；冠状血管随之扩张，冠状血流增加，由于冠状血流对缺氧的自动调节，出现正常应激状态下的冠状血流储存。如果长期慢性缺氧，为适应环境，冠状血管将出现增生。

长期慢性缺氧的胎儿，除了冠状血管增生、冠状血流增加，还存在其他一系列的问题，包括右心输出降低、右心房压力增高、颅内血流量增大等。这一系列的改变使胎盘灌注严重下降，更进一步加重了缺氧，静脉血流也可发生异常，冠状血管灌注压继续下降。一旦血氧分压降低到一定程度，或在慢性缺氧的基础上再发生急性缺氧，冠状血流的自动调节可使所有增生的毛细冠状床血管都处于扩张状态，心肌的血液急剧大量储存，血流量急剧增加，很快发生心力衰竭。

第四节 >>> 胎儿冠状循环的多普勒观察

多普勒作为一个无创性的检查手段，能够测量胎儿的血流，了解胎儿心血管血流动力学情况。

一、超声仪器的设置

观察冠状血管尤其是冠状动脉时，超声仪的设定有几个注意事项，包括使用相对高分辨率的探头，如中 - 高频的变频探头、中等的灰阶动态范围、开启谐波、局部放大、冻结回放、相对低流速的彩色多普勒、缩小彩色取样框使彩色更敏感等。

二、冠状动脉的多普勒超声及正常值

目前的超声技术只能显示晚孕期胎儿的冠状动脉。晚孕期利用灰阶超声可辨别冠状动脉开口。在这之前，冠状动脉主干的直径小于1mm，低于目前超声仪的分辨率。正因为冠状动脉非常细小，即使是在晚孕期，也需要利用彩色和脉冲多普勒来发现并证实冠状动脉血流。冠状血管的观察是采用新生儿冠状血管观察的方法，右侧及左侧冠状动脉主干血流观察是在左心长轴切面上，以及升主动脉或心前主动脉短轴切面上获得（图 13-1）。左冠状动脉左前降支的最佳显示切面是心尖四腔心平面略偏前。可见左前降支向前行走（图 13-2，图 13-3），而右冠状动脉呈平行向右行走。在侧面或左心长轴切面上，从胎儿的右侧较易获得右冠状动脉（图 13-4）。该平面有时也可同时观察双侧的冠状动脉。四腔心平面左前降支的观察，需要向胎儿头端倾斜探头，直到获得心脏上方表面和心室之间的沟。心壁的移动和心室内、大血管内的高流速血液，以及心包液体的运动均可能影响冠状动脉这一相对低流速多普勒血流的观察。心室外前后方

向运动的心包液体特别可能被误认为冠状动脉。因此，冠状动脉彩色多普勒血流的识别应该证实其特有的脉冲多普勒频谱后，才能确定。

冠状动脉的多普勒波形，与心肌收缩力、左心室内压力、左心后负荷、右心房压力、冠状血管床阻力、胎盘阻力等多个因素有关。在超声多普勒频谱上，冠状血流表现为双峰型，收缩期波峰小，舒张期为主要的冠状血流灌注。最大血流出现在心室舒张早期，此时心室放松，心室对冠状血管造成的压力几乎为零。从等容收缩早期到收缩期末，心室的收缩伴随对血管的压力增

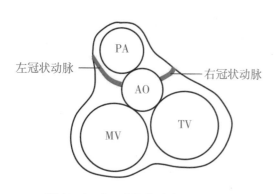

图 13-1　左、右冠状动脉开口示意图

心脏的方位及探头的角度决定了冠状动脉的显示。在心脏瓣膜平面，左右双侧的冠状动脉发自主动脉的根部，左前降支行走于心脏前方，对准心尖；右冠状动脉向心脏右侧行走

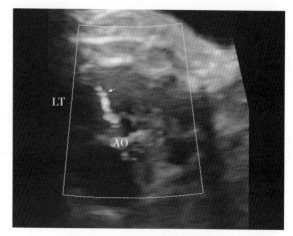

图 13-2　左冠状动脉左前降支

心尖四腔心平面略向胎儿头端倾斜探头，直到获得心脏上方表面和心室之间的沟，彩色显示左冠状动脉左前降支（箭头所示）。LT—胎儿左侧，AO—主动脉

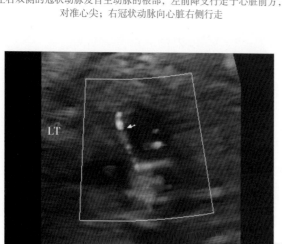

图 13-3　左冠状动脉左前降支

左冠状动脉左前降支（箭头所示）。LT—胎儿左侧

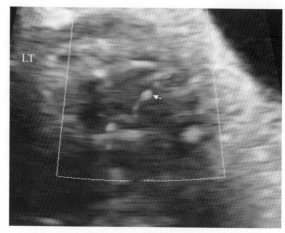

图 13-4　右冠状动脉

大血管短轴平面，声束来自胎儿前胸壁。右冠状动脉（箭头所示）彩色血流对向探头右上方。LT—胎儿左侧

加，导致冠状血流在收缩期下降，多普勒上仅有一个小波峰（图13-5，图13-6）。由于心脏在不停地跳动，冠状动脉也随之左右摇摆，根据作者的经验，有时不易在一个多普勒频谱上同时获得满意的S波及D波，往往D波比较明显而S波比较模糊甚至未能测得（图13-7）。为证实是否为冠状动脉多普勒频谱，可开大或稍移动取样容积，直到能显示二尖瓣或三尖瓣血流。若心脏表面血管的最大峰值出现在房室瓣的E波期，即可证实该血管为冠状动脉（图13-8）。

国外学者Baschat等报道了正常胎儿冠状动脉多普勒超声的测值。共观察了76例胎儿，平均冠状动脉多普勒血流显现孕周为33^{+6}周（$29\sim41^{+1}$周）的平均收缩期峰值流速为0.21m/s，平均舒张期峰值流速为0.43m/s。流速不随孕周的增加而变化（图13-9，图13-10）。

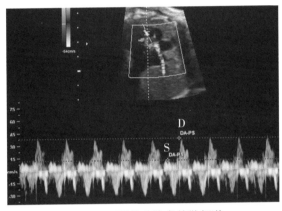

图13-5 冠状动脉多普勒频谱

冠状动脉多普勒频谱显示S及D两个波峰，S较低，D较高

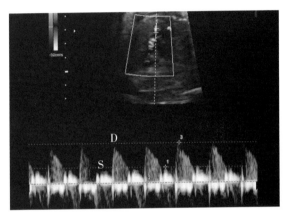

图13-6 冠状动脉多普勒频谱

冠状动脉多普勒频谱，呈现收缩期（S）及舒张期（D）两个波形，D波高于S波

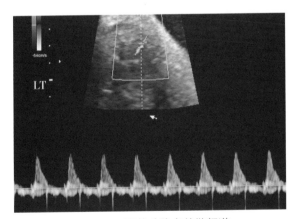

图13-7 冠状动脉多普勒频谱

有时因心脏搏动所致的位置移动，冠状动脉多普勒频谱只显示了D波

LT–胎儿左侧

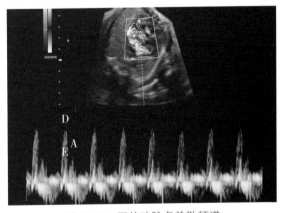

图13-8 冠状动脉多普勒频谱

开大取样容积，同时显示冠状动脉及三尖瓣血流。见心脏表面血管的最大峰值（D）出现在三尖瓣的E波期，说明该血管的峰值流速出现在心室舒张早期，即可证实为冠状动脉

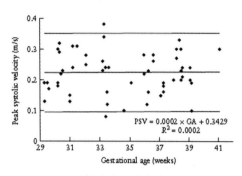

图 13-9　冠状动脉 S 波峰值流速正常值

（引自文献 Baschat AA, Muench MV, Gembruch U. Coronary artery blood flow velocities in various fetal conditions. Ultrasound Obstet Gynecol, 2003, 21: 426–429.）

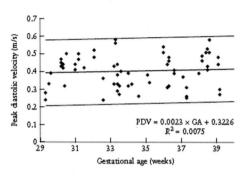

图 13-10　冠状动脉 D 波峰值流速正常值

（引自文献 Baschat AA, Muench MV, Gembruch U. Coronary artery blood flow velocities in various fetal conditions. Ultrasound Obstet Gynecol, 2003, 21: 426–429.）

三、冠状静脉窦的多普勒超声及正常值

冠状静脉窦的观察多在四腔心平面，心尖四腔心比心底四腔心更清晰。获取标准的心尖或心底四腔心平面后，略向胎儿膈肌移动探头，在左心房即将消失时即可显示冠状静脉窦。冠状静脉窦呈长条状，位于左心房后方的房室沟内，前缘与二尖瓣接近，开口于右心房（图 13-11～图 13-13）。

冠状静脉窦的测量是指测量其宽度。国外学者 Rein 等报道了 78 例正常胎儿 16～40 周冠状静脉窦检查结果。87% 的胎儿在四腔心平面测量了冠状静脉窦，13% 的胎儿在胸骨旁长轴平面测量了冠状静脉窦。97.4% 的正常胎儿测得了冠状静脉窦，其直径为 1～3.2mm，与孕周相关性好（图 13-14）。冠状静脉窦宽度与长度之比为 24%，与孕龄无明显关系。另 9 例冠状静脉窦扩张与正常组进行比较，所有 9 例冠状静脉窦扩张者均为持续性左上腔静脉，其冠状静脉窦的直径为正常的 3 倍，宽度与长度之比为 83%。

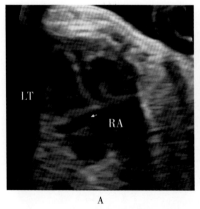
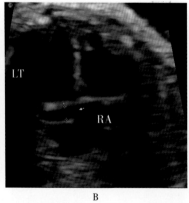
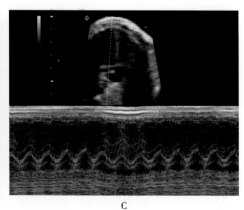

图 13-11　冠状静脉窦的测量

胎儿孕周为 26 周。A. 于心尖四腔心平面略向胎儿膈肌移动探头，在左心房即将消失时即可显示冠状静脉窦。冠状静脉窦呈长条状，位于左心房后方的房室沟内，前缘与二尖瓣接近（箭头所示），开口于右心房（RA）。B. 二维超声测量时测量键置于冠状静脉窦内缘，测量其宽度（箭头所示为冠状静脉窦右心房入口）。C.M 超测量时取样线经过冠状静脉窦，并与之垂直。M 超波形显示冠状静脉窦随心脏的波动有收缩及舒张的变化。在舒张期测量冠状静脉窦宽度。LT—胎儿左侧

国外学者 Baschat 等报道了 84 例适于胎龄儿冠状静脉窦的观察情况。利用左侧或右侧侧面四腔心平面，平均孕周 32.5 周。彩超冠状血流显示率为 57.1%，平均孕周 30.3 周（图 13-15）。脉冲多普勒频谱仅获得 11 例（13.1%），平均孕周 34.2 周。冠状静脉窦血流频谱呈现三期，收缩期和舒张期的血流方向对向右房，心房

收缩期呈现反流血 (图 13-16)，但有时不易获得心房收缩期反流血频谱（图 13-17）。舒张期流速最高（平均 0.38m/s），收缩期平均 0.18m/s，心房收缩期反流流速 −0.05m/s。研究显示彩色多普勒可以显示人类胎儿的冠状静脉窦血流，但脉冲多普勒频谱却不易获得，从而难以进行血流的评价。

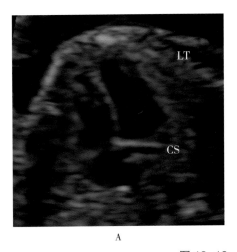

A

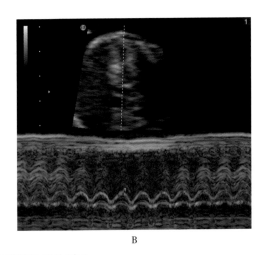

B

图 13-12　冠状静脉窦的测量

A. 胎儿孕周为 21 周。心尖四腔心平面易清晰显示位于左心房后方的冠状静脉窦（CS）。B.M 超获取冠状动脉波形后测量冠状静脉窦舒张期宽度。LT—胎儿左侧

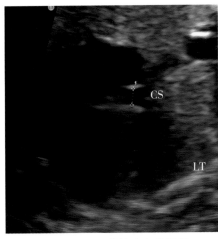

图 13-13　冠状静脉窦的测量

胎儿孕周为 37 周。心底四腔心显示冠状静脉窦（CS）并测量其宽度。LT—胎儿左侧

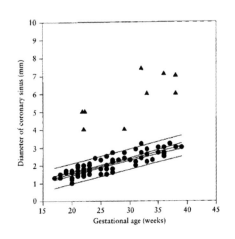

图 13-14　不同孕周冠状静脉窦宽度正常值

（引自文献 Rein AJJT, Nir A, Nadjari M. The coronary sinus in the fetus. Ultrasound Obstet Gynecol, 2000, 15: 468–472.）

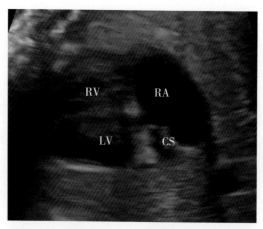

图 13-15　冠状静脉窦

侧面四腔心平面，显示冠状静脉窦（CS）位于左心房后方，
回流至右心房（RA）。此平面冠状静脉窦血流方向与声束
平行，较易获得多普勒频谱。RV—右心室；LV—左心室

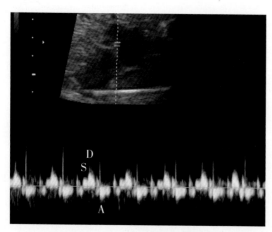

图 13-16　冠状静脉窦血流

于侧面四腔心平面获取冠状静脉窦彩色血流后，将取样容积置于
冠状静脉窦右心房入口处，可获得多普勒频谱。冠状静脉窦多普
勒频谱有三个波形，S 波、D 波及 A 波，A 波为反流波

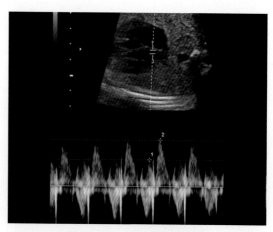

图 13-17　冠状静脉窦血流

胎儿孕周为 30 周。侧面四腔心平面测量冠状静脉窦流速，
显示 S 波（1）及 D 波（2）

第五节 >>> 胎儿缺血缺氧时冠状循环的多普勒观察

多年来的研究发现，多普勒超声不但能提供敏感的血流信息，而且对妊娠结局也能作出预测。目前，这一方法已被临床广泛采用，如高危妊娠，尤其是胎儿生长受限（fetal growth restriction, FGR）。多普勒的关键优势是能够了解胎儿及母体相关的血液循环，预测缺氧状况有无加剧及恶化，这涉及下一步的产科处理。评估母体血管可识别是否有可能发展为妊高征或FGR；评估胎儿血流如脐动脉或降主动脉能了解胎儿宫内安危。脐动脉或降主动脉舒张末期血流缺失或反流被认为是严重的血管外周阻力增高，是预测胎心监护（CTG）恶化及胎儿死亡的指标。大脑中动脉PI的降低被认为是胎儿窘迫的征象，这一现象反映在胎儿超声多普勒要迟于外周血管阻力的增高。经过进一步研究，又有作者提出了大脑中动脉PI与脐动脉PI的比值能比单一血管更好地预测妊娠结局。在这些有明显异常多普勒变化的胎儿，脐带穿刺显示低氧血症和酸中毒的发生率很高。连续观察严重FGR胎儿，在心脏水平不再有进一步的心输出左移，却出现了明显的心输出量下降，同时伴有CTG迟发性胎心率减慢。

Gembruch 和 Baschat 描述了冠状血流的增加，是另一个严重缺氧的恶性表现，直接显示了"心保护效应"。冠状血管的扩张是对心肌氧供不足的一个反应，冠状血管的自动调节表现为血液潴留。在缺氧的胎儿，评价冠状血管扩张反映了左心室后负荷的明显降低。

Gembruch 等人最先利用彩色多普勒超声观察了人类FGR胎儿的冠状动脉，第一次报道的4例严重FGR胎儿显示冠状动脉血流增加。之前子宫动脉和脐动脉血流异常但胎儿处于代偿期，随后脑血流阻力降低，最后出现异常下腔静脉（IVC）血流（心房收缩期反流血过多），静脉导管血流也表现异常和脐静脉搏动。末期，脐静脉血流恶化为双向血流。2例胎儿在死亡前观察到了冠状血流。另2例严重FGR胎儿进行了剖宫产，产后并发症多，循环不良期长，肾衰竭。作者认为在严重子宫胎盘功能不良的胎儿，IVC心房收缩期反流增加，脐静脉搏动甚至脐静脉双向波形，三尖瓣反流是代偿末期的信号，观察到冠状血流是一个不良信号（死亡前期），警告需要紧急终止妊娠。少数病例临死前大脑中动脉阻力显示正常，认为其实是心功能的失代偿，心肌受损，心输出量降低导致大脑中动脉舒张期流速"正常"。另外，脑水肿脑血管自动调节功能丧失可能是另一原因。

胎儿严重缺血缺氧末期导致的冠状循环增加，表现在冠状动脉收缩期和舒张期峰值流速增加（图13-18）。Baschatt 等报道了在严重FGR胎儿，冠状动脉血流测得的孕周明显提前，从正常的 33^{+6} 周提前至 28^{+2} 周，血液流速也从正常的收缩期 0.21m/s 及舒张期 0.43m/s 增至 0.25m/s 及 0.48m/s。

Baschat 等还报道了一组48例FGR胎儿，均存在脐动脉舒张末期血流缺失或反流。每个病例都尝试测量冠状动脉血流，同时也测量了大脑中动脉，下腔静脉，静脉导管及脐静脉的多普勒血流。将胎儿分成冠状动脉血流可见和未见两组，并进行其他指标的比较。冠状动脉血流可见组胎儿的脐动脉，下腔静脉和静脉导管的变化明显高于冠状动脉血流未见组胎儿。最明显的变化是静脉导管在冠状动脉血流观察到之前24小时发生异常。第一组的胎儿与第二组相比，需要提前分娩（平均值相比为27.4周：30周），出生体重低（平均值相比为682g：936g），脐带

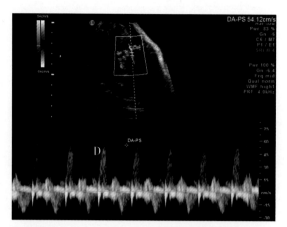

图 13-18　严重胎儿生长受限冠状动脉血流

胎儿孕周为 33 周，存在严重 FGR，冠状动脉 D 波峰值流速增高（54.12cm/s）

pH 低（7.21 : 7.27）和低脐带氧分压（13 : 24.1）。死亡率相似。认为在 FGR 胎儿，若伴有脐动脉舒张末期血流缺失或反流，以及冠状血流增加，是低氧血症，酸血症和不良结局的预兆。冠状动脉血流的增加与静脉血流恶化的出现是一致的。

由此可见，胎盘阻力增高所致的胎儿缺氧，在超声多普勒检查中反映出的异常表现，最早是胎儿外周阻力的增加，如脐动脉 PI、RI 及 S/D 增高。缺氧到了一定程度，血流动力学重新分配，心输出左移，大脑中动脉阻力降低。持续性

缺氧引起的右心输出减少，加剧了胎盘灌注不足，脐动脉舒张末期血流缺失或反流。长期慢性缺氧，心脏冠状血管大量增生，一旦胎儿处于应激状态，导致冠状血管广泛扩张，心肌血液大量潴留，冠状动脉流速增加，引发心力衰竭，静脉导管心房收缩期流速降低或反流。关于脐动脉、大脑中动脉、静脉导管等血管的多普勒检测，将在第五十章"正常及生长受限的胎儿心功能"中介绍。

第六节 >>> 其他胎儿异常情况的冠状循环变化

除了因胎盘阻力增高导致的胎儿严重缺氧，还有其他一些病理情况也可能造成冠状血流变化心肌受损。

严重胎儿贫血最终导致血氧携带量降低，继之损害心肌的氧含量，出现胎儿水肿、三尖瓣功能不良以及异常回心静脉血流。这类胎儿的右心压力增高，冠状灌注压力下降。处于这样的情况，冠状循环可通过自动控制来暂时增加心肌血流，可增加 4~5 倍（图 13-19）。有报道在急性胎母输血、非免疫性胎儿水肿、溶血性疾病情况

下，冠状动脉血流的测量情况。此时，可观察到冠状动脉舒张期峰值流速高达 1m/s，收缩期峰值流速高达 0.5m/s，明显超过了其他胎儿疾病的流速。血流速度还能反映母体给氧治疗及胎儿输血后的状况，当胎儿血细胞比容恢复正常后血流速度即回落到可观察阈值以下。

Baschat AA 等报道了一例 29.2 周胎母输血病例。胎儿 CTG 心率曲线无反应，并呈正弦波，大脑中动脉峰值流速增高，伴舒张末期反流。彩超显示胎儿冠状动脉血流信号，给氧治疗后多普

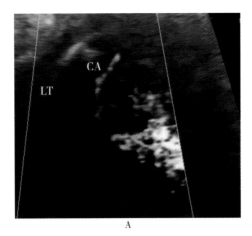

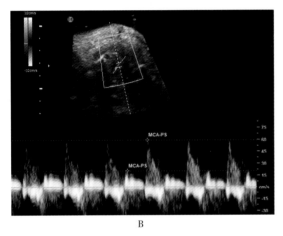

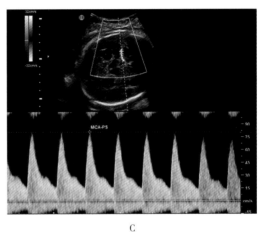

图 13-19　Rh 溶血胎儿冠状动脉血流

胎儿孕周为 38 周，合并胎儿 Rh 溶血。A. 彩超显示左冠状动脉左前降支（CA）。B. 多普勒频谱测得 D 波峰值流速增高，59.34cm/s。C. 大脑中动脉峰值流速明显增高，80.54cm/s。LT—胎儿左侧

勒频谱示时间平均流速略微降低，大脑中动脉血流没有变化。胎儿输血 50ml 后（输血前血细胞比容小于 11%）大脑中动脉恢复正常，冠状动脉流速进一步降低，直至输血 30 分钟后（血细胞比容 27%）冠状动脉血流不能再被测及。这一现象在第二次输血 38ml 后同样被观察到。大脑中动脉峰值流速增高伴舒张末期血流缺失会出现在急性胎儿贫血，输血可纠正这一现象提示低血容量和血黏度降低是主要的原因。进一步补充氧气或输血后冠状动脉血流降低肯定了胎儿冠状血流具有自身调节的功能。

Gembruch U 等报道了 1 例因多发性胎儿畸形而进行脐血穿刺，后发生了 12 分钟的胎心率过缓，仅 57 次 / 分。多普勒检查表现出了心保护效应（突然出现了冠状血流）和脑保护效应（大脑中动脉流速增高），尽管后来胎儿心率恢复了正常，但循环代偿（公共房室瓣反流、回心静脉反流血增加和脐静脉搏动）仍然持续存在。6 小时后进行完整的心血管检查，这些现象才完全消失。最终由于染色体核型为部分性 13q 而终止了妊娠。这个病例说明了在胎儿急性心率缓慢时可出现胎儿保护性变化，即"心保护效应"和"脑保护效应"。

目前，超声多普勒已成为一个鉴别低危或高危妊娠的有效手段，可预测妊娠结局，预测 FGR 的转归。在 FGR 的代偿期，多普勒超声能

可靠地评判胎儿危急状态，严重程度的级别，尽可能指导临床进行完善的产科处理。而冠状血流的观察，是对代偿期胎儿血流动力学异常分级的一个重要部分。

（严英榴　杨秀雄）

参考文献

1.Abuhamad A. Color and pulsed Doppler ultrasounography of the fetal coronary arteries: has the time come for its clinical application? Ultrasound Obstet Gynecol, 2003, 21: 423-425.

2.Baschat AA, Gembruch U. Ultrasound examination of the fetal coronary circulation. In: Yagel S, Silverman NH, Gembruch U. Fetal Cardiology. 2nd ed. New York: Informa Healthcare USA, Inc, 2009.385-399.

3.Drose JA. Embryology and physiology of the fetal heart. In:Drose JA. Fetal Echocardiography. Philadelphia: W.B. Saunders Company, 1998. 1-13.

4.Engelmann GL, Dionne CA, Jaye MC. Acidic fibroblast growth factor and heart development. Role in myocyte proliferation and capillary angiogenesis. Circ Res, 1993, 72: 7-19.

5.Banai S, Shweiki D, Pinson A, et al. Upregulation of vascular endothelial growth factor expression induced by myocardial ischaemia: implications for coronary angiogenesis. Cardiovasc Res, 1994, 28: 1176-1179.

6.Ratajska A, Torry RJ, Kitten GT. Modulation of cell migration and vessel formation by vascular endothelial growth factor and basic fibroblast growth factor in cultured embryonic heart. Dev Dyn, 1995, 203: 399-407.

7.Levy AP, Levy NS, Loscalzo J, et al. Regulation of vascular endothelial growth factor in cardiac myocytes. Circ Res, 1995, 76: 758-766.

8.Block BSB, Llanos AJ, Creasy RK. Responses of the growth-retarded fetus to acute hypoxemia. Am J Obstet Gynecol, 1984, 148: 878-885.

9.Istkovitz J, La Gamma F, Rudolph AM. Effects of cord compression on fetal blood flow distribution and O_2 delivery. Am J Physiol, 1987, 252: H100-109.

10.Morin FC, Weiss KI. Respine of the fetal circulation to stress. In:Polin R, Fex W. Fetal and Neonatal Physiology. Philadelphia: W.B.Saunders, 1992.620-629.

11.Mantero S, Pietrabissa R, Fumero R. The coronary bed and its role in the cardiovascular system: a review and an introductory single-branch model. J Biomed Eng, 1992, 14: 109-116.

12.Chaoui R. The fetal 'heart-sparing effect' detected by the assessment of coronary blood flow: a further ominous sign of fetal compromise? Ultrasound Obstet Gynecol, 1996, 7: 5-9.

13.Harrington K, Hecher K, Campbell S. Physiology and pathophysiology of the fetal circulation observed with Doppler ultrasound. In:Arduini D, Rizzo G, Romanini C. Fetal Cardiac Function. New York: The Parthenon Publishing Group, 1995.1-11.

14.Guyton AC, Ross JH, Carrier OJ. Evidence for tissue oxygen demand as the major factor causing autoregulation. Circ Res, 1964, 14: 60-69.

15.Mosher P, Ross J, McFate PA. Control of coronary blood flow by an autoregulatory mechanism. Circ Res, 1964, 14: 250-259.

16.Barnea O, Santamore WP. Coronary autoregulation and optimal myocardial oxygen utilization. Basic Res Cardiol, 1992, 87: 290-301.

17.Hoffmann JIE. Maximal coronary blood flow and the concept of coronary vascular reserve. Circulation, 1984, 70: 153-159.

18.Campbell SE, Kuo CJ, Hebert B, et al. Development of the coronary vasculature in hypoxic fetal rats treated with a purified perfluorocarbon emulsion. Can J Cardiol, 1991, 7: 234-244.

19.Holmes G, Epstein ML. Effect of trowth and maturation in a hypoxic environment on maximum coronary flow rates of isolated rabbit hearts. Pediatr Res, 1993, 33: 527-532.

20.Muller JM, Davis MJ, Chilian WM. Integrated regulation of pressure and flow in the coronary microcirculation. Cardiovasc Res, 1996, 32: 668-678.

21.Reller MD, Morton MJ, Giraud GD, et al. Maximal myocardial flow is enhanced by chronic hypoxaemia in late gestational fetal sheep. Am J Phydiol, 1992, 263: H1327-1329.

22.Reller MD, Morton MJ, Giraud GD. Severe right ventricular pressure loading in fetal sheep augments global myocardial blood flow to submaximal levels. Circulation, 1992, 86: 581-588.

23.Sheldon RE, Peeters LH, Jones MD, et al. Redistribution of cardiac output and oxygen delivery in the hypoxemic fetal lamb. Am J

Obstet Gynecol, 1979, 135: 1071-1078.

24.Peeters LH, Sheldon RE, Jones MD, et al. Blood flow to fetal organs as a function of oxygen content. Am J Obstet Gynecol, 1979, 135: 637-646.

25.Wladimiroff JW, Tonge HM, Stewart PA. Doppler ultrasound assessment of cerebral blood flow in the human fetus. Br J Obstet Gynecol, 1986, 93: 471-475.

26.Baschat AA, Gembruch U, Harman CR. Coronary blood flow in fetuses with intrauterine growth restriction. J Perinat Med, 1998, 26: 143-156.

27.Ofili EO, Labovitz AJ, Kern MJ. Coronary flow velocity dynamics in normal and diseased arteries. Am J Cardiol, 1993, 71: 3D-9D.

28.Baschat AA, Muench MV, Gembruch U. Coronary artery blood flow velocities in various fetal conditions. Ultrasound Obstet Gynecol, 2003, 21: 426-429.

29.Rein AJJT, Nir A, Nadjari M. The coronary sinus in the fetus. Ultrasound Obstet Gynecol, 2000, 15: 468-472.

30.Baschat AA, Gembruch U. Examination of fetal coronary sinus blood flow by Doppler ultrasound. Ultrasound Obstet Gynecol, 1998, 11: 410-414.

31.Campbell S, Pearce JM, Hackett G, et al. Qualitative assessment of uteroplacental blood-flow: early screening test for high-risk pregnancies. Obstet Gynecol, 1986, 68: 649-653.

32.Arabin B, Siebert M, Jimenez E, et al. Obstetrical characteristics of a loss of end-diastolic velocities in the fetal aorta and/or umbilical artery using Doppler ultrasound. Gynecol Obstet Invest, 1988, 25: 173-180.

33.Chaoui R, Hoffmann H, Zienert A, et al. Clinical significance and fetal outcome in end-diastolic zero-flow in the umbilical artery and/or fetal aorta: analysis of 51 cases. Geburtsh Frauenheilkd, 1991, 51: 532-539.

34.Hsieh FJ, Chang FM, Ko TM, et al. Umbilical artery flow velocity waveforms in fetuses dying with congenital anomalies. Br J Obstet Gynecol, 1988, 95: 478-482.

35.Arbeille P, Roncin A, Berson M, et al. Exploration of the fetal cerebral blood flow by duplex Doppler – linear array system in normal and pathological pregnancies. Ultrasound Med Biol, 1987, 13: 329-337(MCA/UA).

36.Gramellini D, Folli MC, Raboni S, et al. Cerebral umbilical Doppler ratio as a predictor of adverse perinatal outcome. Obstet Gynecol, 1992, 79: 416-420.

37.Nicolaides KH, Bilardo CM, Soothill PW, et al. Absence of end-diastolic frequencies in umbilical artery: a sign of fetal hypoxia and acidosis. Br Med J, 1988, 297: 1026-1027.

38.Rizzo G, Arduini G. Fetal cardiac function in intrauterine growth retardation. Am J Obstet Gynecol, 1991, 165: 876-882.

39.Gembruch U, Hansmann M, Redel DA, et al. Fetal two-dimensional Doppler echocardiography (color flow mapping) and its place in prenatal diagnosis. Prenat Diagn, 1989, 68: 649-653.

40.Gembruch U, Baschat A. Demonstration of fetal coronary blood flow by color-coded and pulsed wave Doppler sonography: a possible indicator of severe compromise and impending demise in intrauterine growth retardation. Ultrasound Obstet Gynecol, 1996, 7: 10-16.

41.Baschat AA, Gembruch U, Gortner L, et al. Coronary artery blood flow visualization signifies hemodynamic deterioration in growth-restricted fetuses. Ultrasound Obstet Gynecol, 2000, 16: 425-431.

42.Baschat AA, Harman CR, Alger LS, et al. Fetal coronary and cerebral blood folw in acute fetomaternal hemorrhage. Ultrasound Obstet Gynecol, 1998, 12: 128-131.

43.Gembruch U, Baschat AA. Circulatory effects of acute bradycardia in the human fetus as studied by Doppler ultrasound. Ultrasound Obstet Gynecol, 2000, 15: 424-427.

第十四章
三维、四维胎儿心脏超声

近10年来，随着三维超声技术的迅速发展，胎儿心脏的三维观察也有了很大的突破。对于心脏这个每时每刻都在不停跳动着的器官，三维重建各个平面的方式与静态器官完全不同。然而，正是因为这一技术上的重大进展，使临床上对胎儿心脏的检查、先天性心脏病的宫内诊断又有了新的手段。

在检查胎儿心脏及诊断先天性心脏病方面，三维、四维超声最大的优点之一就是将获得的数码信息储存起来。所储存的信息是整个心脏及大血管的容积数码信息，更全面更完整，能提高诊断准确性及评估功能性参数；如果诊疗室很忙，可在患者离开之后重复播放，进行分析；允许在离机状态下，即在各种电脑上进行胎儿心脏体积动态资料的研究；对于一些先天性心脏病患者，可邀请专家阅图诊断，而且能通过网络在任何地方进行这类会诊工作；第一个检查医生可通过咨询参与会诊的医生、心脏专家、外科专家或其他小组成员，给孕妇及家人提供遗传咨询。复杂性心脏畸形可通过网络进行专家讨论，做出相应的诊断及提供合适的处理；可应用于笔记本电脑更方便对患者的咨询。另外，储存的先天性心脏病四维图像信息今后也可用来专业教学。空间 - 时间相关成像（spatio-temporal image correlation, STIC）技术在2003年被介绍进入临床，从那以后，这一技术在对胎儿先心筛查及诊断过程中逐渐被认可和接受。

国际妇产科超声学会（international society of ultrasound in obstetrics and gynecology, ISUOG）已经发表了关于胎儿心脏检查的指南。指南中提到可以结合三维或四维进行胎儿心脏超声，换言之，三维、四维超声能够在基本胎儿心脏超声及扩展心脏超声的基础上又增加了新的信息，来评估先天性异常。目前，很多医院和研究中心都加用三维、四维超声技术检查胎儿心脏，以及对先心进行诊断，并提出了一些如何更理想地应用此方法的不同技术。

第一节 >>> 心脏三维、四维超声的技术

心脏四维超声的成像称"空间 - 时间相关成像"（STIC），该技术是对扫查目标进行一段时期容积的获取，采用了较慢的容积信息采集，获得了足够的切面，再进行特殊的处理，形成既是三维又是动态的容积声像图，是四维超声的一种。应用于胎儿心脏的 STIC 技术超声，包含了一个完整的心动周期内的所有信息，根据获得的心动周期时相，将容积数据内的切面信息进行重新排列，最后计算出采集图像时间内的平均心率，得到一个假想的单一心动周期的容积图像。图像获取时的平面为 A 平面，B 平面和 C 平面均由 A 平面数字化重建而来；三个平面相互之间呈 90° 相交；而且，这三个平面都由心动周期中不同时相组建而成，均为一个心动周期的动态图像。STIC 技术不但可与灰阶胎儿超声心动图一起应用，还能与彩色多普勒、能量多普勒、HD- 血流、B- 血流等联合应用，显示出各种不同形式的心脏动态立体图像。在采集容积数据之后，可在心脏动态情况下选择一幅或多幅二维图像进行观察分析，也可采用多种成像模式的方法来分析图像立体时空关系。

心脏三维、四维超声的表现形式有多种：表面容积模式可在心腔和心壁的切面或表面观察心腔的空间状况及心腔内壁状况。多平面断层超声图（TUI）能在三个正交平面的任一平面进行多幅断层平行成像，类似 CT 图片，每幅的间距可任意调节，同时还是心脏的动态形式。最小投照容积模式能突出显示透声良好（即无回声）的结构，如心腔、血管及心脏血管的连接。反转容积成像将心腔及大血管无回声结构转变成强回声结构，隐去了周边的其他回声，更突显了心腔及血管的立体构造，清晰显示大血管交叉等关系。玻璃体容积成像结合了灰阶与彩色多普勒、能量多普勒或 HD- 血流图，因此既有灰阶超声的三维图像，又重叠了多普勒血流的立体图像。利用不同的信息采集模式可获得或是静态或是动态的玻璃体容积图像。

STIC 胎儿心脏超声还能测量心腔体积，评价胎儿心功能。对于测量心腔体积的准确性，国外学者 Uitterbogaard 等进行了一项实验。将一个特制的微型小球囊与一个泵系统相连，模仿胎儿的心腔。球囊模型被沉浸在一个容器中，STIC 获取容积后，用三种方法测量球囊的体积。这三种方法是三维平行移动法、VOCAL 方法和VOCAL 反转模式体积测量。共做了 76 个不同体积的模型，实验发现，STIC 获取的容积信息，用上述方法测量体积，能较准确地测得 0.30ml 大小目标的体积，其中三维平行移动法最准。该实验同样也说明了 STIC 技术是可靠可信的胎儿心脏检查手段。

第二节 >>> 胎儿心血管三维、四维超声的检查方法

目前，对于胎儿心脏的评估，国际上都认可并接受国外学者 Yagel 在 2001 年提出的横切五平面法。该五个平面为：腹围大血管平面、四腔心观、左心室流出道、右心室流出道及三血管气管观。英国胎儿医学基金会及国际妇产科超声学会 2008 年在英国胎儿医学基金会的网页上联

合公布了孕中期胎儿结构畸形筛选超声指南，通过学习及考核获得证书。其中关于心脏筛查的平面有四腔心观、左心室流出道及右心室流出道。STIC 良好的取材也应包括所有这些评估心脏的必要平面，即胎儿心脏超声的 5 个经典的横切面。为获取满意的胎儿心脏全部信息，采集图像有以下几个条件：①心尖四腔心或侧面四腔心，以避免心脏的某些部分被脊柱遮挡；②前胸壁无胎儿肢体等物遮挡；③满意的二维声像图，即先行心脏二维横切扫查，从下至上，能获得满意的 5 个平面声像图；④胎心律齐；⑤无胎动、胎儿呼吸样运动、孕妇活动、孕妇呼吸所引起的腹部活动或探头移动或摇动，以避免上述情况造成的伪像。

操作者可先用二维超声从胎儿上腹部胃泡平面开始扫查，向头端移动探头，获得四腔心观，五腔心观，肺动脉分叉，三血管气管观。然后开启四维取样框，对准心脏，尽可能缩小横向角度，调节采图扫查角度。缩小横向角度能使获得的图像分辨率高；适当的采图扫查角度既能覆盖整个心脏，也可避免采图时间过久发生胎动。同样，心脏彩色超声三维、四维图像的获取也是如此。采图前探头停留在五腔心观，STIC 系统自动采图时会以该平面为中央平面而进行上下扫查采图。

获取心脏全部信息后屏幕上会出现 A、B、C 三幅相互呈 90° 相交的声像图。可能需要稍微调节 x 或 y 轴的角度，以使图像更满意。如果操作恰当，这一方法能提供上述指南中提到的所有必需平面（图 14-1）。

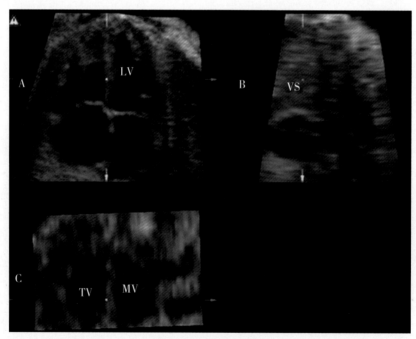

图 14-1　STIC 声像图

屏幕上的三幅相互呈 90° 相交的平面图分别为 A（左上方）、B（右上方）、C（左下方）。每幅图中的十字相交点为参考点，三幅图分别是位于该点上的三个相互垂直的面，即纵切面、横切面和冠状切面。LV—胎儿左侧；VS—室间隔；TV—三尖瓣；MV—二尖瓣

STIC 技术所获取的心脏体积资料存储在超声仪或保存到计算机后，任何时间都能打开，并能利用不同的模式进行各种方位的操作以显示心脏的各个解剖结构，如透明成像，表面成像，反转成像等。然而，还有一些无法在离机状态下分析图像评价心脏的因素，如空间的方位可能很难在离机状态下判断。特别是左侧或右侧的识别，因胎儿在宫内有不同的体位，每个学者采图的方式和应用情况也都有自己的不同，在经过几次平面翻转后可能会混淆。另外，这个过程涉及探头功率的输出、模式的选择、图像的滤过及其他一些影响质量的调节。这些步骤非常耗时、麻烦，对无经验的人更是一个很大的挑战，会觉得失去胎儿方向。所有这些，不但造成 STIC 图像形式及心脏方位不统一，也带来了相互交流与沟通的不便和麻烦。针对这些原因，Paladini 提出了关于胎儿心脏方位在保存图像前的标准化方案。特别强调的是，这个方案仅仅是针对 STIC 的存图，而不是图像的采集。

标准的存图利于之后的胎儿及心脏方位鉴别，从获取的三个心脏平面声像图上就能识别胎儿在宫腔内的方位。在心尖四腔心观，探头对胎儿胸腔来说是心脏部位的横断面。使超声声束与心轴的夹角介于 0°~45°，将心脏的左侧置于图像 A 的左侧，这样在图像 B 上胎头位于左侧而胎儿臀部位于右侧，如此的设定正好与头位心尖向上的胎位一致。如果胎儿取臀位，左心室将会出现在图像 A 的右侧而胎头位于图像 B 的右侧。因此有必要在 Y 轴上旋转 180° 使图像在水平位上翻个身。这样操作后出现的图像就相当于头位胎儿的心尖四腔心。利用统一的存图标准能够保证胎儿的方位一致，即胎头位于图像 B 的左边。针对图像 A 和 B，三维重建感兴趣面成像（region of interest, ROI）根据头臀方位共有 6 个面，软件可选择这 6 个不同的面，包括血管行径的透明成像和反转模式。四腔心的反转模式和表面成像应选择 ROI3。然而，若是欲获取房室瓣或心室大血管瓣膜表面三维重建，则不需改变 ROI，即 ROI1。有些人喜欢从心尖的方向来观察上述瓣膜，那就能选择 ROI2。需强调的是，ROI 的厚度可以调节，根据解剖结构及需要观察的目标范围。厚的 ROI 可包括整个心脏，显示了大血管与心腔的关系；而薄的 ROI 只包括瓣膜的表面。

按照心尖四腔心的取图存图方式，侧面四腔心的取图就应该将左心室置于图像 A 的下方，心尖指向左侧。在图像 B，胎头位于左侧而臀部位于右侧，与心尖四腔心一样。这样的图像与胎儿取头位时一致。当胎儿取臀位时，心尖指向图像右侧，因此需要在 Y 轴上旋转 180° 让图像在水平面上翻个身，使图像与头位胎儿一样（图 14-2）。

对胎儿心脏进行四维超声检查的可操作性，STIC 图像获取的可行性，Chaoui 等对 35 例正常心脏及 27 例先心进行了客观评估，62 例都获得了四维图像。其中 31 例正常心脏及 24 例异常心脏能获取四腔心，五腔心及三血管平面。目前认为该技术是一个检查胎心的新方法，但在孕晚期和孕早期可能会受到一些限制。

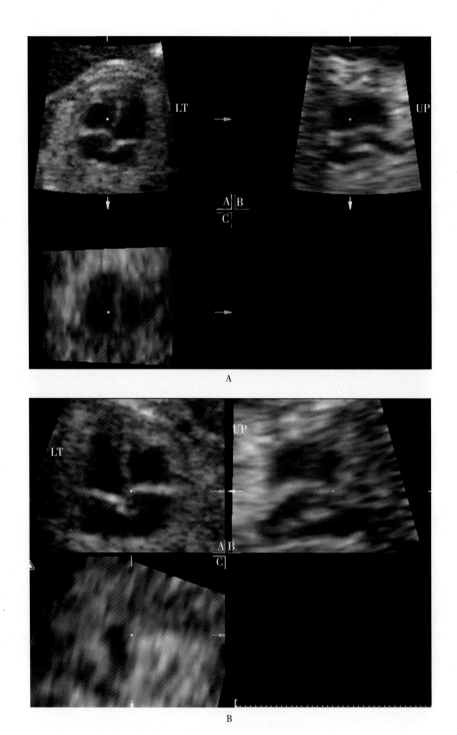

图 14-2 STIC 声像图的获取及存储

A. 由于胎儿在宫内的不同体位，即使是心尖四腔心观，SITC 取图时也可因斗位或臀位、脊柱左或右的因素造成胎儿的左侧时在图像的左边时在图像右边。本图采集时，胎儿左侧（LT）位于左上图像的右侧，胎儿头端（UP）位于右上图像的右侧。B. 存图前先在 Y 轴上转动 180°，使胎儿的左侧（LT）位于左上图像的左侧，在右上图像，胎儿的头端（UP）也变换到了左侧

第三节 >>> 胎儿心脏 STIC 超声的应用

高分辨率的超声是胎儿心脏检查最基本的手段，同时，彩色和多普勒成像也已成为必不可少的手段。目前彩色超声及多普勒超声，已发展到高分辨率，并能与静态方向性三维体积结合，获得的图像可以是两种方向的三维体积或是无方向性的三维多普勒超声（3DPD）体积。彩色多普勒三维或四维超声与 STIC 结合，在胎儿的超声心动图中效果更好，获得的体积能进行心脏周期的重建，并利用先进的彩超方法进行分析（多平面重建 MPR，表面成像，多平面断层 TUI）（图14-3~图 14-13）。这些模式提供了二维超声难以获得的平面，提供了二维彩超难以观察到的血流信号，对发现心脏的一些结构异常或多普勒血流很敏感，比如发生在收缩极早期轻微的三尖瓣反流。

DeVore 及同事们显示了"旋转"技术与多平面重建和 STIC 相结合，STIC 技术能获得心脏体积的资料，然后能够利用参考点在 X 及 Y 轴上进行旋转，能容易地从四腔心，五腔心，三血管平面上再获得肺动脉全长，动脉导管，主动脉弓及上腔静脉（图 14-4）。这项技术能识别d-TGA，评估左心发育不良的流出道。另外还有一些作者报道了 STIC 的应用，但如果取材时的图像不满意，受声影等的影响，接下来的后处理也难以获得完美的图像。

心脏四维 TUI 技术可将心脏不同横切面上的图像同时显现在一幅图像上。众所周知，心脏从下至上的五个横切面是经典的胎儿心脏畸形筛查及诊断的平面。Paladini 等报道了 103 例确诊先心，所有病例都能用 TUI-STIC 进行序列节段分析。19~23 周 TUI 平均间距为 2.7mm，30~33周为 4.0mm。

胎儿心功能的评估：心室容积。当超声多普勒血流正常值建立并应用于胎儿心超之后，那些儿科或成人心脏超声检查是通过测量收缩末期及舒张末期心室容积，如心跳容积，射血分数及心输出量来进行。如果不能获得心室的体积，那么上述判断心功能的指标难以应用在胎儿。三维超声却打开了新的一页，Bhat 和同事们利用非限定静态三维超声和 STIC 进行了胎儿心脏舒张中期超声，应用 VOCAL 测量心腔体积，结果乘以心肌回声强度（1.050g/cm³），获得了心腔体积。Messing 等先利用 STIC 技术确定心脏周期的收缩末期和舒张末期，再翻转模式单纯显示心室液体充盈部分，再应用 VOCAL 分析。利用VOCAL 技术测量了 100 例 20~40 周胎儿心室体积，获得了左心室舒张末期体积，左心室收缩末期体积，右心室舒张末期体积及右心室收缩末期体积。该结果能够对心腔体积和射血分数进行定量分析。并发现，翻转模式和 VOCAL 分析都与操作者认定的边界关系非常大，边界的判断将影响到彩色信号和体积。

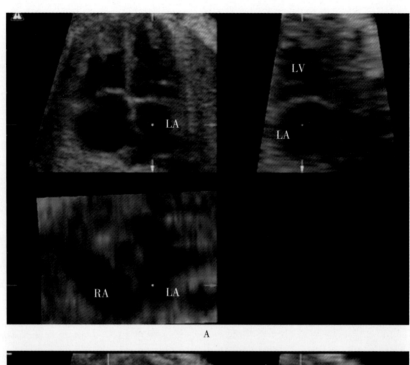

A

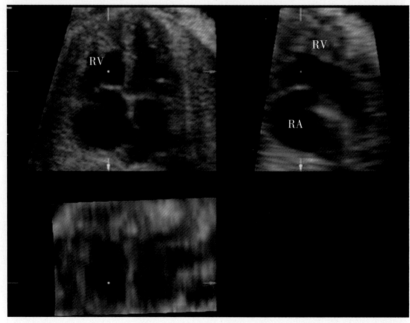

B

图 14-3 双侧心腔的观察

A. 左上图像上的参考点位于左心房（LA）内，Y 轴经过左心室。右上图像为 Y 轴面观，显示左心房（LA）与左心室（LV）侧面形态，左心室较高而尖。B. 左上图像上的参考点位于右心室（RV）内，Y 轴经过右心房。右上图像为 Y 轴面观，显示右心房（RA）与右心室（RV）侧面形态。右心室扁长，"趴"在右心房上

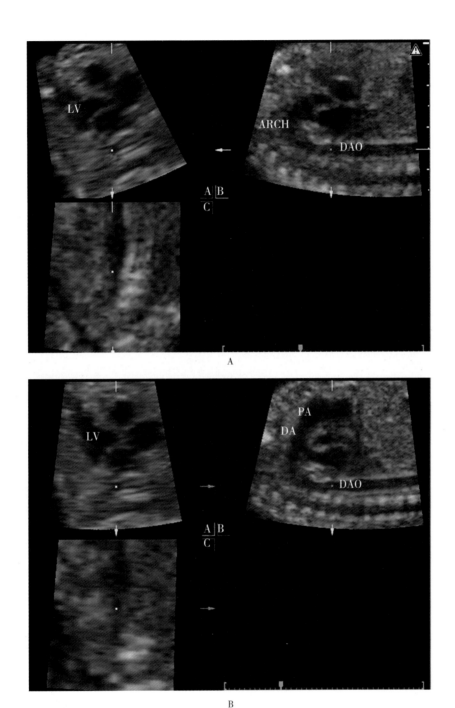

图 14-4　主动脉及肺动脉长轴平面

A.左上图像上的参考点位于降主动脉（DAO）横切面上，LV 为左心室。以参考点为支点，转动 Z 轴，右上图像上渐渐显示出主动脉长轴，包括升主动脉、主动脉弓及降主动脉。B.同样，继续转动 Z 轴，右上图像上也能显示肺动脉长轴，包括肺动脉主干、动脉导管及降主动脉（DAO）。

LV—胎儿左侧；AO—主动脉；ARCH—主动脉弓；PA—肺动脉；DA—动脉导管

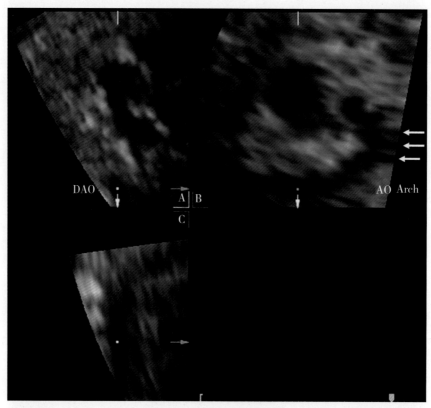

图 14-5　主动脉弓的观察

左上图像上的参考点位于降主动脉（D-AO）横切面上。以参考点为支点，转动 Z 轴，右上图像上
渐渐显示出主动脉长轴，并显示出主动脉弓（AO Arch）上的三条颈动脉分支（水平箭头所示）

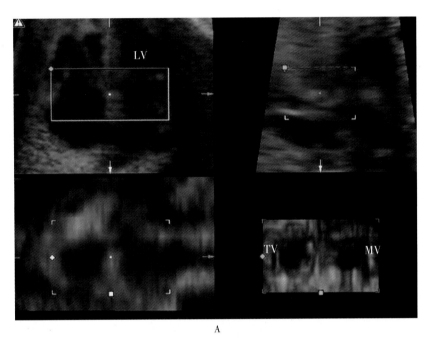

A

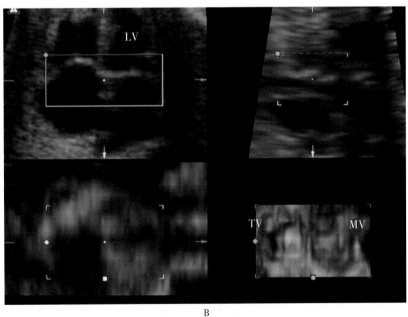

B

图 14-6 房室瓣表面成像

A. 左上图像为心尖四腔心观，将感兴趣面（图中长方形上缘）调节在参考点上方。右下图像为三维表面成像，显示的是从心室观察二尖瓣（MV）及三尖瓣（TV）打开情况。B. 左上图像为心尖四腔心观，将感兴趣面（图中长方形上缘）调节在参考点上方。右下图像为三维表面成像，显示的是从心室观察二尖瓣（MV）及三尖瓣（TV）关闭情况。LV—左心室

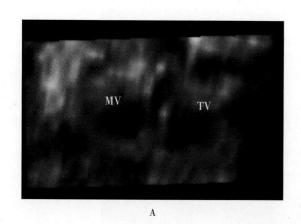
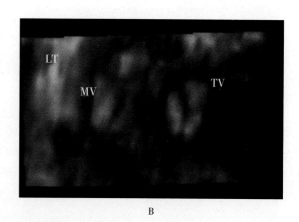

图 14-7 三维表面成像显示房室瓣开放及关闭

A.图中 MV 及 TV 显示的是开放的二尖瓣及三尖瓣。B.房室瓣关闭,同时显示二尖瓣(MV)的两个瓣叶及三尖瓣(TV)的三个瓣叶。LT—胎儿左侧

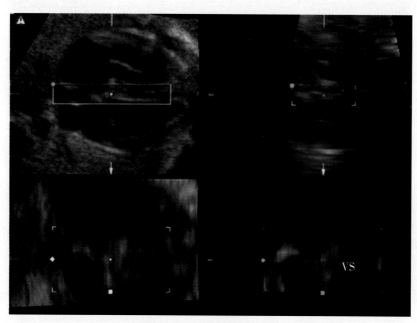

图 14-8 室间隔表面成像

左上图像为侧面四腔心观,室间隔与 X 轴平行。将感兴趣面(图中长方形上缘)调节在参考点上方。
右下图像三维表面成像显示完整的室间隔。VS—室间隔

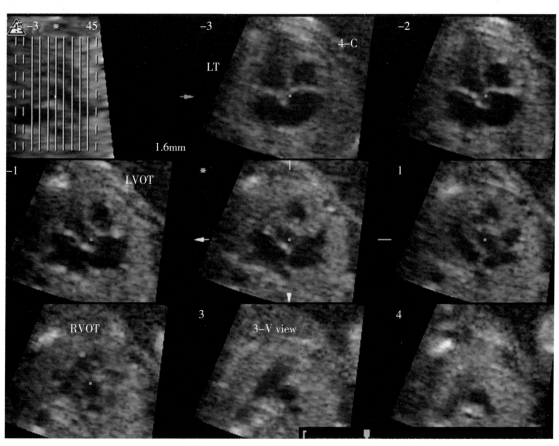

图 14-9　心脏横断面观 TUI 系列图

心脏横断面观，从四腔心至三血管平面。胎儿左侧（LT）位于图像左侧。清楚显示了四腔心观（4-C，位于中上方的图像）、左心室流出道（LVOT，
　　左中图像）、右心室流出道（RVOT，左下图像）及三血管平面（3-V view，中下图像）。4-C—四腔心观；3-V view—三血管平面

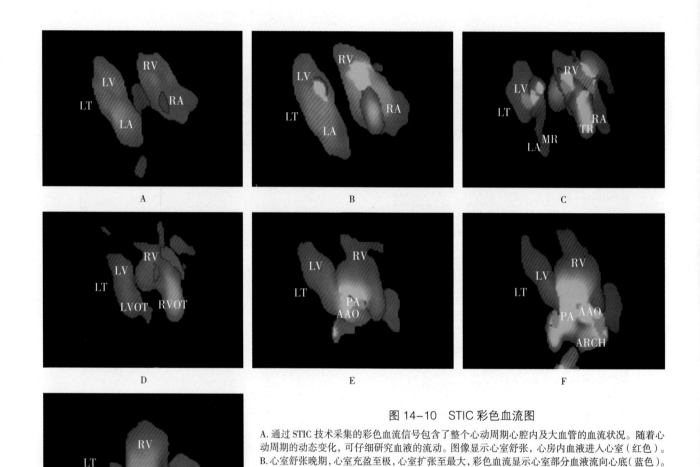

图 14-10　STIC 彩色血流图

A. 通过 STIC 技术采集的彩色血流信号包含了整个心动周期心腔内及大血管的血流状况。随着心动周期的动态变化，可仔细研究血液的流动。图像显示心室舒张，心房内血液进入心室（红色）。B. 心室舒张晚期，心室充盈至极，心室扩张至最大，彩色血流显示心室部分血液流向心底（蓝色）。C. 等容收缩期，房室瓣关闭，心房血液不再进入心室；存在少量二尖瓣反流（MR）及三尖瓣反流（TR）。D. 心室收缩早期，心室血液流向左室流出道（LVOT）及右室流出道（RVOT）。E. 心室收缩期，血液充盈主动脉（AAO）及肺动脉（PA）。F. 显示整条主动脉及肺动脉，可见大血管交叉，升主动脉（AAO）位于肺动脉（PA）深部，从左向右行走，主动脉弓（ARCH）折返回左侧。G. 三血管平面显示主动脉弓（ARCH）及动脉导管（PA）血液均流向降主动脉（DAO）。
　　LT—胎儿左侧；LV—左心室；RV—右心室；LA—左心房；RA—右心房

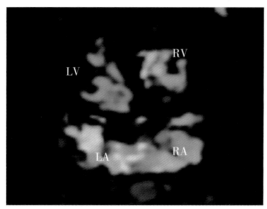

图 14-11 心腔反转容积成像

心房心室呈三维立体高回声结构。LV—左心室；RV—右
心室；LA—左心房；RA—右心房

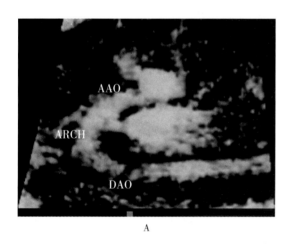

A

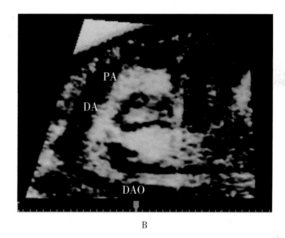

B

图 14-12 主动脉及肺动脉长轴反转容积成像

A. 主动脉长轴观，显示升主动脉（AAO）、主动脉弓（ARCH）及降主动脉（DAO）；B. 肺动脉长轴观，显示肺动脉主干（PA）、
动脉导管（DA）及降主动脉（DAO）

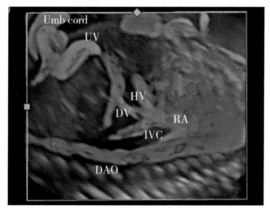

图 14-13 胸腹腔静态玻璃体血管容积成像

胎儿胸腹腔彩色血流立体图，显示了胸腹腔内主要血管的行
径。RA—右心房；DAO—降主动脉；IVC—下腔静脉；DV—
静脉导管；HV—肝静脉；UV–脐静脉；Umb cord—脐带

第四节 >>> 利用三维、四维超声观察及诊断先天性心脏病

自 STIC 技术应用于胎儿心脏超声以来，已有不少关于筛查诊断先天性心脏病的报道。利用心脏三维、四维超声技术的不同特点，根据心脏异常的情况，有时能发现或诊断二维超声漏诊的一些异常，有时显示出的三维、四维图像更形象更清晰地反映了实际解剖结构情况（图14-14~图14-18）。

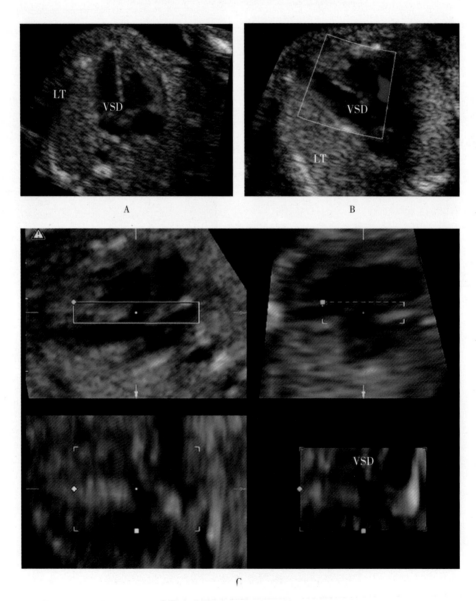

图 14-14 小型室间隔缺损

A.二维超声心尖四腔心观见室间隔膜周连续性中断，中断处间隔见强回声界面（VSD）。B.同一病例，彩超见跨隔血流呈左向右分流（VSD）。C.同一病例，室间隔三维表面成像（右下图像）显示室间隔膜周缺损呈无回声孔（VSD）。LT—胎儿左侧；VSD—室间隔缺损

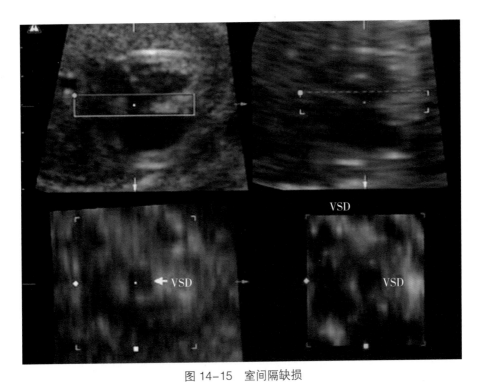

图 14-15 室间隔缺损

右下图像显示室间隔三维表面成像所见的室间隔膜周无回声缺损（VSD）。VSD—室间隔缺损

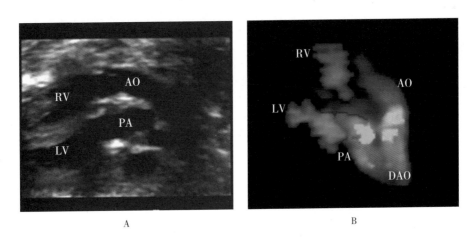

图 14-16 大血管错位

A.二维超声流出道平面显示两条大血管平行无交叉。B.同一病例，STIC 彩色血流立体图显示两条大血管平行无交叉，主动脉（AO）发自右心室（RV），肺动脉（PA）发自左心室（LV），最后连接至降主动脉（DAO）

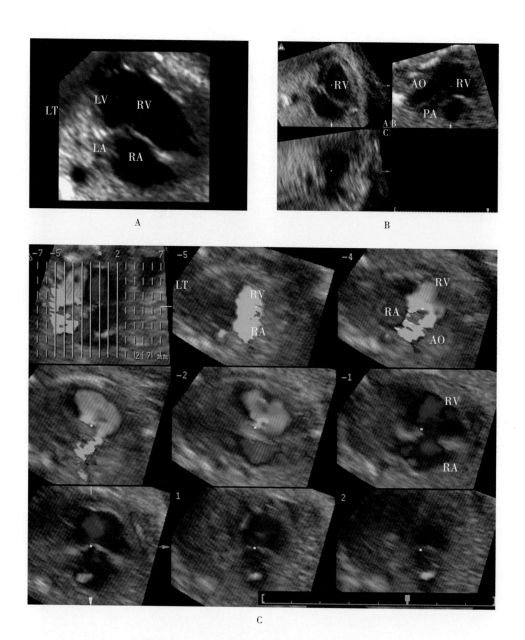

图 14-17　左心发育不良合并右心室双流出道

A. 二维超声四腔心观显示左心房（LA）及左心室（LV）严重狭小。B. 同一病例 STIC 声像图，左上图像上的参考点位于右心室内（RV），右上图像显示两条大血管均发自右心室（RV），呈平行状，肺动脉（PA）小于主动脉（AO）。C. 同一病例心脏横断面观彩色血流 TUI 系列图，中上图像显示仅有右心房（RA）和右心室（RV）血流，左心的房室血流消失。右上图像显示主动脉（AO）及肺动脉（PA）均发自右心房（RV）。

LT—胎儿左侧

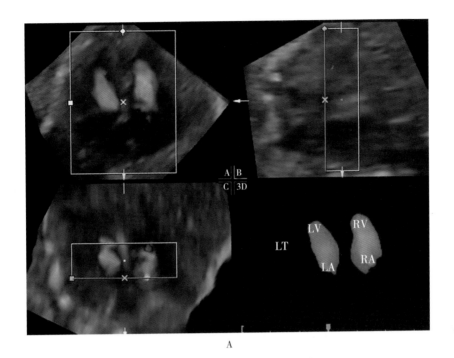

A

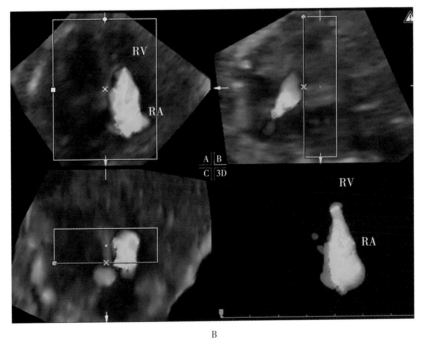

B

图 14-18　三尖瓣严重反流

A.心尖四腔心观显示心室舒张期左右房室瓣血流正常。B.同一病例，STIC 声像图，右下图像
为心室收缩期，见大量蓝色血液从右心室（RV）反流至右心房（RA），为三尖瓣严重反流。
LT—胎儿左侧，LV—左心室；LA—左心房

Gindes 等利用 STIC 表面成像模式显示了法洛四联症的主动脉骑跨表现，利用翻转模式显示了肺动脉与主动脉的关系，以及肺动脉狭窄。认为在孕中期常规胎儿畸形筛查超声的孕周，部分病例肺动脉狭窄现象可能表现不明显，而二维超声唯有在侧面五腔心平面才能显示主动脉骑跨。四维超声可在冠状切、横切及纵切面上获得该平面，显示出主动脉骑跨的征象。

心内膜垫缺损的结构畸形不仅涉及房室间隔的缺失，还累及房室瓣环、房室瓣瓣叶、乳头肌、调节索、腱索等多个方面的异常。Vinals 等对 40 例正常及 10 例完全性 AVSD 病例，利用表面成像模式，观察房室瓣，乳头肌。所有病例都能获取观察平面，90% 的正常者显示了左心室前侧壁及后中部的乳头肌，82% 的正常者显示了右心室间隔部，前壁及后壁的乳头肌。AVSD 病例，房室瓣有 5 个瓣叶，伴前上方和后下方桥叶形成，所有 5 例的乳头肌位置均异常。

大血管错位的病例主动脉与肺动脉的排列有几种不同的类型，而不同的类型与产后治疗及预后有关。Paladini 发现利用心脏三维超声技术，能在心脏的斜切面上重建各瓣膜的关系图，显示二尖瓣、三尖瓣、主动脉瓣和肺动脉瓣之间的关系，可进行大血管错位的分型，从而对孕妇进行咨询，以选择合理的处理方案。即使是继续妊娠，产前也能作好充分的准备，以便产后及时治疗。

Volpe 等报道了 2520 例先心胎儿中 22 例二维超声疑有单纯主动脉弓断裂，利用四维超声（B- 血流图及 STIC）进一步检查。15 例 B 型中 7 例合并右锁骨下动脉迷走，但这在二维超声中却只发现了 2 例。B- 血流图和 STIC 成功地显示了所有 10 例主动脉弓断裂的类型，以及右锁骨下动脉迷走的开口及走向，包括颈部开口。7 例 A 型。

关于三维、四维超声发现诊断胎儿先心的可行性、离机状态诊断的可行性以及远程阅图会诊的可行性，Vinals 等进行了仔细观察。他们对 100 例已确诊的正常心脏胎儿，邀请妇产科临床医生获取 STIC 容积，四腔心是获取时的标准点，最终由心脏专科医生来分析脱机存图。所有病例都获得了 STIC 存图，平均花时 7.5 分钟，94.2% 获得了符合标准的心脏存图。认为可以由产科医生取图，再由心脏科医生评判。接着又进行了进一步的实验，两位无胎儿心脏二维超声经验的医生进行四维超声取样，通过网络传送，由一位有胎儿超声心动图经验的医生查阅存图进行分析诊断。共 77 例，一位超声者的取图 86% 做出了完整诊断，另一位的取图 95% 做出了完整诊断。3 例产后诊断先心，2 例有心外畸形，1 例产前怀疑先心但未确诊。2 例单纯严重心脏畸形的病例都得到了及时的咨询。认为 STIC 技术可用来让无心超经验者取图，网络传送至有经验的医生进行诊断。这种方法对很多国家的一些服务设施不方便的地区，可提供良好的产前超声诊断服务。

迄今为止，对正常心脏的显示及先天性心脏畸形的诊断，胎儿心脏三维四维超声的应用，已证实了其特点和特色，而且随着技术的不断提高，在临床的应用也越来越体现其优势，相信会被更多的产前诊断学者所接受。然而，对于该技术应用于普通人群的胎儿心脏畸形筛查，尚缺乏大样本的研究。几十年来，二维超声筛查胎儿心脏畸形已经非常成熟也非常规范，若以 STIC 取代传统经典的二维超声，那 STIC 技术对发现心脏畸形的敏感性特异性等都应该不低于二维超声，而且所用的时间和花费的费用都必须在可接受的范围内。

（严英榴　杨秀雄）

⊘ 参考文献

1.Yagel S, Cohen SM, Shapiro I, et al. Three- and four-dimensional ultrasound in fetal echocardiography: a new look at the fetal heart. In:Yagel S, Silverman NH, Gembruch U. Fetal Cardiology. 2nd ed. New York: Informa Healthcare USA, Inc. 2009. 219-237.

2.Yagel S, Shen O. The added value of 3D/4D ultrasound imaging in fetal cardiology: has the promise been fulfilled? Ultrasound Obstet Gynecol, 2010, 35: 260-262.

3.Paladini D. Standardization of on-screen fetal heart orientation prior to storage of spatio-temporal image correlation (STIC) volume datasets. Ultrasound Obstet Gynecol,2007, 29: 605-611.

4.International Society of Ultrasound in Obstetrics and Gynecology. Cardiac screening examination of the fetus: guidelines for performing the 'basic' and 'extended basic' cardiac scan. Ultrasound Obstet Gynecol,2006, 27: 107-113.

5.Uitterbogaard LB, Haak MC, Peters RJH, et al. Validation of volume measurements for fetal echocardiography using four-dimensional ultrasound imaging and spatiotemporal image correlation. Ultrasound Obstet Gynecol,2010, 35: 324-331.

6.Yagel S, Cohen SM, Achiron R. Examination of the fetal heart by five short-axis views: a proprsed screening method for comprehensive cardiac evaluation. Ultrasound Obstet Gynecol,2001, 17: 367-369.

7.Yagel S, Arble R, Anteby EY, et al. The three vessels and trachea view (3VT) in fetal cardiac scanning. Ultrasound Obstet Gynecol,2002, 20: 340-345.

8.DeVore GR, Falkensammer P, Sklansky MS, et al. Spatio-temporal image correlation (STIC): new technology for evaluation of the fetal heart. Ultrasound Obstet Gynecol,2003, 22: 380-387.

9.Chaoui R, Hoffmann J, Heling KS. Three-dimensional (3D) and 4D color Doppler fetal echocardiography using spatio-temporal image correlation (STIC). Ultrasound Obstet Gynecol,2004, 23: 535-545.

10.Chaoui R, Kalache KD. Three-diemension power Doppler ultrasound of the fetal great vessels. Ultrasound Obstet Gynecol,2001, 17: 455-456.

11.DeVore GR, Polanco B, Sklansky MS, et al. The 'spin' technique: a new method for examination of the fetal outflow tracts using three-dimensional ultrasound. Ultrasound Obstet Gynecol,2004, 24: 72-82.

12.Paladini D, Vassallo M, Sglavo G, et al. The role of spatio-temporal image correlation (STIC) with tomographic ultrasound imaging (TUI) in the sequential analysis of fetal congenital heart disease. Ultrasound Obstet Gynecol,2006, 27: 555-561.

13.Bhat AH, Corbett V, Carpenter N, et al. Fetal ventricular mass determination of three-dimensional echocardiography: studies in normal fetuses and validation experiments. Circulation,2004, 110: 1054-1060.

14.Bhat AH, Corbett VN, Liu R, et al. Validation of volume and mass assessments for human fetal heart imaging by 4-dimensional spatiotemporal image correlation echocardiography: in vitro ballon model experiments. J Ultrasound Med,2004, 23: 1151-1159.

15.Messing B, Cohen SM, Valsky DV, et al. Fetal cardiac ventricle volumetry in the second half of gestation assessed by 4D ultrasound using STIC combined with inversion mode. Ultrasound Obstet Gynecol,2007, 30: 142-151.

16.Chiang YC, Yang CK, Shih JC, et al. Prenatal diagnosis of congenital left ventricular aneurysm by four-dimensional ultrasonography with spatio-temporal image correlation (STIC). Ultrasound Obstet Gynecol,2006, 28: 345-351.

17.Volpe P, Campobasso G, Stanziano A, et al. Novel application of 4D sonography with B-flow imaging and spatio-temporal image correlation (STIC) in the assessment of the anatomy of pulmonary arteries in fetuses with pulmonary atresia and ventricular septal defect. Ultrasound Obstet Gynecol,2006, 28: 40-46.

18.Ghi T, Cera E, Segata M, et al. Inversion mode spatio-temporal image correlation (STIC) echocardiography in three-dimensional rendering of fetal ventricular septal defects. Ultrasound Obstet Gynecol,2005, 26: 679-680.

19.Yagel S, Valsky DV, Messing B. Detailed assessment of fetal ventricular septal defect with 4D color Doppler ultrasound using spatio-temporal image correlation technology. Ultrasound Obstet Gynecol,2005, 25: 97-98.

20.Meyer-Tittkopf M, Cooper S, Vaughan J, et al. Three-dimensional (3D) cehocardiographic analysis of congenital heart disease in the fetus: comparison with cross-sectional (2D) fetal echocardiography. Ultrasound Obstet Gynecol,2001, 17: 485-492.

21.Gindes L, Achiron R. Tetralogy of Fallot: evaluation by 4D spatiotemporal image correlation. Ultrasound Obstet Gynecol,2008, 32: 598-599.

22.Vinals F, Pacheco V, Giuliano A.Fetal atrioventricular valve junction in normal fetuses and in fetuses with complete atrioventricular septal defect assessed by 4D volume rendering. Ultrasound Obstet Gynecol,2006, 28: 26-31.

23.Paladini D, Volpe P, Sglavo G, et al. Transposition of the great arteries in the fetus: assessment of the spatial relationships of the arterial trunks by four-dimensional echocardiography. Ultrasound Obstet Gynecol,2008, 31: 271-276.

24.Volpe P, Tuo G, de Robertis V, et al. Fetal interrupted aortic arch: 2D-4D echocardiography, associations and outcome. Ultrasound Obstet Gynecol, 2010, 35: 302-309.

25.Vinals F, Poblete P, Giuliano A. Spatio-temporal image correlation (STIC): a new tool for the prenatal screening of congenital heart defects. Ultrasound Obstet Gynecol,2003, 22: 388-394.

26.Vinals F, Mandujano L, Vargas G, et al. Prenatal diagnosis of congenital heart disease using four-dimensional spatio-temporal image correlation (STIC) telemedicine via an Internet link: a pilot study. Ultrasound Obstet Gynecol,2005, 25: 25-31.

第二篇

先天性心脏病

第十五章
先天性心脏病的流行病学、病因及发病机制

一、先天性心脏病的流行病学

目前，先天性心脏病（CHD）已成为出生缺陷中最常见的先天畸形，其在全球活产婴儿中的发病率为6‰~9.1‰。新近一项meta分析显示，不同的CHD表型中，以室间隔缺损（VSD）最为常见，发病率达2.62‰，接下来依次为房间隔缺损（ASD）（约为1.64‰）、动脉导管未闭（PDA）（约为0.87‰）、法洛四联症（TOF）（约为0.34‰）、主动脉缩窄（CoA）（约为0.34‰）、大动脉换位（TGA）（约为0.31‰）和主动脉瓣狭窄（AS）（约为0.22‰）。其中，亚洲的数据提示右心室流出道梗阻病变较左心室流出道梗阻更为常见，但TGA的发病率较其他地区低。

在国内关于CHD的流行病学资料中，根据上海市2个区活产婴儿的前瞻性调查，CHD的发病率约为6.78‰；北京市2001~2002年出生的10 665名活产婴儿中的CHD发病率约为5.91‰。据悉，我国每年约有15万名CHD患儿出生，若不及时救治，30%的患儿在婴儿期死亡，存活者亦可因继发心、脑、肺等重要器官损害而导致生长发育迟缓和生活质量低下，给家庭和社会均造成沉重的经济负担。

二、心脏发育简述

心脏是胚胎发育中最早形成的器官。人类心脏发育是一个复杂的过程，整个过程从胚胎第15~16天开始，到第8周结束，大致经历了以下5个阶段：①心前区细胞从原条处迁移，心板处形成新月形心脏，其中第一生心区（first heart field, FHF）位于第二生心区（second heart field, SHF）的前中侧；②新月形心脏细胞汇聚，形成原始心管，心脏初步建立。其中，位于线性心管背侧的SHF细胞分化为右心室、圆锥动脉干和部分心房；③心脏环化，保证将来心脏腔室的准确排列；④间隔和心腔形成；⑤心脏传导系统和冠脉系统发育。

心脏发育中的标志事件见图 15-1 和图 15-2，其中任一环节出现偏差都会导致心脏畸形。胚胎第 22 天，原始心管细胞沿前 - 后轴定植，产生未来分化为各心腔的特定区段。这些区段处的心管逐渐分化，产生移行带和原始心腔，后者从静脉极到动脉极依次排列为静脉窦、窦房环、原始左心室、原始环、原始右心室、心室动脉环处的流出道端和动脉囊；而移行带最终发育为心脏间隔、瓣膜、传导系统和心脏的纤维构架。胚胎第 23 天，原始心管开始向右环化。第 28 天，心脏环化结束，开始心脏分隔和腔室形成阶段。胚胎第 49 天后心脏发育基本完成。

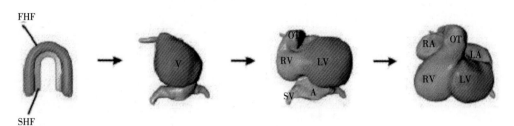

图 15-1　心脏发育的早期阶段

发育阶段	新月形心脏	线性心管	心脏环化	心脏腔室形成
小鼠胚胎天数	E7.5	E8	E9	E10
人类胚胎天数	Day 15	Day 20	Day 28	Day 32
标志事件	心脏分化	心管形成	早期腔室形成	腔室形成
	迁移至中线	心脏开始跳动	心脏向右环化	小梁形成
		前 - 后轴和背 - 腹轴建立		内膜垫形成
				流出道分隔
				早期传导系统形成

FHF—第一生心区；SHF—第二生心区；A—心房；V—心室；OT—流出道；SV—静脉窦；LV—左心室；RV—右心室；LA—左心房；RA—右心房

〔引自文献　Beuneau BG. The developmental genetics of congenital heart disease. Nature, 2008, 451(7181): 943-948.〕

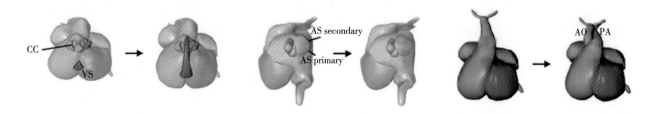

图 15-2　心脏的成熟

CC—心内膜垫；VS—室间隔；AS—房间隔；AO—主动脉；PA—肺动脉

心室分隔：小鼠胚胎 E11~E15，人类胚胎 Day 60 Day 90。心房分隔：小鼠胚胎 E13~出生，人类胚胎 Day 60~出生。流出道分隔：小鼠胚胎 E13 出生，人类胚胎 Day 60~ 出生〔引自文献　Bruncau BG. The developmental genetics of congenital heart disease . Nature, 2008, 451(7181): 943-948.〕

三、先天性心脏病相关的环境因素研究

CHD 主要是由于胚胎期遗传和环境因素共同作用所引起。其中，染色体异常（占 5%~6%）或单基因缺陷（占 3%~5%）与某些综合征型 CHD 有关，而高达 85%~90% 的 CHD 为多因素遗传所致。

在环境因素方面，研究显示，35% 风疹病毒感染的孕母后代患有 PDA 或外周肺动脉瓣狭窄（PPS），而对于苯丙酮尿症孕妇而言，25%~50% 患者的后代会发生 TOF；25%~30% 酗酒的母亲会孕育间隔缺损患儿；糖尿病母亲胎儿中有 6%~9% 发生 CHD，尤其是大血管转位、间隔缺损、永存动脉干（PTA）、右心室双出口（DORV）和 CoA；孕期服用抗惊厥药、锂剂和视黄酸亦与 CHD 发病相关。已有 CHD 相关的环境因素研究见表 15-1。

表 15-1　先天性心脏病相关的环境因素

环境因素	相关 CHD 类型	CHD 发生率（%）
风疹病毒感染	PDA、PPS、PS、ASD、VSD	35
苯丙酮尿症	TOF、VSD、PDA、ASD	25~50
酗酒	间隔缺损、TOF	25~30
妊娠期糖尿病	TGA、间隔缺损、PTA、DORV、CoA	6~9
抗惊厥药物（苯妥英）	PS、AS、PDA、CoA	2~3
抗惊厥药物（三甲双酮）	TGA、TOF、HLH	15~30
锂剂	Ebstein's 畸形、ASD、半月瓣发育不全	—
视黄酸	圆锥动脉干畸形	—

四、人类 CHD 发病的遗传因素

随着人类基因组测序和分子生物学技术的发展，越来越多的证据表明遗传因素在 CHD 的发生中扮演更加重要的角色。既往研究鉴定出许多在正常心脏形态发生中起关键作用的转录因子、信号分子和结构基因，以及一系列受这些高度保守的分子调控的基因。因而，CHD 分子机制研究有助于理解 CHD 发生的根本原因，并为探究人类 CHD 的病因提供可靠依据。

（一）伴心脏畸形的人类综合征致病基因鉴定

1. 染色体异常

染色体异常是综合征型 CHD 的常见病因。25%~40% 的 CHD 患儿伴发其他脏器畸形或被明确诊断为综合征，而近 30% 染色体异常的儿童患 CHD，尤其是非整倍体和染色体数目异常者。现已知 50% 的 21-三体综合征患儿伴发 ASD、VSD 或房室管畸形，而几乎所有 18-三体患儿均伴 CHD（通常为间隔缺损）。CHD 可见于近 1/2 女性 Turner 综合征（X 单体）患者，多表现为左侧心脏结构异常，如二叶式主动脉瓣（bicuspid aortic valve，BAV）、CoA 和左心发育不良综合征（HLHS）。随着 FISH 技术的引入，DiGeorge 综合征（22q11.2 缺失综合征）成为第一个被鉴定出的由染色体微缺失引发的伴 CHD 的人类综合征。合并 CHD 的染色体异常见表 15-2，这些微缺失或重复区段可作为鉴定 CHD 相关基因的候选区域。

表 15-2 CHD 相关的染色体异常

染色体异常	发病率（‰）	合并 CHD 的比率（%）	心脏畸形的主要表现
三体			
21（Down）	1~1.5	50~60	VSD、AVSD
18（Edward）	0.2~0.3	90~100	VSD、PDA
13（Patau）	0.1~0.2	90	VSD、ASD
重复畸形			
3q26~27			VSD
4p		10~15	
5p		10	
8		20	
9p		低	
10q		50	
11p		低	VSD
12p（Pallister-Killian；Fryn）		25	VSD、PDA、ASD、AS，心包缺如
22p（猫眼综合征）			TAPVC、TOF
单体			
X（Turner）	0.1~0.2	50	CoA、AS 或 BAV
缺失综合征			
4p-（Wolf-Hirschhorn）		50	ASD
4q-		60	VSD、PDA、PPS、AS、TA、ASD、TOF
5p-（cri-du-chat）		30	多种
9p-（CHARGE）		30~50	VSD、PDA、PS
11q-（Iacobsen）		60	
13q-		50	
18p-		10	
18q-		低	
20p11-（Alagille）		高	PPS
微缺失综合征			
22q11（DiGeorge）			主动脉弓畸形、IAA、TA、TOF
7q11.23（Williams）		50~85	瓣上型 AS、PPS
16p13.3(Rubinstein-Taybi)		25	PDA、VSD、ASD

〔引自文献 Bubn J, Goodship J. Congenital heart disease. In Emery AE, Rimoin DL. Principles and Practice of Medical Genetics. Edinburgh: Churchill Livingstone, 1997: 767-828.〕

2. 单基因突变

遗传技术的进步和人类基因组计划的完成鉴定出诸多 CHD 综合征致病基因的单基因突变。早期研究发现，*FBN1* 突变可导致 Marfan 综合征中的进行性主动脉根部扩张、晶体脱位和骨骼畸形症状。Holt-Oram 综合征的心脏畸形及桡骨、拇指畸形均与 *TBX5* 突变相关。*JAG1*（*JAGGED1*）基因编码 Notch 信号通路的一个配体蛋白，其突变可导致 Alagille 综合征。Ras 信号通路 *PTPN11* 突变可解释 50% Noonan 综合征表型，随后证实该通路 *RAF1*、*SOS1*、*KRAS* 突变亦与此相关；此外，该通路基因突变也可引发 LEOPARD、Costello 综合征。伴 PDA 的 Char 综合征尚包括面部异常和肢端畸形，家系研究表明其主要由 *TFAP2β* 突变引起。目前已鉴定出的伴 CHD 人类综合征的致病基因见表 15-3。

表 15-3　常见伴 CHD 人类综合征的致病基因

综合征	致病基因	相关心脏畸形	其余临床特征
Noonan	PTPN11、KRAS、RAF1、SOS1	PS 合并肺血管发育不全，AVSD、HCM、CoA	矮小、颈蹼、盾状胸、发育迟缓、隐睾、面部畸形
Costello	HRAS	PS、HCM、传导系统异常	矮小、发育迟缓、面部粗糙、鼻唇乳头状瘤、实体瘤患病风险增加
LEOPARD	PTPN11、RAF1	PS、传导系统异常	痣、器官间距过远、外生殖器异常、生长迟缓、感音神经性耳聋
Alagille	JAG1、NOTCH2	PS、TOF、ASD、PPS	胆管缺乏、胆汁淤积、面部畸形、蝶状椎骨、眼部异常、生长迟缓、失聪、马蹄肾
Marfan	FBLN、TGFBR1、TGFBR2	主动脉根部扩张、离断，二尖瓣脱垂	高身材、蜘蛛指（趾）、脊柱侧弯、晶状体异位、自发性气胸、硬脊膜膨出
Holt-Oram	TBX5	ASD、VSD、AVSD、房室传导系统疾病	拇指畸形、桡骨发育不良
内脏异位	Zic3、CFC1	DILV、DORV、d-TGA、AVSD	肠旋转不良
Char	TFAP2β	PDA	面部异常、肢端畸形
CHARGE	CHD7、SEMA3E	ASD、VSD、瓣膜畸形	眼缺损、鼻后孔闭锁、发育落后、泌尿生殖系统畸形

〔引自文献　Richabds AA, Garg V. Genetics of congenital heart disease. Current Cardiology Reviews, 2010, 6(2): 91-97.〕

（二）人类非综合征型（或称孤立型，isolated）CHD 相关基因

1. 致病基因突变（高外显率）

胚胎心脏发育涉及诸多信号通路精密的交互作用，形成复杂的调控网路，共同决定了心脏特异基因的表达。所有这些相关基因的突变均可引起 CHD，其中，多数非综合征型 CHD 的单基因致病模式就是由于常染色体的高外显率突变所引起。

（1）配体 - 受体：心肌细胞膜外分布有多种配体，包括激素分子、细胞因子和生长因子，可激活心肌细胞膜上的受体，形成配体 - 受体复合物，这些复合物共同激活或失活多种信号转导通路，进而募集转录因子及其调控网络而发挥作用。

1）NOTCH1：Notch 信号通路在左 - 右轴不对称发育的模式建立中发挥重要作用。研究表明，少数伴或不伴瓣膜钙化的 BAV 患者存在常染色体 NOTCH1 突变，而作为左心室流出道梗阻部分表型的 BAV 患者亦存在类似突变。

2）NODAL 信号通路相关基因：作为 TGFβ 超家族的一员，NODAL 主要调控左 - 右轴不对称发育。5% 的内脏异位或伴 CHD（如 TGA、DORV）的内脏异位患者存在 NODAL 基因突变；而 GDF1 突变引起 TGA、DORV、TOF 和主动脉弓离断（IAA）等。LEFTY2 和 ACVR2B 突变与内脏异位息息相关；CFC1 突变除了导致内脏异位外，在 TGA 合并 TOF 或 DORV 患者中也检测到该基因的突变。另有报道 TOF 患者存在 TDGF1 和 SHF 发育必需基因 FOXH1 的突变。

（2）转录因子及调节因子

1）GATA 家族：目前，在伴或不伴肺动脉狭窄（PS）的 ASD 家系中均检测到 GATA4 突变，而 1%~4% 散发间隔缺损或圆锥动脉干畸形患者中亦存在 GATA4 突变。在小鼠中，GATA4 纯合缺失的个体死于宫内，心脏原基无法向腹侧迁移，进而不能形成两根独立的心管；GATA4 杂合突变的小鼠则显示出间隔和内膜垫缺损，而 GATA4 和 GATA6 杂合缺失的小鼠无法存活，表现出一系列的心血管系统畸形；人类 GATA6 突变存在于 PTA 和 PS 患者中。

2）NK 家族：与人类 CHD 相关的 NK 家族成员主要是 *NKX2.5(CSX)* 和 *NKX2.6*。*NKX2.5* 敲除的小鼠缺乏房室结原基，而仅敲除心室部位 *NKX2.5* 的小鼠则表现出完全性心脏传导阻滞和大量心肌小梁形成。人类 *NKX2.5* 突变与多种心脏畸形相关，如：ASD、VSD、房室传导异常、TOF、主动脉瓣下狭窄、PA、Ebstein's 畸形、心室肥厚、心肌病和心室致密化不全，其中多数突变来源于 ASD 和 TOF 家系。敲除 *NKX2.6* 的小鼠未见心脏异常，人类 *NKX2.6* 突变也仅存在于一个 PTA 家系中。

3）T-box 家族：T-box 基因家族在心肌细胞增殖和心脏图式发育过程中尤为重要，除了 *TBX1*、*TBX5* 可分别导致 DiGeorge 综合征和 Holt-Oram 综合征外，*TBX1* 和 *TBX20* 基因突变亦与非综合征型 CHD 密切相关。在 TOF 和其他与 DiGeorge 综合征表型类似的 CHD 患者中发现 *TBX1* 突变可引发 TOF 和 IAA。*TBX20* 突变存在于常染色体显性遗传的间隔缺损家系中，导致多种心脏畸形，包括 ASD、VSD、PDA、扩张型心肌病（DCM），以及 CoA、二尖瓣狭窄(MS) 和左心室发育不良等。

4）CITED2：*CITED2* 是 TFAP2 的一个共作用分子。人类散发 CHD 中 *CITED2* 的突变率约为 1%，心脏表型多样，包括 ASD、VSD 和肺静脉回流异常。

5）ZIC3：*ZIC3* 作为 NODAL 信号通路的增强子而发挥作用。在人类 CHD 中，*ZIC3* 突变除了与 X- 连锁内脏异位相关外，尚可引发 TGA、ASD 和 PS 等非综合征型 CHD。

目前，人类非综合征型 CHD 中鉴定出基因突变的相关转录因子见表 15-4。

表 15-4 非综合征型 CHD 相关的转录因子编码基因

转录因子	基因敲除后的小鼠表型	人类 CHD 表型
Nkx2.5	心脏分隔与环化畸形	ASD、BAV、VSD、TOF、DORV、Ebstein's 畸形、PTA、CoA、IAA、TGA、HLHS
Gata4	心脏二分表型	VSD、ASD、TOF、AVSD、PDA、PS、HRHS、PAPVR
Gata6	胚胎致死	PTA,PS
Zic3	内脏异位	TGA、ASD、PS、内脏异位
Sall4	VSD	VSD
Cited2	VSD、DORV、TGA、PDA	VSD、ASD、PAPVR
Hand1	胚胎致死	HLHS、HRHS、VSD
Pitx2	HRHS、ASD、VSD、AVSD	TGA
Fog2	流出道缺损	TOF、PTA
TBX1	流出道缺损	IAA、TA、TOF
TBX20	胚胎致死	ASD、PAPVR、TOF、PFO、PDA、VSD、CoA、HLHS、DCM、MS

（3）收缩蛋白基因：人类孤立型 CHD 相关的收缩蛋白基因突变主要引起家族性 ASD、DCM 和肥厚型心肌病（HCM）。新近，有研究在 Ebstein 畸形和间隔缺损患者中检测到编码 β 肌球蛋白重链的 *MYH7* 突变，提示 *MYH7* 亦可能为孤立型 CHD 的致病基因之一。此外，虽然 *MYBPC3* 杂合突变是 HCM 的常见病因，但该基因的纯合突变或截短体却与间隔缺损和 PDA 发病相关。*ACTC1* 编码的肌动蛋白是肌节中细肌丝的必要组分，目前，在多个家系中检测到 *ACTC1* 突变，分别参与 HCM、ASD 和 VSD 等的发病。

（4）其他高外显率突变的基因：曾有研究报道 *GJA1(Cx43)* 突变可导致多种心脏畸形，但多项后续研究证实此突变并非位于 *Cx43* 上，而是位于与其高度同源的拟基因上；*THRAP2* 突变见于 3% 的非综合征型 TGA 患者；而 ASD 患者中检测到 *TLL1* 突变，但突变的意义有待确定。

2. 易感基因突变（中 - 低外显率）

（1）稀有突变（中等外显率）：中等外显率的稀有突变亦与 CHD 发病相关，多数见于散发 CHD 患者。突变多为错义突变，患者家庭成员（多为父母一方）携带相同的 DNA 变异而不发病；此种变异也可见于正常对照人群，只是频率较低，因而被列为低外显率突变。然而在多数情况下，低外显率错义突变的功能未知，它们可能是无功能的多态位点，抑或是低外显率的致病突变。此外，稀有突变有时仅见于一例患者。现已发现的中等外显率稀有突变涉及的基因包括 *CRELD1*、*NKX2.5*、*NOTCH1*、*GATA4*、*ZIC3*、*FOG2*、*FOXH1*、*NODAL*、*THRAP2*、*MYOCD* 和 *CFC1* 等，分别引发（房室间隔缺损）AVSD、TOF、TGA、左心室流出道狭窄（LVOTO）、DORV、PS 和 IAA 等心脏畸形。

（2）常见遗传变异（SNPs，低外显率）：全基因组关联研究 (genome-wide association studies, GWAS) 已迅速运用于各种常见疾病易感基因的低外显率突变（常见遗传变异）筛查，借助高技术平台分析大样本的患者和对照中分布的数十万个单核苷酸多态性 (single nucleotide polymorphisms, SNPs) 的功能。目前，已有病例 - 对照研究提示常见遗传变异与 CHD 发病密切相关。以下列出目前非综合征型 CHD 相关常见遗传变异的基因，详见表 15-5。

甲基循环相关基因异常与 CHD 的发生有关联。甲基循环涉及多种环境和遗传因素，其中最引人瞩目的是叶酸代谢途径（图 15-3）。母体叶酸摄入不足与子代 CHD 的发生关联密切，孕前补充叶酸可降低 50% CHD 的发生。甲基循环中另一个重要营养物质是维生素 B_{12}，可通过细胞膜上的特异受体识别维生素 B_{12}-TCN2 复合物而进入细胞发挥相应的生理作用。维生素 B_{12} 缺乏会引起再甲基化途径异常，引起 5-m THF 滞留和 HCY 升高，进而引发多种心血管疾病。同理，叶酸拮抗剂的摄入，如：甲氧苄啶、氨苯蝶啶、卡马西平、苯妥英、苯巴比妥和扑米酮等，可通过抑制二氢叶酸还原酶 (DHFR) 活性而增加 CHD 的发病风险。

在人群 CHD 研究中，*MTHFD1* 纯合突变可显著增加 CHD 尤其是 TOF 和 AS 的发病风险；对于携带 *MTRR* 基因 c.66A>G 纯合突变和血浆维生素 B_{12} 浓度较低的母亲，其后代罹患各种类型 CHD 的风险显著增加；叶酸摄入细胞的过程由细胞膜上的受体或者载体介导，对于母亲和胎儿共同存在 *NNMT* 内含子的一处 G>A 变异者，其 CHD 发病风险增加 8 倍，但仅限于孕期服用药物或饮食中烟酰胺摄入不足的母亲。此外，*MTRR* 内含子中 C 等位基因显著提高 CHD 易感性，CA 基因型和 CC 基因型分别使 CHD 风险增加 1.4 倍和 1.84 倍。

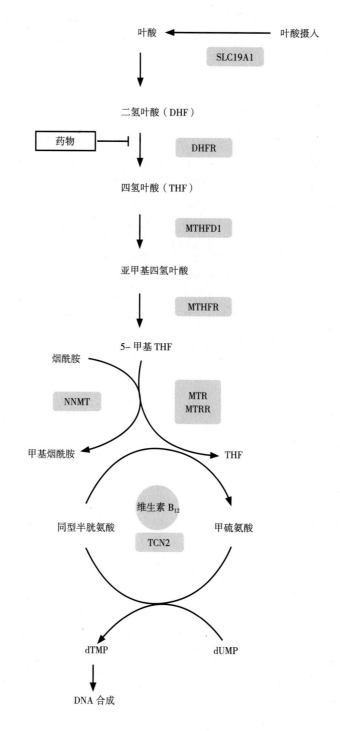

图 15-3　甲基循环示意图

〔引自文献　Wessels MW, Willems PJ. Genetic factors in non-syndromic congenital heart malformations. Clinical genetics, 2010, 78(2): 103-123. 〕

除甲基循环相关基因外，*NPR1*、*NOS3*、*NOS3*、*VEGF* 和 *NFATC1* 基因的常见遗传变异和 CHD 的相关性较强（表 15-5）。其中，*NOS3* 编码内皮型一氧化氮合酶 (eNOS)，携带

NOS3 SNP 位点 c.894G>T 纯合突变且孕母抽烟者的 CHD 发病风险显著增加；而 *VEGF* 启动子区单倍型在 TOF 和 22q11.2 缺失综合征中的分布频率较低。

表 15-5 非综合征型 CHD 发病相关的低外显率 SNPs

基因	功能	相关 CHD	SNPs
MTHFD1	甲基循环	TOF、AS	R653Q
MTRR	甲基循环	多种类型	I22M
SLC19A1	甲基循环	多种类型	c.80A>G
NNMT	甲基循环	多种类型	G>A（内含子）
TCN2	甲基循环	多种类型	P259R
MTRR	甲基循环	多种类型	c.56+781 A>C（内含子 1）
NPPA	血管活性蛋白	圆锥动脉干畸形	G664A
NOS3	血管活性蛋白	圆锥动脉干畸形	E298Dc
VEGF	丝裂原多肽	VSD、PTA、IAA、TOF	-2578C>A, -1154G>A, -634G>C
NFATC1	转录因子	VSD	一处 44bp 重复（内含子 7）

3. 体细胞突变

1972 年，Knudson 详尽描述了不存在于生殖细胞系突变的体细胞突变是怎样引发遗传性疾病的。传统的突变分析往往集中于组成性 DNA 研究，但这些突变可能为体细胞突变并仅仅局限于发病组织。近几年来，数项研究报道了 CHD 患者心血管组织存在体细胞突变，包括 HLHS 中的 GJA1 基因转换、间隔缺损和 TOF 患者心脏组织 NKX2.5/GATA4/TBX5 的多处错义突变，以及 AVSD 中 HEY2 的错义突变（T96A、D98A、L100S），但体细胞突变在 CHD 中的作用尚待进一步确认。

表 15-6 按照常见非综合征型 CHD 的种类列出上文中提到的诸多发生遗传变异的高外显率致病基因、中等外显率易感基因及体细胞突变基因。

表 15-6 人类 CHD 发病相关的部分基因

心脏畸形	BAV/AS	VSD	ASD	PS	TOF	AVSD	TGA	HLHS	DORV	内脏异位
基因	NOTCH1	NKX2.5[a]	NKX2.5[a]	GATA4	NKX2.5	GATA4	NKX2.5	NKX2.5	NKX2.5	ZIC3
	GATA4	GATA4	MYOCD	GATA4	CRELD1	THRAP2	NOTCH1	GDF1	GDF1
	TBX20	TBX20	JAG1	TBX1	CFC1	ZIC3	HAND1[b]	CFC1	CFC1
	TBX1	MYH6	GATA6	FOG2	GDF1	CFC1	GJA1[b]		LEFTY2
	ACTC1	ACTC1		CFC1	NKX2.5[b]	GDF1			ACVR2B
	MYBPC3	MYH7		NOTCH1	TBX5[b]	THRAP2			NODAL
	TBX5	MYBPC3		GDF1	HEY2[b]	FOXH1			NKX2.5
	CITED2	TBX5[a]		TDGF1	PTPN11				CRELD1
		CITED		JAG1	ALK2				FOXH1
		TLL1		FOXH1					

注：a. 体细胞突变和生殖细胞突变；b. 体细胞突变。〔引自文献 Wessels MW, Willems PJ. Genetic factors in non-syndromic congenital heart malformations. Clinical Genetics, 2010, 78(2): 103-123.〕

4. 多因素遗传

家族中非综合征型 CHD 的再发风险（已有 CHD 患者的家族中再次孕育 CHD 患儿的概率）达 2%~10%，尤以 ASD、AVSD 和 LVOTO 为著。此数值介于高风险致病单基因和可忽略的非遗传致病因素之间，据此认为 CHD 是多基因和环境风险因素的共同作用致病，即"多因素遗传"。CHD 母亲的后代再发风险高于 CHD 父亲的后代，理论上多归因于母系遗传、印记基因和母体环境因素。当母体长期暴露于烟草、罹患高半胱氨酸（HCY）血症或营养物质缺乏时，*MTHFR* 的相关多态位点便可能影响胚胎心脏发育，导致 CHD 的发病风险增加；围生期吸烟的母亲若携带 *NOS3* 遗传变异，其后代罹患圆锥动脉干畸形的风险显著增加；在母体血浆维生素 B_{12} 水平较低的情况下，*MTRR* 基因便可增加后代不同类型 CHD 的发病风险；当饮食中烟酰胺摄入不足或围生期应用某些特定药物时，*NNMT* 基因第一内含子的 A 等位基因可导致后代 CHD 患病风险增高；*VEGF* 增加 22q11 缺失综合征的患病率原因是该综合征的候选致病基因 *TBX1* 为 *VEGF* 的下游靶基因；基因 - 环境因素相互作用的另一典型例子是对于体内谷胱甘肽 -S- 转移酶活性较低的母亲，若其服用了特定的经该酶代谢的药物，其后代 ASD 发病风险升高。此外，在 CHD 患者中已检测到 NODAL 信号通路相关基因 *NODAL*、*CFC1*、*FOXH1* 和 *GDF1* 突变，随着这些突变功能的逐步明确，NODAL 信号通路将成为 CHD 多因素遗传模式的良好佐证。

综上所述，非综合征型 CHD 的病因在很大程度上尚未明确。可能是低外显率的单基因突变和高或中等外显率突变相互影响的结果，抑或类似致病突变的显著作用使然，而体细胞突变的有无尚存在争议，常见遗传变异的贡献大小仍有待确认。随着二代测序技术的发展，更多的心脏发育相关基因及相互作用网络会被鉴定出来，最终支持或者驳斥 CHD 发病中多因素遗传模式的合理性。

随着发育生物学和分子遗传学研究的扩展与深入，诸多转录因子、信号分子及调节因子在心脏发育中的作用将逐渐明确。鉴于 CHD 发病率日益增加，相关遗传和环境因素研究将有助于早期识别和诊断 CHD，并为进一步的疾病诊断和治疗提供基础。

（桂永浩　王　凤）

参考文献

1.Bruneau BG. The developmental genetics of congenital heart disease. Nature, 2008, 451(7181): 943-948.

2.Van der linde D, Konings EE, Slager MA, et al. Birth prevalence of congenital heart disease worldwide: a systematic review and meta-analysis. J Am Coll Cardiol, 2011, 58(21): 2241-2247.

3.Cecchetto A, Rampazzo A, Angelini A, et al. From molecular mechanisms of cardiac development to genetic substrate of congenital heart diseases. Future Cardiol, 2010, 6(3): 373-393.

4.Burn J, Goodship J. Congenital heart disease In: Emery AE, Rimoin DL. Principles and Practice of Medical Genetics. Edinburgh: Churchill Livingstone, 1997. 767-828.

5.Dietz HC, Cutting GR, Pyeritz RE, et al. Marfan syndrome caused by a recurrent de novo missense mutation in the fibrillin gene. Nature, 1991, 352(6333): 337-339.

6.Basson CT, Bachinsky DR, Lin RC, et al. Mutations in human *TBX5* [corrected] cause limb and cardiac malformation in Holt-Oram syndrome. Nature genetics, 1997, 15(1): 30-35.

7.Li L, Krantz ID, Deng Y, et al. Alagille syndrome is caused by mutations in human Jagged1, which encodes a ligand for Notch1. Nature genetics, 1997, 16(3): 243-251.

8.Tartaglia M, Mehler EL, Goldberg R, et al. Mutations in *PTPN11*, encoding the protein tyrosine phosphatase SHP-2, cause Noonan syndrome. Nature genetics, 2001, 29(4): 465-468.

9.Satoda M, Zhao F, Diaz GA, et al. Mutations in *TFAP2B* cause Char syndrome, a familial form of patent ductus arteriosus. Nature genetics, 2000, 25(1): 42-46.

10.Richards AA, Garg V. Genetics of congenital heart disease. Current cardiology reviews, 2010, 6(2): 91-97.

11.Garg V, Muth AN, Ransom JF, et al. Mutations in *NOTCH1* cause aortic valve disease. Nature, 2005, 437(7056): 270-274.

12.Karkera JD, Lee JS, Roessler E, et al. Loss-of-function mutations in growth differentiation factor-1 (GDF1) are associated with congenital heart defects in humans. American Journal of Human Genetics, 2007, 81(5): 987-994.

13.Goldmuntz E, Bamford R, Karkera JD, et al. *CFC1* mutations in patients with transposition of the great arteries and double-outlet right ventricle. American Journal of Human Genetics, 2002, 70(3): 776-780.

14.Kodo K, Nishizawa T, Furutani M, et al. *GATA6* mutations cause human cardiac outflow tract defects by disrupting semaphorin-plexin signaling. Proceedings of the National Academy of Sciences of the United States of America, 2009, 106(33): 13933-13938.

15.Wessels MW, Willems PJ. Genetic factors in non-syndromic congenital heart malformations. Clinical genetics, 2010, 78(2): 103-123.

16.Rauch R, Hofbeck M, Zweier C, et al. Comprehensive genotype-phenotype analysis in 230 patients with tetralogy of Fallot. Journal of medical genetics, 2010, 47(5): 321-331.

17.Kirk EP, Sunde M, Costa MW, et al. Mutations in cardiac T-box factor gene *TBX20* are associated with diverse cardiac pathologies, including defects of septation and valvulogenesis and cardiomyopathy. American Journal of Human Genetics, 2007, 81(2): 280-291.

18.Sperling S, Grimm CH, Dunkel I, et al. Identification and functional analysis of *CITED2* mutations in patients with congenital heart defects. Human Mutation, 2005, 26(6): 575-582.

19.Budde BS, Binner P, Waldmuller S, et al. Noncompaction of the ventricular myocardium is associated with a de novo mutation in the beta-myosin heavy chain gene. Plos One, 2007, 2(12): e1362.

20.Xin B, Puffenberger E, Tumbush J, et al. Homozygosity for a novel splice site mutation in the cardiac myosin-binding protein C gene causes severe neonatal hypertrophic cardiomyopathy. American Journal of Medical Genetics Part A, 2007, 143A(22): 2662-2667.

21.Monserrat L, Hermida-prieto M, Fernandez X, et al. Mutation in the alpha-cardiac actin gene associated with apical hypertrophic cardiomyopathy, left ventricular non-compaction, and septal defects. European Heart Journal, 2007, 28(16): 1953-1961.

22.Christensen KE, Rohlicek CV, Andelfinger GU, et al. The *MTHFD1* p.Arg653Gln variant alters enzyme function and increases risk for congenital heart defects. Human Mutation, 2009, 30(2): 212-220.

23.Verkleij-hagoort AC, Van driel LM, Lindemans J, et al. Genetic and lifestyle factors related to the periconception vitamin B_{12} status and congenital heart defects: a Dutch case-control study. Molecular Genetics and Metabolism, 2008, 94(1): 112-119.

24.Van driel LM, Smedts HP, Helbing WA, et al. Eight-fold increased risk for congenital heart defects in children carrying the nicotinamide N-methyltransferase polymorphism and exposed to medicines and low nicotinamide. European Heart Journal, 2008, 29(11): 1424-1431.

25.Zhao JY, Yang XY, Gong XH, et al. Functional variant in methionine synthase reductase intron-1 significantly increases the risk of congenital heart disease in the Han Chinese population. Circulation, 2012, 125(3): 482-490.

26.Van beynum IM, Mooij C, Kapusta L, et al. Common 894G>T single nucleotide polymorphism in the gene coding for endothelial nitric oxide synthase (eNOS) and risk of congenital heart defects. Clinical Chemistry and Laboratory Medicine : CCLM / FESCC, 2008, 46(10): 1369-1375.

27.Lambrechts D, Devriendt K, Driscoll DA, et al. Low expression VEGF haplotype increases the risk for tetralogy of Fallot: a family based association study. Journal of Medical Genetics, 2005, 42(6): 519-522.

28.Loffredo CA. Epidemiology of cardiovascular malformations: prevalence and risk factors. American Journal of Medical Genetics, 2000, 97(4): 319-325.

第十六章
胎儿心脏病的自然病史

第一节 >>> 胎儿心脏病研究的历史

当我们追溯胎儿心脏病的研究历史时，必须要首先回顾胎儿医学的发展历程。胎儿医学起源于产科。作为最古老的医学专科之一，产科一直承担着守护人类繁衍的重任。在其成为真正意义上的现代医学专业之后，其关注的重点一如既往，以分娩期母亲安全为最高准则，保障母亲安全，降低孕产妇死亡率。而对于宫内的胎儿，直到胎儿娩出后产科医生才知道其生长和发育的状态。1967年，被誉为"围生医学之父"的德国教授Erich Saling在德国创建了世界上第一个国家围生医学会，从此脱胎于产科的"围生医学"。它关注的重点除了母亲以外，还包括胎儿。这标志着一个新时代的开始。胎儿的监护、检查手段的更新极大地推动了学科的进步。其发展过程中的里程碑式的事件包括：

1962年，Erich Saling率先将羊膜镜应用于临床。

1965年，Ian Donald率先应用超声检查胎儿，使胎儿真正具有了影像。

1965~1966年，胎儿染色体核型分析应用于临床。

1968年，胎心监护正式用于临床。

1972年，胎肺成熟度的诊断方法由Graham Liggins建立，羊水卵磷脂/鞘磷脂比值应用于临床。

1980年，Manning创立超声生物物理评分系统。

20世纪80年代，Cuckle等创建了唐氏综合征筛查体系。

虽然胎儿的诊断研究取得了飞速发展，但

真正意义上"胎儿医学"的建立标志，是 1984 年"胎儿是患者（fetus as a patient）"理念的提出和 1986 年"Fetal Therapy"杂志的创刊。胎儿医学的关注点从出生缺陷扩展到所有影响胎儿宫内安危的疾病，胎儿的治疗学研究成为胎儿医学发展的重心。近年来，胎儿医学的发展呈现出多学科逐渐整合趋势，形成了生化筛查、临床遗传、超声影像、产科临床、新生儿科、新生儿外科等多个亚专业共同融合发展的局面。

在中国，胎儿医学在经历了前期的摸索后，出现了两个里程碑式的事件。一件是 2010 年卫生部临床重点专科评审第一次明确将胎儿医学作为产科的独立亚专科。另一件是 2011 年在上海举办了中国第一次真正意义上的"胎儿医学大会"，会上决定在中华医学会围产医学分会的框架下成立"中国胎儿医学协作组"。这为中国胎儿医学的发展奠定了坚实的基础。

在胎儿医学的学科发展中，胎儿心脏病学以其最具特色的发展受到普遍关注。胎儿心脏病学的雏形得益于超声心动图的技术进步。1971 年，应用 M 型超声观察胎儿心脏形态的文献面世，胎儿心脏的形态学研究成为 20 世纪 70 年代的胎儿心脏病学的主要内容。1980 年，采用 M 型超声和二维超声技术诊断胎儿先天性心血管畸形和心律失常。1989 年，"第一届世界胎儿心脏病学术研讨会"在曼谷召开，标志着胎儿心脏病的研究步入新的阶段。胎儿心血管胚胎学、分子生物学、胎儿心血管病生理学、胎儿心血管病治疗学、胎儿心血管检测技术等飞速进步，胎儿心脏病学逐步发展成为一门独立的学科。

第二节 >>> 胎儿心脏病的分类与流行病学研究

一、胎儿心脏病分类的相关概念

对于疾病分类学而言，研究的前提是概念的界定。到目前为止，尚没有一篇文献真正涉及胎儿心脏病学的概念，这是很有趣味的一件事情。当我们对比小儿心脏病学、婴幼儿心脏病学时，可以发现同样的问题：没有概念和定义。如果查询上一层的概念，追溯心脏病学的定义时，目前国内唯一一本《心脏病学词典》中给出了明确的解释：心脏病学和心血管病学概念相同，是临床医学领域中专门研究心脏和大血管疾病的一门学科。其研究范围包括心血管疾病的病因、发病机制、病理变化、临床表现、诊断、治疗和预防等，是内科学中独立的一个亚学科。因此，与之类比，笔者认为胎儿心脏病学的概念可以定义为：是胎儿医学领域中专门研究胎儿心脏和血管疾病的一门独立的亚专业学科，研究范围包括胎儿时期心脏和血管胚胎发生发育、疾病的病因及病理生理、临床表现、诊断及诊断技术、治疗及预防等。

还有一些概念也是极容易混淆的，如胎儿心脏病、胎儿心血管病、胎儿先天性心脏病和胎儿心血管畸形、胎儿先天性心血管畸形等。这些概念粗看差别不大，但从逻辑和文法上讲差别很大。从先天性的概念来分析，先天性疾病是指个体在未出生之前或生下来时即存在的疾病。其中大多数表现为身体外部形态及内脏器官发育不正常，常与遗传有关，还包括由母体环境因素所导致的胎儿疾病。根据这一论断，胎儿时期的心血管疾病一定都属于先天性疾病，因此在胎儿心脏病后面再冠上先天性实属累赘，可以删去。从概念的内涵看，胎儿心脏病比胎儿心血管病的范畴略窄。胎儿心血管畸形的实质是胎儿期的心脏和大血管结构畸形的总称，没有包括心律失常或心力衰竭等。因此，胎儿心血管病这一概念基本能覆盖本专业所有领域的内涵。但是，在现有文献中，已经习惯性地把心脏病和心血管病视为同一概念。因此，国外文献中也常将胎儿心血管病和胎儿心脏病归为一谈，使用Fetal Cardiology居多，Fetal Cardiovascular Diseases则使用很少。结合习惯，本文统一使用胎儿心脏病这一提法。

二、胎儿心脏病的分类

随着研究技术的进步，胎儿心脏病常被分为胎儿心血管结构畸形、胎儿心律失常、胎儿心肌疾病和其他（包括肿瘤和心包疾病等）四类。

（一）胎儿心血管结构畸形

胎儿心血管结构畸形是胎儿时期最常见的心脏病。纵观心脏大血管的胚胎发育演化，从胚胎第二周末原始心管的雏形出现开始，整个心腔、瓣膜、大血管在短短的8周时间内全部形成，各种细胞定向分化过程中任何的精细调节失控都可能出现结构畸形。结构畸形大部分在胚胎期即可出现，但少部分是出生后应当退化的组织未退化形成的畸形，只能在胎儿娩出后才表现出来。归纳起来，胎儿时期能够诊断的主要结构畸形有以下几类：

（1）静脉动脉连接异常：如完全性肺静脉异位引流。

（2）房室连接异常：如二尖瓣闭锁、三尖瓣闭锁、三尖瓣下移畸形、房室间隔缺损。

（3）心室动脉连接异常：如主动脉闭锁、肺动脉闭锁、主动脉缩窄、完全性或纠正性大血管转位、右心室双出口、法洛四联症、永存动脉干。

（4）心内分流：如室间隔缺损。

由于胎儿时期血循环与生后存在极大的差别，因此一些心脏的结构畸形只能在出生后才被诊断，如动脉导管未闭和继发孔型房间隔缺损。

那么临床上患儿出生后多久才能诊断呢？这又是一个极富挑战的话题。对于继发孔型房间隔缺损，出生后如果超声心动图在卵圆窝位置发现回声失落即可诊断，只是需要与卵圆孔未闭相鉴别。对于动脉导管未闭，情况则复杂得多。如果是足月儿，动脉导管一般在出生后15小时内即发生功能性关闭，80%在出生后3个月内解剖性关闭，出生后1年内应完全关闭。如果是早产儿，动脉导管闭合的时间会更长。那么这段时间内临床呈现的动脉导管未闭算不算先天性心脏病呢？图书文献上基本没有确切的说明。既往临床医生沿用的多是间接推断：由于动脉导管的解剖性闭合时间是1年，因此，1年以上未闭合者可以诊断为先天性心脏病。在此期间内，特别是早产儿，如果导管直径粗（≥4mm）、血流动力学改变明显、伴有反复下呼吸道感染或心功能不全等并发症时，可早期治疗关闭动脉导管，但此时如何诊断？是否诊断为先天性心脏病？诸多的临床做法是不诊断先天性心脏病，直接诊断动脉导管未闭即可。这种做法对先天性心脏病的发病率评估是有影响的。如何更为科学地区分归类尚待更多循证医学和流行病学的证据支撑。

此外，对于心内结构无异常胎儿的心脏瓣膜出现反流的诊断也存在不确定性。随着超声仪器的不断更新和改进，特别是脉冲多普勒的应用，对血流信号变化的测定更加敏感。一般而言，主动脉瓣很少出现生理性反流，一旦检测到，应密切关注随访除外合并的其他结构畸形。对两组房室瓣而言，既往研究提示，胎儿期三尖瓣反流发生率为6.8%，正常的孕晚期胎儿二尖瓣反流占2.0%~6.8%，国内有报道三尖瓣反流检出率甚至超过50%，二尖瓣反流检出率也在7.92%~13%。反流程度均以轻度为主。国内随访结果提示大部分的反流在孕晚期后会减弱或消失。得出的总体结论是轻或中度的三尖瓣、二尖瓣反流孕中期胎儿常见，临床预后良好。因此这些反流可以不认为是先天性心脏病。但国外少数报道提示：如果颈项透明膜层增厚，二尖瓣反流的反流率达27%，其中的83%被证明有染色体异常。目前尚缺乏大宗的瓣膜反流随访报道，因此，瓣膜反流肯定不是先天性心脏病的说法尚待商榷。

（二）胎儿心律失常

胎儿心律失常是另一大类胎儿期常见的心脏病。文献报道提示妊娠过程中胎儿出现一过性心律失常的比例是43%，但仅有2.4%具有临床意义。大多数胎儿心律失常预后良好，持续或反复出现的病理性心律失常发生率为1%~2%。持续性胎儿心律失常约10%可合并先天性心脏病。在胎儿心律失常发生的种类中，常见的包括：心律不齐、心动过速（窦性心动过速、室上性心动过速、室性心动过速、心房扑动）、心动过缓（窦性心动过缓、传导阻滞）等。

（三）胎儿心肌疾病

局限于现有产前诊断手段，胎儿心肌疾病可分为胎儿扩张性心肌病、胎儿肥厚性心肌病、胎儿限制性心肌病、胎儿心肌致密化不全和胎儿心内膜弹性纤维增生症等，各种原因导致的心功能不全也包括在此类中。

（四）其他

第四类的胎儿心脏病包括：心包疾病（心包积液）和心脏肿瘤（横纹肌瘤）等。心脏肿瘤临床很少见，估计活产婴儿中发病率约为10万分之1.7~28。胎儿原发性心脏肿瘤以良性占绝大多数，常见病理类型包括横纹肌瘤、畸胎瘤、纤维瘤、黏液瘤和血管瘤等。不同肿瘤生长部位不同，可引起心脏出现血流动力学障碍、心律失常、心力衰竭乃至死亡等不同结局。

第三节 >>> 常见胎儿心脏病的自然病史及转归

自然病史的概念与疾病自然史相同，是指在不施加任何治疗或干预的条件下，疾病从发生、发展到结局的整个过程。随着人们对疾病认识的不断深入，诊断治疗水平的提高，能够长期单纯进行随访观察的情况愈加少见。不同疾病的自然史差异很大，对于疾病自然史的了解，将对疾病的早期诊断、防治、疗效和预后判断都具有重要意义。以下将就几种常见的胎儿心脏病类型的自然病史和转归进行讨论。

（一）室间隔缺损

室间隔缺损的发生缘起胚胎早期室间隔流入道、小梁部或流出道的发育停滞，可以作为独立畸形存在，也可以是复合畸形的一部分。作为独立畸形存在者，占1岁以内先天性心脏病总数的20%~32%。室间隔缺损是最常见的先天性心脏病，也是发生自然闭合概率最高的先天性心脏病。

1. 胎儿期的自然关闭

作为独立的心脏结构畸形，胎儿时期左、右心室的压力大小近乎相等，通过缺损的分流量很小，因此不会造成明显的血流动力学变化。临床上室间隔缺损对胎儿的影响不大，胎儿多可顺利地发育至分娩。截止目前，对胎儿期室间隔缺损自然闭合观察的大宗报道并不多。Paladini等报道了68例孤立型室间隔缺损胎儿的临床随访结果。这68例中膜周部缺损占60.3%（41例）、对位不良型缺损占23.5%（16例）、肌部缺损占10.3%（7例）、位置不确切5.9%占（4例）。缺损大小分布为2mm及以下者占30.9%（21例）、2~3mm者占27.9%（19例）、超过3mm者占41.2%（28例）。在观察过程中排除了28例终止妊娠的病例，40例胎儿中有32.5%（13例）

发生自然闭合，其中 10 例的闭合时间发生在妊娠 30 周内，3 例发生在 30 周以后。研究者得出的结论包括：胎儿期室间隔缺损发生自然闭合并不少见，以小型室间隔缺损（3mm 及以下）闭合率为高，以膜周部缺损的自然闭合率为高，对位不良的室间隔缺损不会发生自然闭合。另一篇相对大宗的报道来自德国的 Axt-Fliedner。该研究观察了 146 例孤立型室间隔缺损胎儿。解剖学分布为肌部缺损占 89.7%（131 例），膜周部缺损占 10.3%（15 例）。在排除了终止妊娠、宫内死亡、失访等病例后，113 例胎儿中发生自然闭合者占 32.7%（37 例）。其中，膜周部型自然闭合比例达到 50%。

根据四川大学华西第二医院的经验，自 2009 年至 2012 年 12 月，对妊娠中期发现室间隔缺损的胎儿进行了队列跟踪随访，154 例胎儿随访过程中 34 例终止妊娠，剩下 120 例胎儿随访至分娩，其中直径大于等于 4mm 者 55 例，直径小于 4mm 者 65 例。胎儿期有 45 例发生自然闭合，自然闭合率为 37.5%，均发生在 3mm 及以下直径的室间隔缺损。75 例未发生自然闭合的胎儿中，缺损直径 3mm 及以下的小型室间隔缺损有 20 例。基本与上述两篇文献结果相似。

因此，我们有充分理由认为室间隔缺损在胎儿期有着较高的自然闭合率。随着胎儿心脏超声检查设备和技术的不断进步，以前只在出生后才能诊断的先天性心脏结构畸形更多地在胎儿期被发现并报道，使得室间隔缺损的发生率研究得以深入。既往文献中关于膜周部的闭合均未检测到瘤样组织形成，这与膜周部缺损出生后自然闭合的表现不尽一致。胎儿时期室间隔缺损自然闭合的机制仍是一个谜，有待深入研究。

2. 出生后的自然关闭

胎儿娩出后室间隔缺损的自然闭合报道很多，闭合率也不尽相同。Paladini 等报道的 68 例孤立性室间隔缺损中，有 15%（6 例）在出生后第一年内自然关闭。而 Axt-Fliedner 的研究提示出生后第一年内自然关闭率高达 44.3%（50 例）。追溯既往研究，从 20 世纪 60 年代至今，几乎每 10 年都会出现自然闭合率的报道，各组报道的观察例数从 50 例到 146 例不等，随访时间从生后 1 年到生后 10 年，自然闭合率从 11% 到 75% 不等。国内魏秀勤对 747 例室间隔缺损病例观察 2~10 年不等，自然闭合率为 17.1%。孙晶等的随访病例数为 1873 例，最长随访时间 82 个月，自然闭合率为 18.3%。如果对比这些研究，纳入病例的显著异质性是造成闭合率差异明显的重要原因。例如 Alpert 研究，研究者选择的是直径小于等于 3mm 的孤立型室间隔缺损病例，观察年限是 10 年，因此得出的结论是小型室间隔缺损自然闭合率为 75%，其中的肌部缺损亚型自然闭合率更是高达 83%。即便如此，孤立型室间隔缺损具有其他心脏结构畸形不可比拟的较高自然闭合率仍是不争的事实。

3. 影响自然关闭的因素

缺损大小对自然闭合率有着重要影响，虽然有个别文献持不同观点，但大多数文献均支持小型室间隔缺损自然闭合率较高的观点。Welton 甚至提出缺损大小是决定室间隔缺损患儿血流动力状态及病程转归的主要因素。此处小型室间隔缺损的定义与室间隔缺损大中小的分类不一致。多数文献观点认定的小型室间隔缺损是指不超过 3mm。国内有报道随着缺损直径增大，患儿自然闭合率逐渐降低，大于等于 10mm 的室间隔缺损无一例发生自然闭合。

缺损的位置也与闭合密切相关。文献提示膜周部和肌部的小型室间隔缺损有较高的闭合率。而流入道型室间隔缺损的自然闭合率就相对低。此外，对位不良是自然闭合的重要负性指标。现有文献中尚无对位不良性室间隔缺损自然闭合的报道。

与胎儿期不同，室间隔缺损患儿在出生后可能会出现膜部瘤现象。膜部瘤是特指膜周部室间隔缺损的患儿在膜部缺损周围边缘组织形成的凸向右侧心腔的囊袋状突起。Laennec 在 1862

年首次报道其病理表现。直到 1969 年 Varghese 提出合并膜部瘤的膜周部室间隔缺损具有高达 50%~60% 的自然闭合率后，膜部瘤形成与室间隔缺损自然闭合的关系才被逐渐认识。膜部瘤形成的机制尚不清楚，有研究认为膜部间隔残端由于胚胎时期的间隔或主动脉转移不足造成组织薄弱、支撑力不够。在左心室高压影响下，自然闭合过程中形成的新生组织被冲向右心室一侧，逐渐形成瘤样突出。膜部瘤形成后，左心室高压下的高速分流会在瘤体内形成复杂的湍流，分流量相对减少，分流速度降低，随之分流的冲刷作用减弱，反过来有利于缺损断端新生组织的生长，最终有利于缺损的关闭。

4. 室间隔缺损的自然转归

小型室间隔缺损一般没有症状，患儿的生长发育不会受到影响，能顺利地存活到成年。有室间隔缺损长期随访报道提示，25 岁时仍健在的室间隔缺损占 87%，其中，小型室间隔缺损占 95.9%，一般不会发生心功能不全和艾森曼格综合征。

但近来有报道成人的小室间隔缺损发生心律失常和猝死的几率较正常人略高，且发生感染性心内膜炎的概率也高，建议还是尽早关闭缺损。

中大型室间隔缺损临床表现程度重，心力衰竭常见。肺动脉高压是室间隔缺损的主要并发症。中度室间隔缺损有 12.7% 可逐渐发生肺动脉高压，一般 2 岁以后的中或大型室间隔缺损就可以出现梗阻性肺动脉高压（艾森曼格综合征），如不治疗，25 岁时仍健在者的比例仅有 41.7%。顽固性心力衰竭、合并感染是主要的威胁生命的因素。

（二）房室隔缺损

房室隔缺损是指起源于心内膜垫的房间隔和室间隔连接部位出现的一组结构异常，既往的命名包括心内膜垫缺损、房室管缺损、房室共同通道等。胎儿时期发病率的报道较少，Cook 2001 年报道 917 例胎儿心脏结构畸形中，房室隔缺损所占比例为所有胎儿心脏结构畸型的 20%，

高居第一位。胎儿娩出后的发生率为活产婴儿的 0.24‰~0.31‰。研究发现房室隔缺损的发生多合并染色体异常，最常见为唐氏综合征，源自以色列和多伦多的报道提示唐氏综合征中分别有 17% 和约 33.3% 的患儿伴发房室隔缺损，源自波西米亚人群的报道则提示房室隔缺损患儿中有 50% 合并唐氏综合征。

房室隔缺损分为部分型和完全型两类。部分型房室隔缺损实质即原发孔房间隔缺损。患病胎儿一般能很好适应，顺利分娩。本病不能自然闭合，出生后可因左向右分流出现多种临床症状，一般在成年后最终导致肺动脉高压、艾森曼格综合征。房性心律失常可随病程逐渐出现。如果不治疗，约 50% 的患儿可出现心房颤动而在 20 岁以前死亡。El-Najdawi 报道了 334 例经过外科手术矫治后的原发孔房间隔房间患者，术后 30 天、5 年、10 年、20 年、40 年的生存率分别为 98%、94%、93%、87%、76%，有 11% 的患者因为左房室瓣关闭不全或左心室流出道梗阻再次手术。有 16% 出现室上性心律失常。

完全型房室隔缺损同样在胎儿期能得到很好的适应，大多可在分娩后存活。随着产前诊断技术的进步，许多孕妇在诊断后选择终止妊娠，Huggon 报道的 298 例完全型房室隔缺损胎儿中最终有 58.5% 被终止妊娠，出生时的婴儿存活率近 82%。Schmidt 随访了 55 例完全型房室隔缺损胎儿，5 例被终止妊娠，24 例在胎儿期发生死亡。大量分流和高度房室传导阻滞可导致胎儿心力衰竭，出现胎儿水肿。出生后，未经治疗的患儿生存率较低。Berger 1979 年报道的结果为出生后 6 月、1 岁、2 岁和 5 岁的自然生存率分别仅为 54%、35%、15% 和 4%。Huggon 的报道还提示，到新生儿期结束和 3 年两个时间点的存活率分别为 55% 和 38%。出生后，随着肺循环阻力的降低，患儿在生后 4~8 周内逐渐出现心力衰竭的表现。最佳手术时期一般在 6 月龄内，术后存活率接近 90%。

（三）法洛四联症

从 1888 年 Fallot 描述病理特征并命名后至今，法洛四联症是最常见的青紫型先天性心脏病。Cook 2001 年报道 917 例胎儿心脏结构畸形中，法洛四联症所占比例为所有胎儿心脏结构畸型的 2.5%。产前诊断广泛应用后，胎儿期法洛四联症的转归发生显著改变。综合 Allan 和 Tegnander 分别发表在 1994 和 2006 年的文献，胎儿期诊断法洛四联症后，妊娠被终止的比例为 41%，胎儿发生宫内死亡的比例为 7%。出生后统计资料显示，法洛四联症的发病率为出生活婴的 1/3 600，占所有先天性心脏病的 3.5%。新生儿期死亡率为 23%。未经治疗的病例自然寿命平均在 10 年左右，6 月龄、2 岁、5 岁、10 岁的存活率分别为 70%、50%、40%、20%。影响预后的关键因素是低氧血症的程度，主要取决于肺动脉及其分支的狭窄程度。此外，脑脓肿等并发症的发生、手术时间的早晚均对预后有影响。本病的外科手术极大地提高了患儿的生存率。Murphy 的随访提示手术后 20 年的生存率已经高达 98%，术后 30 年的存活率也已经超过 90%。

（四）完全性大血管转位

完全性大血管转位是一种严重的圆锥干畸形。Cook 研究中，完全性大血管转位所占比例为所有胎儿心脏结构畸型的 1.6%。胎儿期诊断本病后终止妊娠率为 34%，胎儿期发生死亡比例为 8%。由于出生后即可发生严重发绀，不经治疗很难存活过新生儿期。随着大血管调转术的成熟应用，有报道显示手术后 1 年和 15 年的生存率分别达到 86% 和 83%，且存活的患儿中 98% 都具备正常的活动耐力。

（五）胎儿心肌病

胎儿心肌病并不少见，在细致的超声检测下多可被发现。有研究表明，胎儿期被诊断的

心肌病占胎儿心脏病的 8%~11%，到了出生后，心肌病占新生儿时期心脏病变总数的 2%~4%。Fesslova' V 在 1999 年报道了最大的一组胎儿心肌病的随访。847 例随访的胎儿中，245 例被终止妊娠，有 117 例合并严重的心脏结构畸形。胎儿期有 72 例（11.9%）发生宫内死亡，259 例（43%）出生后死亡。在 271 例（45%）存活的患儿中，年龄从 18 个月到 13 岁不等。此外，Pedra 2002 年报道了 50 例胎儿心肌病，10 例被终止妊娠，15 例宫内死亡，新生儿期死亡 8 例，1 岁时死亡 2 例。Sivasankaran 2005 年也报道了 55 例胎儿，7 例被终止妊娠，29 例发生宫内死亡。综合现有文献，胎儿心肌病并不少见，但宫内和出生后第一年的死亡率都较高。心力衰竭和继发的心律失常是主要的死亡原因。

（六）完全性房室传导阻滞

完全性房室传导阻滞被认为多与孕妇的免疫状态有关。有报道罹患 Sjögren 综合征或系统性红斑狼疮的孕妇第一胎发生完全性房室传导阻滞的概率是 2%~5%，到了第二胎以后其发生概率就高达 15%~20%。本病多在妊娠的 18~24 周被检测到，可合并结构畸形。我们综合较大宗的 6 篇文献，共 268 例诊断完全性房室传导阻滞的胎儿，合并心脏结构畸形者 123 例。这部分胎儿出现水肿者 71 例（57.7%），但到新生儿期存活者仅 19 例（15.5%）。其中同时合并结构畸形和水肿者全部死亡。没有合并结构畸形的 145 例胎儿中，出现水肿者 29 例（20%），到新生儿期存活者 106 例（73.1%）。综上所述，合并结构畸形的完全性房室传导阻滞在胎儿期死亡率很高，这是造成新生儿发生率低的重要原因。文献报道新生儿发生率约为 0.05‰。新生儿期内约 25% 发生猝死，1 年内死亡率为 15%~41%，生后 2~3 年病死率约 3%。死亡原因主要和低心输出量有关，可出现心肌缺血、心脏扩大、心律失常等。

（七）心脏横纹肌瘤

第一篇胎儿心脏肿瘤的报道发表于1982年，妊娠期胎儿发生率为0.14%，其中横纹肌瘤所占比例最高，为64%~89%，其他依次为纤维瘤、血管瘤、畸胎瘤等。横纹肌瘤与结节性硬化关系密切。多组文献报道显示，多发性横纹肌瘤50%~100%合并结节性硬化，单发的没有家族史的横纹肌瘤也有30%~50%合并结节性硬化，65%患者有癫痫发作，55%有不同程度智力减退。横纹肌瘤的特点是多发和复发，对机体的影响主要表现在瘤体阻塞血流通道及可能伴发恶性心律失常。Bader RS等报告了一组20例的胎儿横纹肌瘤，1例被终止妊娠，1例宫内死亡，18例存活。来自Isaacs的报道中随访57例胎儿，其中46例合并结节性硬化或阳性家族史。19例发生死亡，其中7例为死产。一项年代较早的出生后生存率研究发现，6个月时生存率50%，1年时仅20%存活。近年来发现横纹肌瘤也存在自行消退的病例。Smythe报道了24例胎儿横纹肌瘤，随访20年后，有20例完全消退。

自然病史研究并非胎儿心脏病领域的热点。总结目前对各类胎儿心脏病的研究，有两个方面局限了本领域的深入研究：由于胎儿在宫内发育过程中出现死亡的原因多样，真正能通过尸检找到病因的实属少见，使得胎儿心脏病的发生概率和各种心脏病的发生谱研究容易出现偏倚。随着产前诊断和宫内治疗技术的飞速发展，很多胎儿心脏病都会得到尽快的治疗。这种治疗是否过度，患胎是否真正获益，还是需要大宗病例、多中心的随访循证研究来证实。此外，胎儿心脏病整体上的重要特点是影响因素多，疾病存在一定的异质性，研究主要关注的是生存率等流行病学指标。这类问题的研究模式用随机对照研究有很大的局限性，现有的文献也多以病例回顾、单病例组随访研究等为主，很难做到双盲和随机。从循证医学的角度来看，文献的质量等级不高。近年来涌现出的真实世界研究模式（real world research, RWR）将为这类问题的解决开拓出新的视野。该模式已经在临床医学的呼吸系统疾病和风湿病研究中运用，并已经取得了一批重要的成果。胎儿心脏病领域的研究仍然任重而道远。

（刘瀚旻）

参考文献

1. 段涛. 围产医学的过去、现在和将来. 现代实用医学, 2012, 24(7): 721-722.

2. 郭松铎，陶月玉，林尚楠. 心脏病学词典. 北京：中国医药科技出版社, 1998. 412.

3. Agarwal R, Deorari AK, Paul VK, et al. Patent ductusarteriosusinpreterm neonates. Indian J Pediatr, 2008, 75:277-280.

4. Respondek ML, Ludomirsky A, Weil SR, et al. The prevalence andclinical significance of fetal tricuspid regurgitation with normal heartanatomy. Am J Obstet Gynecol, 1994, 171(5):1265-1270.

5. Gembruch U, Smrcek JM. The prevalence and clinical significance of tricuspid valve regurgitation in normally grown fetuses and those with intrauterine growth retardation. Ultrasound Obstet Gynecol, 1997, 9(6):374-382.

6. 仉晓红，宫玉玲，王海燕. 心内结构无异常胎儿的心脏瓣膜反流超声检查分析. 临床影像技术, 2012, 27(2): 147-149.

7. 陈绍琦，郑宝群. 中孕期胎儿心脏二尖瓣反流的临床意义. 实用医技杂志, 2011, 11(4): 374-376.

8. Huggon IC, Allan LD. Tricuspid regurgitation in the diagnosis of chromosomal anomalies in the fetus at 11~14 weeks of gestation. Heart, 2003, 89:1071-1073.

9. Olus A, Julene SC. Fetal dysrhythmias. Best Pract Res Clin Obstet Gynaecol, 2008, 22(1):31-48.

10. Paladini D, Palmieri S, Lamberti A, et al. Characterization and natural history of ventricular septal defects in the fetus. Ultrasound Obstet Gynecol, 2000, 16: 118-122.

11.Axt-Fliedner R, Schwarze A, Smrcek J, et al. Isolated ventricular septal defects detected by color doppler imaging: evolution during fetal and first year of postnatal life.Ultrasound Obstet Gynecol, 2006, 27(3):266-273.

12.Anderson RH, Lenox CC, Zuberbuhler JR. Mechanismsofclosure of perimembranous ventricular septal defect. Am J Cardiol, 1983, 52: 341-345.

13.Alpert BS, Cook DH, Varghese PJ, et al. Spontaneousclosure of small ventricular septal defect: ten-year follow-up.Pediatrics, 1979, 63: 204-206.

14.Alpert BS, Mellitis ED, Rowe RD. Spontaneous closure of smallventricularseptal defects: probability rates in the first year oflife. Am J Dis Child, 1973, 125: 194-196.

15.Erolu AG, Oztunc F, Saltik L, et al.Evolution of ventricular septal defect with special reference to spontaneous closure rate, subaortic ridge and aortic valve prolapse.Pediatr Cardiol, 2003, 24(1):31-35.

16. 魏秀勤，任杰，张顺业. 小儿室间隔缺损的自然闭合. 中华儿科杂志, 1999, 37(9): 569-570.

17. 孙晶，孙锟，陈笋. 膜周部室间隔缺损大小及分流情况与自然闭合关系研究. 中国实用儿科临床杂志, 2013, 28(2): 129-131.

18.Welton MG.Natural history and decision-making in patients with ventricular septal defect.Prog Pediatr Cardiol, 2001, 14(5476):125-132.

19. 杨可吟，许幼峰. 新生儿室间隔缺损自然闭合的超声随访研究. 中国新生儿科杂志, 2006, 21(5):295-296.

20.Keith JD, Rowe RD, Vlad P.Heartdisease in infancy and childhood. 3rd ed. NewYork: Macmllan Publishing, 1967. 351-352.

21.Simcha Yagel, Norman H Silverman, Ulrich Gembruch, et al. Fetal Cardiology. 2nd ed. New York: Informa Healthcare USA, Inc.2009. 287-289.

22.Hugh D Allen, Howard P Gutgesell, Edward B Clark, et al. Moss and Adams Heart disease in infants, children and adolescents. 6th ed. Amsterdam: Wolters Kluwer Company, 2001.636, 649-650.

23.Andrew C. Cook. The spectrum of fetal cardiac malformations. Cardiol Young, 2001, 11: 97-110

24.Tubman RJ, Shields MD, Craig BG, et al. Congenital heart disease in Down's syndrome: two year prospective early screening study. BMJ, 1991, 302:1425-1427.

25.Marino B, Vairo U, Corno A, et al. Atrioventricular canal in Downsyndrome.Prevalence of associated cardiac malformations compared with patientswithout Down syndrome. Am J Dis Child, 1990, 144:1120-1122.

26.Anderson RH, Ho SY, Falcao S, et al. The diagnostic features of atrioventricular septal defect with common atrioventricular junction. Cardiol Young, 1998, 8(1):33-49.

27.El-Najdawi EK, Driscoll DJ, Puga FJ, et al. Operation for partial atrioventricularseptal defect: a forty-year review.J Thorac Cardiovasc Surg, 2000, 119(5):880-889.

28.Huggon IC, Cook AC, Smeeton NC, et al. Atrioventricularseptal defects diagnosed in fetal life: associated cardiac and extra-cardiac abnormalities and outcome.J Am Coll Cardiol, 2000, 36(2):593-601.

29.Schmidt KG, Ulmer HE, Silverman NH, et al. Perinatal outcome of fetal complete atrioventricular block: a multicenter experience. J Am Coll Cardiol, 1991, 17(6):1360-1366.

30.Berger TJ, Blackstone EH, Kirklin JW, et al. Survival and probability of cure without and with operation in complete atrioventricular canal.Ann Thorac Surgm, 1979, 27(2):104-111.

31.Allan LD, Sharland GK, Milburn A, et al. Prospective diagnosis of 1006 consecutive cases of congenital heart disease in the fetus. J Am Coll Cardiol, 1994, 23: 1452-1458.

32.Tegnander E, Williams W, Johansen OJ, et al. Prenatal detection of heart defects in a nonselectedpopulation of 30149 fetuses–detection rates andoutcome. Ultrasound Obstet Gynecol, 2006, 27 : 252-265.

33.Murphy JG, Gersh BJ, Mair DD, et al. Long-term outcome in patientsundergoing surgical repair of tetralogy of Fallot. N Engl J Med, 1993, 329:593-599.

34.Jon Skinner, Tim Hornung, Elizabeth Rumball. Transposition of the great arteries:from fetus to adult. Heart, 2008, 94:1227-1235.

35.Pesslova V, Nava S, Villa L. Evolution and long term outcome in cases with fetaldiagnosis of congenital heart disease:Italianmulticentre study. Fetal Cardiology Study Group of the Italian Society of Pediatric Cardiology.Heart, 1999, 82(5):594-599.

36.Simone RFF Pedra, Jeffrey F Smallhorn, Greg Ryan, et al. Pathogenic Mechanisms, Hemodynamic Findings, and Clinical Outcome. Circulation, 2002, 106:585-591.

37.Sivasankaran S, Sharland GK, Simpson JM. Dilated cardiomyopathypresenting during fetal life. Cardiol Young, 2005, 15(4) : 409-416.

38.Machado MVL, Tynan MJ, Curry PVL, et al. Fetal completeheart block. Br Heart J, 1988, 60 : 512-515.

39.Gembruch U, Hansmann M, Redel DA, et al. Fetal completeheart block: antenatal diagnosis, significance and management.Eur J Obstet Gynecol Reprod Biol, 1989, 31: 9-22.

40.Groves AMM, Allan LD, Rosenthal E. Outcome of isolatedcongenital complete heart block diagnosed in utero. Heart, 1996, 75 : 190-194.

41.Jaeggi ET, Hornberger LK, Smallhorn JF, et al. Prenataldiagnosis of complete atrioventricular block associated with structural heart disease: combined experience of two tertiary care centers and review of the literature. Ultrasound Obstet Gynecol, 2005, 26: 16-21.

42.Berg C, Geipel A, Kohl T, et al. Atrioventricular block detectedin fetal life: associated anomalies and potential prognostic markers. Ultrasound Obstet Gynecol, 2005, 26 :4-15.

43.Buyon JP, Clancy RM. Autoantibody-associated congenital heartblock: TGF beta and the road to scar. Autoimmun Rev, 2005, 4(1): 1-7.

44.Isaacs H . Fetal and neonatal cardiac tumors. Pediatr Cardiol, 2004, 25 : 252-273.

45.Gresser CD, Shime J, Rakowski H et al. Fetal cardiac tumor:a prenatal echocardio graphic marker for tuberous sclerosis.Am J Obstet Gynecol, 1987, 156: 689-690.

46.Crawford DC, Garrett C, Tynan M, et al. Cardiac rhabdomyomata as a marker for the antenatal detection of tuberoussclerosis. J Med Genet, 1983, 20: 303-312.

47.Bader RS, Chitayat D, Kelly E, et al. Fetal rhabdomyoma:prenatal diagnosis, clinical outcome, and incidence of associated tuberous sclerosis complex. J Pediatr, 2003, 143 :620-624.

48.Fenoglia JJ, Mcallister HA Jr, Ferran VJ.Cardiac rhabdomyoma:aclinicopathologic and electron microscopic study. Am J Cardiol, 1976, 38:241-251.

49.Smythe JF, Dyck JD, Smallhorn JF, et al. Natural history of cardiac rhabdomyoma in infancy and childhood.Am J Cardiol, 1990, 66(17):1247-1249.

第十七章
胎儿至新生儿动脉导管、卵圆孔、静脉导管的功能及异常

胎儿出生后，循环的主要变化是血液气体交换由胎盘转移到肺，脐-胎盘循环消失而肺循环建立，肺血管阻力迅速下降引起肺血流量明显增加，胎儿循环中的六个通路，即两根脐动脉，一根脐静脉以及动脉导管、卵圆孔和静脉导管完成其历史使命废用性关闭，以实现胎儿单一单行循环向体肺两个独立循环的重建。本文主要论述胎儿循环到成人循环的三大重要通路：动脉导管、卵圆孔和静脉导管的生理及病理改变。

一般脐血管在血流停止后6~8周完全闭锁，脐动脉和脐静脉分别形成脐内侧韧带和肝圆韧带，动脉导管自出生后10~15小时功能性关闭到最终解剖上闭塞形成动脉韧带，卵圆孔因左心房压力增高而右心房压力下降致帘幕向右闭合，连接于脐静脉和下腔静脉之间的静脉导管因脐静脉血流中断闭锁成静脉韧带。其中后三者作为胎儿循环中的三大重要血流通路（shunt）在血液循环重建中起着重要的作用。

一、三大岔道的正常生理

（一）胎儿循环中的三大血流通路

胎儿时期肺脏处于液体浸润状态，肺泡的微血管网络未发育完全，或是由于低氧浓度而自行收缩（肺脏自然生理反应：微血管前平滑肌遇低氧，如阻塞或浸润，反而会收缩，使血液得以分送到其余富含氧气的区域，即低氧性肺血管收缩）造成肺脏的循环阻力增加。净结果即造成肺动脉压高于主动脉压（动脉导管岔道）、左心房压小于右心房压（卵圆孔岔道）。动脉导管（ductus arteriosus，DA）是主动脉与肺动脉间的先天性交通，因胎儿肺循环阻力高于体循环，动脉导管保持肺动脉向主动脉的流向，使肺动脉氧合程度较低的血绕过尚未发育完全、无功能的肺脏，直接供应降主动脉。同样，由于肺阻力高、肺血流少，左心房压小于右心房压，使得来自下腔静脉的混合血（动脉血为主）经右心房进入卵圆孔

（foreman ovale），到达左心房左心室，进入升主动脉；另外静脉导管（ductus venosus）是胎儿期存在的一条重要血管，静脉导管胚胎发育经历了两个阶段，即由卵黄静脉形成静脉导管，脐静脉和下腔静脉相连，静脉导管呈"沙漏状"，开口处有括约肌功能，可以使脐静脉的充氧血绕过肝脏，直接经下腔静脉入右心房，经卵圆孔入左心系统。

（二）出生时的呼吸和循环调整

胎儿第一次呼吸，肺泡张开，肺脏微血管一来因脱离液体浸泡，阻力自然减小，再者前述微血管低氧收缩效应反转，并且由肺分泌的缓激肽（bradykinin）作用在上皮一氧化氮生成酶（eNOS）进一步抑制微血管前平滑肌。这些因子均使肺泡微血管群舒张，肺脏循环阻力骤减而得到右心更多的血液供给，接着左心血流增加，主动脉压力升高，由此体循环的压力高过肺动脉压力。同时，静脉导管括约肌收缩，所有血液通过肝血窦进入肝脏，胎盘循环闭塞致下腔静脉和右心房的压力立即下降。

（三）三大血流通道在出生时的改变

1. 动脉导管

动脉导管是胚胎发育的第5~7周，在主动脉弓系统发育过程中，由第6对鳃弓的左背侧部演变而成。胎儿出生前经右心室排至肺循环血量的90%经动脉导管入降主动脉，其对维持胎儿正常的血液循环起着重要的作用。健康足月新生儿往往在生后的最初几天可以见到从主动脉到肺动脉的小量血液分流，早产儿或持续缺氧的新生儿动脉导管可能会保持更长的时间，这是由于出生时动脉导管中层平滑肌收缩，同时肺血管阻力降低，肺动脉压力开始低于主动脉压力的缘故。足月新生儿中，由于中膜平滑肌收缩，管壁增厚，长度变短，增厚的内膜垫在管腔内对位靠拢，致使管腔在出生后最初10~15小时功能性闭合；

血氧是控制关闭动脉导管的最重要的因素，似乎是肺初始充气后产生的缓激肽所介导。缓激肽对平滑肌有较强的收缩作用，其作用力取决于肺通气后主动脉血氧含量的高低，当通过动脉导管的 PaO_2 达到约50mmHg时（宫内血 PaO_2 25mmHg），可刺激动脉导管血管平滑肌收缩使其关闭（可能是氧气的直接作用或可能是通过氧效应，减少了 PGE_2 和 PGI_2 的分泌）。导管平滑肌对血氧的反应与新生儿胎龄有关，早产儿导管组织对血氧反应较成熟儿低，研究发现未发育成熟的导管对血氧反应度较低是由于对氧诱发的收缩敏感度下降，而并非是平滑肌未发育引起，因为未发育成熟的导管在乙酰胆碱刺激后可以很好地收缩，也可能由于早产儿 PGE_2 维持在较高浓度所致。

2. 卵圆孔

卵圆孔是胎儿发育必需的一个生命通道，出生前，下腔静脉来的含氧高的血液进入右心房经卵圆孔到左心房，出生时由于胎盘供应中断，从下腔静脉注入右心房的血液减少，右心房压力下降，更为重要的原因是由于肺开始呼吸，肺血流增加，大量血液由肺静脉回流进入左心房，左心房压力增高，高于右心房，使左侧的原发隔部分紧贴在右侧的继发隔上，发生功能性闭合。

3. 静脉导管

作为胎儿期脐静脉和下腔静脉的连接，随着出生时脐血管血流的中断，血管括约肌收缩，出生后几分钟，脐静脉压力从 20~30mmHg 下降至 7~8mmHg，功能性血管闭塞。

（四）三大血流通道出生后的改变

从胎儿循环到成人循环的转变，有些变化发生在生后第一次呼吸的过程中，有些需要持续几小时或者几天甚至几周。例如，肺血管阻力在出生后的快速下降继发于氧对肺血管的血管扩张效应，出生后6~8周，肺血管阻力和肺血管压力缓慢下降，可能与肺泡和相关血管数量的增加相关，许多引起新生儿期氧合不充分的情况均可影响肺小动脉的正常发育成熟（如变细），导致持续性肺动脉高压或肺血管阻力延迟下降。迷走神经兴奋、β 肾上腺素能神经兴奋（如异丙肾上腺素）和缓激肽可使肺动脉扩张，交感神经和 α 肾上腺素能神经兴奋可使肺动脉收缩。

1. 动脉导管

足月新生儿在出生后最初 10~15 小时功能性闭合，出生后 2~3 周内，动脉导管内皮细胞和纤维组织增生，内膜垫显著，内膜弥漫性纤维化，内弹力板断裂，中膜内层呈现较多的呈纵行排列的平滑肌细胞，并出现细胞溶解性坏死，出血和黏液湖形成等改变，部分病例管腔内有血栓形成，最后管腔闭塞，发生永久性改变，一般在 4 周后解剖上逐渐闭合，最后形成韧带。在真正的解剖关闭之前，可能会由于动脉血 PaO_2 的下降和 PGE_2 浓度的上升而扩张，动脉导管的重新开放见于窒息和各种肺部疾病（如低氧和酸中毒使导管组织松弛），高海拔地区动脉导管延迟关闭。动脉导管完全闭合的时间，1~3 月间关闭的人数最多，3 个月以后为 81.8%，4~6 个月关闭率下降，平均每月关闭 5% 左右，至 6 个月以后总关闭率达 97.9%。在早产儿，肺血管阻力的下降速度和动脉导管对血氧的反应性是其面临的两个重要问题，因为动脉导管平滑肌对氧的收缩反应性未完全发育完善，此外，早产儿循环中的 PGE_2 水平较高（可能是由于生成增加和肺部降解减少），未发育成熟的导管组织对 PGE_2 的反应性增加，出生后早产儿的动脉导管更有可能持续开放。

2. 卵圆孔

在出生后约一年，卵圆孔瓣方与继发隔完全融合，达到解剖关闭，但约有 25% 的人卵圆孔在出生后 3 年未达到完全的解剖关闭。

3. 静脉导管

出生后 15~20 天解剖闭合，闭锁成为静脉韧带，从门静脉的左支经肝到下腔静脉。

成人期胎儿循环的衍生结构总结如表 17-1 所示。

表 17-1 成人期胎儿循环的衍生结构

胎儿结构	成人结构
卵圆孔	卵圆窝
脐静脉（腹内部分）	圆韧带
静脉导管	静脉韧带
脐动脉	脐内侧韧带近侧端发出膀胱上动脉
动脉导管	动脉韧带

二、三大血流通道的异常病理

（一）胎儿期三大血流通道的异常

1. 动脉导管

（1）胎儿期动脉导管过早收缩或早闭：动脉导管过早收缩或关闭可以发生在胎儿期，这是一种罕见的现象，过早闭合的动脉导管，导致右心室后负荷增加，可出现渐进性右心功能不全、三尖瓣反流、充血性心力衰竭、胎儿水肿以及胎儿宫内死亡，其症状的出现依赖于动脉导管血流中断的时期和程度，即使有存活的胎儿，出生后也会出现心肌损害和新生儿持续性肺动脉高压。胎儿心脏超声心动图检查问世以来，动脉导管收缩／关闭在心脏结构正常的胎儿已成为一种新的疾病。根据临床实际与经验的积累，已经报道大多情况与非甾体类抗炎药具有很强的相关性，其最常见的原因是孕母为防止早产等摄入大量的前列腺素抑制药、非甾体类抗炎药如阿司匹林、吲哚美辛等。在较长的一段时间内，吲哚美辛的使用可以出现急性胎儿导管收缩／关闭，如果及早识别和及时停药亦完全可逆。也有罕见的特发性病例，与母体药物暴露无关，无动脉导管缩窄剂应用或结构性心脏缺陷的证据，结局往往比药物性原因者危重，导致围生期死亡。根据尸体解剖发现，可以见到特征性肺血管改变，如肺泡前外部直径显著减少、内侧壁厚度增加等，这些形态的变化是一个渐进的过程。胎儿期动脉导管的特发性收缩／关闭的病因仍然不明，可能与产妇经常食用多酚或类黄酮的食品和饮料相关，包括草药茶、葡萄汁、橙汁和浆果等，最近已有报道这是影响胎儿导管血流动力学和收缩甚至关闭的一个危险因素。结合胎儿超声心动图评价，在一项前瞻性研究中，母体暴露多酚丰富的饮食、摄入的多酚或类黄酮是促进动脉导管闭合的一个因素。动脉导管收缩/关闭的监测非常重要，如在胎儿超声心动图检查中已排除心脏结构缺陷，发现明显扩张的右心房、右心室肥大、三尖瓣关闭不全、心包积液，并且动脉导管未出现显著收缩的锥形形状，可以考虑动脉导管闭塞。密切监测强制排除右心衰竭的发展，并决定干预时间，因出生后肺动脉压下降，三尖瓣反流减少或消失，心功能有所好转，及早诊断和综合预产时间适时分娩是改善预后的关键。

（2）胎儿期动脉导管缺如、动脉导管逆流灌注和双动脉导管：独立性动脉导管缺如非常罕见，往往是伴发于复杂先天性心脏病，Kirklin 等指出，法洛四联症患者 120 例尸检中 30% 的病例伴有动脉导管缺如，如为右位主动脉弓，其发生率增多 2 倍，胎儿心脏超声经多切面扫查均不能显示肺动脉和主动脉间动脉导管的管腔结构和血流，提示动脉导管缺如；合并性动脉导管未闭，导管引入主动脉弓的方向，与所伴畸形在胎儿期的血流方向有关，如为肺动脉闭锁，由于来自右心室的血流被阻断，肺动脉内血流必须依靠于主动脉的血液经动脉导管逆行灌注，动脉导管和主动脉弓内血流方向相反，导管成了主动脉弓向下的一个直接分支，导管与主动脉弓之间的近侧角角度变大，远侧角成为锐角；肺动脉瓣重度狭窄时由于肺动脉内压力减低，也可发生动脉导管逆行灌注，但伴有右心室壁增厚，肺动脉狭窄后扩张，易与肺动脉闭锁相鉴别；若为主动脉闭锁和主动脉弓缩窄时，通过导管的血流既要流向降主动脉又要逆流入升主动脉，因而导管变短变粗，导管与主动脉弓之间的近侧角角度变大；双动脉导管较多见于肺动脉干闭锁和左、右肺动脉互不连接的心脏，这些病例的肺循环完全依靠双导管，少数情况下双导管见于主动脉根部闭锁伴 C 型主动脉弓离断，这些心脏的体循环完全依靠双导管。

2. 卵圆孔过小或过早闭合

在胎儿期，卵圆孔作为一个生理通道，由下腔静脉回流入右心房的血液，约有 1/3 经卵圆孔流入左心房，参与左心循环。对于先天性心脏病及宫内发育迟缓胎儿卵圆孔大小与正常胎儿不同，其大小或过早闭合影响了正常的胎儿循环。卵圆孔早闭是胎儿发育过程中一种罕见的生理异常，目前尸体解剖中，其发生率占新生儿死亡病例中的 6‰，占先天性心脏病的新生儿死亡病例中的 9‰。当卵圆孔过早关闭后，上、下腔静脉回流的血全部进入右心房、右心室，致使右心血流增加，右心负荷加重，导致右心扩大，功能衰竭，胎儿水肿，羊水多，严重者胎死宫内；左心血流量仅来源于肺静脉，左心血循环量明显减少，左心房、左心室缩小，终致左心室发育不良，大脑得不到充足的血液供应，可能发生脑发育不良或新生儿缺氧缺血性脑病。卵圆孔早闭作为初始原因或结果，常合并其他畸形，如肺静脉畸形、左心室心内膜弹性纤维增生症、左心室发育不良综合征等，胎儿期超声心动图可以看到房间隔连续并明显突向左心房，未见卵圆孔及活动的卵圆瓣的现象，或可只见一弧形带状凸向右心房。卵圆孔早闭的机制目前尚不确定，有的学者认为系次级隔膜过度增生使心房间隔不能形成卵圆孔，或由于初级隔膜和次级隔膜发生异常融合，或是胎儿期心内膜炎累及，也有人提出左侧胸膈疝的压力可造成卵圆孔早闭，但支持此种说法的人不多。卵圆孔早闭常致死胎，即使生存分娩，预后大多也凶险，尸检后发现卵圆孔闭锁。对于胎儿期超声心动图提示卵圆孔过小或过早关闭迹象者，应立即分娩。

3. 静脉导管缺失或闭锁

静脉导管是胎儿期存在的一条重要血管，在胎儿循环中起着非常重要的作用，将 20%~30% 的高含氧量血由胎盘依次经脐静脉、静脉导管、下腔静脉入右心房，直接经卵圆孔入左心系统，供应胎儿上半部分身体、大脑和肾上腺。静脉导管缺失（absence of the dustus venosus，ADV）是一种罕见的胎儿异常，目前仅有少量案例报道，尚没有发病率、病理生理、临床表现等系统性介绍。来自胎盘的含氧血经脐静脉直接回流到心脏，使胎儿心脏容量负荷增加，回心血量调节不稳定，心力衰竭风险增加，心胸比例增加，从而导致胎儿水肿。Sau 等研究显示，35 例胎儿，脐静脉直接回流到心脏者（多为右心房，或冠状静脉窦，一例左心房），71% 心脏增大，37% 合并心内心外畸形，17% 合并心脏水肿，整体生存率 67%，也有报道孤立性静脉导管缺失者，其死亡率为 20%。ADV 可在产前超声诊断，常合并其他畸形。对于单根脐动脉、无原因脐动脉 S/D 值增高、或者无其他原因胎儿水肿、心力衰竭时仔细检查脐静脉和静脉导管非常必要，脐静脉直接注入下腔静脉或者连接右心房、冠状静脉窦，由于胎儿患染色体异常和心内、心外系统畸形的风险增加，胎儿宫内死亡和心力衰竭的风险增加，如果继续妊娠，应建议做染色体核型分析，并 4~6 周一次的胎儿超声心动图筛查，进一步排除心内、心外系统异常，并跟踪心力衰竭，出现时机适时分娩。不合并其他畸形的静脉导管缺失预后较合并畸形者好。静脉导管闭锁是一种非常罕见畸形，大多合并其他畸形。其确切原因尚不清楚，其产前诊断主要通过超声评估。其主要声像图特征为一细带状回声远端与肝内脐静脉相连，近端附着于下腔静脉近心房处，无血流通过，肝内脐静脉可见血流充盈。静脉导管是胎儿时期的重要血管，对确保脐静脉内含氧丰富的血液充分供应胎儿的颅脑和心肌方面起了十分关键作用。若静脉导管闭锁必定会影响到进入下腔静脉的含氧量高的血液缺失，引起胎儿低氧血症，肝内脐静脉血流不能经静脉导管流入右心房后直接进入左心房，右心负荷过大，静脉系统阻力升高，回流受阻，引起腹水。

（二）出生后三大血流通道的异常

1. 动脉导管未闭（patent ductus arteriosus，PDA）

足月新生儿动脉导管多能在出生后自然闭合，其闭合分为两个阶段，首先是管壁内的平滑肌组织收缩，使管壁增厚，管腔消失，阻止血流的通过，形成功能性关闭；在其后的 2~3 周内，导管内膜溶解，纤维组织松弛，失去弹性并充满管腔，导管收缩形成索状残余，此为解剖学关闭。关于动脉导管功能性关闭的时间，国外 20 世纪 60 年代的文献认为足月新生儿动脉导管在生后 10~15 小时即关闭。到 70 年代通过对豚鼠的超声检查，认为动脉导管应在生后 24~48 小时功能性关闭。到 80 年代，Gentile 等通过对 50 例足月新生儿在生后早期连续多次的超声心动图检查，发现动脉导管在生后 24 小时的未闭合率为 58%，生后 40 小时为 22%，生后 48 小时为 10%，在生后 96 小时则基本全部闭合。国内报道动脉导管多在 24 小时内关闭（占 50%），部分在 72 小时内关闭（占 35.7%），另一研究结果发现足月新生儿动脉导管在生后 24 小时 59.3% 处于开放状态，生后 48 小时该比例为 27.1%，生后 72 小时为 15.2%，生后 96 小时仍有 9.0% 动脉导管未闭合，这提示足月新生儿动脉导管功能性关闭的时间可延迟到生后 96 小时后。对足月新生儿来说，生后 3 月内动脉导管均有机会关闭，国内一研究报道新生儿 PDA 未经治疗患儿，经过 3、6、9 个月的超声心动图追踪复查发现，自发性闭合率分别为 82.1%、94.7% 和 97.1%，提示绝大多数 PDA 能于 3 个月内自发关闭。一般将 3 个月以后视为动脉导管正常与异常闭合的时间界限。关于足月新生儿 PDA 的发病率，文献报道约为 0.5‰，占所有先天性心脏病的 10%，由于超声心动技术的发展，一些静息状态的 PDA 被发现，使其发病率上升为 2‰，男女比例约为 1:2。足月新生儿发生 PDA 的确切原因尚不明确。研究发现有一定的遗传倾向，可以伴发于一些严重的遗传性综合征，如21-三体综合征、4p综合征等，也可发生在单基因或X-连锁基因的突变时。早孕期间感染风疹病毒，发生PDA的概率增加。此外，环境等因素也有一定的影响。近期还有文献报道足月新生儿PDA的发生和甲状腺功能低下有一定的关系。对足月新生儿PDA，目前认为毋需常规预防性使用前列腺素抑制剂治疗，但须注意随访，监测其临床症状及动脉导管的闭合情况。随访中心脏杂音的听诊和超声心动图检查起着重要的作用。

早产儿对氧刺激动脉导管收缩的敏感性低，对PGE_2和NO松弛动脉导管的敏感性高，极早产儿动脉导管平滑肌的收缩能力较低，易发生PDA，并发RDS时更为常见。早产儿动脉导管关闭后仍可对PGE_2和NO敏感，重开放率较高，并与胎龄成反比，胎龄小于26周者重新开放率达33%，大于26周者仅为5%。对于胎龄大于30周的健康早产儿，4天内一般亦可关闭动脉导管，但若胎龄小于29周，PDA发生率0~24小时为80%，24~48小时为40%，RDS发生率更高，0~24小时为87%，24~48小时为84%，48~72小时为77%，72~96小时为65%，其他如围生期窒息，输液过多等，亦可加重PDA症状。早产儿PDA的临床表现取决于导管的粗细、分流量的大小及肺动脉压力的高低。对于有症状的早产儿通常采用药物保守治疗，以达到降低PDA手术结扎的目的。对药物治疗无效，适当抗心力衰竭治疗后仍须依赖呼吸机，外科手术是治疗早产儿PDA的主要手段。药物治疗包括吲哚美辛与布洛芬。吲哚美辛自1976年起用于治疗早产儿PDA，近年来国外报道绝大多数为静脉给药，避免胃肠道直接刺激作用。每剂持续静脉泵入30~60分钟，以免对胃肠道血流造成较大影响。传统用法为每剂0.2mg/kg，共3剂，每剂间隔12小时。延长低剂量法为每剂0.1mg/kg，共6剂，每剂间隔24小时。既往一些研究显示，吲哚美辛长程疗法较标准的三剂疗法对PDA的疗

效更佳。最近更多的研究发现，两者对动脉导管的永久性关闭无显著性差异，且延长低剂量法出现暂时性少尿和坏死性小肠结肠炎（NEC）的危险性高。早产儿预防性应用：多数用于出生体重1300g以下的早产儿，首剂在生后24小时内用，每剂间隔24小时常用剂量：① 0.1mg/kg，共3剂；②三剂分别为0.2mg/kg、0.1mg/kg、0.1mg/kg，预防性应用吲哚美辛通过加强早产儿动脉导管初始收缩程度，提高了导管的永久性解剖学关闭率，从而减少了PDA和严重的脑室周围-脑室内出血（IVH）的发生。2004年循证医学有关专家荟萃统计了共涉及2872例早产新生儿的19个关于吲哚美辛预防PDA的随机对照研究，得出的结论是：预防性应用吲哚美辛比较突出的近期益处是减少症状性PDA的发生、减少手术结扎的需求、减少严重的IVH（脑室周围-脑室内出血）的发生；对于包括神经系统发育在内的远期预后，既无证据证明有益，也无证据证明有害。布洛芬的用药方法，治疗早产儿PDA首剂10mg/kg，第2、3剂为5 mg/kg，持续静脉泵入15分钟，每剂间隔24小时。同等剂量口服布洛芬亦安全有效，简便实用。布洛芬显著降低血浆前列腺素水平，且此种用法能使新生儿血浆前列腺素水平持续降低72小时，这对动脉导管关闭来说意义重大。预防早产儿PDA生后24小时内开始用药，剂量、间隔、用法同上。2004年循证医学有关专家经统计涉及523例早产和（或）低出生体重儿的8个关于布洛芬预防PDA的随机对照研究，认为预防性应用布洛芬减少了PDA的发生。布洛芬与吲哚美辛对于PDA关闭的有效性方面无统计学显著差异，少尿的发生率布洛芬低于吲哚美辛，但慢性肺疾患的发生率前者高于后者。基于目前所得到的信息，布洛芬并非完全优于吲哚美辛。

2. 卵圆孔未闭（patent foreman ovale, PFO）

出生后左心房压力大于右心房，形成卵圆孔功能性闭合，1年后达到解剖上闭合。若年

龄大于 3 岁的卵圆孔仍不闭合称 PFO。正常人中 20%~35% 存在 PFO，随着年龄的增长，其发生率逐渐下降，1~29 岁为 34.3%，30~79 岁为 24.5%，80~99 岁为 20.2%。并且 PFO 的患病率与其大小有关，直径 2~5mm 的患病率为 29%，直径 6~10mm 为 6%。PFO 可以常染色体显性遗传。在不明原因脑卒中和短暂性脑缺血发作（TIA）患者中，PFO 发病率男性高于女性。PFO 在一般人群中发生率较高，但并非所有的 PFO 患者都会发生反常栓塞或脑卒中。尽管现有的数据是矛盾的，但仍可把 PFO 看作是脑卒中的危险因素。目前尚无公认的最佳干预办法，一般来说无症状的 PFO 不需要干预，但是当发生缺氧或出现栓塞时，则就有干预的适应证，药物治疗包括抗凝与抗血小板制剂，还有微创手术和介入为基础的 PFO 封堵，最近的研究提供了

用不同装置关闭卵圆孔的比较数据，比较设备关闭和药物治疗的随机临床试验正在进行中。该试验可能将证明装置关闭卵圆孔减少血管事件复发的长期效益将抵消侵入性治疗的危险。

3. 静脉导管未闭（patent ductus venosus）

静脉导管未闭非常罕见，可以原发于先天发育异常或是继发于肝衰竭。在一项前瞻性的研究中，静脉导管在生后 2 周时 93% 形成功能性闭合，但是当肝内门静脉系统发育不完善时，由于血管压力的增加，静脉导管可以作为门静脉的旁路保持开放。临床最初表现为高乳糖血症，肝功能障碍，肝性脑病，缺氧和呼吸急促。超声和血管造影可以诊断。PDV 的管理和治疗仍存在争议，保守治疗为限制蛋白质和乳果糖口服液（氟马西尼），外科手术包括介入栓塞，铁氟龙带环缩，结扎和肝移植等。

（崇 梅 丁文虹）

参考文献

1.Dzialowski EM, Sirsat T, van der Sterren S,et al. Prenatal cardiovascular shunts in amniotic vertebrates. Respir Physiol Neurobiol,2011,178(1):66-74.

2.Kiserud T. Physiology of the fetal circulation. Semin Fetal Neonatal Med,2005,10(6):493-503.

3.Petty J. Fact sheet: Normal postnatal adaptation to extrauterine life-a Circulatory and respiratory changes at birth. Journal of Neonatal Nursing,2010,16(4): 164-165.

4.Gruzdev A, Nguyen M, Kovarova M, et al. PGE_2 through the EP4 receptor controls smooth muscle gene expression patterns in the ductus arteriosus critical for remodeling at birth. Prostaglandins Other Lipid Mediat,2012,97(3-4):109-119.

5.Clyman R, Mauray F, Wong L, et al. The developmental response of the ductus arteriosus to oxygen. Neonatology, 2009, 34(3-4): 177-181.

6.Lakshminrusimha S. The pulmonary circulation in neonatal respiratory failure. Clin Perinatol，2012,39(3):655-683.

7.Schneider DJ, Moore JW. Patent ductus arteriosus. Circulation, 2006,114(17): 1873-1882.

8. 林久治，李佩娟，熊治权，等．关于动脉导管与卵圆孔在解剖学上正常关闭时间的研究．中华心血管病杂志,1983,11:213-216.

9. Mielke G, Peukert U, Krapp M, et al. Fetal and transient neonatal right heart dilatation with severe tricuspid valve insufficiency in association with abnormally S-shaped kinking of the ductus arteriosus. Ultrasound Obstet Gynecol, 1995, 5(5): 338-341.

10. Mielke G, Steil E, Breuer J, et al. Circulatory changes following intrauterine closure of the ductus arteriosus in the human fetus and newborn. Prenat Diagn, 1998,18(2): 139-145.

11.Downing GJ, Thibeault DW. Pulmonary vasculature changes associated with idiopathic closure of the ductus arteriosus and hydrops fetalis. Pediatr Cardiol, 1994, 15(2): 71-75.

12.Galao AO, Wender MCO, Ramos JGL, et al. Maternal consumption of polyphenol-rich foods in late pregnancy and fetal ductus arteriosus flow dynamics. J Perinatol, 2010, 30(4): 301.

13.Zielinsky P, Manica JL, Piccoli Jr A, et al. OC97: Ductal flow dynamics and right ventricular size are influenced by maternal ingestion of polyphenol-rich common beverages in normal pregnancies. Ultrasound Obstet Gynecol, 2007, 30(4): 397.

14.Shima Y, Ishikawa H, Matsumura Y, et al. Idiopathic severe constriction of the fetal ductus arteriosus: a possible underestimated pathophysiology. European journal of pediatrics,2011,170(2): 237-240.

15.Shin HS, Cho KJ, Suh Y L, et al. Congenital absence of ductus arteriosus-an autopsy case. Journal of Korean medical science,1988, 3(1): 41.

16.Feit LR, Copel JA, Kleinman CS. Foramen ovale size in the normal and abnormal human fetal heart: an indicator of transatrial flow physiology. Ultrasound in Obstetrics & Gynecology, 1991, 1(5): 313-319.

17.Schall SA, Dalldorf FG. Premature closure of the foramen ovale and hypoplasia of the left heart. International Journal of Cardiology, 1984, 5(1):103-107.

18.Sau A, Sharland G, Simpson J. Agenesis of the ductus venosus associated with direct umbilical venous return into the heart-case series and review of literature. Prenatal Diagnosis, 2004, 24(6): 418-423.

19.Gittenberger-de-Groot AC, Strengers JLM,Mentink M,et al. Histologic studies on normal and persistent ductus arteriosus in the dog.J Am Coll Cardiol,1985,6(2):394-404.

20.Moss AJ, Emmanouilides G, Duffie ER. Closure of the ductus arteriosus in the newborn infant. Pediatrics, 1963, 32:25-30.

21.Fay FS, Kooke PH. Guinea pig ductus arteriosus, II : irreversible closure after birth. Am J Physiol, 1972, 222 (4):841-849.

22.Gentile R, Stevenson G, Dooley T, et al. Pulsed Doppler echocardiographic determination of time of ductal closure in normal newborn infants. Pediatrics,1981, 98（3）: 443-448.

23. 刘霞，潘学玲，游树荣，等 . 新生儿未闭动脉导管的超声检测 . 临床超声医学杂志 ,2002,4(2):68-69.

24. 王大鹏，梁梅英，李颖娜，等 . 足月新生儿动脉导管自然闭合情况的研究 . 中国现代医学杂志 , 2011, 21(2): 237-239.

25. 庞立静，韦德湛，邓翼业，等 . 新生儿动脉导管未闭 10795 例筛查和随访分析 . 岭南心血管病杂志 ,2010,16(6):457-458.

26.Mullins CE, Pagotto L. Patent ductus arteriosus. The Science and Practice of Pediatric Cardiology In: Garson AJ, Bricker JT, Fisher DJ, Neish SR，eds. Baltimore, Md:Williams & Wilkins, 1998:1181-1197.

27.Lloyd TR, Beekman RH. Clinically silent patent ductus arteriosus. Am Heart J, 1994, 127(6): 1664-1665.

28.Forsey JT, Elmasry OA, Martin RP. Patent arterial duct. Orphanet J Rare Dis, 2009, 10(4):17-25.

29.Khau V K P, Mathleu F, Zhu L, et al. Mapping of familial thoracic aortic aneurysm/dissection with patent ductus arteriosus to 16p12.2-p13.13 . Circulation, 2005, 112 (2):200-206.

30.Zhu L, Bonnet D, Boussion M, et al. Investigation of MYH11 gene in sporadic patients with an isolated persistently patent arterial duct. Cardiol Young,2007, 17(6): 666-672.

31.Mani A, Meraji S, Houshyar R, et al. Finding genetic contributions to sporadic disease: a recessive locus at 12q24 commonly contributes to patent ductus arteriosus.Proc Nat Acad Sci USA,2002, 99(23): 15054-15059.

32.Best JM. Rubella. Semin Fetal Neonatal Med, 2007, 12(3):182-192.

33.Guarnieri GF, Laforgia N, Mautone A, et al. Delayed closure of the ductus arteriosus in term newborns with congenital hypothyroidism: effect of L-thyroxine therapy. Pediatr Cardiol,2008, 29(1): 183-184.

34.Rivera IR, Silva MA, Fernandes JM,et al.Congenital heart diseases in the newborn: from the pediatrician's request to the cardiologist's evaluation. Arq Bras Cardiol, 2007, 89(1):6-10.

35.Archer N.Patent ductus arteriosus.In:Rennie JM,Roberton NRC,et al. Textbook of neonatology.3rd ed.Edinburgh:Churchill Livingstone,1999. 687-689.

36.Van Overmeire B, Smets K, Lecoutere D, et al. A comparison of ibuprofen and indomethacin for closure of patent ductus arteriosus. New England Journal of Medicine, 2000, 343(10): 674-681.

37.Thaler DE, Saver JL. Cryptogenic stroke and patent foramen ovale. Current Opinion in Cardiology,2008, 23(6): 537-544.

38.Yoshimoto Y, Shimizu R, Saeki T,et al.Patent ductus venosus in children: a case report and review of the literature. Journal of Pediatric Surgery,2004,39(1): E1-5.

第十八章
胎儿静脉导管血流动力学及临床意义

静脉导管（ductus venosus, DV）是胎儿期特有的血管，生后此血管闭锁成为静脉韧带。由于静脉导管存在不仅满足胎儿生理状态下生长发育的血流动力学要求，也为胎儿病理状态时全身血液重新分配进行有效的调节。本章对静脉导管的解剖结构、血流动力学及临床作用进行阐述。

一、静脉导管的解剖结构

在人类胎儿期，静脉导管位于脐静脉和下腔静脉之间，静脉导管与脐静脉连接处狭窄，与下腔静脉连接处略宽呈细长喇叭管形（图18-1）。静脉导管入口处峡部起到限制血流的作用，在孕中期平均直径0.5mm，妊娠后期平均直径可达2mm，长1~2cm。胎儿静脉系统中静脉导管血流速度最快，脐静脉血流速度平均10~22cm/s，通过静脉导管平均血流速度60~85cm/s（图18-2）。静脉导管管壁较其他静脉系统有其特殊性，Mavrides

等报道尸检发现胎儿静脉导管壁有弹性纤维，沿着纵轴排列，其表层覆盖平滑肌细胞及少量的神经元细胞，内层有褶皱，因此可以改变静脉导管的直径及长度，从而调节血管阻力。对于静脉导管是否存在括约肌，目前仍有争论。Chacko Reynolds等研究发现人类静脉导管存在括约肌，Mavrides利用电子显微镜和免疫学等方法研究发现不能证明在胎儿静脉导管中存在括约肌。

二、静脉导管血流动力学

出生前，氧合充分的血液是由母体通过脐静脉至胎儿体内，而这些氧合血在进入心室射血前即与胎儿体循环静脉血混合。脐静脉血经过静脉导管大部分由卵圆孔进入左心房。在肝左叶的血流中，90%由脐静脉供应，其余10%由降主动脉通过肝动脉供应。大部分（92%~95%）经过静脉导管的血流均来自脐静脉，有一小部分来

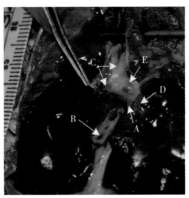

图 18-1　静脉导管解剖示意图

A- 静脉导管；B- 脐静脉；C- 下腔静脉腹部和心脏部分；D- 左肝静脉部分入口；E- 静脉汇集部分

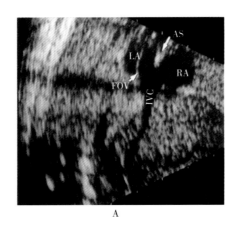

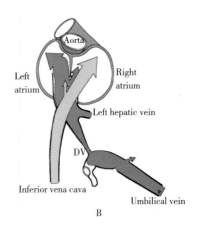

图 18-2　静脉血流与心房连接关系

A. 超声显示下腔静脉（inferior vena cava, IVC）和左心房（left atria, LA）、右心房（right atria, RA）。房间隔（atrial septum, AS）和卵圆瓣（foramen ovale valve, FOV）正对下腔静脉入口。下腔静脉接受来自肝静脉和静脉导管（ductus venosus, DV）的血液；B. 静脉导管流入下腔静脉，通过卵圆瓣到达左心房，来自腹部静脉血流入下腔静脉到达右心房。主动脉（aorta）、脐静脉（umbilical vein）、左肝静脉（left hepatic vein）

自门静脉。静脉导管在这里是作为脐静脉直接进入下腔静脉的旁路途径，避免了肝脏微循环的高阻力，经过静脉导管的脐静脉血所占的比例，孕中期为 30%，孕后期到出生降低到 20%。

　　静脉导管的血流优先由卵圆孔进入左心系统，通过二尖瓣、左心室、升主动脉、主动脉弓分支供应头部及重要脏器。而腹部来源的下腔静脉血流优先由右心房经三尖瓣引入右心室。血流的优先引流可能起重要作用，在胎儿中房间隔下

缘的引流，下腔静脉瓣以及房间隔下部的对应运动，以及界嵴、梳状缘延续过下腔静脉的结构，使得下腔静脉左后部分血流直接通过卵圆孔进入左心房，这就使两者在血管或心脏内分别运行，故提供较多氧气的静脉导管的血流优先经卵圆孔进入左心系统再到升主动脉，而血氧饱和度较低的腹部来源的下腔静脉血流则优先由右心房经三尖瓣引入右心室及肺动脉。

三、超声测量静脉导管血流频谱

超声显示静脉导管最早要在怀孕 8~10 周。方法：通过横切胎儿腹脐部水平，显示脐静脉血流上行至门脉前分成两支，一支进入肝脏，另一支很短且血流显色五彩斑斓，即静脉导管。向上追查可见静脉导管与下腔静脉连接，频谱多普勒取样点置于静脉导管，可探及连续搏动的静脉导管血流频谱，与持续的脐静脉血流频谱截然不同。特点为：双峰、单向连续血流，收缩期（S 波）较高，圆钝，舒张期（D 波）较低，波形较尖，舒张末期（即心房收缩期 a 波）保持一定速度（图 18-3）。这是由于静脉导管搏动，使其与下腔静脉和心房之间保持一定的压力阶差，以保证血流持续不断向心脏灌注。静脉导管血流频谱形态与门 - 腔静脉压力阶差、右心及肺动脉压力有关，并与心功能相关。舒张末期血流速度消失或反转的异常反应有重要诊断意义。

其他与静脉导管血流频谱检测相关参数如下：①搏动指数（PI）；②阻力指数（RI）；③收缩期峰值血流速度 / 舒张期峰值血流速度（S/D）；④平均时间最大血流速度（time-averaged maximum velocity，TAMXV）；⑤平均速度（Vmean）；⑥血流量 = 血管截面积 × TAMXV × 60(min)；⑦静脉峰值流速指数 (peak velocity index for veins，PVIV)

Syed Amir 等对 100 例胎儿静脉导管研究，孕 31~35 周静脉导管 S 波 59.7cm/s，PI 0.7，S/A 2.16；孕 36~40 周 S 波 72.9cm/s，PI 0.42，S/A2.46。既往研究报道静脉导管血流随孕周变化测量存在不同的结果（表 18-1）。

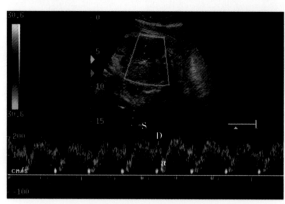

图 18-3　孕 25 周胎儿正常静脉导管多普勒

S —收缩；D —舒张；a —心房收缩

表 18-1　静脉导管血流评价

引用	例数（n）	孕周	S	A	D	PI	RI
Van Splunder, et al	262	8~20	↑	↑	↑	↓	N
Montenegro, et al	61	10~13	I	I	I	N	N
Prefumo, et al	198	10~14	↑	↑	N	↓	N
Telxeira, et al	843	10~14	↑	↑	↑	↑ / ↓	N
C–C Tseng, et al	252	11~14	I	I	↑	I	I
Balilmann, et al	696	14~41	↑	↑	↑	↓	↓
Hus, et al	490	8~38	↑	↑	↑	↓	↓

注：↑ / ↓—随孕周增加或降低；I —无变化；N —未测量。

四、静脉导管血流特点及临床应用

（一）胎儿心脏异常

胎儿的血流量是受多种因素的影响，包括心脏的结构、心功能及外周血管床的阻力。心脏解剖结构畸形可以导致胎儿和子宫胎盘血流量的改变。正常的双期血流模式反映了在心动周期的不同阶段的静脉导管与右心房之间的压力差，在正常情况下增加心脏后负荷、前负荷及心肌功能障碍，使右心房压力及中心静脉压升高，从而导致静脉血流速度搏动增加。胎儿患有先天性心脏病，心脏结构畸形导致的血流动力学变化，静脉导管有代偿心脏异常作用，对胎儿循环进行调节。Jeng Hsiu Hung 等对 72 例心脏畸形的胎儿研究，发现静脉导管血流频谱的改变与心脏畸形有很大的相关性，在心脏畸形中右心系统畸形容易改变静脉导管血流。Berg 等 83 例胎儿先天性心脏病分为两组：A 组的压力均衡室间隔缺损（VSD）（右心室双出口，肺动脉闭锁伴室间隔缺损，TOF）和 B 组伴流入梗阻（三尖瓣闭锁伴室间隔缺损），流出道梗阻伴室间隔完整（三尖瓣下移异常，肺动脉闭锁、肺动脉瓣狭窄）。观察期间 A 组没有显著的改变，B 组 PVIV 显著增高，并频繁出现反向流动 a 波（图 18-4，图 18-5）。

胎儿心律失常特别是室上性心动过速，静脉导管血流动力学改变较明显。其改变主要是由室上性心动过速导致三尖瓣关闭不全；室上性心动过速导致心肌功能改变，心室收缩功能减低，心房压力升高，静脉导管血流指数变化。因此，通过静脉导管血流频谱监测胎儿心律失常血流动力学及心功能变化，是一种简便有效的方法，同时也可以作为药物治疗后及心律失常转复的心功能变化的监测。

（二）胎儿生长发育受限

胎儿生长受限（fetal growth restriction，FGR）是指胎儿出生体重小于 2.5kg，或低于同孕龄平均体重的两个标准差，或低于同孕龄正常体重的第 10 百分位数。

在胎儿生长受限中，脐静脉血流量减低，而静脉导管血流量却较正常同龄胎儿增大，且脐静脉血流与静脉导管血流量的比值，亦比正常同龄儿明显增加。正常发育胎儿脐静脉血流量到静脉导管的血流量平均为 43%±9%。而生长发育受限的胎儿可增加到 62%±8%。多胎妊娠脐静脉血流量到静脉导管的血流量也呈现增加表现。

Figueras 等对 22 例单胎妊娠孕妇合并胎儿生长发育受限研究中，发现右心功能改变早于左心，舒张功能改变早于收缩期，而静脉导管可以

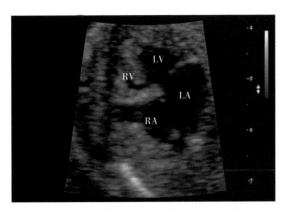

图 18-4 孕 20⁺⁴ 周胎儿心脏超声示三尖瓣闭锁

LA —左心房，RA —右心房，LV —左心室，RV —右心室

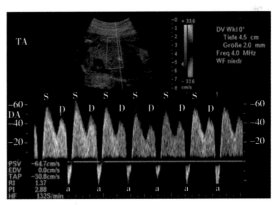

图 18-5 出现反向流动 a 波

S —收缩，D —舒张，a —心房收缩

较好地评价右心舒张功能，因此可以通过静脉导管检测胎儿生长发育受限。Turan 等对 1069 例孕妇研究发现，在胎儿生长发育受限中，如果持续出现静脉导管心房收缩期缺失或反转，胎儿死亡风险大大提高，并且可以作为一种独立评价指标。

（三）胎儿染色体异常

胎儿期染色体异常常见 13- 三体综合征、18- 三体综合征、21- 三体综合征。这些染色体异常大部分会导致心脏畸形，如：21- 三体综合征 65% 出现房室间隔缺损，49% 出现主动脉狭窄；18- 三体综合征大部分会出现室间隔缺损和瓣膜疾病。染色体异常时也会合并其他畸形，如：宫内发育受限等。这些结构和功能异常导致胎盘阻力增高及心房压力增高，从而使静脉导管血流动力学改变。Matias 等对 486 例早期妊娠孕妇染色体及静脉导管血流频谱筛查，结果发现 63 例染色体异常，其中 90.5% 静脉导管 a 波反转，S/D 速度明显增高，PI 减低；染色体正常组 423 例中，静脉导管 a 波反转仅有 3.1%。Jerzy 等对 1526 例早期妊娠孕妇进行静脉导管筛查发现静脉导管血流异常 113 例，其中 100 例孕妇染色体异常，21 例为先天性心脏病。

（四）双胎输血综合征

双胎输血综合征（twin-twin transfusion syndrome，TTTS）是指供血儿不断地向受血儿输送血液，出现低血容量、贫血，其个体小、体重轻，从而导致严重的生长不平衡、水肿和胎儿死亡。既往应用头臀长（CRL）和颈部透明带厚度（NT）预测双胎输血综合征发生的风险。近年来对胎儿静脉导管的研究发现，当出现双胎输血综合征时胎儿血流动力学紊乱和心脏功能障碍，影响静脉导管血流动力学，通过联合应用测量 NT 及静脉导管，提高对双胎输血综合征预测能力。Matias 等研究发现在对 11 例孕妇研究，联合检测 NT 和静脉导管血流频谱提高了双胎输血综合征检出率。Matias 等对 99 例双胎输血综合征的孕妇进行 NT 与静脉导管研究，发现双胞胎间 NT 差异 ≥ 0.6mm，对双胎输血综合征敏感性为 50.0%，特异性为 92.0%。双胞胎间至少一个静脉导管血流异常预测双胎输血综合征相对危险为 11.86（95%CI：3.05~57.45），敏感性 75.0%，特异性 92.0%。联合静脉导管血流异常和 NT 差异 ≥ 0.6mm 预测双胎输血综合征相对危险达到 21（95%CI：5.47~98.33）。

（五）静脉导管发育不良

静脉导管是胎儿期生理循环重要的组成部分，此血管的存在维持胎儿缺氧、心脏结构及功能异常、胎盘功能障碍等异常血流动力学改变时，起到有效的调节作用。Sau 等对 9 例静脉导管缺如胎儿研究发现，8 例脐静脉直接入右心房，1 例脐静脉直接入左心房；9 例中 3 例心脏结构畸形（33%，3/9），5 例心脏扩大（55%，5/9），1 例既往生育先天性心脏病患儿史。生后随访 6 例存活（67%，6/9）。因此，对所有孕妇需要进行产前及生后临床和超声检测，排除心内及心外畸形。对于胎儿时期不明原因的心脏扩大，需排除是否存在静脉导管发育不良或畸形。

Sau 等回顾分析 1991~2003 年报道 35 例胎儿静脉导管缺如表 18-2，所有胎儿脐静脉直接与心脏连接。发现 25 例心脏扩大（71%，25/35），心内结构及心外畸形 13 例（37%，13/35），胎儿水肿 6 例（17%，6/35）。有随诊结果资料 34 例，22 例存活（62%，22/35）。

表 18-2 既往报道静脉导管发育不良，脐静脉直接连接右心房

引用	GA	畸形种类	水肿/羊水过多	结果
Sau, et al	21	TECD，DORV，心脏扩大，食管漏		30 周剖宫产，出生后 2 天死亡
	21	VSD，TA，心脏扩大	心包积液	30 周剖宫产，外科手术后死亡
	20	双上腔静脉，心脏扩大		38 周分娩，存活
	24	TR，MR，心脏扩大		39 周分娩，存活
	20	HLHS，DORV，肠闭锁，肛门闭锁	羊水过多	34 周分娩，出生后半小时死亡
	27	心脏扩大		38 周分娩，存活
	34	心脏扩大	羊水过少	39 周宫内死亡
	29	心脏扩大，肠闭锁	羊水过多	34 周分娩，外科矫治后存活
	31	心脏扩大		37 周分娩，存活
Jaeggi, et al	30	ASD，心脏扩大		存活
	21	ASD，心脏扩大		32 周分娩，存活
	24	唇腭裂，小阴茎畸形，心脏扩大		35 周分娩，存活
	29	单脐动脉，心脏扩大		存活
	34	心脏扩大		存活
	19	唇腭裂，小阴茎畸形，心脏扩大，ASD		存活
	29	心脏扩大，肠扭转	水肿	30 周分娩，存活
Contratti, et al	30	心脏扩大伴严重肥厚，TR		38 周剖宫产，1 年后死亡
	28	心脏扩大	羊水过多	32 周剖宫产，存活
	28	心脏扩大		34 周剖宫产，存活
	21	18- 三体综合征，Dandy-Walker 畸形		终止妊娠
Volpe, et al	20	心脏扩大		终止妊娠
	25	心脏扩大	水肿	胎死宫内
	26	心脏扩大，肛门畸形		剖宫产，外科矫治
Hofstaetter, et al	37	心脏扩大		37 周剖宫产，存活
	27	门静脉发育不良	水肿	36 周分娩，存活
	19	VSD，Turner 综合征	水肿	21 周胎死宫内
	35	门静脉发育不良	水肿	36 周分娩，存活
Achiron, et al	21	心脏扩大		终止妊娠
	14	门静脉发育不良		存活
Langman, et al		双胞胎之一脐静脉扩张，面部畸形		32 周早产，生后 1 天死亡
Kinare, et al	21	复杂畸形		
Cohen, et al	23	心脏扩张		终止妊娠
Chaoui, et al	20		水肿	存活
Greiss and McGahan	21	单脐动脉，下腔静脉肝段缺如，右肾发育不良		39 周剖宫产，存活
Jouk and Champetier	23			40 周分娩

注：TECD —心内膜垫缺损，DORV —右心室双出口，TA —永存动脉干，ASD —房间隔缺损，VSD —室间隔缺损，HLHS —左心发育不良综合征，TR —三尖瓣反流，MR —二尖瓣反流，GA —孕周。

五、结语

静脉导管是胎儿特有解剖结构，对其相关临床作用的研究刚刚起步。目前尚缺乏统一规范的诊断标准，仅停留在常用参数的测定上。随着静脉导管的研究不断深入，未来应进行多中心大样本监测，明确其临床意义，制定出对不同胎儿心脏畸形的预测能力，使其作为胎儿常规筛查的手段之一，达到客观、全面地评估胎儿心血管畸形，更好地指导临床服务。

（吕震宇　丁文虹）

⊘ 参考文献

1. Kiserud T, Hellevik LR, EIk-Nes SH, et al. Estimation of the pressure gradient across the fetal ductusvenosus based on Doppler velocimetry. Ultrasound Med Biol, 1994, 20:225-232.

2. Chacko AW, Reynolds SRM. Embryonic development in the human of the sphincter of the ductus venosus. Anatom Record, 1953, 115:151-173.

3. Kiserud T, Rasmussen S, Skulstad SM. Blood flow and degree of shunting through the ductus venosus in the human fetus.Am J Obstet Gynecol, 2000, 182:147-153.

4.Mavrldes E,Moseoso G,Carvalho JS, et al. The human ductus venosus between 13 and 17 weeks of gestation:histologieal and morphometrie studies.Ultrasound Obstet Gynecol, 2002, 19:39-46.

5.Mäkikallio K, JouPPila P, Räsänen J. Human fetal cardiac function during the first trimester of Pregnaney.Heart, 2005, 91:334-338.

6.Syed AmIr Gilani, Amber Javaid2, Alsafi Abdella Bala. Fetal doppler ultrasound assessment of ductus venosus in a 20 – 40weeks gestation normal fetus In the Pakistani population. Medical Ultrasonography, 2010, 12:110-113.

7.Teixeira LS, Leite J, Viegas MJ, et al.Ductus venosus Doppler velocimetry in the first trimester: a new finding.Ultrasound Obstet Gynecol, 2008, 31:261-265.

8.Prefumo F, Risso D, Venturini L. Reference values for ductus venosus Doppler flow measurements at 10-14 weeks of gestation. Ultrasound Obstet Gynecol, 2002, 20:42-46.

9. Montenegro N, Matias A, Areias JC, et al. Ductus venosus revisited:a doppler blood flow evaluation in the first trimester of pregnancy. Ultrasound Med Biol, 1997, 23:171-176.

10. Van Splunder P, HuIsman TW, RIdder MAJ, et al. Fetal venosus and arterial flow velocity wave forms between eight and twenty weeks of gestation. Pediatr Res, 1996, 40:158-162.

11.Tseng CC, Wang Hi, Wang PH, et al. Ductus venosus Doppler velocimetry in normal pregnancies from11 to 13^{+6}weeks' gestationd-a-Taiwanese study. Journal of the Chinese Medical Association, 2012, 75:171-175.

12.Bahlmann F, Wellek S, Reinhardt L, et al.Reference values of duetus venosus flow velocities and calculated waveform indices. Prenat Diagn, 2000, 20:623-634.

13.Hsu TY, Ou CY, Chang SY, et al. Waveforms of the ductus venosus blood flow in normal human fetuses aged 8-38 weeks. Chang Gung Med J, 2001, 24:717-723.

14.Jeng Hsiu Hung, Chong Yau Fu, Jen-Her Lu, et al. Ductus venosus blood flow resistanceand congenital heart defectsin the second trimester. Journal of Clinical Ultrasound, 2008, 36:72-78.

15.Berg C, Kremer C, Geipel A, et al. Ductus venosus blood flow alterations in fetuses with obstructive lesions of the right heart. Ultrasound Obstet Gynecol, 2006, 28:137-142.

16.Tchirikov M,Rybakowski C, Huneke B, et al. Blood flow through the ductus venosus in singleton and multifetal pregnancies and in fetuses with intrauterine growth retardation.Am J Obstet Gynecol, 1998, 178(5):943-949.

17.Figueras F, Puerto B,Martinez JM,et al.Cardiac function mnitoring of fetuses with growth restriction.Eur J Obstet Gynecol Reprod Bio, 2003, 110(2):159-163.

18.Turan OM, Turan S, Berg C, et al.Duration of persistent abnormal ductus venosus flow and its impact on perinatal outcome in fetal growth restriction. Ultrasound Obstet Gynecol, 2011, 38(3):295-302.

19.Matias A,Comes C, Flack N, et al.Screening for chromosomal abnormalities at 10-14 weeks:the role of ductus venosus blood flow. Ultrasound Obstet Gynecol,1998,12(6):380-384.

20.Florjański J, Fuchs T, Zimmer M, et al. The role of ductus venosus doppler flow in the diagnosis of chromosomal abnormalities during the first trimester of pregnancy. Adv Clin Exp Med, 2013, 22:395-401.

21.Matias A,Montenegro N,Areias JC. Anticipating twin-twin transfusion syndrome in monochorionic twin pregnancy. Is there a role for nuchal translucency and ductus venosus blood flow evaluation at 11-14 weeks? Twin Res, 2000, 3(2):65-70

22.Matias A, Montenegro N, Loureiro T, et al. Screening for twin-twin transfusion syndrome at 11-14 weeks of pregnancy: the key role of ductus venosus blood flow assessment. Ultrasound Obstet Gynecol, 2010, 35(2):142-148.

23.Sau A, Sharland G, Simpson J. Agenesis of the ductus venosus associated with direct umbilical venous return into the heart-case series and review of literature.Prenat Diagn, 2004, 24(6):418-423.

第十九章
先天性心脏病合并的心外畸形

先天性心脏病是由于胎儿的心脏在母体内发育有缺陷或部分发育停顿所造成的畸形。它是一种较常见的先天畸形，发病率约1%。根据中国出生缺陷监测中心的数据，2006年至今，先天性心脏病的发病率一直居出生缺陷的首位。先天性心脏病可以孤立发生，也可合并一些其他的先天性缺陷，文献报道先天性心脏病患儿合并其他畸形的发病率远远高于正常儿童。先天性心脏病合并畸形类型或合并染色体异常是影响患儿预后的重要因素，因此，强化产前诊断及干预对预防和控制先天性心脏病及其伴发畸形的发生、提高我国人口素质尤为重要。随着超声设备、检查技术及诊断水平的显著提高，大部分的先天性心脏病及伴发畸形都能在产前做出诊断，减少其发病率及死亡率。本章节将就先天性心脏病合并心外畸形的流行病学及超声诊断进行介绍。

第一节 >>> 流行病学概况

先天性心脏病是人类最常见的出生缺陷之一，是婴幼儿死亡的首要原因，约50%的先天性心脏病常合并1个及1个以上的心外畸形。先天性心脏病合并心外畸形的致病原因多种多样，90%是多因素共同作用的结果，8%为单基因遗传，2%为环境因素指标。

胎儿先天性心脏病的高危因素可分为三个方面：

（1）孕妇因素：①孕期受某些药物或毒物影响：常见有苯丙胺、化学物质锂、三甲双酮、酒精、香烟等。②母亲怀孕早期患各类感染性疾病，尤其是病毒性感染，如风疹、水痘、流感等。

③内分泌代谢疾病，各种类型的糖尿病，尤其是在妊娠早期的胰岛素依赖型患者。④结缔组织疾病，如系统性红斑狼疮，风湿性关节炎。⑤高龄孕妇及有不正常妊娠史者：孕妇年龄大于35岁，其胎儿染色体畸变的概率增加；妊娠期先兆流产、妊娠期高血压疾病、羊水过多或过少等。⑥近亲婚配：近亲婚配是使胎儿致畸而发生先天性心脏病的高危因素。

（2）胎儿因素：①常规产前超声检查发现胎儿心脏可疑异常。②常规检查中发现有其他心外畸形的，要注意排除先天性心脏病。③染色体异常：21-三体综合征、18-三体综合征、Turners综合征等。④胎儿心律失常：心动过缓，心动过速和心律不齐。⑤胎儿水肿：非溶血等免疫问题引起的胎儿水肿可能因心脏畸形或心功能不全引起。

（3）遗传因素：①胎儿父母亲的家族中有先天性心脏病史。②胎儿父母亲的家族中存在其他合并先天性心脏病的畸形病史。

以上因素是先天性心脏病的高危因素，从另一角度讲，这些也是先天性心脏病合并心外畸形的重要诱因。先天性心脏病与心外畸形通常可并行存在，当临床发现胎儿患有先天性心脏病时，除了应用针对性心脏超声技术详细了解心脏的畸形状态外，还应该对胎儿全身的多个器官系统进行筛查，尽早发现合并的心外畸形，为治疗决策提供依据。综合国外文献的报道，在先天性心脏病患儿中23%并发消化道畸形，11%~15%并发膈疝，9.5%并发口腔畸形，8%并发泌尿系畸形，2.7%并发隐睾，其他合并畸形包括中枢神经系统异常（脑积水、胼胝体发育不全、小脑蚓部发育不全），肝囊肿和（或）肝血管瘤等。

合并心外畸形的先天性心脏病可分为综合征性与非综合征性两大类，涉及数百个病种，单一章节无法赘述。本章将选择若干疾病做详细阐述。

第二节 >>> 胎儿畸形的系统超声诊断概况

发生于19世纪末的物理学压电与反压电效应使超声波的发展与推广步入了崭新的历史阶段。1958年，Ian Donald将超声应用于产科，使人类第一次有可能通过无创的方法直接获得胎儿及其生存环境的相关信息，成为现代医学的一个重要里程碑，并逐渐成为产科不可缺少的影像诊断工具，对人类优生学和围生保健具有重要意义。随着超声和计算机技术的飞速发展，高频探头、彩色常规和能量多普勒图像，三维、四维超声均已成为临床研究的重要支撑，使超声诊断不仅可以用来显示正常胎儿的形态结构，实时地观察到胎儿在宫内的运动、行为及血流动力学变化，在产前诊断方面也显示出独特的优势，并且已形成了一门新兴的医学专业，"胚胎超声学"已经呼之欲出。

国情不同，胎儿超声检查的原则和规范存在差异。美国将产科超声检查分为常规超声检查和以检测胎儿畸形为目的的超声检查（targeted imaging for fetal anomalies，TIFFA）。美国放射学会、美国超声医学会、美国妇产科医师学会已联合发布了产科超声检查操作指南，明确将产科超声检查规范为孕早期超声检查、孕中晚期常规标准（standard）超声检查、有限（limited）超声检查及怀疑有胎儿畸形时的针对性（specialized）超声检查等4种，以"最大限度地检出胎儿异常"为原则。我国也已出台《产前诊断技术管理条例》，对产前超声检查进行规范管理，根据观察内容的不同，将产前超声检查分为常规产前超声检查、系统产前超声检查、针对性超声检查。其中，常规产前超声检查主要是对胎儿生长发育做出评估，并对胎儿畸形进行初筛，按要求筛查出无脑儿、严重的脑膨出、严重的开放性脊柱裂、严重的胸腹壁缺损内脏外翻、单腔心、致死性软骨发育不全等6种致死性畸形。系统产前超声检查主要是按颅骨、颅内结构、眼、鼻、唇、脊柱、颈、胸廓、肺、四腔心、膈肌、腹壁、肝脏、肠、双肾、膀胱、四肢长骨的顺序对胎儿进行检查，通过该层次超声检查，达到提高胎儿畸形检出率的目的。针对性超声检查则是根据胎儿特殊要求和目的进行详细检查，如胎儿超声心动图和颅脑内疾病超声等。

各器官的发育成熟时间不同，胎儿畸形发生的时间也不同，因此，超声识别的敏感度存在差异，不同孕龄不同胎儿畸形的检出率有所不同。我国卫生部门明确规定检查胎儿畸形的最佳时期为妊娠18~24周，这一阶段的胎儿大小及羊水适中，受胎儿骨骼声影影响小，图像清晰，胎儿活动度大，便于多方位、多角度对胎儿进行全面的

检查。我国较大样本的针对不同畸形的检出最佳时期的研究提示，孕11~14周是无脑儿、脑积水、唇腭裂、脐膨出、腹裂畸形的早期检出孕周，其中无脑儿最早可在妊娠11周被超声诊断，妊娠20~25周可以检出肾发育异常、骨骼发育异常、房(室)间隔缺损、食管闭锁、肛门闭锁等畸形。选择适宜的检查时机可提高胎儿畸形的检出率。

除受检胎龄外，超声检查的项目内容、超声医师的经验和技术、畸形种类均对胎儿畸形的超声检出率产生影响。畸形种类不同，超声检查的敏感性和特异性都不一样。国内的较大样本病例分析提示，胎儿严重畸形的检出率为87.58%明显高于轻微畸形的检出率55.80%。针对各系统的检出率分析得出结论，神经系统的产前超声诊断敏感性最高为97.10%，骨骼肢体系统畸形和颜面部畸形漏诊率较高分别为39.46%和31.91%。各系统畸形发生的概率从高到低依次为骨骼肢体、颜面部、神经系统、心脏和泌尿系统畸形。因此，胎儿系统超声检查应该在产科得到充分应用，这也是超声发展的必然趋势。

第三节 >>> 综合征性心外畸形及超声诊断

综合征又称症候群，与独立的疾病不同，是指临床同时出现的具有内在联系的一组临床表现或病理特征。综合征与独立疾病之间的分界线不一定非常清晰，某些最初认为是综合征的现象经过多年临床实践后被证实是病，但仍按照传统的习惯延续称为综合征。临床医学对于综合征的命名法则很多，可分别以症状或体征、主要病理学特征、生理变化、病变位点等命名。本节将分为心血管异常的染色体综合征和遗传性心血管综合征两类来介绍。

一、心血管异常的染色体综合征

1. 21-三体综合征

又称先天愚型或Down综合征，是小儿最为常见的由常染色体畸变所导致的出生缺陷类疾病。一般认为本病的发生率随着母体年龄的增高而增高，而近年来，发生本病小儿母亲的年龄有偏低的趋势，因此，本病还可能与其他因素密切相关。如：接触射线或空气污染等。文献报道最早见于1864年，1959年Lejeune发现本综合征的病因为染色体核型改变47，XX（XY），+21，临床表现的主要定位为21q22.2区带。

患儿的主要临床特征为智能障碍、体格发育落后和特殊面容，40%~50%可伴有心血管畸形。其中大部分为单纯性先天性心脏病，如：最常见为室间隔缺损（占所有先天性心血管畸形的29%）、心内膜垫缺损（占32%）、继发孔型房间隔缺损（占11%）、法洛四联症（占7.9%）（图19-1）等，部分合并复杂型先天性心血管畸形，如：大血管转位、右心室双出口、主动脉狭窄或发育不良等。

胎儿时期产前超声检查可发现一些非特异性改变，如单脐动脉（图19-2）、羊水过多（图19-3）等，发现后应注意搜寻其他证据。其他心外畸形表现包括：

（1）颈部半透明组织厚度增加：本综合征患儿多有颈部软组织水肿，妊娠10~14周时的超声显象颈部透明带厚度超过3mm则被认为患病概率高，目前本方法可以在孕早期检测出约84%的21-三体综合征胎儿，被认为是筛查21-三体综合征胎儿最有效的指标之一。

（2）股骨及肱骨长度：身体短小是本综合征典型特征之一，45%可在孕中期检出股骨短小，41%可检出肱骨短小。敏感性约50%，假阳性率约7%。随访如果出现同样结果，股骨长度作为诊断指征的敏感性可能明显增高。

（3）鼻骨发育不良：Nicolaides发现本综合征胎儿中2/3在孕11~14周均有脸部扁平及鼻发育不良，正侧位超声如果发现鼻骨缺损 ≤ 2.5mm，则本综合征的发生概率为60%。该项指标的敏感性及特异性较高，如果结合其他标记筛查，敏感性可达97%。

（4）孕早期静脉导管血流检测：双峰波形是特征性血流，波间有切迹，收缩期末及舒张期末流速降低，伴有搏动指数增高。

（5）肠管回声增强：在除外仪器和主观因素干扰的前提下，诊断标准为肠管回声近似骨骼回声。研究认为超声出现肠管回声增强提示本综合征的发生率增高，且预后较差，并与囊性纤维化及宫内巨细胞病毒感染等疾病存在相关性。消化系统有时可见脐膨出（图19-4）。

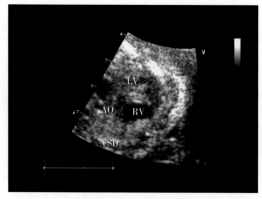

图 19-1　法洛四联症

胎儿室间隔上份连续性中断（箭头所示），主动脉骑跨于室间隔缺损上。VSD—室间隔缺损，LV—左心室，RV—右心室，AO—主动脉

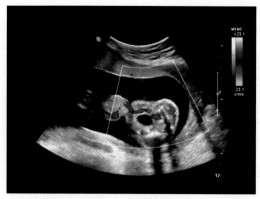

图 19-2　单脐动脉

19周胎儿，膀胱两侧仅查见一根脐动脉（右侧），左侧脐动脉未显示

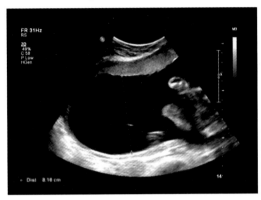

图 19-3 羊水过多

羊水深度：8.16cm

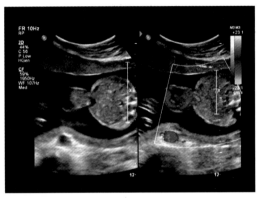

图 19-4 脐膨出

21 周胎儿，前腹壁回声连续性中断，查见约 3cm 包块自缺损处突出于羊膜腔，有包膜，内含部分肝脏组织，脐带入口位于包块顶端

2.18- 三体综合征

亦称 Edward 综合征，是次于 Down 综合征的第二种常见染色体三体征。最早报道见于 1960 年，群体发病率约为 1/5 000~1/4 000，活产婴男女比例为 1:3，易流产。常见的染色体核型为 47，XX（XY），+18。预后较差。

患儿的主要临床特征为智能障碍、体格发育落后和多发畸形。90% 合并心脏结构异常，包块室间隔缺损、房间隔缺损，大血管转位等。胎儿超声可以发现的其他畸形包括：生长受限（约占 80%）、中枢神经系统异常、脉络丛囊肿、脐疝、膈疝、手握拳姿势异常、马蹄足、颜面异常等。此外孕早期颈部透明膜厚度增宽、孕中晚期羊水过多、脐带囊肿等也具有一定诊断价值。特别需要提出的是手握拳姿势异常，是指单侧或双侧手指紧握，无手指放开动作，这一超声征象对本综合征胎儿的诊断较为特异。羊水过多、胎儿生长受限、手握拳姿势异常三联征高度提示本综合征的可能。

3. DiGeorge 综合征

又称为腭心面综合征、22q11.2 微缺失综合征，病变位点是 22 号染色体长臂近着丝粒端微片段 22q11.2 的微缺失。发病率为活产新生儿的 1/4 000 ～ 1/3 000，是人类最常见的染色体微缺失综合征。

主要临床表现集中在心脏畸形、面容异常、胸腺发育不良、腭裂及低钙血症 5 个方面。较常见的心脏结构畸形包括主动脉弓离断、共同动脉干、法洛四联症等。其中，主动脉弓离断是指主动脉弓的某段缺如或闭锁，导致升主动脉与降主动脉之间的血流中断，发病率仅占先天性心脏病的 1%，绝大部分合并较大的室间隔缺损和粗大的动脉导管未闭。

由于低钙血症不能通过超声诊断，多数的面容异常超声诊断困难，因此，本综合征心外畸形的超声诊断主要集中在胸腺发育和腭裂。胎儿胸腺位于前上纵隔，居于心底部大血管前方，超声易显示，但标准切面及正常值范围至今尚在探讨中。1989 年 Felker 等以胸腺前后径作为判断胸腺大小的参数，此后，胸腺指数、胸腺周长、胸腺横径等均被应用于超声测定。Chao JY 及 Iscan 等先后报道胎儿胸腺发育不良合并心脏畸形时，预测 22q11.2 缺失的敏感性达 90%。纪伟英等在国内综合上述测定方法，提出了通过上纵隔横切面（三血管 - 气管切面）及前上纵隔矢状切面测量胎儿胸腺的横径、前后径、纵径并计算体积的方法，建立了国内不同孕周胎儿的胸腺大小正常值。

腭裂最佳检查时间窗报道不一。综合国内诸多文献，孕 20~32 周时，胎儿鼻唇部体积明显增大，发育也较丰满，硬腭部骨质含量增高，与周围组织界限相对较清，有利于获得腭裂的最佳声像图。由于硬软腭均处于牙槽突后方的声影区内，易被骨性声影覆盖，因此，单纯性腭裂尤其是不完全性腭裂诊断较困难。与腭裂有关的间接异常包括羊水过多和胃泡过小。有报道断层超声显像技术发现，腭裂胎儿可以出现单侧牙槽突裂，冠状切面的牙槽突带状强回声局部中断，中断处呈裂隙状无回声区。其横切面可出现牙槽突的弧形双排串珠样回声连续性中断，两断端呈"错位"征象。左右旁矢状切面可清楚显示缺损，表现为前后方向走行的弧形强回声消失。超声发现腭裂时，应注意临床及时进行染色体检查以除外本综合征。

二、遗传性心血管综合征

1. Holt-Oram 综合征

又叫心 - 手综合征，是一种常染色体显性遗传病，由 Holt-Oram 于 1960 年首次描述，发病率为 1/100 000。表现为先天性心脏畸形和肢体畸形，可分为完全型和不完全型。完全型包括上肢和心血管均有畸形，上肢畸形常见的是桡骨缺失或发育不全；不完全型则仅有其中一方面，须有家族史才能诊断。心血管畸形以房间隔缺损多见，也可有室间隔缺损、大血管错位等。本综合

征不影响智力，它的预后主要取决于心脏畸形的严重性，如果不是复杂或致命的先天性心脏病，通常预后较好。

胎儿房间隔缺损超声表现：四腔心切面仅见小部分房间隔，未见卵圆孔瓣膜，二、三尖瓣附着点在心内膜垫的不同水平上。室间隔缺损超声表现：在四腔心切面或流出道切面可见室间隔连续性中断。彩超显示缺损部左向右的分流血流信号（图 19-5）。

其胎儿骨骼系统畸形的超声表现：胎儿前臂仅见一根尺骨，桡骨未显示或发育不全，或者前臂尺桡骨均缺失或发育不全伴手掌的畸形等（图 19-6）。

2.Alagille 综合征

是一种常染色体显性遗传病，1969 年由 Alagille 等首次报道，并在 1975 年得到进一步阐述。以胆汁淤积、小叶间胆管减少及心血管系统、眼、骨骼、面部异常为特征，但表型具有相当高的变异性，临床上当有包括胆汁淤积症在内的其中 3 个特征即可确诊。95% 左右的 Alagille 综合征因位于染色体 20p12 的 *Jaggedl* 基因突变引起，目前已报道的突变类型包括整个基因缺失、蛋白质截断突变（包括移码和无义突变）、剪接突变和错义突变。

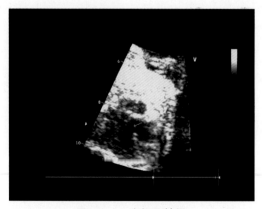

图 19-5 室间隔缺损
胎儿室间隔上份连续性中断（箭头示）

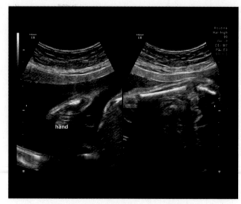

图 19-6 桡骨缺失伴爪形手
胎儿前臂内仅见一根长骨回声，手呈钩状弯向前臂桡侧

胎儿心脏超声表现：文献报道85%~95%可见心血管异常。右心室流出道或肺动脉狭窄，可合并法洛四联症、室间隔缺损、房间隔缺损等心内异常。文献报道心血管畸形是影响综合征患者预后的主要原因之一。

本综合征的心外表现中，肝脾肿大是胆汁淤积症的表现，蝶状椎骨是脊柱异常的主要表现，角膜后胚胎环是最具有特征性的眼部特征，面部特征表现为眼距中度增宽伴尖下颌等，这些畸形多需要在出生后方可诊断，因此，胎儿期基因诊断是产前确诊的主要手段。

3. 心脾综合征

是一组复杂的心脏和内脏的联合畸形，由于胚胎发育早期内脏侧化异常所致，分别称为无脾综合征和多脾综合征。如果成对的胸腹腔器官趋向右侧结构对称化，称为无脾综合征；如果成对的胸腹腔器官趋向左侧结构对称化，称为多脾综合征。累及的器官有：心脏、肺、脾、肝、胃肠道、大血管等。

无脾综合征通常表现为脾脏的缺如，右心房对称位，伴发复杂的心脏畸形。心内畸形最常见如：单心室、右心室双出口、肺静脉异位引流等；单心室超声表现：仅见一个主心室同时接受两个心房的血流，可伴有或没有残余心腔。右心室双出口超声表现：可见近似平行的大动脉均发自右心室，而室间隔缺损是左心室唯一的出口。肺静脉异位引流超声表现：左、右肺静脉1支或全部未能与左心房连接，而是通过其他途径引流到右心房。所以当超声发现严重复杂心血管畸形合并内脏位置异常时，应注意探查脾脏避免漏诊。

多脾综合征通常表现为脾脏分叶分块，左心房对称位，心内畸形不如无脾综合征严重，心内畸形最常见的腔静脉畸形，如下腔静脉离断。超声诊断线索为：腹部横切面主动脉及下腔静脉位置关系异常，腹主动脉位于脊柱左侧，下腔静脉肝段缺如，下腔静脉不与右心房相通，位于腹主动脉右后方的奇静脉扩张，开口于上腔静脉，再汇入右心房，肝静脉直接入右心房。

4. Noonan 综合征

又称先天性痴呆侏儒综合征，是一种少见的常染色体显性遗传性疾病，新生儿中发病率达1/2 000~1/1 500，男女均可发病。它是一种以特殊面容、身材矮小、智力发育障碍为特征并伴有先天性心脏病、骨骼发育异常、出血倾向、淋巴管发育不良的多发性先天畸形综合征。近50%的病例为12号染色体上11型非受体蛋白酪氨酸磷酸化酶(PTPNl1)基因发生错义突变，导致非受体蛋白酪氨酸磷酸酶SHP-2自体磷酸化而获得自身功能所致。

临床表现可累及多个系统，包括特殊面容：眼睑下垂、突眼、眼距增宽、耳郭低位等；骨骼畸形：脊柱侧弯，肘外翻、鸡胸等；身材矮小；生殖器发育不良，男性隐睾、女性卵巢发育不良；智力可能低下；约50%~85%可合并先天性心脏病，主要有肺动脉瓣狭窄、肥厚性心肌病、房间隔缺损等。

肺动脉瓣狭窄的超声表现：肺动脉瓣增厚、粘连、回声增强、活动受限，肺动脉瓣口距小于10mm。彩色血流显示肺动脉瓣上见收缩期沿肺动脉外侧壁走行以蓝色为主的彩色血流束，射流峰值速度大于2m/s，跨瓣压差大于20mmHg。

肥厚性心肌病的超声表现：心室壁或室间隔不对称的肥厚，常伴左心室流出道梗阻及舒张功能不全，收缩功能可正常。

本综合征的预后取决于畸形严重程度，心脏畸形的类型及心肌受累程度。患者常并发心力衰竭和继发感染而亡。

5. Cantrell 五联征

本综合征是世界上罕见的一种先天性发育畸形，它是一种复杂的畸形组合，包括5种畸形：胸骨裂、胸骨下段缺损；膈肌前部半月形缺损；心包壁层缺如与腹腔相通；脐上腹壁缺损；心脏异位于胸腔外。其确切病因不明，有时与染色体异常有关，它的发生率为 5.5/1 000 000，极为罕见，男女发生率相近，文献近些年报道仅几十例。

Cantrell 五联征的 5 种畸形同时存在的情况很少见，其最典型的超声表现是心脏位于胸腔外与腹壁的缺损共存（图 19-7）。腹壁缺损表现为脐膨出，也可表现为腹裂畸形（图 19-7C）。脐膨出又称脐疝，超声表现为胎儿脐带根部向羊膜腔外突起的肿块，外面可见包膜，肿块大小不一，内可为肠管回声，也可见肝脏等实质性器官；腹裂又称内脏外翻，超声表现为脐带根部的周围发生缺损，可见肝、胃、肠管等内脏在羊水中漂浮。异位心超声表现为胸腔内未见心脏回声或仅见部分心脏回声，常合并心内畸形，常见的有室间隔缺损，法洛四联症等；胸骨及心包缺损超声难以显示。Cantrell 五联征也可合并神经系统、泌尿系统畸形，如：无脑儿、肾发育不良等。

典型的 Cantrell 五联征胎儿很少能存活，其预后取决于腹壁缺损的大小、心脏畸形类型、其他合并畸形的严重程度及是否合并染色体异常。

6.VACTERL 联合征

于 1972 年首次由 Quan 和 Smith 描述，是一组罕见的、散在发病的先天性多发畸形，病因不明确。可能是在胚胎 4~6 周中胚层的某个特定区域受损后导致后肠等的异常，约 2/3 的畸形发生在身体的下半部，1/3 的畸形发生在身体的上半部，男性多于女性。VACTERL 联合征的 V 代表椎体畸形，包括半椎体或椎体裂等；A 代表肛门直肠畸形，包括肛门闭锁及瘘；C 代表食管闭锁及瘘（图 19-8）、支气管发育不良等；R 代表肾、泌尿系畸形，包括肾发育不良、肾积水、尿道下裂等（图 19-9）；L 代表肢体畸形，包括多指、趾及并指以及放射状的肢体发育缺陷等。通常这几种畸形中两种畸形并存概率较高。先天性心脏病合并其中一种畸形，并不能成为 VACTERL 联合征的特有畸形。如果有 3 项或 3 项以上相关畸形的并存诊断特异性较高。临床中以食管闭锁、肛门闭锁或先天性心脏病就诊多见，因为这些疾病患儿可有明显的症状。心血管畸形多见于动脉导管未闭、室间隔缺损、法洛四联症（图 19-10）等。

食管闭锁超声表现：上腹部多次探查均找不到胃泡无回声区及肠管回声，羊水过多，在闭锁位置较低时可见闭锁上段囊性扩张积液，并且排除其他可引起胎儿羊水吞咽障碍的情况。

肛门闭锁超声表现：胎儿下腹部呈现"双叶征"的囊性占位，为增宽的乙状结肠，内可见点状强回声。

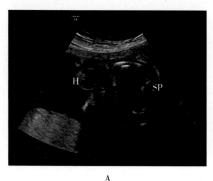 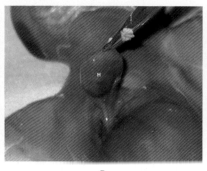 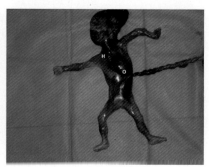

| A | B | C |

图 19-7 胸外心

A. 超声显示搏动的心脏位于胸腔之外，胸壁缺损。H—心脏；SP—脊柱；B. 产后标本显示胸外心；C. 胎儿同时合并腹壁缺损、内脏膨出（O）

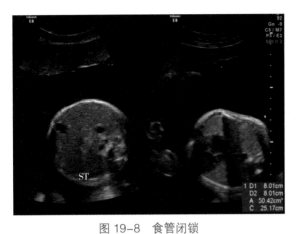

图 19-8　食管闭锁
胎儿腹腔内未显示无回声的胃泡（ST）、羊水过多，可疑食管闭锁

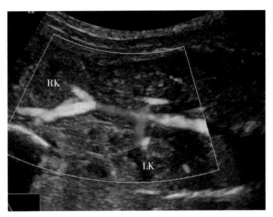

图 19-9　异位肾
胎儿左肾位置正常，右肾下移至右侧盆腔，右肾动脉随之下移。
LK—左肾；RK—右肾

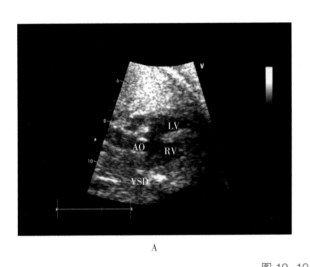

A

B

图 19-10　法洛四联症
A.胎儿室间隔上份连续性中断（VSD），主动脉（AO）骑跨于室间隔缺损上。LV—左心室；RV—右心室；B.肺动脉狭窄
LPA—左肺动脉；RPA—右肺动脉；PA—肺动脉；PS—肺动脉狭窄

7. Ritscher-Schinzel 综合征

也称为 3C 综合征，是一种罕见的常染色体隐性遗传疾病，1987 年由 Ritscher 和 Sehinze 等首次报道，目前致病基因不明确。主要特征包括颅面部、小脑、心脏异常。

颅面部畸形常见为唇腭裂（图 19-11）、眼缺损、眼距增宽、小眼畸形（图 19-12）、小颌畸形等。中枢神经系统异常包括 Dandy-Walker 畸形，小脑蚓部发育不良（图 19-13）等。心脏异常包括多种心脏畸形，房间隔缺损、室间隔缺损、法洛四联症等（图 19-14，图 19-15）。本综合征的产前检出几乎全靠超声，尤其是孕早期颈项透明层厚度检查及孕中期系统结构筛查最为重要。

本综合征的预后与伴发畸形的严重程度相关。

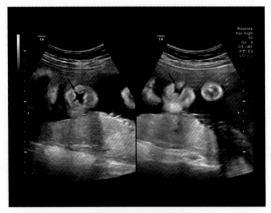

图 19-11　唇裂

胎儿上唇皮肤连续性中断（箭头示）

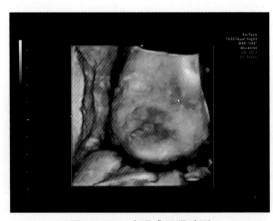

图 19-12　小眼或无眼畸形

27 周胎儿，三维超声图像显示：唇腭裂伴左侧小眼或无眼畸形，眼球小（箭头），右侧眼球大小正常

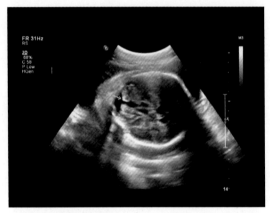

图 19-13　小脑蚓部下份缺失

24 周胎儿，小脑蚓部下份缺失（箭头），第四脑室与颅后窝池相通

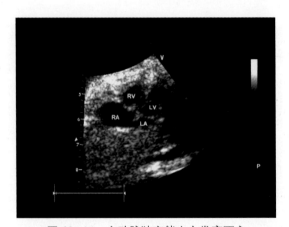

图 19-14　主动脉狭窄伴左心发育不良

26 周胎儿，右心明显长大，以右心房为主，左心偏小，以左心房为主，双侧房室不对称。LA—左心房；LV—左心室；RA—右心房；RV—右心室

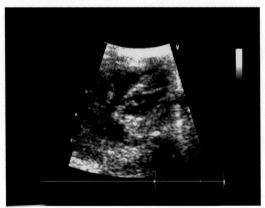

图 19-15　室间隔缺损

室间隔上份查见宽约 2mm 回声连续性中断（箭头所示）

第四节 >>> 非综合征性心外畸形及超声诊断

除了一些综合征性先天性心脏病合并心外畸形的一些疾病以外，先天性心脏病还可伴发一些其他多系统的心外畸形。它的预后取决于先天性心脏病的类型及伴随畸形的严重程度。根据其临床结局从以下四种类型分别阐述。

一、非复杂性的先天性心脏病合并其较小的心外畸形

如：单纯性房间隔缺损、室间隔缺损（图19-16）、较小的肺动脉狭窄合并唇裂（图19-17）、腭裂、肾积水、轻度脑积水等。先天性心脏病可伴随以上一种或几种畸形，其预后较好，可通过手术治疗。有些小的肺动脉狭窄合并轻度的肾积水可以定期观察，不需要治疗，预后好。

肾积水的超声表现：在肾脏横切面上测量肾盂前后径，可根据肾盂扩张程度分为轻、中、重。肾盂分离1~1.5cm为轻度积水；肾盂分离1.5cm以上，伴随肾盏出现积水，肾实质无明显改变为中度积水；肾盂肾盏扩张呈囊状，肾实质明显变薄为重度积水。

脑积水的超声表现：妊娠20周后，侧脑室或小脑延髓池宽度超过1.0cm，并且有进行性增大者可诊断为脑积水，或侧脑室外侧至中线距离与脑中线至颅骨板之间的距离之比大于1/3提示脑积水的存在。

二、非复杂性的先天性心脏病合并较严重的心外畸形

此类以心外畸形为主，伴随单纯性的先天性心脏病如室间隔缺损（图19-18，图19-21），其预后取决于心外畸形的严重程度。如伴随Dandy-Walker畸形（图19-19）、小头畸形、较大脐膨出（图19-20）、食管闭锁（图19-22）等。

Dandy-Walker畸形的超声诊断：两侧小脑半球蚓部完全或部分缺失，小脑半球分开。可伴后颅窝扩张积液或脑室扩张。

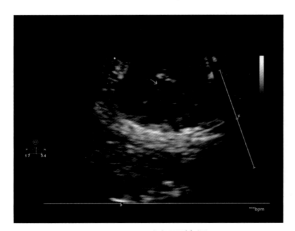

图 19-16　室间隔缺损

25周胎儿，室间隔上份回声失落2.5mm（箭头）

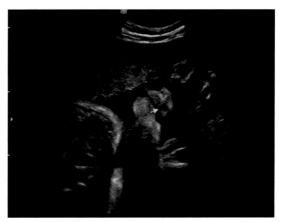

图 19-17　小唇裂

上唇偏左查见宽约2mm回声连续性中断（箭头所示）

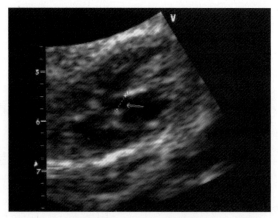

图 19-18　室间隔缺损

26 周胎儿，室间隔上份查见 3.5mm 回声连续性中断（箭头）

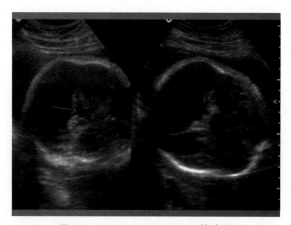

图 19-19　Dandy-Walker 综合征

27 周胎儿，小脑蚓部缺失（箭头），颅后窝池增宽并与第四脑室相通

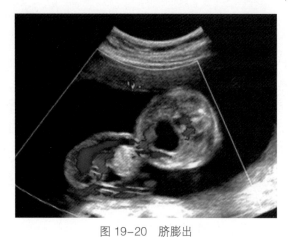

图 19-20　脐膨出

21 周胎儿，腹壁中线处皮肤强回声连续性中断，可见一个突出于羊膜腔的包块，脐带入口位于包块的表面

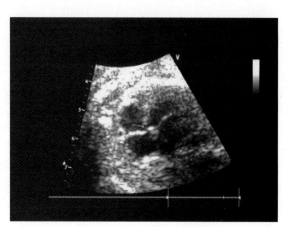

图 19-21　小室间隔缺损

27 周胎儿，室间隔上份回声失落 1 mm（箭头）

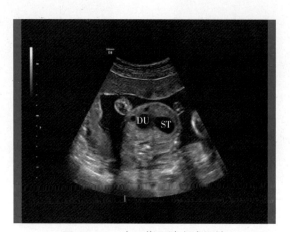

图 19-22　十二指肠狭窄或闭锁

28 周胎儿，上腹部横切表现为典型的"双泡征"，位于胎儿左侧腹部的无回声区为胃泡（ST），右侧无回声区为近段扩张的十二指肠（DU），两个无回声区相通

小头畸形的超声表现：胎头颅内光环完整、颅内结构无明显异常，但双顶径、头围、头颅切面面积均小于同孕周 3 个标准差以上；双顶径与股骨长比例明显失调可考虑小头畸形。

三、复杂性的先天性心脏病合并心外畸形

复杂性的先天性心脏病包括法洛四联症（图19-23）、右心室双出口、房室间隔缺损、大动脉转位等。其超声诊断有相应章节详细描述，此处不赘述。

房室间隔缺损的超声表现：又称心内膜垫缺损，可见房室间隔结构及心内十字交叉消失，伴有不同程度的房室瓣发育异常。

右心室双出口的超声表现：肺动脉和大部分主动脉均发自右心室，可见室间隔缺损，两条大血管平行或略有交叉。

此类先天性心脏病需注意染色体或基因异常的存在，其心外畸形的种类多，常见类型包括：神经管缺陷、纵隔疝、肺发育不良、消化道闭锁、并指或多指、多囊肾、输尿管囊肿（图19-24）、肾积水（图19-25）、多脾或无脾等。其中右心室双出口较其他先天性心脏大动脉畸形更易合并心外畸形，如：前脑无裂、内脏反位、无脾、膈疝、小耳和小颌等畸形较多见。

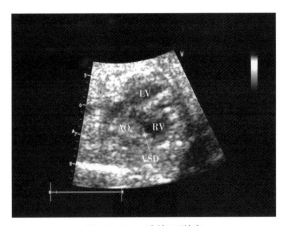

图 19-23 法洛四联症

胎儿室间隔上份连续性中断 3mm（箭头所示），主动脉骑跨于室间隔缺损上。AO—主动脉；LV—左心室；RV—右心室；VSD—室间隔缺损

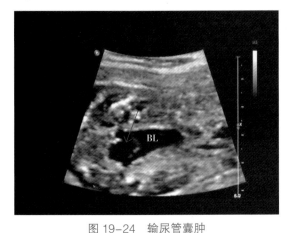

图 19-24 输尿管囊肿

23 周胎儿，膀胱（BL）内查见直径 1.3cm 囊性占位，囊液清亮（箭头所示）

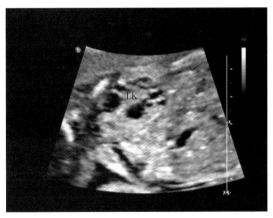

图 19-25 左肾积水

24 周胎儿，左肾大小 2.8cm×2.2cm×2.0cm，肾内查见多个液性暗区，暗区间相通

四、致死性先天性心脏病合并致死性心外畸形

此类畸形胎儿预后差，通常不能存活。如：单心室、左心发育不良合并双肺发育不全、永存动脉干（图 19-26）、双肾发育不良、无脑儿、致死性侏儒等。

左心发育不良的超声表现：左心房、左心室发育狭小，主动脉瓣、二尖瓣闭锁或极度狭窄，以及升主动脉发育不良。

无脑儿超声表现：胎儿头部任何切面均未见颅骨环征象，无大脑组织，可以见到不正常的脑组织结构回声（图 19-27）。

致死性侏儒超声表现：长骨极短、弯曲，类似"电话筒"状，以肱骨和股骨明显，胸腔狭小，头颅钙化度低，易变形。

以上几种类型可交叉或同时发生，其预后是由先天性心脏病及心外畸形类型及严重程度共同决定的。

五、单脐动脉

在先天性心脏病合并的心外畸形中，单脐动脉是常见的需要关注的血管畸形。单脐动脉（图 19-28）是指脐带内仅见一根脐动脉和一根脐静脉，发生率约 1%。单脐动脉可合并其他的胎儿畸形，发生率约 30%~50%，包括胎盘变化（图 19-29）、泌尿系统、骨骼（图 19-30，图 19-31）、消化系统变化等，如果合并多系统的复杂畸形通常预后较差，但是大部分单纯的单脐动脉，无合并其他畸形者通常预后较好。单脐动脉合并畸形中最常见的是合并先天性心血管畸形，可能是由于单脐动脉扰乱了胚胎血流动力学，导致心血管畸形的发生。特别是严重复杂的心脏畸形常合并单脐动脉，因此，可认为单脐动脉畸形也可能是心血管畸形的标志之一。

单脐动脉合并心血管畸形种类多见，通常可有单心房、单心室、室间隔缺损、永存动脉干等。单心房超声表现：房间隔回声完全或大部分消失；可有右心室或全心的扩大，常合并房室瓣畸形。永存动脉干畸形超声表现：任何切面仅见一条大动脉出口，合并室间隔缺损，大动脉骑跨于室间隔上。

先天性心脏病如果合并染色体异常的情况，通常预后较差，所以孕期进行遗传学检测极为重要。先天性心脏病合并其他心外畸形的发生率较正常儿童高，而合并畸形的类型和严重程度影响胎儿的预后；在产前超声检查发生先天性心脏病时，要细致检查每一个系统，减少漏诊。

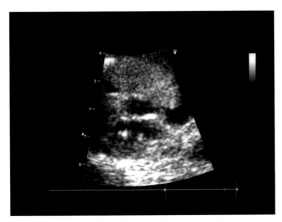

图 19-26 室间隔大缺损永存动脉干

26 周胎儿,仅探及一支大动脉与心室相连,室间隔上份连续性中断 5 mm

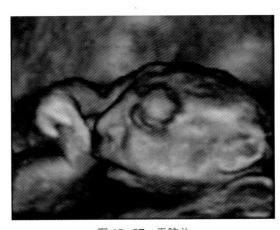

图 19-27 无脑儿

28 周胎儿,三维超声显示颅骨回声缺失,脑组织破碎,双眼前突,呈"蛙眼征"眼眶上方无颅盖骨

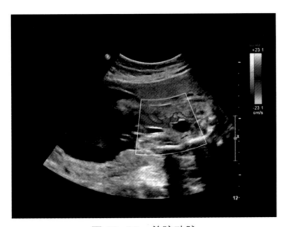

图 19-28 单脐动脉

20 周胎儿,膀胱两侧仅查见一根脐动脉(右侧),左侧脐动脉未显示

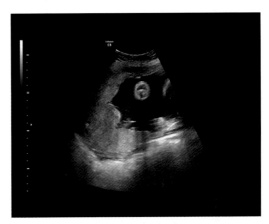

图 19-29 胎盘增厚

胎盘厚度:4.4cm

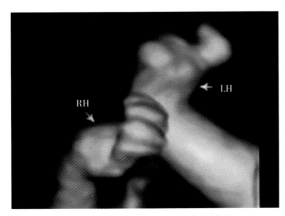

图 19-30 三维超声表面成像模式

双手姿势固定,左手腕外翻,右手腕内翻,双手手指弯曲呈鹰爪状

RH—右手;LH—左手

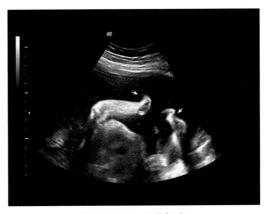

图 19-31 二维超声

双手掌骨及指骨显示不全,手腕及手掌活动异常(箭头所示)

(罗 红)

⊘ 参考文献

1.Callen PW. Ultrasonography in obstetrics and Gynecology .4th ed. Philadelphia: WB Saunders, 2000:125-155.

2. 韦巧萍.胎儿系统超声的检查时间与方法.中国妇幼保健,2009,24(15)：2171-2172.

3. 李胜利,陈秀兰,欧阳淑媛,等.1999～2006年993例胎儿结构异常数据资料分析.中国医学科学院学报,2008,30(1): 69-74.

4.Schuchter K, Wald N, Hackshaw AK, et al. The istribution of nuchal translucency at 10-13 weeks of pregnancy.Prenat Diagn, 1998,18(3):281-286.

5.Bestwick JP, Huttly WJ, Wald NJ.Distribution of nuchal translucency in antenatal screening for Down's syndrome.J Med Screen,2010,17(1):8-12.

6.Cuckle H, Wald N, Ouinn J, et al. Ultrasond fetal femar length measurement in the screening for Down's syndrome. Br J Obstet Gynecol,1989,96(12):1373-1378.

7.Benacerraf BR, Neuberg D. Humeral shorterning in second-trimester fetuses with Down's syndrome. Am J Obster Gynecol,1991,7(2):223-227.

8.Nicolaides KH. Nucha translucency and other first- trimester sonographic markers of chromosomal abnormalities. Am J Obstet Gynecol,2004,191(1): 45-67.

9. 田晓先,梁洁梅,林莲恩.胎儿鼻骨发育异常与唐氏综合征相关性研究.中国妇幼保健,2012,27(26):4083-4084.

10.Felker RE, Cartier MS, Emerson DS, et al. Ultrasound of the fetal thymus. J Ultrasound Med,1989,8(12):669-673.

11.Cho JY,Min JY,Lee YH,et al. Diameter of the normal fetal thymus on ultrasound . Ultrasound Obstet Gynecol,2007,29:634-638.

12.Akin Iscan , Serdar Tarhan , Hasan Guven, et al. Sonographic measurement of the thymus in new borns: close association between thymus size and birth weight. Eur J Pediatr,2000,159:223-224.

13. 纪伟英,郑名芳,陈常佩,等.胎儿胸腺发育的超声测量.中国医学影像学杂志,2010,18(1):80-81.

14. 董尚林,王静.胎儿唇腭裂畸形的超声诊断.现代妇产科进展,2012, 21(7):571-573.

15.Brons JT, van Geijn HP, Wladimiroff JW,et al. Prenatal ultrasound diagnosis of the Holt-Oram syndrome. Prenat Diagn,1988,8(3):175-181.

16.Witt H,Neumann LM,Grollmuss O,et al.Prenatal diagnosis of Alagille syndrome.J Pediatr Gastroenterol Nutr,2004,38(1):105-106.

17.Jorge AA,Malaquias AC,Amhold JP,et al Noonan syndrome and related disorders:A review of clinical features and mutation in genes of the BAS/MAPK pathway. Horm Res,2009,71(4):185-193.

18.Gün I,Kurdoglu M,Müngen E,et al. Prenatal diagnosis of vertebral deformities associated with pentalogy of Cantrell: the role of three-dimensional sonography.J Clin Ultrasound,2010,38(8):446-449.

19.Miller OF, Kolon TF. Prenatal diagnosis of VACTERL association. J Urol,2001,166(6):2389-2391.

20.Leonardi ML,Pai GS,Wilkes B,et al. Ritscher-Sehinzel craniocerebello-cardiae(3C)syndrome:report of four new cases and review. Am J Med Genet,2001,102:237-242.

第二十章
先天性心血管畸形胎儿及新生儿循环

第一节 >>> 胎儿循环的特点

（一）胎儿时期独具的血管通道

1. 卵圆孔及卵圆孔瓣

卵圆孔位于房间隔的卵圆窝，卵圆孔瓣向左心房开放，右心房的血液可冲开活瓣进入左心房。胎儿时期肺不进行呼吸运动，经肺动脉进入肺血管的血液很少，因此经肺静脉进入左心房的血液亦很少，左心房的压力低于右心房，是胎儿时期右心房血液引流入左心房的重要因素。胎儿时期血液从胎盘、脐静脉、静脉导管、下腔静脉、右心房进入左心房、左心室、主动脉、体循环。孕晚期卵圆孔瓣有粘连及闭合趋势，可见到突向左心房的房间隔瘤。

2. 动脉导管

因胎儿时期肺不进行呼吸运动，肺血管阻力很高，右心房、右心室、肺动脉的血液主要经动脉导管导入降主动脉内，供应躯干和下肢。动脉导管在整个胎儿期处于开放状态，是躯干、内脏及下肢的重要供血通道。孕晚期可见到导管内血流速度增快，导管有收缩的趋势。

3. 静脉导管

将脐静脉内的血液导入下腔静脉，静脉导管内是高含氧量的血液，由于其内的血流速度较快，血流主要经右心房及卵圆孔达左心房、左心室、体循环。

4. 脐血管

一般为两条脐动脉，一条脐静脉。

（二）胎儿循环特点

胎儿时期的营养、代谢产物的排泄及气体交换是经过脐血管及胎盘与母体之间通过渗透方式进行的。胎儿血液与母体血液之间并不直接交通，胎儿血液是通过脐动脉进入胎盘，再与母体进行气体和物质交换。

来自胎盘富含氧和营养物质的血流，通过脐静脉进入胎儿体内，脐静脉内的血液是胎儿血中含氧量最高的。脐静脉到肝脏下缘分为两支，一支经静脉导管将脐静脉血直接注入下腔静脉，与来自胎儿下半身的静脉血相混合，共同流入右心房。另一支将其余脐静脉血灌注入肝脏，与肝内的门静脉血混合，经肝静脉回流入下腔静脉。胎儿下腔静脉血来自胎盘、下部躯干、下肢静脉及腹腔脏器的混合回流，混合回流的下腔静脉血含氧量较高，由于下腔静脉在右心房开口处对着卵圆孔，因此来自下腔静脉的高含氧量血液进入右心房后，大部分经卵圆孔流入左心房，再与从肺静脉回流的少量血液混合后流入左心室。然后由左心室射入到主动脉，主要供应胎儿头部、上躯干部和上肢，仅少部分流入降主动脉。绝大部分含氧低的上腔静脉血、冠状窦血流及少部分含氧高的下腔静脉血混合后经三尖瓣进入右心室，由右心室射入主肺动脉，由于胎儿期肺循环阻力较高，右心室射出的血大部分经动脉导管进入降主动脉，仅少部分血进入肺。降主动脉血则分布到下部躯干、腹腔脏器、下肢和胎盘。由于降主动脉血氧含量明显低于升主动脉，因此，腹腔脏器、下部躯干、下肢和胎盘的灌注血液的氧含量明显低于头部、上部躯干、心脏及上肢灌注血液的氧含量。降主动脉内大部分血液进入一对脐动脉在胎盘内与母体进行充分的物质交换后，经脐静脉回流到胎儿，进入下一个循环。在正常小儿和成人，体循环的血流只来自左心室，但胎儿体循环的血流则来自左、右心室。

由于胎儿肺脏无呼吸和氧气交换作用，进出肺脏的血管异常对胎儿发育无重要影响，如一

侧肺动脉发育缺如，完全性肺静脉异位连接等，胎儿仍可正常发育至足月分娩。左、右心室内的压力在胎儿期相差极小，所以如存在室间隔缺损，即使很大，分流量亦不多。另因氧合血来自胎盘，即使存在完全性大动脉换位，主动脉与肺动脉互换位置，亦对机体无明显影响，仅降主动脉血氧饱和度高于升主动脉，血氧饱和度相差不显著，不影响胎儿发育。但如卵圆孔及动脉导管关闭，却可导致胎儿循环发生障碍的病变，产生严重后果。胎儿发生房室瓣或半月瓣严重关闭不全和狭窄时，可引起心室腔扩大及心力衰竭。

综上所述，胎儿血液循环有以下特点（图20-1）：

（1）胎儿循环的两条主路可概括为：一条从胎盘至躯体上部，血液氧合程度较高，即经由胎盘—脐静脉—下腔静脉—右心房经卵圆孔—左心房—左心室—升主动脉—冠状动脉及头臂血管。另一条从上腔静脉至胎盘，血液氧合程度较低，即经由上腔静脉—右心房—右心室—肺动脉—动脉导管—降主动脉—脐动脉—胎盘。能保证高血氧饱和度的血液优先供给心肌和脑等重要脏器。

（2）胎儿的心血管系统中只有脐静脉内流动的是动脉血，而脐动脉内流动的是混合血。

（3）来自胎盘的脐静脉内的血液富含氧和营养物质，通过脐静脉流入胎儿心脏。胎儿代谢产物经脐动脉送到胎盘，从母体排出。

（4）胎儿的动脉血与静脉血在不同部位发生不同程度的混合，主要通过三个通道完成：卵圆孔、静脉导管和动脉导管。

（5）胎儿有连接胎盘的两条脐动脉和一条脐静脉，肝内有一条静脉导管。

（6）胎儿左、右心室压力接近，胎儿右心室承担了心脏泵血的主要功能。

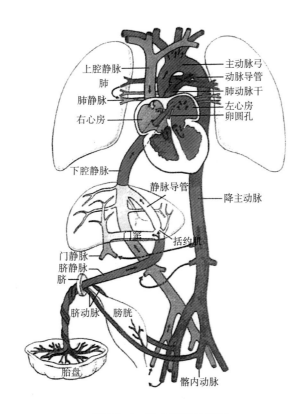

图 20-1　胎儿循环示意图

〔引自文献　杨思源，陈树宝，小儿心脏病学．第4版．北京：人民卫生出版社，2012．〕

第二节 >>> 胎儿出生后循环的特点

胎儿出生后，由于胎盘功能的暂停和肺开始承担呼吸功能，血液循环发生了一系列的变化：

1. 卵圆孔闭合

胎儿出生后，肺循环血量急剧增加，回流入左心房的血量增加，左心房压力增加，同时下腔静脉血流减少压力降低，使左心房的压力明显超过右心房，产生的静脉压使卵圆孔瓣贴附房间隔边缘，在功能上关闭了卵圆孔。经数月后卵圆孔将持久关闭。

2. 动脉导管关闭

在胎儿期，动脉导管是一个具有较厚中膜肌肉层的管道并具有收缩能力。胎儿出生后，由于肺动脉压力降低，动脉导管上的平滑肌收缩，致使动脉导管功能性关闭。随后由于内膜增生，动脉导管完全关闭。

3. 脐动脉和脐静脉的关闭

胎盘功能暂停后，脐循环发生很大变化，首先是脐动脉血管壁的平滑肌发生收缩，脐动脉大部分闭锁，仅在近侧段保留成为膀胱上动脉。脐静脉闭锁成为由脐至肝的肝圆韧带。

4. 肝内的静脉导管血液减少，后闭锁成为静脉韧带。

第三节 >>> 先天性心血管畸形的胎儿及新生儿的循环

（一）室间隔缺损

胎儿时期，肺的呼吸运动尚未建立，肺血管阻力较大，右心房的压力高于左心房使右心房血液进入左心房。在心室舒张期，压力较高的右心房血液注入右心室，右心室舒张压也随之增高，甚至可略高于左心室，因此，如存在室间隔缺损，在舒张期可形成心室水平右向左分流。心室收缩早期仍然为右向左分流，而在收缩中晚期，左心室收缩压迅速升高，左心室压力开始高于右心室，形成左向右分流。但由于两心室间的压力阶差较小，血流速度和分流量通常较小，超声常表现为双向分流。若伴有流出道梗阻，血流可更多地分流入无梗阻的心室腔。由于胎儿室间隔缺损的分流速度很慢，若室间隔缺损较小，超声检测不易被发现。胎儿单纯性室间隔缺损不同于出生后室间隔缺损左向右较大分流量，对心脏大小的影响不明显，所以左、右心系统大小一般是对称的，两侧心腔大小和比例仍可正常。大室间隔缺损在胎儿时期，大多肺动脉较正常增宽，但个别病例可有主动脉明显较肺动脉增宽而误诊为法洛四联症。

出生后，肺血管阻力仍较高，因此左向右分流量较少。由于肺开始进行呼吸运动，肺循环阻力和肺动脉压力渐降低，右心系统压力明显低于左心系统，室间隔左向右分流量逐渐加大。室间隔缺损血流动力学改变与缺损大小及两心室之间压差有密切关系。小型室间隔缺损左向右分流量小，不引起明显血流动力学改变，临床无症状。中等或较大室间隔缺损时，产生大量左向右分流，肺循环血流量增多，通过肺静脉回流至左心房和左心室的血容量也随之增多，造成左心房和左心室的容量性负荷过重，使左心室和左心房

明显增大。生后三个月内肺血管床对容量负荷增加的耐受性差，易出现肺炎、心力衰竭的临床表现。随着肺血管阻力逐渐增加，出现动力型肺动脉高压。肺小动脉在痉挛的基础上进一步发展可发生内膜及中膜增厚，管腔变小，肺血管阻力增加，右心室压力升高，左向右分流量减小。若右心室压力超过或接近左心室压力，之后发展成右向左分流，最后发展成梗阻型肺动脉高压，即艾森曼格（Eisenmenger）综合征。

（二）房间隔缺损

在正常胎儿时期由于右心房压高于左心房压，下腔静脉血液可通过卵圆孔流入左心房，右心房血通过卵圆孔分流至左心房，即使有较大的房间隔缺损，血流方向也不会改变，心房水平仍然是右至左分流，因此诊断胎儿房间隔缺损有一定困难。在胎儿期单纯房间隔发育异常对血流动力学的影响不如出生后明显。由于左、右两侧心腔的压力和容量相差很小，左、右两侧心腔的大小基本上是对称的。如果存在右心室排血阻力增大时，例如存在肺动脉口狭窄或肺动脉压力增高时，右心房向左心房的分流速度加快，分流量增加则可能会出现两侧心腔不对称。

刚出生或婴儿早期，因右心室壁仍较厚，顺应性较差，右心房压力高于左心房时，心房水平可有右向左分流。但出生后肺动脉血流增多，肺静脉血回流入左心房的血量增多，左心房压力升高，另外随年龄增长，体循环压力逐渐增高，左心房压力超过右心房，血流分流方向为左向右，右心房、右心室及肺循环血流量增多，可引起右心房、右心室扩大，肺循环充血，而左心室、主动脉及体循环血流量减少。

（三）动脉导管收缩及动脉导管未闭

胎儿的动脉导管在胎儿循环中有着重要的作用，肺动脉血液大部分通过动脉导管进入降主动脉。胎儿动脉导管缩窄使动脉导管峰值血流速度和舒张期血流速度都增加。动脉导管收缩或关闭后，右心室血流经动脉导管至降主动脉的分流减少或消失，致使肺动脉及右心室压力增高，导致右心房、右心室扩大，并可导致右心衰竭，并出现严重的三尖瓣关闭不全等表现。动脉导管收缩后，通过卵圆孔的血流量亦增大。若胎儿存在动脉导管缩窄，易发生出生后永久性肺动脉高压。

出生后动脉导管渐关闭。若动脉导管持续开放，由于婴儿肺循环阻力下降，且主动脉压力无论在收缩期或舒张期均高于肺动脉压力，因而血液会持续地从主动脉向肺动脉分流，产生左向右分流。分流量取决于主动脉与肺动脉之间的压力阶差、动脉导管直径大小及体肺循环的阻力差别。主动脉分流来的动脉血和右心室流出的静脉血在肺动脉混合，进入肺循环回到左心房、左心室，因而左心房、左心室容量增加。左心室每搏量虽然增加，但血液通过动脉导管向肺动脉大量分流。左心室收缩时因血流大量涌入主动脉，所以主动脉收缩压不低甚至偏高，而舒张期主动脉瓣关闭，血流向阻力很低的肺动脉分流使舒张压下跌，脉压增大。如果左向右分流量很大，则产生肺动脉高压。肺血流量增多后，肺小动脉痉挛甚至内膜及中层增厚，管腔变小，形成后向性肺动脉高压。随着肺动脉高压的形成，右心室压力负荷增加，逐渐形成右心室肥厚。当肺动脉压力超过主动脉压力，则产生右向左分流，形成艾森曼格综合征，并可发生肺动脉血向降主动脉灌注，产生下半身发绀而上半身不发绀的差异性发绀。

（四）房室间隔缺损

胎儿期存在房室间隔缺损时，由于胎儿血流动力学的特点及心房之间、心室之间压力阶差很小，这些病理变化在胎儿期并不会引起明显的血流动力学改变。导致胎儿房室间隔缺损血流动力学发生异常的主要原因是共同房室瓣关闭不全，收缩期共同房室瓣关闭不全而造成的大量反流引起心房和心室的扩大，导致充血性心力衰竭和胎儿水肿。

出生后房室间隔缺损的血流动力学改变与胎儿期相比差别较大，主要取决于原发孔房间隔缺损的大小、室间隔缺损的大小和房室瓣反流程度。心房水平左向右分流使右侧心腔扩大，肺动脉增宽。房室间隔心室部分的分流取决于心室流出道阻力，通常为左向右分流，合并右心室流出道梗阻或肺动脉高压则趋向右向左分流。完全性房室间隔缺损同时存在心房、心室水平的分流及不同程度的房室瓣反流。两侧心室负荷增加，心腔扩大，肺血流量增加，肺动脉压力明显增高。部分型房室间隔缺损的血流动力学改变和单纯原发孔房间隔缺损类似，其左心房压力大于右心房，存在心房水平左向右分流，不同点在于伴有房室瓣反流、房室瓣关闭不全，可引起心房扩大、右心室肥厚、肺动脉高压等病理改变。完全型房室间隔缺损的四个心腔均交通，房间隔缺损与室间隔缺损同时存在，有大量的左向右分流，肺血增加明显，肺血管逐渐发生阻塞性病变，肺动脉高压出现早且进展快，若肺动脉高压进一步发展而出现右向左分流时，出现发绀和心力衰竭。如果房室瓣发育异常，心室的血液经过发育异常的房室瓣反流入左、右两个心房，则导致全心扩大。

（五）肺动脉瓣狭窄

由于胎儿期肺组织处于高阻状态。所以肺动脉狭窄时，右心室与肺动脉间压差不显著。胎儿肺动脉瓣轻度狭窄时，右心阻力负荷过重表现常不明显，对右心射血影响较小，仅在肺动脉瓣口产生局限性湍流，一般在胎儿发育早中期并不引起肺动脉扩张，到胎儿发育晚期时肺动脉可出现轻度的扩张。当肺动脉瓣重度狭窄时，如狭窄程度很严重，由于右心室流出道射血受阻，腔静脉血回流入右心房后，血流大多通过卵圆孔或房间隔缺损进入左心房流入左心室，卵圆孔孔径要比正常大才能满足维持正常射血量的需求，如果卵圆孔孔径足够大或左心室功能良好，则整个循环不会受到很大影响。右心室心腔可偏小呈先天性发育不良，三尖瓣环也偏小。肺动脉瓣狭窄时，因右心室阻力负荷过重而发生右心室壁增厚和右心室压力增高，严重狭窄者甚至出现右心室发育不良。右心室收缩压明显增高时还可导致明显的三尖瓣反流，三尖瓣压差越大说明右心室收缩压也越高，提示肺动脉口狭窄的程度越严重。由于右心室压力增高，右心房压力也随之升高，右心房可有不同程度的扩大。右心房压力升高后，右心房经卵圆孔向左心房的分流速度及分流量增加，从而左心排血量相对增加。另肺动脉瓣狭窄时从右心室射往肺部的血量下降，经动脉导管血流减少，因此，可通过流经动脉导管的血流量来判断肺动脉瓣狭窄的程度。肺动脉瓣严重狭窄或近于闭锁时，肺动脉的血液可由来自主动脉的血液经动脉导管补偿，而出现经动脉导管从主动脉向肺动脉的逆向血流，这是胎儿时期判断肺动脉瓣狭窄程度重要和有效的指标。

胎儿出生后肺循环阻力下降，右心室与肺动脉间的压差增大，使肺动脉瓣口收缩期湍流速度明显增加。由于肺动脉瓣狭窄，右心室的血液流出受阻，从而引起与狭窄程度成比例的右心室压力增高。若室间隔完整，右心室压力可高于左心室压力，右心室的工作负荷大于左心室，右心室可发生肥厚。如果梗阻持续不变，压力持续增高，最终右心室进行性向心性肥厚或扩大，右心室顺应性下降，右心室舒张压增高，以致衰竭。由于肺动脉瓣狭窄的存在，肺动脉内压力正常或降低，右心室与肺动脉之间形成明显的压力阶差。轻度、中度的肺动脉瓣狭窄通常不影响肺血流量，严重的肺动脉瓣狭窄心排血量减少，引起肺血流量明显减少。

（六）法洛四联症

法洛四联症有以下特征：肺动脉狭窄，室间隔缺损，主动脉根部增宽和右移骑跨，右心室肥厚。

在胎儿期，由于肺泡组织没有开放，依靠胎盘进行气体交换，所以此种心血管畸形对胎儿血液循环无明显影响。但由于伴有肺动脉或流出道狭窄及主动脉下室间隔缺损，回右心室的血流绝大多数进入骑跨于室间隔上的主动脉，因此主动脉血流增多，导致主动脉增宽，同时肺动脉血流减少，肺动脉内径变窄，严重者可出现血流经动脉导管逆灌入肺动脉。另在胎儿期，虽然右心室流出道狭窄或阻塞，但由于室间隔缺损大，右心室血液大部分通过室间隔缺损进入骑跨的主动脉内，不会造成右心阻力负荷过重，因此呈继发性改变的右心室肥厚表现不明显。胎儿期无明显的心脏增大和房室不对称。

出生后法洛四联症的血流动力学改变主要取决于右心室流出道梗阻和肺动脉狭窄的程度及室间隔缺损大小。右心室内血流一部分进入肺动脉，一部分经室间隔缺损射入主动脉，通过室间隔缺损的血流方向和血流量与肺动脉狭窄的程度相关。若肺动脉狭窄程度轻，且伴有大型室间隔缺损，左心室的压力仍然超过右心室时，血流仍从左心室向右心室分流，肺血偏多，则可以不出现发绀。若肺动脉狭窄较明显，右心室至周围肺动脉的阻力与体循环阻力相仿，心室水平呈双向分流。当肺动脉重度狭窄，其阻力超过体循环阻力，右心室收缩压可超过左心室，心室水平以右向左分流为主，同时伴有低肺血流量灌注，肺静脉回流量减少。此时通过主动脉的血流大部分来自右心室，造成明显发绀，且主动脉内血流量较正常为多，造成主动脉内径增宽和骑跨程度加大。肺动脉口狭窄越严重，主动脉扩张也就越明显。另右心室压力虽很高，但由于有大的室间隔缺损存在，右心室血可通过肺动脉、室间隔缺损及骑跨的主动脉到达肺及体循环，通常不引起右心室容量负荷增加，因此很少有右心衰竭发生。

（七）肺动脉闭锁

分为室间隔完整型肺动脉闭锁和伴有室间隔缺损的肺动脉闭锁，基本病变为右心室流出道或肺动脉瓣、主肺动脉闭锁。

1. 室间隔完整的肺动脉闭锁

胎儿时期，由于缺乏右心室前向血流，所有体循环静脉血均经心房间交通进入左心，因此左心室容量负荷过重，左心室和主动脉比正常粗大。动脉导管的血流是从主动脉到肺动脉的逆向血流。右心出现发育不良，右心室血经三尖瓣反流。另因右心室系盲腔，其高压使胚胎期心肌供血的窦状隙无法关闭，因此可导致右心室与冠状动脉保持直接通道连接。由于胎儿的全部心排血量从主动脉根部流经，使主动脉峡部增宽。

出生后患儿即有严重的发绀和气促。腔静脉回流至右心房的血液经三尖瓣流入右心室，由于肺动脉瓣闭锁使右心室血不能直接射到肺动脉，右心室的血不能进入肺动脉，致右心室压力增高，甚至超过左心室。为了维持心输出量，体循环静脉血必须通过心房间交通进入左心室，回流至右心房的血液只能依赖开放的卵圆孔和房间隔缺损进入左心房、左心室和主动脉，因此左心室接受的是动静脉混合血。另由于右心室无出口，充盈于右心室的血流收缩期经三尖瓣再返回右心房，造成较大量反流。右心房内血液经卵圆孔入左心房以及左心室，二尖瓣口充盈量明显增加，血流丰富，致使左心房、左心室及主动脉因血流量大容量负荷增加而较明显扩张。另可伴有三尖瓣闭锁或发育不良，引起右心室发育不良，右心室缩小。右心室发育的程度取决于三尖瓣的反流程度，如果伴有明显三尖瓣的反流，右心室可正常或扩大。由于没有血经右心室流出道流出，肺动脉的血液主要来自动脉导管的逆灌，极少数肺动脉血流灌注来自主动脉的侧支。动脉导管的开放程度

对于新生儿的存活起着关键性的作用，当动脉导管渐趋闭合时，发绀会逐渐加重或猝死。如果房间隔水平没有足够的右向左分流，不仅左心排血量下降，还会发生右心衰竭，引起患儿早期死亡。

2. 伴有室间隔缺损的肺动脉闭锁

肺动脉闭锁合并室间隔缺损的主要特点是肺动脉瓣、右心室漏斗部或肺动脉主干至分叉部完全闭锁，但伴有室间隔缺损。胎儿期多为流出道或主肺动脉闭锁，甚至左、右分支缺如，常合并肺动脉异常，包括肺动脉发育不良、无共汇及分布异常。由于存在室间隔缺损，右心室的血经室间隔缺损分流入主动脉，左、右室发育可基本对称，但主动脉异常增宽。同样，肺动脉的血流来源于经动脉导管的逆向灌注。

出生后肺动脉血流大多数来自于动脉导管，其次是来自多发的体肺侧支。由于右心室流出道闭锁，所有体静脉回流的血均经室间隔缺损右向左分流进入主动脉，左、右心室的收缩压基本平衡。体、肺循环血在主动脉完全混合。

（八）三尖瓣闭锁

胎儿存在三尖瓣闭锁时，主要由左心室向全身供血，而肺部虽然血流量少，但因其不承担全身血氧供应，因此胎儿生长发育多不受影响。三尖瓣闭锁若合并的室间隔缺损较小或无室间隔缺损时，右心室可严重发育不良，甚至缺如或闭塞。由于三尖瓣口封闭，右心房血不能入右心室，右心房全部血流均经卵圆孔或房间隔缺损进入左心房和左心室，致使左心房和左心室明显扩张。卵圆孔通常较大，如卵圆孔发育过小，右心房血液排出受阻，右心房压力增大，通过卵圆孔的血流速度可明显加快。另由于左心承担全心的输出功能，随胎龄增长，左心室可出现肥厚和扩大，二尖瓣因左心室扩大而出现关闭不全，左、右心房可由于血流量增多而扩大。三尖瓣闭锁合并有室间隔缺损时，左心室内血液一部分经室间隔缺损注入右心室，再进入肺动脉，左心室大部分血

液排入主动脉参与体循环。主动脉可发生扩张而肺动脉发育不良，主动脉的部分血流可通过动脉导管供给肺循环。

出生后，脐静脉供应阻断，肺脏承担全身血氧供应，血流动力学即出现明显异常。新生儿出生后即出现发绀、呼吸窘迫、充血性心力衰竭等症状。若新生儿要存活，必然存在心房间交通，使体静脉、冠状静脉的回流血液经卵圆孔或房间隔缺损得以进入左心房，与肺静脉回血相汇合后注入左心室。若房间隔缺损太小，血流受阻，使右心房和外周静脉压增高，出现体循环瘀血和右心衰竭表现。由于左心室接受的是动静脉混合血，故外周动脉血氧饱和度降低，临床上出现发绀症状。发绀的严重程度与肺循环血流量的多少有关，而肺血流量又取决于室间隔缺损大小和肺动脉狭窄程度。因为肺部的血流大部分来自左心室，通过室间隔缺损进入肺动脉，若室间隔缺损大又无肺动脉狭窄，肺血流量增多，发绀可不明显。反之若合并肺动脉狭窄、闭锁或小型室间隔缺损，肺血流量减少，发绀症状就较严重。在合并大动脉换位和室间隔缺损时，左心室血流直接流入肺动脉，并经动脉导管注入降主动脉，故动脉导管可为正常大小，若室间隔缺损小，主动脉接受来自右心室的血流量很少，可引起主动脉的发育不良。三尖瓣闭锁合并肺动脉闭锁和室间隔完整的情况十分罕见，此时血液到达肺部的唯一通道为动脉导管或体 - 肺侧支循环。

（九）三尖瓣下移畸形

三尖瓣下移畸形又称为 Ebstein 畸形。三尖瓣下移的血流动力学改变与畸形严重程度相关。主要取决于房化右心室大小、三尖瓣下移和畸形程度。轻型三尖瓣瓣叶发育较好，下移程度较轻，房化右心室较小，若无其他合并畸形血流动力学改变多不明显。中度和重度三尖瓣下移使功能右心室体积减小，功能受限，而房化右心室范围扩大，其压力增高，加重腔静脉回流阻力。由于三尖瓣发育不良并部分下移，三个瓣叶对合不严导致关闭不全而造成中度以上三尖瓣反流，加重右心容量负荷，引起右心房明显扩张，右心房容量增大、压力增高，还可造成心功能不全，引起胎儿水肿和心力衰竭。另由于缺乏有效的右心室流出道前向血流，右心室射向肺动脉的血流量减少，可出现严重的肺动脉狭窄，肺动脉内径变小或正常，而肺动脉瓣可能因为流量减少而几乎处于关闭状态，此种状态可导致后天获得性肺动脉瓣粘连甚至闭锁。另由于严重三尖瓣关闭不全，肺动脉血流减少，右心房血量增多，使卵圆孔处右向左分流增多，卵圆孔通常较大，体循环血量通常增加。

出生后三尖瓣下移畸形严重者三尖瓣口狭小，右心室狭小，从右心室射入肺动脉的血流量少，而且由于瓣叶、腱索和乳头肌发育不良使三尖瓣关闭不全，导致三尖瓣反流。三尖瓣狭窄合并关闭不全可使右心房压力日益增高，右心房扩大。新生儿期因肺动脉压较高，三尖瓣如有关闭不全，则反流量很大，右心房压较高，产生右心房到左心房的大量分流，发绀明显。且由于新生儿肺动脉压力和阻力较高，三尖瓣严重反流时可造成右心室收缩期无前向血流射入肺动脉，这时肺循环血流完全依赖动脉导管分流或侧支循环，可出现发绀。之后，随着肺循环的阻力下降，右心室压力减低，三尖瓣的反流量、右心房压及右心房向左心房的分流量均有所减少，从右心室射入肺动脉的血流量增多，发绀可有所减轻。

（十）三尖瓣关闭不全

三尖瓣关闭不全胎儿期血流动力学主要表现为右心容量负荷增加，右心房、右心室扩大。严重反流使左、右心房压力均增高，肺静脉和腔静脉回流阻力增加。

出生后，若三尖瓣关闭不全被纠正，则右心室容量负荷可逐渐减轻甚至消失。若三尖瓣关闭不全继续存在，因新生儿肺循环压力和阻力较高，右心室射入肺动脉的血流较少，故本病新生儿期即可出现症状，如发绀、右心衰竭等。随着新生儿年龄的增长，肺循环阻力下降，从右心室射入肺动脉的血流量增多，发绀可有所缓解。

（十一）永存动脉干

胎儿永存动脉干同时接受来自左、右心室的血液，两心室间的压力相等，收缩期左、右心室的血液共同汇入动脉干内。由于肺动脉自动脉干发出，因此，肺动脉压与动脉干内压力相等。但由于胎儿肺循环阻力高，并不引起肺循环灌注量增加，胎儿一般不发生心力衰竭，其发育多不受影响。但若出现动脉干的瓣膜严重反流时可造成两心室的容量负荷加重，引起心脏扩大。

出生后由于肺循环阻力降低，肺循环灌注量增加，引起患儿心脏容量负荷增加，导致心脏扩大。如合并其他心脏畸形改变，可伴有相应的血流动力学改变。由于单干同时接受左、右心室的混合血，临床出现不同程度的发绀，且肺血流量与发绀的程度成反比。如高肺血流量伴低肺血管阻力者，肺动脉粗大，肺血管阻力低，肺血流量增加，发绀不显著，但心脏负荷明显加重，心室扩大和肥厚，新生儿期即可发生心力衰竭。若合并有动脉干瓣膜关闭不全，舒张期有血液反流入心室，充血性心力衰竭更为严重。若肺动脉狭窄或发育不全，则肺动脉阻力增高，肺血流量不多，心力衰竭不明显，心脏不大，但会有明显发绀。

（十二）主动脉狭窄

主动脉狭窄根据梗阻部位不同可分为主动脉瓣狭窄、主动脉瓣上狭窄、主动脉瓣下狭窄。胎儿时期，即使存在非常严重的主动脉狭窄，胎儿仍可以存活。但可使左心室的排血受阻，造成其阻力性负荷过重，左心室压力增加，引起二尖瓣反流及左心室肥厚和高压，导致左心室收缩、舒张功能障碍。由于主动脉灌注减少，冠状动脉灌注减少，左心室功能进一步损伤。严重的主动

脉狭窄可导致左心室发育不良综合征，可引起胎儿水肿，胎死宫内。另外，由于左心室压力增高及流经主动脉弓和主动脉峡部的血流减少，会继发流经卵圆孔的右向左分流血流减少，右心房进入右心室的血量增多，或血液经室间隔缺损由左心室分流入右心室，结果引起左、右心室共同心输出量的平衡被打破，使右心室的输出量增多，右心房和右心室及肺动脉的循环量增大，右心系统负荷重，流经动脉导管的血流增加，致使右心房、右心室和肺动脉及导管不同程度的扩张。主动脉根部和升主动脉在孕中期可正常，但在孕晚期可小于正常值。严重的主动脉狭窄，可以出现经动脉导管的逆向升主动脉弓的血流。

出生后主动脉狭窄引起的基本血流动力学改变取决于以下三个因素：①主动脉狭窄的程度及左心室流出道梗阻的程度。②卵圆孔及动脉导管开放的情况。③是否合并其他心脏结构异常。主动脉狭窄可造成左心室与主动脉之间存在压力阶差。且左心室流出道梗阻可导致左心排血阻力增加，从而导致左心室后负荷加重、左心室顺应性降低、收缩压升高。左心房压力增加，肺静脉压力增高，导致肺动脉高压。严重梗阻的左心室需要克服很大的阻力泵血，后负荷加重，收缩期延长，心肌做功增加，心肌代谢和耗氧量增加，从而引起左心室肥厚，甚至扩大。当左心功能衰竭发生时，心排血量减少，左心室舒张末压、左心房和肺血管压增高，若合并明显的二尖瓣反流，可引起左心房增大。此时冠状动脉血供不能满足肥厚心肌的需要，原因可能有：①冠状动脉的开口也有狭窄。②舒张时限相对缩短，冠状动脉灌注时间缩短。③左心室收缩期高压使冠状动脉壁受到心肌挤压，增加灌注阻力。④收缩期血流高速通过狭窄的主动脉瓣口，因 Venturi 效应产生抽吸作用，减少了冠状动脉的血液灌注。以上多种原因使肥厚的心肌供血严重不足，左心室心肌或心内膜下心肌缺血，导致心肌纤维化、左心衰竭等。主动脉狭窄如伴有左心室及主动脉相

对发育不全,左心室及主动脉常明显缩小。动脉导管关闭后可引起主动脉内血流量下降,导致严重的循环衰竭。狭窄后扩张是瓣膜水平狭窄的标志。单纯的主动脉瓣下狭窄形成的喷射性血流可损伤主动脉瓣而造成反流,并可能进行性加重。

(十三)主动脉缩窄

主动脉缩窄是指胸主动脉以上的狭窄,大多数发生在主动脉弓左锁骨下动脉开口远端,常伴有主动脉弓横部和峡部管性发育不良。

胎儿时期主动脉缩窄导致肺动脉经动脉导管向降主动脉血流受阻,因此可以出现右心室扩大,三尖瓣反流,右心房扩大。因此胎儿心脏超声如发现单纯右心扩大,应考虑是否存在主动脉缩窄。出生后,随着卵圆孔和动脉导管关闭,全部左心输出量通过主动脉弓峡部,严重狭窄时新生儿期可出现急性左心衰。如果动脉导管持续开放,可使低血氧饱和度血流入降主动脉,导致缩窄前高血氧与缩窄后低血氧的差异性发绀及肺血流增加的心力衰竭表现。动脉导管关闭,主动脉向低阻力的肺循环分流路径断绝,阻力突增,左心室的负荷增高,存在缩窄前的高血压与其后的低血压的压力阶差,即主动脉缩窄患儿上肢高血压或上肢血压高于下肢,下肢脉搏搏动弱或触不到。对血流动力学的影响取决于主动脉缩窄严重程度、合并的心内畸形及缩窄前后部位侧支血管

建立的影响。出生后还可出现代偿性的左心室肥厚,左心室舒张末期容量正常,而收缩末期容量减少,因而大多数无心力衰竭的主动脉缩窄患儿左心室射血分数正常或增高。随时间推移,持续的高血压导致左心室肥厚加重和心肌纤维化,左心室顺应性降低,舒张功能不良,可进一步发展为全心衰竭。如合并室间隔缺损和(或)动脉导管未闭,新生儿期由于左心室的代偿能力很小,不能耐受心脏负荷的增高,且出生后主动脉缩窄所致的左心室和主动脉高压可使室间隔缺损或动脉导管的左向右分流量大增,心脏负荷加重,而导致心力衰竭。

有症状的主动脉缩窄婴儿,常存在其他心脏畸形(如主动脉发育不良、室间隔缺损、二尖瓣畸形),这些畸形在胎儿期使主动脉的前向血流减少,主动脉缩窄附近的侧支循环建立不良;无症状的主动脉缩窄患儿不常伴发其他畸形,在胎儿期通过主动脉的前向血流导致压力阶差,能够刺激侧支循环建立。

(十四)主动脉弓离断

主动脉弓离断(interrupted aortic,IAA)是指主动脉有一段缺如或仅有纤维束带与降主动脉相通,使升主动脉与降主动脉之间不连续,前后断离。按离断部位分三种类型(图20-2)。A型:主动脉弓离断在左锁骨下动脉远端。B型:主动

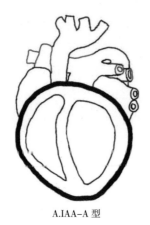
A.IAA-A 型

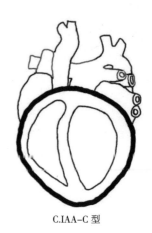
B.IAA-B 型　　　　C.IAA-C 型

图20-2　主动脉弓离断分型示意图

脉弓离断在左颈总动脉和左锁骨下动脉之间。C型：主动脉弓离断在无名动脉和左颈总动脉之间。

在胎儿时期，由于左、右心系统为并列循环，主动脉弓离断后，流经升主动脉的血流减少，心房水平分流入右心室的血液增加，经卵圆孔分流入左心房的血流减少，均致右心系统的血流增加，而使左、右心腔及主动脉、肺动脉的比例失调，左心室及主动脉缩小，右心室及肺动脉扩大。

出生后主动脉弓离断的血流动力学为升主动脉与降主动脉间无血流直接交通，升主动脉接收来自左心室的血流，供应上半身；而降主动脉通过未闭的动脉导管、肺动脉接收来自右心室的血流，供应下半身。新生儿的生存依赖于动脉导管的开放，可出现肺动脉、动脉导管明显增宽，及差异性发绀。如合并室间隔缺损，左心室血流有两条去路，一为入升主动脉，一为通过室间隔缺损入右心室，再经肺动脉和动脉导管而至降主动脉，降主动脉的血源虽由右心室而来，但因右心室混有左心室分流而来的氧合血，使躯体下部的发绀可不明显。合并室间隔缺损是加重肺动脉高压和心力衰竭的重要因素。

无动脉导管未闭的单纯主动脉弓离断极为罕见，降主动脉的血源全靠肋间动脉上下串连和断离前后的头臂动脉侧支供血。主动脉弓离断的部位决定了侧支交通发生的部位以及血压较高的动脉及发绀发生的部位，如主动脉弓离断 B 型，离断在左颈总动脉与左锁骨下动脉之间，右上肢血压及血氧饱和度会高于左上肢和下肢，而左上肢与下肢相同。

（十五）完全性大动脉转位

完全性大动脉转位在胎儿期由于胎儿循环的特殊性而对血流动力学影响较小，故胎儿期生存及发育不受影响。

出生后，由于卵圆孔和动脉导管关闭，体、肺循环形成独立的两个循环，不经氧合的静脉血进入右心房、右心室后，搏入主动脉，体循环将

严重缺氧。如无体、肺之间交通，新生儿会因严重缺氧而无法生存。故存活婴儿必然存在房间隔缺损，室间隔缺损或动脉导管未闭等结构异常，以此来维持两大循环的交通。对于室间隔完整的完全性大动脉换位患儿，即使存在动脉导管未闭可使非氧合血进入肺循环，卵圆孔也必须开放使氧合血分流进入体循环，且只有在两者的血流量平衡的情况下才可以保证患儿生命体征稳定。当存在房间隔缺损时，通过房间隔缺损的有效分流可改善患儿症状。室间隔连续的完全性大动脉转位亦可导致差异性发绀，表现为上半身发绀而下半身无发绀，系因头颈部由升主动脉提供来自右心室的低氧血而上半身出现发绀，而氧合血自左心房、左心室、肺动脉通过动脉导管进入降主动脉，故下半身发绀轻。

完全性大动脉转位合并其他心脏畸形有其相关的血流动力学特点。如合并室间隔缺损，随肺动脉的阻力下降，会有更多的血流从体循环进入肺循环，左心房压力高于右心房压力，若存在房间隔缺损，分流大多为左向右分流，发绀较轻，但通常伴肺动脉高压，心脏扩大和心力衰竭。伴有室间隔缺损及肺动脉狭窄，因室间隔缺损大小及肺动脉狭窄严重程度而影响血流动力学，较为复杂。

（十六）矫正型大动脉转位

胎儿时期如发生矫正型大动脉转位不伴有其他明显的畸形，血循环及血流动力学无明显异常。若存在其他心脏畸形会有相应的血流动力学改变。常合并室间隔缺损及解剖左心室流出道梗阻、主动脉缩窄、肺动脉狭窄、主动脉弓异常等。若伴有肺动脉口狭窄时会出现解剖左心室向心性肥厚，肺动脉瓣前向血流增快等血流动力学异常改变。

单纯矫正型大动脉转位新生儿期无症状。随年龄增长，右心室长期承担体循环负荷，常出现有心室扩大、三尖瓣反流，晚期可出现心力衰

竭。若合并有其他心脏发育异常，可伴随与之相应的其他血流动力学异常改变。

（十七）右心室双出口

由于右心室双出口的两条大动脉均发自右心室，不论在胎儿期或出生以后，必然会造成右心室收缩期的阻力性负荷过重。无论有无肺动脉狭窄，右心房及右心室均可有明显增大及右心室壁增厚。由于胎儿依靠胎盘进行氧气交换，且胎儿主动脉、肺动脉中血液的氧饱和度无明显差别，所以单纯右心室双出口对胎儿生长发育无明显影响。如果不合并房室瓣膜异常或主动脉、肺动脉狭窄，胎儿一般不会发生心力衰竭。若合并肺动脉瓣狭窄，因更多血流进入主动脉，使肺动脉较主动脉明显细小，而收缩期肺动脉瓣口血流速度增加不明显。另肺动脉瓣反流亦可以是肺动脉瓣发育不良的征象。

出生后，其血流动力学改变与室间隔缺损的位置及是否合并右心室流出道梗阻有关。主动脉下室间隔缺损不伴有右心室流出道梗阻者，类似大型室间隔缺损。主动脉下室间隔缺损伴有右心室流出道梗阻者，类似法洛四联症。肺动脉下室间隔缺损者，类似于完全性大动脉换位。双动脉下或远离两大动脉室间隔缺损者，由于肺血流显著增加，发绀程度较轻并伴充血性心力衰竭。

（十八）单心室

单心室病理解剖复杂，其血流动力学改变亦差别很大。胎儿期由于胎儿循环的特殊性，可存活至分娩。单心室即只有一个有功能的心室腔，来自左、右心房的肺静脉和腔静脉的血液在该腔内不同程度地混合，进入两大动脉，故主、肺两条动脉的血氧饱和度都较低且相差不大，出生后较短时间内即可出现发绀、缺氧和心力衰竭。有时血液在主腔内发生层流，使血氧饱和度高的左心房血液进入主腔后较多的流向主动脉，临床上发绀程度可较轻。如合并肺动脉狭窄或肺血管阻

力较高者，血流动力学改变类似法洛四联症。如合并完全性房室间隔缺损，则可引起瓣膜反流、心脏扩大及心功能不全。肺循环血流量的多少对发绀的严重程度有明显影响，肺血流量减少，临床上发绀明显；肺血流量增多，肺动脉压力增高，可出现心力衰竭但发绀不重。若合并有主动脉狭窄或主动脉缩窄，体循环阻力增加，入肺的血液更多，则心力衰竭更明显。

（十九）肺静脉异位连接

存在完全性肺静脉异位连接时，因胎儿期肺循环的阻力高，肺血流量低，肺静脉中血液虽然回流入右心房但流量不大，所以通过卵圆孔的血流仅较正常稍多，无显著卵圆孔扩大，这与三尖瓣闭锁、室间隔连续的肺动脉瓣闭锁等心脏结构异常中，卵圆孔为右心唯一流出通道而发生显著扩张不同。胎儿期可以出现右心房、右心室扩大。因胎儿的血氧交换是通过母体的胎盘完成，一般不会引起胎儿生长发育异常。

完全性肺静脉异位连接的新生儿，出生后房间隔缺损是生存所必需的。体静脉和肺静脉都到右心房汇合，左心循环需经房间隔缺损提供，出生后肺循环阻力下降，肺血流量大增；另由于肺静脉的氧合血回流到右心房与体静脉血混合。右心房血增多后，血液涌向三尖瓣口入右心室再入肺动脉，也导致肺血流增加。由于肺静脉血全部进入右心房，致使右心房容量及压力均增大，通过卵圆孔或小房间隔缺损的右向左分流速度可明显增高。右心房和右心室由于容量负荷过重而呈不同程度的扩大，肺动脉也相应扩张。由于一部分混合血经房间隔缺损入左心房进入体循环，可引起发绀。

完全性肺静脉异位连接的新生儿如房间隔缺损开口过小，右心房容量增多压力上升，使回到右心房的体静脉和肺静脉的压力均上升，肺循环血流量比体循环高，右心室扩大，而左心房和左心室容量下降，回到左心的血流量不足。体、

肺动脉血共同来自右心房，血氧含量应相似，但肺动脉的血氧可稍高于股动脉。因为心脏上型和心脏型的异位肺静脉回流在右心房有层流涌向右心室及肺动脉，而血氧较低的下腔静脉开口对准卵圆孔，所以股动脉与肺动脉血因心房中的层流而产生氧差。体、肺静脉血在右心房汇合后，流向左心房或右心室的血流量取决于两室的顺应性和体、肺循环的阻力，而肺循环的阻力又取决于肺静脉血回流右心房的通路上有无梗阻。由于患儿的肺动脉压明显增高，再加之常伴有肺静脉回流梗阻，可导致严重的肺瘀血和肺水肿。

部分性肺静脉异位连接在胎儿时期血流动力学影响小，诊断困难。因此，临床表现根据生后异位引流的肺静脉根数、位置及是否伴有狭窄而不同。总体来讲，如不合并其他心脏畸形，血流动力学影响较小。

（二十）左心发育不良综合征

左心发育不良综合征是一组以主动脉、主动脉瓣、左心室、二尖瓣、左心房发育不良为特征的先天性心脏畸形。本病的主要血流动力学改变为左心功能不全。胎儿期由于其特殊的循环特点，即使主动脉严重狭窄或闭锁，冠状动脉及头和上肢血流可由右心室经过动脉导管供应，所以不会对胎儿造成明显影响。左心室发育不良时，从卵圆孔进入左心房的血量减少，使右心房的血量增多，经三尖瓣流入右心室的血量增多，导致右心房、右心室、肺动脉及动脉导管显著扩大，右心室排出血量增多，血流通过动脉导管逆流入主动脉弓，保证大脑和冠状动脉的血供。若存在三尖瓣反流，可进一步增加右心容量性负荷，可出现胎儿心力衰竭。

出生后，体循环依赖动脉导管开放，肺静脉回流依赖房间隔交通。肺循环阻力下降，肺血流量剧增，流经开放的动脉导管至主动脉的血量减少。体、肺循环的血流平衡对于新生儿的存活与否十分关键。基本血流动力学为肺静脉血流经卵圆孔或房间隔缺损进入右心房、右心室、肺动脉、部分血液经动脉导管灌注主动脉，进入体循环。因此保持动脉导管开放，及较大的房间隔交通是新生儿存活的必需条件，肺静脉回流受阻，亦可出现肺水肿及有效循环量不足。

（二十一）右心发育不良综合征

右心发育不良综合征主要特征是右心室发育不良，并常合并有三尖瓣和（或）肺动脉瓣的发育不良或闭锁。

在胎儿期，由于胎儿循环的特殊性，通过动脉导管进行血液的重新分配，左心承担了大部分右心功能，保证了胎儿在宫内的存活。可见右心房扩大，右心室及流出道狭窄或呈盲端。肺动脉瓣处无或仅有极少血流通过，动脉导管血流从主动脉逆灌入肺动脉。从右心房经卵圆孔流入左心房的血流及再经二尖瓣口流入左心室的血量明显增多，导致左心室和左心房明显增大。同时从左心室流入主动脉血量明显增多，流速稍增快。胎儿右心室内径明显减小、室壁肥厚。

出生后，仍可见右心室腔减小、右心房增大、左心房和左心室代偿性肥厚扩大，且多存在心房间交通，如卵圆孔未闭或房间隔缺损。大多数右心室发育不良的病例中有肺动脉闭锁，肺循环需动脉导管开放。合并三尖瓣闭锁及室间隔缺损，则肺动脉血流来自右心房—房间隔交通—左心房—左心室—室间隔缺损。因合并心脏畸形而有不同的血液动力学改变。

（二十二）主-肺动脉间隔缺损

胎儿期由于肺动脉处于高阻力状态，主动脉与肺动脉一般不存在压差，所以几乎无分流。因而畸形对胎儿血流动力学无明显影响。出生后由于主动脉压力高于肺动脉压力，造成大量左向右分流，导致严重的心力衰竭，在早期即可出现严重肺动脉高压及肺动脉阻塞性病变。

（孙淑娜 韩 玲）

参考文献

1. Yagel S, Silverman NH, Gembruch U. Fetal Cardiology. 2nd ed. New York :Informa Healthcare USA Inc, 2009
2. 杜军保 . 儿科心脏病学 . 北京：北京大学医学出版社，2013.
3. 杨思源，陈树宝 . 小儿心脏病学 . 第 4 版 . 北京：人民卫生出版社，2012.
4. 盛锋 . 小儿先天性心脏病心血管造影图例 . 上海：上海科技教育出版社，2011.
5. Park MK. 实用小儿心脏病学 . 桂永浩，刘芳，译 . 第 5 版 . 北京：人民军医出版社，2009.
6. 王惠芳 . 胎儿心血管超声诊断学 . 长春：吉林科学技术出版社，2006.
7. 刘传玺 . 胎儿心脏畸形彩色多普勒超声筛选与诊断 . 北京：科学技术文献出版社，2004 .
8. 吕国荣，姜立新 . 胎儿超声心动图学 . 北京：北京大学医学出版社，2003.

第二十一章
先天性心血管畸形与中枢神经系统损害

伴随医疗技术的进步和发展，先天性心脏病的诊断和治疗水平不断提高，许多先天性心脏病患儿的生命得以延续。但近年来许多调查研究结果显示在这些先天性心脏病患儿中存在一定比例的神经系统损害，严重影响了患儿的智力发育、学习能力及运动和行为的协调能力，导致患儿生活质量下降，并带来一系列社会家庭问题。明确先天性心脏病患儿神经系统损害的机制、探寻其神经系统保护的策略、改善其神经系统的功能，对于改善患儿的神经系统发育状况、提高患儿的生活质量并缓解家庭和社会的压力有十分重要的意义。

一、先天性心脏病患儿神经系统发育异常现状

近年来，对先天性心脏病患儿的神经系统发育状况进行评估的结果发现许多患儿在心脏手术前，以及在经历心脏手术后被发现有神经系统功能异常。及时对患儿进行神经系统检查，早期发现患儿术前就存在的神经系统高危因素，进行相应的围手术期神经系统保护策略，并在术后及时进行神经系统异常的早期干预等可以改善这些患儿的神经系统发育和功能状况。

术前很多患儿被发现存在神经系统发育异常。许多心脏发育异常患儿常并存脑发育异常和颅脑血流动力学改变，另外由于心脏结构异常而导致的血流动力学紊乱可导致脑损害。一些患有先天性心脏病的胎儿在宫内存在生长发育迟缓、脑发育和大脑代谢受损。出生后，部分有先天性心脏病的新生儿存在头围偏小，并在术前就存在脑缺血缺氧损伤、脑白质受损、脑室周围软化、抽搐、肌张力低下或亢进、四肢抖动、吃奶无力、运动不协调、精神不振、嗜睡、易激惹、视力差、听力下降等症状。术前就存在神经系统结构和功

能异常的新生儿在术后其神经系统异常状况会进一步加重。发绀型比非发绀型先天性心脏病患儿术前的神经系统异常情况要严重，部分患有发绀型先天性心脏病的新生儿出生体重和出生身长下降，并有营养不良和生长发育迟缓。

在经历了心脏手术后，许多先天性心脏病患儿被发现存在神经系统结构和功能损害。一些在新生儿期经历了心脏手术的患儿在青少年时期被发现对缺血缺氧比较敏感的脑白质区域存在损害。患儿在心脏术后还可发生脊髓后区损害、从末端肢体向大脑传输的运动神经元损伤及脑皮质和神经核灰质损害。应用 Bayley 发育量表、儿童行为量表 (CBCL)、Vineland 适应行为量表 (VABS)、Fagan 试验、Wechsler 智力检测量表及 Beery-Buktenica 视力 - 运动发育测验等进行神经系统发育评估的结果显示，一些术前无明显神经系统异常的患儿在术后被发现神经系统的功能低下甚至有器质性改变。在儿童期经历心脏手术的患儿在学龄期存在智力发育低下、社会行为能力、日常生活自理能力、认知能力等受损，并有学习困难、听力下降、表达和语言障碍、注意力难以集中、记忆能力不足、肌张力减退、运动功能异常、行为异常，并可存在视觉的损害及视觉 - 空间定位能力受损等。即使是那些在进行手术时血流动力学等各方面指标都比较稳定的患儿，在进行长期随访时仍被发现在学龄期存在神经系统发育异常。与年长儿相比，婴儿在经历心脏手术时，脑损伤的风险要高得多。若在小于 6 个月时即进行心脏手术，其认知和运动障碍发生的概率较大。一些在新生儿期采用全心肺分流术进行心脏手术的患儿在学龄期与正常同龄儿童相比，其 IQ 分数明显偏低，运动功能低下，社会行为能力偏低，其中精细的运动功能、视觉 - 行为整合能力和注意力集中状况受干扰最明显。精神运动损害和神经系统后遗症在只能做姑息性手术的患儿中尤为突出。对这些存在神经系统损害的患儿进行长期随访是十分关键和必要的。

二、导致先天性心脏病患儿神经系统损害的原因

先天性心脏病患儿的神经系统发育状况和损害情况受以下因素影响：如有无合并神经系统先天发育异常、是否术前就存在神经系统损害、先天性心脏病类型、孕期胎儿发育情况、分娩时有无导致神经系统损害的因素、患儿经历手术的年龄、手术方式、术中干预措施、深低温体外循环的操作及术后监护、术后用药等。另外，先天性心脏病患儿的家庭教育情况、对神经系统发育异常的干预、有无对神经系统发育有负面影响的其他因素等，也与其神经系统发育情况密切相关。患儿术前存在神经系统先天性异常、胎龄小、低出生体重、术前即有神经系统损害、术中和术后神经系统的急性损伤、围手术期发绀、酸中毒，手术时间过长、对低体温循环暂停的耐受性差（尤其对于新生儿）、术后低氧血症、血流动力学不稳定、以及各种影响患儿神经系统功能恢复的因素等都与先天性心脏病患儿术后神经系统功能低下相关，是导致术后患儿神经系统发育异常的危险因素。

（一）遗传学因素及环境因素

在胚胎发育过程中，许多对心血管系统和神经系统形成和分化都有调控作用的因子和环境因素异常时，可导致机体同时存在心血管和神经系统异常。在我们已知的许多遗传性疾病及复杂的先天性异常综合征通常都伴有心血管畸形、大脑结构异常、神经系统功能受损（表 21-1）。环境因素如人类叶酸缺乏可导致神经管发育缺陷、颌面部畸形（如唇腭裂）及先天性心脏病（尤其是流出道畸形和室间隔缺损），胎儿酒精综合征及胎儿三甲双酮综合征，同时存在心脏结构异常及精神运动障碍。另外，载脂蛋白 E 的基因多态性与神经系统的预后状况有关联。载脂蛋白 E 的遗传多态性可影响神经系统损伤后的修复能力。

表 21-1 合并有心血管及神经系统发育异常的综合征

综合征	心血管系统发育异常	神经系统发育异常	其他临床主要特征
Alagille 综合征（肝动脉发育不良）	外周肺血管狭窄伴或不伴有复杂的心血管畸形	精神发育迟缓	特殊面容包括眼球深陷，前额宽阔，鼻子长直，鼻尖扁平，耳小，耳际低。肝小叶间胆管缺乏并慢性胆汁淤积症，高胆固醇血症，蝴蝶样椎体动脉弓缺陷，生长迟缓
CHARGE 联合畸形	法洛四联症，永存动脉干，主动脉弓畸形（如血管环、主动脉弓离断）	生长或精神发育迟缓	眼及心脏发育异常，鼻后孔闭锁，泌尿生殖系统畸形，耳畸形，生殖器发育不全
Cornelia de Lange（de Lange）综合征	室间隔缺损	精神发育迟缓	连眉，多毛症，宫内生长受限，小头畸形，鼻孔前倾，口唇下翻
21- 三体综合征（唐氏综合征）	心内膜垫缺损，室间隔缺损	精神缺陷，智力障碍	肌张力低下，扁平面容，眼睑倾斜，小眼，通贯掌
18- 三体综合征（Edward 综合征）	室间隔缺损，动脉导管未闭，肺动脉瓣狭窄	小头畸形，精神发育迟缓	低出生体重，小颌症，船形脚，握拳且手指重叠
Rubinstein-Taybi 综合征	动脉导管未闭，室间隔缺损，房间隔缺损	精神发育迟缓	宽拇指或脚趾；上颌骨发育不良并窄腭，鹰钩鼻，身材矮小
Smith-Lemli-Opitz 综合征	室间隔缺损，动脉导管未闭等	精神发育迟缓	宽鼻尖并且鼻孔前倾，眼睑下垂，2、3 脚趾并趾，身材矮小
结节性硬化	横纹肌瘤	癫痫，智力障碍	皮脂腺腺瘤，指骨和其他部位囊肿样变，纤维血管瘤样变，鼻唇沟和面颊或其他部位皮肤颜色不同
腭心面综合征（Shprintzen 综合征）	永存动脉干，法洛四联症，肺动脉闭锁并室间隔缺损，主动脉弓离断，室间隔缺损，完全性大动脉转位	传导性耳聋，肌张力过低，发育迟缓和学习障碍	腭部结构或功能异常，独特面容（"小精灵面容"）并耳畸形，鼻子突出并扁平，鼻根和鼻翼窄，上颌垂直过长并长脸），讲话鼻音过重
Williams 综合征	瓣上型主动脉瓣狭窄，肺动脉狭窄	不同程度的智力障碍	"小精灵面容"（有以下特征：朝天鼻、鼻梁扁平，长人中，扁平面颊，大嘴，厚唇，齿间隙增宽，眶周充实）
胎儿酒精综合征	室间隔缺损，动脉导管未闭，房间隔缺损，法洛四联症	小头畸形，精神障碍，婴儿期易激惹，儿童期多动	出生前生长缓慢，短眼裂
胎儿三甲双酮综合征	大动脉转位，室间隔缺损，法洛四联症	心智障碍，言语障碍	外耳畸形，面中部发育不全，异常的眼眉构型

（二）部分患儿术前存在神经系统异常

一些在术后被发现有神经系统异常的患儿在术前就被发现存在神经系统结构和功能方面异常（图 21-1）。许多研究证实在术前部分患儿存在大脑结构异常及脑血流改变，患有复杂先天性心脏病的新生儿术前有大脑体积异常及脑组织结构异常，如胼胝体发育异常、前脑无裂畸形、小头畸形、无脑回畸形、Dandy-Walker 发育异常及大脑皮层发育不成熟，还存在脑血流量低而且动力不足。有些患儿术后立刻被发现丘脑和脑干的胶质细胞增生，提示损伤在手术前就已存在。术前即有神经系统损害的患儿在经历心脏手术后，神经系统会进一步受损。

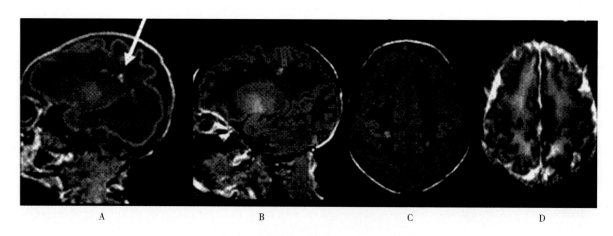

图 21-1　先天性心脏病患儿的脑白质损伤

A. 是一位 28 周先天性心脏病早产儿生后 2 周的头颅 MRI 图像；B~D. 是一位先天性心脏病足月儿在生后第 4 天的头颅 MRI 图像。MRI 显示脑白质受损，T_1 加权像显示在这两个患儿的脑室旁白质有高信号区病灶（箭头所指）（引自文献 McQuillen PS, Miller SP. Congenital heart disease and brain development. Ann N Y Acad Sci,2010,1184:68~86.）

除前述的遗传学因素和环境因素外，先天性心脏病患儿的术前神经系统异常还与其母亲孕期及术前分娩时的高危因素相关（如孕期有缺氧史、早产、胎儿心跳骤停、分娩时缺血缺氧等）。在宫内就已存在的神经系统损伤与先天性心脏病患儿的远期神经系统并发症有关。任何影响脑血流的因素都可导致神经系统发育异常。先天性心脏病胎儿的循环异常可影响脑血流的速率、大脑的血供及营养物质的运输，造成大脑血流量及血氧含量低、脑氧传递障碍并会对脑血管产生不利影响，甚至会影响脑血管的自我调节能力而使先天性心脏病胎儿的脑血管血流动力学和脑血管压力异常，而致胎儿在宫内脑发育异常。另有证据表明，患有大动脉转位、单心室及左心发育不良综合征的胎儿在宫内即有大脑发育受损，这可能和胎儿脑氧运输障碍有关。此外患儿的低 Apgar 评分、低动脉血氧饱和度也是神经系统损害的高危因素。患有复杂先天性心脏病患儿出生后常由于慢性缺氧和营养不良导致神经系统发育继续受阻（图 21-2）。另外不同类型的先天性心脏病对脑血管的影响各异，患左心发育不良综合征的胎儿与右心流出道梗阻的胎儿相比，前者中脑血管内血流流速及脑血管阻力都较后者减少。

许多患儿术前脑白质存在不同程度的损伤。通过 MRI 检查发现在术前一些患儿尤其是新生儿中存在有局灶性缺血及脑白质损伤等脑损害（图 21-3）。这和术前存在的酸中毒、发绀、脑血管自我调节功能受损、循环不足、缺血缺氧性损害、脑血流动力学不稳定等相关。在许多患有先天性心脏病的新生儿中发现脑内乳酸水平增高，提示脑代谢功能受损。对一些先天性心脏病婴幼儿术前进行颅部 MRI 检查结果发现，导致脑室周围白质软化发生的因素如广泛脑缺血性损伤、脑血流减少等在这些患儿中普遍存在，术后的发生率更高。

（三）手术对患儿神经系统的影响

1. 深低温循环暂停术和体外循环术

深低温循环暂停术和体外循环术是心脏手术中用以维持血液循环的方法，目前在先天性心脏病患儿手术中被广泛应用。深低温循环暂停及体外循环术并不能起到完全保护脑组织的作用，体外循环术虽然保证了不间断的脑循环，但仍不能避免脑灌注不足并有栓塞的危险。其对神经系

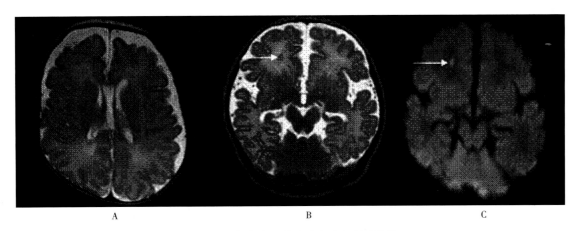

图 21-2　复杂先天性心脏病患儿的脑损伤

A. 是一位 10 周龄、患有法洛四联症的婴儿，MRI T_2 加权像显示脑实质广泛发育未成熟，并且脑周围间隙增宽、侧脑室增宽。
B 和 C. 是一位患有左心发育不良、主动脉弓缩窄、以及房间隔缺损的患儿在生后第 13 天，进行外科手术前的 MRI 图像，显示颅内有高信号的病变区域（箭头所指）〔引自文献 Martinez-Biarge M, Jowett VC, Cowan FM, et al.Neurodevelopmental outcome in children with congenital heart disease. Semin Fetal Neonatal Med,2013,18(5):279-285. 〕

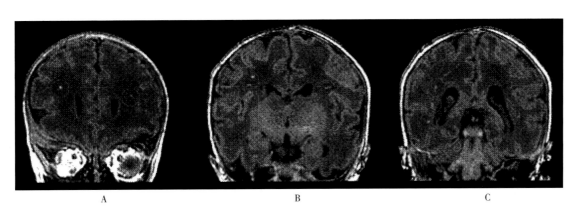

图 21-3　患有左心发育不良综合征早产儿的脑损伤

图为患有左心发育不良综合征的一位 31 周早产儿的头颅 MRI 影像学资料。冠状位切面 T_1 加权像显示颅内存在点状高信号（图中红色圆圈标注）区，提示存在斑点状白质病变和囊性脑室周围白质软化〔引自文献 Paquette LB, Wisnowski JL, Ceschin R, et al. Abnormal Cerebral Microstructure in Premature Neonates with Congenital Heart Disease. AJNR Am J Neuroradiol, 2013,6.34(10):2026-2033. 〕

统的近期和远期损害越来越引起人们的重视。部分患儿术后有较高的癫痫发生率，并存在运动发育延缓、运动协调能力差和学习能力低下。深低温体外循环时，手术麻醉对大脑的负面影响、体外循环时间相对较长、酸碱平衡异常、电解质紊乱、红细胞压积偏低、脑部降温不充分或不均匀、缺血缺氧、颅脑血流动力学改变等因素都可以导致神经系统损害。

体外循环还可以激发全身性内毒素血症，并可激活炎症级联反应，使细胞炎性因子释放，导致微循环障碍、炎症反应、全身水肿及多脏器衰竭。体外循环血液与体外循环的人工合成管道表面接触而导致的非炎性反应、体外循环时的液体超负荷及非脉搏性血流、器官的缺血缺氧和再灌注损伤等都可造成神经系统损伤。术中的缺血缺氧性损伤、氧化应激及炎性反应还可造成患儿各器官和组织所需的氧和葡萄糖等能量物质匮乏及传递障碍。新生儿在低温循环中还会导致线粒体氧合功能受损，而且在体外循环暂停恢复后，线粒体氧合恢复受阻。

2. 大脑氧饱和度下降

先天性心脏病患儿手术过程中及术后脑氧饱和度下降是导致患儿神经系统预后差的因素之一。进行体外循环术时血液循环中的晶体填充液可导致血液稀释及脑氧合血红蛋白含量降低，使血液携氧能力下降。在主动脉弓重建手术及主动脉缩窄成形术中，进行局部低流量脑灌注时，非灌注侧大脑的氧饱和度、血红蛋白含量及氧平衡状况明显差于灌注侧大脑。对术前不存在脑损伤且患有大动脉转位的新生儿进行随访的结果表明，尽管这些患儿术后循环和氧合情况迅速正常化，但可能由于体外循环后机体能量被高消耗，大脑氧饱和度达正常仍需要 6~26 个小时，这可能与患儿术后神经系统发育状况差相关。

3. 脑血流和脑血管功能异常

在进行心脏手术时，深低温、体外循环、循环暂停等会导致脑组织的缺血缺氧及炎症级联反应等损伤，从而使脑血管受损。这在新生儿中尤其容易发生。在低温循环暂停术和体外循环术中，血液稀释会增加脑部血流动力学的不稳定性，低温造成的脑血管的阻力增加及脑血流循环的再灌注引起的继发性血管阻力增加都会导致脑血流平均速率降低，这些都是术后脑损伤发生的危险因素。患儿的年龄、体重、灌注压及体外循环时的低温程度都是手术期间大脑血流的影响因素。

4. 脑室周围白质软化的发生

近年研究显示以脑室周围白质软化（PVL）为特征的脑白质损伤在先天性心脏病患儿中发生率较高（图21-4）。新生儿若术后 4~6 个月仍有 PVL 的存在，则为终生性。PVL 的发生与长期神经行为缺陷密切相关，表现出的神经发育障碍主要为运动、认知、视觉和听觉障碍。PVL 被认为和缺血缺氧后的少突胶质细胞损害有关，

可通过先进的 MRI 手段被检测到。PVL 的易感因素有：脑白质的血管发育不完善、脑血管自主调节功能受损、少突胶质前体细胞的成熟度下降等。缺血性损伤是导致 PVL 的首要因素。先天性心脏病患儿在术前就存在上述易感因素，因而术中易发生 PVL。患有复杂先天性心脏病的新生儿术前脑血流有明显异常，则其 PVL 的发生风险很高。术中体外循环时间延长是导致 PVL 的另一危险因素，长时间的体外循环可导致全身炎症反应、并影响大脑二氧化碳和氧的交换，另外术后早期低血压尤其是舒张期血压过低可使大脑灌注不足和血氧不足，这些都会显著增加 PVL 发生的危险。一些措施比如应用自由基清除剂维生素 E 及抗炎药物等可有助于预防 PVL 发生，并对早产儿脑损伤有治疗作用。

5. 细胞因子的释放

心脏手术可发生全身性炎症反应，炎症激活淋巴细胞、巨噬细胞，引起许多细胞因子释放并参与脑损伤。肿瘤坏死因子 - α（TNF-α）和白细胞介素 -1 可影响血管的舒张自我调节功能，导致微血管缺血。TNF-α 还可在体外循环的存在下引发强烈的炎症反应，造成患儿比较严重的脑损害和在 ICU 内的恢复时间延长。

6. 术后在 ICU 里停留的时间过长

近年来有学者就先天性心脏病患儿心脏术后在 ICU 里停留的时间与患儿神经系统功能之间的关联性进行了研究。一些研究结果表明先天性心脏病患儿术后住院时间的长短与学龄期时患儿的神经发育情况存在相关性。对在婴幼儿期经历心脏手术的患儿进行随访研究的结果表明，患儿术后在医院停留时间过长与后期认知能力缺陷有关，患儿术后在 ICU 和医院里停留的时间越长，其 8 岁时通过 IQ 评分和行为测试而评定的认知和行为得分越低（包括全项 IQ 分值、语言表达 IQ 分值、行为方面的 IQ 分值及数学成绩等），这些患儿还存在有神经系统功能和运动功能的异常，还有 Griffiths 医学发育评分分值减少。

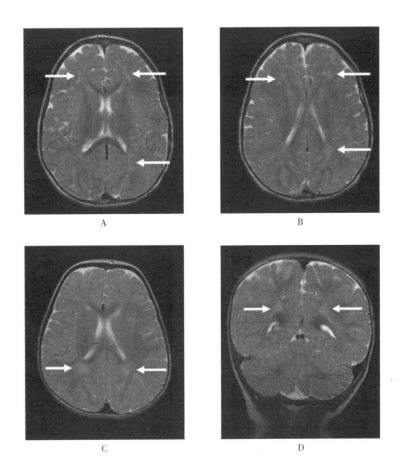

图 21-4 先天性心脏病患儿发生 PVL

MRI T_2 加权像显示一名 VSD 患儿（A 和 B）和一位 TOF 患儿（C 和 D）发生 PVL（图中箭头所示）〔引自文献 Soul JS, Robertson RL, Wypij D, et al. Subtle hemorrhagic brain injury is associated with neurodevelopmental impairment in infants with repaired congenital heart disease.J Thorac Cardiovasc Surg, 2009 ,138(2):374–381.〕

先天性心脏病患儿术后长期停留在 ICU 内可发生神经激素调节轴的改变，这可能是导致神经系统功能异常的原因之一。部分先天性心脏病患儿术后大量或长期应用药物，如止痛剂、抗凝剂及调节心功能药物等，其有可能对神经系统有一定的损害作用。在治疗术后全身炎症反应的过程中，大量应用血管活性药物及儿茶酚胺类药物可导致心肌耗氧量增加、心率增加、体循环后负荷加重并有导致心律失常的危险。先天性心脏病术后体内利尿激素释放减少及靶器官对利尿激素的反应性降低还可导致液体超负荷。这些都对神经系统造成不利影响。在研究患儿术后长期停留在

ICU 内导致神经系统功能异常的原因时，应排除那些由于存在染色体异常或遗传性疾病而导致神经系统异常的患儿。

7. 其他术后因素

其他一些术后因素，如低心排血量、抽搐、发绀、感染、内分泌异常、低血糖、酸碱平衡和电解质紊乱等都和中枢神经系统损害的发生有关。术后对体温的控制十分关键，高体温可加重缺血缺氧性损害。另外，患儿患先天性心脏病的类型、患儿家庭经济状况、患儿术后恢复过程中所受教育情况等也与患儿术后神经系统预后密切相关。

三、患儿神经系统损伤的监测措施

对先天性心脏病患儿利用可靠、易行的非侵袭性检测手段及时有效地对患儿的神经系统状况进行监控，合理调整治疗措施，有望改善患儿神经系统状况。MRI检查、近红外线波谱分析、经颅超声多普勒监测、脑电图、生化指标监测等都是较常应用的监测方法。另外，可见光光谱分析可被用来监测血红蛋白内氧含量，从而监测神经系统状况。栓子检测和分类技术也逐渐被应用，其可检测到直径10μm大小的血栓。也可利用听觉或视觉诱发电位对大脑发育状况进行评估，一些患儿在经历手术后存在脑干听觉诱发电位或视觉诱发电位异常。

（一）MRI检查

MRI目前已广泛被应用于进行神经系统检查，MRI的优点在于组织分辨率高、无创伤、不但能显示组织器官形态学的改变，亦可反映其功能性变化，可以及时、安全、高效地发现神经系统损害。尤其在进行新生儿脑损伤检查方面有其独特优势，通过MRI对患有先天性心脏病的新生儿进行术前和术后检查的结果发现，许多新生儿存在围手术期脑损伤。MRI可探查出缺血性脑损伤、脑室内出血、颅内出血、脑发育不良、脑容积减少、脑萎缩、脑白质受损及脑静脉窦微血栓形成等神经系统异常情况。

容积MRI可被用以探查脑总容积及脑各部分容积。MRI扩散加权成像可探查到颅内急性损伤并有助于探查到普通MRI探查不到的脑缺血缺氧损害。评估表观扩散系数可以帮助探查脑损伤并对损伤的程度进行分级。磁共振血管造影可以帮助探查脑血管结构异常，这些异常可使患儿发生脑缺血和微血栓的风险增加。各向异性分数是用来探测质子弥散的指标。随着大脑的发育成熟，少突胶质细胞和髓鞘形成，脑白质的各向

异性分数值会增加。因此通过MRI来探测脑白质的各向异性分数值，可以十分敏感地探测到大脑的微结构发育情况。另外一些先进的MRI检查方法，如质子磁共振波谱和弥散张量成像等可以很好的探查N-乙酰天冬氨酸和胆碱的比值及乳酸和胆碱代谢产物的比值，从而判定脑代谢情况并及时发现脑组织异常。利用组织中乳酸含量多少而进行的三维磁共振光谱成像可以检测到颅脑中代谢物质（如NAA、胆碱和乳酸）的分布和定位，从而对脑功能进行评估，有助于了解患儿术前脑发育状况及术后有无存在神经系统损害。

（二）近红外线波谱分析

有研究发现，在先天性心脏病患儿心脏手术过程中，脑组织氧饱和指数与动脉血氧饱和度之间相关性不强，因此手术中必须直接探测大脑的氧供及灌注情况以明确脑组织的氧饱和状况。近红外波谱分析是一种非损伤性的可以持续检测局部组织氧饱和度的方法，可对患儿的大脑氧饱和度、脑血流及局部的血液灌注情况进行监测和实时评价，有助于及时进行体外循环的参数调整并可以帮助预测围手术期患儿神经系统损伤状况。近红外波谱分析对组织pH和氧分压的检测还可以准确反映血压和代谢需求改变而引起的组织灌注变化情况。应用近红外波谱分析仪进行监测的研究发现，大脑的氧分压在体外循环开始时即下降，并且在整个分流过程和重症监护阶段维持低水平，大脑的pH值在体外循环和复温过程中均明显下降，并在体外循环结束后6小时仍维持较低水平。

（三）经颅超声多普勒

经颅超声多普勒可发现许多脑内结构异常，还可对脑血流进行监测。应用经颅超声多普勒监测大脑中动脉平均血流速度可以得到大脑灌注的实时动态情况。在心脏手术中，进行局部低流量脑灌注时，经颅超声多普勒探测到的脑血流速度

可以作为监控脑灌注的指标，对脑血流是否充足进行监测并指导局部低血流灌注的旁路分流量。经颅超声多普勒测量的脑血流速度值与血管直径大小、颅脑血管阻力有关，而颅脑血管阻力又与CO_2含量、温度、颅脑灌注压及体外循环的血流情况有关。因此，在深低温体外循环时，可通过经颅超声多普勒监测患儿的颅脑血流情况来及时调整体外循环策略。在开胸心脏手术中，血栓的发生率相对较高，这些血栓可以通过经颅超声多普勒被很容易地发现。

（四）脑电图监测

通过脑电图、动态脑电图及视频脑电图对大脑功能进行监测，有助于判断患儿神经系统功能状况、脑发育情况并给予及时治疗。患儿心脏手术后如果发生癫痫、惊厥等大脑电活动异常是中枢神经系统损伤的标志，预示着神经系统预后不良，将伴有神经系统的后遗症。有学者利用动态脑电图进行监测发现有部分患有复杂先天性心脏病的新生儿和婴儿术后早期出现癫痫。对接受开胸心脏手术后脑电图监测出现暂时性癫痫的婴儿进行神经系统预后情况的随访研究结果发现，这些患儿在1~2岁龄时存在神经系统功能异常。

（五）生化指标的检测

近年来研究表明，术后脑损伤伴有一些生化指标异常。血液中的神经元特异性烯醇化酶（NSE）及S100B蛋白可作为检测患者中枢神经系统损伤的关键指标。但目前就术后脑损伤过程中这些生化指标发生变化的原因及这些生化指标的动态变化与神经系统预后的关系尚不明确。

血S100B蛋白主要分布于中枢神经系统和外周神经系统的神经胶质细胞和施万细胞内。脑内S100B蛋白可诱导胶质细胞分化，挽救运动神经元的凋亡和轴索介导的死亡。神经胶质细胞可通过旁分泌或自分泌S100B蛋白促进神经的生长和修复。大脑不良应激后，S100B蛋白水

平升高，其在血液中含量的高低与中动脉搏动指数、体外循环持续时间等有显著正相关性。可以作为围手术期衡量脑损伤的一个可靠监测指标。

NSE特异性地存在于神经元和神经内分泌细胞中，故命名为神经元特异性烯醇化酶，在脑、脊髓及周围神经节中的含量由高至低。NSE分子量小，理化性质稳定，易于检测。体外循环时间越长，血浆NSE水平越高。这是因为患儿在术中脑组织缺血缺氧、ATP供应不足，且存在脑细胞水肿和脑组织局部酸中毒，引起脑微血管通透性增高和脑间质水肿，进一步加重脑组织损害，进而导致脑细胞变性甚至坏死，NSE被从神经细胞中释放出来，引起血浆NSE升高。

一些先天性心脏病患儿的全身性炎性反应和神经系统受损有关，一些炎症标志物如炎症趋化因子（IL-8、IP-10、MCP-1、MCP-3、MIP-1β、SDF-1α）和细胞因子（TNF-α、IL-10）可作为衡量神经系统受损的指标。另外，血清乳酸水平升高提示细胞无氧代谢增强，这常见于缺血缺氧性损伤，可作为衡量低灌注的指标。有核红细胞水平可作为衡量缺氧的指标。脑同工酶及一些兴奋性神经介质也可被用以衡量脑损伤。N-乙酰天冬氨酸和乳酸水平也可对脑损伤情况进行评估，其代谢异常与缺血缺氧性脑损伤密切相关，因此这两者可以作为评估早期脑损伤的指标。

四、神经系统功能的判定和随访

应在术前及术后围绕先天性心脏病患儿的神经系统高危因素进行筛查，并进行早期干预。对于先天性心脏病患儿术前和术后神经系统发育状况的评估和监测工作应该积极地开展起来。早期及时发现一些可导致神经系统异常的遗传因素，并明确先天性心脏病患儿在胎儿期就已经存在的神经系统损伤并对其进行积极有效的干预十分必要。这在一定程度上可以改善患儿的脑发育情况并减轻脑损伤。对先天性心脏病患儿及时进行神经系统影像学检查和对神经系统功能状况进

行评估，会在术前就及时发现神经系统损害及导致神经系统受损的高危因素。在术后进行及时、定期随访可以早期发现患儿神经系统异常，这对于及早制定有力的干预措施来改善高危患儿的神经系统发育情况和预后状况十分重要。

许多术前可导致先天性心脏病胎儿或婴儿神经系统发育异常的高危因素如胎龄偏小、5 分钟 Apgar 评分偏低及血流动力学异常（如基底节区低血流）、低动脉血氧饱和度等应高度被重视。对术后患儿进行长期随访十分必要，许多先天性心脏病患儿的神经系统功能损害随年龄增加日益加重。一些患儿在术后 1 岁时状况良好，但在 8 岁时被发现存在神经精神发育异常。在随访神经系统功能情况的过程中，应力求调查和评判的准确性，对那些可影响随访调查结果的因素应注意并加以重视，如患儿进行手术的方式、收集调查资料时患儿的年龄、患儿患何种类型的先天性心脏病、患儿在术后至接受随访期间所受教育的异同、以及用何方法对调查资料进行研究和分析等。另外应注意到，在进行智力评定时，部分先天性心脏病患儿一些量表中的评分项目得分低不一定是由于神经系统功能异常造成的（如先天性心脏病患儿的语言功能异常可能和合并腭部畸形有关）。且评定人员必须是不知情者，而且要是此领域的专家。在进行研究时，上述这些因素的控制十分关键，实际的调查结果很容易受这些因素的影响。在选用量表进行评分时，应选用能够全面反映患儿神经系统发育和状况的量表，必要时可以多个量表搭配使用。

五、改善措施

（一）应用局部低流量灌注

深低温循环暂停技术及体外循环术目前在心脏手术中被广泛应用，但其会造成神经系统不同程度损伤。局部低流量灌注可以减少或避免循环暂停和体外循环的应用。在心脏手术中，脑局部低流量灌注可提供大脑循环支持，为颅脑提供持续的血流灌注，降低神经系统损害。若体外循环合并应用顺行颅脑灌注，会减少神经系统凋亡和损伤。另心肌局部灌注也可以减少心肌受损。采用低流量灌注提供膈下内脏循环支持可以提高患儿术后成活率。有研究表明，在无循环暂停、有局部脑灌注措施的情况下对患有先天性心脏病的新生儿实施主动脉弓重建手术后，几乎无神经系统后遗症发生。在主动脉弓重建手术中还可通过对无名动脉、锁骨下动脉及肱动脉的持续低流量脑灌注而避免了循环骤停，术后患儿神经系统功能良好，目前此技术已经在主动脉弓发育不良、主动脉弓离断、左心发育不全和 Norwood 手术中被成功应用。改良超滤法局部灌注与传统局部灌注法相比，血细胞比容增加、心脏能量消耗减少、血液动力学改善，可以改善患儿预后，但其长期效果有待于进一步随访。

（二）深低温循环暂停术和心肺分流术的改良

先天性心脏病患儿心脏手术中的深低温循环暂停术和体外循环术是导致患儿脑损伤的主要原因，对此技术进行改良十分必要。改良的深低温循环暂停术包括进行体外循环时同时给予局部脑灌注，并在体外循环时给予最佳的温度、酸碱度、血液稀释度，及时调整体外循环的血流、血糖，进行积极的抗炎治疗，以及在体外循环后进行超滤等。有研究发现在患儿深低温循环暂停术升温前采用低温高流量灌注会阻止在升温过程中由于脑血管的阻力增加而造成的脑血流平均速率降低，从而在升温时改善脑灌注状况。应用改良超滤的方法可减少体外循环术中的组织水肿和炎症反应，提高患儿术后生存率。

（三）围手术期支持措施

在围手术期应该采取措施防止缺血缺氧性损伤、缺血再灌注损伤，并减轻炎症反应。术后早期可应用机械辅助循环及机械通气以保障术后患儿脑的供氧量，其他措施如增加颅脑灌注、增加氧容量、降低颅脑血管阻力、降低颅脑代谢等都可提高脑氧供。此外还应尽量达到理想的脑血流状态、降低脑的氧耗、防止脑细胞损伤、应用局部低流量灌注来替代深低温循环暂停术和体外循环、在体温降低过程中注意调整血气状况、进行体外循环时尽量减少血液稀释及在术中对降低体温和升高体温方式的改良等。由于碱中毒和低碳酸血症可使脑血流明显减少，尤其是在脑血管的自我调节功能受到明显损害时，所以围手术期要避免碱中毒和低碳酸血症，并及时调整和改善脑血流可以减弱颅脑损伤。还应及时纠正凝血功能障碍，从而减少出血和输血。此外，避免术后低血压及低心排血量、控制抽搐的发生、避免体温过高等都是降低神经系统损伤的措施。

适当应用一些药物可以保护心血管和神经系统、减少炎症反应，并增加脑血流灌注，有助于改善患儿预后。氧自由基的清除剂和抑制剂具有明显的神经心脏保护作用，在深低温循环暂停和体外循环时予以应用有良好的效果并无明显不良反应。血管活性药物的应用旨在保证足够的器官血流量，术中多巴胺及低剂量肾上腺素对心血管的支持作用增加了脑灌注，并可使患儿的血压、脑血容量和脑血管内氧合指数增加。术前对于要进行低温循环暂停和体外循环的患儿给予全身性类固醇药物有神经系统保护作用，但目前对于理想的用量、用药时间及用药途径等尚缺乏定论。对 Norwood 手术后的新生儿进行研究的结果发现 α - 肾上腺素受体阻滞剂的运用减少了循环后负荷，增加了大脑的血液灌注，并可降低 Norwood 手术后突发循环衰竭和心脏骤停的发生率。

（四）积极随访及智力支持

患儿所处的周围环境对患儿的神经系统发育十分重要。在先天性心脏病患儿受教育的过程中，父母的教育方式和社会的支持作用占有重要地位。患儿得到的教育越多、心理压力越轻，他们的神经系统功能改善的程度越好。因此，利用可靠的监测手段及时发现先天性心脏病患儿的神经系统损害情况，早期给予这些患儿适当的教育，最大限度开发他们的智力，并给予神经系统功能锻炼对于这些患儿的神经系统预后十分关键。

尽管现在发现许多先天性心脏病患儿存在不同程度的中枢神经系统损伤，但先天性心脏病患儿的神经系统预后前景乐观。现代医疗技术的提高为我们进一步研究先天性心脏病患儿神经系统损伤的机制、如何更好地对神经系统损伤进行监护、以及及时治疗和有效改善先天性心脏病患儿的神经系统损伤提供了条件。目前在这些领域中已取得了一定的突破，但如何进行更好的治疗、予以有效的支持措施及能否改善现存的这些长期问题等还有待于进一步研究。

（孙淑娜）

参考文献

1.Von Rhein M, Scheer I, Loenneker T, et al. Structural brain lesions in adolescents with congenital heart disease. 2011,158(6):984-989.

2.Limperopoulos C, Tworetzky W, McElhinney DB, et al. Brain volume and metabolism in fetuses with congenital heart disease: evaluation with quantitative magnetic resonance imaging and spectroscopy. Circulation,2010,121(1):26-33.

3.Su XW, Undar A. Brain protection during pediatric cardiopulmonary bypass. Artif Organs,2010,34(4):e91-102.

4.Block A,McQuillen PS, Chau V, et al. Clinically silent preoperative brain injuries do not worsen with surgery in neonates with congenital heart disease. J Thorac Cardiovasc Surg,2010,140:550-557.

5.Andropoulos D, Hunter JV, Nelson DP, et al. Brain immaturity is associated with brain injury before and after neonatal cardiac surgery with high-flow bypass and cerebral oxygenation monitoring.J Thorac Cardiovasc Surg,2010,139:543-556.

6.Barbu D, Mert I, Kruger M, et al.Evidence of fetal central nervous system injury in isolated congenital heart defects: microcephaly at birth. Am J Obstet Gynecol,2009,201:e1-7.

7.Majnemer A, Limperopoulos C, Shevell MI, et al. A new look at outcomes of infants with congenital heart disease. Pediatr Neurol,2009,40:197-204.

8.Licht D, Shera DM, Clancy RR, et al. Brain maturation is delayed in infants with complex congenital heart defects. J Thorac Cardiovasc Surg,2009,137:529-537.

9.Newburger JW, Jonas RA, Soul J, et al. Randomized trial of hematocrit 25% versus 35% during hypothermic cardiopulmonary bypass in infant heart surgery. J Thorac Cardiovasc Surg,2008,135:347-354.

10.Miatton M, De Wolf D, Francois K, et al.Neuropsychological performance in school-aged children with surgically corrected congenital heart disease. J Pediatr, 2007,151(1):73-78.

11.Markowitz SD, Ichord RN, Wernovsky G,et al. Surrogate markers for neurological outcome in children after deep hypothermic circulatory arrest. Semin Cardiothorac Vasc Anesth,2007,11(1):59-65.

12.Miller S, McQuillen PS, Hamrick S, et al. Abnormal brain development in newborns with congenital heart disease. N Engl J Med,2007,357:1928-1938.

13.McQuillen PS, Barkovich AJ, Hamrick SE, et al. Temporal and anatomic risk profile of brain injury with neonatal repair of congenital heart defects. Stroke,2007,38:736-741.

14.Dominguez TE, Wernovsky G, Gaynor JW.Cause and prevention of central nervous system injury in neonates undergoing cardiac surgery. Semin Thorac Cardiovasc Surg, 2007 ,19(3):269-277.

15.Tekgul H, Gauvreau K, Soul J,et al. The current etiologic profile and neurodevelopmental outcome of seizures in term newborn infants. Pediatrics, 2006,117(4):1270-1280.

16.Gaynor JW, Jarvik GP, Bernbaum J, et al. The relationship of postoperative electrographic seizures to neurodevelopmental outcome at 1 year of age after neonatal and infant cardiac surgery. J Thorac Cardiovasc Surg, 2006 ,131(1):181-189.

17.Buziashvili YI, Ambat'ello SG, Aleksakhina YA, et al. Influence of cardiopulmonary bypass on the state of cognitive functions in patients with ischemic heart disease. Neurosci Behav Physiol ,2006,36:107-113.

18.Olsson C, Thelin S. Regional cerebral saturation monitoring with near-infrared spectroscopy during selective antegrade cerebral perfusion: diagnostic performance and relationship to postoperative stroke. J Thorac Cardiovasc Surg, 2006,131(2):371-379.

19.Teng Y, Ding H, Gong Q, et al. Monitoring cerebral oxygen saturation during cardiopulmonary bypass using near-infrared spectroscopy: the relationships with body temperature and perfusion rate. J Biomed Opt, 2006 ,11(2):024016.

20.Majnemer A, Limperopoulos C, Shevell MI, et al. Health and well-being of children with congenital cardiac malformations, and their families, following open-heart surgery. Cardiol Young, 2006,16:157-164.

21.Partridge SC, Vigneron DB, Charlton NN, et al. Pyramidal tract maturation after brain injury in newborns with heart disease. Ann Neurol, 2006,59(4):640-651.

22.Ghanayem NS, Mitchell ME, Tweddell JS, et al. Monitoring the brain before, during, and after cardiac surgery to improve long-term neurodevelopmental outcomes. Cardiol Young,2006,16:103-109.

23.Mahle WT, Visconti KJ, Freier MC, et al. Relationship of surgical approach to neurodevelopmental outcomes in hypoplastic left heart syndrome. Pediatrics, 2006 ,117(1): 90-97.

24.Chock VY, Reddy VM, Bernstein D, et al. Neurologic events in neonates treated surgically for congenital heart disease. J Perinatol,2006,26:237-242.

25.Kaltman JR, Di H, Tian Z, et al. Impact of congenital heart disease on cerebrovascular blood flow dynamics in the fetus. Ultrasound Obstet Gynecol, 2005 ,25(1):32-36.

26.Hoffman GM. Detection and prevention of neurologic injury in the intensive care unit. Cardiol Young,2005, 15:149-153.

27.Toet MC, Flinterman A, Laar I, et al. Cerebral oxygen saturation and electrical brain activity before, during, and up to 36 hours after arterial switch procedure in neonates without pre-existing brain damage. Its relationship to neurodevelopmental outcome. Exp Brain Res, 2005,165(3):343-350.

28.Te Pas AB, van Wezel-Meijler G, Bokenkamp-Gramann R, et al. Preoperative cranial ultrasound findings in infants with major congenital heart disease. Acta Paediatr,2005,94:1597-1603.

29.Takeda Y, Asou T, Yamamoto N, et al. Arch reconstruction without circulatory arrest in neonates. Asian Cardiovasc Thorac Ann, 2005,13(4):337-340.

30.Kucuker SA, Ozatik MA, Saritas A, et al. Arch repair with unilateral antegrade cerebral perfusion. Eur J Cardiothorac Surg, 2005,27(4):638-643.

31.Pellicer A, Valverde E, Elorza MD, et al. Cardiovascular support for low birth weight infants and cerebral hemodynamics: a randomized, blinded, clinical trial. Pediatrics, 2005,115(6):1501-1512.

32.Checchia PA, Bronicki RA, Costello JM, et al.Steroid use before pediatric cardiac operations using cardiopulmonary bypass: an international survey of 36 centers. Pediatr Crit Care Med,2005,6:441-444.

33.Hoffman GM, Stuth EA, Jaquiss RD, et al. Changes in cerebral and somatic oxygenation during stage 1 palliation of hypoplastic left heart syndrome using continuous regional cerebral perfusion. J Thorac Cardiovasc Surg, 2004,127:223-233.

34.Shaaban Ali M, Harmer M, Elliott M, et al. A pilot study of evaluation of cerebral function by S100beta protein and near-infrared spectroscopy during cold and warm cardiopulmonary bypass in infants and children undergoing open-heart surgery. Anaesthesia, 2004,59(1):20-26.

35.Kilpack VD, Stayer SA, McKenzie ED, et al. Limiting circulatory arrest using regional low flow perfusion. J Extra Corpor Technol, 2004,36(2):133-138.

36.Ungerleider RM, Shen I, Yeh T, et al. Routine mechanical ventricular assist following the Norwood procedure-improved neurologic outcome and excellent hospital survival. Ann Thorac Surg, 2004 ,77(1):18-22.

37.Cottrell SM, Morris KP, Davies P, et al. Early postoperative body temperature and developmental outcome after open heart surgery in infants. Ann Thorac Surg, 2004 ,77(1):66-71.

38.Yao FS, Tseng CC, Ho CY, et al. Cerebral oxygen desaturation is associated with early postoperative neuropsychological dysfunction in patients undergoing cardiac surgery. J Cardiothorac Vasc Anesth, 2004 ,18(5):552-558.

39.Licht DJ, Wang J, Silvestre DW, et al. Preoperative cerebral blood flow is diminished in neonates with severe congenital heart defects. J Thorac Cardiovasc Surg, 2004 ,128(6):841-849.

40.Gaynor JW. Periventricular leukomalacia following neonatal and infant cardiac surgery. Semin Thorac Cardiovasc Surg Pediatr Card Surg Annu, 2004,7:133-140.

41.Galli KK, Zimmerman RA, Jarvik GP,et al. Periventricular leukomalacia is common after neonatal cardiac surgery. J Thorac Cadiovasc Surg,2004,127:692-704.

42.Andropoulos DB, Stayer SA, Diaz LK, et al. Neurological monitoring for congenital heart surgery. Anesth Analg, 2004 ,99(5):1365-1375.

43.Bellinger DC, Bernstein JH, Kirkwood MW, et al. Visual-spatial skills in children after open-heart surgery. J Dev Behav Pediatr,2003,24(3):169-179.

44.Gaynor JW, Gerdes M, Zackai EH, et al. Apolipoprotein E genotype and neurodevelopmental sequelae of infant cardiac surgery. J Thorac Cardiovasc Surg, 2003,126:1736-1745.

45.Wypij D, Newburger JW, Rappaport LA, et al. The effect of duration of deep hypothermic circulatory arrest in infant heart surgery on late neurodevelopment: the Boston Circulatory Arrest Trial. J Thorac Cardiovasc Surg, 2003,126(5):1397-1403.

46.Jonas RA, Wypij D, Roth SJ, et al. The influence of hemodilution on outcome after hypothermic cardiopulmonary bypass: results of a randomized trial in infants. J Thorac Cardiovasc Surg,2003, 126:1765-1774.

47.Newburger JW, Wypij D, Bellinger DC, et al. Length of stay after infant heart surgery is related to cognitive outcome at age 8 years. J Pediatr,2003,143:67-73.

48.Gazzolo D, Masetti P, Kornacka M, et al.Phentolamine administration increases blood S100B protein levels in pediatric open-heart surgery patients. Acta Paediatr, 2003,92(12):1427-1432.

49.Gazzolo D, Masetti P, Vinesi P, et al. S100B blood levels correlate with rewarming time and cerebral Doppler in pediatric open heart surgery. J Card Surg, 2002,17(4):279-284.

50.Visconti KJ, Saudino KJ, Rappaport LA, et al.Influence of parental stress and social support on the behavioral adjustment of children with transposition of the great arteries. J Dev Behav Pediatr, 2002,23(5):314-321.

51.Chew MS, Brandslund I, Brix-Christensen V, et al. Tissue injury and the inflammatory response to pediatric cardiac surgery with cardiopulmonary bypass: a descriptive study. Anesthesiology,2001,94:745-753.

52.McQuillen PS, Miller SP. Congenital heart disease and brain development. Ann N Y Acad Sci,2010,1184:68-86.

53.Martinez-Biarge M, Jowett VC, Cowan FM, et al.Neurodevelopmental outcome in children with congenital heart disease. Semin Fetal Neonatal Med,2013,18(5):279-285.

54.Paquette LB, Wisnowski JL, Ceschin R, et al. Abnormal Cerebral Microstructure in Premature Neonates with Congenital Heart Disease. AJNR Am J Neuroradiol, 2013,34(10):2026-2033.

55.Soul JS, Robertson RL, Wypij D, et al. Subtle hemorrhagic brain injury is associated with neurodevelopmental impairment in infants with repaired congenital heart disease.J Thorac Cardiovasc Surg, 2009,138(2):374-381.

第二十二章
胎儿右心异常

一、概述

先天性右心病变约占先天性心脏畸形的19%。本章涵盖了胎儿时期所观察到的明显的右心异常，对每一种异常的解剖学特点、胎儿病理生理、胎儿超声心动图诊断要点及评估、围生期管理、新生儿期管理及预后都进行了简短的描述。

二、三尖瓣异常

（一）三尖瓣发育不良

这种分类包括的范围很广泛，从最简单的所有三个瓣叶均增厚，瓣叶畸形到腱索附着不正常，亦可以是乳头肌和瓣叶之间的交界处融合，乳头肌发育不良，腱索短小，瓣叶形态不规则，但三尖瓣附着位置正常，胎儿时期单纯性的三尖瓣狭窄少见，三尖瓣发育不良可以是单纯性的，也可以是其他复杂先天性心脏畸形的组成部分，

如法洛四联症、肺动脉闭锁室间隔完整、先天性纠正型大动脉转位等。这里主要讨论单纯性三尖瓣发育不良。

1. 胎儿病理生理

三尖瓣发育不良可造成不同程度三尖瓣关闭不全，中度特别是重度关闭不全可见右心房、右心室明显扩张，严重的三尖瓣关闭不全可引发功能性肺动脉瓣闭锁，也可以是解剖性右心室流出道梗阻或闭锁，右心功能衰竭，胎儿水肿。

2. 胎儿超声心动图诊断要点及评估

（1）四腔心切面，右心房、右心室增大，特别是右心房扩张明显，右心房、右心室扩大程度取决于三尖瓣反流量（图22-1）。

（2）三尖瓣瓣膜增厚，形态不规则，三尖瓣瓣环直径扩大。

（3）彩色超声多普勒超声心动图可观测到不同程度三尖瓣反流（图22-2）。

（4）严重的三尖瓣反流可引起右心室扩张和右心功能障碍。

（5）三尖瓣发育不良与三尖瓣下移畸形在解剖学上有时互相重叠，二者均可引发严重的三尖瓣反流，但前者三尖瓣附着在正常三尖瓣环位置（图22-3）。

（6）有无右心室流出道梗阻。

（7）动脉导管血流方向（图22-4）。

（8）有无心包积液。

（9）有无胎儿水肿。

（10）测定心胸比例。

（11）除外有无合并其他心脏畸形。

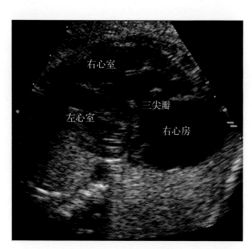

图22-1　孕29周，三尖瓣发育不良，四腔心切面，右心房、右心室扩大

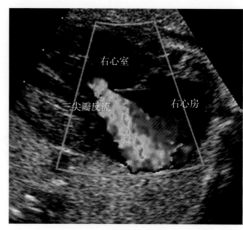

图22-2　孕29周，三尖瓣发育不良，中重度三尖瓣反流

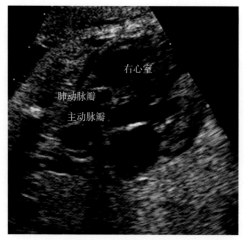

图22-3　孕29周，三尖瓣发育不良，肺动脉瓣闭锁

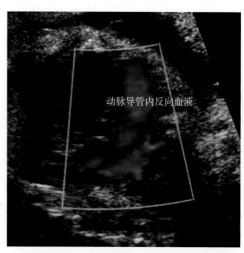

图22-4　孕29周，三尖瓣发育不良，反向血流在动脉导管内

3. 围生期管理

向孕妇及家属详细描述这一畸形，需做系列超声心动图检查（一般每 4 周一次），测定心胸比例，评估左、右心室功能，肺动脉血流（严重的三尖瓣反流常伴有右心室流出道梗阻），有无心包积液及胎儿水肿，有胎儿水肿的预后不好。心脏明显扩大，有右心室流出道梗阻的孕妇应在条件很好的医疗中心分娩（具备新生儿重症监护室，小儿心脏重症监护室，可行心脏导管检查和治疗，可进行复杂先天性心脏外科手术，小儿心脏科医生在患儿出生后可立即会诊）。

4. 新生儿期管理

出生后患儿需被安置在新生儿重症监护病房或小儿心脏重症监护病房，超声心动图明确诊断除外合并其他心脏畸形，伴随出生后肺血管阻力下降，右心室后负荷的减低，三尖瓣反流会减轻，有心力衰竭的患儿可给予抗心衰治疗。如无右心室流出道梗阻，大多无需新生儿期介入治疗（外科手术或心导管），功能性肺动脉瓣闭锁伴随生后肺血管阻力下降，前向血流经右心室进入肺动脉，严重的肺动脉瓣狭窄或膜性肺动脉瓣闭锁的病例首选心导管球囊扩张，外科手术治疗根据患儿的临床症状，是否有右心室漏斗部狭窄、三尖瓣反流严重程度，手术包括三尖瓣修补、成形、三尖瓣环环缩、三尖瓣置换、肺动脉瓣成形术。

5. 预后

胎儿预后取决于是否合并其他畸形（包括心脏和心脏以外畸形）。单纯三尖瓣发育不良预后良好，轻中度三尖瓣关闭不全患者可正常生活。

（二）三尖瓣下移畸形

三尖瓣下移畸形是一种少见而复杂的先天性心脏异常，占先天性心脏病病例的比例小于1%。男女患病率相同。其在胎儿先天性心脏病中的报道高于出生后，占胎儿先天性心脏畸形的 3%~7%（胎儿宫内死亡，孕妇选择终止妊娠，严重病例新生儿死亡率亦很高）。如兄弟姐妹中一人患此畸形，再发生率为1%，如有两人患病，再发生率为3%。它的解剖（三尖瓣下移程度），病理生理特征及临床表现差异很大，本病很少合并心脏以外畸形。其主要病理改变是三尖瓣隔瓣和后瓣从正常三尖瓣环的位置向心尖部方向下移，其交界处向下移位最大，瓣膜严重变形，发育不良，瓣叶拴系在室间隔和右心室壁，只有瓣尖部分活动，使右心室产生两个腔，一个是房化的右心室（这部分右心室心肌层很薄），由右心室游离壁和部分室间隔右心室面组成，在功能性三尖瓣开口的上方，另外一部分由右心室心尖及漏斗部组成功能性右心室。三尖瓣前叶仍附着在正常三尖瓣环的位置但瓣叶可发育不良，异常增长，似蓬帆状朝向右心室流出道。三尖瓣下移畸形常合并其他心脏畸形，如房间隔缺损或卵圆孔未闭、肺动脉瓣狭窄或闭锁、室间隔缺损、二尖瓣异常、主动脉二瓣畸形、主动脉缩窄、主动脉瓣下狭窄。

1. 胎儿病理生理

由于瓣膜严重变形，附着于室间隔和右心室壁，造成三尖瓣关闭不全，右心房明显扩大，前向血流通过肺动脉取决于许多因素，包括三尖瓣反流的程度，漏斗部功能性右心室的功能及肺动脉瓣下和（或）肺动脉瓣水平有无狭窄，在有严重的三尖瓣关闭不全时，常伴有功能性肺动脉瓣闭锁（严重的三尖瓣关闭不全，右心室收缩压低于肺动脉，致使肺动脉瓣在收缩期无法打开），亦可以是解剖性闭锁。在有肺动脉瓣闭锁存在时，肺动脉血流由反向的动脉导管血流供应（主动脉到肺动脉），胎儿时期卵圆孔是开放的，卵圆孔通常很大且血流通过不受限，此时右向左的分流会明显增加，致使左心室每搏心输出量增加。大量右向左分流可影响到左心功能，如有心律失常发生或房水平分流受限（尽管少见）胎儿心力衰竭、胎儿水肿，胎儿宫内死亡就会发生。研究显示，卵圆孔与房间隔之比大于 0.3，整个怀孕期间循环功能正常，如血流通过卵圆孔受限，胎儿水肿及宫内死亡风险增加。这也可以解释为什么绝大多数三尖瓣下移畸形患儿出生后伴有很大的房间隔缺损，但即便血流通过卵圆孔不受限，心律失常（由于右心房极度扩张）很可能是另一个造成胎儿宫内死亡的原因。由于肺动脉瓣闭锁，心脏明显扩大压迫肺脏将影响肺的发育，造成胎儿肺发育不良，由于胎儿时期肺不工作，故对胎儿影响不大，胎儿出生后预后很差。

2.胎儿超声心动图诊断要点及评估

（1）二维超声显示四腔心切面不正常，右心房明显扩大（图22-5）。

（2）检查三尖瓣最好是在四腔心切面，正常三尖瓣附着点较二尖瓣更靠近心室，三尖瓣下移畸形三尖瓣隔瓣下移明显，瓣叶增厚，形态不规则。注意和三尖瓣发育不良的区别，（后者三尖瓣附着在正常的三尖瓣环位置，无房化右心室）（图22-6）。

（3）彩色多普勒超声显示三尖瓣反流，应判定三尖瓣关闭不全的程度（图22-7，图22-8）。

（4）评估右心室流出道有无梗阻及其梗阻程度，是解剖性的还是功能性的（功能性的可见肺动脉瓣反流）（图22-9）。

（5）动脉导管的血流方向（正常胎儿循环为右向左的即从肺动脉经动脉导管到主动脉）（图22-10）。

（6）房水平卵圆孔的分流是否受限。

（7）测定心胸比例（图22-11）。

（8）有无心包积液，胎儿水肿。胎儿水肿是预后非常差的信号，胎儿宫内死亡率增加。

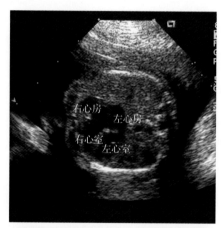

图22-5 孕20周，三尖瓣下移畸形

四腔心切面显示三尖瓣下移，右心房增大，三尖瓣环扩大

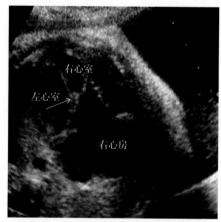

图22-6 孕36周，三尖瓣下移畸形

四腔心切面显示右心房明显扩大，隔瓣下移明显

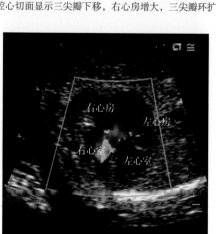

图22-7 孕20周，三尖瓣下移畸形

四腔心切面，彩色多普勒显示严重的三尖瓣反流

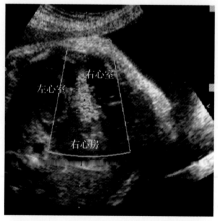

图22-8 孕36周，三尖瓣下移畸形

彩色多普勒显示严重的三尖瓣反流

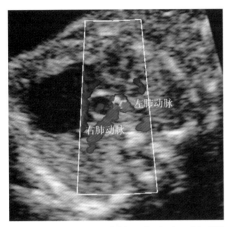

图 22-9 孕 20 周，三尖瓣下移畸形，肺动脉闭锁

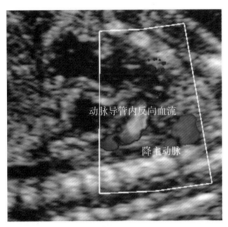

图 22-10 孕 20 周，三尖瓣下移畸形，反向血流在动脉导管内

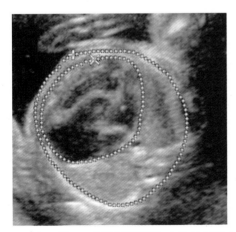

图 22-11 孕 20 周，三尖瓣下移畸形，心胸比例增大 (0.73)

（9）评估左、右心室功能。

（10）有无心律失常存在。如有心律失常，胎儿宫内死亡率增加。

（11）除外有无合并其他心脏畸形，约 1/3 的三尖瓣下移畸形合并其他心脏畸形。

3. 围生期管理

向孕妇及家属详细描述这一畸形，三尖瓣下移畸形是围生期死亡率很高的一种病变，死亡率高达 87%，胎儿需做系列随访超声心动图检查（一般每 4 周一次）包括有无胎儿水肿发生，心胸比例，三尖瓣反流，肺动脉血流（伴随妊娠进展，通过肺动脉的前向血流可能会减少），动脉导管血流方向，左、右心室功能。如伴随妊娠心脏不断扩大，出现胎儿水肿是胎儿预后差的信号。总之严重的三尖瓣关闭不全，肺动脉闭锁，胎儿心脏明显扩大的出生后死亡率高。孕妇需和她的妇产科医生讨论分娩计划，包括分娩方式和分娩的医院。多数患者可至足月正常分娩，无需剖宫产手术（除非有胎儿水肿）。孕妇需在条件很好的医疗中心分娩（有小儿心脏重症监护病房，可进行心脏导管和复杂先天性心脏病外科手术），如为器质性肺动脉闭锁属动脉导管依赖型循环，出生后立即给予前列腺素维持动脉导管的开放，出生后患儿会被很快转至小儿心脏重症监护病房，有些重症患儿可能需做不止一次外科手术。

4. 新生儿期管理

生后患儿需被安置在新生儿重症监护病房或直接送至小儿心脏重症监护病房，超声心动图明确诊断除外合并其他心脏畸形。治疗根据患儿临床表现、三尖瓣下移及三尖瓣反流的严重程度、右心室流出道梗阻程度。轻度患儿一般无明显临床症状或仅有轻度发绀，可给予吸氧，伴随出生后肺血管阻力下降，心房水平右向左分流的减少，发绀会消失。心力衰竭病例可考虑给予利尿剂和地高辛治疗。严重的病例应给予机械通气，增强心肌收缩力的药物。有器质性肺动脉闭锁的出生后给予前列腺素维持动脉导管的开放，膜性肺动脉瓣狭窄或闭锁可考虑心导管介入治疗打通右心室流出道，如上述措施无法改善患儿的状况，有器质性肺动脉闭锁的，需外科手术治疗。外科手术包括有器质性肺动脉闭锁的出生后 1 周内需建立体循环至肺循环分流，或做右心室流出道梗阻解除手术、关闭房间隔缺损、缩减三尖瓣环、修补三尖瓣（三尖瓣成形）、三尖瓣置换（机械瓣或组织瓣）、单心室修复、一个半心室修复、心脏移植。

5. 预后

取决于三尖瓣下移畸形的严重程度，是否伴有其他心脏畸形。轻度畸形新生儿期多无明显症状。患者可能活到 70 岁或更长无任何临床症状，妇女可怀孕生子，但发生流产的概率为 18%~24%，所生子女患先天性心脏病的概率为 3.9%~6%。胎儿及新生儿期诊断三尖瓣下移畸形者预后非常差，20%~40% 死于出生后一个月以内，死亡原因多为严重的心力衰竭和肺发育不良。38% 的三尖瓣下移畸形需要新生儿期手术干预，新生儿期手术治疗主要针对动脉导管依赖型循环，严重的心力衰竭，心脏扩大非常明显的病例，尽管近年来采用多种新的技术和手术方法，手术死亡率依旧很高为 24% 左右。总体来讲三尖瓣下移畸形手术存活率 5、10、15、20 年分别为 94%、90%、86%、76%。86% 的患者 5 年内无须再次手术。近年来采用 Cone 方法修补三尖瓣取得了很好的效果，术后绝大多数患者无或仅有轻度三尖瓣反流，手术死亡率亦很低，大约小于 3%（图 22-12 ~ 图 22-15）。

（三）三尖瓣闭锁

三尖瓣闭锁是第三种常见的发绀型先天性心脏畸形，占先天性心脏病发病率的 1%~3%。解剖学特点为无三尖瓣结构，右心室与右心房之间没有直接联系，根据其解剖学特征分为四种类型，①肌性闭锁，此型最常见；②膜性闭锁；③类似瓣膜样组织但无孔；④瓣膜闭锁，可见三尖瓣结构，腱索。通常右心室发育不良，其发育不良的程度与是否存在室间隔缺损及室间隔缺损大小有关。另外，根据心室与大动脉的连接情况又可分为：三尖瓣闭锁伴正常的大动脉关系和三尖瓣闭锁伴大动脉转位。每一组又根据肺动脉狭窄程度再分若干组。①肺动脉闭锁，室间隔完整；②肺动脉狭窄合并小室间隔缺损；③无肺动脉狭窄合并大室间隔缺损。大约 80% 的大动脉关系正常，多伴有室间隔缺损，且室间隔缺损大小各异。不伴室间隔缺损这组病例最大的特点就是右心室发育不良，左心室扩大。

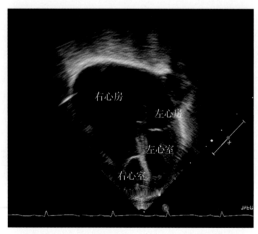

图 22-12　出生后第一天，三尖瓣下移畸形

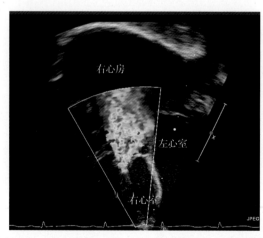

图 22-13　出生后第一天，三尖瓣下移畸形，彩色多普勒显示严重的三尖瓣反流

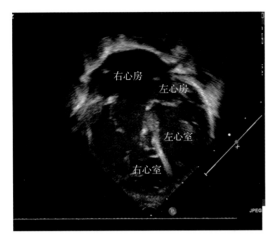

图 22-14　三尖瓣下移畸形（与上图为同一患儿），出生后 4 个月手术治疗（Cone procedure）后

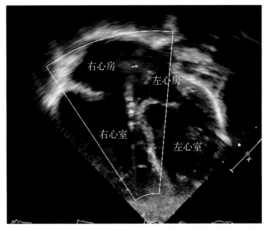

图 22-15　三尖瓣下移畸形，生后 4 个月手术治疗后（Cone procedure），彩色多普勒显示轻度三尖瓣反流

1. 胎儿病理生理

卵圆孔在三尖瓣闭锁中起着非常重要的作用，由于三尖瓣闭锁所有静脉回流血液进入右心房，然后经卵圆孔进入左心房，卵圆孔通常很大，体循环血流和肺静脉血流在左心房混合后进入左心室和主动脉。如有室间隔缺损，血流经室间隔缺损进入右心室和肺动脉，如室间隔缺损小，经室间隔缺损进入右心室及肺动脉血流就会明显减少，如无室间隔缺损，肺血流由主动脉经动脉导管到肺动脉，属动脉导管依赖型循环。伴大动脉转位时，血流流经肺循环不受限，但主动脉瓣下狭窄，主动脉瓣狭窄及主动脉缩窄的风险增大。单纯性三尖瓣闭锁，大动脉关系正常生存率很高，体循环回流通过卵圆孔进入左心房通常不受限。由于左心容量负荷增加，可见左心室，主动脉扩张，不同程度肺动脉发育不良。卵圆孔小的三尖瓣闭锁，胎儿往往死于孕早期。

2. 胎儿超声心动图诊断要点及评估

（1）胎儿三尖瓣闭锁很容易在常规产科超声检查中发现，主要依据为四腔心切面异常，两心室大小不对称，右心室明显小于左心室（图 22-16）。

（2）无三尖瓣瓣叶结构，代之以一较强的回升反射。

（3）脉冲和彩色多普勒检查无血流通过三尖瓣的血流信号。

（4）左心房，左心室扩大。

（5）检查室间隔，是否存在室间隔缺损，室间隔缺损的大小，有时可伴有多个肌部缺损（图 22-17）。

（6）大动脉关系是否正常。大动脉关系正常与否直接关系到治疗和预后。

（7）大动脉关系正常，检查有无前向血流通过主肺动脉及左、右肺动脉（图 22-18，图 22-19）。

（8）如存在大动脉转位，需检查有无前向血流通过主动脉并应仔细检查主动脉弓除外主动脉缩窄。

（9）通过动脉导管的血流方向，如显示反向血流在动脉导管内（即由主动脉到肺动脉），属动脉导管依赖型循环。

（10）测定肺动脉和主动脉大小。

（11）评估左心功能。

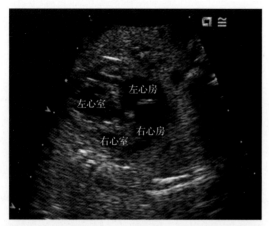

图 22-16 孕 30 周，三尖瓣闭锁，室间隔缺损，大动脉关系正常，四腔心切面显示左、右心室腔大小不对称，右心室腔减小

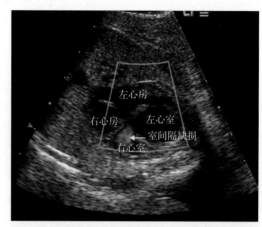

图 22-17 孕 30 周，三尖瓣闭锁，室间隔缺损，大动脉关系正常，四腔心切面彩色多普勒显示室间隔缺损

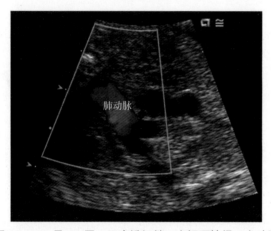

图 22-18 孕 30 周，三尖瓣闭锁，室间隔缺损，大动脉关系正常，彩色多普勒显示前向血流通过肺动脉

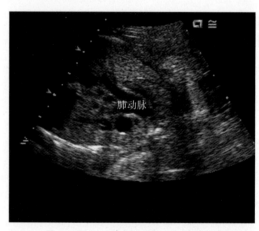

图 22-19 孕 30 周，三尖瓣闭锁，大动脉关系正常，超声心动图显示发育良好的主肺动脉及左、右肺动脉

3. 围生期管理

向孕妇及家属详细描述这一畸形，是一种单心室病变，因为心脏只有一个心室工作即左心室。通常可自然分娩。需做系列随访超声心动图检查，评估左心功能，有室间隔缺损的，伴随妊娠的进展，室间隔缺损可能逐渐缩小，肺动脉血流会减少，故需观察肺血流及动脉导管血流方向，如伴有大动脉转位，需观察主动脉，主动脉弓的血流方向。孕妇需在条件很好的医疗中心分娩。总共需做两三次手术予以修复。

4. 新生儿期管理

生后患儿可被安置于新生儿或小儿心脏重症监护病房，超声心动图明确诊断，肺血流量的多少决定患儿出生后的发绀程度和临床表现。如无室间隔缺损，患儿的生存取决于动脉导管的开放，这是肺血流的唯一来源，生后立即给予前列腺素维持动脉导管的升放全外科手术建立体循坏到肺循环的分流，右锁骨下动脉和右肺动脉吻合（blalock-Taussig shunt）或改良体循环到肺循环分流，右锁骨下动脉和右肺动脉之间建立一通道

（modified blalock-Taussig shunt）。如有大室间隔缺损存在，血流可经室间隔缺损进入右心室、肺动脉，出生后应密切观察动脉导管关闭后患儿动脉血氧饱和度，如可维持适度的血氧饱和度（80% 以上），新生儿期无需特殊治疗，但要密切随访观察，因为随着时间的推移，室间隔缺损会逐渐减小，肺血流量可能减低。三尖瓣闭锁伴大动脉转位，肺血流量可正常或增加，新生儿期可无明显发绀，然而肺血流多的患儿，容易发生心力衰竭。同时有大动脉转位存在时要除外主动脉缩窄。如有主动脉缩窄，属于动脉导管依赖型循环，出生后需给予前列腺素维持动脉导管的开放至手术修复。对于大动脉转位这组患儿，肺血流过多病例可做肺动脉环缩手术以减低肺血流量，从而降低心力衰竭的发生，如有心房水平分流受限可行球囊导管房间隔扩大。统计显示 82.9% 三尖瓣闭锁患儿出生后 1 个月内需介入治疗。

5. 预后

预后取决于是否合并其他异常（心脏或心脏以外畸形）。三尖瓣闭锁患儿最终需做 Fontan 手术（2~4 岁，单心室的手术修复）。手术死亡率最近 10 年稳步下降大约为 2%，Fontan 手术后 10 年生存率为 82%~94%。

三、右心室流出道梗阻

右心室流出道梗阻可以发生在肺动脉瓣，肺动脉瓣下、肺动脉瓣上、主肺动脉或在左、右肺动脉分支水平，可以是单发的亦可以是复杂先天性心脏病的组成部分，肺动脉瓣狭窄最为常见。

（一）肺动脉瓣狭窄

肺动脉瓣狭窄是第四种常见的先天性心脏病，发病率占成活婴儿的（35~83）/100 000，占儿童先天性心脏病的 10%。夫妇如有一个孩子患肺动脉瓣狭窄，再发生率为 2%，如两个孩子患病，再发生率高达 6%，如孕妇患此病，胎儿发

生率为 4%~6.5%，如为父亲，则发生率为 2%。通常是单纯性的，但当有明显的肺动脉瓣发育不良时，常合并其他心脏畸形如法洛四联症、三尖瓣闭锁、大动脉转位、纠正型大动脉转位、三尖瓣下移畸形。常见的伴有肺动脉瓣狭窄的综合征有 Noonan、先天性风疹、Williams、Alagille 综合征和双胎输血综合征。根据其形态学特点可分为以下三种类型：①肺动脉瓣开放呈圆顶状，瓣口开放很小，瓣叶活动良好。②瓣膜增厚、粘连、瓣叶活动度差，瓣叶发育不良常伴有肺动脉瓣上狭窄（sinotubular junction）。③单瓣或二瓣畸形，此种异常很少发生在单纯性肺动脉瓣狭窄。这里主要讨论单纯性肺动脉瓣狭窄。

1. 胎儿病理生理

取决于肺动脉瓣狭窄的程度，轻度狭窄对右心射血影响较小，中、重度狭窄时右心射血严重受阻，右心收缩压增加，可引发右心室肥厚，不同程度三尖瓣关闭不全，右心容量负荷增加，右心房室扩大，可引起通过卵圆孔的右向左的分流增加，伴随肺动脉瓣狭窄进一步发展，右心室腔压力的增加，右心室充盈受损，进入右心室的血流减少造成右心室及三尖瓣发育不良，严重的肺动脉瓣狭窄，肺血流由反向的动脉导管血流供应（主动脉经动脉导管进入肺动脉）。

2. 胎儿超声心动图诊断要点及评估

（1）单纯轻度的肺动脉瓣狭窄在胎儿时期通常不易诊断，因为心室腔大小趋于正常，故四腔心切面无明显异常，主动脉、肺动脉亦无明显异常。

（2）如产前超声检查中发现右心房扩大，右心室腔减小，右心室肥厚，三尖瓣反流需仔细探查肺动脉瓣（图 22-20）。

（3）胎儿肺动脉瓣狭窄的诊断不同于出生后（胎儿循环不同于出生后），诊断依据对肺动脉瓣形态的观察，特别是瓣膜增厚程度和瓣叶的活动度及肺动脉瓣环直径的大小。

（4）脉冲多普勒及彩色多普勒探测有无前

向血流通过肺动脉，通过多普勒峰值血流速度可以帮助检测肺动脉狭窄，但不适用于诊断胎儿肺动脉狭窄的严重程度（图22-21）。

（5）动脉导管内的血流方向，如为反向血流在肺动脉（主动脉到肺动脉）表明肺动脉瓣狭窄严重甚至闭锁。

（6）测量主肺动脉和左、右肺动脉的直径；除外有无其他部位的狭窄，如漏斗部及肺动脉瓣上。

（7）右心室肥厚或扩张的程度，右心室的形态取决于三尖瓣反流的程度，严重的反流，右心室腔扩张，室壁厚度正常或略薄；无三尖瓣反流，右心室肥厚明显。

（8）有无三尖瓣反流，利用三尖瓣反流估测右心室压力。

（9）评估右心室功能。

（10）评估左心室功能。

（11）有无合并其他心脏畸形。

3. 围生期管理

胎儿时期诊断肺动脉瓣狭窄，需做一系列胎儿随访检查（4~6周），因有报道显示伴随妊娠进展狭窄可演变成严重的狭窄甚至闭锁，并有可能发生胎儿水肿。如产前诊断为严重的肺动脉瓣狭窄或闭锁，反向血流在动脉导管，属动脉导管依赖型循环，出生后应立即给予前列腺素维持动脉导管开放。建议产妇在条件很好的医学中心分娩。胎儿多可自然分娩，无须剖宫产手术。

4. 新生儿期管理

出生后轻中度肺动脉瓣狭窄，通常新生儿期无明显症状故不需要特殊治疗。严重的病例（常有心力衰竭、发绀、严重缺氧）特别是产前诊断为严重的肺动脉瓣狭窄的病例，出生后给予前列腺素维持动脉导管开放，患儿转至小儿心脏重症监护病房，心脏超声明确诊断，判断狭窄的严重程度，除外合并其他心脏畸形。如为严重肺动脉瓣狭窄或瓣膜型闭锁，出生后几个小时内就可能要做心导管球囊导管肺动脉瓣成形术。自1982年Kan等人报道应用这项技术治疗肺动脉瓣狭窄以来，目前该项技术已成为治疗严重的肺动脉瓣狭窄及膜性肺动脉瓣闭锁的主要方式，并取得了良好的即时及中、远期疗效。然而有些病例，如肺动脉瓣环小、合并漏斗部或肺动脉瓣上狭窄患儿仍然需要外科手术治疗。经皮球囊导管肺动脉瓣成形，球囊大小的选择是1.2~1.4倍的肺动脉瓣环直径的大小。外科手术治疗包括肺动脉瓣成形，跨肺动脉瓣环补片，肺动脉瓣置换。

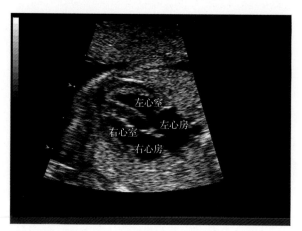

图22-20　孕22周，严重的肺动脉瓣狭窄，四腔心切面

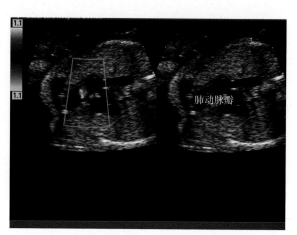

图22-21　孕22周，严重的肺动脉瓣狭窄

彩色多普勒显示少量血流通过肺动脉

5. 预后

取决于是否合并其他心脏畸形，心脏以外畸形或染色体异常。单纯的肺动脉瓣狭窄患儿预后很好。轻度肺动脉瓣狭窄不需任何介入治疗。88%的心导管球囊扩张术后的患者5年内不再需要任何介入治疗，84%的患者10年内不再需要任何介入治疗。一系列对比研究显示外科手术与心导管球囊扩张术远期治疗效果相同，但手术治疗患者肺动脉瓣关闭不全很常见。

（二）肺动脉瓣闭锁

其特点就是右心室流出道和肺动脉之间无直接联系，这种肺动脉瓣的闭锁可以是膜性的也可以是肌性的。膜性闭锁，右心室流出道的漏斗部是畅通的，肺动脉瓣呈圆顶状，表面平滑，右心室腔大小可能正常或仅有轻度右心室发育不良。如为肌性闭锁，闭锁包括右心室流出道的漏斗部，肺动脉瓣及主肺动脉，右心室肥厚明显伴极度发育不良，常常合并冠状动脉的异常。根据有无室间隔缺损又可分为肺动脉闭锁伴室间隔缺损，常见于法洛四联症和肺动脉闭锁不伴室间隔缺损（肺动脉闭锁室间隔完整）。

1. 肺动脉闭锁室间隔完整

肺动脉闭锁室间隔完整是一种发绀型先天性心脏畸形，肺动脉瓣闭锁可以是膜性的亦可以是肌性的，膜性闭锁常见。通常伴有不同程度的右心室和三尖瓣发育不良，冠状动脉异常很常见，占先天性心脏病发病率的1%~3%，占胎儿先天性心脏病的5%。分为两种类型：一是右心室发育不良，二是右心室扩张。最为常见的就是肺动脉闭锁室间隔完整伴右心室发育不良（右心室腔小且肥厚，收缩功能差）。

（1）胎儿病理生理：无血流通过肺动脉瓣，肺动脉血流由主动脉到肺动脉，卵圆孔水平右向左的分流明显增加，造成左心房、左心室扩大，由于右心室流出道闭锁，进入右心室血流减少，导致三尖瓣、右心室发育不良，如三尖瓣发育不

良引发明显的三尖瓣关闭不全，可见右心房、右心室扩大，胎儿心率失常，胎儿水肿有可能发生，如三尖瓣发育不良引发三尖瓣狭窄，导致进入右心室的血流进一步减少，右心室会异常肥厚，右心室腔压力非常高，冠状动脉异常很常见，左心承担全部心脏输出量，致使左心房、左心室、主动脉扩张。

（2）胎儿超声心动图诊断要点及评估

1）胎儿超声心动图扫描显示四腔心切面异常，可见左、右心室大小比例明显失调，右心室通常发育不良，右心室腔小且肥厚（图22-22，图22-23）。

2）彩色多普勒不同切面和角度探查都无法证实有血流经右心室流出道进入肺动脉（图22-24）。

3）测量肺动脉瓣环大小及主肺动脉内径（图22-25）。

4）反向血流在动脉导管内，肺动脉可发育不良或正常（图22-26）。

5）肺动脉闭锁室间隔完整伴右心室扩张少见，三尖瓣异常可以是不同程度的发育不良亦可见三尖瓣下移畸形样的三尖瓣，严重的三尖瓣反流造成明显的右心扩大，这种心脏明显增大反过来又会损害、影响肺的正常发育，此种类型同样可见无前向的血流通过肺动脉瓣，反向血流在动脉导管内，肺动脉发育不良或正常，但合并冠状动脉异常则少见。

6）胎儿超声心动图通过多个切面仔细检查右心室形态，大小及右心功能。

7）有无三尖瓣反流，如有三尖瓣反流，右心室比较大，出生后单心室修复的概率比较低，无三尖瓣反流常合并冠状动脉异常，利用三尖瓣反流测定右心室压力（图22-27）。

8）检查三尖瓣形态，三尖瓣功能，测定三尖瓣环直径。严重发育不良的三尖瓣有时会误诊为三尖瓣闭锁，有轻度三尖瓣反流可帮助区分这两种情况，另外，三尖瓣闭锁多伴有室间隔缺损。

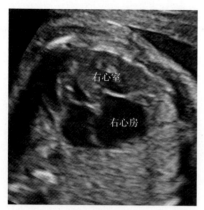

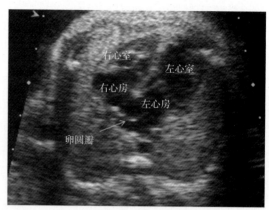

图 22-22　孕 25~26 周，肺动脉闭锁室间隔完整，四腔心切面，右心房扩大，右心室肥厚

图 22-23　孕 23 周，肺动脉闭锁室间隔完整，四腔心切面，右心室腔小且肥厚

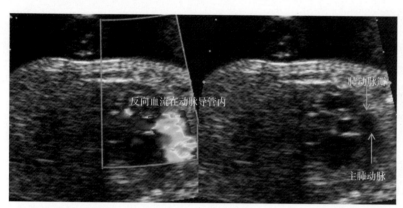

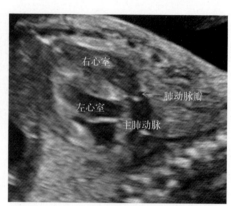

图 22-24　孕 23 周，肺动脉闭锁室间隔完整，无前向血流通过肺动脉

图 22-25　孕 20 周，肺动脉闭锁室间隔完整

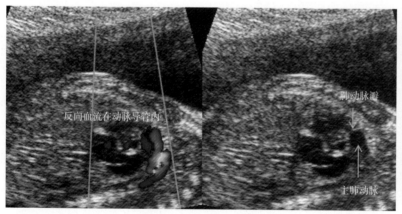

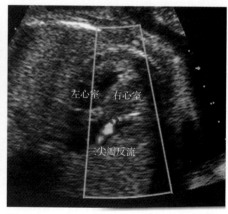

图 22-26　孕 20 周，肺动脉闭锁室间隔完整，反向血流在动脉导管内

图 22-27　孕 23 周，肺动脉闭锁室间隔完整，轻度三尖瓣反流

9）多普勒超声心动图测定三尖瓣血流持续时间。

10）测定三尖瓣环的大小（如妊娠中期三尖瓣环 Z 值小于 −3 对于诊断右心室依赖型冠状动脉循环有帮助，且 Z 值小于 −3 生后两心室修复的概率会很低。

11）彩色超声多普勒检查探测右心室心腔和心肌，对诊断冠状动脉瘘和是否有血窦存在有帮助，可将血流频谱值调低。

12）所有病例均应仔细检查左心结构和功能。

13）除外合并其他心脏畸形。

14）Roman 等人研究显示：妊娠 31 周以前（包含 31 周），①右心室和左心室舒张末期长度之比小于 0.6；②三尖瓣环和二尖瓣环之比小于 0.7；③多普勒三尖瓣血流持续时间小于 31.5% 心动周期长度；④有右心室血窦存在。满足上述 4 个条件中的 3 个，出生后两心室修复概率很低，其诊断的敏感性达 100%，特异性为 75%，且此标准可能对胎儿心脏介入治疗病例的选择有帮助。

（3）围生期管理：肺动脉闭锁室间隔完整一旦在胎儿时期诊断，孕妇要避免使用可引起动脉导管收缩的药物，医生要向孩子的父母提供详细的信息，包括外科手术干预的时间、手术种类、手术次数、手术近期及远期效果，若属于动脉导管依赖型循环，出生后需立即注射前列腺素 E 维持动脉导管开放，孕妇需在条件很好的医疗中心分娩。需做系列随访超声心动图检查（一般每 4~6 周），包括三尖瓣环直径、右心室大小、有无三尖瓣反流、测定右心室压力、左心室功能。尽管有争议，胎儿治疗可能是对肺动脉瓣膜性闭锁室间隔完整，右心室发育不良介于中度和重度之间的一个选择，其主要目的就是阻止右心发育不良进一步发展，为出生后两心室的修复创造条件，目前这一技术是可行的。

（4）新生儿期管理：由于体静脉血流通过卵圆孔进入左心房与肺静脉血流混合，造成临床上患儿出生后发绀，动脉导管成为血液进入肺循环的唯一来源，患儿生存取决于动脉导管的开放，出生后应立即给予前列腺素以维持动脉导管的开放，有严重三尖瓣关闭不全的可引发充血性心力衰竭，应给予抗心衰治疗。有无冠状动脉的异常对预后评估及手术方案的选择非常重要。如有血窦存在，心室腔和冠状动脉循环之间有广泛的联系，绝对禁忌任何打通右心室流出道的企图，考虑出生后尽快手术建立体循环到肺循环之间分流，4~6 个月左右做上腔静脉和右肺动脉吻合手术（bidirectional Glenn），2~4 岁做 Fontan 手术。大约 45% 的患儿存在冠状动脉右室瘘，建议心导管及造影检查除外有无冠状动脉的异常，Satou 等人的结果显示 30% 无冠状动脉血管异常；30% 有冠状动脉血管瘘但无右心室依赖型冠状动脉循环；20% 有冠状动脉血管瘘和一支冠状动脉属右心室依赖型冠状动脉循环；20% 有冠状动脉血管瘘存在，且有两支或两支以上冠状动脉属于右心室依赖型冠状动脉循环。基于患儿的情况判断有无球囊导管肺动脉扩张，右心室流出道射频打孔的可能性（膜性肺动脉瓣闭锁，右心室漏斗部通畅），外科手术包括解除右心室流出道梗阻，解除右心室流出道的梗阻加建立体 - 肺循环的分流，1~5 年内根据右心室、三尖瓣增长发育情况判断患儿最终是两心室、单心室还是一个半心室修复。

（5）预后：肺动脉闭锁室间隔完整病例两心室修复占此类畸形的 50% 左右，两心室修复 5 年生存率达 91.5%；单心室修复（右心室依赖型冠状动脉循环，中重度右心室发育不良，Fontan 手术）占 35%，5 年生存率 81%~83%；一个半心室修复占 5%；心脏移植（左心功能差，有冠状动脉狭窄或冠状动脉开口闭锁）占 2%。85% 的患儿在 3~5 岁时能决定做哪一种手术。

2. 法洛四联症伴肺动脉闭锁

法洛四联症是最常见的发绀型先天性心脏病，占出生后活产婴儿先天性心脏病的 5%~10%，如一个子女患此病，再发生率为 2.5%~3%；如超过一个子女患病，再发生率为8%；如父亲有法洛四联症，所生子女发病率为1.5%；如为母亲，子女的发病率为0.9%~2.6%，常伴发一些综合征如DiGeorge综合征，VATER综合征。法洛四联症伴肺动脉闭锁是法洛四联症中的一种严重的类型，占法洛四联症的20%。肺动脉瓣闭锁可以是膜性闭锁也可以是肺动脉瓣和整个主肺动脉闭锁（肌性闭锁，闭锁包括漏斗部）。又可分为以下三种类型：①肺动脉分支融合，反向的动脉导管血流供应左、右肺动脉；②肺血流来源于动脉导管和主动脉到肺动脉之间的侧支循环；③全部肺段的血流由主动脉到肺动脉的侧支循环供应（典型的为2~6支）。常伴有染色体异常，22q11高达40%，特别是存在主动脉到肺动脉侧支循环和分支肺动脉发育异常时。

（1）胎儿病理生理：虽然有肺动脉闭锁，但因为室间隔缺损很大，左、右心室的心输出量均进入骑跨的主动脉，左、右心室腔大小基本相同。肺动脉血流由反向动脉导管血流（主动脉经动脉导管进入肺动脉）和（或）主动脉到肺动脉的侧支循环供应。通常对胎儿宫内生存不会造成很大的影响，胎儿时期一般无循环衰竭。

（2）胎儿超声心动图诊断要点及评估

1）胎儿法洛四联症诊断要建立在五腔心平面（四腔心切面多正常），平均是在孕20^{+6}周时诊断，显示主动脉扩张并骑跨在室间隔上亦可在左心室长轴切面观测到主动脉骑跨在室间隔上（图22-28，图22-29）。

2）室间隔缺损通常很大，左心室长轴切面，大动脉短轴切面，五腔心切面可以清楚显示。

3）主动脉根部扩张，正常胎儿肺动脉略大于主动脉。

4）无肺动脉瓣结构（图22-30）。

5）彩色多普勒检查无前向血流通过肺动脉（从右心室流出道进入肺动脉）。

6）主肺动脉及左、右肺动脉多比较小或发育不良，二维超声心动图可见一类似海鸥形状融合的左、右肺动脉，测定左、右肺动脉大小（图22-31）。

7）有时肺动脉无法显示，如肺动脉看不清或仅发现一条大血管，不同的诊断包括：①永存动脉干畸形。法洛四联症合并肺动脉瓣闭锁与永存动脉干畸形的区别在于，后者肺动脉发自永存动脉干，而且永存动脉干畸形通常无动脉导管，肺动脉分支大小正常，动脉瓣瓣叶常增厚，瓣叶可为三叶、四叶或更多，可有狭窄或关闭不全发生。②主动脉闭锁合并室间隔缺损（可见类似条索状极度发育不良的升主动脉）。③大动脉转位伴肺动脉闭锁。

8）胎儿时期法洛四联症的病例右心室肥厚可不明显。

9）动脉导管的血流方向，法洛四联症伴肺动脉闭锁，肺循环的灌注来源于动脉导管的，动脉导管多曲折，反向血流在动脉导管内（主动脉到肺动脉）（图22-32，图22-33）。

10）彩色多普勒超声检测是否存在侧支循环，仔细检查主动脉弓切面是否存在主动脉与肺动脉之间的侧支循环，彩色多普勒可显示侧支循环的存在（图22-34）。

11）左、右心室功能。

（3）围生期管理：法洛四联症合并有染色体及心脏外畸形的比例很高，特别是在胎儿可高达50%~60%，如：18-三体及21-三体，22q11微缺失，气管食管瘘，脐膨出，CHARGE综合征，VATER综合征，DiGeorge综合征。由于合并心脏以外的畸形非常常见，需做完整的产科超声检查，另外，建议做羊水检查，看是否存在染色体异常。Azancot等人将胎儿法洛四联症分成两组，一组为无合并心脏外畸形，另一组为同时合并有心脏外畸形，两组存活率分别为84%和10%。产妇应在条件很好的医疗中心分娩。胎儿需做系列超声心动图检查（一般每4~6周），若属动脉导管依赖型，出生后应立即给予前列腺素以维持动脉导管开放，新生儿期就需外科手术治疗。

（4）新生儿期管理：患儿出生后有发绀，发绀程度取决于动脉导管是否仍开放和主动脉与肺动脉之间侧支循环的分布量，出生后需立即给予前列腺素维持动脉导管开放，超声心动图明确诊断，心导管造影检查详细了解肺动脉解剖及侧支循环分布状况（主动脉和肺动脉之间的侧支循环的起源走行，分支肺动脉的远端及肺内血管分布情况），亦可以做磁共振、CT检查，若肺血流主要由侧支循环提供，可停用前列腺素。传统的治疗包括新生儿期建立体循环到肺循环的分流，3~6个月再行根治手术，外科手术治疗包括关闭室间隔缺损，右心室流出道补片或重建右心室流出道。

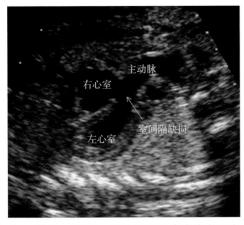

图 22-28　孕 26~27 周，法洛四联症伴肺动脉闭锁，室间隔缺损，主动脉骑跨

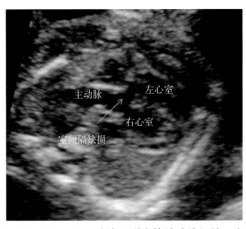

图 22-29　孕 21 周，法洛四联症伴肺动脉闭锁，室间隔缺损，主动脉骑跨

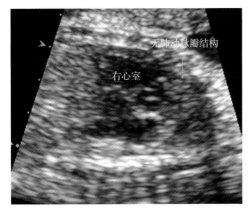

图 22-30　孕 28 周，法洛四联症伴肺动脉闭锁，无肺动脉瓣结构

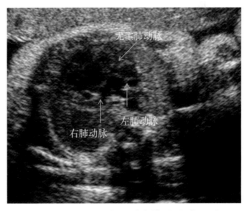

图 22-31　孕 33 周，法洛四联症伴肺动脉闭锁，左、右分支肺动脉

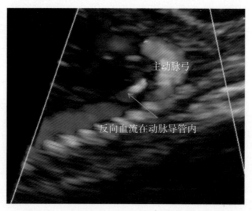

图 22-32　孕 21 周

法洛四联症伴肺动脉闭锁，反向血流在动脉导管内

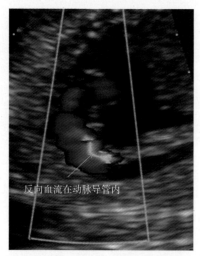

图 22-33　孕 28 周

法洛四联症伴肺动脉闭锁，反向血流在动脉导管内

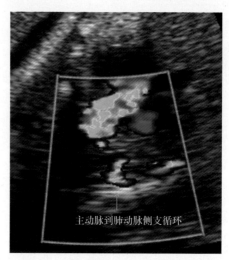

图 22-34　孕 30 周

法洛四联症伴肺动脉闭锁，主动脉到肺动脉侧支循环

（5）预后：取决于是否合并心脏以外的畸形，染色体异常及肺内血管的发育状况。总体来讲比普通法洛四联症差，特别是主肺动脉发育不良，没有左、右肺动脉融合部。肺血流来源于主动脉到肺动脉的侧支循环往往需多次手术予以完全修复，这种分阶段手术治疗已取得了很好的治疗效果。未合并严重的心脏外畸形的新生儿期根治手术在过去的 10 年亦取得了很好的治疗效果，5 年存活率为 93%～95%。81% 的患儿 5 年内无需再次介入治疗（手术或心导管）。法洛四联症

肺循环依赖侧支循环的这一组 8 年存活率 85%。总之，法洛四联症伴肺动脉闭锁患儿 50% 以上 5 年以内需再次行心导管或手术治疗。

（三）无肺动脉瓣（肺动脉瓣缺如）或肺动脉瓣发育不良

实际上肺动脉瓣缺如这个词用得并不恰当，因为无论在超声心动图或是解剖学检查中，在肺动脉瓣的位置上通常可见瓣膜样组织，只是肺动脉瓣处于发育的初始阶段，瓣叶形态异常，肺动

脉瓣极度发育不良,肺动脉瓣环很小,几乎总是伴有主肺动脉,特别是左、右肺动脉极度扩张,多无动脉导管。分为两种,一种为合并心室间隔缺损,另一种无心室间隔缺损。Razavi 报道在胎儿中 10% 室间隔完整,90% 存在室间隔缺损。Zucker 等人的结果显示 18 例出生后诊断为无肺动脉瓣或肺动脉瓣发育不良的患儿,60% 合并室间隔缺损,40% 室间隔完整。伴室间隔缺损者出生后绝大多数临床症状出现得早,这里重点讨论无肺动脉瓣或肺动脉瓣发育不良伴室间隔缺损者。伴室间隔缺损最常见于法洛四联症,是一种围生期死亡率很高的先天性心脏病(围生期死亡率超过 60%),占法洛四联症的 3%~6%;占活产婴儿先天性心脏病的 0.2%~0.4%;占胎儿先天性心脏病的 1%;占胎儿法洛四联症的 15%~20%。

1. 胎儿病理生理

法洛四联症合并无肺动脉瓣或肺动脉瓣发育不良的病理生理改变是由于肺动脉瓣关闭不全和肺动脉瓣狭窄同时存在。由于增加的容量和压力负荷导致右心室,主肺动脉及左、右肺动脉扩张,严重的肺动脉瓣关闭不全,造成右心室舒张充盈受损,引发右心室扩张及右心室顺应性下降,因无动脉导管,血流只能进入左、右肺动脉(胎儿肺循环的阻力是很高的),左、右肺动脉接受的血流多于正常胎儿肺血流量(正常情况下仅 5%~10% 的右心输出量进入左、右分支肺动脉,90% 经动脉导管进入降主动脉),伴随妊娠左、右肺动脉不断扩张,扩张的肺动脉和左、右分支肺动脉挤压邻近的支气管,造成气道阻塞,导致出生后绝大多数患儿有呼吸系统症状,由于严重的肺动脉反流,室间隔缺损,左、右心室容量均超负荷,可潜在地损害心肌功能,导致胎儿水肿,宫内死亡。胎儿肺血管受损及气道受到挤压影响胎儿肺发育,由于胎儿的肺是不呼吸的,因此只能在胎儿出生以后才能予以评估。法洛四联症合并无肺动脉瓣或肺动脉瓣发育不良可合并其他心

脏畸形如肺动脉分支起源异常、主动脉缩窄、完全性肺动脉异位引流。

2. 胎儿超声心动图诊断要点及评估

(1)彩色超声多普勒显示严重肺动脉瓣反流、狭窄和关闭不全同时存在(图 22-35,图 22-36)。

(2)主肺动脉,左、右分支肺动脉扩张明显,呈"瘤样扩张"。由于主肺动脉扩张多发生在孕 22 周以后,故 22 周以前的诊断在于发现有严重的肺动脉瓣反流(图 22-37,图 22-38)。

(3)四腔心切面不正常,左、右心室大小不对称,右心室扩大,与典型的法洛四联症不同(典型的法洛四联症左、右心室大小基本对称)(图 22-39,图 22-40)。

(4)肺动脉瓣环很小(图 22-41)。

(5)主动脉根部测量值在正常范围内(典型的法洛四联症可见主动脉根部扩张)。

(6)室间隔缺损很大,可在左心室长轴切面观察到主动脉前壁与室间隔上端连续中断,也可在大动脉短轴和五腔心切面观测到(图 22-42)。

(7)一般无动脉导管。

(8)需评估胎儿左、右心室功能,可有右心功能降低。

(9)测定心胸比例。

(10)有无心包积液,胎儿水肿。

3. 围生期管理

目前,没有很好的方法进行产前干预,胎儿宫内死亡率亦很高,故需做系列产前超声检查(一般每 4 周),评估心功能,测定心胸比值;肺动脉干及左、右肺动脉的大小;有无心包积液,胎儿水肿。诊断确立后,需向孕妇及家属详细说明病情,包括围生期死亡率很高,由于胎儿肺、肺血管及气管、支气管很可能发育不正常,胎儿时期肺是不呼吸的,故对肺功能及呼吸道损伤程度只能等到胎儿出生以后才能予以评估。此类畸形常伴有染色体异常(最常见 22q11 微缺失)。

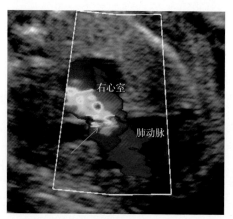

图 22-35 孕 22 周，法洛四联症伴肺动脉瓣发育不良综合征，肺动脉瓣重度反流

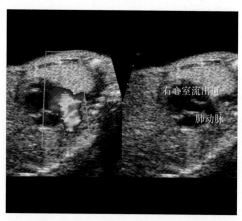

图 22-36 孕 22 周，法洛四联症伴肺动脉瓣发育不良综合征，肺动脉瓣狭窄

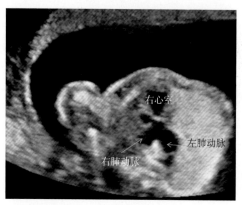

图 22-37 孕 22 周，法洛四联症伴肺动脉瓣发育不良综合征，左、右肺动脉明显扩张

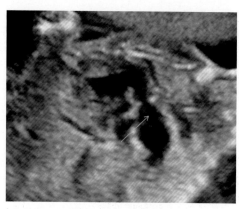

图 22-38 孕 22 周，法洛四联症伴肺动脉瓣发育不良综合征，主肺动脉明显扩张

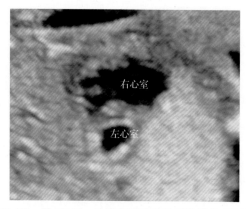

图 22-39 孕 22 周，法洛四联症伴肺动脉瓣发育不良综合征，心室短轴切面，右心室明显扩大

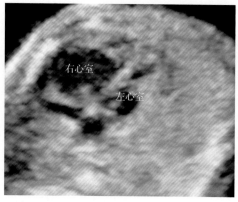

图 22-40 孕 22 周，法洛四联症伴肺动脉瓣发育不良综合征，四腔心切面，右心室明显扩大

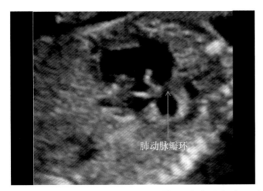

图 22-41 孕 22 周，法洛四联症伴肺动脉瓣发育不良综合征，肺动脉瓣环发育不良

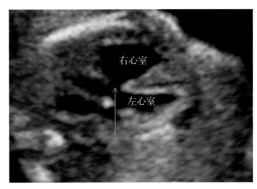

图 22-42 孕 22 周，法洛四联症伴肺动脉瓣发育不良综合征，室间隔缺损

故建议产妇做羊水检查。另外，所有产前诊断法洛四联症合并无肺动脉瓣或肺动脉瓣发育不良病例，孕妇应在大的医疗中心分娩。

4. 新生儿期管理

出生后患儿需被转至小儿心脏重症监护病房，超声心动图明确诊断除外合并其他心脏畸形。总体来讲比普通的法洛四联症预后差，出生后呼吸系统症状出现早的，死亡率可高达 20%~30%，主要是因为气道的受损（支气管软化），肺部疾病及心力衰竭。50% 以上法洛四联症合并无肺动脉瓣或肺动脉瓣发育不良出生后有严重的呼吸系统症状，呼吸窘迫，病情非常严重，需紧急外科手术治疗。如无明显的呼吸系统症状，治疗同普通的法洛四联症，出生后 3~6 个月之内行根治手术。目前，亦主张不论有无呼吸系统症状都应及早手术以减轻瘤样扩张的肺动脉，左、右分支肺动脉对气管及支气管的压迫。手术包括关闭室间隔缺损，将扩张的肺动脉前后折叠并将其放置于主动脉前方。

5. 预后

取决于是否合并心脏以外畸形，是否存在染色体异常及出生后有无呼吸窘迫。新生儿及婴儿手术死亡率已从 80 年代的 60% 降至目前的 10%~20%，10 年存活率达到 80%~90%。长期面临的问题同普通的法洛四联症，如肺动脉瓣关闭不全，右心衰竭。

四、心肌水平的异常

Uhl's 异常，其特点就是右心室缺乏心肌层，右心室心肌层部分或全部缺失。这种专门涉及右室心肌的病变在胎儿时期的描述并不多，解剖发现右心室游离壁很薄，很少有家族史。有心力衰竭表现，可有心律失常和心脏传导阻滞发生，病因尚不明确，三尖瓣下移畸形，肺动脉闭锁室间隔完整的病例有时可见 Uhl's 异常。需与致心律失常性右室心肌病（ARVD/C）相鉴别，后者可有家族史，常伴发心律失常，右心室心肌被纤维脂肪组织取代。亦有将 Uhl's 归为 ARVD/C 的一种病因。

1. 胎儿超声心动图诊断要点及评估

（1）四腔心切面不正常，右心室扩大，右心室心尖部缺乏肌小梁存在。

（2）对这种可疑病例的诊断是建立在右心室游离壁很薄，心室缺乏收缩性的基础上。

（3）三尖瓣反流，多普勒彩色超声心动图显示不同程度三尖瓣反流。

（4）评估左、右心室功能。

（5）是否有前向的血流通过肺动脉。

（6）有无心包积液。

（7）有无胎儿水肿。

（8）无心脏结构异常。

2. 围生期管理

胎儿需做进一步随访超声心动图检查以评估

左心室功能，有无心包积液，胎儿水肿。胎儿采用哪种方式分娩，取决于胎儿的临床状况，如无循环衰竭并可达到足月的，理论上均可自然分娩。

3. 新生儿期管理

产前诊断保证患儿出生后得到更好的照顾和积极的治疗，降低死亡率特别是新生儿期死亡率。出生后需做超声心动图明确诊断，评估左、右心室功能。治疗主要是如有心力衰竭表现则治疗心力衰竭，如有心律失常出现则给予抗心律失常治疗。

4. 预后

目前不论是短期还是长期的预后均有争议。部分右心室心肌层缺失的患儿可生存至成年，在生活中面临的最大的问题就是室性心律失常。手术治疗主要针对发绀的患儿包括一个半心室修复，单心室修复，心脏移植。

五、继发性的异常

胎儿的一些状况可引发主要累及右心的改变，另外，胎儿时期任何左心的疾病，均可导致右心舒张负荷过重，造成右心扩大。

（一）动脉导管早闭或接近关闭

动脉导管是胎儿时期连接肺动脉和主动脉的一个结构，为一肌性管道。右心室射出的血流一部分进入左、右肺动脉，另外一部分也是主要的则经动脉导管进入降主动脉。胎儿时期多见动脉导管收缩或接近关闭，动脉导管完全闭合少见，但可引发胎儿循环衰竭，胎儿水肿，严重的可导致胎儿死亡。有些心脏畸形可无动脉导管，例如：法洛四联症合并无肺动脉瓣或肺动脉瓣发育不良。有报道产妇服用前列腺素合成酶抑制剂，如吲哚美辛预防胎儿早产，治疗羊水过多；使用倍他米松以促进肺发育；使用非甾体类抗炎药，如双氯芬酸等均可引发动脉导管收缩，亦有报道动脉导管自发性提早关闭，但多发生在妊娠晚期。

1. 胎儿病理生理

动脉导管在胎儿循环中起着非常重要的作用，胎儿时期右心射血量占整个心输出量的60%~65%，而且右心输出量的80%~90%经肺动脉通过动脉导管进入降主动脉。动脉导管收缩或提早关闭，增加了右心室后负荷。右心室压力升高，损害右心功能引发三尖瓣关闭不全，右心房、右心室扩张，右心衰竭，可能引发出生后持续肺动脉高压。

2. 胎儿超声心动图诊断要点及评估

（1）四腔心切面左、右心室大小不对称，右心室扩大，左心室腔小但左心室心尖部和右心室心尖部基本是在同一水平（图22-43）。

（2）右心功能降低。

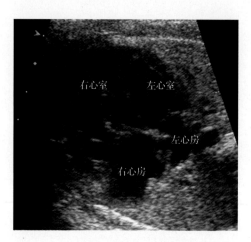

图 22-43　孕36~37周，动脉导管早闭，四腔心切面示右心室扩大

（3）彩色多普勒显示无血流通过动脉导管或可见动脉导管处血流紊乱，血流速度加快，收缩期血流速度大约200~300cm/s（正常血流速度100~120cm/s），舒张期血流速度大于35cm/s（图22-44~图22-46）。

（4）可见轻、中度三尖瓣反流，三尖瓣结构正常，注意和肺动脉瓣狭窄的鉴别（肺动脉瓣叶增厚，瓣膜启闭差）（图22-47）。

（5）二维超声心动图右心室长轴切面可见肺动脉扩张，动脉导管很小。

（6）彩色多普勒检查有无肺动脉瓣反流。

（7）无心脏结构异常。

3. 围生期管理

如能及时尽早发现，立即停止使用上述药物，药物引发的动脉导管收缩是可以恢复的（24~48小时）。有报道小于27周药物引发动脉导管收缩的风险是5%~10%，32周为50%，34周为100%。故主张32周后不要用此类药物。如有一些情况必须用上述药物的，需定期做超声心动图检查密切观察，如出现动脉导管收缩应停止使用此类药物。需做随访超声心动图观察，包括胎儿心功能，有无胎儿水肿。如发现动脉导管提早关闭，右心功能变得越来越差引产或剖宫产不失为一种治疗方法。

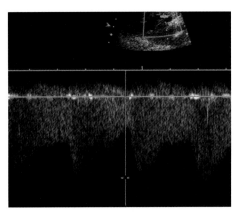

图22-44 孕36~37周，动脉导管早闭，多普勒测量导管狭窄处收缩期血流速度加快

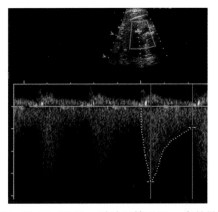

图22-45 孕36~37周，动脉导管早闭，多普勒测量导管狭窄处舒张期血流速度加快

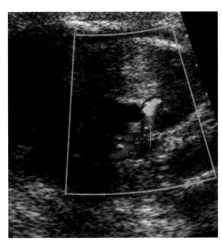

图22-46 孕36~37周，动脉导管早闭，彩色多普勒显示动脉导管处血流紊乱

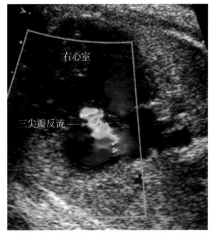

图22-47 孕36~37周，动脉导管早闭，彩色多普勒显示三尖瓣中－重度反流

4. 新生儿期管理

患儿生后需被安置在新生儿重症监护室以便密切观察，超声心动图明确诊断。出生后伴随肺血管阻力下降，肺动脉压力降低，三尖瓣反流会减轻或消失，胎儿右心功能减低多数出生后几周都能恢复正常，一般无需特殊治疗，如有明显心力衰竭症状的应给以抗心力衰竭治疗。

5. 预后

本病多预后良好。

（二）主动脉缩窄

主动脉缩窄是指主动脉弓内有一局部狭窄，根据狭窄部位与动脉导管的关系可分为导管前狭窄（婴儿型）和导管后狭窄（成人型），成人型：狭窄位于主动脉弓的峡部（左锁骨下动脉和动脉导管插入主动脉之间的部位）；婴儿型，亦称之为主动脉弓管状狭窄，狭窄的部位很长，常和其他心脏畸形并存。占婴儿先天性心脏病的6%~8%，男性多于女性，占胎儿先天性心脏病的7.15%~8.3%。有家族遗传史，如父亲或母亲一方患有主动脉缩窄，所生子女患病率为2.7%~4.4%；如子女中有一人患主动脉缩窄，再怀孕所生子女患病率为2%；如两个子女患病，再怀孕所生子女患病率为6%。主动脉缩窄常伴有染色体及心脏外畸形如 Turner 综合征。常见的合并其他心脏畸形包括室间隔缺损、主动脉瓣二瓣畸形、二尖瓣异常。可以是单发的亦可以是复杂心脏畸形的一部分，如左心发育不良综合征、三尖瓣闭锁伴室间隔缺损大动脉转位、右心室双出口、左心室型单心室、右心室优势型心内膜垫缺损、Shone 综合征等。这里主要讨论单纯主动脉缩窄。

1. 胎儿病理生理

胎儿时期卵圆孔是开放的，经下腔静脉进入右心房的部分血流经卵圆孔进入左心房与肺静脉的血流混合，进入左心室，主动脉供应头颈部及上肢的血流，仅左心输出量的10%~15%血流经主动脉弓峡部然后进入降主动脉。右心排出的血流绝大部分经肺动脉、动脉导管进入降主动脉。故在胎儿时期即便存在主动脉缩窄，胎儿对这种异常的耐受性很好。由于左心室排血阻力增加，造成左心室、左心房压力升高，心房水平右向左的分流减少，降主动脉血流几乎全部由右心室承担，引起右心房、右心室增大，肺动脉、动脉导管扩张。

2. 胎儿超声诊断要点及评估

（1）胎儿主动脉缩窄的产前诊断有一定难度，因为正常胎儿主动脉弓峡部就比较窄，且胎儿动脉导管又很粗大。胎儿主动脉缩窄是（伴随妊娠进展）一个动态变化过程。假阳性和假阴性的诊断均非常高。

（2）四腔心切面左、右心室大小不对称，左心室腔明显小于右室腔，但左心室长径大于2/3右心室长径（左心室腔心尖部和右心室心尖部尚基本在同一水平）。如果是在妊娠早期发现右心室和左心室大小不成比例，右心室腔大于左心室腔对诊断更有意义（图22-48，图22-49）。

（3）升主动脉内径明显小于主肺动脉内径（图22-50）。

（4）如存在主动脉瓣和二尖瓣异常，应高度怀疑有主动脉缩窄，

（5）需仔细检查主动脉弓，如二维超声检查发现主动脉峡部明显发育不良或伴随妊娠主动脉峡部无增长，左颈总动脉和左锁骨下动脉之间的距离增加及主动脉弓长轴切面主动脉峡部有一贝壳样结构均提示存在主动脉缩窄（图22-51）。

（6）三血管和气管切面，主动脉峡部和动脉导管进入降主动脉的部位，在此测量主动脉峡部，峡部和动脉导管之比，结合主动脉内径明显小于肺动脉内径可区分左、右心室大小不对称是由于主动脉缩窄还是由于其他原因所造成的。（图22-52，图22-53）

（7）彩色多普勒血流显示主动脉弓部血流纤细（图22-54）。

（8）动脉导管血流方向。

（9）同时要除外有无合并其他心脏畸形。

（10）超声心动图评估左心功能正常（左心发育不全综合征常伴有左心功能不全），主动脉缩窄患儿左心室功能多正常。

（11）如胎儿超声检查存在左上腔静脉，应仔细检查主动脉弓。

3. 围生期管理

需做系列随访超声心动图检查（一般4~6周），包括测定主动脉瓣环直径、升主动脉、主动脉弓、主动脉峡部及二尖瓣环大小特别是伴随妊娠上述指标无增长，提示存在主动脉缩窄。由于合并染色体及心脏以外畸形很常见，建议羊水检查除外染色体异常，同时产科超声除外心脏外畸形。向孕妇及家属详细告知病情，孕妇应选择在很好的医疗中心分娩，一般无须剖宫产。严重的主动脉缩窄病例属动脉导管依赖型，出生后需静脉给予前列腺素维持动脉导管开放，新生儿期需手术治疗。

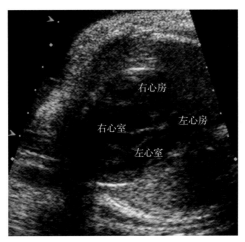

图 22-48 孕19周，主动脉缩窄，四腔心切面，左、右心室大小不对称，右心室扩大

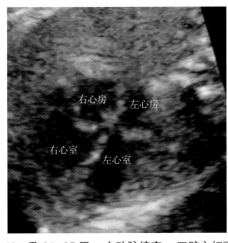

图 22-49 孕24~25周，主动脉缩窄，四腔心切面，左、右心室大小不对称，右心室扩大

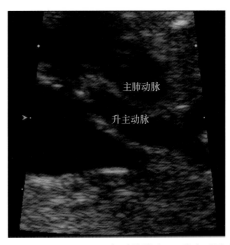

图 22-50 孕24~25周，主动脉缩窄，升主动脉内径明显小于肺动脉内径

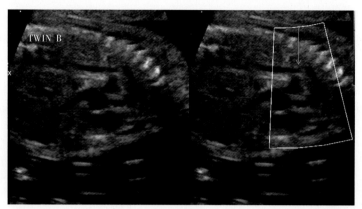

图 22-51　孕 24~25 周，主动脉缩窄，主动脉弓峡部显示有一
贝壳样结构

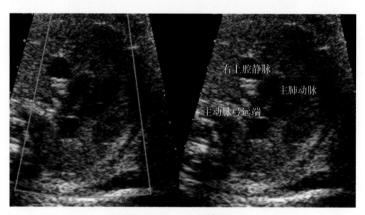

图 22-52　三血管切面

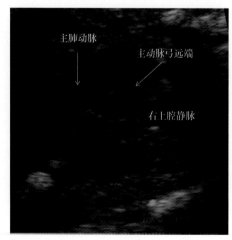

图 22-53　孕 25 周，主动脉缩窄，三血管切面，肺动
脉内径明显大于主动脉内径

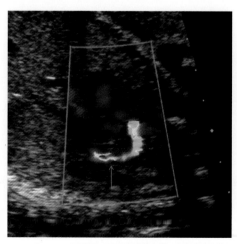

图 22-54　孕 24~25 周，主动脉缩窄，彩色多普勒显示
主动脉弓部血流纤细

4. 新生儿期管理

超声心动图明确诊断，除外有无主动脉瓣二瓣畸形、室间隔缺损、主动脉弓发育不良、主动脉瓣下狭窄及二尖瓣异常等心脏异常，严重的主动脉缩窄患儿出生后给予前列腺素维持动脉导管开放，需尽快外科手术根治。

5. 预后

外科手术治疗效果取决于有无合并其他心脏畸形及心脏外畸形，有无基因异常。单纯的主动脉缩窄新生儿期手术死亡率在大的医疗中心几乎为 0。一般来讲在 2%~10%。术后需长期随访，检查狭窄修补的部位有无再狭窄，再狭窄的发生率小于 11%，一般再狭窄仅需心导管球囊扩张术或放置血管内支架治疗，而且这些患儿的生长发育都不受影响，长期的随诊应注意有无高血压。

（三）左心发育不良综合征

左心室极度发育不良，包括主动脉闭锁或主动脉瓣、二尖瓣均闭锁、主动脉缩窄、卵圆孔的血流为左向右即从左心房到右心房（正常胎儿卵圆孔的血流为右向左），升主动脉极度发育不良，动脉导管血流逆流入主动脉。如有一个子女患左心发育不良综合征，再怀孕所生子女患心脏病的概率高达 13%~14%，所生子女患左心发育不良综合征概率为 2%~3%，男多于女，占大约出生后第一年诊断先天性心脏病的 8%。

1. 胎儿病理生理

由于存在严重的左心室流入道和左心室流出道梗阻，左心房血流经卵圆孔倒流入右心房，右心室再到肺动脉经动脉导管进入降主动脉，胎儿全部的心输出量由右心室承担，导致右心房室扩大，主动脉、主动脉弓及头颈部动脉的血流来源于动脉导管（肺动脉到主动脉）。卵圆孔或心房水平的分流起着非常重要的作用，大约 6% 左心发育不良综合征婴儿房间隔完整（心房水平无分流），高达 24% 患儿心房水平血流有不同程度受限，导致肺静脉血液回流至左心房受限，左心

房压力增加进而导致肺静脉压力升高，由于胎儿氧和营养物质供应是通过胎盘，胎儿的肺无呼吸功能，故胎儿对这一血液动力学的改变耐受性很好，但出生后这部分患儿死亡率很高。

2. 胎儿超声心动图诊断要点及评估

（1）四腔心切面左、右心室大小极端不对称，左心发育不良，极度发育不良的左心室有时可能看不到左心室腔或仅剩一非常狭小的腔隙，左心室心尖部和右心室心尖部明显不在同一水平（图 22-55~ 图 22-57）。

（2）左心功能明显减低。

（3）卵圆孔的血流方向为左向右的，需观察卵圆瓣的活动度，左向右的血流是否受限（图 22-58）。

（4）无前向的血流通过升主动脉、主动脉弓，可见反向的血流在主动脉及主动脉弓（由动脉导管血流供应）（图 22-59）。

（5）脉冲多普勒检查肺静脉血流频谱。如无心房水平左向右分流受限，肺静脉血流多普勒频谱正常，双向的前向血流，伴很短的血流速度很低的反向血流，随着左向右分流受限，这种反向血流速度和时间都会增加，如前向血流与反向血流之比小于 5，提示出生后需紧急心导管介入治疗扩大房间隔缺损（图 22-60~ 图 22-62）。

（6）二尖瓣异常、二尖瓣狭窄、二尖瓣闭锁。

（7）主动脉瓣异常，主动脉瓣严重的狭窄、闭锁。

（8）有无三尖瓣反流。

（9）右心房、右心室，肺动脉扩大。

3. 围生期管理

需向孕妇及其家属详细描述这一畸形，它是一种非常严重的畸形，建议所有胎儿诊断为左心发育不全综合征的做染色体核型分析，产科超声除外心脏以外的畸形。患儿出生后如不治疗几乎 100% 死亡。如合并心脏外畸形，有基因或染色体异常预后不好，心房水平分流受限或无心房水平分流（房间隔完整）预后差，左心发育不良

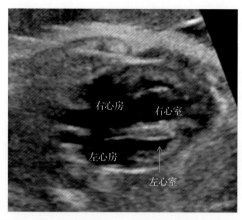

图 22-55 孕 25~26 周，左心发育不良综合征（主动脉瓣狭窄、二尖瓣狭窄），四腔心切面，右心房、右心室扩大，中度左心室发育不良，左心室与右心室心尖部明显不在同一水平

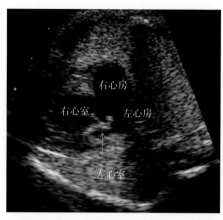

图 22-56 孕 25 周，左心发育不良综合征（主动脉瓣闭锁、二尖瓣狭窄），四腔心切面，可见一极度发育不良左心室

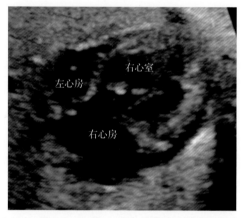

图 22-57 孕 31~32 周，左心发育不良综合征（主动脉瓣闭锁、二尖瓣闭锁），四腔心切面，无左心室结构

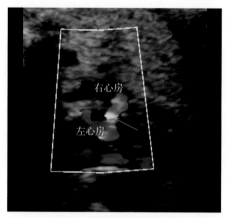

图 22-58 孕 31 周，左心发育不良综合征，卵圆孔血流方向为左向右分流

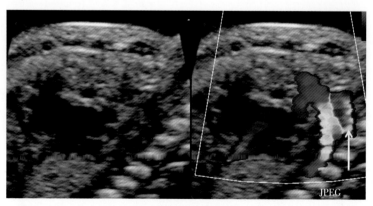

图 22-59 孕 27 周，左心发育不良综合征，反向血流在主动脉内

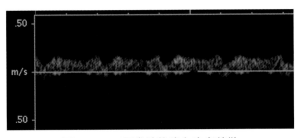

图 22-60 正常肺静脉血流多普勒

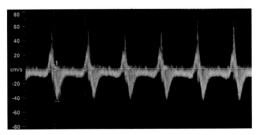

图 22-61 孕 31 周，左心发育不良综合征，异常肺静脉
血流多普勒频谱

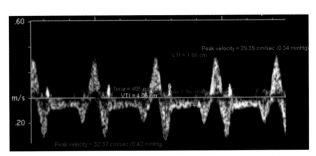

图 22-62 孕 34 周，左心发育不良综合征，异常肺静脉
血流多普勒频谱

伴心房水平分流受限或无心房水平分流（房间隔完整）手术死亡率高。严重的三尖瓣反流，右心功能不好的预后差。需做系列心脏超声心动图检查，评估右心功能；有无三尖瓣反流；卵圆孔血流是否受限，所有胎儿诊断左心发育不良综合征的均需检查肺静脉血流。对存在房间隔完整或房水平分流受限可行胎儿心导管介入治疗扩大房间隔缺损，降低左心房压力从而减轻对肺血管的损害，为出生后外科手术治疗创造更好的条件，目前这一技术是可行的。左心发育不良综合征属于动脉导管依赖型循环，出生后需立即给予前列腺素维持动脉导管的开放，然后转至小儿心脏重症监护病房，需进行三次手术（一期手术出生后一周内 Norwood；二期手术大约出生后 3~6 个月 bidirectional Glenn；右上腔静脉和右肺动脉吻合；三期手术在 2~4 岁 Fontan）只能是单心室修复（右心室承担体循环功能），孕妇需在条件

很好的医疗中心分娩，胎儿通常可自然分娩无需剖宫产手术。

4. 新生儿期管理

由于产前已诊断，胎儿出生后会得到很好的治疗和照顾，出生后静脉给予前列腺素以维持动脉导管开放直至第一期手术，患儿转至小儿心脏重症监护病房，超声心动图明确诊断，检查心房水平分流是否受限，如受限需紧急心导管扩大房间隔缺损。患儿生后一周内就需做第一期手术，手术包括扩大房间隔缺损，重建主动脉弓，建立体 - 肺循环的分流。

5. 预后

心脏移植也是治疗这种畸形的一个选择，但受到供体和移植后需终身服用抗免疫排斥的药物等因素的影响，多数医疗中心采取三期手术的方法治疗这一畸形。目前一期手术存活率为 85%~90%；二期和三期手术存活率达到 95% 以

上。因为对这种畸形的治疗也只有近二十年的历史，就目前结果看患儿能够正常生活、上学、运动（有一些限制）。长期随诊观察需注意右心功能。

（四）先天性二尖瓣异常

先天性二尖瓣异常很少见，一项13 400人群（7.5年）调查单纯先天性二尖瓣异常占0.5%（没有包括二尖瓣脱垂）。二尖瓣异常可涉及多个二尖瓣组合结构（二尖瓣瓣环、二尖瓣瓣叶、腱索和乳头肌）。临床上可见二尖瓣脱垂；二尖瓣裂（二尖瓣前叶分裂成二个瓣叶）；跨越二尖瓣（二尖瓣腱索附着在室间隔左心室和右心室面，多为二尖瓣前叶，仅在有室间隔缺损时可能会出现）；先天性双孔二尖瓣；先天性二尖瓣狭窄，包括瓣叶增厚，瓣叶活动度差；降落伞样二尖瓣；二尖瓣环上方有一膜状环形结构。二尖瓣异常常与其他先天性心脏畸形并存。这里主要讨论单纯的二尖瓣异常，尽管存在一定程度的二尖瓣狭窄仍有适量血流经二尖瓣进入左心室，左心室依旧可以行使体循环射血功能。

1. 胎儿病理生理

因为胎儿循环有卵圆孔存在，如血流进入二尖瓣受阻会通过卵圆孔进入右心房，右心室会承担大部分的心输出量，导致右心房、室扩大。单纯二尖瓣异常对胎儿的生长发育不会造成太大的影响。

2. 胎儿超声心动图诊断要点及评估

胎儿超声心动图诊断二尖瓣脱垂往往是新生儿马方综合征的患者，另外胎儿时期有可能诊断的先天性二尖瓣异常有单纯的二尖瓣裂、二尖瓣狭窄、先天性双孔二尖瓣，需要借助所有可能获得的切面检查二尖瓣。

（1）四腔心切面可见右心房，右心室扩大（图22-63）。

（2）二尖瓣瓣叶增厚，回声增加，开放受限。

（3）二尖瓣腱索缩短，腱索附着异常，乳头肌融合（图22-64，图22-65）。

（4）二尖瓣腱索融合汇聚到左心室单个巨大的乳头肌上。

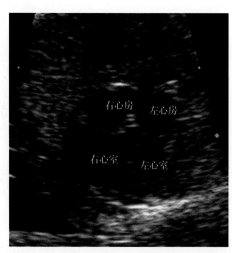

图22-63　孕19周，先天性二尖瓣异常，四腔心切面，右心室扩大

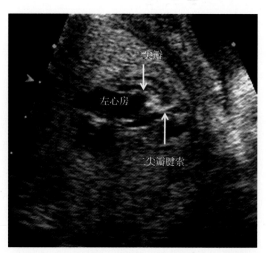

图22-64　孕25~26周，先天性二尖瓣异常，四腔心切面，二尖瓣腱索附着异常

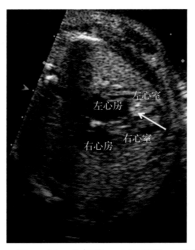

图 22-65　孕 33 周，先天性二尖瓣异常，乳头肌肥厚

（5）彩色超声多普勒显示流经二尖瓣的血流持续时间小于流经三尖瓣血流。

（6）卵圆孔的血流方向异常（正常为从右心房到左心房），二尖瓣狭窄严重或闭锁时可见卵圆孔的血流方向为左向右的血流即从左心房到右心房。

（7）检查左心室流出道，判断有无狭窄存在。

（8）检查主动脉弓，有无主动脉缩窄。

（9）有无二尖瓣反流。

（10）是否合并其他心脏畸形。

（11）评估左、右心室功能。

3. 围生期管理

患儿需做系列胎儿超声心动图检查评估左心室大小及功能，检查主动脉弓，动脉导管血流方向，向孕妇及家属详细描述这一畸形，对于高度怀疑存在主动脉缩窄的病例建议孕妇在条件很好的医疗中心分娩。

4. 新生儿期管理

出生后超声心动图明确诊断，孤立存在的二尖瓣异常，轻度二尖瓣狭窄，新生儿期无需特别治疗。如有主动脉缩窄新生儿期往往需手术治疗。新生儿期严重的二尖瓣狭窄（先天性二尖瓣狭窄常合并其他先天性心脏病），症状明显的需予以治疗可行心导管球囊扩张术或心脏外科手术治疗

（瓣膜修补或瓣膜置换）。

5. 预后

取决于是否合并其他心脏畸形，单纯孤立的二尖瓣异常预后较好，手术死亡率几乎为 0。

（五）完全型肺静脉异位引流

所有的肺静脉与左心房没有连接，肺静脉血流直接或间接与右心房相连接，占先天性心脏病 2%，分为四种类型。①心上型：占 45%，所有的肺静脉汇入左心房后一个共同的肺静脉腔，共同肺静脉腔与垂直静脉相连，垂直静脉穿行于左肺动脉前方与无名静脉相连，经右上腔静脉最后进入右心房，还有两种不太常见的类型就是与右上腔静脉或奇静脉相连；②心内型：占 25%，所有的肺静脉形成一共同肺静脉腔汇入冠状静脉窦进入右心房亦可直接与右心房相连；③心下型：占 25%，两侧的肺静脉汇入共同的静脉腔下行穿过膈肌经门静脉，下腔静脉进入右心房；④混合型：占 5%，两侧肺静脉以任何一种形式与体循环，右心房连接，心下型通常亦发生阻塞；其次为心上型，冠状静脉型一般无阻塞（除非冠状静脉窦开口处狭窄），通常是单发的也可以合并其他心脏畸形如心内膜垫缺损（房室间隔缺损）、单心室、主动脉缩窄、左心发育不全综合征、内脏转位的

无脾综合征。除了内脏转位，一般很少合并心脏外畸形。

1. 胎儿病理生理

正常左心房接受来自于肺静脉和一部分通过卵圆孔进入的血流，在有完全型肺静脉异位引流时所有肺静脉血流回流至右心房，左心房仅接受一部分经卵圆孔进入左心房的血流，故左心房、左心室腔小于右心室，另外胎儿时期经肺静脉进入左心房的血流量是很少的，大约只占心输出量的 7%，因为存在心房水平右向左的分流，固左心室的发育多不受影响。这种血液动力学的改变对胎儿宫内生存没有太大的影响。

2. 胎儿超声心动图诊断要点及评估

（1）四腔心切面左、右心室大小不对称，右心房、室扩大，轻度左心房缩小，需除外主动脉缩窄，左心阻塞性疾患及动静脉瘘（图 22-66）。

（2）胎儿超声心动图四腔心切面及大动脉短轴切面显示左心房壁光滑无血管结构与其相连（图 22-67）。

（3）彩色多普勒显示无血流进入左心房。

（4）如发现左心房后有一共同静脉腔及垂直静脉是产前诊断肺静脉异位引流的直接证据（图 22-68，图 22-69）。

（5）心上型可见左侧无名静脉和右上腔静脉扩张，心下型可见门静脉和下腔静脉扩张，心内型可见冠状静脉扩张（需除外左上腔静脉）。

（6）除外合并其他心脏畸形。

3. 围生期管理

向孕妇及家属详细描述这一病变，这种畸形只能手术纠正，如有梗阻需紧急外科手术治疗，无梗阻的患儿出生后一个月内需手术予以纠正。孕妇需在条件很好的医疗中心分娩，出生后患儿需尽早转至小儿心脏重症监护病房。

4. 新生儿期管理

由于体静脉和肺静脉血流混合造成患儿生后不同程度的发绀，伴随肺呼吸，肺血管阻力下降大量血流进入右心、肺动脉造成肺动脉高压。患儿需转至小儿心脏重症监护病房。超声心动图明确诊断，除外合并其他心脏畸形，如无阻塞，发绀可能仅为轻度，但肺循环血流过度；如有阻塞，患儿有明显发绀，肺动脉高压，需紧急外科手术治疗（重建肺静脉回流）。

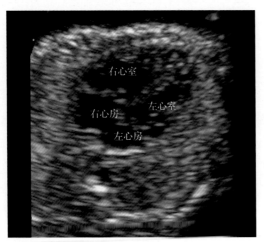

图 22-66　孕 32 周，完全性肺静脉异位引流（心下型），四腔心切面，右心房、右心室扩大

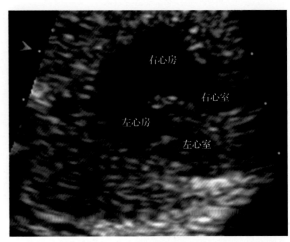

图 22-67　孕 32 周，完全性肺静脉异位引流（心下型），四腔心切面，无血管结构与左心房相连

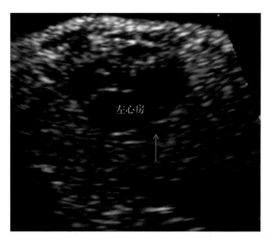

图 22-68　孕 32 周，完全性肺静脉异位引流（心下型），左心房后有一共同静脉腔

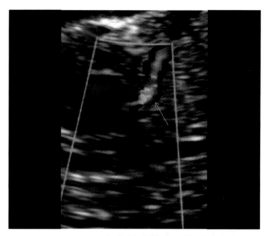

图 22-69　孕 32 周，完全性肺静脉异位引流（心下型），彩色多普勒显示梗阻存在

5. 预后

单纯的不伴有其他心脏畸形的完全型肺静脉异位引流外科手术死亡率小于 5%，术后发生再狭窄（包括共同静脉腔和左心房连接的部位或个别肺静脉分支狭窄）的概率为 11%。

（六）其他

颅内血管动静脉瘘，Galen 瘤样扩张，染色体异常，胎盘功能不全，胎儿宫内生长受限等一些胎儿非发育缺陷性心脏病亦可见右心扩大，而且伴随妊娠时期特别是妊娠晚期（28 周以后），正常胎儿右心室亦略大于左心室。总之胎儿超声心动图检查发现右心扩大应引起足够的重视，可无心脏结构异常（单纯的）亦可以伴有心脏结构异常，异常程度、轻重差异很大，远期转归亦不相同，故需仔细检查，寻找原因。

（苏小红　韩　玲）

参考文献

1.Hofbeck M, Rauch R, Beinder E, et al. Rate of prenatal detection of congenital right heart defects. Z Geburtshilfe Neonatol, 1999, 203(5):207-212.

2.Ammash NM, Warnes CA, Connolly HM, et al. Mimics of Ebstein's anomaly. Am Heart J, 1997, 134(3):508-513.

3.Frescura C, Angelini A, Daliento L, et al. Morphological aspects of Ebstein's anomaly in adults. Thorac Cardiovasc Surg, 2000, 48:203-208.

4.Copel JA, Pilu G, Green J, et al. Fetal echocardiographic screening for congenital heart disease: the importance of the four-chamber view. Am J Obstet Gynecol, 1987, 157(3):648-655.

5.Sharland GK, Chita SK, Allan LD. Tricuspid valve dysplasia or displacement in intrauterine life. J Am Coll Cardiol, 1991, 17(4):944-999.

6.Nora JJ, Nora AH. Update on counseling the family with a first-degree relative with a congenital heart defect. Am J Med Genet, 1988, 29(1):137-142.

7.Attenhofer Jost CH, Connolly HM, O'Leary PW, et al. Left heart lesions in patients with Ebstein anomaly. Mayo Clin Proc, 2005, 80: 361-368.

8.Pavlova M, Fouron JC, Drblik SP, et al. Factors affecting the prognosis of Ebstein's anomaly during fetal life. Am Heart J, 1998, 135(6 Pt 1):1081-1085.

9.Luis-Miranda RS, Arias-Monroy LG, Alcantar-Mendoza MA, et al. Fetal diagnosis and prognosis of Ebstein's anomaly. Ginecol Obstet Mex, 2013, 81(5):221-230.

10.Hornberger LK, Sahn DJ, Kleinman CS, et al. Tricuspid valve disease with significant tricuspid insufficiency in the fetus: diagnosis and outcome. J Am Coll Cardiol, 1991, 17(1):167-173.

11.Roberson DA, Silverman NH.Ebstein's anomaly: echocardiographic and clinical features in the fetus and neonate. J Am Coll Cardiol, 1989, 14(5):1300-1307.

12.Giuliani ER, Fuster V, Brandenburg RO, et al. Ebstein's anomaly: the clinical features and natural history of Ebstein's anomaly of the tricuspid valve. Mayo Clin Proc, 1979, 54(3):163-173.

13.Connolly HM, Warnes CA. Ebstein's anomaly: outcome of pregnancy. J Am Coll Cardiol, 1994, 23(5):1194-1198.

14.Drenthen W, Pieper PG, Roos-Hesselink JW, et al. Outcome of pregnancy in women with congenital heart disease: a literature review. J Am Coll Cardiol, 2007, 49(24):2303-2311.

15.Brown ML, Dearani JA, Danielson GK, et al. Functional status after operation for Ebstein's anomaly: the Mayo Clinic experience. J Am Coll Cardiol, 2008,52(6):460-466.

16.Celermajer DS, Cullen S, Sullivan ID, et al. J Am Outcome in neonates with Ebstein's anomaly Coll Cardiol, 1992, 19(5):1041-1046.

17.Knott-Craig CJ, Goldberg SP, Overholt ED, et al. Repair of neonates and young infants with Ebstein's anomaly and related disorders. Ann Thorac Surg, 2007, 84(2):587-592.

18.Goldberg SP, Jones RC, Boston US, et al. Current trend in the management of neonates with Ebstein's anomaly. World J Pediatr Cong Surg, 2011, 2:554-557.

19.da Silva JP, Baumgratz JF, da Fonseca L, et al. The cone reconstruction of the tricuspid valve in Ebstein's anomaly. The operation: early and midterm results. J Thorac Cardiovasc Surg, 2007, 133(1):215-223.

20.Dearani JA, Said SM, O'Leary PW, et al. Anatomic repair of Ebstein's malformation: lessons learned with cone reconstruction. Ann Thorac Surg, 2013, 95(1):220-226.

21.Burton DA, Cabalka AK. Cardiac evaluation of infants. The first year of life. Pediatr Clin North Am, 1994, 41(5):991-1015.

22.Kulik LA. Caring for patients with lesions decreasing pulmonary blood flow. Crit Care Nurs Clin North Am, 1989, 1(2):215-229.

23.Rao PS. Further observations on the spontaneous closure of physiologically advantageous ventricular septal defects in tricuspid atresia: surgical implications. Ann ThoracSurg,1983, 35(2):121-131.

24.Berg C, Lachmann R, Kaiser C, et al. Prenatal diagnosis of tricuspid atresia: intrauterine course and outcome. Ultrasound Obstet Gynecol, 2010, 35(2):183.

25.Mair DD, Puga FJ, Danielson GK. The Fontan procedure for tricuspid atresia: early and late results of a 25-year experience with 216 patients. J Am Coll Cardiol, 2001, 37(3):933-939.

26.Sittiwangkul R, Azakie A, Van Arsdell GS, et al. Outcomes of tricuspid atresia in the Fontan era. Ann Thorac Surg, 2004 , 77(3):889-894.

27.Chungsomprasong P, Soongswang J, Nana A, et al. Medium and long-term outcomes of Fontan operation. J Med Assoc Thai, 2011, 94(3):323-330.

28.Hoffman JI, Kaplan S. The incidence of congenital heart disease.J Am Coll Cardiol, 2002, 39(12):1890-1900.

29.Gutgesell HP. Pulmonary valve abnormalities. In:Long WA, ed. Fetal and neonatal cardiology. Philadelphia: Saunders, 1990:551-560.

30.Mendez HMM, Opitz JM. Noonan syndrome; a review. Am J Med Genet, 1985, 21:493-506.

31.Lougheed J, Sinclair BG, Fung Kee Fung K, et al. Acquired right ventricular outflow tract obstruction in the recipient twin in twin-twin transfusion syndrome. J Am Coll Cardiol, 2001, 38(5):1533-1538.

32.Perloff JK. Congenital pulmonary stenosis. In:Perloff JK, ed. The Clinical Recognition of Congenital Heart Disease. Philadelphia, Pa: Saunders, 2003:163-186.

33.Mielke G, Steil E, Kendziorra H, et al. Ductus arteriosus-dependent pulmonary circulation secondary to cardiac malformations in fetal life. Ultrasound Obstet Gynecol, 1997, 9(1):25-29.

34.Galindo A, Gutiérrez-Larraya F, Velasco JM, et al. Pulmonary balloon valvuloplasty in a fetus with critical pulmonary stenosis/atresia with intact ventricular septum and heart failure. Fetal Diagn Ther, 2006, 21(1):100-104.

35.Todros T,Presbitero P,Gaglioti P, et al. Pulmonary stenosis with intact ventricular septum: documentation of development of the lesion echocardiographically during fetal life. Int J Cardiol, 1988, 19(3):355-362.

36.Allan LD. Development of congenital lesions in mid or late gestation. Int J Cardiol, 1988, 19:361-362.

37.Kan JS, White RI Jr, Mitchell SE, et al. Percutaneous balloon valvuloplasty: a new method for treating congenital pulmonary-valve stenosis. N Engl J Med, 1982, 307(9):540-542.

38.Rao PS, Galal O, Patnana M, et al. Results of 3 to 10 year follow up of balloon dilatation of the pulmonary valve. Heart, 1998, 80(6):591-595.

39.Colli AM, Perry SB, Lock JE, et al. Balloon dilation of critical valvar pulmonary stenosis in the first month of life. Cathet Cardiovasc Diagn, 1995, 34(1):23-28.

40.Rao PS. Percutaneous balloon pulmonary valvuloplasty: state of the art. Catheter Cardiovasc Interv, 2007, 69(5):747-763.

41.Peterson C, Schilthuis JJ, Dodge-Khatami A, et al. Comparative long-term results of surgery versus balloon valvuloplasty for pulmonary valve stenosis in infants and children. Ann Thorac Surg, 2003, 76(4):1078-1082.

42.O'Connor BK, Beekman RH, Lindauer A, et al. Intermediate-term outcome after pulmonary balloon valvuloplasty: comparison with a matched surgical control group. J Am Coll Cardiol, 1992, 20(1):169-173.

43.Bichell DP. Evaluation and management of pulmonary atresia with intact ventricular septum. Curr Opin Cardiol, 1999, 14(1):60-66.

44.Todros T, Chiappa E, Paladini D, et al. Pulmonary stenosis and atresia with intact ventricular septum during prenatal life. Ultrasound Obstet Gynecol, 2003, 21(3):228-233.

45.Nishibatake M, Matsuda Y, Kamitomo M, et al, Echocardiographic findings of pulmonary atresia or critical pulmonary stenosis and intact ventricular septum in utero. Pediatr Int, 1999, 41(6):716-721.

46.Mandell VS, Connor AR, Giglia TM, et al, Diagnosis and management of right ventricle-dependent coronary circulation in pulmonary atresia with intact ventricular septum. Circulation, 1992, 86(5):1516-1528.

47.Gittenberger-de Groot AC, Sauer U, Bindl L, et al. Competition of coronary arteries and ventriculo-coronary arterial communications in pulmonary atresia with intact ventricular septum. Int J Cardiol, 1988, 18(2):243-258.

48.Kasznica J, Ursell PC, Blanc WA, et al. Abnormalities of the coronary circulation in pulmonary atresia and intact ventricular septum. Am Heart J, 1987, 114(6):1415-1420.

49.Sandor GG, Cook AC, Sharland GK, et al. Coronary arterial abnormalities in pulmonary atresia with intact ventricular septum diagnosed during fetal life. Cardiol Young, 2002, 12(5):436-444.

50.Iacobelli R, Pasquini L, Toscano A, et al. Role of tricuspid regurgitation in fetal echocardiographic diagnosis of pulmonary atresia with intact ventricular septum. Ultrasound Obstet Gynecol, 2008, 32(1):31-35.

51.McElhinney DB, Colan SD. Fetal tricuspid valve size and growth as predictors of outcome in pulmonary atresia with intact ventricular septum. Pediatrics, 2006, 118(2):e415-420.

52.Maeno YV, Boutin C, Hornberger LK. Prenatal diagnosis of right ventricular outflow tract obstruction with intact ventricular septum, and detection of ventriculocoronary connections. Heart, 1999, 81(6):661-668.

53.Roman KS, Fouron JC, Nii M, et al. Determinants of outcome in fetal pulmonary valve stenosis or atresia with intact ventricular septum. Am J Cardiol, 2007, 99(5):699-703.

54.Galindo A, Gutiérrez-Larraya F, Velasco JM, et al. Pulmonary balloon valvuloplasty in a fetus with critical pulmonary stenosis/atresia with intact ventricular septum and heart failure. Fetal Diagn Ther, 2006, 21(1):100-104.

55.Tulzer G, Arzt W, Franklin RC, et al. Gardiner HM Fetal pulmonary valvuloplasty for critical pulmonary stenosis or atresia with intact septum. Lancet, 2002, 360(9345):1567-1568.

56.Coles JG, Freedom RM, Lightfoot NE, et al. Long-term results in neonates with pulmonary atresia and intact ventricular septum. Ann Thorac Surg, 1989, 47(2):213-217.

57.Dyamenahalli U, McCrindle BW, McDonald C, et al. Pulmonary atresia with intact ventricular septum: management of, and outcomes for, a cohort of 210 consecutive patients. Cardiol Young, 2004, 14(3):299-308.

58.Giglia TM, Jenkins KJ, Matitiau A, et al. Influence of right heart size on outcome in pulmonary atresia with intact ventricular septum. Circulation, 1993, 88(5 Pt 1):2248-2256, 2259.

59.Daubeney PE, Delany DJ, Anderson RH, et al. Pulmonary atresia with intact ventricular septum: range of morphology in a population-based study. J Am Coll Cardiol, 2002, 39(10):1670-1679.

60.Hanley FL, Sade RM, Blackstone EH, et al. Outcomes in neonatal pulmonary atresia with intact ventricular septum. A multiinstitutional study. J Thorac Cardiovasc Surg, 1993, 105(3):406-423.

61.Satou GM,Perry SB, Gauvreau K, et al. Echocardiographic predictors of coronary artery pathology in pulmonary atresia with intact ventricular septum. Am J Cardiol, 2000, 85(11):1319-1324.

62.Ashburn DA, Blackstone EH, Wells WJ, et al. McCrindle BW Determinants of mortality and type of repair in neonates with pulmonary atresia and intact ventricular septum. J Thorac Cardiovasc Surg, 2004, 127(4):1000-1007.

63.Odim J, Laks H, Tung T. Risk factors for early death and reoperation following biventricular repair of pulmonary atresia with intact ventricular septum. Eur J Cardiothorac Surg, 2006, 29(5):659-665.

64.Guleserian KJ, Armsby LB, Thiagarajan RR, et al. Natural history of pulmonary atresia with intact ventricular septum and right-ventricle-dependent coronary circulation managed by the single-ventricle approach. Ann Thorac Surg, 2006, 81(6):2250-2257.

65.Powell AJ, Mayer JE, Lang P, et al. Outcome in infants with pulmonary atresia, intact ventricular septum, and right ventricle-dependent coronary circulation. Am J Cardiol, 2000, 86(11):1272-1274.

66.Fyler DC, Buckley LP, Hellenbrand WE, et al. Report of the New England Regional Cardiac Program. Pediatrics, 1980, 65:375-461.

67.Ferencz C, Rubin JD, McCarter RJ, et al. Cardiac and noncardiac malformation: observations in a population-based study. Teratology, 1987, 35:367-378.

68.Perry LW, Neill CA, Ferencz C. Infants with congenital heart disease: the cases. In: Ferencz C, Rubin JD, Loffredo CA, et al. Perspectives in Pediatric Cardiology: Epidemiology of Congenital Heart Disease. Armonk, NY: The Baltimore Washington Infant study, 1997:59-102.

69.Tchervenkov CI, Roy N. Congenital Heart Surgery Nomenclature and Database Project: pulmonary atresia-ventricular septal defect. Ann Thorac Surg, 2000, 69(Suppl 4):S97-100.

70.Chessa M, Butera G, Bonhoeffer P, et al. Relation of genotype 22q11 deletion to phenotype of pulmonary vessels in tetralogy of Fallot and pulmonary atresia-ventricular septal defect. Heart, 1998, 79(2):186-190.

71.Marino B, Digilio MC, Toscano A, et al. Anatomic patterns of conotruncal defects associated with deletion 22q11. Genet Med, 2001, 3(1):45-48.

72.Momma K, Kondo C, Matsuoka R. Tetralogy of Fallot with pulmonary atresia associated with chromosome 22q11 deletion. J Am Coll Cardiol, 1996, 27(1):198-202.

73.Poon LC, Huggon IC, Zidere V, et al. Tetralogy of Fallot in the fetus in the current era. Ultrasound Obstet Gynecol, 2007, 29(6):625-627.

74.Vesel S, Rollings S, Jones A, et al. Prenatally diagnosed pulmonary atresia with ventricular septal defect: echocardiography, genetics, associated anomalies and outcome. Heart, 2006, 92(10):1501-1505.

75.Boudjemline Y, Fermont L, Le Bidois J, et al.Can we predict 22q11 status of fetuses with tetralogy of Fallot? Prenat Diagn, 2002, 22(3):231-234.

76.Digilio MC, Marino B, Grazioli S, et al. Comparison of occurrence of genetic syndromes in ventricular septal defect with pulmonic stenosis (classic tetralogy of Fallot) versus ventricular septal defect with pulmonic atresia. Am J Cardiol, 1996, 77(15):1375-1376.

77.Azancot A, Eydoux P, Vuillard E, et al. Clinical spectrum of prenatal tetralogy of Fallot. Arch Mal Coeur Vaiss, 2000, 93(5):587-593.

78.Duncan BW, Mee RB, Prieto LR, et al. Staged repair of tetralogy of Fallot with pulmonary atresia and major aortopulmonary collateral arteries. J Thorac Cardiovasc Surg, 2003, 126(3):694-702.

79.Hirsch JC, Mosca RS, Bove EL. Complete repair of tetralogy of Fallot in the neonate: results in the modern era. Ann Surg, 2000, 232(4):508-514.

80.Kolcz J, Pizarro C. Neonatal repair of tetralogy of Fallot results in improved pulmonary artery development without increased need for reintervention. Eur J Cardiothorac Surg, 2005, 28(3):394-399.

81.Carotti A, Albanese SB, Di Donato RM, Unifocalization and repair of pulmonary atresia with ventricular septal defect and major aortopulmonary collateral arteries. Acta Paediatr Suppl, 2006, 95(452):22-26.

82.Razavi RS, Sharland GK, Simpson JM. Prenatal diagnosis by echocardiogram and outcome of absent pulmonary valve syndrome. Am J Cardiol, 2003, 91(4):429-432.

83.Zucker N, Rozin I, Levitas A. Clinical presentation, natural history, and outcome of patients with the absent pulmonary valve syndrome. Cardiol Young, 2004, 14(4):402-408.

84.Fouron JC, Sahn DJ, Bender R, et al. Prenatal diagnosis and circulatory characteristics in tetralogy of Fallot with absent pulmonary valve. Am J Cardiol, 1989,64(8):547-549.

85.Sleurs E, De Catte L, Benatar A. Prenatal diagnosis of absent pulmonary valve syndrome in association with 22q11 deletion. J Ultrasound Med, 2004, 23(3):417-422.

86.Wisniewsky KB. Tetralogy of Fallot. In:Drose JA, eds. Fetal echocardiography. Philadelphia: Saunders, 1998. 185-194.

87.Ferencz C. A case-control study of cardiovascular malformation in liveborn infant: The morphogenetic relevance of epidemiologic findings. In: Developmental cardiology: morphogenesis and function, Clark EB, Takao A, eds. Mount Kisco, NY: Future publishing Co.,Inc. 1990. 523-539.

88.Allan LD, Sharland GK, Milburn A, et al. Prospective diagnosis of 1,006 consecutive cases of congenital heart disease in the fetus. J Am Coll Cardiol, 1994, 23(6):1452-1458.

89.Jeewa A, Mann GS, Hosking MC.Tetralogy of Fallot with absent pulmonary valve and obstructed totally anomalous pulmonary venous connection. Cardiol Young, 2007, 17(5):551-553.

90.Elami A, Rein AJ, Preminger TJ, et al. Tetralogy of Fallot, absent pulmonary valve, partial anomalous pulmonary venous return and coarctation of the aorta. Int J Cardiol, 1995, 52(3):203-206.

91.Gutgesell HP, Goldmuntz E. Congenital absence of the pulmonary valve. In: Allen HD, Gutsegall HP, Clark EB, Driscoll DJ, eds. Moss and Adams's Heart Disease in Infants, Children, and Adolescents. 6th ed. Philadelphia: Lippincott Williams & Wilkins, 2001:903-909.

92.Galindo A,Gutiérrez-Larraya F, Martínez JM, et al. Prenatal diagnosis and outcome for fetuses with congenital absence of the pulmonary valve. Ultrasound Obstet Gynecol, 2006, 28(1):32-39.

93.Becker R, Schmitz L, Guschmann M, et al. Prenatal diagnosis of familial absent pulmonary valve syndrome: case report and review of the literature. Ultrasound Obstet Gynecol, 2001, 17(3):263-267.

94.Momma K. Cardiovascular anomalies associated with chromosome 22q11.2 deletion syndrome. Am J Cardiol, 2010, 105(11):1617-1624.

95.Kolcz J, Pizarro C. Neonatal repair of tetralogy of Fallot results in improved pulmonary artery development without increased need for reintervention. Eur J Cardiothorac Surg, 2005, 28(3):394-399.

96.Kirshbom PM, Kogon BE. Tetralogy of Fallot with absent pulmonary valve syndrome. Semin Thorac Cardiovasc Surg Pediatr Card Surg Annu, 2004, 7:65-71.

97.Chen JM, Glickstein JS, Margossian R, et al. Superior outcomes for repair in infants and neonates with tetralogy of Fallot with absent pulmonary valve syndrome. J Thorac Cardiovasc Surg, 2006, 132(5):1099-1104.

98.Hu R, Zhang H, Xu Z, et al. Late outcomes for the surgical management of absent pulmonary valve syndrome in infants. Interact Cardiovasc Thorac Surg, 2013, 16(6):792-796.

99.Alsoufi B, Williams WG, Hua Z, et al. Surgical outcomes in the treatment of patients with tetralogy of Fallot and absent pulmonary valve. Eur J Cardiothorac Surg, 2007, 31(3):354-359; discussion 359.

100.Brown JW, Ruzmetov M, Vijay P. Surgical treatment of absent pulmonary valve syndrome associated with bronchial obstruction. Ann Thorac Surg, 2006, 82(6):2221-2226.

101.Wager GP, Couser RJ, Edwards OP, et al. Antenatal ultrasound findings in a case of Uhl's anomaly. Am J Perinatol, 1988, 5(2):164-167.

102.Cardaropoli D, Russo MG, Paladini D, et al. Prenatal echocardiography in a case of Uhl's anomaly. Ultrasound Obstet Gynecol, 2006, 27(6):713-714.

103.Pimenta J, Maia HC, Silva ES, et al. Uhl's anomaly in adults associated with coronary disease. Arq Bras Cardiol, 1991, 57(5):407-411.

104.Güler N, Demirbag R, Eryonucu B, et al. A case of successful six consecutive deliveries in a 41-year-old woman with Uhl's anomaly. Int J Cardiol, 2003, 87(2-3):283-285.

105.Azhari N, Assaqqat M, Bulbul Z. Successful surgical repair of Uhl's anomaly. Cardiol Young, 2002, 12(2):192-195.

106.Ikari NM, Azeka E, Aiello VD, et al. Differential diagnosis and indication for cardiac transplantation in an infant. Arq Bras Cardiol, 2001, 77(1):69-76.

107.Yoshii S, Suzuki S, Hosaka S, et al. A case of Uhl anomaly treated with one and a half ventricle repair combined with partial right ventriculectomy in infancy. J Thorac Cardiovasc Surg, 2001, 122(5):1026-1028.

108.Leal SD, Cavallé-Garrido T, Ryan G, et al. Isolated ductal closure in utero diagnosed by fetal echocardiography. Am J Perinatol, 1997, 14(4):205-210.

109.Gewillig M, Brown SC, De Catte L, et al. Premature foetal closure of the arterial duct: clinical presentations and outcome. Eur Heart J, 2009, 30(12):1530-1536.

110.Moise KJ Jr, Huhta JC, Sharif DS, et al. Indomethacin in the treatment of premature labor. Effects on the fetal ductus arteriosus. N Engl J Med, 1988, 319(6):327-331.

111.Auer M, Brezinka C, Eller P, et al.Prenatal diagnosis of intrauterine premature closure of the ductus arteriosus following maternal diclofenac application. Ultrasound Obstet Gynecol, 2004, 23(5):513-516.

112.Mielke G, Steil E, Breuer J, et al. Circulatory changes following intrauterine closure of the ductus arteriosus in the human fetus and newborn. Prenat Diagn, 1998, 18(2):139-145.

113.Hofstadler G, Tulzer G, Altmann R, et al. Spontaneous closure of the human fetal ductus arteriosus-A cause of fetal congestive heart failure. Am J Obstet Gynecol, 1996, 174(3):879-883.

114.Schiessl B, Schneider KT, Zimmermann A, et al. Prenatal constriction of the fetal ductus arteriosus-related to maternal pain medication? Z Geburtshilfe Neonatol, 2005, 209(2):65-68.

115.Auer M, Brezinka C, Eller P, et al. Prenatal diagnosis of intrauterine premature closure of the ductus arteriosus following maternal diclofenac application. Ultrasound Obstet Gynecol, 2004, 23(5):513-516.

116.Fawzy ME, Awad M, Hassan W, et al. Long-term outcome (up to 15 years) of balloon angioplasty of discrete native coarctation of the aorta in adolescents and adults. J Am Coll Cardiol, 2004, 43:1062-1067.

117.Paladini D, Russo MA, Teodoro A, et al. Prenatal diagnosis of congenital heart disease in the Naples area during the years 1994–1999. The experience of a joint fetal-pediatric cardiology unit. Prenat Diagn, 2002, 22:545-552.

118.Matsui H, Mellander M, Roughton M. Morphological and physiological predictors of fetal aortic coarctation. Circulation, 2008, 118(18):1793-1801.

119.Sharland GK, Chan KY, Allan LD. Coarctation of the aorta: difficulties in prenatal diagnosis. Br Heart J, 1994, 71(1):70-75.

120.Paladini D, Volpe P, Russo MG, et al. Aortic coarctation: prognostic indicators of survival in the fetus. Heart, 2004, 90:1348-1349.

121.Corno AF, Botta U, Hurni M, et al. Surgery for aortic coarctation: a 30 years experience. Eur J Cardiothorac Surg, 2001, 20(6):1202-1206.

122.Wright GE, Nowak CA, Goldberg CS, et al. Extended resection and end-to-end anastomosis for aortic coarctation in infants: results of a tailored surgical approach. Ann Thorac Surg, 2005, 80(4):1453-1459.

123.Dodge-Khatami A, Backer CL, Mavroudis C.Risk factors for recoarctation and results of reoperation: a 40-year review. J Card Surg, 2000, 15(6):369-377.

124.Beeman SK, Hammon JW. Neonatal left ventricular outflow tract surgery. In: Long WA, ed. Fetal and Neonatal Cardiology. Philadelphia : WB Saunders,1990:760-769.

125.Boughman JA, Berg KA, Astemborski JA, et al. Familial risks of congenital heart defect assessed in a population-based epidemiologic study. Am J Med Genet, 1987, 26(4):839-849.

126.Nora JJ, Nora AH. Update on counseling the family with a first-degree relative with a congenital heart defect. Am J Med Genet, 1988, 29(1):137-142.

127.Ferencz C, Rubin JD, Loffredo CA,et al. The epidemiology of congenital heart disease, the Baltimore-Washington Infant Study (1981-1989). In: Perspectives in pediatric cardiology, vol. 4.Mount Kisco, NY : Futura Publishing Company, 1993.

128.Rychik J, Rome JJ, Collins MH, et al. The hypoplastic left heart syndrome with intact atrial septum: atrial morphology, pulmonary vascular histopathology and outcome. J Am Coll Cardiol, 1999, 34(2):554-560.

129.Forbess JM, Cook N, Roth SJ, et al. Ten-year institutional experience with palliative surgery for hypoplastic left heart syndrome. Risk factors related to stage I mortality. Circulation, 1995, 92(9 Suppl): II 262-266

130.Aiello VD, Ho SY, Anderson RH, et al. Morphologic features of the hypoplastic left heart syndrome: a reappraisal. Pediatr Pathol, 1990, 10:931-943.

131.Michelfelder E, Gomez C, Border W, et al. Predictive value of fetal pulmonary venous flow patterns in identifying the need for atrial septoplasty in the newborn with hypoplastic left ventricle. Circulation, 2005, 112(19):2974-2979.

132.Galindo A, Nieto O, Villagrá S, et al. Hypoplastic left heart syndrome diagnosed in fetal life: associated findings, pregnancy outcome and results of palliative surgery. Ultrasound Obstet Gynecol, 2009, 33(5):560-566.

133.Vlahos AP, Lock JE, McElhinney DB, et al. Hypoplastic left heart syndrome with intact or highly restrictive atrial septum: outcome after neonatal transcatheter atrial septostomy. Circulation, 2004, 109(19):2326-2330.

134.Marshall AC, van der Velde ME, Tworetzky W, et al. Creation of an atrial septal defect in utero for fetuses with hypoplastic left heart syndrome and intact or highly restrictive atrial septum. Circulation, 2004, 110(3):253-258.

135.Tweddell JS, Hoffman GM, Mussatto KA, et al. Improved survival of patients undergoing palliation of hypoplastic left heart syndrome: lessons learned from 115 consecutive patients. Circulation, 2002, 106(Supp11): 82-89.

136.Pigula FA, Vida V, del Nido PJ, et al. Contemporary results and current strategies in the management of hypoplastic left heart syndrome. Semin Thorac Cardiovasc Surg, 2007, 19: 238-244.

137.Hirsch JC, Goldberg C, Bove EL, et al. Fontan operation in the current era: a 15-year single institution experience. Ann Surg, 2008 , 248(3):402-410.

138.Banerjee A, Kohl T, Silverman NH. Echocardiographic evaluation of congenital mitral valve anomalies in children. Am J Cardiol, 1995, 76: 1284-1291.

139.Serraf A, Zoghbi J, Belli E, et al. Congenital mitral stenosis with or without associated defects: An evolving surgical strategy. Circulation, 2000, 102(19 Suppl 3): Ⅲ166-171.

140.Lee C, Lee CH, Kwak JG, et al. Long-term results after mitral valve repair in children. Eur J Cardiothorac Surg, 2010, 37(2):267-272.

141.Talner CN. Report of the New England Regional Infant Cardiac Program, by Donald C. Fyler, MD, Pediatrics, 1980, 65(Suppl):375-461.

142.Kanter KR. Surgical repair of total anomalous pulmonary venous connection. Semin Thorac Cardiovasc Surg Pediatr Card Surg Annu, 2006:40-44.

143.Bando K, Turrentine MW, Ensing GJ, et al. Surgical management of total anomalous pulmonary venous connection. Thirty-year trends. Circulation, 1996, 94(9 Suppl): Ⅱ12-16.

144.Raisher BD, Grant JW, Martin TC, et al. Complete repair of total anomalous pulmonary venous connection in infancy. J Thorac Cardiovasc Surg, 1992, 104(2):443-448.

145.Hancock Friesen CL, Zurakowski D, Thiagarajan RR, et al. Total anomalous pulmonary venous connection: an analysis of current management strategies in a single institution. Ann Thorac Surg, 2005, 79(2):596-606; discussion 596-606.

146.Michelon G, Di Donato RM, Pasquini L, et al. Total anomalous pulmonary venous connection: long-term appraisal with evolving technical solutions. Eur J Cardiothorac Surg, 2002, 22(2):184-191.

147.Grinenco S, Marantz P, Ballirian O, et al. Right ventricle dilation: an alert sign in the fetal heart Ultrasound Obstet Gynecol, 2011, 38(Suppl 1): 56-167.

148.Hornung TS, Heads A, Hunter AS. Right ventricular dilatation in the fetus: a study of associated features and outcome. Pediatr Cardiol, 2001, 22(3):215-217.

149.Sharland GK, Allan LD. Normal fetal cardiac measurements derived by cross-sectional echocardiography. Ultrasound Obstet Gynecol, 1992, 2(3):175-181.

第二十三章
室间隔完整的肺动脉闭锁

室间隔完整的肺动脉闭锁（pulmonary atresia with intact ventricular septum，PA/IVS) 是一种很罕见的先天性心脏病，在活产婴儿的发病率报道为（4~7）/100 000。解剖异常包括肺动脉瓣膜性闭锁，室间隔发育完整。其与合并室间隔缺损的经典肺动脉闭锁的病理生理及临床表现迥异，常伴不同程度的三尖瓣和（或）右心室的发育不全。

一、病因学及流行病学

尽管有少量的家族患病报道，室间隔完整的肺动脉闭锁的遗传学病因至今还不清楚，有学者支持单基因遗传。其临床发病率比较低，有报道其发病率占先天性心脏病的 0.7%~3.1%，由于本病产前诊断后在某些区域终止妊娠率较高，所以在一定程度上影响了活产新生儿发病率的统计。但仍位列新生儿期最常见的几种发绀型先天

性心脏病（室间隔完整的完全性大动脉转位、三尖瓣闭锁、室间隔完整的肺动脉闭锁）之一，也是危及新生儿生命的重要病因。

二、解剖及病理机制

室间隔完整的肺动脉闭锁的解剖发育异常致使右心室流出道和肺动脉间不能连通，左、右心室间也没有血流交通，血流不能从右心室经由肺动脉入肺，出生后必须依靠其他来源（主要是动脉导管，罕见主 - 肺动脉间侧枝）维持肺循环，得以生存，这和伴有室间隔缺损的肺动脉闭锁是显著不同的。

有专家猜测室间隔完整的肺动脉闭锁的解剖病变出现相对较晚是在心脏分隔之后，所以不伴有室间隔缺损病变，而且其发生过程可能受到感染、炎症等影响，但此种假说至今尚未找到病理组织学方面的证据。可以有发育相对较好的右

心室，或者右心室发育略小，但有完整的右心室三个部分，肺动脉瓣交界融合，没有可以张开的瓣口；也可以是右心室流出道发育不良，极度狭窄或完全闭锁（比如合并严重的三尖瓣下移畸形），肺动脉瓣发育低下，连接一个发育不良的极小而壁厚的单腔右心室（通常没有三个部分而是一个球样小心腔），并保持与冠状动脉循环交通，伴有或不伴有冠状动脉狭窄；或者二者的过渡形态。三尖瓣发育很少正常，常常表现为狭窄和严重的反流。虽然肺动脉内径可以略小，但主干及分支结构形态可以正常。部分病例合并右心室 - 冠状动脉交通 (约 45%)，因冠状动脉先天狭窄（约占 9%）而依赖右心室供血，这种解剖类型出生后有猝死风险（图 23-1）。

三、胎儿及新生儿期病理生理

胎儿期和出生后，心房水平通过卵圆孔或房间隔缺损的血流为强制性的右向左分流，肺动脉供血依赖逆行灌注的动脉导管（PDA）血流，也罕见有依靠与降主动脉侧枝交通血流的供应。在右心室发育不良不明显的情况下，表现颇似严重肺动脉瓣狭窄，肺动脉瓣的闭锁发生较晚，在孕晚期甚至临近出生前，致使早期和中期的胎儿心脏检查漏诊，或者因为证据不明显而被忽略。新生儿期显著的低血氧不可避免，动脉导管或偶尔体 - 肺动脉侧枝是患者赖以生存的肺血供应通道。

四、胎儿超声心动图

胎儿超声心动图可以明确诊断本病，尤其对孕中期较早出现右心室明显发育不良的患儿（文献报道占较多数，约 62%~75% 不等）。少数患儿没有明显的右心室发育不良，甚至由于明显的三尖瓣反流而出现右心房、右心室扩大，肺动脉瓣的闭锁进行性出现，通常在孕晚期（常在孕 30 周后），所以在孕早、中期的常规检查中这部分病例难以发现，或相关可疑现象被忽视，比如被认为是"不明原因的三尖瓣反流，右心扩大"等。胎儿四腔心切面，心室流出道切面和三血管移行切面等是产前超声识别本病的几个关键切面。

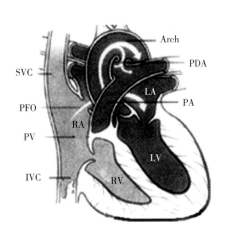

图 23-1 室间隔完整的肺动脉闭锁解剖模式图 (产前及生后)

心房水平 PFO 右向左分流，动脉水平主动脉血流通过 PDA 逆行灌注肺动脉。SVC- 上腔静脉；PFO- 卵圆孔未闭；PV- 肺动脉瓣；IVC- 下腔静脉；RA- 右心房；RV- 右心室；Arch- 弓；PDA- 动脉导管末闭，PA- 肺动脉；LA- 左心房；LV- 左心室

胎儿超声心动图诊断要点:

(1)绝大多数病例,心房、心室位置正常,大动脉关系正常;极其罕见伴有房-室连接异常及心室-动脉连接异常。

(2)室间隔完整的肺动脉闭锁的右心室发育情况各异,心室腔显著发育不良的右心室壁肥厚更显著,更易早期发现。胎儿心尖四腔心切面可以观察到是否出现左、右心室内径比值失调。右心室明显减小或轻微减小,这一点在孕中期尤应注意仔细观察,一旦发现右心室小于左心室的情况应随访观察。右心室减小表现在三尖瓣环内径小于二尖瓣环内径,右心室流入道的长度小于左心室流入道的长度,右心室壁增厚等。孕中晚期要注意不明原因的右心增大和单纯右心房增大(图23-2,图23-3)。

(3)胎儿心尖四腔心切面,五腔心切面和左心室长轴切面均显示室间隔连续完整。CDFI:室水平未探及分流。

(4)右心增大的病例三尖瓣口前向血流明显异常,可呈现高尖的单一波峰,或A峰绝对优势,收缩期多探及反流信号,可以进行性加重,常为中度以上,反流可致右心房、右心室增大,孕中期其反流速度常小于3m/s,孕晚期明显加快。相反右心室发育不良的病例少有或没有三尖瓣反流(图23-4)。

(5)右心室流出道可出现肥厚引起的肌性狭窄,肺动脉瓣通常三叶(罕见两叶),回声常无明显增强,瓣膜开启可见圆顶征,或启闭运动微小甚至消失。CDFI:右心室流出道切面仔细观察右心室流出道至肺动脉瓣上血流,早期可仅为减少,表现为狭窄的血流,晚期逐渐消失。

(6)三血管切面或动脉导管弓移行切面,暴露动脉导管长轴后,调整切面显示动脉导管与主动脉弓的连接,CDFI:探及收缩期主动脉通过动脉导管向肺动脉逆行灌注的血流信号(图23-5)。

(7)静脉导管频谱异常,心房收缩期出现反向加深的A波(图23-6)。

(8)部分患儿宫内出现心力衰竭,表现为全心扩大和心包积液(图23-7)。

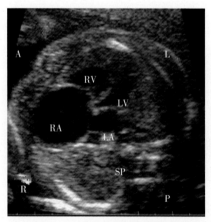

图23-2 胎儿四腔心切面示室间隔完整的肺动脉闭锁

右心室发育较小,室壁增厚,室间隔连续完整。LA-左心房; RA-右心房; LV-左心室; RV-右心室; SP-脊柱; A-前; P-后; L-左; R-右

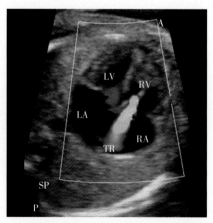

图23-3 胎儿四腔心示室间隔完整的肺动脉闭锁

右心室发育基本正常，右心房增大，CDFI：二尖瓣反流，TR 二尖瓣反流

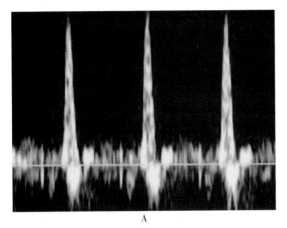
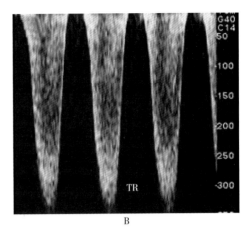

图 23-4　三尖瓣口舒张期前向血流频谱（A）及收缩期反流频谱（B）

A. 三尖瓣口前向血流异常，呈高尖的单峰；B. 示三尖瓣反流速度 >2m/s

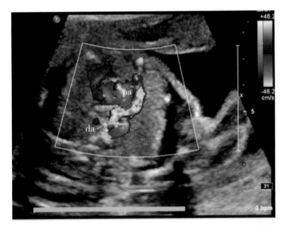

图 23-5　收缩期主动脉血流经动脉导管逆行灌注肺动脉

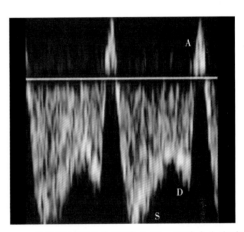

图 23-6　静脉导管逆向加深的 A 波，反映右心血流梗阻性改变

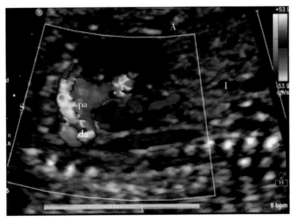

图 23-7　孕 34 周胎儿室间隔完整的肺动脉瓣闭锁合并心力衰竭

全心扩大，双侧心室壁增厚（可疑心肌水肿，出生后证实）

五、预后和新生儿期治疗

室间隔完整的肺动脉闭锁患儿通常可以发育至足月分娩，部分患儿宫内出现心脏高度扩大、心力衰竭，可致宫内高死亡率，或需紧急干预治疗，此类患儿预后差。新生儿出生后，随着动脉导管的进行性关闭，患儿会出现进行性发绀加重和呼吸急促等症状。体检时最常见的体征是中央型发绀，表现为口周和眼缘发绀。随着动脉导管逐渐关闭，显著的全身发绀出现。心脏听诊仅能听到单一的第一和第二心音。三尖瓣听诊区可以闻及全收缩期杂音和舒张期杂音。静脉应用前列腺素 E 后可以听到动脉导管向肺动脉分流的杂音。房水平限制性分流时，可以发现肝脏肿大等体征。超声心动图是最直接可靠的确诊途径。患儿除了面临持续发绀和低血氧，还会因为右心室依赖型冠状动脉循环而发生猝死、心绞痛、室性心律失常和充血性心力衰竭等风险，婴儿期死亡率高达 65%~82%。

患儿出生后早期能否生存取决于动脉导管是否能持续开放至接受姑息手术，以获得可靠的肺循环血液来源。所以，生后监测血氧饱和度，及时给予持续静脉应用前列腺素 E 维持动脉导管开放非常重要，超声心动图可间断监测导管开放情况。同时静脉输液纠正酸中毒，对于持续性代谢性酸中毒的病例有时需要机械通气治疗。新生儿期施行救命手术，人工主-肺动脉分流术（经典 B-T shunt 或改良 B-T）是最常用的手术方法，某些情况下也可能选择放置动脉导管支架作为姑息治疗的方法。随访超声，测量右心室发育指标（包括三尖瓣环、右心室、肺动脉瓣环径等 Z 值）判断是否可以双心室修复。最终可实现双心室修复的病例（右心室发育尚好，且无右心室依赖型冠状动脉循环及冠状动脉狭窄），根治手术的目的是实现右心室流出道-肺动脉血流重建，即肺动脉瓣成形术或肺动脉跨环补片术。对于单纯肺动脉瓣膜性闭锁，右心室发育尚好的病例可以考虑药物维持动脉导管开放的同时施行导管介入治疗，即肺动脉瓣射频打孔加肺动脉瓣球囊扩张术实现根治，但技术要求高，新生儿期手术风险大，且目前手术费用仍较昂贵，推广较慢。国内近年有医生尝试对新生儿施行全身麻醉后开胸，不停跳穿刺右心室和肺动脉瓣中心后施行经导管球囊肺动脉瓣扩张术获得成功，一年期随访满意。对于新生儿期同时有限制性的心房水平右向左分流导致左心循环量严重不足的病例，紧急经导管球囊房间隔切开术也是有效的处理。药物辅助治疗包括改善左心收缩功能的地高辛，利尿剂减少水潴留，对于应用支架的患者给以小剂量阿司匹林口服等。对右心室发育不良者，只能先行姑息手术，日后考虑单心室循环的系列手术。

（丁文虹　金　梅）

参考文献

1.Kenny D, Berman D, Zahn E, et al. Variable approaches to arterial ductal stenting in infants with complex congenital heart disease. Catheter Cardiovasc Interv, 2011, 79:125-130.

2.Kutsche LM, Van Mierop LH. Pulmonary atresia with and without ventricular septal defect: a different etiology and pathogenesis for the atresia in the 2 types. Am J Cardiol, 1983, 51(6):932-935.

3.Burch TM, Mizuguchi KA, Wesley MC, et al. Echocardiographic features of pulmonary atresia with intact ventricular septum. Anesth Analg, 2008, 107(5):1509-1511.

4.Shinkawa T, Yamagishi M, Shuntoh K, et al. One-stage definitive repair of pulmonary atresia with intact ventricular septum and hypoplastic right ventricle. J Thorac Cardiovasc Surg, 2005, 130(4):1207-1208.

5.Chubb H, Pesonen E, Sivasubramanian S, et al. Long-term outcome following catheter valvotomy for pulmonary atresia with intact ventricular septum. J Am Coll Cardiol, 2012, 59(16):1468-1476.

6.Ford AA, Wylie BJ, Waksmonski CA, et al. Maternal congenital cardiac disease: outcomes of pregnancy in a single tertiary care center. Obstet Gynecol, 2008, 112(4):828-833.

7. Li QZ, Cao H, Chen Q, et al. Balloon valvuloplasty through the right ventricle: another treatment of pulmonary atresia with intact ventricular septum. Ann Thorac Surg, 2013, 95(5):1670-1674.

8.Shinebourne EA, Rigby ML, Carvalho JS. Pulmonary atresia with intact ventricular septum: from fetus to adult: congenital heart disease. Heart (British Cardiac Society), 2008, 94(10):1350-1357.

9.Guleserian KJ, Armsby LB, Thiagarajan RR, et al. Natural history of pulmonary atresia with intact ventricular septum and right-ventricle-dependent coronary circulation managed by the single-ventricle approach. Ann Thorac Surg, 2006, 81(6):2250-2257.

10.Yoshimura N, Yamaguchi M. Surgical strategy for pulmonary atresia with intact ventricular septum: initial management and definitive surgery. Gen Thorac Cardiovasc Surg, 2009, 57(7):338-346.

11.Salvin JW, McElhinney DB, Colan SD, et al. Fetal tricuspid valve size and growth as predictors of outcome in pulmonary atresia with intact ventricular septum. Pediatrics, 2006, 118(2):e415-420.

12.Giglia TM, Mandell VS, Connor AR, et al. Diagnosis and management of right ventricle-dependent coronary circulation in pulmonary atresia with intact ventricular septum. Circulation, 1992, 86:1516-1528.

13.McLean KM, Pearl JM. Pulmonary atresia with intact ventricular septum: initial management. Ann Thorac Surg, 2006, 82:2214-2220.

14.Freedom RM , Anderson RH , Perrin D . The significance of ventriculo-coronary arterial connections in the setting of pulmonary atresia with an intact ventricular septum.Cardiol Young, 2005, 15:447-468 .

15.Roman KS, Fouron JC, Nii M, et al. Determinants of outcome in fetal pulmonary valve stenosis or atresia with intact ventricular septum. Am J Cardiol, 2007, 99(5):699-703.

16.Ovaert C, Qureshi SA, Rosenthal E, et al. Growth of the right ventricle after successful transcatheter pulmonary valvotomy in neonates and infants with pulmonary atresia and intact ventricular septum.J Thorac Cardiovasc Surg, 1998, 115(5):1055-1062.

17.Park IS, Nakanishi T, Nakazawa M. Radiofrequency pulmonary valvotomy using a new 2-French catheter. Cathet Cardiovasc Diagn, 1998, 45(1):37-42.

18.Sano S, Ishino K, Kawada M, et al. Staged biventricular repair of pulmonary atresia or stenosis with intact ventricular septum. Ann Thorac Surg, 2000, 70(5):1501-1506.

19.Satou GM, Perry SB, Gauvreau K, et al. Echocardiographic predictors of coronary artery pathology in pulmonary atresia with intact ventricular septum.Am J Cardiol, 2000, 85(11):1319-1324.

20.Siblini G, Rao PS, Singh GK, et al. Transcatheter management of neonates with pulmonary atresia and intact ventricular septum. Cathet Cardiovasc Diagn, 1997, 42(4):395-402.

21.Wang JK, Wu MH, Chang CI, et al. Outcomes of transcatheter valvotomy in patients with pulmonary atresia and intact ventricular septum. Am J Cardiol, 1999, 84(9):1055-1060.

第二十四章
法洛四联症

法洛四联症（tetralogy of fallot, TOF）是最常见的一种发绀型先天性心脏病，约每 3600 例活产儿中有 1 例患病，占先天性心脏病的 3.5%~14%。本病由 Stensen 医生首次在 1962 年描述，后 Fallot 医生首先精确描述其临床和四种完整的病理特征（室间隔缺损，主动脉骑跨，肺动脉狭窄，右心室肥厚）而最终命名。本症的临床诊断不难，但直到 20 世纪 40 年代才有了治疗方法。近 20 年，随着先心外科手术技术、体外循环、麻醉及术后监护水平的迅速提高，大多数法洛四联症患者已经获得了较好的根治效果，部分重症患者在首先接受体 - 肺动脉分流术（blalock-taussig shunt，BT shunt），简称 BT 分流术后亦获得了远期根治机会。

一、病因学及流行病学

法洛四联症发生的产前高危因素包括：母亲感染风疹或其他病毒，营养不良，酗酒，高龄（大于 40 岁），苯丙酮尿症和糖尿病。此外，唐氏综合征患儿亦有较高罹患法洛四联症的机会，还有乙内酰脲综合征或胎儿卡马西平综合征。近年的研究报道称亚甲基四氢叶酸还原酶（MTHFR）基因多态性可以被视为法洛四联症的易感基因。细胞遗传学分析可显示一段染色体 22q11 微缺失（DiGeorge 临界区），神经嵴细胞的消融在大多数病例中被证明。法洛四联症是散发的，而非家族性发病，在受影响父母的兄弟姐妹中发病率为 1%~5%，遗传学研究表明，在某些例法洛四联症中，可能存在 22q11.2 缺失等基因拷贝数改变，其作为常见的圆锥动脉干畸形，有合并 CATCH22 系列异常的风险，而并发心脏缺陷，唇、腭裂，骨骼和面容异常，胸腺发育不良，低血钙等异常。

二、解剖及病理机制

法洛四联症是主要由圆锥肌间隔前移，导致右室流出腔狭窄而产生的一系列解剖畸形组合，包括：室间隔缺损（室缺）、肺动脉狭窄、主动脉骑跨和右心室肥厚（图24-1）。合并肺动脉闭锁时，肺的血流灌注依靠动脉导管或主-肺动脉间的侧支血管交通供应。法洛四联症患者由于肺血流量不足，血氧交换不足，且出现心室水平右向左分流，致使出生后即会发生青紫，而且进行性加重。右室流出道严重梗阻或闭锁的新生儿由于中毒缺氧，酸中毒可有生命危险。

三、胎儿循环及病理生理

法洛四联症在胎儿期由于并行循环的生理特点，两侧心腔大小无明显差异；且由于出生前肺循环尚未建立，因而右室压力负荷的增加没有生后明显，故可无明显的右室肥厚，或孕晚期出现轻度右室壁增厚。如果不合并重度右室流出道

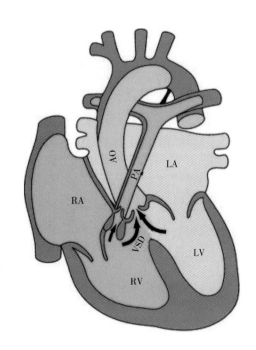

图24-1 法洛四联症患儿病理解剖示意图（生后）
LA—左心房；RA—右心房；LV—左心室；RV—右心室；AO—主动脉；
PA—肺动脉；VSD—室缺

狭窄，严重的瓣膜反流，或心律失常，则血流动力学相对稳定，心功能变化不显著，胎儿宫内平稳生存。这些可能导致经验较少的超声心动图医生在产前筛查时漏诊胎儿法洛四联症。

四、胎儿超声心动图

基于上述循环特点和病理生理，胎儿超声心动图辨识本病需要谨慎。既往经验不多的医生单纯采用胎儿四腔心切面筛查，往往造成较多漏诊。法洛四联症合并的室缺绝大多数为膜周型，而四腔心切面更适合探查仅限于流入道和部分后间隔的肌部室缺。且此类患者心室比例可以没有明显差别，右心室壁可能没有明显增厚，孕早、中期部分病例的主动脉和肺动脉内径比值差异不大等也都是本病容易被临床忽略的原因。所以对于本症的胎儿期超声检查必须包括心室流出道的检查和心尖五腔心切面的检查。此外部分胎儿法洛四联症出现心尖左偏的现象，也提示注意心轴的改变，主、肺动脉内径比值逐渐增大提示宫内进展性右心室流出道梗阻。

胎儿超声心动图诊断要点如下：

（1）胎儿五腔心切面显示非限制性的膜周室间隔缺损 (图24-2)。

（2）胎儿心脏三血管切面显示增宽、前移的主动脉，五腔心切面可见主动脉骑跨于室间隔缺损之上（图24-3，图24-4）。

（3）测量肺动脉与主动脉瓣环径比值，随孕周显现肺动脉永远小于主动脉的现象。

（4）胎儿大动脉短轴切面常发现右室流出道的狭窄和流出间隔的肥厚梗阻。

（5）右室流出道切面或三血管移行切面显示孕中期的肺动脉分支狭窄（这常常预示严重的法洛四联症）（图24-5）。

（6）肺动脉狭窄严重者或闭锁时，三血管切面常只看到粗大的主动脉及上腔静脉（肺动脉左后移）（图24-6）。

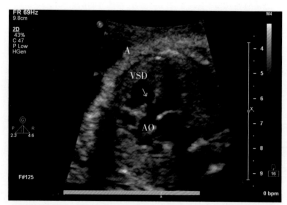

图 24-2　胎儿五腔心切面显示较大室缺

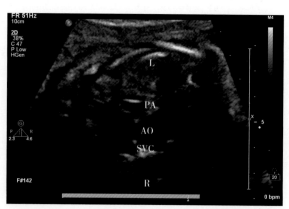

图 24-3　三血管切面显示主动脉增宽前移

PA—肺动脉；AO—主动脉；SVC—上腔静脉；L—左；R—右

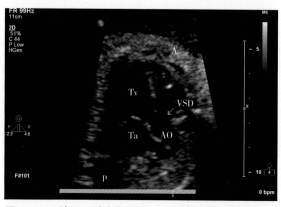

图 24-4　胎儿五腔心切面显示主动脉骑跨室间隔缺损

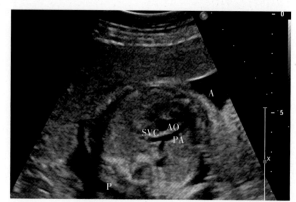

图 24-5　法洛四联症肺动脉及分支明显发育细小(孕29周)

A—前；P—后；PA—肺动脉；AO—主动脉；SVC—上腔静脉；SP—脊柱

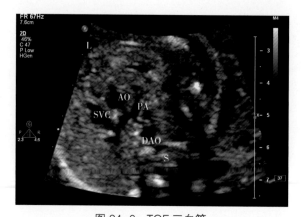

图 24-6　TOF 三血管

粗大的主动脉及上腔静脉。AO—主动脉；PA—肺动脉；DAO—降主
动脉；SVC—上腔静脉

（7）右室流出道梗阻明显或闭锁时，室水平右向左分流增加，使肺动脉前向血流减少或消失，不易发现肺动脉瓣口血流明显加速（这一点与出生后不同）（图24-7）。

（8）动脉导管的血流依肺动脉狭窄程度不一，左向右，右向左，双向分流均可发生，主要看肺动脉前向血流是否可以满足肺循环需要，当肺动脉前向血流明显不足或闭锁消失时，出现动脉导管的逆行灌注现象（图24-8）。

（9）法洛四联症常合并右位主动脉弓，此时三血管平面可探及气管位于主、肺动脉间。

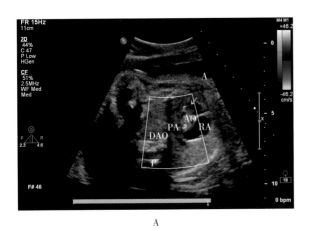
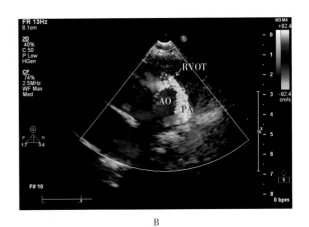

图24-7 产前及出生后肺动脉血流对比

A.产前右室流出道或大动脉短轴 右室流出道梗阻明显不易显示肺动脉血流；B.出生后右心室流出道或大动脉短轴，出生后肺动脉瓣口血流明显加速。
AO—主动脉；PA—肺动脉；RA—右心房；RVOT—右心室流出道；DAO—降主动脉；A—前；P—后

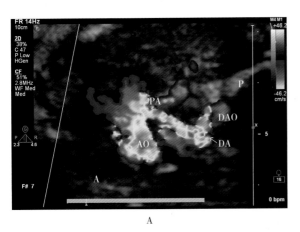
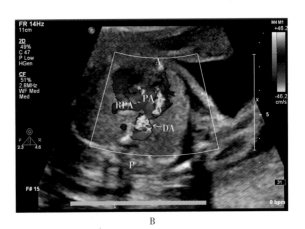

图24-8 右心室流出道或三血管切面示动脉导管逆灌血流

五、预后和新生儿期治疗

法洛四联症胎儿通常可以耐受自然分娩，建议患者尽量在有先心外科条件或能处理先心病出生后情况的医疗单位分娩。出生后立即行超声心动图检查可以明确诊断（图24-7）。通过新生儿超声心动图检查可以确定右室流出道的梗阻程度，肺动脉的发育情况，以及动脉导管、侧支供应肺血是否充足。同时临床评价生命体征是否平稳，发绀程度及血氧饱和度情况，初步估计预后，并决定治疗方案。

绝大多数法洛四联症患者新生儿期病情稳定，无需立即根治。其出生后的血流动力学取决于右室流出道梗阻的程度。室间隔缺损（VSD）通常是非限制性的，因而右心室和左心室间的压力均衡。如果阻塞严重，心内分流是从右到左，肺血流量会显著减少，在此情况下，肺血流量的补充可能取决于动脉导管未闭（PDA）或侧支循环。当右心室流出口狭窄严重甚至闭锁，出生后维持动脉导管的开放对患儿的生存有重要意义。不经治疗的右心室流出道严重梗阻的法洛四联症或合并肺动脉闭锁者一岁内的存活率仅为50%。所以生后严密观察随访患儿，如果出现流出道痉挛或PDA关闭等造成的严重缺氧应进行内科紧急处理，主要原则是镇静，解痉，改善缺氧，纠正酸中毒。对于肺血流量极度减少，反复缺氧发作且动脉导管或侧支供血不足的患儿，可于新生儿期行姑息手术。常用的手术是经典BT分流术或改良BT手术，通过建立人工主动脉向肺动脉分流管道，达到增加肺血流、挽救生命、同时促进肺血管床发育、为以后的根治手术创造条件等目的。这一手术始创于1944年，1945年报道于《美国心脏协会杂志》（JAMA），历经多年应用和改良，临床效果肯定，也是治疗法洛四联症公认的姑息手术，后沿用到其他复杂心脏畸形合并肺动脉重度狭窄或闭锁的减症手术中。法洛四联症的根治手术通常在出生4~6个月之后进行，对于轻症法洛四联症，肺血管发育较好，缺氧不显著的患儿可以观察到幼儿期手术。不过近年也有报道显示在发达的医疗中心对有症状的新生儿实施根治手术与BT分流术死亡率相近，远期二次手术的风险亦未见明显差别。法洛四联症根治手术主要包括右室流出道疏通，肺动脉成形和室间隔缺损的修补。法洛四联症的根治效果较好，但远期后遗症也不可忽视，比如肺动脉瓣的反流情况及对右心功能的影响，远期须随访至成人，并根据具体情况做出相应处理。

附 >>> 法洛四联症合并肺动脉瓣缺如

法洛四联症合并肺动脉瓣缺如畸形（tetralogy of fallot with absent pulmonary valve，TOF/APV）比较罕见，归为法洛四联症（TOF）的特殊类型，约占TOF的2%~6%。于1908年首次由Royer和Wilson报道，并于1927年由Kurtz第二次报告。主要的病理是在法洛四联症的基础上合并肺动脉瓣发育不良或完全不发育，肺动脉扩张并大量反流，扩张的肺动脉常压迫气管和支气管致肺堵塞或发育异常。此类患儿如不及时治疗，死亡率高，外科手术是唯一有效的治疗方法。

一、病因学和流行病学

法洛四联症合并肺动脉瓣缺如是一组复杂的畸形，关于其发病的遗传学原因有很多不同的研究结果，有报道与第6，7和22号染色体结构异常相关。肺动脉瓣缺如合并法洛四联症的比例较高，然而一些家系研究显示病患基因型正常，没有出现 TOF 常见的 22q11.2 染色体微缺失。所以这组畸形至今没有确切的遗传学定论。产前检查异常征象包括：羊水增多，胎儿水肿，大型室缺，胸腺缺失等，还可伴心外畸形，如膈疝。

二、解剖和病理机制

在法洛四联症的四个病理解剖基础上增加肺动脉瓣缺如，重组后形成新的畸形组合——法洛四联症合并肺动脉瓣缺如（TOF/APV）。肺动脉瓣缺如表现为肺动脉瓣叶未发育，呈环形嵴，可有狭窄，一般不重，狭窄多位于肺动脉瓣环。由于肺动脉瓣的解剖和功能缺失，肺动脉口发生严重的肺动脉反流，导致主肺动脉和分支动脉呈瘤样扩张，压迫气管和支气管，致气管阻塞，可致支气管软化，肺泡减少，肺功能不良（图24-9，图 24-10），这是手术后仍有部分患者呼吸性梗阻难以消除的原因。肺动脉瓣环通常发育不良，可以引起不同程度的肺动脉狭窄，通常狭窄不重，而严重的反流和增宽的肺动脉压迫气管是其主要病理生理改变的原因。新生儿期由于肺血管阻力高，室水平右向左分流增加，可以引起明显青紫，待肺动脉阻力下降后，呼吸困难就成为最主要的表现。

三、胎儿循环及病理生理

TOF/APV 胎儿与经典 TOF 胎儿宫内生存有所区别。其心功能势必受到肺动脉瓣反流和动脉导管的影响。由于大量的肺动脉瓣反流右心负荷加重，可致右心系统明显扩张，房室瓣反流。由于胎儿左右心并行循环，左心功能亦相应受到影响。严重者可出现全心扩大，胎儿水肿。动脉导管扮演的角色极具争议，20 世纪 70 年代已有相关研究，Emmanoulides 等最早指出肺动脉瓣缺如与动脉导管存在的关系，即肺动脉瓣缺如胎儿可伴有动脉导管缺如或发育不良，这些也被后来的研究支持，即当肺动脉瓣缺如合并室缺时，动脉导管绝大多数缺如或发育不良，而在室间隔完整的肺动脉瓣缺如病例，动脉导管则通常保持开放。有学者认为其可能的机制是胎儿期大量的血流进入肺动脉后没有正常通过动脉导管流出，而是经发育不良的肺动脉瓣口返回右心室，并经室缺进入左心室低阻力循环。Berg 等报告了一组 TOF/APV 且动脉导管保持开放的胎儿，发现10~14 周检测到舒张末期反向脐血流是预后不良的征象，提示只有动脉导管缺如或发育不良的 TOF/APV 胎儿才有可能继续生存。

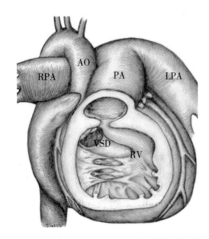

图 24-9 法洛四联症合并肺动脉瓣缺如示意图
AO—主动脉；PA—肺动脉；LPA—左肺动脉；RPA—右肺动脉；RV—右心室；VSD—室缺

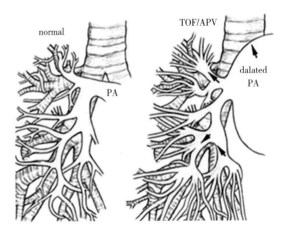

图 24-10 法洛四联症合并肺动脉瓣缺如
箭头示增宽的肺动脉和分支动脉压迫气管及支气管。PA—肺动脉；TOF/APV—法洛四联症合并肺动脉瓣缺如

四、胎儿超声心动图

基于上述循环特点和病理生理,胎儿超声心动图可以较早发现 TOF/APV 的异常征象。Galindo 等报道很多 TOF/APV 胎儿出现孕早期颈后透明层增厚,提示孕早期的筛查应予重视。此外,相关染色体异常也是提示超声反复筛查的依据。

胎儿超声心动图诊断要点如下:

(1)随孕周不同,左右心室内径比例及心胸比值不同。早期右心受累明显,表现右心室内径增大,心室水平右向左分流可增加,逐渐出现的三尖瓣反流致心房水平经卵圆孔右向左分流亦增加,左侧心室内径也逐渐增大,最后全心增大,心胸比例失调。

(2)五腔心切面探及非限制性室间隔缺损(与 TOF 相似),CDFI:心室水平往往呈右向左为主的双向分流。

(3)主动脉骑跨室缺同法洛四联症,不同点是右室流出道增宽,肺动脉与主动脉比值与经典法洛四联症相反,肺动脉及左右肺动脉内径明显增宽,或呈瘤样扩张。CDFI:肺动脉口收缩期出现加速前向血流信号,舒张期可见显著反流信号,严重反流可达右室心尖(图 24-11)。

(4)动脉导管常常缺如或发育不全。

(5)心室壁可以增厚,多数心功能受损,尤其是右心功能明显减低。可探及心包积液,注意是否出现胎儿水肿等其他心力衰竭指征。

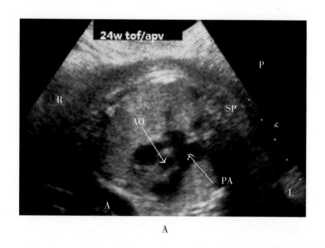
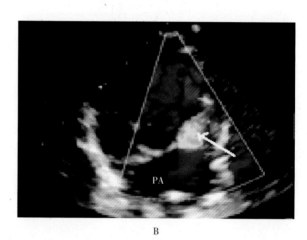

图 24-11 法洛四联症并肺动脉瓣缺如超声心动图

A.24 周胎儿法洛四联症并肺动脉瓣缺如大动脉短轴切面显示左右肺动脉显著增宽;B. 婴儿法洛四联症并肺动脉瓣缺如大动脉短轴切面箭头显示肺动脉口显著反流

五、预后和新生儿期治疗

法洛四联症合并肺动脉瓣缺如罕见,多为个案报道,目前例数最多的报道也只有十余例。但胎儿和生后死亡率极高,应受到临床医生重视。此类患者不治疗常因合并严重并发症而生后夭折,一岁内死亡率高达 50%。合并心力衰竭,严重的呼吸系统并发症,低血氧症,染色体异常是其主要死因,尤其是合并染色体异常者,胎儿期存活率极低。生后肺动脉高压自然下降前,右向左分流较多,青紫明显,肺动脉压下降后,则出现左向右分流增多。显著扩张的主肺动脉或左右肺动脉压迫气管、支气管,生后即可出现顽固性支气管炎、呼吸窘迫,并发生充血性心力衰竭,肺动脉大量反流者死亡率高。内科药物治疗只能对症处理充血性心力衰竭(地高辛,呋塞米等)。一些患儿需要机械正压通气治疗,但需谨慎,一且出现正压通气依赖则很难停机，所以必须使用时应设定尽可能小的压力指数。部分危重儿需在新生儿期急诊手术干预，前期的研究显示需要早期干预的患儿明显预后不良。目前最为有效的手术方法包括肺动脉瓣功能的重建，多用主动脉同种异体移植物；对于过度增宽的肺动脉及分支予以成形；完全心内矫治术。有医生建议可用不带瓣的外管道重建肺动脉与右心室的连接，以减少因同种异体移植物钙化需二次手术的机会。还有新的手术设计考虑将主动脉和肺动脉调转以减轻气管和支气管的压迫。这些都是外科手术治疗本症的探索。对呼吸道症状不明显的，可在6个月左右选择性手术。重症新生儿和小婴儿进行一期肺动脉成形和心内修复手术死亡率仍偏高，McDonnell及同事报告早期手术死亡率21.4%，1年生存率77%，10年生存率72%。随着近年外科手术技术和围手术期管理水平的提高，手术死亡率明显降低。Alsoufi等报告62例肺动脉瓣缺如手术结果，围手术期死亡率4.8%，5年、10年生存率分别为93%±4%和87%±5%。但是仍要明确的是，部分患儿由于前期支气管受压严重，肺泡发育不良，手术后远期仍不可避免地出现慢性阻塞性疾病的症状。

（丁文虹）

◈ 参考文献

1.Shinebourne EA, Babu-Narayan SV, Carvalho JS. Tetralogy of Fallot: from fetus to adult. Heart (British Cardiac Society), 2006, 92(9):1353-1359.

2.Yoo SJ, Lee YH, Kim ES, et al. Tetralogy of Fallot in the fetus: findings at targeted sonography. Ultrasound in Obstetrics & Gynecology, 1999, 14(1):29-37.

3.Smith RS, Comstock CH, Kirk JS, et al. Ultrasonographic left cardiac axis deviation: a marker for fetal anomalies. Obstetrics and gynecology, 1995, 85(2):187-191.

4.Poon LC, Huggon IC, Zidere V, et al. Tetralogy of Fallot in the fetus in the current era. Ultrasound in Obstetrics & Gynecology, 2007, 29(6):625-627.

5.Mielke G, Steil E, Kendziorra H, et al. Ductus arteriosus-dependent pulmonary circulation secondary to cardiac malformations in fetal life. Ultrasound in Obstetrics & Gynecology, 1997, 9(1):25-29.

6.Kanter KR, Kogon BE, Kirshbom PM, et al. Symptomatic neonatal tetralogy of Fallot: repair or shunt? Ann Thorac Surg, 2010, 89(3):858-863.

7.Fokstuen S, Arbenz U, Artan S, et al. 22q11.2 deletions in a series of patients with non-selective congenital heart defects: incidence, type of defects and parental origin. Clinical Genetics, 1998, 53(1):63-69.

8.Zucker N, Rozin I, Levitas A, et al. Clinical presentation, natural history, and outcome of patients with the absent pulmonary valve syndrome. Cardiology in the Young, 2004,14(4):402-408.

9.Becker R, Schmitz L, Guschmann M, et al. Prenatal diagnosis of familial absent pulmonary valve syndrome: case report and review of the literature. Ultrasound in Obstetrics & Gynecology, 2001,17(3):263-267.

10.Yeager SB, Van Der Velde ME, Waters BL, et al. Prenatal role of the ductus arteriosus in absent pulmonary valve syndrome. Echocardiography (Mount Kisco, NY), 2002,19(6):489-493.

11.Berg C, Thomsen Y, Geipel A, et al. Reversed end-diastolic flow in the umbilical artery at 10-14 weeks of gestation is associated with absent pulmonary valve syndrome. Ultrasound in Obstetrics & Gynecology, 2007, 30(3):254-258.

12.Wertaschnigg D, Jaeggi M, Chitayat D, et al. Prenatal diagnosis and outcome of absent pulmonary valve syndrome: contemporary single-center experience and review of the literature. Ultrasound in Obstetrics & Gynecology, 2013 , 41(2):162-167.

13.Galindo A, Gutierrez-Larraya F, Martinez JM, et al. Prenatal diagnosis and outcome for fetuses with congenital absence of the pulmonary valve. Ultrasound in obstetrics & gynecology : the official journal of the International Society of Ultrasound in Obstetrics and Gynecology, 2006, 28(1):32-39.

14.Volpe P, Paladini D, Marasini M, et al. Characteristics, associations and outcome of absent pulmonary valve syndrome in the fetus. Ultrasound in Obstetrics & Gynecology, 2004, 24(6):623-628.

15.Chen JM, Glickstein JS, Margossian R, et al. Superior outcomes for repair in infants and neonates with tetralogy of Fallot with absent pulmonary valve syndrome. J Thorac cardiovasc surg, 2006,132(5):1099-1104.

16.Hraska V. Repair of tetralogy of Fallot with absent pulmonary valve using a new approach. Semin Thorac Cardiovasc Surg Pediatr Card Surg Annu, 2005,132-134.

第二十五章
共同动脉干

共同动脉干（truncus arteriosus,TA）又称永存动脉干 (persistent truncus arteriosus，PTA），表现为仅有一条大动脉起自心底，并分出体循环、冠状动脉循环及肺循环分支，只有一组半月瓣，绝大多数都合并有室间隔缺损。

一、病因学及流行病学

共同动脉干是一种罕见的复杂先天性心血管畸形，约占先天性心脏病的 1%~2%。占出生新生儿的 1.07/10 000，是围生儿死亡的主要原因之一。由于严重的病例在宫内可能难以存活到分娩，因此，胎儿期的发病率要高于婴幼儿。

共同动脉干的男女发病率均等，目前也没有证据显示其发病与种族相关。有报道患有糖尿病母亲的胎儿共同动脉干发病率相对较高。Goldmuntz 等证实 34.5% 共同动脉干患儿存在染色体 22q11 缺失，Minchiotti 等提示膜锚定蛋白

Gripto 在胚胎早期发育中形成心脏动脉干起到特立作用，此外，*Pax3*，*Tdgf1*，*C-jun* 等基因也在心脏发育中形成共同动脉干起重要作用。血小板源性生长因子受体，亦可导致共同动脉干畸形。

二、解剖及病理机制

正常胚胎发育过程中，动脉干间隔发育分隔主动脉和肺动脉。动脉干间隔与圆锥间隔相连，参与膜部室间隔的形成，关闭室间孔。由于动脉干间隔发育不完全或缺失，原始动脉干未能正常分隔发育成主动脉和主肺动脉，导致了共同动脉干的形成。共同动脉干的病理解剖以发自心室的共同动脉干，再发出主动脉形成体循环，发出肺动脉形成肺循环和发出冠状动脉形成冠状循环为特征。主要表现为只有一条大动脉从心底发出，并骑跨于左、右心室之上。从共同动脉干窦部上方发出肺动脉主干，并分为左、右肺动脉，或左、

右肺动脉分别从动脉干直接发出。仅有一组半月瓣，瓣叶多合并畸形，69% 为三叶瓣，22% 为四叶瓣，9% 为二叶瓣，一叶、无叶或更多瓣叶少见。共同动脉瓣（truncal valve）可出现增厚、粘连，引起瓣膜功能不全。绝大多数病例合并室间隔缺损，位于共同动脉瓣下方的漏斗间隔，动脉干多骑跨于室间隔缺损之上（图 25-1）。

共同动脉干的分型：根据肺动脉解剖起源位置的不同，共同动脉干的分型有多种。最早的分型是 1949 年 Collett 和 Edwards 的分型法（图 25-2）：Ⅰ 型为一条较短的肺动脉干起源于共同动脉干根部后分出左、右肺动脉。Ⅱ、Ⅲ 型表现为左、右肺动脉分别从动脉干直接发出，Ⅱ 型为左、右肺动脉分别发自动脉干后壁，Ⅲ 型表现为分别发自动脉干侧壁，Ⅳ 型表现为肺动脉起源于主动脉弓或降主动脉。1965 年，Van Praagh 提出另一种分型方法（图 25-3），两种分类法的 Ⅰ 型是相同的，均有肺动脉主干存在；无论肺动脉是分别从动脉干后壁发出还是从动脉干两侧发出，均归入 Van Praagh 分型法的 Ⅱ 型之

中，即 Van Praagh 分型的 Ⅱ 型相当于 Collett 和 Edwards 分型的 Ⅱ 型和 Ⅲ 型。Van Praagh 分型的 Ⅲ 型指一侧肺动脉起于动脉干，另一侧肺动脉从主动脉弓降部发出，相当于共同动脉干伴一侧肺动脉闭锁。两种分类法的最大差别在 Ⅳ 型，Van Praagh 的 Ⅳ 型为共同动脉干伴主动脉弓离断（通常是 B 型）。目前认为，Collett 和 Edwards 分类法的 Ⅳ 型，是胚胎时圆锥动脉干极度不对称分隔所致，与永存动脉干胚胎时圆锥动脉干未形成分隔并不相同。此类患者绝大多数实际上是法洛四联症伴肺动脉闭锁，而且此类患者的临床表现、自然病史、手术治疗等与真正的永存动脉干均相距甚远，故称为假性共同动脉干而不能归入共同动脉干之中。从胚胎发育的角度看，Van Praagh 分类法更为科学和严谨，更能适应临床的需要。Van Praagh 最初将共同动脉干分为有室间隔缺损和无室间隔缺损两大类。由于无室缺的共同动脉干极罕见，故目前大多所用的 Van Praagh 分型为仅指有室缺的改良 Van Praagh 分型。

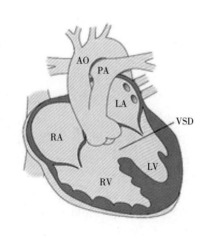

图 25-1　共同动脉干示意图（Ⅰ型）

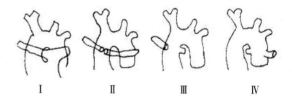

图 25-2　共同动脉干 Collett 和 Edwards 分型

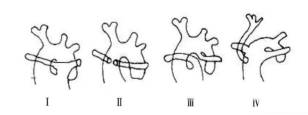

图 25-3　共同动脉干改良 Van Praagh 分型

共同动脉干多合并心、内外其他畸形，绝大多数合并室间隔缺损，共同动脉瓣发育不良合并关闭不全较常见。30% 合并右位主动脉弓，15% 合并主动脉弓离断，主动脉弓发育不良或双主动脉弓也有报道。50% 的病例合并动脉导管缺如，存在动脉导管的病例约 2/3 生后动脉导管未闭。一侧肺动脉缺如的发病率为 16%，超过 1/3 的病例冠状动脉起源异常。12% 伴有永存左上腔静脉，1% 伴有肺静脉异位引流。其他少见的可以合并心内膜垫缺损、三尖瓣闭锁、单心室。心外的伴发畸形约 33% 伴有 DiGeorge 综合征，CATCH22q11 综合征等。

三、胎儿及新生儿病理生理

发自心室的动脉干同时供应体循环、肺循环和冠状循环的血液。胎儿时期，如果共同动脉干不合并其他心内畸形，其血流动力学变化的严重程度则与共同动脉瓣正常与否密切相关。因为胎儿期心功能是心脏的整体功能，两侧心室的血液混合后再由动脉干排出。如果共同动脉瓣正常，一般情况下，不会产生严重的血流动力学改变；合并共同动脉瓣关闭不全时，产生大量的共瓣反流，则会导致心功能不全和胎儿水肿，出现心室增大、室壁运动减弱和心包积液、腹水等影像特点。如果合并其他心内畸形，则根据合并的心内畸形，容易产生更为严重的血流动力学改变，导致宫内死亡。

胎儿出生后，共同动脉干的血流动力学影响主要取决于肺循环阻力、肺血流量、共同动脉瓣是否关闭不全及其他合并畸形。出生后，肺血管阻力降低，肺循环血量显著增加，可达体循环血量的三倍，导致心脏负荷加重。心肌做工的增加，引起静息下氧耗增加和代谢储备降低，引起充血性心力衰竭。如有共同动脉瓣关闭不全，大量血流返流回心室，则充血性心衰就更为严重。如果肺血管阻力高，肺血流量不太多，心衰可以不明显。由于来自肺静脉的氧合血和来自体静脉的非氧合血混合进入动脉干，临床上可以出现不同程度的发绀，发绀的程度取决于肺血流量的多少，肺血流量多，发绀不明显，肺血流量少则发绀明显。此外，由于肺循环和体循环承受同样的压力，早期即可出现肺血管梗阻性病变。

四、胎儿超声心动图

胎儿期诊断共同动脉干有一定的技术难度，但胎儿共同动脉干有几个主要声像特征，即室间隔缺损，心脏仅发出一根大动脉并骑跨于室间隔缺损之上，肺动脉起源于动脉干。诊断难点在于确定分型。

（一）超声心动图诊断要点

（1）四腔心切面显示心胸比值和左右心室内径比值正常。共同动脉干的室间隔缺损通常较大，四腔心切面可见。

（2）五腔心切面可显示巨大室间隔缺损，可见一条大血管（共同动脉干）骑跨于室间隔缺损之上，其根部增宽，如为 I 型共同动脉干，可见共同动脉干根部发出肺动脉（图 25-4）。

（3）各切面均不能探查到起源于心室的肺动脉。心室流出道切面对 I 型共同动脉干有诊断意义。可以看到肺动脉主干发于共同动脉干根部左或右侧，并在走行一段后发出左右肺动脉。

（4）三血管气管切面仅显示一根大血管，

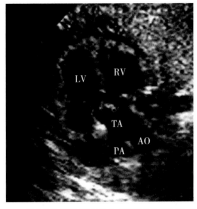

图 25-4 共同动脉干根部左侧发出肺动脉（I 型）

LV- 左心室；RV- 右心室；AO- 主动脉；PA- 肺动脉；TA- 共同动脉干

即主动脉弓。70%的主动脉弓位于气管的左侧，30%的主动脉弓位于气管的右侧，形成右位主动脉弓。

（5）大动脉短轴切面有时显示共同动脉瓣叶数目异常（为三叶瓣，22%为四叶瓣，9%为二叶瓣）。当存在共同动脉瓣发育不良及狭窄时，可显示舒张期瓣膜的反流信号及收缩期共同动脉瓣上的花色高速血流。

（6）彩色多普勒(CDFI)和能量多普勒超声技术可以帮助鉴别肺动脉主干及分支的起源及走行以确定分型。

（二）鉴别诊断

永存动脉干主要应与其他圆锥动脉干畸形进行鉴别，包括法洛四联症、肺动脉闭锁伴室间隔缺损，右室双出口等。因为在超声心动图上均可有大的室间隔缺损和主动脉骑跨。主要鉴别点如下：

（1）法洛四联症：存在右心室、右心室流出道及肺动脉的连接，有两组半月瓣，三血管切面仍可见两条大动脉，仅内径比值失调，较易鉴别。

（2）法洛四联症型肺动脉闭锁：肺动脉左右分支由动脉导管或降主动脉侧枝血管分别供应，无肺动脉融合时可以确定为肺动脉闭锁。如果肺动脉瓣或流出道闭锁但肺动脉融合部和左右肺动脉存在，主动脉和肺动脉可以分别辨认，多存在由动脉导管向肺动脉的逆向血流，而共同动脉干的肺动脉主干的血流方向一定是由共同动脉干流向肺动脉主干。

（3）右心室双出口：虽可有主动脉骑跨室间隔缺损，但均可探及两根大动脉自心室发出，并可探及两组动脉瓣。

此外，永存动脉干还应与主-肺动脉间隔缺损相鉴别，但后者仍有肺动脉瓣存在。

五、预后和新生儿期治疗

胎儿存在共同瓣膜狭窄合并关闭不全的，在胎儿期即可发生心力衰竭、水肿及死亡。生后如果不进行外科矫正手术，很少能活过婴儿期。50%的患儿在出生后1个月死亡，70%~85%在1岁内死亡。婴儿早期死亡的常见原因为充血性心力衰竭合并肺炎或低氧血症。如发生严重的不可逆性肺动脉高压，则失去手术治疗的机会。如伴有中度的肺动脉狭窄，可无肺炎心衰，发绀也较轻，则可存活期较长。

新生儿的预后与是否合并其他畸形有很大的关系。最根本的治疗方法是早期进行手术矫治。PTA手术治疗多采用右心室和肺动脉之间植入肺动脉的同种异体管道。如发现共干瓣存在反流，应行瓣膜成形或置换。对Ⅰ～Ⅲ型根治手术主要包括，由共同动脉干上分离肺动脉，应用带瓣膜管道重建右心室-肺动脉通道，修补室间隔缺损，使左心室与主动脉连接。对Ⅳ型，其手术矫治方法与伴室间隔缺损的肺动脉闭锁相似。术中对发育不良的共同动脉干瓣膜进行修复和换瓣；保持右心的人工外管道通畅，避免术后梗阻；术中误损伤冠状动脉，是影响手术成功及术后预后的关键。术后若肺动脉压同主动脉压比值大于0.5，或右室压与左室压比值大于0.8，手术死亡率较高。若患儿有一侧肺动脉缺如，或共同动脉干瓣膜有中重度的返流，仅勉强做瓣膜成形，远期预后不佳。近年来，随着手术技术的成熟与进步，术后的早期死亡率已由46%降至4%。McGoon等报道术后远期效果，1年，5年及10年的生存率分别为95%，83%及75%。总体来说，Ⅰ型共同动脉干手术成功率较高，其余类型手术困难，且远期预后不良。

总体而言，共同动脉干是一种罕见且严重致命性心血管畸形，除Ⅰ型外手术效果均不满意，甚至无法做根治手术，预后差。因此，产前超声诊断为胎儿共同动脉干者，尤其是Ⅲ和Ⅳ型，除非属珍贵儿，可以选择终止妊娠，降低围生儿死亡率和远期致残率。

（丁文虹　杨　静）

◎ 参考文献

1.Collett RW, Edwards JE. Persistent truncus arteriosus: a classification according to anatomic types, Surg Clin North America, 1949, 29:1245.

2.Christopher Duke, Gurleen KS, Annette MRJ, et al, Echocardiographic Features and Outcome of Truncus Arteriosus Diagnosed During Fetal Life. Am J Cardiol, 2001, 88:1379-1384.

3.Butto F, Lucas RV Jr, Edwards JE. Persistent truncus arteriosus: pathologic anatomy in 54 cases. Pediatric Cardiol, 1986, 7:95-101.

4.Van Praagh R, Van Praagh S. The anatomy of common aortico-pulmonary trunk (truncus arteriosus communis) and its embryologic implications. Am J Cardlol, 1965, 16:406-426.

5.Lev M, Saphir O. Truncus arteriosus communis persistens. J Pe-diatr, 1942, 20:74-88.

6. Shrivaslava S, Edwards JE. Coronary arterial origin in persistent truncus arteriosus. Circulation, 1977, 55:551-555.

7.Becker AE, Becker MJ, Edwards JE. Pathology of the semilunar valve in persistent truncus arteriosus. J Thorac Cardiovasc Surg, 1971, 62:16-26.

8.Thomas WR, Milton HP, Two-dimensional echocardiographic prospective diagnosis of common truncus Arteriosus in infants. Am J Cardiol, 1982, 50(12):1380-1384.

9.Calder L, Van Prep R, Van Praagh S, et al. Truncus arteriosus communis-clinical, angiocardfogaphic and pathologic findings in 100 patients. Am Heart J, 1976, 92:23-38.

10.Jacky Nizard, Yves Ville. The fetus of a diabetic mother: Sonographic evaluation. Seminars in Fetal & Neonatal Medicine, 2009, 14:101-105.

11.Alejandro RP, Lee NB, Robert MF. Clinical findings in common arterial trunk. Progress in Pediatric Cardiology, 2002, 15:23-31.

12.Van Mierop LHS, Patterson DF, Schnarr WR. Pathogenesis of persistent truncus arteriosus in light of observations made in dos embryo with the anomaly. Am J Cardio, 1978, 41:755-762.

13.Daskalopoulos DA, Edwards WD, Driscoll DJ, et al. Fatal pulmonary artery banding in truncus arteriosus with anomalous origin of circumflex coronary artery from right pulmonary artery. Am J Cardiol, 1983, 52:1363-1364.

14.Mascia Pierpont ME, White Gobel J, Moller JH, Edwards JE. Cardiac malformations in relatives of children with truncus arteriosus or interruption of the aortic arch. Am J Cardiol 1988, 61:423-427.

15.Crupi G, Macartney FJ, Anderson RH. Persistent truncus arteriosus: a study of 66 autopsy cases with special reference to definition and morphogenesis. Am J Cardiol, 1977, 40:569-578.

16.Thiene G, Bortolotti U, Gallucci V, et al. Anatomical study of truncus arteriosus communis with embryological and surgical considerations. Br Heart J, 1976, 38:1109-1123.

17.Jacobs ML. Congenital heart surgery nomenclature and data- base project: Truncus Arteriosus. Ann Thorac Surg, 2000, 69:S50-55.

18.Vicente Bodi, Luis Insa, Juan Sanchis, Persistent truncus arteriosus type 4 with survival to the age of 54 years international Journal of Cardiology, 2002,82:75-77.

19.Williams JM, de Leeuw M, Black MD, et al. Factors associated with outcomes of persistent truncus arteriosus. J Am Coll Cardiol, 1999, 34:545-553.

20.Gittenberger-de Groot AC, Bartelingsa MM, Bogersb AJJC, The embryology of the common arterial trunk. Progress in pediatric cardiology, 2002, 15:1-8.

21.Galindo A, Mendoza A, Arbues J, et al. Conotruncal anomalies in fetal life: Accuracy of diagnosis, associated defects and outcome European Journal of Obstetrics & Gynecology and Reproductive Biology, 2009, 146:55-60.

22.Tometzki AJ, Suda K, Khol T, et al. Accuracy of prenatal echocardiographic diagnosis and prognosis of fetuses with conotruncal anomalies. J Am Coll Cardiol, 1999, 33:1696-1701.

23.Boudjemline Y, Fermont L, Le Bidois J, et al. Prevalence of 22q11 deletion in fetuses with conotruncal cardiac defects: a 6-year prospective study. J Pediatr 2001;138:520 524.

第二十六章
三尖瓣下移畸形

三尖瓣下移畸形（Ebstein's anomaly）是指三尖瓣隔瓣和（或）后瓣偶尔连同前瓣下移，附着于近心尖的右心室壁上，是一种少见的先天性心脏病，发病率约占先天性心脏病 0.5% ~ 1%。德国学者 Ebstein 于 1866 年首次描述了此畸形，故又称 Ebstein 畸形。

一、病因学及流行病学

Ebstein 畸形是胚胎发育早期原始瓣膜内结缔组织和肌肉组织的发育障碍所致。其发病原因一般认为与母亲在孕早期接触锂、使用苯二氮（用于制造镇静剂）、暴露于油漆的环境、继往有流产史等有关。流行病学调查显示每 2 万名新生儿中有 1-5 个患有 Ebstein 畸形。Ebstein 畸形的发病率无明显性别差异。白人女性 Ebstein 畸形的发生率高于其他人种。虽然有家族性报道，但大多数病例为散发性。大多数 Ebstein 畸形都

是孤立的，但已有该病合并染色体异常如 21- 三体综合征和 13- 三体综合征的家族性报道。

二、解剖及病理机制

Ebstein 畸形的发生机制是由于胚胎发育过程中，三尖瓣瓣叶未能正常剥脱游离至房室瓣环所致。在胚胎发育早期，三尖瓣发生于心内膜垫和右心室心肌，通过剥脱游离形成瓣叶和肌小梁。前叶形成较早，而后叶和隔叶则迟至 3 个月时才全部游离出来，这种发育时间上的差异决定了前瓣、隔瓣和后瓣病变的不一致。

本病三尖瓣的隔瓣和后瓣没有附着于三尖瓣瓣环的正常位置，向心尖侧移位，异常附着于右心室壁的心内膜面，前叶大多附着于正常部位。下移的瓣膜常发育不全，短小、粘连、融合、变形或部分缺如，前瓣通常宽大冗长，常由于合并腱索短缩，乳头肌小或瓣膜与右心室壁粘连而

造成不同程度的关闭不全。下移的三尖瓣组织将右心室分为两个部分，瓣膜上方的原右心室流入道变薄，称为"房化"右心室，瓣膜下方为功能右心室，其功能减退的程度取决于右心室流入道的房化范围和瓣膜贴附于右心室壁的程度，如果下移致功能右心室较小，心肌较少，致使右心室失去收缩功能（图26-1）。

本病常伴发其他畸形，据报道高达60%的患儿合并房间隔缺损，超过60%的Ebstein畸形胎儿合并右心室流出道的梗阻，即肺动脉狭窄或闭锁，此外常合并瓣膜病变和其他畸形，如矫正型大动脉转位等。

三、胎儿及新生儿期病理生理

因妊娠期特殊的血流动力学特点，胎儿Ebstein畸形收缩期血液经三尖瓣反流入右心房，并通过卵圆孔入左心，致右心室流出道前向血流锐减，可能引发肺动脉瓣功能性闭锁或肺动脉发育不良。新生儿期因肺动脉压较高，三尖瓣如有关闭不全，则反流量大，右心房压很高，房水平产生的右向左分流，发绀明显。而且由于肺动脉压力和阻力较高，而右心室容量较小，三尖瓣严重反流，可造成右心室收缩期无前向血流射入肺动脉，产生"功能性肺动脉闭锁"，此时肺循环血流完全依赖动脉导管分流或侧支循环。之后，随着肺循环阻力的下降，右心室压力亦相应减低，则三尖瓣的反流量，右心房压及右心房向左心房的分流量均有减少，从右心室射入肺动脉的血流量增多，动脉血氧含量提高，因此新生儿见到的青紫状况逐渐减轻或消失。此外右心房的扩大，增加了室上性快速心律失常的风险。

四、胎儿超声心动图

胎儿超声心动图不难诊断Ebstein畸形。但是因为胎儿心脏随着孕周不断发育增大，现在仍没有一个明确的三尖瓣隔叶距离二尖瓣前叶瓣根的距离来作为宫内诊断Ebstein畸形的标准。在标准的四腔心切面上，如果能够观察到三尖瓣隔叶附着点与二尖瓣前叶附着点存在明显的距离，则需注意。超过60%的病例合并右心室流出道的梗阻和房间隔缺损。需特别注意有无肺动脉发育不良及闭锁，这是严重三尖瓣下移的征兆。Ebstein畸形三尖瓣的反流在孕11～14周即可检出，但典型的右心房扩大和心脏扩大出现在孕中或孕晚期，三尖瓣反流出现的时间早于右心房的扩大。孕早期检出大量的三尖瓣反流，若同时合并心脏扩大、颈项透明层增厚和胎儿水肿，提示胎儿预后不良。

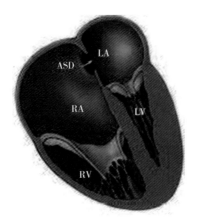

图26-1　Ebstein畸形示意图

胎儿超声心动图诊断要点:

(1)三尖瓣的隔叶和后叶附着点向心尖下移,附着在三尖瓣瓣环水平以下的右心心室壁。三尖瓣前叶无下移,附着于三尖瓣环正常水平(图26-2)。

(2)心胸比值微增大,右心房扩大。由于三尖瓣大量反流导致右心房扩张(图26-3)。下移三尖瓣瓣叶与瓣环之间房化右心室的大小可作为评价右心功能受损的指标。

(3)彩色多普勒探及三尖瓣反流,反流束起源点位于右心室中部(图26-4),即下移的三尖瓣瓣叶对合点。三尖瓣反流发生在全收缩期,峰值流速超过200cm/s。

(4)右心室流出道血流减少,甚至发生肺动脉狭窄或闭锁。可探及动脉导管血流向重度狭窄的肺动脉逆行灌注。

(5)Ebstein 畸形需与其他三尖瓣发育异常(如瓣叶脱垂,关闭不全,三尖瓣狭窄等)鉴别,主要鉴别点为三尖瓣反流束起源的位置,三尖瓣发育异常反流束起源于三尖瓣环水平,而Ebstein 畸形反流束起源于右心室内近心尖部。

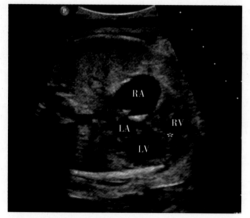

图 26-2　胎儿超声心动图显示三尖瓣隔叶附着点下移（见星号）

RA–右心房；LA–左心房；RV–右心室；LV–左心室

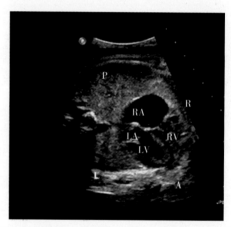

图 26-3　超声心动图显示心胸比高限值,右房扩大

RA—右心房；LA—左心房；RV—右心室；LV—左心室；L—左；R—右；A—前；P—后

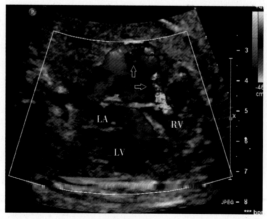

图 26-4　彩色多普勒超声显示三尖瓣反流（箭头示三尖瓣反流）

RA–右心房；RV–右心室；LA–左心房；LV–左心室

五、预后和新生儿期治疗

有报道 Ebstein 畸形胎儿产后预后不良，约 45% 胎儿死于宫内。重症患儿出生后总死亡率达到 80%~90%。预后不良的产前指标包括心脏明显扩大，肺动脉狭窄所致的右心室流出道血流减少，胎儿水肿。心脏肥大挤压胸腔，导致肺发育不良，成为新生儿预后不良的主要危险因素。肺血流量的多少是决定三尖瓣病变预后的关键因素，肺血流明显减少而心脏进行性扩大者，多于早年内死亡。死亡原因 2/3 是因为心力衰竭，1/3 为心律失常。

轻型三尖瓣下移有时无明显的临床症状，但随着时间的推移，可引起三尖瓣瓣环的进行性扩大从而导致三尖瓣环关闭不全明显，右心房进行性扩大，发生右心功能衰竭和心律紊乱。因此，需要随诊并在适当的时机选择手术治疗。手术方式因病情而异，根据术前彩色多普勒超声心动图和心导管检查三尖瓣下移畸形判明不同类型，瓣膜的发育状况、位置和反流情况及术中所见，选取不同的手术方法。对于术前彩色多普勒超声心动图和心导管检查提示有右心室容量偏小，右心室结构发育不良和（或）功能较差的患儿，可行 Gleen 分流术，即一个半心室修复，以增加肺循环血量，并可避免术后右心功能不全。轻症患者可以行瓣膜矫治，保留双心室功能。对于三尖瓣前叶发育不良明显、隔瓣和后瓣下移明显、右心室腔小及右心室结构严重发育不良者，则只能行单心室纠治手术。若三尖瓣瓣膜仅有一瓣轻度下移，且无明显瓣膜反流者，可仅对房间隔缺损修补，或矫治其他心内畸形。目前，许多三尖瓣下移畸形的患儿能行根治术和瓣膜整形术，修补瓣膜裂缺。除三尖瓣隔、后瓣下移外，前瓣严重发育不良的患儿部分需行换瓣术。

（丁文虹 杨 静）

参考文献

1.Alina Weissmann-Brenner, Dolores H. Pretorius, Reuven Achiron, et al. Fetal echocardiography: The Four-Chamber View, the Outflow Tracts, and the Contribution of the Cardiac Arches . Ultrasound Clinics, 2012, 7(1): 1-13.

2.María J. Pinilla-Lozano, María D. García-de la Calzada, Ana Lázaro-Aláe. Prenatal diagnosis of ebstein's anomaly. Rev Esp Cardiol. 2008;61(9):971.

3.McElhinney DB, Salvin JW, Colan SD, Improving Outcomes in Fetuses and Neonates With Congenital Displacement (Ebstein's malformation) or Dysplasia of the tricuspid valve. Am J Cardiol, 2005; 96:582-586

4.Yetman AT, Freedom RM, McCrindle BW. Outcome in cyanotic neonates with Ebstein's anomaly. Am J Cardiol 1998; 81:749-754.

5.Knott-Craig CJ, Overholt ED, Ward KE, et al. Repair of Ebstein's anomaly in the symptomatic neonate: an evolution of technique with 7-year follow-up. Ann Thorac Surg 2002;73:1786-1793.

6.Pavlova M, Fouron JC, Drblik Sp, et al. Factors affecting the prognosis of Ebstein's anomaly during fetal life. Am Heart J 1998, 135:1081-1085.

7.Inamura N, Taketazu M, Smallhorn JF, et al. Left ventricular myocardial performance in the fetus with severe tricuspid valver disease and tricuspid insufficiency. Am J Perinatol, 2005, 22:91-97.

8.Acar P, Abadir S, Roux D, et al. Ebstein's anomaly assessed by real-time 3-D echocardiography. Ann Thorac Surg 2006, 82:731-733.

9.Rachel E. Andrews, Shane M Tibby, Gurleen K Sharland. Prediction of outcome of tricuspid valve malformations diagnosed during fetal life. Am J Cardiol, 2008,101:1046-1050

10.Roberson DA, Silverman NH, Ebstein's anomaly: echocardiographic and clinical features in the fetus and neonate. J Am Coll Cardiol, 1989,14(5):1300-1307.

11.Bhupali AN, Patankar KB, Paranjpe FS. Giant right atrium in a foetus. Indian Heart Journal, 2013, 65:493-495.

12.Starnes VA, Pitlick PT, Bernstein D, et al. Ebstein's anomaly appearing in the neonate. A new surgical approach. J Thorac Cardiovasc Surg, 1991, 101:1082-1087.

13.Boston US, Goldberg SP, Ward KE, et al. Complete repair of Ebstein anomaly in neonates and young infants: a 16-year follow-up. J Thorac Cardiovasc Surg, 2011, 141:1163-1169.

14.Becker AE, BeckerMJ, EdwardsJE. Pathologic spectrum of dysplasia of the tricuspid valve:features in common with Ebstein's malformation. Arch Pathol, 1971, 91:167-178.

15.Shina A, Seward JB, Tajik AJ, et al. Two-dimensional echocardiographic-surgical correlation in Ebstein's anomaly: preoperative determination of patients requiring tricuspid valve plication vs replacement. Circulation, 1983, 68:534-544.

16.Yuka Yamamoto, Hornberger LK. Progression of outflow tract obstruction in the fetus. Early Human Development, 2012, 88:279-285.

17.Hornberger LK, Sahn DJ, Kleinman CS, et al. Tricuspid valve disease with significant tricuspid insufficiency in the fetus: diagnosis and outcome. J Am Coll Cardiol, 1991, 17:167-173.

18.Shinji Katsuragi, Chizuko Kamiya, Kaoru Yamanaka, Risk factors for maternal and fetal outcome in pregnancy complicated by Ebstein anomaly. Am J Obstet Gynecol, 2013, 452-452.

19.Quinonez LG, Dearani JA, Puga FJ. Results of the 1.5-ventricle repair for Ebstein anomaly and the failing right ventricle. The Journal of Thoracic and Cardiovascular Surgery, 2007, 133(5):1303-1310.

20.Andreas Kühn, Gabriella De Pasquale Meyer, Jan Müller, Tricuspid valve surgery improves cardiac output and exercise performance in patients with Ebstein's anomaly. International Journal of Cardiology, 2013,166:494-498.

第二十七章
主动脉弓畸形

主动脉弓畸形（aortic arch anomalies）在产前诊断的心血管畸形中大约占6%。包括两大类：一类是梗阻型病变，包括主动弓缩窄，管腔发育不良和主动脉弓离断；另一类是位置异常或分支异常，包括右位主动脉弓，血管环畸形。本章仅介绍较为常见的主动脉弓畸形。

第一节 >>> 主动脉缩窄

主动脉缩窄（coarctation of the aorta，CoA）是主动脉弓畸形中最常见的一种，表现为主动脉的局限狭窄、管腔发育不良，造成局部梗阻，通过的血流量减少。病变可以很局限，较多的缩窄发生于主动脉峡部（左锁骨下动脉和动脉导管之间）；或近段（无名动脉到左颈总动脉间）和远段主动脉弓（左颈总动脉到左锁骨下动脉间）；也可以累及较长片段（较多见），呈弥漫性管状发育不良（图27-1）。

一、病因学及流行病学

主动脉缩窄的病因目前尚未明确，主要存在几方面理论。一种理论认为与动脉导管相关，主动脉缩窄总是发生在邻近动脉导管的位置，出生后导管闭合时的收缩和纤维化可波及主动脉，引起其局部狭窄，另一种推测认为胎儿期因为某些特殊的原因，流经主动脉弓的血流量减少，造成弓部的发育不良；还有观点支持先天的主动脉壁发育异常。

主动脉缩窄是一种较常见的先天性心脏病，国外报道约占先天性心脏病的 6% ~ 8%，国内报道约为 1% ~ 3%，其发病具有人种差异，白种人发病率明显高于黄种人，约为 7 : 1，同时在男婴中多见，男女发病比例为 2 : 1。主动脉缩窄遗传学因素还不明确，但 10% ~ 20% 的病例有家族史。患有主动脉缩窄的患儿，其一级亲属患病率为 2% ~ 6%。母亲患有此病，子代患病率为 4%。主动脉缩窄常合并染色体异常和其他心内、心外畸形。主动脉缩窄常合并染色体异

常，以 Turner 综合征最为常见。文献报道的胎儿心脏尸检中约 6% 有主动脉弓缩窄，其中合并染色体异常者占 43%。

二、解剖及病理机制

先天性主动脉缩窄的部位绝大多数是在主动脉弓左锁骨下动脉开口的远端，靠近动脉导管的连接处。缩窄部位主动脉中层形成膜状皱襞突向主动脉腔内造成狭窄。根据缩窄部位位于动脉导管的近侧端或远侧端，病理上常将主动脉缩窄分为两型：导管前型和导管后型（图 27-2）。

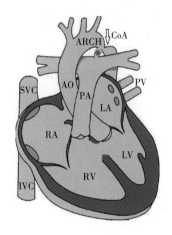

图 27-1　主动脉缩窄示意图（合并室间隔缺损时室水平左向右为主分流）

AO- 主动脉，PA- 肺动脉，ARCH- 主动脉弓，CoA- 缩窄，*- 示动脉导管，LA- 左心房，
RA- 右心房，LV- 左心室，RV- 右心室，PV- 肺静脉，SVC- 上腔静脉，IVC- 下腔静脉

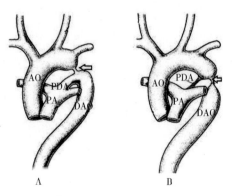

图 27-2　主动脉缩窄分型

A. 导管前型；B. 导管后型。AO- 主动脉，PA- 肺动脉，PDA- 动脉导管未闭，
DAO- 降主动脉，箭头示主动脉缩窄处

1. **导管前型（婴儿型）**

缩窄段位于动脉导管或动脉韧带近端，一般狭窄段较长，本型少见，约占 10%。常易合并其他心血管畸形，也称复杂型。合并动脉导管或左心系统畸形，如：室间隔缺损、二叶式主动脉瓣狭窄、二尖瓣狭窄（二尖瓣瓣上环、二尖瓣瓣叶发育畸形、腱索短缩、降落伞型二尖瓣）等。此类患儿出生后病情危重，常在新生儿及婴儿早期即出现症状，是应重点关注的类型。

2. **导管后型（成人型）**

缩窄段位于动脉导管或动脉韧带远端，多为局限性缩窄，常为单一畸形，出生后伴有或不伴有动脉导管，可伴侧枝循环，病情较轻，也称单纯型主动脉缩窄。本型较多见，约占 90%，常于儿童期和成年患者中发现。狭窄段较短，多呈隔膜状，缩窄处的主动脉外侧壁呈凹陷型切迹，内面狭窄口居中央或偏向一侧，严重狭窄内径较小，仅 0.2~0.5mm。血流明显受阻，致使头臂血管，尤其左锁骨下动脉迂曲扩张，缩窄远端降主动脉受涡流冲击而扩张，缩窄前动脉高血压。

三、胎儿及新生儿期病理生理

胎儿循环系统的左、右心在动脉导管（ductus arteriosus, DA）存在下以并行方式循环，卵圆孔和动脉导管的共同开放使左、右心的血流动力学得以相互平衡，也相互影响。由于胎儿期双心室输出量仅有约 10% 通过主动脉弓峡部，所以即使有主动脉缩窄对胎儿血液循环的持续性和宫内生存影响不大。自发性宫内死亡仅发生在一小部分胎儿中，尤其是主动脉弓缩窄合并 Turner 综合征，或主动脉弓严重缩窄影响心功能，伴发胎儿水肿的情况。

导管前型主动脉缩窄，右心血流经卵圆孔向左心分流后进入主动脉，供应头部和上肢，血流输出在峡部遇阻，使左心排血阻力升高，使心房水平经卵圆孔的右向左分流量减少。另外，此型常合并室间隔缺损，也可出现心室水平的分流，

使右心血容量增加，更多血流进入肺动脉，并经粗大的动脉导管灌注降主动脉，宫内出现右心增大，肺动脉和动脉导管增宽。因为心房、心室水平的交通，心室壁肥厚不明显。这部分患儿出生后动脉导管多维持粗大开放，供应降主动脉。导管后型主动脉缩窄，当峡部梗阻，心房水平和大动脉水平的右向左分流均受阻，使更多血流滞留右心，右心扩大，动脉导管内径不大，出生后多关闭。

主动脉缩窄患儿出生后，随着肺膨胀并承担气体交换功能及卵圆孔和动脉导管的逐渐关闭，新生儿的血液循环由胎儿时期的并联循环变为串联循环，肺循环和体循环各司其职，全部左心输出量必须通过主动脉弓峡部，当主动脉弓峡部面积小于临近正常主动脉管腔截面积的 50% 时，左心射血阻力明显升高。

1. **单纯主动脉缩窄，出生后左心射血阻力明显增加**

如果动脉导管闭合，主动脉缩窄段以前的血压升高，缩窄段以后血流量减少，下肢血压降低，可以有上、下肢血压差异。如有合并心房或心室缺损，且出生后动脉导管开放，并向降主动脉供血，上、下肢血压可无明显差异，但血氧会有差异，下肢血氧较上肢降低。

2. **心室壁肥厚**

主动脉缩窄患儿出生后左心室射血梗阻明显，代偿性心室壁肥厚。导管前型缩窄时，由于动脉导管持续开放，肺动脉经导管向降主动脉供血，肺动脉增粗，肺动脉高压，右心室射血阻力渐增加，也会出现室壁肥厚。导管后型主动脉缩窄，出生后动脉导管多关闭，大多数患儿可以较平稳地存活到儿童期或者成人，此时左心面对的后负荷的增加主要表现为左心室肥厚，患者常因上肢血压升高或双下肢运动后乏力明显就诊。

3. **合并心内其他畸形**

导管前型常合并主动脉瓣或瓣下狭窄、室间隔缺损、房间隔缺损（或卵圆孔未闭）、二尖

瓣反流和动脉导管未闭。左心室肥厚梗阻，左心室收缩末压力和舒张末压力均增高，房室水平左向右分流增多，肺血流持续增多，可出现肺充血、肺水肿，同时肺动脉压力不会按正常生理期下降，持续胎儿循环，肺血管阻力不断上升，并可在婴儿末期超过主动脉压力，继而发生不可逆的阻力型肺动脉高压，最终双心室功能衰竭。此型主动脉缩窄，婴儿期常因肺炎、心力衰竭死亡，错过婴儿期就诊者，常因不可逆的肺血管阻力增高失去手术条件。

四、胎儿超声心动图

单纯主动脉缩窄，尤其是轻微的缩窄，由于血流动力学稳定，临床表现出现较晚，甚至到孕晚期，主要提示征象为右心轻度扩大，所以孕早、中期检查常常漏诊。严重的缩窄在孕中期即可表现，以右心扩大为最多见的异常征象，若有合并畸形，如较大室间隔缺损，可以先发现室间隔缺损，再注意到主动脉弓的变化。胎儿体位不满意，主动脉弓显示不清常是漏诊原因之一，如果有可疑征象应建议复查。主动脉峡部在胎儿期本身就与降主动脉相比偏细，诊查中亦可能出现假阳性的情形。总之，主动脉弓缩窄是宫内进展

性畸形，应有随诊的意识。熟悉主动脉弓缩窄的常见缩窄部位，有助于确认畸形。常见缩窄部位为峡部（位于左锁骨下动脉与动脉导管之间），少见主动脉弓管状发育不良，典型表现为弥漫性主动脉狭窄。

胎儿超声心动图诊断要点：

（1）胎儿四腔心切面显示心室内径比值异常（图27-3）。

（2）三血管气管切面：大动脉内径比例失调，主动脉较肺动脉明显变窄。此征象诊断主动脉缩窄的特异性较四腔心切面高（图27-4）。

（3）主动脉弓长轴切面：是观察主动脉缩窄的直观切面，可以显示主动脉缩窄的部位及范围，典型表现为左锁骨下动脉与动脉导管之间的主动脉弓迂曲变窄（图27-5）。

（4）胎儿四腔心，五腔心，左、右心室流出道切面可以观察是否合并室间隔缺损（图27-6）。

（5）观察各种合并病变：常见合并左心系统畸形，如：主动脉瓣二叶畸形、主动脉瓣或瓣下狭窄、二尖瓣狭窄。胎儿时期主动脉瓣膜结构微小，超声仪器分辨率有限，在胎儿时期诊断较为困难，但可以观察主动脉瓣膜有无开放受限等情况（图27-7）。

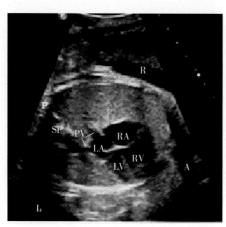

图27-3　胎儿超声心动图显示28周胎儿主动脉弓缩窄

左、右心比例失调，左心室内径较右室变窄。LA-左心房，RA-右心房，LV-左心室，RV-右心室，PV-肺静脉，SP-脊柱，A-前，P-后，R-右，L-左

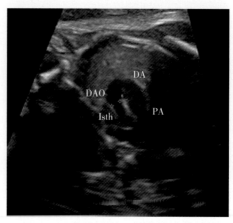

图27-4　三血管切面显示胎儿主动脉弓缩窄

主动脉弓内径较肺动脉内径明显最小。DAO-降主动脉，DA-动脉导管，PA-主肺动脉，Isth-主动脉峡部

（6）彩色多普勒：主动脉缩窄部位血流可呈五彩镶嵌样，但由于胎儿期血流量少，主动脉缩窄较轻时，也可无明显变化。如果缩窄的病变范围较大，病变范围的血流速度甚至出现降低。导管前型缩窄可见粗大导管血流灌注降主动脉，血流可加快；导管后型缩窄有时可见动脉导管血流收缩期逆行灌注主动脉弓。

（7）生后的主动脉缩窄以胸骨上窝切面和左胸骨旁高位切面显示的狭窄为准（图27-8）。主要观察缩窄严重程度，动脉导管是否开放供应降主动脉，肺动脉高压的情况和心内分流的评估。

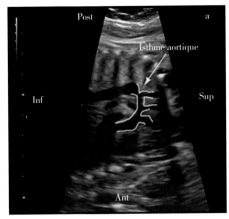

图27-5　胎儿超声心动图显示主动脉自弓部内径即偏小，峡部陡然变窄

Isthme aortique- 主动脉弓峡部

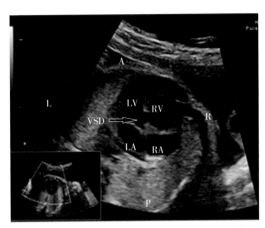

图27-6　胎儿超声心动图显示孕29周主动脉弓缩窄合并室间隔缺损

右心增大，室间隔上段膜周至肌部显示回声缺失。LA- 左心房；RA- 右心房；LV- 左心室；RV- 右心室；VSD- 室间隔缺损；A- 前；P- 后；R- 右；L- 左

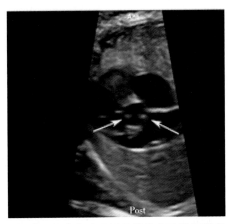

图27-7　胎儿超声心动图显示胎儿主动脉弓缩窄合并主动脉瓣二叶畸形（箭头示二叶主动脉瓣）

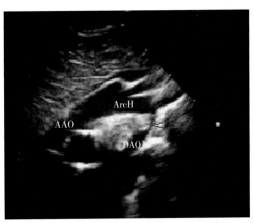

图27-8　超声心动图显示新生儿主动脉弓缩窄

胸骨上窝切面示峡部长段缩窄，降主动脉窄后扩张（箭头示缩窄段）。AAO- 升主动脉；ArcH- 主动脉弓；DAO- 降主动脉

五、预后和新生儿期治疗

未经治疗的主动脉缩窄患者的平均寿命可以达到 35 岁，少于 20% 的患者可以活到 50 岁。主动脉缩窄未经治疗的死亡原因为：严重颅内出血、主动脉瘤破裂或内膜剥离、心内膜炎和充血性心力衰竭分别占尸检总数的 11%、23%、22% 及 18%。如果主动脉缩窄在 14 岁之前修复，20 年生存率为 91%。如果缩窄在 14 岁以后修复，20 年生存率为 79%。修复主动脉缩窄后，97%~98% 的患者心功能按纽约心脏病学会（NYHA）评分可达 I 级。导管后型主动脉缩窄各种外科治疗的手术死亡率一般低于 3%，死亡原因主要包括充血性心力衰竭、主动脉破裂、感染性心内膜炎和脑出血。1 岁以下就诊的婴幼儿由于病情严重，手术死亡率比 1 岁以上的患儿高。伴有其他先天性心脏血管畸形者，手术死亡率增高。伴有心室间隔缺损者，手术死亡率为 20%~30%，伴有其他严重心脏血管畸形者，则手术死亡率高达 50%~70%。单纯导管后型主动脉缩窄病例预后良好，术后 15 年随访生存率在 90% 以上。对于导管前型主动脉缩窄，多合并心内重要畸形如：室间隔缺损、房间隔缺损、肺动脉高压或主动脉瓣下狭窄等，出生后临床表现危重，预后不良，需早期处理，如不及时手术治疗，多在婴儿期死亡。因此，应重视新生儿期的治疗。

（1）对于严重主动脉弓缩窄伴心力衰竭的新生儿，应当首先保证其病情稳定。①进行气管插管保证气道通畅；②给予前列腺素 E 延迟动脉导管闭合，以维持下半身血流灌注；③积极予以内科治疗，如给予多巴胺静脉滴注 7μg/（kg·min），适量给予洋地黄类药物，增加心肌收缩力，辅以利尿剂（如呋塞米等），减轻主动脉缩窄患儿酸中毒和心脏前后负荷。改善心功能不全，纠正酸中毒预防休克及多脏器衰竭。为外科手术或介入治疗创造条件，并积极外科手术治疗。球囊扩张术疗效有限，目前仅用于外科手术禁忌证者。

（2）对于较轻的主动脉缩窄患儿，通常在新生儿后期存在慢性后负荷阻力增加和充血性心力衰竭表现，因此这些患儿应给予强心利尿改善心功能药物治疗。另外，这些患儿应在内科治疗至其血流动力学稳定后再进行外科手术或内科介入治疗。

目前，对于主动脉缩窄的治疗主要包括介入治疗和外科手术治疗。其中介入治疗包括经皮球囊血管成形术和经皮血管内支架植入术，是先天性主动脉缩窄和外科术后再狭窄的治疗新方法，较外科手术安全、并发症少。但对于球囊扩张血管成形术亦存在主动脉夹层、主动脉瘤等多种并发症，并且存在较高再狭窄的可能性。相比支架植入术由于支架的支撑作用，防止了主动脉的弹性回缩，降低了再狭窄率，同时也降低了主动脉夹层的发生率。但也存在植入的支架无生长能力、影响主动脉分支血管和支架移位等问题。

外科手术主要包括：①主动脉缩窄段楔形切除吻合术；②主动脉缩窄段全切除端端吻合术；③左锁骨下动脉带瓣主动脉成形术；④人造补片动脉扩大成形术；⑤人造血管或锁骨下动脉与主动脉旁路术。手术死亡率与是否合并其他心内畸形、手术方法及手术技术有关，因此需严格把握治疗的适应证。

原则上主动脉缩窄一经诊断，压力阶差在 20mmHg 以上均应积极手术解除主动脉梗阻。新生儿时期的手术治疗仅用于危重患儿。

婴幼儿：导管前型缩窄由于出生后不久即可发生心力衰竭故应及早手术，但因多合并其他心内畸形，手术死亡率高。婴幼儿出现难以控制的心功能衰竭，经球囊扩张症状缓解但残留狭窄，可择期手术矫治，如扩张失败应及时手术，或该类患儿经药物治疗稳定后，立即行手术治疗。另外，婴儿期虽无充血性心力衰竭，但上肢血压 ≥ 150mmHg 者也应尽早进行手术治疗。

第二节 >>> 主动脉弓离断

主动脉弓离断（interrupted aortic arch, IAA）是主动脉弓的连续性中断，主动脉与降主动脉没有直接连接的先天性主动脉弓畸形。无论是主动脉弓结构完全中断还是主动脉弓管腔呈纤维条索状结构，均会引起主动脉弓内血流中断。本病于1778年由 Steidele 首次报道，是非常罕见的先天性心脏病。

一、病因学及流行病学

主动脉弓离断是一种少见的先天性心脏病，约占先天性心脏病的1.5%，且很少在胎儿期发现。主动脉弓离断常伴有22号染色体的微缺失和 DiGeorge 综合征，在 B 型主动脉弓离断病例中，22q11 微缺失的发生率为50%。有报道在一大组 DiGeorge 综合征的患者中，B 型主动脉弓离断的发生率为43%。其他的综合征，如 Turner 综合征、CHARGE 综合征、Klippel-Feil 综合征也可伴随出现。

二、解剖及病理机制

主动脉弓分为近心端（proximal transverse arch）、远心端（distal transverse arch）和峡部（aortic isthmus）（图 27-9）。近心端指无名动脉起始处至左颈总动脉，远心端指左颈总动脉至左锁骨下动脉起始处，峡部指远心端与降主动脉近导管处。这些不同节段在胚胎发育时的起源不同，若在胚胎发育过程中这些连接部位出现病变，则会导致主动脉弓的离断或狭窄。

1959年 Cloria 和 Patton 对主动脉弓离断进行了分型（图 27-10），共分 A、B、C 三型。

A 型：离断发生在峡部，是在孕7周后，背主动脉左第4动脉弓和第6动脉弓之间的发育障碍引起，占29%。此型血流动力学特点类似于严重主动脉缩窄。

B 型：离断发生在左颈总动脉和左锁骨下动脉之间，是在孕7周前，左第4动脉弓退化

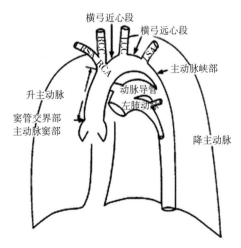

图 27-9 主动脉弓解剖示意图

aortic sinus—主动脉窦部；sinutubular junction—窦管交界部；ascending aorta—升主动脉；descending aorta—降主动脉；ductus—动脉导管；LPA—左肺动脉；proximal transverse arch—横弓近心段；distal transverse arch—横弓远心段；aortic isthmua—主动脉峡部

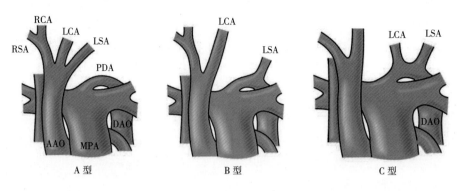

图 27-10　主动脉弓离断分型（A，B，C 型）

AAO-升主动脉；RSA-右锁骨下动脉；RCA-右颈总动脉；LCA-左颈总动脉；LSA-左锁骨下动脉

或发育障碍引起。此型是最常见的类型，占 70%~80%，常伴有左锁骨下动脉异常起源于降主动脉或由动脉导管发出。此类型 90% 合并巨大室间隔缺损，伴漏斗部间隔后移。

C 型：离断发生在无名动脉起始处至左颈总动脉，因主动脉囊左侧与形成左颈总动脉弓的左第 3、4 动脉弓未能融合引起，这种类型极少见，在主动脉弓离断中发生率小于 1%。

首先，单纯的主动脉弓离断极为罕见，往往与降主动脉间有丰富侧支血管交通才能生存至年长儿或成年。最常见为复合型，即合并室间隔缺损和动脉导管未闭，又称主动脉弓离断三联征。室间隔缺损伴漏斗部间隔后移，圆锥隔与室间隔对位不良造成左心室流出道梗阻。其次，常合并主动脉瓣二叶畸形、房间隔缺损、共同动脉干、大动脉转位、右心室双出口、主肺动脉窗等。近年来在术中发现主动脉瓣下隔膜亦不少见。合并各种类型的单心室约占 4%。

三、胎儿及新生儿期病理生理

主动脉弓离断时升主动脉与降主动脉无血流直接交通，如果存在室间隔缺损，左心室血液一部分进入升主动脉，一部分通过室间隔缺损入右心室、肺动脉、通过动脉导管而进入降主动脉。胎儿期心室水平为左向右分流或双向分流，出生后为左向右分流。而动脉导管产前及出生后均为

右向左分流。升主动脉收集来自左心室的血流，供应头部和上半身；而降主动脉通过肺动脉借助未闭的动脉导管，收集来自右心室的血流，供应下半身。产前由于左、右心和动脉间的生理（卵圆孔、动脉导管）和病理（室间隔缺损）交通，胎儿循环为混合血；出生后，供应下肢的降主动脉血流虽由右心室而来，但因混有左心室分流而来的氧合血，根据分流量的多少，下肢血氧浓度不同，室水平左向右分流较多时，下部躯体的发绀可不明显。肺动脉高压时下肢血压与上肢血压差距不显著。复合型主动脉弓离断患者心室负荷增加，尤其是右心室，不仅供应肺循环，还要供应体循环；伴有重度肺动脉高压时，右心阻力负荷和容量负荷均增加，导致右心系统不同程度的扩大，室壁肥厚。肺动脉常呈瘤样扩张，这在胎儿期就已经出现，可对气管、支气管造成压迫，引起狭窄或发育不良。

如无动脉导管未闭和室间隔缺损，则降主动脉血源全靠肋间动脉和离断前后的头臂动脉侧枝交通供血，肺动脉压力可不高。

四、胎儿超声心动图

近 20 年来，胎儿主动脉弓离断产前检出率有了很大的提高，因素是多方面的，包括：超声仪器进步，图像质量的提升，对主动脉弓离断识别率提高；超声诊断医师发现主动脉弓离断合并

的其他心内、心外畸形，患者被转诊到专业胎儿心脏诊断中心发现主动脉弓离断。主动脉弓离断最显著的特征是变细的升主动脉和弓部，同时左心室的大小正常，右心系统可增大。主动脉瓣环／肺动脉瓣环比值减小，升主动脉／肺动脉内径比值降低。主动脉弓长轴切面是观察主动脉弓离断的最佳切面。B 型主动脉弓离断最常见，多合并室间隔缺损，C 型极为少见。

超声心动图诊断要点：

（1）升主动脉走行弧度消失，呈陡直向上，与降主动脉无连接。主动脉弓长轴切面探及其失

去与降主动脉的连接。

（2）根据病理分类判断类型。A 型离断，主动脉弓上可见完整三个分支，远端与降主动脉断离。最常见的是 B 型，主动脉向颈部直行，发出两条分支：头臂干和左颈总动脉。在左颈总动脉与左锁骨下动脉之间无连接。C 型极为罕见，应与 B 型仔细甄别。胎儿主动脉弓离断（图 27-11）及出生后主动脉弓离断（图 27-12）。

（3）主动脉内径变细。由于进入主动脉的血流量减少，主动脉内径变细，三血管气管切面显示肺动脉内径明显大于主动脉内径（图 27-13）。

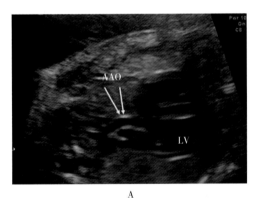

图 27-11 胎儿主动脉弓离断

A.胎儿超声心动图显示较僵直的升主动脉；B.彩色多普勒显示主动脉弓离断 B 型。AAO- 升主动脉，DAO- 降主动脉，LV- 左心室，LSA- 左锁骨下动脉

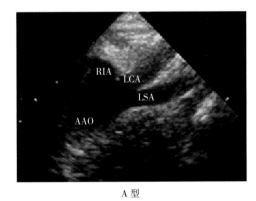
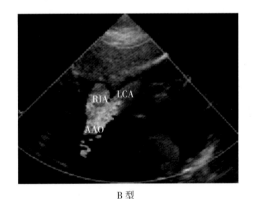

A 型　　　　　　　　　　　　　　　　　B 型

图 27-12 新生儿主动脉弓离断（A 型，B 型）

AAO- 升主动脉；RIA- 右无名动脉；LCA- 左颈总动脉；LSA- 左锁骨下动脉

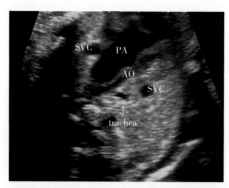

图 27-13　胎儿主动脉弓离断三血管切面

显示主动脉内径细小（小于上腔静脉内径，肺动脉扩张显著）。

AO- 主动脉；PA- 肺动脉；SVC- 上腔静脉；trachea- 气管

（4）室间隔缺损。B 型主动脉弓离断 90% 合并室间隔缺损，且缺损大而不规则。如合并较大室间隔缺损，在四腔心切面及左心室流出道切面均可见缺损部位。彩色多普勒超声心动图（CDFI）显示心室水平双向分流。

（5）CDFI：在主动脉弓离断部位，无血流信号通过。肺动脉内彩色血流信号经动脉导管进入降主动脉。由于肺动脉血流量增多，动脉导管呈现加速的花色血流信号，脉冲多普勒可测定轻微增高的血流速度。

（6）产前诊断胎儿主动脉弓离断具有挑战性，在大部分病例中，胎儿主动脉缩窄时左、右心室比例明显失调，右心增大明显；而主动脉弓离断时四腔心切面显示的心室比例可正常，因其绝大多数合并较大的室间隔缺损。

（7）主动脉弓离断胎儿心脏四腔心结构存在，左、右心室流出道的交叉关系正常，因此，在单纯使用四腔心切面及左、右心室流出道切面扫查时容易漏诊。

（8）即便诊断了主动脉弓离断，胎儿时期分型也较困难，尤其是 B 型与 C 型的鉴别有时会遇到困难。而且，当左锁骨下动脉起源于动脉导管弓（降主动脉近段），动脉导管弓的形态与主动脉弓极其相似，其上有主动脉弓的分支发出，此时易将动脉导管弓误认为是主动脉弓而漏诊弓离断。

五、预后和新生儿期治疗

与其他圆锥动脉干畸形相比，主动脉弓离断在产前诊断中较为少见，但在过去 20 年中，产前胎儿主动脉弓离断的检出率还是有了很大的提高。合并染色体异常的主动脉弓离断预后不容乐观，可以选择终止妊娠。近年，随着婴幼儿先天性心脏病外科手术技术的逐渐成熟，主动脉弓离断出生后总体的治疗效果比较满意。近年国际报道主动脉弓离断的引产率已经由 40% 降至 15%。

主动脉弓离断表现为动脉导管依赖，对于新生儿期有动脉导管关闭倾向的患儿应给予前列腺素 E_1 静脉滴注治疗，否则若未及时手术矫治，早期生存时间仅为 4~10 天，患儿常于出生数日后即出现心力衰竭并进行性加重，在新生儿期死亡。

动脉导管供应降主动脉的存活者，新生儿期表现为大量左向右分流的先天性心脏病症状，如：多汗、气促、反复呼吸道感染、喂养困难及急性心力衰竭等。存活至婴儿期则出现重度肺动脉高压症状。所以一旦明确诊断应尽快手术，早期手术平均年龄是 40~45 天。如不及时手术，其中 75% 将于出生后一年内死亡。C 型离断少见，且预后极差，多生后早期死亡；B 型预后较 A 型差。因此，早期诊断和治疗非常重要。较晚就诊者常因阻力性肺动脉高压失去治疗机会。文献报道，主动脉弓离断预后还与是否合并22q11微小基因缺失相关。

主动脉弓离断患者唯一有效的治疗手段是外科矫治术。新生儿一期根治加主动脉弓直接吻合是首选的方法，手术方式有升主动脉与降主动脉直接吻合，左锁骨下动脉向下翻转与降主动脉直接吻合，或者补片加宽吻合及人工血管移植吻合等。若存在心内其他畸形，如室间隔缺损、房间隔缺损等，需同时行手术修复。围手术期减轻心脏负荷、改善心功能，降低肺动脉阻力，维护肺功能，加强营养支持，提高患儿抵抗力是提高

治疗成功率的关键。死亡的高危因素有：低体重、低年龄、合并多种心脏畸形、流出道和肌部室间隔缺损、主动脉瓣下狭窄等。

近年来，我国一些心脏中心主动脉弓离断合并室间隔缺损手术矫治的早期死亡率在5%~10%，5年存活率63%~90%，比较满意。然而，合并主动脉瓣下狭窄和复杂心脏畸形患者（大动脉转位、左心发育不良等）5年生存率则低于60%。总之，主动脉弓离断早期手术后远期随访很重要，对于主动脉弓矫治出现远期狭窄的患儿还需监测，并适时再次治疗。

第三节 >>> 血管环畸形

血管环（vascular ring）是指主动脉弓或肺动脉先天性发育异常，在解剖上形成围绕气管和（或）食管呈环状结构，从而对气管、食管产生相应的机械性压迫症状的一组血管畸形。"血管环"一词最早由Gross于1945年在N Engl Med J报道主动脉双弓时首次提出，是由于胚胎期多对鳃弓和成对的背侧主动脉未能顺序融合和吸收所致。

一、病因学及流行病学

血管环是一类较少见的先天性大血管发育异常，占先天性心脏病的1%~2%，在有关心脏畸形的外科手术中，有关血管环的手术占1%。在胎儿超声心动图检查中，血管环的检出率为0.1%。不同种族血管环的发病率没有明显差别，男女发病率相似。对鸡早期胚胎的研究证实，染色体22q11缺失常伴发心脏病，尤其是圆锥动脉干畸形。包括：法洛四联症、共同动脉干及室间隔缺损、大动脉转位等，也伴发许多主动脉弓的发育畸形（如主动脉弓形态、位置和分支异常，

或形成血管环），这些畸形为胚胎的六对弓动脉发育吸收异常所致，应退化消散的部分持续存在，或应留存的部分却消失退化，即形成异常的主动脉弓位置和分支异常。

了解主动脉弓的胚胎学发育有助于我们理解血管环的形成。1948年由Edwards提出的双弓胚胎形成假说（图27-14），提供了各种主动脉弓发育畸形的理论基础。双主动脉弓假说认为，在胚胎时期，升主动脉分裂成左、右主动脉弓，两者汇合成降主动脉，解剖上位于脊柱的正前方。左、右弓形成一个完整的血管环并围绕气管及食管，左、右主动脉弓各向上发出两根血管，分别为左、右颈总动脉及锁骨下动脉。左、右肺动脉分别通过左、右动脉导管在锁骨下动脉区与左、右主动脉弓相连。胚胎期，由于左、右主动脉弓不同部位的退化和持续发育导致了正常或异常主动脉弓及其分支的形成，异常的主动脉弓或肺动脉在解剖上形成围绕气管和（或）食管的完全性或不完全性环状结构，即形成血管环，从而对气管、食管产生相应的压迫症状。

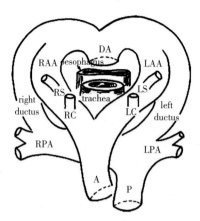

图 27-14　双弓胚胎形成假说示意图

A- 主动脉；P- 肺动脉；RC- 右颈总动脉；RS- 右锁骨下动脉；LC- 左颈总动脉；LS- 左锁骨下动脉，RAA- 右侧主动脉弓；LAA- 左侧主动脉弓；right ductus- 右侧动脉导管；left ductus- 左侧动脉导管；DA- 降主动脉；RPA- 右肺动脉；LPA- 左肺动脉；trachea- 气管；oesophagus- 食管

二、解剖及病理机制

正常情况下，左主动脉弓自右向左走行横跨于左支气管前方，当主动脉弓自右向左走行横跨于右支气管前方时，称为右位主动脉弓。右位主动脉弓是血管环最常见的形成方式。右位主动脉弓可以分为三种异常类型：

（1）右位主动脉弓合并左位动脉导管（图27-15），是最常见的血管环的类型。常合并迷走左锁骨下动脉（right aortic arch with anomalous left subclavian artery）。右侧的主动脉弓与左侧的动脉导管围绕中央的气管形成"U"形环，左锁骨下动脉为第四分支源于动脉导管与降主动脉的连接区域。与双主动脉弓不同的是，右位的主动脉弓与左侧的动脉导管或动脉韧带构成的血管环较宽松。这种类型通常独立存在，很少合并心脏或心外的其他畸形。产生的临床症状较轻，手术指征为临床上出现气管和食管受压的患者，手术死亡率很低，且能获得长期满意的效果。

（2）右位主动脉弓合并右位动脉导管，头臂血管分支与正常左位主动脉弓呈镜像关系，主动脉与肺动脉在气管右侧汇合，形成"V"形，不形成血管环。此种类型最常合并发绀型先天性心脏病，主要为圆锥动脉干畸形，其中法洛四联

症有 13%~34% 的患儿伴有右位主动脉弓，共同动脉干有 36%，右心室双出口有 20%，完全性大动脉转位有 13%。

（3）双主动脉弓（double aortic arch）（图27-16）是最常见的症状性血管环。主动脉弓向前上走行于气管的右侧，在气管分叉水平分为左、右两个弓，然后包绕气管和食管，延伸达食管后方合并而进入降主动脉。通常右侧动脉弓粗于左侧，偶有左侧动脉弓闭锁，且左位动脉导管永存，与左侧动脉弓或降主动脉相连。气管和食管位于双主动脉弓之间。本类型患儿症状较重，出现气喘和呼吸窘迫常提示病变严重，需要早期手术。术后短期内可残留气道梗阻症状，甚至需要延长气管插管时间，但术后逐渐缓解。

其他少见类型血管环：

（1）左位主动脉弓和迷走右锁骨下动脉（left aortic arch with aberrant right subclavin artery），迷走右锁骨下动脉作为左位主动脉弓的最后一个分支，于气管食管的后方向右侧走行，这种类型的血管环为非完全性的，常伴有主动脉弓缩窄。

（2）肺动脉吊带（pulmonary artery sling）（图27-17），指左肺动脉起源于右肺动脉，向左走行于气管和食管之间。肺动脉吊带是左肺动

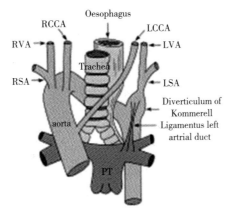

图 27-15　右位主动脉弓合并左位动脉导管，合并迷走左锁骨下动脉

aorta- 主动脉；LCCA- 左颈总动脉；RCCA- 右颈总动脉；RSA- 右锁骨下动脉；RVA-
右椎动脉；LVA- 左椎动脉；LSA- 左锁骨下动脉；trachea- 气管；oesophagus- 食管；
diverticulum of Kommerell- 憩室；ligamentus left artrial duct- 左侧动脉韧带

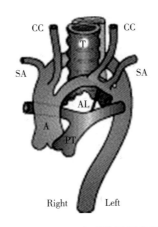

图 27-16　双主动脉弓示意图

CC- 颈总动脉；SA- 锁骨下动脉；A- 主动脉；PT- 肺动脉；T- 气管；AL- 动脉韧带

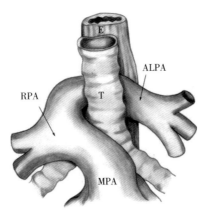

图 27-17　肺动脉吊带示意图

MPA- 主肺动脉；RPA- 右肺动脉；ALPA- 异常起源的左肺动脉；T - 气管；E- 食管

脉发育过程中吸收异常产生的，多数患儿在出生后1个月即会产生症状，50%的患儿可伴有严重的气管、支气管畸形，如气管软化、局限性狭窄、完全性气管软骨环。

双主动脉弓、右位主动脉弓并左位动脉导管在解剖上形成围绕气管与食管的完整的环，因而又称为完全性血管环。左位主动脉弓并迷走右锁骨下动脉、肺动脉吊带（左肺动脉从右肺动脉发出，经过气管与食管之间进入左肺）是形成包绕气管／食管的半环状结构，因而又称为部分性血管环。无论是完全性血管环还是部分性血管环，在解剖上常对气管和食管形成压迫，出生后表现出上呼吸道、上消化道梗阻的临床症状。

三、胎儿及新生儿期病理生理

血管环，从定义上可以看到，包绕气管和食管，通常情况下，会对两个结构造成压迫。主要表现出呼吸道和（或）消化道不同程度梗阻的症状。单纯右位主动脉弓时气管受压的症状要比双主动脉弓出现得晚。

在妊娠期间，由于胎儿没有建立呼吸，双肺未膨胀，所以胎儿期不会有明显的呼吸道问题；而且，到目前为止，也没有因食管受血管环压迫而出现胎儿上消化道梗阻表现（羊水过多、胃泡消失）的报道。出生后，血管环对气道的压迫分为两类，第一类是血管对气道机械性的压迫，导致呼吸道受阻；第二类是继发产生的气管、支气管软化症，这是由于长期的气道受压和正常的气管软骨退化导致。合并明显呼吸道受压的患儿，多在出生后不久即出现严重的临床症状，常表现为反复肺炎、顽固性气促、喘鸣及呼吸困难，呼吸道受阻的程度取决于气管受压迫的程度。部分食管受压明显的患儿还会出现吞咽困难、反复呕吐、喂养困难和生长发育受限。虽然呼吸道和消化道的症状在一部分患儿中表现都很突出，但是气管受压的症状出现的更早且更为显著。

四、胎儿超声心动图

胎儿主动脉弓的观察是超声检查的难点也是重点。主动脉弓的检查，包括主动脉弓长轴切面、动脉导管弓长轴切面、三血管切面、三血管高位切面、左心室流出道切面等，因为胎儿体位和孕周及孕妇自身条件等原因，获取完整的主动脉弓及其细小分支的图像，做出主动脉弓相关疾病的诊断，不仅需要熟练的技术手法和耐心，还需要扎实的专业理论知识。

胎儿超声心动图诊断要点：

（1）右位主动脉弓合并左位动脉导管：右位主动脉弓时，三血管气管切面可见主动脉横弓位于气管的右侧。右位主动脉弓合并左位动脉导管时，左侧的动脉导管与右侧的主动脉弓形成"U"形，气管位于其中（图27-18，图27-19）。

（2）右位主动脉弓合并右位动脉导管：三血管气管切面可见主动脉与肺动脉在气管右侧形成"V"形，不包绕气管。

（3）双主动脉弓：升主动脉长轴追踪可见升主动脉弓分叉，三血管切面显示主动脉弓分为左、右两支，环绕气管和食管，双弓在脊柱前方、气管后方汇合成降主动脉，形成"O"形，气管位于其中，形成完全血管环（complete ring）。通常情况下，左弓发育不良，左弓较右弓细。在三血管高位切面（三血管切面向胎儿头侧平移），可见左颈总动脉与左锁骨下动脉起自左侧主动脉弓，右颈总动脉与右锁骨动脉下起自右侧主动脉弓。

（4）迷走右锁骨下动脉：在三血管气管切面，迷走右锁骨下动脉表现为主动脉弓与动脉导管连接处，发出一支血管，经气管后方向右前、右肩方向走行。有时可见迷走右锁骨下动脉起自Kommerll憩室。迷走右锁骨下动脉需在彩色多普勒条件下显示，并适当调整彩色标尺。右位主动脉弓迷走左锁骨下动脉亦常发现。

（5）肺动脉吊带：主动脉起源于左心室，

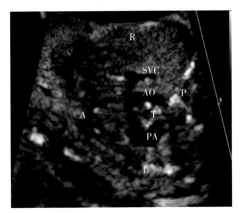

图 27-18 胎儿右位主动脉弓合并左位动脉导管

PA-肺动脉；T-气管；AO-主动脉；SVC-上腔静脉；A-前；P-后；
L-左；R-右

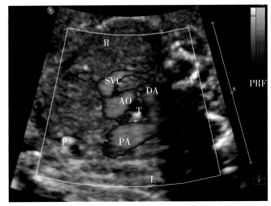

图 27-19 胎儿右位主动脉弓合并左位动脉导管

能量多普勒显示主动脉和肺动脉动脉导管行程单"U"形包绕。
AO-主动脉；PA-肺动脉；DA-动脉导管；SVC-上腔静脉；T-气管

肺动脉起源于右心室，肺动脉分叉处未见左肺动脉分支，右肺动脉近端可见分支血管，紧邻气管，绕行至左侧肺门，彩色多普勒（CDFI）有助于肺动脉分支的显示，频谱多普勒（PW）显示为肺动脉频谱。

五、预后和新生儿期治疗

尸检中 1%~3% 的人会有主动脉弓的异常，但是相当一部分始终没有症状表现。右位主动脉弓合并左侧动脉导管，血管环呈"U"形，气管、食管周围组织疏松，一部分患儿可以没有症状，不需要治疗。双主动脉弓是最常见的症状性血管环，临床症状出现的早且较重。大多数在出生或婴儿早期即出现较严重的呼吸困难，喘鸣及咳嗽。也常伴有发绀，且多在进食时发生。吞咽困难较少见，通常发生在血管环狭窄严重者。有症状者应做手术切断血管环，延缓治疗可造成死亡或严重的并发症（如术后主动脉食管瘘）。婴儿期气管、食管受压迫症状明显者，明确血管环的诊断后需立即外科治疗。

血管环的内科治疗包括抗感染、物理治疗及营养支持等，但是内科疗效差，一般作为术前准备的一部分，一旦确诊应尽早进行外科手术治疗。经典的手术方法为体外循环下行血管环松解术，解除血管环对呼吸道及食管的压迫，并对有明显血流动力学影响的先天性心脏畸形予以纠治。通过血管环解剖畸形的纠治，受压的呼吸道狭窄常会减轻。但是术后气道可能再次狭窄，据统计，双主动脉弓术后，30% 的患儿会再次发生气道狭窄。且一些术前气管狭窄明显的患儿，特别是肺动脉吊带患儿，如果仅是解除了血管环的压迫，而未处理狭窄的气管，患儿往往会残存呼吸道狭窄，甚至部分患儿需再次行呼吸道成形术。因此，对于局限性气管狭窄明显的患儿，目前多主张在进行血管环松解术的同时，对狭窄气管切除，然后再进行气管端端吻合。目前，血管环的治疗进展是在进行血管环纠治的同时，行气管成形术，并对血流动力学改变明显的其他心脏畸形同时行心内畸形矫治术，有明显支气管狭窄的患儿还需放置气管支架及进行支架扩张。但由于对长时间体外循环耐受的有限性，复杂先天性心脏病合并气管狭窄是小婴儿手术死亡的危险因素，手术治疗仍具有较高的病死率和并发症发生率。

（丁文虹 郑 可）

❷ 参考文献

1.Levine JC, Wayne Tworetzky. Intervention for severe aortic stenosis in the fetus: Altering the progression of left sided heart disease. Prog Pediatr Cardiol, 2006,22:71-78.

2.Quarello E, Stos B, Fermont L. Diagnostic prénatal des coarctations de l' aorte Prenatal diagnosis of aorta coarctations. Gynecol Obstet Fertil, 2011, 39:442-453.

3.Hua Hu, Jia Hao, Hong Yao. Prenatal diagnosis of de novo partial trisomy 18p and partial monosomy 18q recurrent in a family with fatal aortic coarctation. Gene, 2013, 517:132-136.

4.Marla A M. Pregnancy in patients with obstructive lesions: aortic stenosis, coarctation of the aorta and mitral stenosis. Prog Pediatr Cardiol, 2004, 19:61-70.

5.Michal Szpinda. Morphometric study of the ascending aorta in human fetuses. Ann Anat, 2007, 189: 465-472.

6.Helena Gardinera, Rabih Chaoui. The fetal three-vessel and tracheal view revisited. Seminars in Fetal & Neonatal Medicine, 2013, 18: 261-268.

7.Chih-Ping Chen. Prenatal sonogranphic features of fetuses in trisomy 13 pregnancies (Ⅳ). Taiwan J Obstet Gynecol, 2010, 49(1):3.

8.Achiron R, Zimand S, Hegesh, J, et al. Fetal aortic arch measurements between 14 and 38 weeks' gestation: in utero ultrasonographic study. Ultrasound Obstet Gynecol, 2000, 15:226-230.

9.Szpinda M, Szwesta A, Szpinda E. Morpho-metric study of the ductus arteriosus during human development. Ann Anat, 2007, 189:47-52.

10.Zalel Y, Wiener Y, Gamzu R, et al. The three-vessel and tracheal view of the fetal heart: in utero sonographic evaluation. Prenat. Diagn, 2004, 24: 174-178.

11.Hornberger LK, Sahn DJ, Kleinman CS, et al. Antenatal diagnosis of Coarctation of aorta : A multicenter experience. JACC, 1994, 24(2) :417-423.

12.Franklin O, Burch M, Manning N,et al. Prenatal diagnosis of coarctation of the aorta improves survival and reduces morbidity. Heart, 2002, 87:67-69.

13.Yagel S, Cohen SM, Achiron R. Examination of the fetal heart by five short-axis views: a proposed screening method for comprehensive cardiac evaluation. Ultrasound Obstet Gynecol, 2001,17:367-379.

14.Pasquini L, Fichera A, Tan T, et al. Left superior caval vein:a powerful indicator of fetal coarctation. Heart, 2005, 91:539-540.

15.Abuhamad A, Chaoui R. A practical guide to fetal echocardiography: normal andabnormal hearts. Philadelphia: Lippincott Williams & Wilkins, 2010.

16.Pasquini L, Mellander M, Seale A, et al. Z-scores of the fetal aortic isthmus and duct: an aid to assessing arch hypoplasia. Ultrasound Obstet Gynecol, 2007, 29:628-633.

17.Matsui H, Mellander M, Roughton M,et al. Morphological and physiological predictors of fetal aortic coarctation. Circulation, 2008, 118:1793-1801.

18.Jowett V, Aparicio P, Santhakumaran S, et al. Sonographic predictors of surgery in fetal coarctation of the aorta. Ultrasound Obstet Gynecol, 2012, 40:47-54.

19.Achiron R, Rotstein Z, Heggesh J, et al. Anomalies of the fetal aortic arch:a novel sonographic approach to inutero diagnosis. Ultrasound Obstet Gynecol, 2002, 20:553-557.

20.Yoo SJ, Min JY, Lee YH, et al. Fetal sono-graphic diagnosis of aortic arch anomalies. Ultrasound Obstet Gynecol, 2003, 22:535-546.

21.Melanie Vogel, Vernon MM, McElhinney DB. Fetal diagnosis of interrupted aortic arch. Am J Cardiol, 2010, 105:727-734.

22.Molina FS, Nicolaides KH, Carvalho JS. Two-and three-dimensional imaging of coarctation shelf in the human fetus. Heart, 2008, 94:584.

23.Osterhof T, Azakie A, Freedom RM, et al. Associated factors and trends in outcomes of interrupted aortic arch. Ann Thorac Surg, 2004, 78:1696-1702.

24.Law KM, Tse KT. Prenatal sonographic diagnosis of familial Holt-Oram syndrome associated with type B interrupted aortic arch. Hong Kong Med J, 2008, 14:317-320.

25.Yasukochi S, Satomi G. Fetal diagnosis of common arterial trunk with interrupted aortic arch using color power Doppler angiography. Car-diol Young, 2000, 10:54-56.

26.McCrindle BW, Tchervenkov CI, Konstantinow IE, et al. Risk factors associated with mortality and interventions in 472 neonates with interrupted aortic arch: a Congenital Heart Surgeons Society study. J Thorac Cardiovasc Surg, 2005, 129:343-350.

27.Ziolkowska L, Kawalec W, Turska-Kmiec A, et al. Chromosome 22q11.2 microdeletion in children with conotruncal heart defects: frequency, associated cardiovascular anomalies, and outcome following cardiac surgery. Eur J Pediatr, 2008,167:1135-1140.

28.Yasukochi S, Satomi G. Fetal diagnosis of common arterial trunk with interrupted aortic arch using color power Doppler angiography. Cardiol Young, 2000, 10:54-56.

29.Achiron R, Zimand S, Hegesh J, et al. Fetal aortic arch measurements between 14 and 38 weeks'gestation: in-utero ultrasonographic study. Ultrasound Obstet Gynecol, 2000, 15 (3):226-230.

30.Zalel Y, Wiener Y, Gamzu R, et al. The three-vessel and tracheal view of the fetal heart: an in utero sonographic evaluation. Prenat. Diagn, 2004, 24 (3):174-178.

31.Feng-Ying Fang, Hsing-I Wang, Chih-Yao Chen. High-definition power doppler ultrasound facilitates prenatal diagnosis of interrupted aortic arch. Journal of Medical Ultrasound, 2011, 19:61-63.

32.Reardon MJ, Hallman GL, Cooley DA. Interrupted aortic arch: brief review and summary of an eighteen-year experience. Tex Heart Inst J, 1984, 11:250-259.

33.Onanong Noomcharoen, Boonchai Uerpairojkit. Population-related differences in fetal aortic arch dimensions. Int J Gynecol Obstet, 2008, 102(1):72-73.

34.Loffredo CA, Ferencz C, Wilson PD, et al. Interrupted aortic arch: an epidemiologic study. Teratology, 2000, 61:368-375.

35.Yang DH, Goo HW, Seo DM, et al. Multislice CT angiography of interrupted aortic arch. Pediatr Radiol, 2008, 38:89-100.

36.Li J, Zheng M. Aortic arch interruption with thoracic aortic dissection. Ann Thorac Surg, 2011, 91(2):615.

37.Osterhof T, Azakie A, Freedom RM, et al. Associated factors and trends in outcomes of interrupted aortic arch. Ann Thorac Surg, 2004, 78:1696-1702.

38.Vriend JW, Lam J, Mulder BJ. Complete aortic arch obstruction: interruption or aortic coarctation? Int J Cardiovasc Imaging, 2004, 20:393-396.

39.Li-Qing Peng, Zhi-Gang Yang, Jian-Qun Yu. Isolated interrupted aortic arch accompanied by type B aortic dissection and extensive collateral arteries diagnosed with MDCT angiography. Clinical Imaging, 2012, 36:602-605.

40.McElhinney DB, Driscoll DA, Emanuel BS, et al. Chromo-some 22q11 deletion in patients with truncus arteriosus. Pediatr Cardiol, 2003, 24:569-573.

41.Rauch A, Hofbeck M, Leipold G, et al. Incidence and significance of 22q11.2 hemizy-gosity in patients with interrupted aortic arch. Am J Med Genet, 1998, 78:322-336.

42.Formigan R, Michielon G, Digilio MC, et al. Genetic syndromes and congenital heart defects: how is surgical management affected? Eur J Cardiothorac Surg, 2009, 35:606-614.

43.Phelan E, Ryan S, Rowley H. Vascular rings and slings: interesting vascular anomalies. J Laryngol Otol, 2011,125 (11) : 1158-1163.

44.Ma GQ,Li ZZ,Li XF,et al. Congenital vascular rings: a rare cause of respiratory distress in infants and children. Chin Med J (Engl), 2007, 120(16):1408-1412.

45.Backer CL,Mavroudis C. Congenital Heart Surgery Nomen-clature and Database Project: vascular rings,tracheal stenosis, pectus excavatum. Ann Thorac Surg,2000, 69(S):308-318

46.Clare A. McLaren, Martin J. Elliottand, Derek J. Roebuck. Vascular compression of the airway in children. Paediatr Respir Rev, 2008, 9:85-94.

47.Kumar P, Roy A, Penny DJ, et al. Airway obstruction and ventilator dependency in young children with congenital cardiac defects: a role for self-expanding metal stents. Intensive Care Med, 2002, 28:190-195.

48.Schlesinger AE, Krishnamurthy R, Sena LM, et al. Incomplete double aortic arch with atresia of the distal left arch: distinctive imaging appearance. AJR Am J Roentgenol, 2005, 184:1634-1639.

49.Fleck RJ, Pacharn P, Fricke BL, et al. Imaging findings in pediatric patients with persistent airway symptoms after surgery for double aortic arch. AJR Am J Roentgenol, 2002, 178:1275-1279.

50.Kussman BD, Geva T, McGowan FX. Cardiovascular causes of airway compression. Paediatr Anaesth, 2004, 14:60-74.

51.Sebening C, Jakob H, Tochtermann U, et al. Vascular tracheobronchial compression syndromes – experience in surgical treatment and literature review. Thorac Cardiovasc Surg, 2000, 48:164-174.

52.Shah RK, Mora BN, Bacha E, et al. The presentation and management of vascular rings: an otolaryngology perspective. Int J Pediatr Otorhinolaryngol, 2007, 71:57-62.

53.Krishnan Ganapathy Subramaniam, Peter Watson Grant. Vascular ring: right aortic arch, mirror image branching with Kommerell's diverticulum. Heart Lung Circ, 2010, 19:56-57.

54.Kuei Cheng Hsu, Charles Tsung Che Hsieh, Ming Chen, et al. Right aortic arch with aberrant left subclavian arterydprenatal diagnosis and evaluation of postnatal outcomes: Report of three cases.Taiwanese Journal of Obstetrics & Gynecology, 2011, 50:353-358.

55.Weinberg PM. Aortic arch anomalies. In: Allen HD, Driscoll DJ, Shaddy RE, et al, eds. Moss and Adams'heart disease in infants, children, and adolescents including the fetus and young adult. 7th ed. Philadelphia, PA: Lippincott Williams & Wilkins, 2008:730-760.

56.Edwards JE. Vascular rings and slings. In: Moller JH, Neal WA, eds. Fetal, neonatal, and infant cardiac disease. Norwalk, CT: Appleton & Lange, 1990:745-754.

57.Donnelly LF, Fleck RJ, Pacharn P, et al. Aberrant subclavian arteries: cross-sectional imaging findings in infants and children referred for evaluation of extrinsic airway compression. Am J Roentgenol, 2002,178:1269-1274.

58.Babu R, Pierro A, Spitz L, et al. The management of esophageal atresia in neonates with right-sided aortic arch. J Pediatr Surg, 2000, 35:56-8

59.Giulia Tuo, Paolo Volpe, Gian Lauro Bava. Prenatal diagnosis and outcome of isolated vascular rings. Am J Cardiol, 2009,103:416-419.

60.Jeanty P, Chaoui R, Tihonenko I, et al. A review of findings in fetal cardiac section drawings. Part 3: the-3-vessel-trachea view and variants. J Ultrasound Med, 2008,27:109-117.

61.Chaoui R, Rake A, Heling KS. Aortic arch with four vessels: aberrant right subclavian artery. Ultrasound Obstet Gynecol, 2008, 31:115-117.

62.Cheng W,Manson D,Forte V,et al. The role of conservative management in congenital tracheal stenosis: an evidence-based long term follow-up study. J Pediatr Surg, 2006, 41(7):1203-1207.

63.Donnelly LF, Fleck RJ, Pacharn P, et al. Aberrant subclavian arteries: cross-sectional imaging findings in infants and children referred for evaluation of extrinsic airway compression. Am J Roentgenol, 2002, 178:1269-1274.

64.Giulia Tuo, Paolo Volpe, Gian Lauro Bava. Prenatal Diagnosis and Outcome of Isolated Vascular Rings. Am J Cardiol, 2009, 103:416-419.

第二十八章
心内异常交通

心内异常交通包括心房水平、心室水平和房室间隔十字交叉位的间隔（心内膜垫）发育异常，可导致左、右心间的血流交通。这一类畸形包括：房间隔缺损 (atrialseptal defects, ASD)，室间隔缺损，部分性和完全性房室间隔缺损，也称部分性或完全性心内膜垫缺损（partial and complete atrioventricular septal defects）或房室通道畸形 (atrioventricular canal defect, AV canal)。心内异常交通的总体发病占先天性心脏病整体的 60%~70% 以上，其中室间隔缺损最为多见。房间隔缺损中继发孔房间隔缺损在胎儿期由于与卵圆孔间的特殊解剖关系诊断十分困难，诊断方法亦有争议，故不在此章提及，原发孔房间隔缺损归为房室间隔缺损介绍。

第一节 >>> 室间隔缺损

先天性室间隔缺损（ventricular septal defects, VSD）是指心脏左、右两侧心室的间隔胚胎期发育不全，留下孔洞，致出生后本应互不相通的两侧心室间发生血流交通的畸形，称为室间隔缺损，简称室缺。室缺可单独发生，亦常为复杂心脏畸形的组成部分。

一、病因学及流行病学

很多先天性心脏病的发病原因并不明确，常常是胚胎期受到遗传和环境因素的相互作用所致。既往多项研究显示母亲妊娠期糖尿病，饮酒等可以使胎儿罹患先天性心脏病风险增高，

Baltimore-Washington 关于婴儿发病的研究显示母亲饮酒与肌部室缺发病相关。研究还表明家族病史也是高风险因素，父母一方或上一个同胞为先天性心脏病患者为显著高风险因素，而家族性先天性心脏缺陷表型和发展机制往往一致。目前已知的与室缺发病相关的家族性和非整倍体综合征有 4q 缺失，5p 缺失，13- 三体综合征，18- 三体综合征（Edwards 综合征），21- 三体综合征（唐氏综合征）及 22q11 缺失（DiGeorge 综合征），合并室缺的概率都在 50% 以上。但是合并染色体异常的室缺毕竟是少数，90% 以上室缺是单独发生的。

室缺是高发畸形，在活产新生儿中的总体发病率约 2%~7%，是先天性心脏病中最常见的病种，既往调查显示占先天性心脏病的 20%~25%，女性发病略多于男性，不同类型室缺的分布有人种差异，比如欧美人肌部室缺偏多，而亚洲人膜周部室缺和流出道室缺（如肺动脉下）多见。室缺不是复杂畸形，如果不合并其他严重畸形或染色体畸形，一般宫内平稳生存，生后治疗及时，预后良好，远期生存质量和寿命与正常人无明显差异。小型室缺（宫内小于 3mm，生后小于 5mm），在胎儿期容易漏诊，出生后无症状，一般预后良好，婴儿期自愈率较高。一组逾千例的新生儿期调查显示肌部室缺发生率大于 53/1 000，绝大多数为单发，约 10% 病例为多发，但出生后 10 个月内的自然关闭率达 88.9%。丹麦的一组七万余例小于 5 岁人群的调查显示，肌部室缺的 5 岁内自然关闭率约 65%，而膜周室缺的自然关闭率仅 20%。没有血流动力学意义的小室缺可以随诊观察，但要预防心内膜炎。中等或大型室缺很少自行关闭，必须手术治疗，较大室缺甚至在新生儿期即可出现肺炎心力衰竭，而需早期处理。近年报道专业治疗中心中单纯室缺的外科手术成功率接近 100%。

二、解剖及病理机制

胚胎 4~8 周间，随着膜部室间隔，心内膜垫和心球的一系列融合过程，单腔心室成功分割为两腔，膜部室间隔的纤维组织完全闭合后最终将两侧心室彻底分隔开。在这一系列的发育过程中，室间隔的任何一部分发育异常均可能遗留不同解剖部位的缺损，形成室缺。

关于室缺的分型有很多种，易于被外科解剖和临床病理生理更好理解的是按照发生缺损的解剖位置所做的分类（从右心室面观），共列四型（图 28-1）：Ⅰ膜周型（最多，占 75%~80%）：位于主动脉下，含膜部、膜周流入道、膜周流出道、膜周肌部；Ⅱ流入道间隔缺损型（5%~8%）：在膜部室间隔后下，亦称房室通道型室缺或心内膜垫型室缺）；Ⅲ肌部室缺型（5%~20%）：包括中央肌、心尖肌部、隔缘肌部和"瑞士奶酪"样缺损；Ⅳ流出道型（5%~7%）：范围紧邻肺动脉瓣下，亦称肺动脉下，双动脉下，嵴上或漏斗间隔缺损，据报道此型在日本的发病率为 30%，常合并主动脉右冠窦脱垂所致的主动脉瓣反流。多数室缺在胎儿期容易辨认（过小的室缺除外），但也常见混合型。胎儿期室缺尤其是膜部和肌部室缺，在宫内后期发育中也有继续闭合的可能。生后膜周室缺由于三尖瓣隔瓣纤维组织参与可形成室间隔膜部瘤包绕室缺，有机会闭合室缺。

三、胎儿循环及病理生理

室间隔缺损在胎儿期间，由于卵圆孔交通和动脉导管的开放，左、右心循环并行，左、右心室间压力阶差不大，因而心室水平分流不似生后明显。而且随心动周期的变换，左、右心室间原本微小的压力阶差还会发生瞬时改变，常常表现为双向分流。所以室缺在宫内的血流动力学改变不足以引起胎儿心功能异常和明显的生长发育落后。

出生后，由于卵圆孔和动脉导管的自然关闭和肺循环建立，左、右心循环独立，左心室面对阻力高的主动脉，立即成为泵功能心室，收缩压与主动脉收缩压相同；而肺循环建立后，随着肺血管阻力的生理性下降，右心室收缩压下降，通常小于左心室收缩压的三分之一，造成左、右室间显著的收缩期压力阶差，致使左心室血流收缩期顺利经室间隔缺损迅速进入右心室，引起明显的室水平左向右分流（图 28-2）。室水平的左向右分流将引起三方面的血流动力学改变：左心容量负荷增加，肺血流量明显增加及体循环输出的减少。长期的左心容量负荷增加，造成左心房室内径增大，室壁增厚。同时肺血流量的长期增加使肺毛细血管压升高，引起肺水肿，肺动脉和肺静脉压力均升高。为保障心输出量，代偿机制通过肾素血管紧张素系统调节，增加儿茶酚胺分泌和水钠潴留以维持正常的器官灌注。

室水平左向右分流的多少取决于其具体的解剖和病理生理两方面因素。解剖因素指的是室缺的大小，小室缺时，左、右心室始终保持高的分流压差；巨大室缺，成为非限制性左向右分流，肺血管阻力升高，肺动脉高压，右心室收缩压升高，左、右心室间压力阶差逐渐降低。非限制性大室缺不治疗远期将出现不可逆的肺动脉阻力型高压，右心室收缩压甚至可以超过体动脉收缩压，使心室水平发生右向左分流，出现青紫，称为艾森曼格综合征。

四、胎儿超声心动图

由于前述的胎儿期病理生理特点，小型室缺（尤其是小于 3mm）容易在胎儿期漏诊，快速的心率，不良的观察体位，切面使用不足或彩色多普勒技术 (CDFI) 应用不正确，均可能造成漏诊，同时也可出现假阳性病例，尤其是对膜部室间隔缺损。

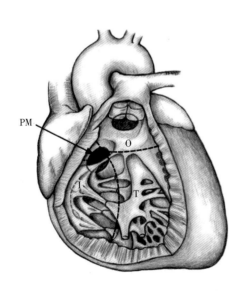

图 28-1 室间隔缺损解剖分类模式图（右心室面观）

I—流入道间隔缺损；T—小梁部间隔缺损；O—流出道间隔缺损；
PM—膜周间隔缺损

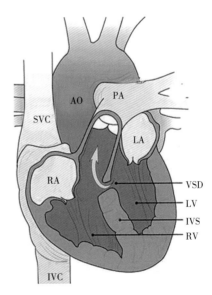

图 28-2 室间隔缺损血流示意图：室水平左向右分流

AO—主动脉；PA—肺动脉；LA—左心房；RA—右心房；LV—左心室；
RV—右心室；IVS—室间隔；VSD—室缺；SVC—上腔静脉；IVC—下
腔静脉

（一）胎儿超声心动图特点

（1）单纯室缺，内脏心房位置正常，四腔心切面显示房-室连接正常，左、右心室内径比值基本正常（图28-3）。

（2）大于3mm的膜周或肌部室缺在胎儿心尖四腔心切面容易识别（图28-4）。对于偏流出道型室缺可取五腔心切面，大动脉短轴切面和左心室长轴切面辨认，并测量大小。

（3）单纯室缺，胎儿左、右心室压差不大（通常只有2~3mmHg），跨隔血流速度低，通常小于1m/s（图28-5），尤其是小室缺，容易漏诊。结合彩色多普勒技术显示室水平分流可增加其诊断确定性，但应注意角度尽量避免平行于间隔，以免造成假象血流，同时应降低速度扫查，捕捉有效血流信息（图28-6）。

（4）了解胎儿室缺的解剖分类和位置有助发现不同部位的室缺。

（5）合并其他畸形时，室水平分流方向和速度受其他畸形的病理生理影响，超声测量与血流动力学应能相互解释。

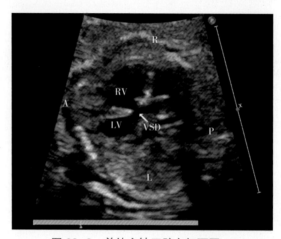

图28-3 单纯室缺四腔心切面图

显示房-室连接正常，左、右心腔内径比值正常。LV—左心室；
RV—右心室；VSD—室缺；A—前；P—后；L—左；R—右

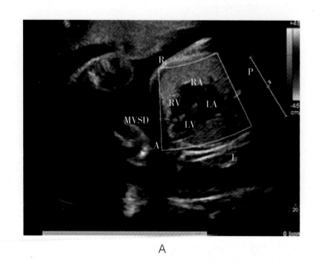

A

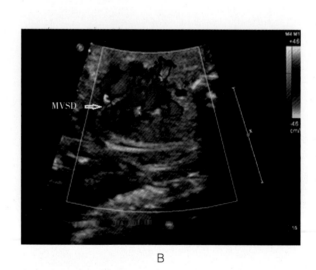

B

图28-4 大于3mm的膜周或肌部室缺四腔心切面图

A.胎儿超声心动图四腔心切面显示；B.彩色多普勒显示肌部室缺双向分流，较大肌部室间隔缺损。
LA—左心房；RA—右心房；LV—左心室；RV—右心室；MVSD—肌部室缺；A—前；P—后；L—左；R—右

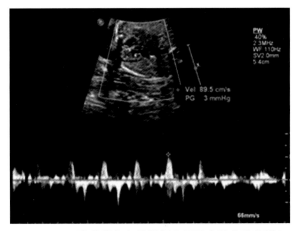

图 28-5 胎儿彩色多普勒超声显示室缺分流频谱

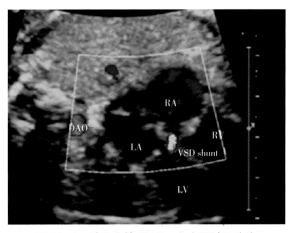

图 28-6 胎儿室缺 CDFI：室水平过隔分流

LA—左心房；RA—右心房；LV—左心室；RV—右心室；VSD—shunt
室水平过隔分流；DAO—降主动脉

五、预后和新生儿期治疗

先天性室间隔缺损总体预后良好，故而宫内单纯室缺的发现一般不是终止妊娠的指征，除非巨大室缺呈功能单心室的情况，需权宜决定。

一些小型膜周及肌部室缺可在宫内及生后的发育中自然闭合，小型肌部室缺相比膜周室缺在出生后第一年有更高的自然闭合率。而流入道型室缺（房室间隔缺损型）和流出道室缺（漏斗间隔缺损）很少发生自然关闭，远期需择期行手术治疗。

因胎儿期诊断室缺有一定的假阳性和假阴性率，新生儿期可能发现宫内漏诊的室缺，但绝大多数室间隔缺损不需要在新生儿期手术治疗，所以小室缺的漏诊对新生儿期的血流动力学稳定没有特别影响，但应在出生之前的父母咨询中予以说明。少数非限制性室水平分流伴有难以控制的反复肺部感染和心功能不全者可能需于新生儿期手术治疗。目前室间隔修补手术的成功率接近100%，手术成功者，远期生存与正常人无明显差异。

第二节 >>> 房室间隔缺损

房室间隔缺损（atrioventricular septal defects，AVSD）是由胚胎时期心内膜垫发育异常引起，引起房室瓣结构发育异常并导致不同水平心内分流的一组畸形，又称心内膜垫缺损（endocardial cushions defect，ECD）或房室通道畸形，目前国际通用房室间隔缺损作为畸形的命名。当畸形组合仅涉及原发孔房间隔缺损和二尖瓣瓣叶裂时称为部分性房室间隔缺损 (partial AVSD)，当畸形不仅累及原发孔房间隔还涉及流入道室缺，并造成两侧房室瓣融合为一个共同房室瓣时，称为

完全性房室间隔缺损 (complete AVSD)。房室间隔缺损可单独发生，也可作为复杂心脏畸形的组合之一。房室间隔缺损畸形，尤其是完全性房室间隔缺损在胎儿期和新生儿期是造成死亡和严重并发症的重要原因，因而这一节主要介绍完全性房室间隔缺损。

一、病因学及流行病学

房室间隔缺损占先天性心脏病的 2%~9%，男女发病比例大致相同。其在死产婴儿的发病率

偏高（约 7%），可能与较多合并染色体异常或其他基因异常有关，比如 21- 三体，13- 三体和 18- 三体等，还有报道可能与血管内皮生长因子（vascular endothelial growth factor，VEGF）基因突变相关。Freeman 医生报道的一组 21- 三体（唐氏综合征）患者 45% 合并房室间隔缺损，还有统计称大于三分之二的孤立的完全性房室间隔缺损患者合并唐氏综合征，可见本病发病与 21- 三体关系密切。既往研究显示房室间隔缺损有家族聚集倾向，14% 患有房室间隔缺损的母亲会把先天性心脏病遗传给孩子。有关家系的报道称 11.7% 的先证者有家族先天性心脏病史。完全性房室间隔缺损患儿在婴儿期生长发育即受到影响，呼吸急促，反复呼吸道感染，喂养困难，并发症和死亡率较高，需要在婴儿早期干预治疗，80% 左右的完全性房室间隔缺损不手术将在两年内死亡，仅有极少数患者没有肺血管阻力升高和肺炎心力衰竭表现的可以生存至较大年龄。近年的手术技术提高使房室间隔缺损的治愈率较为满意，总体手术成功率在 90% 以上，但术后也有约 3% 并发房室传导阻滞需要起搏治疗的风险，远期因瓣膜发生反流再次手术风险率约 7%，远期（大于 10 年）的生存率大于 80%。

二、解剖及病理机制

胚胎发育期间，上下心内膜垫出现在胚胎 4~5 周。这时共同房室管位于原始左心室，间质细胞侵入，并且在第 5 周时心内膜垫彼此接近并发生融合，由此将共同房室管分为左右两部分。随着圆锥右旋，左、右侧心内膜垫也发育起来，这部分结构对左、右房室瓣及其支撑结构的形成有重要作用。心内膜垫融合失败是产生原发孔房间隔缺损，流入道室间隔缺损，形成共同房室瓣环，左、右房室瓣叶融合甚至形成共同房室瓣（图 28-7）的主要原因。完全性房室通道时，心脏四个腔室血流相通（图 28-8）。

完全性房室间隔缺损按照 Rastelli 分型共分为 A、B、C 三型：A 型中前瓣裂分均等，侧瓣连接各自心室的前乳头肌。连接瓣叶中部的腱索附着于室间隔顶嵴处或略偏右侧。室间交通位于前后桥瓣间紧邻前桥瓣下方的腱索空间。B 型是最少见的类型，前桥瓣中部腱索直接附着于右心室靠近室间隔的异常乳头肌上，此型的室间交通在前桥瓣下无腱索阻碍。C 型亦常见，其前桥瓣尤其大，腱索无处附着，呈"自由漂浮状"，室间交通位于前桥瓣下。此外，由于房室瓣向心尖

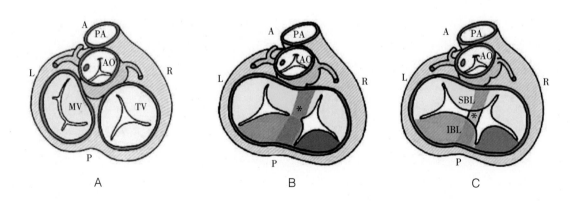

图 28-7 房室间隔缺损左、右房室瓣病变示意图

A. 正常心脏二、三尖瓣结构；B. 不完全性房室间隔缺损，左、右房室瓣环在同一水平联合但仍可分出左、右两个瓣口，二尖瓣前叶裂形成；C. 完全性房室间隔缺损，左、右房室瓣完全融合成一组共同房室瓣，联合瓣称上、下（前后）桥瓣，共同瓣下方示室间隔（*）。MV—二尖瓣；TV—三尖瓣；AO—主动脉；PA—肺动脉；L—左；R—右；A—前；P—后；SBL—上桥瓣；IBL—下桥瓣；*—室间隔

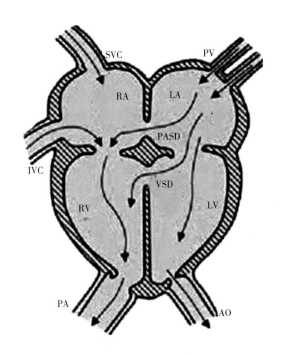

图 28-8 房室间隔缺损血流示意图

心房低位和室间隔上段左向右分流。LA—左心房；RA—右心房；LV—左心室；RV—右心室；PASD—原发孔房缺；
VSD—室缺；PV—肺静脉；SVC—上腔静脉；IVC—下腔静脉；AO—主动脉；PA—肺动脉

移位，左心室流出道前移造成流出道狭长，心血管造影时显示其形态如"鹅颈"，但通常不会导致血流受阻。

完全性房室间隔缺损常见合并其他心脏结构性畸形有动脉导管未闭，主动脉弓缩窄，Ⅱ孔型房间隔缺损或房间隔缺如，肺静脉异位引流等。二尖瓣发育异常也较常见，如单组乳头肌（也称降落伞样二尖瓣），双孔二尖瓣等。2.7%~10% 合并法洛四联症，当完全性房室间隔缺损合并法洛四联症时 21- 三体综合征的合并发生率可高至 75%（完全性房室间隔缺损合并其他染色体异常的比率也在 50% 以上）。房室间隔缺损还常是某些复杂畸形的组合畸形，如内脏异位综合征，心房异构（尤其是左心房异构）等。此外，完全性房室间隔缺损在胎儿期由于房室间隔的病理基础还可合并心律失常发生，部分患者孕早期发生一过性房室传导阻滞，也有发现先天性完全性房室传导阻滞的报道。

三、胎儿循环及病理生理

由于胎儿循环的特殊生理，高肺循环阻力，左、右心压力平衡，使单发的完全性房室间隔缺损宫内生存尚安全，很少发生充血性心力衰竭，除非瓣膜发育异常明显，出现大量的反流可以造成孕中晚期的心脏扩大。但合并其他严重畸形，染色体异常，高度房室传导阻滞时宫内生存风险高，常常发生心力衰竭和发育迟滞，宫内死亡率高。

完全性房室间隔缺损生后如果存在心房、心室水平的较大缺损，导致房、室水平的大范围血流交通，同时由于瓣膜的结构和功能异常出现显著的瓣膜关闭不全和多量反流，则明显增加心脏负荷，心脏扩大，引起充血性心力衰竭。患儿通常生长发育受阻，体重不增，出现呼吸急促，多汗。房、室两个水平的大量左向右分流导致肺血明显增加，最终出现持续性肺动脉高压，肺血管阻力增加，导致右心室压力升高，房室水平出现右向左分流而发生发绀。

四、胎儿超声心动图

完全性房室间隔缺损的解剖特点明显，但孤立的房室间隔缺损在胎儿期仍有一定的漏诊率，尤其是孕早期、孕中期。原因有几个方面：心房下段和室间隔上段及左、右房室瓣环构成的十字交叉范围在孕早期由于组织菲薄，回声浅淡，经腹壁超声检查可能辨认不理想；孤立的 AVSD，如果室缺较小，瓣膜与左、右心室连接平衡，瓣膜没有明显关闭不全，心脏大小和心功能常常是正常的，在常规四腔心筛查中容易忽略；胎儿心脏小，心率快，左、右房室瓣位置高低差距微小有时辨认不清，尤其是孕妇腹壁增厚明显和胎儿体位欠佳时。宫内诊断完全性房室间隔缺损除应注意其特征性的病理解剖特点，还要注意临床可能合并的其他危险因素，如高龄孕妇，遗传学检查异常（如染色体异常，常见 21- 三体），家族先天性心脏病史等，以助提高诊断率。

（1）房室通道型室间隔缺损位于室间隔后下方，而胎儿心尖四腔心切面恰有显示后室间隔的优势，因而是诊断本病的关键切面。同时左、右房室瓣的形态和相对位置，以及心室形态也可以在此切面确定。如果发现房间隔低位回声缺失（意味着原发孔房缺可能），同时室间隔十字交叉上段回声缺失（膜周部室缺），左、右房室瓣完全融合而成一个不分左右的大瓣（共同房室瓣形成），则房室间隔缺损的初步诊断可以建立。反复观察几个心动周期，看舒张期房室瓣开放时房室间隔十字交叉是否呈空位（房室间隔联合缺损），收缩期两侧瓣膜回复到瓣环位同一水平，可以确定完全性房室间隔缺损的存在。彩色多普勒（CDFI）：显示房间隔低位和室间隔高位左、右心之间的血流交通确认缺损存在，进一步除外假阳性（图 28-9）。

（2）采用心室短轴对房室瓣形态确认十分关键。在心室短轴可探及完全性房室间隔缺损的共同房室瓣在舒张期呈莲花样开放，左、右房室瓣完全融为一个大瓣口，这是经典的"共瓣"特征（图 28-10）。CDFI：收缩期显示瓣口不同方向混杂的瓣膜反流信号。

（3）将心室短轴切面逐渐向流出道切面过渡，可以确认前（上）桥瓣和后（下）桥瓣，继而追踪前桥瓣腱索与室间隔的关系可以进一步区分三个解剖类型（前述）。

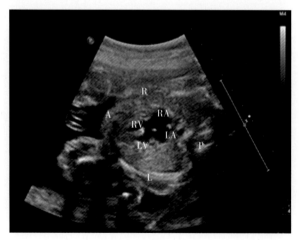

图 28-9　胎儿超声心动图显示胎儿房室间隔缺损
舒张期见心房低位至室间隔上段联合回声缺失
LA—左房，RA—右房，LV—左室，RV—右室，AVSD—房室间隔缺损，CV—共同房室瓣

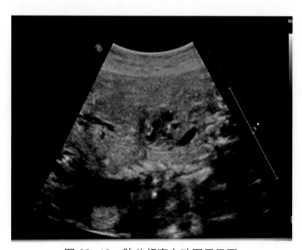

图 28-10　胎儿超声心动图显示图
胎儿心室短轴示房室间隔缺损共同房室瓣（CV）虚线描画为共同动脉瓣

（4）与共同房室瓣口连接的比例多少直接影响受血心室的大小。在瓣口平均分配的情况下，左、右心室基本平衡，称为"均衡的房室间隔缺损"（大多数）；而连接共同房室瓣口较少比例的心室相应发育不良，此时称为"不均衡的房室间隔缺损"（少数），显著不均衡型往往最终成为"单心室"的结局，预后不良，是终止妊娠的条件。

（5）另外，两侧瓣膜的腱索是否跨越心室间隔，连接到对侧心室壁也是判断生后能否顺利进行双心室矫治，和估判预后的重要指征。

（6）对于其他合并畸形的诊断有助于判断宫内相应的血流动力学改变，并参考预后评价。

附 部分性房室间隔缺损胎儿超声心动图特点：

四腔心切面探及房间隔低位可见回声缺失，左、右房室瓣于同一水平嵌入房室间隔。舌系带纤维将二、三尖瓣瓣口分为左右两部分。心室短轴部分可显示二尖瓣前叶"裂"样改变，三尖瓣（尤其隔瓣、后瓣）可发育不良。CDFI 常显示源于左侧房室瓣及偶发于右侧房室瓣的关闭不全之反流信号。

五、预后和新生儿期治疗

完全性房室间隔缺损合并其他严重畸形，心脏传导异常或染色体异常者胎儿期可发生宫内死亡。无论是部分性还是完全性房室间隔缺损，如果胎儿期发现合并染色体异常者，原则上不主张留存。

单纯的房室间隔缺损，如果是部分性，出生后病情多平稳，无需婴儿期手术，且预后良好。完全性房室间隔缺损刚出生时由于肺动脉压力还未下降左向右分流不明显，临床体征也不明显，可能被忽视。随着肺动脉压逐渐下降（一般是生后 6~8 周），左向右分流明显增加，患儿开始出现症状，表现为气促、喂养困难、发育迟缓，并出现呼吸道感染和充血性心力衰竭。完全性房室间隔缺损应在婴儿早期手术，一般主张 4 个月内，以免形成不可逆的肺血管阻力增高，一般采用一次根治手术。一些出生低体重，非限制性缺损，左向右分流量大且瓣膜功能不良，出现显著反流的患儿，往往会反复肺炎心力衰竭且难以控制，婴儿早期死亡率高。对于此类患儿，一些发达的医学中心在新生儿期即对患儿先施行减症手术——肺动脉环缩术，以减少左向右分流量和减缓肺血管阻力增高的速度，确保患儿生长到相对安全的年龄和体重再行根治术。完全性房室间隔缺损患儿等待手术之前可以采用强心、利尿剂，如：地高辛，呋塞米，螺内酯及扩血管药物 (ACEI 类) 口服治疗，以维护心功能，改善临床症状。目前，国际上单纯的完全性房室间隔缺损的手术成功率已经大大提高，国际发达的儿童心脏中心的手术成功率可以达到 95%，国内略低，患儿术后远期生存良好。

（丁文虹 金 梅）

⊘ 参考文献

1.Lethor JP, Marcon F, de Moor M, et al. Physiology of Ventricular Septal Defect Shunt Flow in the Fetus Examined by Color Doppler M-Mode. Circulation, 2000, 101:e93-e93.

2.Chao RC, Ho ES, Hsieh KS. Fluctuations of interventricular shunting in a fetus with an isolated ventricular septal defect. Am Heart J, 1994, 127:955-958.

3.Roguin N, Du ZD, Barak M, et al. High prevalence of muscular ventricular septal defect in neonates. J Am Coll Cardiol, 1995, 26:1545-1548.

4.Paladini D, Palmieri S, Lamberti A, et al. Characterization and natural history of ventricular septal defects in the fetus.Ultrasound Obstet Gynecol, 2000, 16:118-122.

5.Du ZD, Roguin N, Barak M, et al. High prevalence of muscular ventricular septal defect in preterm neonates. Am J Cardiol, 1996, 78:1183-1185.

6.Yagel S, Valsky DV, Messing B. Detailed assessment of fetal ventricular septal defect with 4D color Doppler ultrasound using spatio-temporal image correlation technology. Ultrasound Obstet Gynecol, 2005, 25:97-98.

7.Axt-Fliedner R, Schwarze A, Smrcek J, et al. Isolated ventricular septal defects detected by color Doppler imaging: evolution during fetal and first year of postnatal life. Ultrasound Obstet Gynecol, 2006, 27:266-273.

8.Gomez O, Martinez J, Olivella A, et al. Isolated ventricular septal defects in the era of advanced fetal echocardiography: risk of chromosomal anomalies and spontaneous closure rate from diagnosis to the first year of life. Ultrasound Obstet Gynecol, 2013 [Epub ahead of print].

9.Goncalves ES, Carvalho JS.'Just-flow' images of the fetal heart: insights into interventricular shunting across a small ventricular septal defect and enhanced visualization of the fetal heart. Ultrasound Obstet Gynecol, 2013, 41:226-227.

10.Van Praagh R, Geva T, Kreutzer J. Ventricular septal defects: how shall we describe, name and classify them? J Am Coll Cardiol, 1989, 14:1298-1299.

11.Castaneda AR, Lamberti J, Sade RM, et al. Open-heart surgery during the first three months of life. J Thorac Cardiovasc Surg, 1974, 68:719-731.

12.Lev M. The pathologic anatomy of ventricular septal defects. Dis Chest, 1959, 35:533-545.

13.Davidson J, Tong S, Hancock H, et al. Prospective validation of the vasoactive-inotropic score and correlation to short-term outcomes in neonates and infants after cardiothoracic surgery. Intens Care Med, 2012, 38:1184-1190.

14.Li SJ, Zhang H, Sheng XD, et al. Intraoperative hybrid cardiac surgery for neonates and young children with congenital heart disease: 5 years of experience. Ann Thorac Cardio Surg, 2010, 16:406-409.

15.Allan LD. Atrioventricular septal defect in the fetus. Am J Obstet Gynecol, 1999, 181:1250-1253.

16.Fesslova V, Villa L, Nava S, et al. Spectrum and outcome of atrioventricular septal defect in fetal life. Cardiol Young, 2002, 12:18-26.

17.Craig B. Atrioventricular septal defect: from fetus to adult. Heart (British Cardiac Society), 2006, 92:1879-1885.

18.Garne E. Atrial and ventricular septal defects-epidemiology and spontaneous closure. The journal of maternal-fetal & neonatal medicine : the official journal of the European Association of Perinatal Medicine, the Federation of Asia and Oceania Perinatal Societies, the International Society of Perinatal Obstet, 2006, 19:271-276.

19.Berg C, Kaiser C, Bender F, et al. Atrioventricular septal defect in the fetus-associated conditions and outcome in 246 cases. Ultraschall in der Medizin, 2009, 30:25-32.

20.Adebo D, Louis JS, Prosen T, et al. Fetal complete common atrioventricular canal defect: spontaneous closure of the ventricular septal defect-in utero anatomic evolution and postnatal outcomes. WJPCHS, 2013, 4:177-181.

第二十九章
肺静脉异位引流

肺静脉异位引流（anomalous pulmonary venous connection, APVC），是指全部或部分肺静脉未能与左心房正常连接，而与体静脉或直接与右心房连接的先天性心血管畸形。通常合并房间隔缺损（房缺）或卵圆孔未闭，约 1/3 的 APVC 患者同时合并其他严重心脏畸形，包括三房心、单心室、共同动脉干、大动脉转位、肺动脉闭锁、主动脉缩窄、左心发育不良综合征、右心房同构或者静脉系统异常等。本症也常合并心外畸形，如内脏异位综合征等。肺静脉异位引流分为部分型肺静脉异位引流 (partial anomalous pulmonary venous connection, PAPVC) 和完全型肺静脉异位引流（total anomalous pulmonary venous connection, TAPVC），其中 TAPVC 常可威胁新生儿生命。

一、病因学及流行病学

APVC 在活产新生儿的发病率区域性报道约为 6.8∶100 000，占先天性心脏病（先心病）的 4.9%，约 5% 的 APVC 患者一级亲属患有类似先天性心脏病，但至今尚未找到其具体的遗传学规律。

肺静脉的胚胎起源有二：一是来自左心房背侧的共同肺静脉，二是来自肺芽的内脏血管丛，以后逐级汇合与共同静脉相连。早期肺形成时，来自肺芽的血引流至与总主静脉及脐黄静脉相连的内脏血管丛。右总静脉系统发展为右静脉窦，继而形成右上腔静脉和奇静脉；左总静脉系统发展成左静脉窦，继而形成左上腔静脉和冠状窦；脐黄静脉系统形成下腔静脉、静脉导管和门静脉。胎儿 25~27 天时，发育中的肺静脉丛还与左、右侧上腔静脉及门静脉系统保持连接，未直接与左心房交通。胚胎 27~29 天时，自后上左房壁，或近原始肺静脉丛的静脉窦中央部生发出原始肺静脉，30 天时原始肺静脉和肺静脉丛间建立连接，肺静脉总干扩大并与左房融合，内脏血管丛的肺静脉部分渐与总静脉系统及脐黄静脉分离。肺静脉总干与肺静脉丛连接失败会导致永存的一支或多支静脉连接到上腔静脉、左侧垂直静脉、左无名静脉、脐黄静脉或门静脉。原发隔形成障碍或静脉窦分隔异常可导致肺静脉直接连接右心房。晚发的静脉干梗阻可引起少见的却通常是致命的孤立性的肺静脉闭锁。肺静脉总干与左房融合异常还可导致左房隔膜或三房心的发生。如肺静脉总干早期闭锁使肺静脉不能与左房融合，只能与体静脉或右心房连接，即形成完全型肺静脉异位引流。如仅为肺静脉共同干一侧部分闭锁，即造成闭锁侧肺静脉与体静脉或右房交通，形成部分型肺静脉异位引流。作为孤立畸形，完全型肺静脉异位引流约占活产新生儿的 1/17 000，占先心病的 1%~3%，部分型作为单发畸形较为少见，约占先心病的 0.6%~1%。肺静脉畸形引流在胎儿期诊断有难度（尤其是部分型），文献报道 68% 的病例在新生儿期获得诊断。

二、解剖及病理机制

标准的肺静脉解剖包含四支静脉，左、右各两支，均引流入左心房。右上肺静脉收集右肺上叶及中叶，左上肺静脉收集左肺上叶和舌叶的静脉血，左、右下肺静脉分别收集左、右肺下叶的静脉血。APVC 发生时，肺静脉氧合血经不同的引流途径回流至右心房，与体静脉血混合，大部分入肺动脉，导致肺血流量增加；少部分混合血经卵圆孔或房间隔缺损入左心房至体循环，引起发绀。

肺静脉异位引流分为部分型肺静脉异位引流（图 29-1，图 29-2，占 60%~70%）和完全型肺静脉异位引流（占 30%~40%）。临床后果严重的是 TAPVC。根据其肺静脉回流的部位，TAPVC 可分为以下 4 种类型。

Ⅰ型：心上型（图 29-3），较多见，占 TAPVC 的 40%~55%。最常见的连接方式是共同肺静脉干经过左侧垂直静脉上行，入左无名静脉后汇入上腔静脉。少见的连接有垂直静脉直接进入上腔静脉。心上型 TAPVC 较少合并肺静脉回流的梗阻，偶见肺静脉连接垂直静脉起始部和无名静脉连接处狭窄，或垂直静脉穿越左肺动脉和左支气管间时发生梗阻。

Ⅱ型：心内型（图 29-4），占 TAPVC 的 15%~30%，共同肺静脉干开口于冠状静脉窦，血流引流入右心房，或者四支肺静脉直接开口于右心房。肺静脉开口于冠状静脉窦的类型通常可见冠状静脉窦扩张，这一型几乎很少发生回流梗阻。心内型的解剖矫治亦相对容易。

Ⅲ型：心下型（图 29-5），占 TAPVC 的 15%~26%，共同静脉干经过垂直静脉下行，走行于食管的前方，穿过膈肌，汇入门静脉系统（80%~90%），然后进入肝静脉回流下腔静脉，少部分也可汇入下腔静脉、脾静脉。更少见的情况是，也可直接与静脉导管相连。心下型常合并有肺静脉回流途径的梗阻，梗阻可以发生在肺静脉回流途径的任何部位，包括膈肌、门静脉、静脉导管处等。

Ⅳ型：混合型（图 29-6），占 TAPVC 的 2%~10%，双侧肺静脉分别通过不同的引流途径和部位至右心房。此类型常合并其他严重的心内畸形，对外科的治疗具有挑战性。

以上所有异位引流类型的肺静脉血流，最终回流右心房后，通过房缺或卵圆孔回流左心房，所以房间隔交通的大小也决定肺静脉回流左心时是否梗阻，无论是过小的房缺还是卵圆孔限制性分流皆会造成房水平的回流梗阻导致左心排血量不足。

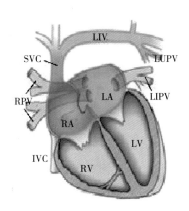

图 29-1　部分型肺静脉异位引流示意图：左上肺静脉引流入左无名静脉

LA —左心房；RA —右心房；LV —左心室；RV —右心室；SVC —上腔静脉；IVC —下腔静脉；LIV —
左无名静脉；RPV —右肺静脉；LUPV —左上肺静脉；LIPV —左下肺静脉

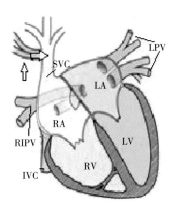

图 29-2　部分型肺静脉异位引流示意图：右上肺静脉（箭头）引流入上腔静脉

LA —左心房；RA —右心房；LV —左心室；RV —右心室；SVC —上腔静脉；IVC —下腔静脉；LPV —
左肺静脉；RIPV —右下肺静脉

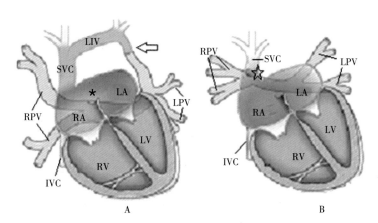

A   B

图 29-3　完全型肺静脉异位引流（心上型）示意图

A. 共同肺静脉干通过垂直静脉（箭头）汇入左无名静脉，* 示卵圆孔；B. 四支肺静脉直接引流入上腔静脉（☆示汇入口）
LA —左心房；RA —右心房；LV —左心室；RV —右心室；SVC —上腔静脉；IVC —下腔静脉；LPV —左肺静脉；
RPV —右肺静脉；LIV —左无名静脉

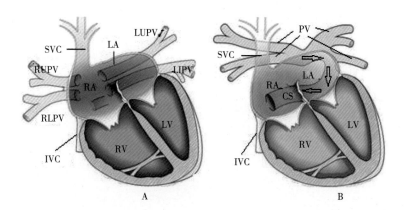

图 29-4　完全型肺静脉异位引流（心内型）示意图

A. 四支肺静脉分别直接汇入右心房；B. 四支肺静脉经共同肺静脉汇入冠状静脉窦引流入右心房

LA—左心房；RA—右心房；LV—左心室；RV—右心室；PV—肺静脉；LUPV—左上肺静脉；RUPV—右上肺静脉；
LIPV—左下肺静脉；RLPV—右下肺静脉；SVC—上腔静脉；IVC—下腔静脉；CS—冠状静脉窦

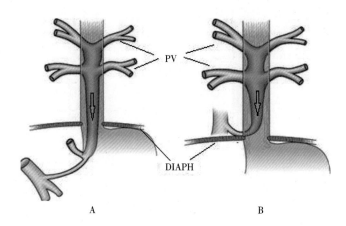

图 29-5　完全型肺静脉异位引流（心下型）示意图

A. 共同肺静脉通过垂直静脉（箭头示）下行，穿过膈肌汇入门静脉或肝静脉；B. 共同肺静脉干下行在膈
肌上方汇入下腔静脉肝上段

PV—肺静脉；DIAPH—膈肌

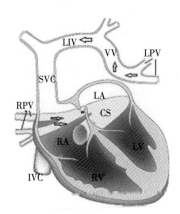

图 29-6　完全型肺静脉异位引流（混合型）示意图

左肺静脉经垂直静脉，左无名静脉汇入上腔静脉，右肺静脉经冠状静脉窦回流右心房

LA—左心房；RA—右心房；LV—左心室；RV—右心室；RPV—右肺静脉；LPV—左肺静脉；VV—垂直静脉；
LIV—左无名静脉；SVC—上腔静脉；IVC—下腔静脉；CS—冠状静脉窦

三、胎儿及新生儿期病理生理

APVC 患者来自上腔静脉和肺静脉的异位回流血流在右心房混合，混合后的静脉血大部分通过右心室输出到肺动脉，其中超过 20% 的血量进入肺循环。右房侧还有少部分混合血与下腔静脉回流的氧含量高、速度快的血液共同经心房水平强制性右向左分流，进入左心而达体循环。进入两个循环系统的血容量比值（Qp/Qs：肺循环血量／体循环血量）取决于房间隔交通的大小和肺静脉回流途径中是否存在梗阻。胎儿时期肺内阻力高，肺循环血容量少，应该经肺循环回流左心的肺静脉血量异常回流至右心，但这部分血流不足左心输出量的一半，且当房水平交通口比较大时，允许较多的右房血液分流至左心，因而无论是部分肺静脉引流，甚或完全肺静脉异位引流至右心，都可能不造成明显的左、右侧心腔内径比例失衡，容易被孕早期和中期的临床超声检查忽略。直至孕晚期，胎儿肺循环血容量明显增加，超过右心室输出量的 25% 时，完全型肺静脉异位引流造成的右心增大、肺动脉增宽等现象才明显起来。但如果房间隔交通口较小，则左、右心腔内径比例失调可能出现在孕早期或孕中期。此外，同时合并其他严重心内畸形时，肺静脉异位引流也可能会被较早注意而检出。

出生后，主要威胁新生儿和婴儿生命的是孤立的完全型肺静脉异位引流。TAPVC 生后必须保持心房水平右向左分流才能维持左心输出，使患儿得以存活。所以限制性的房间隔小缺损，或有闭合趋势的卵圆孔，患儿在出生后症状出现早，死亡风险大大增加。当 TAPVC 合并严重的肺静脉回流梗阻时，患儿病情更加恶化，可产生严重的肺瘀血、重度肺动脉高压、低动脉血氧饱和度和心功能衰竭。没有肺静脉回流梗阻的患儿动脉血氧饱和度可接近 90%。PAPVC 的病理生理改变则与房间隔缺损相似。

四、胎儿超声心动图

胎儿肺静脉细小，在胎儿期仅凭二维超声完全显示 4 条肺静脉较为困难。尤其是仅有 1~2 支肺静脉异位引流时，血流动力学改变不显著，容易漏诊。但 PAPVC 临床过程类似房缺，相对稳定，即使发生漏诊，患儿出生后并无紧急状况，不需要在新生儿期予以处理，远期的治疗效果也较好。而 TAPVC 的临床则相对凶险，尽可能在孕期早发现，尤其对伴有肺静脉回流梗阻的类型，定期监测，充分评估风险，对做好父母咨询，以及为新生儿、婴儿期治疗做好准备是十分重要的。

胎儿超声心动图诊断要点：

（1）基于前述的胎儿期病理生理，孕早期和中期扫查中单独使用心尖四腔心切面有时难以发现肺静脉连接异常。必须以彩色多普勒确认肺静脉血流是否进入左心房。否则假阳性和假阴性诊断均可出现。

（2）在心房水平交通口较小的情况下，右心增大和肺动脉增宽相对明显，左右心腔内径比值失调可于孕中期发现，否则常常在孕晚期出现。孕中、晚期出现的不明原因的右心增大需要考虑到完全型肺静脉异位回流的可能。右心增大以右房增大明显，房间隔常膨向左房侧。左心相对较小。

（3）在完全型肺静脉异位引流发现左房后壁、脊柱前方的肺静脉共同腔是诊断要点之一。有时观察不清，但可以发现左房后壁与降主动脉间的空间增大。TAPVC 胎儿左房后壁光滑，肺静脉与左心房无连接。仔细观察，在左房后方与降主动脉之间，可以见较粗大的共同肺静脉腔（图29-7）。

（4）一旦发现共同肺静脉腔，应结合彩色多普勒仔细寻找引流位置。入冠状静脉窦者可有明显的冠状静脉窦增宽，其内血流加速。直接连接右房者必须看到肺血流进入右心房。心上型和心下型有时较难看清远端的分流部位，但可通过受血腔的扩大，彩色多普勒显示的血流湍流等特征发现异常。

（5）三血管气管切面可显示肺动脉左侧第四根血管（上行的垂直静脉），矢状切面扫查可以发现穿膈肌下行的下腔静脉。

（6）追踪共同肺静脉干，可见垂直静脉，心上型肺静脉血流通过垂直静脉上行入无名静脉后汇入上腔静脉（图 29-8），上腔静脉增宽；心下型共同肺静脉干通过垂直静脉下行，走行于下腔静脉与腹主动脉之间，汇入门静脉或者下腔静脉系统（图 29-9）。

（7）冠状静脉窦增宽。看到增宽的冠状静脉窦（图 29-10），应注意有无心内型 TAPVC。肺静脉汇入增宽的冠状静脉窦。

（8）肺静脉回流途径梗阻。彩色多普勒血流显像（CDFI），可发现血流加速信号，垂直静脉狭窄时，狭窄处可探及花色血流信号。频谱多普勒（PW）可测量狭窄处高速血流速度大于 1.0m/s（正常应小于 0.5m/s）（图 29-11）。但是胎儿时期肺血流量少，肺静脉梗阻的程度常较难判断。

（9）探查同时合并的其他心脏畸形：心房异构，房室间隔缺损，左心发育不良综合征，永存左上腔静脉、法洛四联症、主动脉缩窄等。

（10）探查心外结构异常：常合并心脾综合征、中位肝、无脾等。

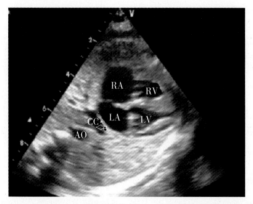

图 29-7　TAPVC 左房后壁与降主动脉之间的共同肺静脉腔

CC —共同肺静脉腔；AO —主动脉；LA —左心房；RA —右心房；
LV —左心室；RV —右心室

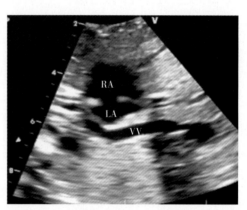

图 29-8　垂直静脉（VV）上行汇入左无名静脉

LA —左房；RA —右房

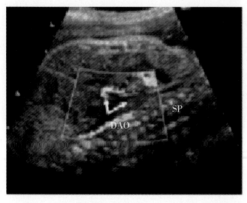

图 29-9　垂直静脉（箭头），下行汇入肝静脉

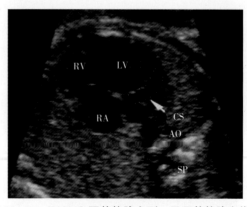

图 29-10　TAPVC 冠状静脉窦型：示冠状静脉窦增宽

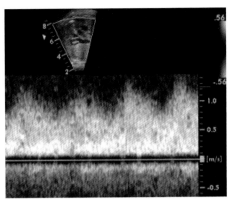

图 29-11　垂直静脉梗阻处连续性高速湍
流血流速度大于 1m/s

五、预后和新生儿期治疗

孤立的 TAPVC/PAPVC 患儿宫内循环相对稳定，可以发育至足月分娩。生后的病情发展取决于肺静脉异位连接的类型，右向左分流量的多少（Qp/Qs＝肺循环血容量／体循环血容量），肺静脉异位引流途径中是否存在梗阻，房间隔交通的大小，肺血管床的发育情况，以及是否合并有其他心脏畸形或严重的心外畸形。单纯的 APVC，如能早期发现和适时进行外科治疗，预后良好，所以不是终止妊娠的指征。当 APVC 合并其他复杂心脏畸形或严重心外畸形时预后不良。此节仅介绍可能涉及新生儿期处理的孤立性（单纯性）TAPVC 的治疗。大部分 TAPVC 患儿在刚出生时没有明显症状，约 50% 患儿在生后的 1 个月内逐渐出现症状，如果没有及时进行外科治疗，大部分在婴儿期死亡。

严重的肺静脉回流梗阻几乎见于所有 TAPVC 心下型和约 50% 心上型引流患者。有梗阻的患儿出现症状较早，通常在生后 2 天即可出现。表现为青紫，呼吸急促和心动过速。进展性的肺动脉高压伴随有肺血流量的减低和发绀的加重。梗阻重者（常见心下型引流患者）通常 1 周内死亡，或于新生儿期内死亡。体检时可发现严重的青紫伴呼吸窘迫。心脏听诊第二心音亢进，心动加速可呈奔马律，心脏杂音可不明显，偶可闻及肺动脉瓣区收缩期杂音或三尖瓣听诊区瓣膜关闭不全的收缩期杂音。肝脏增大，尤其见于心下型 TAPVC 患儿。房缺太小，或卵圆孔趋于闭合时，由于心房水平右向左的分流明显减少，左心室发育落后，并进一步影响左心排血功能。由于体循环血容量减少，患儿营养不良，体重不增，肺瘀血增加了合并下呼吸道感染的机会，预后不良。不伴有肺静脉梗阻的患儿临床表现更像巨大房缺，出现生长发育轻微落后，反复呼吸道感染、青紫、肺动脉高压等，一旦发现亦应尽早手术。

内科围手术期紧急治疗包括监测血气、生命体征，纠正低氧酸中毒，减轻肺瘀血、肺动脉高压，稳定循环。当存在严重的肺静脉梗阻时，一旦确诊应立即行外科手术解除异位引流，因其他原因不能立即手术者，可先行球囊导管房间隔扩大术，再行择期根治手术。利尿剂有助减轻右心负荷，减轻肺瘀血，改善肺循环。超声心动图定期监测房水平分流情况，肺动脉压力及左、右心功能。

外科手术治疗的目标为将肺静脉回路直接接入左房，并纠正合并的其他畸形（如房缺）。如异位肺静脉直接开口于右心房，可改造房间隔以使肺静脉开口于房间隔左侧；如回流入冠状静脉窦，可将冠状静脉窦与左房后壁之间的壁隔打通，并修补房间隔缺损；肺静脉共同腔通过垂直静脉回流至无名静脉、上腔静脉或门静脉、下腔静脉者，原则上都是阻断异位管道，将共同肺静脉腔吻合入左房，同时修补房间隔缺损。混合型 TAPVC 合并严重心内畸形，仍是外科治疗的挑战和难点，预后不良。心下型就诊晚者，因为梗阻导致肝瘀血，肝功能严重受损，部分合并单侧肺发育不良，围手术期死亡率高。总体看来，肺静脉异位引流患儿在出生后如能得到及时治疗，大多数预后良好。

（丁文虹　肖燕燕）

⊘ 参考文献

1.Yagel S, Kivilevitch Z, Cohen Z, et al.The fetal venous system, Part Ⅱ: ultrasound evaluation of the fetus with congenital venous system malformation or developing circulatory compromise.Ultrasound Obstet Gynecol, 2010, 36:93-111.

2.Zekeriya Nurkalem ,Sevket Gorgulu,Mehmet Eren,et al. Total anomalous pul-monary venous return in the fourth decade. Int J Cardiol, 2006(113):124-126.

3.Seale AN, Carvalho JS, Gardiner HM, et al.Total anomalous pulmonary venous connection:impactof prenatal diagnosis.Ultrasound Obstet Gynecol, 2012, 40: 310-318.

4.Andrew C Cook, Robert W Yates, Robert H Anderson. Normal and abnormal fetal cardiac anatomy. Prenat Diagn, 2004, 24:1032-1048.

5.Valsangiacomo ER, Hornberger LK, Barrea C, et al. Partial and total anomalous pulmonary venous connection in the fetus: two-dimensional and Doppler echocardiographic findings. Ultrasound Obstet Gynecol, 2003, 22: 257-263.

6.Hofstaetter C, Plath H, Hansmann M. Prenataldiagnosis of abnormalities of the fetal venous system. Ultrasound Obstet Gynecol, 2000, 15: 231-241.

7.Laux D, Fermont L, Bajolle F, et al. Prenatal diagnosis of isolated total anomalous pulmonary venous connection: a series of 10 cases. Ultrasound Obstet Gynecol, 2013, 41:291-297.

8.Yi-Yung Chen, Chin-Yuan Hsu. Prenatal diagnosis and antenatal history of total anomalous pulmonary venous return. Taiwanese J Obstet Gynecol, 2006, 45(3):283-285.

9.Rashmi Katre, Stephanie K Burns, Horacio Murillo, et al. Anomalous pulmonary venous connections. Semin Ultrasound CT MRI, 2012, 33:485-499.

10.Michael H Hines, John W Hammon. Anatomy of total anomalous pulmonary venous connection. Operative Techniques in Thoracic and Cardiovascular Surgery, 2001, 6(1):2-7.

11.Ho ML, Bhalla S, Bierhals A, et al.MDCT of partial anomalous pulmonary venous return (PAPVR) in adults. J Thorac Imaging, 2009, 24:89-95.

12.Oh KH, Choo KS, Lim SJ, et al.Multidetector CT evaluation of total anomalous pulmonary venous connections: Comparison with echocar-diography.Pediatr Radiol, 2009, 39:950-954.

13.Seale AN, Uemura H, Webber SA, et al. Totalanomalouspulmonary venous connection: morphology and outcome from aninternational populationbased study. Circulation, 2010, 122:2718-2726.

14.Patel CR,Lane JR,Spector ML, et al. Totally anomalous pulmonary venous connection and complex congenital heart disease:prenatal echocardiogra-phic diagnosis and prognosis.J Ultrasound Med, 2005, 24:1191-1198.

15.Allan LD, Sharland GK. The echocardiographic diagnosis of totally anomalous pulmonary venous connection in the fetus. Heart, 2001, 85:433-437.

16.Volpe P, Campobasso G, De Robertis V, et al. Two- and four-dimensional echocardiography with B-flow imaging and spatiotemporal image correlation in prenatal diagnosis of isolated total anomalous pulmonary venous connection. Ultrasound Obstet Gynecol, 2007, 30:830-837.

17.Inamura N, Kado Y, Kita T, et al. Fetalechocardio- graphic imaging of total anomalous pulmonary venous connection.Pediatr Cardiol, 2006, 27:391-392.

18.Patel CR, Lane JR, Muise KL. In utero diagnosis of obstructed supracardiac total anomalous pulmonary venous connection in a patient with right atrial isomerism and asplenia. Ultrasound Obstet Gynecol, 2001, 17:268-271.

第三十章
单心室

单心室（single ventricle，SV）为发绀性先天性心血管畸形是指左心房和右心房与单个有功能的心室连接的一种复杂先天性心脏病，多数情况下，SV 与两个独立的房室瓣或一个共同房室瓣连接，是一种较少见的先天性心脏病畸形，占先天性心脏病的 1%~2%。自 1824 年 Andre F.Holmes 报告只有一个心室的心脏（左心室双入口，右心室未发育，心室动脉连接一致，称 Holmes heart）以来，单心室的定义一直存在争议，并且时常引起误导，因为只有很罕见的情况下心脏才真正只具备单个心室（solitary ventricular）。2004 年 Anderson 医生定义单心室为心室组织不能通过外科手段分隔为可以分别支持体、肺循环的心室形态。典型代表有三尖瓣闭锁、肺动脉瓣闭锁和左心发育不良综合征。由于与两个心房分别与各自相应解剖心室相连接的正常循环状态不同，单心室畸形被认为在房-室连接这个节段上心房仅与一个发育较好并占主导作用的心室腔相连接。一个发育良好的心室应具备支撑瓣下心室各部结构的装置，流入道部分、小梁部区及与大动脉连接的流出道；而单心室通常存在一个缺乏正常房室连接，不完全的或部分退化的，发育不良的心室。单心室的最终生理学结果就是体循环和肺循环形成并联模式（parallel fashion），而不是正常心脏的串连状态（in series）。这一结果严重影响患儿的预后：如果没有外科手术干预，患者可能在出生至 20 岁之间随时发生死亡。

一、病因学及流行病学

目前单心室的分子水平发病机制尚不明确，尤其是在胎儿阶段的发生、发展机制国内外尚无明确报道，大量文献报道与心脏疾病相关的关键基因 *PTEN*、*FOXP1* 基因在单心室胎儿心肌组织的表达异常。另外，生物学家 Benoit Bruneau 和他的团队首次从分子学角度报道了人类和其他哺乳动物的室间隔形成机制与 Tbx5 转录因子的表达有关，进一步说明了单心室的发病机制与此类基因表达异常相关，具体机制仍需进一步探讨研究。从胚胎学基础而言，单心室的原因多数情况是由于房室管未能与发育中的心室正确对线，从而使两个房室瓣都朝向一个心室；另一种情况是心室腔分隔不完全所致。常见并发的肺动脉瓣下梗阻，则可能由于漏斗部间隔偏离所致。流行病学调查显示其发病率在活产婴儿中约为 1:6 500，一项美国最新的流行病学调查研究显示，其在美国的发病率约为每 10 万个活产婴儿中有 5 名单心室患儿。单心室的发病没有性别差异的报道。

由于产后病死率极高，远期致残率和致死率均高，在国内属于卫生部规定的孕 18 周至 24 周应筛查出的六大畸形之一。此类患儿往往在生后数天随着动脉导管的逐渐闭合而出现严重的临床症状，且症状多在出生后第 1 个月出现，症状出现的时间及其严重程度和肺动脉瓣狭窄（或者主动脉梗阻）及动脉导管闭合相关，初生婴儿还可死于心功能不全或严重心律失常。

二、解剖及病理机制

从解剖角度来看，正常左、右心室各具特征，右心室心尖部肌小梁粗大，左心室心尖部肌小梁纤细，内壁光滑，当心室心尖部肌小梁无法区分是左或右心室时称为心室不确定。一个有功能的心室至少应该有流入道和肌小梁部，真正的单一心室比较少见，更为常见的单心室是具有一个有功能的大腔和一个残余小腔，残余小腔不直接接受心房来的血液（图 30-1，图 30-2）。

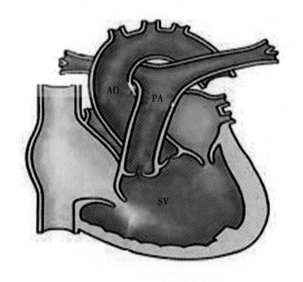

图 30-1 单心室结构示意图

AO—主动脉；PA—肺动脉；SV—单心室

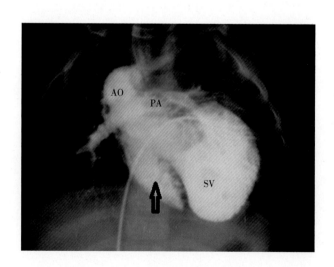

图 30-2 心血管造影显示的单心室

AO—主动脉；PA—肺动脉；SV—单心室，箭头所示为右心室残腔单心室本身又可分为许多亚型。1964 年 Van Praagh 等根据心室主体的形态学将其分为四型（图30-3）：A 型，形态学上的左心室伴有包括右心室漏斗部的原始流出道部；B 型，形态学上的右心室而无左心室窦部（左心室的残迹可呈一无功能的裂隙或袋隙）；C 型，心室包括左、右心室两者的主体部分，无室间隔或仅有其残迹；D 型，心室不具有右心室抑或左心室的特征（无右心室和左心室窦部）。这四型可进一步根据其与大动脉的连接关系及大动脉空间排列位置，将其各分为 I（正常）、II（右祥）或III（左祥）型。据 Van Praagh 报道，A 型占 78%，B 型占 5%，C 型为 7%，D 型 10%；而大血管转位情况，则右祥或左祥例数基本相仿，各为 42% 与 43%，大动脉呈正常排列关系者占 15%。

1979 年 Anderson 将单心室分为三型，①左心室型：以左心室形态为主，右心室仅为一小残腔；②右心室型：以右心室形态为主，左心室仅为残腔，临床上少见；③不确定型：左、右心室形态并存而室间隔缺如。除了不确定型外，通常都有残腔存在。大多数单心室内脏正位，少数为内脏反位或心房异构。心室可为右祥或左祥，心室-动脉连接可为正常或呈现大动脉转位。另外，因为单心室实际上总是左心房、右心房血流共同汇入同一个有功能的心室，Anderson 教授更倾向于用"功能性单心室（functional single ventricular）"这个名词，而不是"单心室（single ventricular）"，因为这些畸形的心脏总是有一个功能性的心室腔，同时附加一个小的发育不良的残余心室。

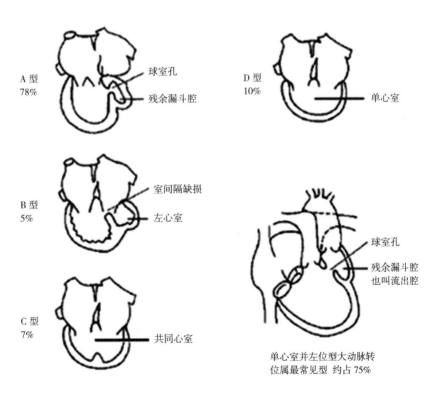

图 30-3　单心室分型（Van Praagh）

三、胎儿及新生儿期病理生理

由于妊娠期胎儿特殊的血流动力学特点，动脉导管为胎儿时期肺动脉与主动脉间的正常血流通道，由于此时肺不司呼吸功能，来自右心室的肺动脉血经导管进入降主动脉，而左心室的血液则进入升主动脉，故动脉导管为胚胎时期特殊循环方式所必需。单心室胎儿心房间通过卵圆孔或房缺交通，由于没有室间隔，血流在单心室内自由混合。正因为这些特殊循环方式，在胎儿单心室，即使存在两大动脉起源异常，或肺动脉闭锁/重度狭窄只要不存在先天性的 PDA 闭锁，胎儿仍可进行血液循环，但持续体循环低血氧。

出生后，肺膨胀并承担气体交换功能，肺循环和体循环各司其职，如果发生动脉导管的闭合，一些患者（如肺动脉闭锁或严重狭窄）可能出现危险的临床症状（极度低血氧、循环衰竭等），发生死亡。

出生后单心室的病理生理学差别很大，最主要的病理表现为发绀，缺氧和心力衰竭。其严重程度取决于肺动脉瓣狭窄、主动脉瓣瓣下狭窄、房室瓣关闭不全等的有无及其程度，以及心室的功能状态。有明显肺动脉瓣狭窄者肺血减少，呈现严重发绀及缺氧，日久出现红细胞增多症；不合并肺动脉瓣狭窄者，则肺循环血流增多，呈现肺充血和充血性心力衰竭的症状和体征，后期出现肺血管阻力增高和肺动脉高压。心室功能低下和房室瓣关闭不全者，由于长期心室容量负荷过重导致心功能恶化，充血性心力衰竭的表现也逐步加重。因肺血多而行肺动脉环缩术的患儿也较常见心力衰竭发生，其原因多为心室壁过度肥厚所致，此种病例行纠治术时，危险性增大。

四、胎儿超声心动图

由于单心室畸形只有一个主心室腔，故在胎儿期间容易辨认。胎儿心脏超声看到单一心室腔时诊断目的已基本达到，因为可以确立生后的单

心室循环结局，对终止妊娠有决定性意义。如果患儿为珍贵儿，或父母愿意接受患儿生后需多次治疗，不满意的治疗效果及远期并发症，存活质量低等现实，愿意留存胎儿，则进一步的详细诊断依据先天性心脏病的三个阶段诊断法可以明确各阶段畸形，并为出生后可能发生的危险和早期处理提供解剖和病理生理依据。

由于超声判定心房-心室连接与房室瓣的连接形式密切相关，所以出生后评价房室瓣形态和连接心室的形态对单心室的类型判断很重要。超声根据房室瓣的形态，瓣叶数目及附着位置，乳头肌的数目，形态及位置判断单心室结构（左心室或右心室结构），结合进入心室的彩色血流可以辅助确定单心室类型。

依据 Anderson 理论将单心室结构分为三型：Ⅰ型表现为单心室主心腔呈左心室结构，右心室仅为一小残腔；Ⅱ型单心室主心腔呈右心室结构，左心室为一小残腔；Ⅲ型左、右心室间缺乏室间隔或仅存嵴样室间隔组织，左、右心室形态难以分辨。然后再依据大动脉结构的相互关系分为三个亚型，即分别为大动脉正常、大动脉右侧转位、大动脉左侧转位。

对单心室的诊断，判断心室腔结构的分型和大动脉的位置关系非常关键，超声是诊断胎儿单心室畸形的首选方法与主要技术。因为单心室常合并复杂畸形，所以，完整的超声诊断应依据先天性心脏病三节段诊断法判定。

（一）胎儿超声心动图诊断要点

（1）心尖四腔心切面未见室间隔回声，仅见一个单一的大心室腔（图30-4），在单心室腔的左侧或右侧部分可见残腔样回声。

（2）通过左、右心室内膜的不同特征及调节束等结构，可以判断主心室是左心室还是右心室，主心室腔与输出腔之间通常有漏斗间隔，通过球室孔相交通。

（3）大动脉短轴切面可判断大动脉的空间

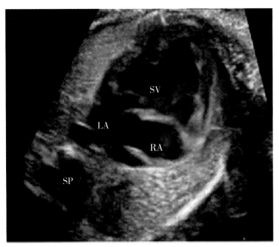

图 30-4　胎儿四腔心切面显示右心室为主的单心室

LA—左心房；RA—右心房；SV—单心室；SP—脊柱

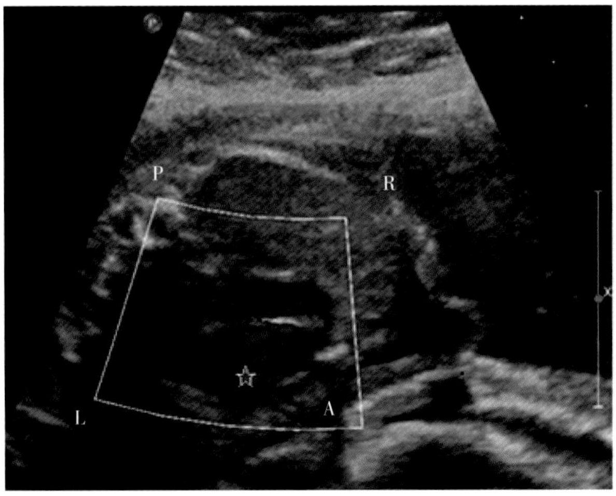

图 30-5　胎儿单心室彩色多普勒显示单一心室腔内混合
血流（星号）状态

L–左；R–右；A–前；P–后

方位，分为右前左后、左前右后、正前正后和左右排列。并在四腔心切面基础上，连续扫描观察动脉从心底发出的情况，注意观察肺动脉与主动脉的比例，有无狭窄。

（4）因单心室内为混合血流，所以彩色多普勒超声心动图显示心室腔的血流信号应为混合状态（图 30-5）。对于存在三尖瓣闭锁或二尖瓣闭锁时，舒张期仅可见心房内单一的血流信号经一侧房室瓣进入心室内。若合并肺动脉瓣狭窄，收缩期肺动脉瓣口则可探及五彩镶嵌的血流信号，若合并房室瓣反流，则收缩期房侧可探及反流信号。

（5）房室瓣功能的评价对心室功能评价很重要，如果早期出现显著房室瓣反流，较多会出现宫内心脏扩大，心力衰竭死亡。

（二）出生后超声心动图检查

二维超声心动图已基本上可取代侵入性心导管检查对单心室患儿做出诸多详细观察和分析，如心内基本解剖：伴随其他心脏畸形，大动脉的关系，流出口狭窄与否等。超声心动检查技术可以为手术设计提供可靠的资料，尤其是对了解房室瓣的形态学、瓣口的偏倚及骑跨等情况明显优于心血管造影和 CT。

五、预后和新生儿期治疗

大多数单心室患儿出生即有明显的临床表现，如发绀、心动过速或体重增加缓慢等，在新生儿或婴儿早期即引起人们注意。对肺血多的患儿，发绀相对较轻，早期常忽视，但此类患儿容易出现充血性心力衰竭和肺动脉高压，如就诊较晚，有些可失去后期手术条件。总的来说，不经治疗，单心室患儿的自然寿命较短。一半以上的患者只能生存至 20 岁，而存在中度以上房室瓣膜反流的患者预后更差。据多伦多儿童医院统计出生后的 182 例单心室病例中死亡的 117 例（64%），50% 死于出生后 1 个月内，74% 死于6 个月内。Moodie 等分析 83 例未经手术治疗且多数已度过婴儿期的患儿，自诊断之日起，50%的 A 型患儿平均死于 14 年内，C 型患儿预后更差，50% 死于 4 年内。死因主要是充血性心力衰竭和心律失常，或原因不明的猝死等。也有个别例外报道如 M.Boukhris 等于 2013 年曾报道一例27 岁其胎儿存在单心室和肺高压（60mmHg）的孕妇顺利生产。

如前所述单心室患儿难以长期存活，早期死亡率极高，因此在出生后即应积极予以内科药物治疗，纠正心功能不全或给予前列腺素E开放动脉导管（对肺动脉严重梗阻型），保证一定的肺血流从而为患儿接受进一步手术创造条件。但是因为单心室为极其复杂的先天性心脏病，内科治疗依不同情况处理不同：如肺血增多型多伴有心功能不全应给予强心、利尿纠正心力衰竭治疗；若肺循环血容量过多，体循环血流灌注不足，易出现代谢性酸中毒和休克，如果存在动脉导管未闭，可采取降低体循环阻力，升高肺循环阻力方法来平衡体肺循环血流量；但对于肺血减少型则采用升高体循环阻力和升高血压的方法，使血流能够更多地进入肺循环增加血氧交换。新生儿期治疗原则简述如下：

（1）在新生儿期出现症状并明确诊断单心室者，除了中度肺动脉狭窄限制肺血流量和体循环系统的梗阻但体、肺循环平衡尚好，这两种情况外，其他均需外科或介入治疗。介入治疗主要用于肺动脉瓣狭窄狭窄的球囊扩张或一侧房室瓣闭锁而房间隔交通受限时行球囊房间隔切开治疗。

（2）必须密切监测患儿血氧饱和度、血气及酸碱平衡等内环境问题，严格根据单心室不同分型及以上监测数据用药。

（3）内科药物治疗仅为短期调整，为外科手术提供手术条件，而不能长期依赖药物治疗存活。

（4）对于因肺动脉狭窄、闭锁导致的肺循环血流不足，或心内及主动脉弓水平梗阻所致的体循环血流不足，静脉滴注前列腺素E是有益的；如果存在肺静脉血流回流受阻，单存药物治疗是无效的，必须考虑急症手术，术前应保持体-肺循环及阻力平衡，动脉血氧分压＞30mmHg，以避免腹部内脏、冠脉及脑的损伤。

（5）无论是否存在体循环梗阻，只要有严重的肺血流不足，或肺血流过多均需外科治疗。大多于出生后数日或数周即应完成手术，手术方式包括体-肺分流术、肺动脉环缩术、Norwood手术、双向Glenn手术及改良Fontan手术等。

Fontan手术是目前唯一的单心室的远期治疗相对根治手术，手术方式近年已得到不断地改进，但最终不能实现双心室循环，故而远期效果不甚满意。严重并发症包括：难以控制的心律失常，反复心力衰竭等。患儿术后一般十几年逐渐发生心力衰竭，30岁以后的生活质量无法保障，预期寿命受到影响。所以根据我国国情，单心室畸形如在宫内发现不建议保留胎儿。

（丁文虹）

参考文献

1.Sizarov A, Ya J, de Boer BA, Lamers WH, Christoffels VM, Moorman AF. Formation of the building plan of the human heart: morphogenesis, growth, and differentiation. Circulation. Mar 15 2011;123(10):1125-35.

2.Koshiba-Takeuchi K, Mori AD, Kaynak BL, et al. Reptilian heart development and the molecular basis of cardiac chamber evolution. Nature. Sep 3 2009; 461(726 0):95-8.

3.Bruneau BG, Nemer G, Schmitt JP, Charron F, Robitaille L, Caron S. A murine model of Holt-Oram syndrome defines roles of the T-box transcription factor Tbx5 in cardiogenesis and disease. Cell. Sep 21 2001;106(6):709-21.

4.Shirakura R, Kawashima Y, Hirose H, Matsuda H, Shimazaki Y, Sano T. Autopsy findings 14 years after septation for single ventricle. Ann Thorac Surg. Jul 198 9;48(1):124-5.

5.Fontan F, Mounicot FB, Baudet E, et al. "Correc tion" of tricuspid atresia. 2 cases "corrected" using a new surgical technic. Ann Chir Thorac Cardiovasc. Jan 1971;10(1):39-47.

6.Senzaki H, Masutani S, Kobayashi J, et al. Ventricular afterload and ventricular work in fontan circulation: comparison with normal two-ventricle circulation and single- ven tricle circulation with blalock-taussig shunts. Circulation. Jun 18 2002;105(24): 2885-92.

7.Bin Wang,Joel Weidenfeld,Min Min Lu, et al. Foxp1 regulates cardiac outflow tract,endocardial cushion morphogenesis and myocyte proliferation and maturation. Development,2004,131(18):4477-4487.

8.Oudit GY, Kassiri Z, Zhou J, et al. Loss of PTEN attenuates the development of pathological hypertrophy and heart failure in response to biomechanical stress. Cardiovasc Res, 2008, 78(3):505-514.

9.Boukhris M, Hakim K, H M'saad, et al. Successful pregnancy and delivery in a woman with a single ventricle and Eisenmenger syndrome. J Saudi Heart Assoc, 2013, 25:261-264.

10.Hehir DA, Ghanayem NS. Single-ventricle infant home monitoring programs:outcomes and impact. Curr Opin Cardiol, 2013, 28(2):97-102.

11.Canobbio MM, Mair DD, van der Velde M. Pregnancy outcomes after the Fontan repair. J Am Coll Cardiol, 1996, 28(3):763-767.

12.Camposilvan S, Milanesi O, Stellin G, et al. Liver and cardiac function in the long term after Fontan operation. Ann Thorac Surg, 2008, 86(1):177-182.

13.Lowenthal A, Camacho BV, Lowenthal S, et al. Usefulness of B-type natriuretic peptide and N-terminal pro-B-type nat riuretic peptide as biomarkers for heart failure in young children with single ventricle congenital heart disease. Am J Cardiol, 2012, 109(6):866-872.

14.Zaidi AN, White L, Holt R, et al. Correlation of serum biomarkers in adults with single ventricles with strain and strain rate using 2D speckle tracking. Congenit Heart Dis, 2013, 8(3):255-265.

15.Pacifico AD. Surgical Management of Double-inlet Ventricle. In:Pediatrc Cardiology Proceedings of the Second World Congress. New York:Springer-Verlag, 1986:632-635.

16.McCrindle BW, Manlhiot C, Cochrane A, et al. Factors associated with thrombotic complications after the Fontan procedure: a secondary analysis of a multicenter, randomized trial of primary thromboprophylaxis for 2 years after the Fontan procedure. J Am Coll Cardiol, 2013, 61(3):346-353.

17.Gossett JG, Almond CS, Kirk R, et al. Outcomes of cardiac transplantation in single-ventricle patients with plastic bronchitis: a multicenter study. J Am Coll Cardiol, 2013, 61(9):985-986.

18.Szwast A, Tian Z, Mc Cann M, et al. Comparative analysis of cerebrovascular resistance in fetuses with single-ventricle congenital heart disease. Ultrasound Obstet Gynecol, 2012, 40(1):62-67.

19.Tham C, Lachmann R, Kaiser C, et al. Outcome of fetuses and infants with double inlet single left ventricle. Am J Cardiol. 2008, 101(11):1652-1656.

第三十一章
室间隔完整的完全性大动脉转位

室间隔完整的完全性大动脉转位（complete transposition of the great arteries with intact ventricular septum, TGA/IVS）是少见的先天性心脏病（先心病），约占 5%~7%，但却是新生儿期最常见的青紫性先心病，常危及新生儿生命。大动脉转位的病理改变 1797 年被 Mathew Baillie 首次描述。几十年前，Van Praagh 等医生的研究认为圆锥动脉干发育异常造成大动脉异位，相比心室双出口和解剖矫正性大动脉转位，完全性大动脉转位只是大动脉异位中一个简单的分型，其解剖异常仅涉及心室和动脉连接不协调，即本应与形态学左心室相连的主动脉与形态学右心室相连，而应与形态学右心室相连的肺动脉却错误地连接到形态学左心室，合并畸形常见为房间隔缺损、室间隔缺损、动脉导管未闭，少见合并肺动脉狭窄。这一章我们仅介绍新生儿期致死率较高的室间隔完整的完全性大动脉转位。

一、病因学及流行病学

TGA 在活产儿中约占（2~4）/ 10 000，男性患儿居多，约 60%~70%，没有明显的人种优势。本病显示多因素遗传特征，90% 畸形孤立发生，较少合并心外畸形和综合征，染色体异常约占本病的 0.9%，既往研究显示孕母中较多合并糖尿病。室间隔完整的完全性大动脉转位在大动脉异常中占较大比例（约 60%），约占胎儿期先心病的 10%。产前诊断率相对较低（文献报道小于 20%），多数为生后诊断。本病临床凶险，如不加干预，新生儿期死亡率高达 50%，约有 90% 患儿在婴儿期内死亡。

二、解剖及病理机制

绝大多数 TGA 解剖异常包括肺动脉下漏斗流出道消失，主动脉与二尖瓣纤维连续消失，代之以肺动脉和二尖瓣间的纤维延续等，但对于完全性大动脉转位来说，最终根本的病理鉴别特征是心室—动脉连接异常及室间隔连续完整（图31-1）。经典的 TGA 通常是右后的主动脉前移至肺动脉右前方，所以又称右位型大动脉转位（d-TGA）。约有 1/3 完全性大动脉转位病例同时合并冠状动脉解剖异常，以回旋支起源于右冠状动脉最多见，其次是右单冠畸形、左单冠畸形、反向起源等。

三、胎儿及新生儿期病理生理

室间隔完整的完全性大动脉转位在胎儿期，下腔静脉回流右心房的含氧量高的血液经卵圆孔入左心房左心室进入与形态左心室相连的肺动脉，少部分血液进入肺循环后经肺静脉回流左心房，绝大部分血液则经动脉导管进入降主动脉供应躯干和下身循环，所以胎儿躯干及下肢的发育没有受到明显影响。上腔静脉及冠状静脉回流至右心房的低氧血（血氧饱和度约 55%）经三尖瓣口进入右心室流入主动脉，主要供应冠状动脉、头部及上肢循环。所以在整个胎儿期头部循环靠的是右心室至主动脉来源的低氧血供应，

致使大脑长期缺氧，成为以后中枢神经系统发育异常的原因，有报道完全性大动脉转位的胎儿宫内头围发育落后于正常儿。作为保护性反应，胎儿大脑中动脉出现主动性扩张以接受更多血液供应，一些既往研究显示完全性大动脉转位的胎儿大脑中动脉搏动指数低于正常胎儿。

室间隔完整的完全性大动脉转位胎儿在宫内由于动脉导管和卵圆孔开放呈并行循环，两侧流出道无梗阻，室水平没有分流，所以双侧心脏大小比例对等没有明显失衡，心内循环相对稳定，如果不合并其他严重畸形，宫内不会发生心力衰竭。出生后如卵圆孔和动脉导管闭合或不能维持足够的血流交通，则立即出现严重的低血氧、酸中毒、血流动力学失衡，威胁新生儿脑发育及生命。新生儿出生后，左、右心独立循环建立，左心作为"泵"，心室心肌收缩能力应迅速加强，但对于室间隔完整的完全性大动脉转位患儿，由于左心面对的后负荷来自肺动脉，随着生后肺阻力的降低，后负荷明显下降，反而致左心心肌发生失用性退行性改变，为日后行动脉调转治疗术增加了风险。

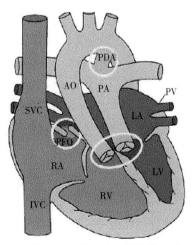

图 31-1 室间隔完整的完全性大动脉转位模式图（产前 – 生后）

SVC- 上腔静脉；IVC- 下腔静脉；PFO- 卵圆孔；RA- 右心房；RV- 右心室；AO- 主动脉；
PA- 肺动脉；LA- 左心房；LV- 左心室；PV- 肺静脉；PDA- 动脉导管

四、胎儿超声心动图

由于胎儿期特殊的病理生理，本病在宫内易被忽视。尤其是在基层或非心血管专业医疗诊断机构，缺乏规范先心病基础知识，缺乏产前筛查技术培训，本病常常漏诊。常见原因是应用单一四腔心切面扫查和流出道解剖知识不足。单一使用心尖四腔心切面扫查时，由于TGA/IVS胎儿异常解剖发生在流出道，后位四腔心切面不能查到，且心房心室形态和两侧心脏大小比例通常正常，因而心尖四腔心切面扫查时呈现一个正常的心脏形态。对于解剖经验不足的诊断医生来说辨认两大动脉的解剖可能存在困难，看到每个心室连接了一个动脉，但因不熟悉两大动脉的解剖关系和形态，或者对左右心室流出道切面的显示技术不熟练，最终可以造成漏诊。

胎儿超声心动图诊断要点：

（1）除了极少数内脏完全反位并发右位心的胎儿，绝大多数室间隔完整的完全性大动脉转位胎儿心脏在胸腔内位置是正常的。

（2）胎儿心房位置正常，心房心室连接顺序正常，即解剖左心房在左侧，通过二尖瓣连接解剖左心室，解剖右心房在右侧，通过三尖瓣连接右前的解剖右心室（图31-2）。

（3）胎儿心尖四腔心切面显示房室连接正常的同时四腔心比例正常（图31-2）。

（4）室间隔膜部短小或未发育。

（5）左、右心室流出道切面是诊断本病的关键切面（图31-3，图31-4），可分别显示左、右心室各自发出一条大动脉，有时两大动脉与心室的连接可以在同一个切面看到，但两大动脉根部正常交叉关系消失，代之以平行的走行关系。追踪动脉远端解剖形态可以区分肺动脉和主动脉。肺动脉主干走行一段后发出左右均衡的左、右肺动脉分支，左肺动脉经动脉导管连接降主动脉；升主动脉则向上连接主动脉弓，可见其上发出的3个分支（左锁骨下动脉，左颈总动脉，右无名动脉）。

（6）大动脉短轴切面可见正常的肺动脉左前、主动脉右后包绕关系消失，主动脉右前移，显示为短轴圆形，其左后或近正后方可见肺动脉的"人"字影像，与主动脉关系形似一"兄"字（图31-5）。

（7）三血管气管切面显示肺动脉主动脉上腔静脉的"一线排列"形态消失，粗大的主动脉长轴往往被孤立显示，肺动脉和上腔静脉部分显示。

（8）通常两大动脉的半月瓣形态正常。主动脉窦发出冠状动脉，冠状动脉可有畸形走行或单冠状动脉等畸形发生，但胎儿期辨认较为困难。

五、预后和新生儿期治疗

室间隔完整的大动脉转位胎儿出生后如卵圆孔和动脉导管闭合或不能维持足够的血流交通，则发生严重的低血氧、酸中毒、血流动力学失衡，威胁新生儿脑发育及生命，死亡率极高。应在多学科（妇产，新生儿，小儿心脏）医生的共同监护下，药物维持动脉导管开放，必要时行急诊心导管介入术将趋于闭合的卵圆孔拉开以增加两大动脉血氧交换维持生命，为根治手术创造机会。

围术期的药物治疗包括静脉持续滴注前列腺素E_1，维持动脉导管开放，以增加肺血流灌注，进而增加左心房压力，使心房水平的左向右分流增加，提高体-肺循环的房水平混合，改善主动脉血氧饱和度，进而改善缺氧酸中毒，常用剂量为0.05μg（0.025~0.1μg）/（kg·min）。对于危重的代谢酸中毒患儿同时采取液体支持和碳酸氢钠等纠正酸中毒的治疗措施。对于药物治疗难以改善的呼吸循环衰竭必要时施行气管插管用呼吸机治疗，但需注意高氧给入促进动脉导管闭合及新生儿氧中毒的问题。

紧急经心导管房间隔切开术（balloon atrial septostomy，BAS）作为围术期的姑息手术，用于房间隔交通过小（卵圆孔过小或趋于闭合），房水平分流显著受限，体-肺循环混合严重不足，导致临床极度低血氧的高危新生儿（图31-6）。

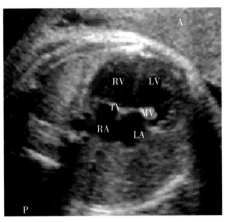

图 31-2　孕 24 周室间隔完整的完全性大动脉转位胎儿四
腔心切面

显示心脏在胸腔内位置正常，房室连接正常，左右房、室内径比值正常
LA —左心房；RA —右心房；LV —左心室；RV —右心室；MV —二尖瓣；
TV —三尖瓣；A —前；P —后

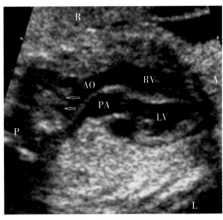

图 31-3　孕 24 周室间隔完整的完全性大动脉转位胎儿心
室流出道切面

显示两心室各发出一条大动脉，主动脉连接右心室，肺动脉连接左心室，
两者根部交叉消失，呈平行走行，箭头示主动脉弓发出的头臂分支
AO —主动脉；PA —肺动脉；LV —左心室；RV —右心室

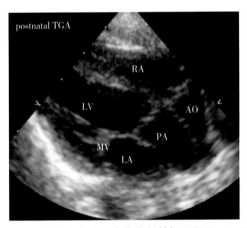

图 31-4　生后超声心动图胸骨旁长轴切面显示 TGA/IVS，
主动脉发自前方右心室，

肺动脉发自后方左心室，两者平行走行
AO —主动脉；PA —肺动脉；LV —左心室；RV —右心室；
MV —二尖瓣；LA —左心房

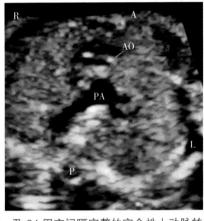

图 31-5　孕 24 周室间隔完整的完全性大动脉转位胎儿大
动脉短轴切面

主动脉右前移位呈短轴显示，肺动脉左后移可见左右分支
AO —主动脉；PA —肺动脉；A —前；P —后；L —左；R —右

房间隔切割及扩张使房水平交通扩大，增加体肺循环间混合，既是救命手术也是为后期的根治手术创造治疗机会。一般而言，考虑新生儿期做大动脉调转术的患儿可以不行心房切开术，但也有资料报道，单纯 TGA 新生儿术前死亡率为 9.9%（20/199），作者认为其主要原因为房水平分流不充足，胎儿诊断并在生后即刻 BAS 手术可以避免死亡。但需要在专业的儿童心脏中心由有经验的医生施行手术。

最终的根治依然是大动脉调转术（arterial switch operation, ASO），也称"Switch"手术（图 31-7）。大动脉调转术是到 20 世纪 90 年代中后期才出现的较好的根治手术方法，1975 年由 Jatene 等首次报道，手术成功的关键是行动脉调转术的同时进行成功的冠状动脉移植。室间隔完整的完全性大动脉转位施行 ASO 早期手术死亡率较高。近年，随着心外科手术技术，体外循环技术和术后监护技术的迅速发展，手术成功率显

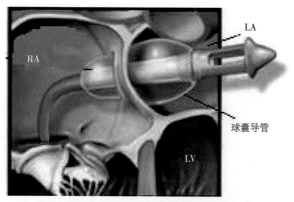

图 31-6　房间隔球囊导管切开扩大术

球囊导管经三尖瓣至右心房，穿通房间隔卵圆孔并加压充盈球囊扩大
卵圆孔

RA —右心房；LA —左心房；LV —左心室

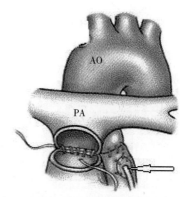

**图 31-7　室间隔完整的完全性大动脉转位大动脉调转术
示意图**

两大动脉在根部游离并互换重新吻合同时移植冠状动脉

PA —肺动脉；AO —主动脉；箭头示移植后的冠状动脉

著提高。国外文献报道 TGA 患者行 ASO 后的中远期病死率较低，约为 1.96%，远期预后也较满意。所以，ASO 已成为目前国际公认的，纠治室间隔完整的完全性大动脉转位畸形的最佳手术方案。20 世纪 90 年代以来，随着我国小儿心外科迅速发展，国内著名儿童心血管中心在小婴儿重症先心病手术技术上有了很大突破和提高，对于新生儿及婴儿室间隔完整的完全性大动脉转位手术也积累了较多经验，手术成功率不断提高。业内共识，ASO 最好在出生后 2 周之内进行，最迟不超过 4 周（即新生儿期内）。若生后未能及时进行手术，由于肺血管阻力生理性下降，左心室后负荷减轻，心室壁逐渐变薄，心肌功能自然减退，此时直接行大动脉调转术死亡率较高。尤其是国内产前诊断技术尚未在基层普及，出生时诊断率也不高，部分患儿未能在最佳时机就诊并接受根治手术者，新生儿期死亡率近半，绝大多数在 1 岁以内死于低氧血症、酸中毒、心功能不全和多脏器衰竭等并发症。而且，对于较晚手术者，术后低心排血量综合征（低心排）高发，也使死亡例数明显增加。因此，提高本病的产前诊断率，做好充分生后准备，新生儿期针对严重并发症给予及时、有效的术前处理，尽早施行 ASO 手术根治是提高 TGA/IVS 患儿生后存活率的关键。文献报道中救治及时、手术效果及早期恢复均满意、术中冠状动脉移植满意者，远期预后良好。

（丁文虹）

参考文献

1.Shih JC, Huang SC, Lin CH, et al. Diagnosis of Transposition of the Great Arteries in the Fetus. Journal of Medical Ultrasound, 2012, 20:65-71.

2.Williams IA, Tarullo AR, Grieve PG, et al. Fetal cerebrovascular resistance and neonatal EEG predict 18-month neurodevelopmental outcome in infants with congenital heart disease. Ultrasound Obstet Gynecol, 2012, 40:304-309.

3.Skinner J, Hornung T, Rumball E. Transposition of the great arteries: from fetus to adult. Heart (British Cardiac Society), 2008, 94:1227-1235.

4.Huhta JC. Evaluating the fetus with transposition. Cardiol Young, 2005, 15:88-92.

5.Jouannic JM, Benachi A, Bonnet D, et al. Middle cerebral artery Doppler in fetuses with transposition of the great arteries. Ultrasound Obstet Gynecol, 2002, 20:122-124.

6.Jeng-Hsiu Hung, Pi-Tao Huang, Zen-Chung Weng, et al. Prenatal Diagnosis of Dextrotransposition of great artery. J Chin Med Assoc, 2008, 71(10):541-555.

7.Pretre R, Tamisier D, Bonhoeffer P, et al. Results of the arterial switch operation in neonates with transposed great arteries. Lancet, 2001, 357:1826-1830.

8.Jatene AD, Fontes VF, Paulista PP, et al. Successful anatomic correction of transposition of the great vessels. A preliminaryreport.Arq Bras Cardiol, 1975, 28:461-464.

9.Prifti E, Crucean A, Bonacchi M, et al. Early andlong term outcome of the arterial switch operation fortransposition of the great arteries: predictors and functionalevaluation.Eur J Cardiothorac Surg, 2002, 22 : 864-873.

10.Losay J, Touchot A, Serraf A, et al. Late outcome after arterial switch operation for transposition of thegreatarteries. Circulation, 2001, 104(12 Suppl 1):121-126.

11.Castaneda AR, Norwood WI, Jonas RA, et al. Transposition of the great arteries and intact ventricular septum:anatomical repair in the neonate. Ann Thoral Surg, 1984, 38:438-443.

12.Ferencz C, Neill CA, Boughman JA, et al. Congenital cardiovascular malformations associated with chromosome abnormalities: an epidemiologic study. J Pediatr, 1989, 114:79-86.

13.Lapierre C, Dery J, Guerin R, et al. Segmental approach toimaging of congenital heart disease. Radiographics, 2010, 30:397-411.

14.Warnes CA. Transposition of the great arteries. Circulation, 2006, 114:2699-2709.

15.Haas F, Wottke M, Poppert H, et al. Long-term survival andfunction follow-up in patients after the arterial switch operation. AnnThorac Surg, 1999, 68:1692-1697.

16.Massin MM. Midterm results of the neonatal arterial switch operation:a review. J Cardiovascul Surg Torino, 1999, 40: 517-522.

17.Evolution of risk factors influencing early mortality of the arterial switch operation. J Am Coll Cardiol, 1999, 33:1702-1709.

18.Baslaim GM. Is preoperative delineation of coronary arterypattern a prerequisite for arterial switch operation? J Cardio Surg, 2006, 21:465-470.

第三十二章
左心发育不良综合征

左心发育不良综合征（hypoplastic left heart syndrome，HLHS）指左心从流入道至流出口的一系列心脏梗阻及发育不良畸形。最初由Noonan和Nadas医生于1958年首次报道。发病率约占先天性心脏病（先心病）的1.5%。轻症可能只有严重的主动脉瓣狭窄，二尖瓣狭窄，左心室发育较小；严重者可能发生主动脉瓣及二尖瓣闭锁，主动脉弓严重发育不良，左心室发育极小或者几乎不发育。本症通常伴有卵圆孔未闭，多数室间隔发育完整，动脉导管粗大以供应体循环，体动脉低血氧，主动脉缩窄也是常伴畸形。由于其一系列严重致命的畸形存在，如果不加手术干预，出生后或婴儿早期即死亡。自20世纪80年代初期Norwood医生报道了姑息治疗手术，而后制定了三步手术的外科原则使左心发育不良的患者有了生存的希望，但仍不可能实现双心室循环的治疗。

一、病因学及流行病学

左心发育不良综合征在活产新生儿的发病率约（1.5~4）/10 000，在婴儿期诊断的先心病中约占7%~9%，男性患病多于女性。虽然有报道称有家族常染色体遗传病例，但其确切病因至今仍不明，仍被认为是多因素遗传造成。本病被认为是在二尖瓣和主动脉瓣发育过程中出现狭窄或闭锁导致左心发育不良，继而主动脉发育不良，也有人认为与过早关闭的卵圆孔导致下腔静脉血流无法进入左心，而肺血流回流不足所致。左心发育不良综合征在各类综合征（如：Turner综合征，Noonan综合征，Holt-Oram综合征等）中的伴发率较高，一些染色体的复制、易位、缺失异常也可引起左心发育不良综合征（约占1/4），且死亡率相对高于没有染色体异常的患者。左心发育不良综合征致死率高，在没有手术治疗方法的年代，其死亡率占到新生儿期心脏病死亡总数的 25%，患儿通常于出生后 24 小时即开始出现症状，早期死亡多在 2 周之内。主要的死亡原因是动脉导管生理性关闭，卵圆孔关闭或限制分流，肺静脉梗阻等。不手术可以存活较长的病例极少，除非其动脉导管持续开放，体肺循环相对平衡。

二、解剖及病理机制

左心发育不良综合征表现为右心房右心室明显扩大，肺动脉显著增宽，左心系统发育不良，左心室壁增厚（图 32-1）。左心发育不良的严重程度不一，最严重的情况是主动脉瓣和二尖瓣闭锁，升主动脉细小，左心室明显发育不良。左心房一般较正常为小，也有大小正常或者增大的情况。肺静脉回流左心房但可伴发狭窄。二尖瓣可能闭锁、发育不良或严重狭窄。二尖瓣闭锁通常为纤维肌性闭锁而不是膜性闭锁，而二尖瓣狭窄时整个二尖瓣装置包括瓣环、瓣叶、乳头肌和腱索均有发育不良。二尖瓣呈孔样开口时，左心室心腔发育小，而当二尖瓣闭锁发生时，左心室壁明显增厚，心腔呈狭缝样，外观似小球形，

通常可见心内膜弹性纤维增生改变。主动脉瓣严重狭窄或者闭锁，升主动脉由于灌注不足常常显著发育不良，有时内径仅有 2~3mm，严重发育不良的升主动脉可致冠状动脉灌注不良，引发心肌缺血，但临床也确有部分病例主动脉内径可以接近正常，主动脉缩窄是常见合并畸形，但主动脉弓离断却很少发生。卵圆孔完全闭合很少见，多数开放，卵圆瓣通常漂向右房侧，如果有卵圆孔提前闭合则左心发育不良出现更早，肺阻力更高，低氧血症更明显，存活的概率不大。真正的房间隔缺损极少见，部分病例伴有室间隔缺损（室缺），但室缺不被看作左心发育不良综合征的一部分，虽然它可伴发于二尖瓣闭锁但主动脉根部发育正常的病例中。绝大多数左心发育不良综合征呈左位心，内脏 - 心房位置正常，房 - 室连接和心室 - 动脉连接正常，右位心和内脏异位的病例少见。严重的左心发育不良综合征可以同时发生在某些复杂心脏畸形中（如右心室双出口，完全性心内膜垫缺损等），有文献报道其比例可占到左心发育不良综合征的四分之一。

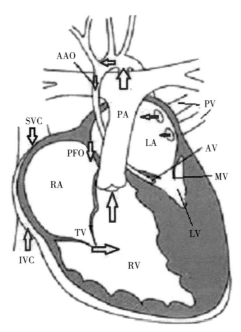

图 32-1 左心发育不良综合征示意图（箭头示血流方向）

二尖瓣狭窄或闭锁，主动脉瓣及主动脉发育不良，卵圆孔可能限制或闭合，心房水平左向右分流，左心室心腔发育不良，室壁增厚，右心扩大，肺动脉增宽。LA—左心房；RA—右心房；LV—左心室；RV—右心室；MV—二尖瓣；TV—三尖瓣；AV—主动脉瓣；PV—肺静脉；AAO—升主动脉；PA—肺动脉；PFO—卵圆孔；SVC—上腔静脉；IVC—下腔静脉

三、胎儿循环及病理生理

左心发育不良综合征的胎儿期循环生理不同于正常。其来自胎盘的氧含量高的血液没有经下腔静脉优先跨过卵圆孔分流入左心房，而是在右心房与上腔静脉回流的低氧血混合最终进入肺循环；同时，由于二尖瓣重度狭窄或闭锁，肺静脉血液回流不能正常到达左心室进入主动脉循环而是经过房间隔卵圆孔分流至右心房，最终与混合的腔静脉血流一起进入肺动脉，所以肺动脉内氧分压较正常胎儿增高。由于胎儿期间动脉导管交通粗大，肺血管阻力高，右心进入肺动脉的血流仅有少量入肺，绝大多数经由动脉导管直接进入主动脉，分别供应头臂血管、升主动脉和降主动脉，逆向供应升主动脉的血流使冠状动脉获得灌注。因为右心混合血流逆向灌注主动脉头臂血管是否可能对大脑发育造成影响还待进一步研究，目前的研究未发现此类患儿的大脑重量低于正常。另有研究表明高于正常胎儿氧分压的血流进入肺动脉可能造成肺动脉壁中层肌发育缺失，而致生后肺阻力下降增快，引起一系列临床问题。

左心发育不良综合征生后的病理生理非常复杂，脱离母体胎盘滋养后，所有腔静脉回流均为低氧血。由于二尖瓣狭窄、闭锁和发育不良使氧合的肺静脉血流回流左心受阻，不得不跨越房间隔卵圆孔回流至右心房。这部分进入右心房的少量含氧血与右心回流的腔静脉低氧血流混合，自右心室输出到肺循环，并通过粗大的动脉导管交通到达与之相连的体循环，分流量的多少取决于受血血管的阻力，血流量与阻力呈反比。出生后，肺血管阻力下降，使更多右心血流进入肺动脉，这部分混合后相对含氧高的血液更多地经左、右肺动脉分支进入肺循环，而不是像胎儿期主要经动脉导管进入体循环，体循环血量因而减少。体循环灌注不足和低血氧导致尿少和代谢性酸中毒，同时逆行灌注升主动脉和头臂分支的血流减少，引起冠状动脉和脑血管灌注不足，增加

了心肌和脑供血不足的风险。反之，如果肺血管阻力明显高于体动脉血管阻力，体动脉就从肺动脉获得更多低氧血流，小心维持肺、体血管阻力的平衡才可保证足够的氧摄入和组织灌注。所以左心发育不良综合征生后循环将面临的几个关键问题是能否维持足够的房间交通，保证动脉导管开放，以及对肺血管阻力改变的应对。

四、胎儿超声心动图

左心发育不良综合征在胎儿期不难诊断。严重的二尖瓣、主动脉瓣狭窄或闭锁，卵圆孔限制等出现越早，宫内越容易较早发现左心发育不良。经阴道超声可以发现孕早期（小于14周）的左心发育不良综合征，初起的表现可仅为左心的一部分异常，比如流出部、流入部。文献有报道孕早期的主动脉瓣狭窄被发现后，孕中期的早期才逐渐出现变小的左心内径、肥厚的心室壁和主动脉发育不良。所以，对左心发育不良综合征的宫内诊断要有进展性的概念，但通常左心发育不良综合征可以在孕早期和孕中期发现。

胎儿超声心动图特点：

（1）胎儿四腔心切面显示左心房、左心室或左心室明显发育窄小，或呈一室壁增厚的小球型心腔，容积小于右心室1/2，严重时心腔呈一狭缝状，右心房、右心室显著扩大（图32-2）。

（2）二尖瓣、主动脉瓣启闭不良，有狭窄或闭锁。二尖瓣闭锁时瓣环位呈强回声光带（提示肌性闭锁），狭窄时瓣口开口减小。主动脉瓣发生闭锁则瓣膜无启闭运动，狭窄时开启幅度减小。CDFI：闭锁的瓣口血流信号消失，狭窄的瓣口血流加速，超过孕周正常值。

（3）左心梗阻不显著者可有卵圆孔双向分流，严重梗阻（二尖瓣、主动脉闭锁发生）时心房水平左向右分流，且速度加快。限制型卵圆孔血流常是危险信号，预示发生心力衰竭和胎儿水肿，应密切监测。

（4）主动脉瓣严重狭窄或闭锁，主动脉相对肺动脉明显发育不良，内径细小（常小于肺动脉内径的一半），或呈条索样闭锁，管壁回声增强。肺动脉显著增宽（图32-3）。CDFI：肺动脉内血流信号加强，血流速度可略快于孕周正常值。

（5）彩色多普勒超声心动图技术对诊断有决定意义。主动脉弓和动脉导管弓切面显示动脉导管粗大，若有主动脉弓缩窄，弥漫性发育不良或离断可以在此切面显示 CDFI：显示动脉导管血流逆行灌注主动脉弓和升主动脉，提示主动脉严重狭窄或闭锁（图32-4）。

（6）没有动脉转位时，肺动脉、主动脉和上腔静脉三血管排列顺序正常，但内径比例失调，肺动脉增粗，主动脉内径极小或难以探及，提示主动脉严重发育不良。三血管均可显示时，主动脉弓和肺动脉内的相反血流方向提示肺动脉血流经导管逆行灌注主动脉弓（图32-5）。

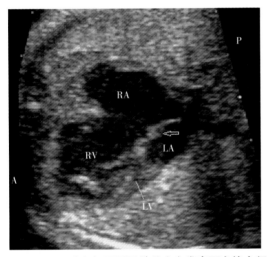

图 32-2　四腔心切面显示胎儿左心发育不良综合征

卵圆孔提前闭合（箭头示），左室发育停止呈腔隙状。LA—左心房；RA—右心房；LV—左心室；RV—右心室；A—前；P—后

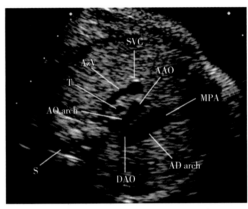

图 32-3　胎儿左心发育不良综合征

升主动脉内径细小，约为肺动脉内径一半。AAO—升主动脉；AO arch—主动脉弓；AD arch—动脉导管弓；DAO—降主动脉；MPA—主肺动脉；T—气管；SVC—上腔静脉；AzV—扩张的奇静脉；S—脊柱

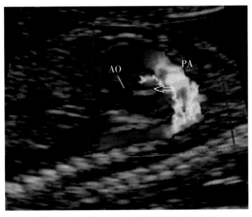

图 32-4　胎儿左心发育不良综合征

升主动脉内径细小，肺动脉增宽。CDFI：主动脉内逆向血流信号（箭头），肺动脉内加速血流信号 AO—主动脉；PA—肺动脉

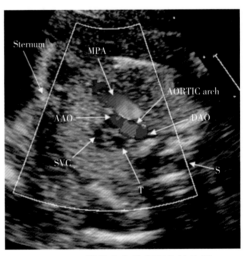

图 32-5　胎儿左心发育不良综合征

升主动脉内探及与肺动脉内相反血流信号提示动脉导管逆行灌注。AAO—升主动脉；AORTIC arch—主动脉弓；DAO—降主动脉；MPA—主肺动脉；T—气管；SVC—上腔静脉；Sternum—胸骨；S—脊柱

五、预后和新生儿期治疗

关于左心发育不良综合征患儿的出生方式曾有人提出剖腹产的安全性更大，但近年的研究未显示其生存结局优于经阴道自然分娩者。但由于本症新生儿期循环改变导致高死亡率，建议如果继续妊娠至出生，应到专业妇产 - 心脏联合治疗中心分娩，以保证出生后及时有效处理。

成功的术前处理为新生儿期施行急救手术赢得机会：①保证动脉导管持续开放，由此保证体循环的来源。出生后即应静脉使用前列腺素 E_1 维持动脉导管开放，用量应考虑病情轻重不同，用量不同，因为既要保证动脉导管开放又要维持肺动脉侧血管阻力不要太低，以避免肺循环的过度增加带来的体循环血量减低。大剂量的前列腺素 E 使动脉导管保持开放，新生儿超声心动图监测是必要的。②纠正代谢性酸中毒，监测动脉血压、血气。左心发育不良综合征患儿由于体循环的低输出量不能满足机体代谢需要，代谢性酸中毒的发生对心肌功能进一步产生不利影响，碳酸氢钠是常规有效的治疗，但对于动脉导管持续关闭趋势的患儿纠正酸中毒的药物处理无力回天。③调节适宜的肺血管阻力。氧治疗应该谨慎，因为肺泡氧增加可以降低肺血管阻力，使肺循环血量增加从而减少向体循环的分流。氧治疗用于肺水肿，肺实质性疾病所致的极度低血氧，且一经改善即可停用。以通气疗法维持一个相对较高的 PCO_2 有利于维持肺血管阻力，但不建议长时间使用以免影响术后肺血管阻力的恢复。④谨慎使用正性肌力药，其可能影响体肺循环的血管阻力调节。⑤辅以利尿剂（呋塞米、螺内酯）可以减轻肺循环负担。

左心发育不良综合征患儿必须面临生后的循环和病理生理改变，动脉导管和卵圆孔的自动关闭将导致左心循环终止而死亡，因此左心发育不良综合征患儿的新生儿期十分危险。支持治疗对于致命的病理生理改变束手无策，只有积极治疗才能挽救患儿生命。目前左心发育不良综合征只能通过外科手术或心脏移植治疗，且没有理想的外科手术方法能够根治，但已经应用的手术使出生后的左心发育不良综合征患儿有了存活下来并继续获得治疗，延长生命的机会。近几十年依赖的手术方法是多期手术，即新生儿早期 Norwood 手术（第一期），双向格林手术（bidirectional Glenn）或者半方坦（Fontan）手术（第二期）和最终的 Fontan 手术（第三期）。现代水平，一期手术整体存活率依低风险和高风险有所不同，存活率为 45%~90%，二期和三期手术成功率接近 90%，但是终究无法恢复双心室循环，手术远期的并发症较多，最终影响心功能，预后不良。近年的外科和内科导管镶嵌治疗手术在新生儿早期的姑息治疗中扮演了重要角色（如房间隔球囊切割并支架，动脉导管支架同时环束肺动脉分支），在新生儿早期代替了 Norwood 手术，损伤更小，安全性高。此外，镶嵌治疗的应用也为后期减少多次手术给患儿带来的损伤带来益处，因而受到临床关注，但手术技术难度大，费用昂贵，目前没有广泛开展，而且远期仍需行 Fontan 手术。发达国家有更多左心发育不良综合征患儿出生，积累了多次手术的经验和远期存活的临床资料。而根据我国国情，在孕期较早发现的左心发育不良综合征由于已知的预后不良，不建议继续妊娠，除非无法再次怀孕且父母能够承受多次手术的风险和支出。

（丁文虹）

参考文献

1. Grobman W, Pergament E. Isolated hypoplastic left heart syndrome in three siblings. Obstet Gynecol, 1996, 88:673-675.

2. Andrews RE, Yates RW, Sullivan ID, et al. Early fetal diagnosis of monochorionic twins concordant for hypoplastic left heart syndrome. Ultrasound Obstet Gynecol, 2004, 24:101-102.

3. Axt-Fliedner R, Kreiselmaier P, Schwarze A, et al. Development of hypoplastic left heart syndrome after diagnosis of aortic stenosis in the first trimester by early echocardiography. Ultrasound Obstet Gynecol, 2006, 28:106-109.

4. Rychik J. Hypoplastic left heart syndrome: from in-utero diagnosis to school age. Semin Fetal Neonatal Med, 2005, 10:553-566.

5. Martinez Crespo JM, Del Rio M, Gomez O, et al. Prenatal diagnosis of hypoplastic left heart syndrome and trisomy 18 in a fetus with normal nuchal translucency and abnormal ductus venosus blood flow at 13 weeks of gestation. Ultrasound Obstet Gynecol, 2003, 21:490-493.

6. Glatz JA, Tabbutt S, Gaynor JW, et al. Hypoplastic left heart syndrome with atrial level restriction in the era of prenatal diagnosis. Ann Thorac Surg, 2007, 84:1633-1638.

7. Schulz S, Frober R, Kraus C, et al. Prenatal diagnosis of hypoplastic left heart syndrome associated with Noonan Syndrome and de novo RAF1 mutation. Prenatal Diagnosis, 2012, 32:1016-1018.

8. Verheijen PM, Lisowski LA, Plantinga RF, et al. Prenatal diagnosis of the fetus with hypoplastic left heart syndrome management and outcome. Herz, 2003, 28:250-256.

9. Stumper O. Hypoplastic left heart syndrome. Postgrad Med J, 2010, 86:183-188.

10. Chaoui R, Tennstedt C, Goldner B. Prenatal diagnosis of ventriculocoronary arterial fistula in a fetus with hypoplastic left heart syndrome and aortic atresia. Ultrasound Obstet Gynecol, 2002, 20:75-78.

11. Kipps AK, Feuille C, Azakie A, et al. Prenatal diagnosis of hypoplastic left heart syndrome in current era. Am J Cardiol, 2011, 108:421-427.

12. Makikallio K, McElhinney DB, Levine JC, et al. Fetal aortic valve stenosis and the evolution of hypoplastic left heart syndrome: patient selection for fetal intervention. Circulation, 2006, 113:1401-1405.

13. Norwood WI, Lang P, Casteneda AR, et al. Experience with operations for hypoplastic left heart syndrome. J Thorac Cardiovasc Surg, 1981, 82(4):511-519.

14. Galantowicz M, Cheatham JP, Phillips A, et al. Hybrid approach for hypoplastic left heart syndrome: intermediate results after the learning curve. Ann Thorac Surg, 2008, 85(6):2063-2070; discussion 2070-2071.

15. Bailey LL, Nehlsen-Cannarella SL, Doroshow RW, et al. Cardiac allotransplantation in newborns as therapy for hypoplastic left heart syndrome. N Engl J Med, 1986, 315(15):949-951.

16. Noonan JA, Nadas AS. The hypoplastic left heart syndrome; an analysis of 101 cases. Pediatr Clin North Am, 1958, 5(4):1029-1056.

17. Lev M, Arcilla R, Rimoldi HJA. Premature narrowing or closure of the foramen ovale. Am Heart J, 1963, 65:638.

18. Bando K, Turrentine MW, Sun K, et al. Surgical management of hypoplastic left heart syndrome. Ann Thorac Surg, 1996, 62(1):70-76; discussion 76-77.

第三十三章
半月瓣畸形

主动脉瓣和肺动脉瓣为心脏的两个大动脉的瓣膜，因形似半月，称半月瓣。先天性半月瓣畸形包括主动脉瓣和肺动脉瓣的狭窄、关闭不全、闭锁和发育不良。主动脉瓣闭锁常常合并二尖瓣闭锁，与左心室发育不良一起构成左心发育不良综合征、室间隔完整的肺动脉瓣膜性闭锁，这两种病变已在第二十章和第二十三章介绍。主动脉瓣发育不良或缺如非常罕见，肺动脉瓣发育不良或缺如在第二十二章已经介绍，本章将重点就主动脉瓣狭窄和肺动脉瓣的狭窄进行介绍。

第一节 >>> 主动脉瓣狭窄

先天性主动脉瓣狭窄（aortic stenosis, AS）常见先天两叶瓣，甚至单瓣畸形或虽然分化为三叶瓣但瓣叶发育不均衡，交界不同程度粘连，瓣叶增厚变形，导致瓣膜在射血期开放受限，并可伴有不同程度的关闭不全。严重狭窄的病例可在子宫内发现并诊断，多数病例于出生后诊断，重症患儿新生儿期有高风险死亡率，轻型狭窄者临床表现不显著，甚至可以生存至年长或成年后才逐渐出现症状或在体检时被偶然发现。本病或孤立发生或并发于左心梗阻性畸形（如主动脉发育异常、左心发育不良综合征等）。

一、病因学及流行病学

先天性主动脉瓣狭窄的病因至今不明确，

为多因素致病。其发生率约占先天性心脏病的3%~5%。具体的活产婴儿发病率统计并不准确，因为占绝大多数的主动脉瓣二瓣畸形由于临床症状轻、进展缓慢、瓣膜和心功能良好可被临床漏诊多年。文献报道主动脉瓣狭窄的发病有人种差异，在白种人中似乎更高发。而且有明显的性别差异，男性患病者约是女性的4倍。虽然先天性主动脉瓣狭窄的遗传学机制没有确定，但是家族发病的现象值得注意，父亲患病其子代出现先天性主动脉瓣狭窄的概率增加3%，而母亲患病对子代的影响将高达15%。对于主动脉瓣二瓣畸形来说家族发病趋势更加明显，很多文献均报道过这种倾向。此外，先天性主动脉瓣狭窄也是Turner综合征常见合并的心脏畸形。严重主动脉瓣狭窄在子宫内和出生后即刻表现临床症状的预后不良，绝大多数主动脉瓣二瓣畸形病情轻，进展缓慢，儿童期较安全，往往至中年后才逐渐出现明显的狭窄和功能不全需要治疗，但在随访期间有发生细菌性心内膜炎的风险。

二、解剖及病理机制

主动脉瓣狭窄的主要病变是主动脉瓣叶和交界发育异常导致收缩期瓣口开放狭小，一般不伴有主动脉瓣环发育不良。发育畸形的主动脉瓣可融合成为单瓣、二瓣甚至四叶瓣，其中二瓣畸形最为常见，占60%~70%，发育呈三叶瓣的必有瓣叶发育不均衡，主动脉瓣叶增厚（图33-1）。二叶型主动脉瓣狭窄呈现增厚的左、右或前、后两个大小不等的瓣叶，瓣叶交界互相融合，交界近中央部小的裂口即为主动脉瓣瓣口。有的病例左瓣叶较大，呈现增厚的条状浅脊，为左冠瓣与无冠瓣交界融合的痕迹。二叶主动脉瓣可致冠状动脉起源发生异常，尤其是前、后叶排列时，左、右冠状动脉可均发自前叶。人群中2%主动脉瓣为二瓣畸形，如果两个瓣叶的交界不互相融合，并不产生主动脉瓣口狭窄，临床可无任何表现，30岁后由于长期血液湍流造成的瓣膜创伤、

瓣叶增厚、纤维化、钙化，瓣口逐渐出现狭窄或关闭不全，常于不经意间感染引发细菌性心内膜炎而引起临床关注。30%主动脉瓣狭窄瓣叶增厚，三个瓣叶大小相似，交界边缘相互融合，收缩期中央部分向升主动脉侧拱起，呈"圆顶征"，圆顶中心为开放狭小的瓣口。少见单叶型主动脉瓣，单叶瓣形似倒置的漏斗，瓣口狭长，位于瓣膜的中央部分或偏向一侧，单叶瓣主动脉瓣狭窄是较严重的主动脉瓣狭窄类型，常在新生儿及婴幼儿期即出现严重的临床症状。四叶型主动脉瓣极为罕见，四个瓣叶可能大小相似，或一个瓣叶发育不良，一般瓣叶功能正常，不引起明显瓣口狭窄，临床无症状生存或仅在常规体检和尸体解剖时偶然发现。胎儿期严重的主动脉瓣狭窄常是三叶畸形或单叶畸形，瓣口狭窄严重时可以引起左心发育不良、左心室肥厚、心肌灌注不良、心内膜下缺血纤维化，也可引起左心扩大、二尖瓣反流、左心功能不全，伴有胎儿水肿时将危及生命。

三、胎儿循环及病理生理

胎儿时期，主动脉瓣狭窄对于心腔大小及功能的影响与狭窄的程度，伴发其他异常出现的时机（如二尖瓣反流、卵圆孔限制性分流等）均有关系，并由此产生不同的子宫内后果。通常明显的血流动力学引起心腔大小的变化，心功能的改变都在孕中期和孕晚期发生，也就是说胎儿主动脉瓣狭窄是个进展性疾病。主动脉瓣狭窄合并卵圆孔早期关闭或限制性分流的病例由于左心受血减少，心腔发育受到影响，主动脉瓣进行性狭窄甚至闭锁最终可演变为左心发育不良。如果没有早期的卵圆孔限制分流，通常在主动脉瓣中到重度狭窄的情况下，左心在孕中期保持正常大小，或有轻微的肥厚，二尖瓣可以出现少量反流。随着胎龄增加，如果主动脉瓣狭窄进行性加重，左心室通常出现扩张和收缩功能减低，冠脉灌注不足发生心内膜下心肌缺血，左心功能继而恶

化，主动脉瓣上流速反而不增加，或仅有轻微增快，一般1~2m/s，此时并不能真正反映实际的瓣膜狭窄程度。在一些狭窄不太严重的病例和个别严重的病例中，左心室收缩功能还可维持正常范围，主动脉瓣上流速仍可加快，孕中晚期可以达到4m/s。瓣膜狭窄严重的病例后负荷增加显著，左心室功能受损明显时，左心室舒张末压力升高，使左心房压力升高，二尖瓣反流加剧了这种改变，左心房也可扩大，甚至出现房水平左向右分流，左房压的增高可能是部分病例出现晚发的子宫内卵圆孔闭合或交通受限的原因，此时右心亦可相应增大，肺动脉增宽。重度主动脉瓣狭窄左心输出量严重不足，依靠动脉导管的血流逆行灌注主动脉维持子宫内生存。严重的心功能不全引起子

宫内胎儿水肿者，如不行子宫内干预治疗则会预后不良。狭窄不严重的病例子宫内表现不显著，如果不跟踪观察可能漏诊，患儿出生后才发现。

主动脉瓣狭窄患儿出生后，病理生理改变主要影响左心，左心排血受阻，临床血流动力学取决于瓣膜的狭窄程度。严重的先天性主动脉狭窄，面对显著增高的后负荷，为了维持正常输出量和血压。左心室壁代偿性肥厚（图33-2），心肌收缩力代偿性增加，心肌耗氧量随之增加，而冠状动脉由于舒张期灌注不良，因而对心肌供血相对不足，导致心内膜下缺血，心肌收缩和舒张功能均受损，严重者新生儿及婴儿期出现难以控制的心力衰竭，还有发生猝死的可能。

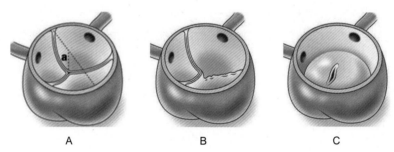

图33-1　主动脉瓣狭窄（瓣叶数目不同）

A. 主动脉瓣狭窄三叶瓣，B. 主动脉瓣狭窄二叶瓣，C. 主动脉瓣狭窄（单瓣）

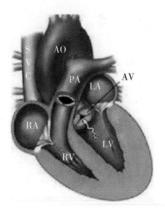

图33-2　严重的主动脉瓣狭窄左心室肥厚

AO- 主动脉，PA- 肺动脉，LA- 左心房，RA- 右心房，LV- 左心室，RV- 右心室，
AV- 狭窄的主动脉瓣，SVC- 上腔静脉

四、胎儿超声心动图

由前述胎儿病理生理特点，胎儿期诊断先天性主动脉瓣狭窄需细心谨慎。因其子宫内进展性的特点，如果孕中期发现初始的可疑现象（如：二尖瓣反流、左心轻微增大、左心室壁回声增强、主动脉瓣血流轻微加速快于孕周正常值）应仔细随访，至少每2周跟踪1次，至少跟踪2次，因为一些病例出现心腔形态改变和主动脉瓣上流速增快可以出现在孕晚期30周前后。

胎儿超声心动图特点：

（1）孕中期胎儿四腔心左心室饱满或轻度增大，左心室壁和心内膜回声增强。CDFI: 收缩期二尖瓣轻度反流。这一表现可以是中度先天性主动脉瓣狭窄的初始迹象，提示应进一步随访主动脉瓣发育情况。

（2）五腔心切面和大动脉短轴切面显示主动脉瓣回声不均匀增强，或瓣叶结构模糊，初始的主动脉瓣狭窄瓣叶形态和运动可以大致正常，进展为严重的狭窄后，主动脉瓣增厚明显，运动可以减低、僵硬、开放受限，呈现"圆顶征"主动脉根部径孕晚期明显小于肺动脉（图33-3）。

（3）五腔心切面彩色多普勒可探及主动脉瓣口的湍流血流信号（花彩），在此测量的瓣上流速可增快（初期增快可不明显），不同孕周和心功能下速度增快不同。明显的左心收缩功能

不全存在时，主动脉瓣上流速仅轻微提高，约1~2m/s或接近正常；心功能正常时中重度狭窄的病例瓣上流速可显著增加（图33-4），孕中、晚期可达4m/s。所以，比较客观的评价是主动脉瓣上流速超过孕周正常值即可视为增快。

（4）当严重的先天性主动脉瓣狭窄发生左心功能不全时，四腔心切面观左心室扩大，呈球形或椭球形，心室壁收缩运动减低，如果心内膜增厚，回声明显增强，提示合并心内膜弹性纤维增生症。二尖瓣开放相对受限，并可探及较高速的反流（左心室收缩舒张均受损，左心室舒张末压力升高），卵圆孔开放受限，甚至出现心房水平左向右分流，部分病例卵圆孔闭合，此时左心房增大，全心可以增大，表现为胎儿心胸比例增大。

（5）当CDFI在主动脉弓切面显示逆向于升主动脉的血流灌注时，提示严重的先天性主动脉瓣狭窄，动脉导管逆行灌注主动脉。这也是提示生后预后不良的特征表现。

（6）少数严重的先天性主动脉瓣狭窄，如果左心室发育较早停滞，有进展为左心发育不良的可能，此时右心增大明显，左心室心尖可消失并可被发育的右心室心尖占据（此类先天性主动脉瓣狭窄是出生后不能进行双心室修复的病例，预后不良）。

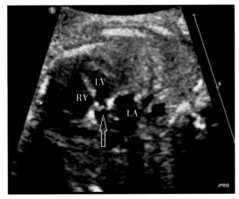

图33-3 胎儿主动脉瓣狭窄主动脉瓣回声增强

LV- 左心室；RV- 右心室；LA- 左心房；箭头示回声增强的主动脉瓣

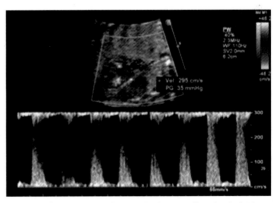

图33-4 胎儿彩色多普勒超声显示胎儿主动脉瓣上流速增快

五、预后和新生儿期治疗

产前发现并诊断严重的先天性主动脉瓣狭窄，对出生后的处理意义很重要。极重度狭窄的先天性主动脉瓣狭窄，出生后体循环灌注和冠状动脉灌注均依赖动脉导管开放，如导管很快自然关闭，则患儿在新生儿期的生存岌岌可危，预后极差。目前，由于手术技术的进步，一些重症病例在个别发达的心脏中心（如美国波士顿儿童医院）可施行子宫内经导管主动脉瓣成型术改善患儿预后，尤其对左心发育不良、心力衰竭和胎儿水肿的病例，但目前病例不多，经验不足，手术成功率还有待提高。因此，在没有条件子宫内治疗的情况下，根据我国国情，胎儿期明确的较严重的先天性主动脉瓣狭窄不主张留存，尤其是那些最终发展为左心发育不良型，因为出生后不能进行双心室修复，远期生活质量和寿命均受影响。严重先天性主动脉瓣狭窄即使左心发育正常，出生后的治疗也常面临两难，单纯药物治疗难以维系心功能和控制临床症状，新生儿期手术治疗风险相对较高，且只能是姑息手术。患儿长大成人后，远期不可避免的是主动脉瓣置换，如更换机械瓣需终生服用抗凝药和监测凝血功能。

重症主动脉瓣狭窄的患儿出生后，由于瓣口高度狭窄，左心室重度肥厚，左室心腔小，心内膜下广泛纤维化，心输出量减低，体循环不足，在新生儿期和婴儿期即可呈现临床症状，表现为左心衰竭、呼吸急促、出汗、喂养困难等，临床药物处理原则是减轻左心负荷，维护心功能。对于动脉导管依赖的体循环输出不足，可以静脉用前列腺素 E_1 维持动脉导管开放，增加体循环血量。对于药物处理难以维持临床稳定的危重患儿，可行新生儿期姑息手术：主动脉瓣球囊扩张术或外科手术切开狭窄的瓣膜交界。目标是减轻左心室流出口收缩期梗阻，令左心室重塑，缓解患儿症状，同时避免中度以上的主动脉瓣关闭不全，以获得成长后进一步治疗的机会。无论是内科介入方法还是外科手术成型，都有多年的临床实践。相比之下，西方国家由于患者分布较多，开展相关研究较早，临床治疗经验较多。有研究比较新生儿期施行两种手术的早期和中远期效果均满意，相比之下球囊扩张术的术后再狭窄率稍高，但住院时间短，恢复快；外科直视下手术行主动脉瓣交界切开对解除瓣口狭窄满意，且较少引起显著的主动脉瓣反流。总体来说，两种手术对术者的技术和术后监护的要求均很高，只能在有经验的专业儿童心脏中心进行。

第二节 >>> 肺动脉瓣狭窄

先天性肺动脉瓣狭窄（pulmonary stenosis, PS）可表现为肺动脉瓣瓣叶数发育异常、瓣叶增厚、交界粘连和开放受限等。本症可单独存在（称单纯肺动脉瓣狭窄并室间隔完整），也常合并其他心脏畸形，尤其是发绀族畸形。单纯的肺动脉瓣狭窄治疗效果良好，轻到中度的患者临床表现不显著、生存良好，但严重的肺动脉瓣狭窄也可以威胁子宫内胎儿，以及新生儿的生存。

一、病因学及流行病学

在儿童先天性心脏病中肺动脉瓣狭窄约占 8%~12%，单纯的肺动脉瓣狭窄是儿童第 2 位常见的先天性心脏病。合并其他畸形存在的肺动脉瓣狭窄占先天性心脏病的近乎一半。长期的研究显示本病发病没有明显的人种和性别的倾向。肺动脉瓣狭窄约 4%~5% 合并染色体异常，与 Noonan 综合征高度相关，Noonan 综合征的患儿有 50%~65% 的概率合并中度以上的肺动脉瓣狭窄。此外，本病有约 20%~26% 合并心外畸形。轻到中度的先天性肺动脉瓣狭窄患儿临床耐受很好，胎儿期和出生后病情平稳，无症状生存；严重的肺动脉瓣狭窄因明显的肺动脉血流减少出现发绀，右心室肥厚，右心压力增高，在新生儿早期即可因严重的右心梗阻导致心力衰竭，有一定的死亡风险。新生儿期外科手术风险略高，经导管肺动脉瓣球囊扩张术目前被临床广泛接受，相对安全。

二、解剖及病理机制

肺动脉瓣狭窄的病理特点各异，最常见的是瓣膜打开受限，肺动脉瓣融合的瓣叶收缩期自附着点凸向肺动脉内，顶端呈锥形或袋样。肺动脉瓣收缩期开放时实际瓣口直径只有几个毫米，有的呈针尖大小，仅允许极少量血流通过。瓣口射流一般为中央型，少数偏心。狭窄的肺动脉瓣三叶居多，少见两叶瓣或孔状融合。多数病例瓣环径较小，缺乏纤维支撑。少数患者瓣叶和瓣环发育不全，表现为瓣叶增厚，呈结节样，可有多余的瓣叶组织，很少或没有交界融合，瓣环发育不良，没有肺动脉狭窄后扩张。肺动脉瓣口的梗阻主要与瓣叶增厚、黏液样改变、活动性差及瓣环发育不良有关。

继发于肺动脉瓣梗阻的表现是右心室和肺动脉的变化。右心室肥厚必然出现，肥厚程度取决于前向梗阻的程度和持续时间。心室肌的肥厚可能主要表现在流出道（漏斗部），右心室出现轻度的扩张，严重的肺动脉瓣狭窄，右心室扩张可能更明显。少数病例合并右心室发育不良。严重肺动脉瓣狭窄的右心室发育取决于三尖瓣的情况，三尖瓣没有反流的右心室腔发育小，室壁肥厚更重，病理研究显示此类患者右心室壁心肌细胞排列紊乱。主肺动脉扩张常见，常缘于肺动脉瓣口高速的偏心射流。少数瓣发育不良的病例不出现肺动脉狭窄后扩张。

先天性肺动脉瓣狭窄易合并心房交通，常见卵圆孔或小房缺。尤其是严重先天性肺动脉瓣狭窄，房间交通的存在是病理生理的需要，产前及出生后均为心房水平右向左分流。

三、胎儿循环及病理生理

胎儿期单纯的肺动脉瓣狭窄在子宫内呈进展性改变。逐渐狭窄的肺动脉瓣导致右心室回流肺动脉的阻力升高，出现不同程度的三尖瓣反流，同时右心房压力升高，心房水平经卵圆孔右向左分流可增加，右心可不同程度增大或出现室壁肥厚。这些表现常常在孕中期的后期和孕晚期出现。肺动脉瓣狭窄显著者，右心室通过瓣口的血流减少，流速增快，孕后期可达 4m/s，右心室功能受损时，瓣上流速增加不明显，但肺动脉流速快于主动脉流速是其特点。同时，过少的跨瓣血流不能保证肺循环时，出现由降主动脉通过动脉导管向肺动脉的逆向灌注血流。合并限制性的卵圆孔分流是宫内非常危险的情况，肺动脉瓣重度狭窄造成的右心梗阻血流又不能通过卵圆孔右向左分流进入循环，造成右心系统回流梗阻、右心衰，左心循环血量不足，常发生宫内死亡。卵圆孔非限制时，肺动脉瓣严重梗阻造成的心房水平右向左分流增加导致左心也逐渐增大，孕晚期心胸比值增大，心功能不全者还可合并心包积液，但多数胎儿能够耐受至足月（37 周后）出生，少数心力衰竭明显，宫内血流动力学不稳定的患儿可以选择在接近足月时提前生产，以采取有效治疗，解除狭窄，改善心功能。

出生后，肺动脉瓣狭窄导致临近腔室与肺动脉间的压差存在，以维持血流跨越狭窄的瓣口，同时，右心室肥厚保证了血流前行的动力。右心室肥厚的程度和肺动脉跨瓣压差取决于瓣口梗阻的程度。通常情况下，一定程度的右心室肥厚可以维持右心室血流跨越狭窄的瓣口输出，一旦正常的右心室输出量不能保证，提示右心功能衰竭。先天性肺动脉瓣狭窄严重时，肺循环血量减少，回流至左心的血量减少，左心室可能略偏小或维持正常低值。这些改变都可以随着及时的肺动脉瓣狭窄手术解除流出道梗阻而恢复至正常。严重先天性肺动脉瓣狭窄未及时干预治疗的，右心室壁在前向射血阻力持续作用下，肥厚显著，心室的舒张期顺应性减低，舒张压增高，右心房压随之增高，心房水平经卵圆孔的右向左分流增加，体动脉低血氧，出现明显的发绀。这些表现也会出现在少数合并右心室发育不良的患者。新生儿后期一种危险的情况是，极重度先天性肺动脉瓣狭窄的肺循环依赖动脉导管开放，出生后动脉导管的自然关闭，使肺血流量急剧减少，回流左心的血液骤减，心排血量明显不足，同时由于肺氧合不足，体动脉血氧饱和度进一步降低，患儿发生难以纠正的低氧酸中毒，死亡风险极大。所以新生儿期药物维持动脉导管开放对患儿的生存意义重要（图33-5）。

四、胎儿超声心动图

轻至中度的肺动脉瓣狭窄与中度以上的肺动脉瓣狭窄临床表现差异很大，宫内表现不明显，容易漏诊，但这部分患者病情轻，不需宫内或新生儿期紧急处理，临床稳定，远期预后也较好。瓣膜中度以上的狭窄时，右心室可以出现不同程度的心肌肥厚，尤其是在孕末期。心室壁肥厚使心室的舒张顺应性减低，舒张末容积继而相应减低。

（1）轻到中度的先天性肺动脉瓣狭窄，瓣膜增厚和活动度减低较轻（图33-6），右心室形态一般保持良好，胎儿四腔心显示完全正常，仅在右心室流出道切面，大动脉短轴切面和肺动脉瓣短周期面观察时，可发现轻微的瓣膜回声增强。多普勒探测肺动脉瓣血流早期可大致正常，随胎龄增加，肺动脉瓣狭窄进行性加重，瓣膜开放明显受限，瓣上血流可出现明显加速（图33-7，图33-8）或快于主动脉流速。

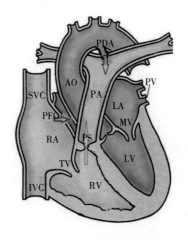

图33-5 肺动脉瓣狭窄病理生理示意图

LA-左心房；RA-右心房；LV-左心室；RV-右心室；PV-肺静脉；AO-主动脉；PA-肺动脉；
SVC-上腔静脉；IVC-下腔静脉；PS-狭窄的肺动脉瓣；PFO-卵圆孔；PDA-动脉导管

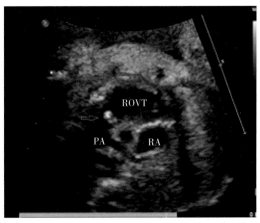

图 33-6 胎儿超声心动图显示

肺动脉瓣瓣膜增厚，活动度减低

RA- 右心房，PA- 肺动脉，ROVT- 右心室流出道，箭头示肺动脉瓣狭窄增厚

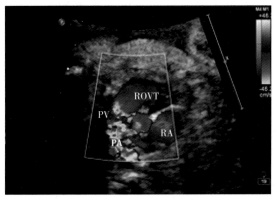

图 33-7 彩色多普勒显示瓣上呈花彩血流信号

RA- 右心房，PA- 肺动脉，PV- 肺静脉，ROVT- 右心室流出道

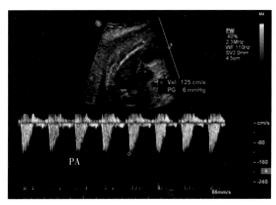

图 33-8 胎儿超声心动图显示肺动脉瓣上流速增快

PA- 肺动脉

（2）中度以上的肺动脉瓣狭窄，只要右心室舒张功能还没有因为心肌过度肥厚而明显受损，肺动脉瓣上的流速增加是和肺动脉瓣狭窄的程度呈正相关的。一旦右心室舒张功能明显受损，心房水平出现更多右向左分流时，肺动脉瓣上的收缩期压差测量可能低估狭窄程度。

（3）结合心脏整体情况有助于判断肺动脉瓣狭窄的真实程度。包括在四腔心切面，五腔心切面，大动脉短轴切面及动脉弓长轴切面分别包括观察左、右心室内径比值，室间隔厚度和运动，二、三尖瓣瓣环和功能，肺动脉瓣环径与主动脉瓣环径的比值，以及动脉导管的血流方向（出现逆行灌注肺动脉的血流提示严重先天性肺动脉瓣狭窄）（图 33-9）。

（4）四腔心切面观：不伴三尖瓣收缩期反流者，通常右心室肥厚明显，腔室内径较小，三尖瓣反流明显的，右心室大小可正常或扩大。在此可评价右心室发育的程度，判断狭窄情况（图 33-10）。

（5）先天性肺动脉瓣狭窄严重时，心房水平右向左分流增加，可致孕后期左心同时增大，心胸比值因而增大。

（6）合并限制性的卵圆孔，右心瘀血明显增大，并出现心力衰竭、心包积液等（图 33-11），提示临床紧急处理的指征。

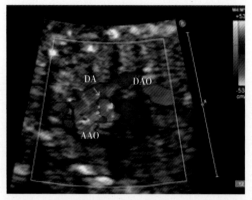

图 33-9　彩色多普勒显示严重胎儿肺动脉瓣狭窄

动脉导管逆行灌注肺动脉。AAO- 升主动脉；DAO- 降主动脉；
DA- 动脉导管

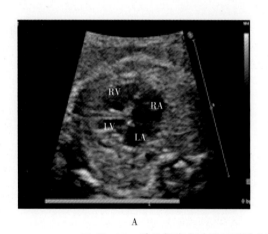

A

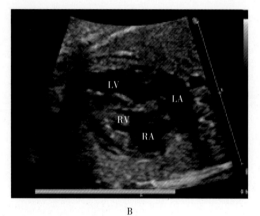

B

图 33-10　胎儿超声心动图显示胎儿肺动脉瓣狭窄右心室发育的不同类型

A. 右心室增大，室壁大致正常；B. 右心室腔发育小，室壁明显肥厚。
LA- 左心房；RA- 右心房；LV- 左心室；RV- 右心室

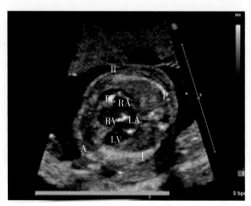

图 33-11　胎儿超声心动图显示全心扩大心包积液

LA- 左心房；RA- 右心房；LV- 左心室；RV- 右心室；A- 前；P- 后；
L- 左；R- 右；PE- 心包积液

五、预后和新生儿期治疗

单纯的肺动脉瓣狭窄，尤其是中度以上的狭窄在宫内易于诊断。因为单纯先天性肺动脉瓣狭窄预后良好，治疗效果满意，所以一般不需终止妊娠。一些极重症的病例，在宫内发生梗阻后心力衰竭可能是宫内死亡的原因。如果能及时发现可采用宫内介入方法干预治疗。对于宫内介入治疗，近年在国外发达的儿童医学中心或母胎医学中心有所开展。宫内肺动脉瓣球囊扩张术，卵圆孔支架等治疗，可解除肺动脉口严重梗阻，缓解右心衰，改善左心循环，对于右心室发育不良的胎儿可以促进右心室再发育，使重症儿得以继续妊娠至足月，出生后接受更安全有效的治疗。由于宫内介入手术情况复杂，技术难度大，风险高，目前还处于个别中心的经验积累期，没有临床广泛应用。宫内外科手术也在探索阶段。如果没有宫内干预条件，对于部分虽有心脏扩大但心功能耐受尚好的胎儿可以宫内严密随诊，尽量接近足月时分娩，而后进行有效的出生后干预。大多数患儿心功能未受到明显影响，可自然分娩，且生后血流动力学稳定，不需紧急处理。心力衰竭明显者可采取剖宫产，并在小儿心内科医生指导下进行生后的循环维护。

单纯的极重度肺动脉瓣狭窄（有时仅有微量血流通过，瓣膜近乎闭锁），出生后血流动力学类似室间隔完整的肺动脉膜性闭锁患儿，肺循环依赖动脉导管开放，出生后重要的是保证动脉导管开放，前列腺素 E_1 的静脉应用可以维持或使即将关闭的导管重新开放，增加肺循环血流量，提高左心循环血氧饱和度。患儿生后如果卵圆孔也较小，分流不足，不仅左心循环不能保证，右心系统心力衰竭也不可避免，应紧急手术，解除肺动脉梗阻，挽救生命。目前，国际上采用的新生儿期手术方法是经导管肺动脉球囊扩张术和外科肺动脉瓣切开术，手术成功率均满意。我国新生儿期球囊扩张术治疗本病近年仅在有限的几个专业中心开展，还在经验积累中，多数中心开展婴儿期肺动脉瓣球囊扩张术，新生儿外科治疗在许多中心都可开展，比较成熟。介入手术的好处是损伤小，为以后治疗留下空间，但新生儿期的治疗风险也高，手术并发症包括心脏穿孔、肺动脉壁穿孔、右心室流出道撕裂、心包填塞等，必须在有心外科手术条件的中心开展，或在内外科镶嵌治疗手术室进行，提高手术安全性。围术期没有药物可以解除肺动脉梗阻以缓解症状，出现充血性心力衰竭者给以常规抗心力衰竭治疗，纠正严重低氧代谢性酸中毒，右心功能的修复有助于增加肺动脉瓣上血流，改善循环生理。

（丁文虹　梁永梅）

参考文献

1.Tsukimori K, Hamasaki Y, Morihana E, et al. Aortic regurgitation associated with critical aortic stenosis in a fetus. Pediatr cardiol, 2013, 34:1020-1023.

2.Siddiqui J, Brizard CP, Galati JC, et al. Surgical valvotomy and repair for neonatal and infant congenital aortic stenosis achieves better results than interventional catheterisation. J Am Coll Cardiol, 2013, 62(22):2134-2140.

3.Rigby ML. Severe aortic or pulmonary valve stenosis in premature infants. Early Hum Dev, 2012, 88:291-294.

4.Podnar T, Berden P, Vesel S. Balloon dilation of neonatal critical aortic valvar stenosis via the umbilical artery. Cardiol Young, 2009, 19:278-281.

5.Zain Z, Zadinello M, Menahem S, et al. Neonatal isolated critical aortic valve stenosis: balloon valvuloplasty or surgical valvotomy. Heart Lung & Circulation, 2006, 15:18-23.

6.Makikallio K, McElhinney DB, Levine JC, et al. Fetal aortic valve stenosis and the evolution of hypoplastic left heart syndrome: patient selection for fetal intervention. Circulation, 2006, 113:1401-1405.

7.Alexiou C, Langley SM, Dalrymple-Hay MJ, et al. Open commissurotomy for critical isolated aortic stenosis in neonates. Ann Thorac Surg, 2001, 71:489-493.

8.McCaffrey FM, Sherman FS. Prenatal diagnosis of severe aortic stenosis. Pediatr Cardiol, 1997, 18:276-281.

9.Simpson JM, Sharland GK. Natural history and outcome of aortic stenosis diagnosed prenatally. Heart, 1997, 77:205-210.

10.Bitar FF, Byrum CJ, Kveselis DA, et al. In utero management of hydrops fetalis caused by critical aortic stenosis. Am J Pperinatol, 1997,14:389-391.

11.Benacerraf BR. Sonographic detection of fetal anomalies of the aortic and pulmonary arteries: value of four-chamber view vs direct images. Am J Roentgenol, 1994, 163:1483-1489.

12.Sharland GK, Chita SK, Fagg NL, et al. Left ventricular dysfunction in the fetus: relation to aortic valve anomalies and endocardial fibroelastosis. Br Heart J, 1991, 66:419-424.

13.Gardiner HM, Belmar C, Tulzer G, et al. Morphologic and functional predictors of eventual circulation in the fetus with pulmonary atresia or critical pulmonary stenosis with intact septum. JACC, 2008, 51:1299-1308.

14.Todros T, Paladini D, Chiappa E, et al. Pulmonary stenosis and atresia with intact ventricular septum during prenatal life. Ultrasound Obstet Gynecol, 2003, 21:228-233.

15.Tulzer G, Arzt W, Franklin RC, et al. Fetal pulmonary valvuloplasty for critical pulmonary stenosis or atresia with intact septum. Lancet, 2002, 360:1567-1568.

16.Sommer RJ, Rhodes JF, Parness IA. Physiology of critical pulmonary valve obstruction in the neonate. Catheter Cardiovasc Interv, 2000, 50:473-479.

17.Nishibatake M, Matsuda Y, Kamitomo M, et al. Echocardiographic findings of pulmonary atresia or critical pulmonary stenosis and intact ventricular septum in utero. Pediatr Int, 1999, 41:716-721.

18.Mielke G, Steil E, Kendziorra H, et al. Ductus arteriosus-dependent pulmonary circulation secondary to cardiac malformations in fetal life. Ultrasound Obstet Gynecol, 1997,9:25-29.

19.Castor S, Fouron JC, Teyssier G, et al. Assessment of fetal pulmonic stenosis by ultrasonography. J Am Soc Echocardiogr, 1996, 9:805-813.

20.Rice MJ, McDonald RW, Reller MD. Progressive pulmonary stenosis in the fetus: two case reports. Am J Perinatol, 1993, 10:424-427.

第三十四章
胎儿先天性心血管畸形的治疗进展

随着先天性心血管疾病治疗手段的提高、医学影像技术的发展及社会的进步，各国学者已经逐步认识到，在胎儿期针对部分心脏疾患实施临床干预对先天性心血管疾病患者产生的潜在利益。目前绝大部分胎儿心血管畸形能够得到明确的产前诊断，部分严重心血管畸形产前干预探索已获得成功的临床应用。和其他治疗方式一样，如何通过恰当的治疗手段挽救濒临死亡威胁的胎儿并改善其预后，胎儿心脏治疗（fetal cardiac intervention, FCI）是值得研究及应用的临床工具；如果胎儿疾病虽未处于紧急状况，但存在后期致残可能，FCI 的实施可使胎儿心脏结构及功能异常在宫内得到有效恢复，心肌细胞的损伤则会有愈合的机会。FCI 主要针对有高死亡率及高致残率的胎儿先天性心血管疾病进行干预，而不是作为一种常规母 - 胎及心脏疾患医疗模式，是否实施 FCI 应当进行充分的利弊权衡。

一、FCI 的理论基础及伦理学原则

近年来随着外科、麻醉、体外循环及监护技术的快速发展，绝大多数先天性心血管畸形患儿能够在出生后得到有效治疗，但仍有部分严重的复杂畸形患儿，如左心室发育不良综合征、肺动脉瓣闭锁合并室间隔完整等，由于出生后心脏及肺血管床已经发生了不可逆改变，很难获得一期根治，仅能行姑息性的单心室类手术，远期治疗效果不佳，存在较高的手术风险和死亡率。目前对于许多重症复杂型先天性心血管畸形的治疗还只能够通过单心室类手术进行治疗，术后患儿活动耐力和生活质量较差，并可能存在不同程度的神经损伤及认知功能障碍等，即便通过分期手术获得双心室矫治，5 年生存率也仅有 72%，并且此后约 54% 的患儿需要进行多次的心脏手术。

在胎儿心脏发育过程中，先天性心脏结构畸形所导致的异常血流可以致使心脏腔室及血管发育不良甚至停滞，并导致畸形在宫内持续加重，而胎儿期的即时干预可以降低胎儿心脏和器官发育的继发损伤，避免心脏腔室及血管床功能退化，促进其发育，改变生后状况，为出生后根治创造有利条件。妊娠中后期是胎儿心脏腔室发育的高峰时期，如果能在此时通过恰当的宫内治疗来改变由心血管畸形导致的异常血流，建立趋于正常的胎儿血流动力学状态，可以延缓、阻止甚至逆转胎儿心室发育不良及体-肺血管床发育迟滞的发生，满足负担出生后体-肺循环的要求，改善严重心血管畸形胎儿的预后，这是部分严重先天性心血管畸形，如左心发育不良综合征、危重主-肺动脉瓣狭窄、肺动脉闭锁等产前干预的理论依据。与此同时，胎儿心脏超声技术的广泛开展，能够使先天性心脏畸形在胚胎早期10~12周即能获得诊断，其研究成果也使我们对心脏的胚胎发育及复杂先天性心脏畸形有了更深入的了解，从而为先天性心血管畸形的胎儿期治疗创造了可能性及可行性。

FCI指通过药物、手术及介入治疗对胎儿期心血管疾病进行干预治疗，以避免或减轻胎儿水肿，降低胎儿死亡率，避免心脏功能退化，达到治愈目的或为出生后获得满意治疗奠定基础。目前FCI主要包括胎儿心脏药物治疗（pharmacological FCI，药物性FCI）、开放性胎儿心脏外科手术治疗（open FCI，开放性FCI）及闭合性胎儿心脏介入治疗（closed FCI，闭合性FCI）。药物性FCI主要通过母体口服药物经胎盘转运、经脐动静脉注射药物、胎儿肌内注射或经羊膜腔给药治疗胎儿心力衰竭、胎儿严重心律失常及心肌炎症等；而闭合性及开放性FCI主要针对胎儿先天性心脏畸形进行干预，也是本章主要论述的内容。

现代医学伦理学认为，对某种可能导致胎儿、新生儿及儿童死亡的出生缺陷进行产前干预改善预后是合乎伦理学基本准则的。目前已经逐渐形成胎儿先天性心血管畸形产前干预的伦理学原则：①该类先天性心血管畸形生后治疗效果差，死亡率高；②拟施行的干预措施可行，并能够纠正心脏畸形，或逆转、阻止、延缓畸形发展，改善生后治疗效果；③胎儿心血管畸形尚未进展到经宫内干预也无法有效恢复的程度；④必须将孕母的安全、健康放在首要位置，还必须考虑到孕母未来的生育能力。在医学及伦理学理论思想的指导下，各国研究者积极投身于先天性心血管畸形产前干预的探索中。

二、开放性FCI——胎儿心脏外科手术

非心血管畸形胎儿产前治疗的大型随机临床研究表明，子宫切口≥5mm，早产率100%，子宫切口或经子宫穿刺孔≥3.3mm，早产率80%，子宫切口或穿刺孔在3.0mm以下，早产率明显降低。因而目前开放性FCI界定为子宫切口或经子宫穿刺孔≥3.3mm的外科手术，包括了胎儿镜手术。

（一）胎儿心脏外科手术

非心脏胎儿外科技术的进展与临床应用开启了开放性FCI的理念。开放性FCI是指切开子宫、胎儿外置后进行的开胸手术治疗，手术后重新将胎儿置入母体内继续发育直至胎儿正常分娩。从理论上讲，心脏外科在体外循环下进行胎儿心脏畸形解剖纠治，建立正常的胎儿血液动力学，使胎儿心脏腔室和体-肺血管床得以正常发育，应该是胎儿期严重心血管畸形干预的最理想模式，但目前尚处于实验阶段的胎儿体外循环技术成为其发展的技术瓶颈。胎儿体外循环直接导致的胎盘功能不良、胎儿发育迟滞及胎儿早产、死亡等一系列问题至今尚未得到可靠地解决，且母体子宫切开后引起的胎膜早破、胎儿发育不良、绒毛膜羊膜炎也是胎儿心脏外科发展的羁绊。

从 20 世纪 80 年代起，各国学者开始对胎儿体外循环技术进行了一系列研究。1984 年 Schmidt 等首次报道了胎羊体外循环的尝试。1992 年 Bradley 等用类似的转流模型观察了亚硝基铁氰化物对胎盘功能的保护。1996 年 Reddy 等报道采用微型轴流泵无预冲技术常温心肺转流，达成了胎儿体外循环常温、高流量、轴流泵、低预充的共识。1997 年 Champsaur 等采用不同灌注方式对胎盘功能保护机制做了探索，肯定了搏动性灌注对胎盘血管内皮功能的保护作用。2000 年法国里昂 Louis Pradel 心脏中心医院 Vedrinne 等进一步证明搏动性灌注比稳流能更好地保护血管内皮功能的机制是降低了肾素 - 血管紧张素系统的激活。2001 年复旦大学进行了胎羊体外循环建立及探讨，随后广东省心血管病研究所、上海儿童医学中心等也相继开始了胎羊体外循环实验研究，对胎羊体外循环后的心脏、血管功能及内环境改变进行了一系列探索。2003 年意大利 Cattolica 大学 Crotti 等采用连续超滤的方法有效降低血液中内皮素水平从而抑制了胎羊心肺转流后的炎症反应。2004 年日本 Oishi 等研究证明了胎羊心肺转流损害主要源于脐动脉内皮功能的损伤，指出内皮功能的保护是胎盘功能保护的主要方向。2005 年 Stanford 大学 Ikai 等采用更为接近人类的狒狒胎儿建立心肺转流模型。2013 年 Sebastian 等用微泵装置建立胎羊体外循环，研究表明微泵装置可使胎羊血气等指标明显改善。

目前，关于胎羊体外循环的研究仍然在持续进行。一系列研究表明，体外循环能诱发机体全身炎症反应的发生，大量炎性因子引起胎盘血管内皮细胞功能障碍，致使胎盘血管阻力增高，最终导致胎盘功能不良，胎儿发生低氧、高碳酸血症甚至心室颤动而死亡。此外，体外循环可通过诱发胎儿急性应激反应，损伤心肌，引起心脏收缩和舒张功能障碍。总体上看，实现胎儿心脏外科进入人类临床的关键是胎儿心肺转流时成功的胎盘保护技术。

（二）经胎儿镜的胎儿心脏手术（fetoscopic cardiac surgery）

胎儿镜这一革新性技术手段显著增加了影像学清晰度，在一定程度上克服了传统治疗方式的局限性，或许将引领人类 FCI 的发展方向。为此，Kohl 团队在这一领域做出了不懈的努力，以能够在妊娠更早期实施 FCI，增加出生以后功能性双心室修复机会。该研究组在胎儿镜下切开胎羊脐带、暴露脐血管，穿刺脐动脉，在食管超声监测下进行胎羊心导管检查，发现无论是经食管、血管内还是心腔内超声均能清晰地显示胎羊的心脏及大血管结构。随后，应用胎儿镜技术在胎羊前胸部剑突上纵行切开胸壁，暴露心脏，直接穿刺进入左心室或右心室，在食管超声监测下进行主动脉瓣或肺动脉瓣球囊扩张（图 34-1）。2006 年该团队在对 13 例人类非心脏疾病胎儿的 16 次宫内胎儿镜手术总结后认为，胎儿镜技术目前已经能够通过经皮羊膜腔穿刺方式进行手术，能得到理想的胎儿体位，能进行胎儿食管心脏超声和胎儿心腔内操作，并进行多种人类非心脏疾病胎儿的胎儿镜手术和经皮子宫闭合术及经皮胎儿胸壁切口闭合术；也能通过该技术将电极插入羊膜腔，通过胎儿皮肤获得人类胎儿心电图，其清晰度远大于经母亲皮肤描记得到的胎儿心电图，这对于人类胎儿心脏介入治疗来说是最重要的里程碑，在此基础上，逐步将胎儿镜技术引入人类胎儿心脏介入治疗临床手术的行为是谨慎而可行的。

目前已有经胎儿镜及心脏镜的人类 FCI 的零星报道，其中少部分病例结局相对理想，但其风险，尤其是胎儿镜相关的早产风险需要进一步评估。相信随着体外循环及经胎儿镜的 FCI 中一些关键问题逐步得到解决，开放性 FCI 也会随之得到飞跃进步。

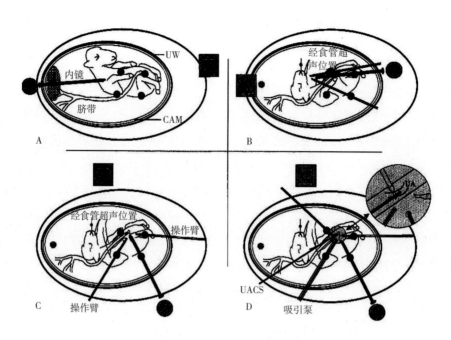

图 34-1　经胎儿镜的心脏手术示意图

A. 胎儿镜方位；B. 套管针穿刺及胎羊食管超声；C. 穿刺胎羊腹部；D. 胎羊脐血管穿刺及在脐血管内走行导管。

UW—子宫壁；CAM—羊膜囊；UACS—脐血管近胎羊段〔引自文献 Kohl T, Hering R, Van de Vondel P, et al. Analysis of the stepwise clinical introduction of experimental percutaneous fetoscopic surgical techniques for upcoming minimally invasive fetal cardiac interventions. Surg Endosc, 2006, 20(11): 1134–1143.〕

三、闭合性 FCI——超声引导经皮 / 子宫穿刺的胎儿宫内心脏介入手术

采用微创胎儿心脏介入手术以减少母胎损害是胎儿期先天性心血管畸形宫内干预的有益尝试。通过孕妇腹壁穿刺经子宫壁进入子宫腔，在超声引导下进行胎儿先天性心血管畸形的干预方式无须切开孕妇子宫及建立胎儿体外循环，在很大程度上克服了目前胎儿心脏外科手术所面临的技术瓶颈，是极具发展潜力的严重胎儿心血管畸形宫内干预方式。

闭合性 FCI 指器械通过直径小于 3mm 的子宫穿刺孔实施的经导管胎儿心脏介入手术，可最大限度地保证子宫及羊膜腔的完整性，因而使早产、感染等胎儿外科常见并发症得到有效避免。目前闭合性 FCI 主要包括胎儿主动脉瓣球囊成形术、肺动脉瓣球囊成形术及球囊房隔造口术或卵圆孔扩张术。在这一领域最卓有成效的探索者是波士顿儿童医院，该中心从 2000 年至 2010 年间完成了 120 余例胎儿闭合性 FCI。这组闭合性 FCI 采用超声引导的经皮及子宫穿刺方式，研究早期阶段，因为技术、器械及适应证把握等方面均不成熟，因而闭合性 FCI 成功率较低（30%~50%）。经过数年的技术改进、器械进步及病例筛选经验积累，2004 年后该中心闭合性 FCI 的技术成功率达到了 75%~80%。在一些其他医学中心，也有零星的闭合性 FCI 病例报道。

阶段性研究结果认为，超声引导经皮及子宫穿刺进行人类胎儿宫内心脏介入手术技术已逐渐成熟，这一技术手段通过减轻心室射血梗阻或者增加通过卵圆孔的左心血供，阻止异常血流动力学持续存在对心肌的进一步损伤，增加心室血流，促进心室发育，逆转、阻止或延缓畸形进展及体-肺血管床发育迟滞的发生，提高胎儿存活率，延长孕期，使心室得以继续发育，满足负担生后体-肺循环的要求等，且避免了胎儿体外循环及胎儿外置，相较胎儿心脏外科开胸手术而言，有无可比拟的优越性。

值得注意的是，闭合性 FCI 并非独立的干预手段，除在部分病例中达到根治效果外，对于大多数患病胎儿而言，闭合性 FCI 更多地是作为一种姑息性治疗手段。作为出生后继续治疗的中间环节，需要根据先天性心血管畸形种类再次行主-肺动脉瓣球囊成形术、左心房减压术及分期心脏外科手术等。

（一）胎儿主动脉瓣球囊成形术

在 Boston 儿童医院的这组临床资料中，共有 88 例伴进展型左心发育不良综合征（hypoplas-tic left heart syndrome, HLHS）的胎儿主动脉瓣狭窄（aortic valve stenosis, AS）施行主动脉瓣球囊成形术（图 34-2，图 34-3）。部分患病胎儿于孕中期诊断为胎儿 AS 伴左心室扩张，如果出现主动脉弓横部逆向血流、经卵圆孔的左向右分流、严重的左心室功能不良、二尖瓣单期或短暂入室血流等征象，提示为进展型 HLHS（evolving HLHS），需要进行产前干预。临床资料表明，与未实施手术的患病胎儿相比，成功实施胎儿主动脉瓣球囊成形术的胎儿主动脉及二尖瓣生长发育得到明显改善，左心室短轴及长轴的生长速度也有所改善，左心室血流动力学指标向良性方向改善。在该组研究资料中，患病胎儿经历闭合性 FCI，出生以后 30% 一期手术中建立了双室循环，

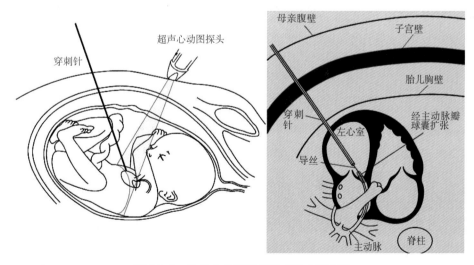

图 34-2 胎儿主动脉瓣球囊成形术示意图

（引自文献 Tworetzky W, Wilkins-Haug L, Jennings RW, et al. Balloon dilation of severe aortic stenosis in the fetus: potential for prevention of hypoplastic left heart syndrome: candidate selection, technique, and results of successful intervention. Circulation, 2004,12:2125–2131.）

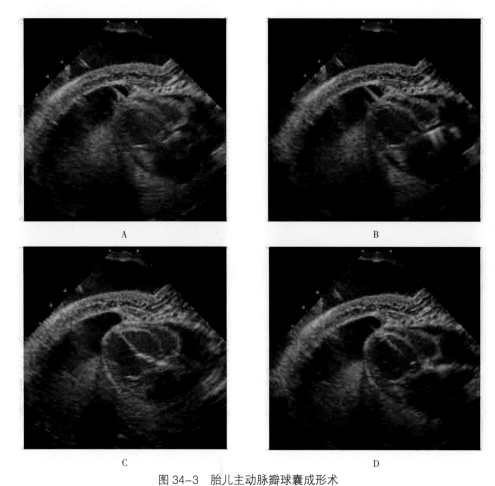

图 34-3　胎儿主动脉瓣球囊成形术

A. 经母亲腹壁及子宫穿刺胎儿心脏；B. 胎儿左心室穿刺成功；C. 扩张球囊到达胎儿主动脉瓣环水平；D. 胎儿主动脉瓣球囊成形术（引自文献 Tworetzky W, Wilkins-Haug L, Jennings RW, et al. Balloon dilation of severe aortic stenosis in the fetus: potential for prevention of hypoplastic left heart syndrome: candidate selection, technique, and results of successful intervention. Circulation, 2004,12:2125–2131.）

8% 在一期姑息后二期手术中建立双室循环，其余患儿的主动脉瓣、二尖瓣及左心室较对照组也有不同程度发育。在胎儿主动脉瓣球囊成形术的风险方面目前还没有手术导致胎儿脏器功能障碍的确切证据，也没有手术对胎儿大脑动脉灌流参数显著影响的迹象，但是，闭合性 FCI 的潜在风险还有待探索，尤其需要进一步对实施闭合性 FCI 的胎儿、新生儿、婴儿及儿童进行随访，评估其潜在神经、精神行为异常。

（二）胎儿球囊房隔造口术或卵圆孔扩张术

随治疗手段进步，罹患 HLHS 的胎儿及新生儿预后不断改善，但伴限制性房间通道的 HLHS 患病胎儿的死亡率依然很高，是 HLHS 中预后最差的类型。在波士顿儿童医院施行的 21 例伴限制性房间通道的 HLHS 患病胎儿球囊房隔造口术（balloon atrial septostomy, BAS）中（图 34-4，图 34-5），术后死亡 2 例，其余患病胎儿出生后心脏外科建立单心室循环，但最终存活率仅 58%。尽管资料表明，FCI 后 ≥ 3mm 的房隔通道能明显提高新生儿血氧饱和度，降低急诊外科左心房减压的风险，但尽早解决左心房高压及限制性房间通道才能促进肺血管正常发育，因而需要更为精细的器械、更加成熟的技术、更早期（妊娠早中期）实施 FCI 并保证足够的房间交通，才能真正有效改善预后。

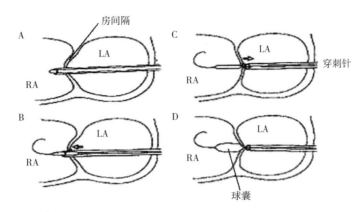

图 34-4　胎儿球囊房隔造口术示意图

A. 穿刺针穿刺房间隔；B. 穿刺成功后递送扩张球囊；C. 递送球囊后退回穿刺针；D. 球囊房间隔造口。LA—左心房；RA—右心房

〔引自文献 Marshall AC, van der Velde ME, Tworetzky W, et al. Creation of an atrial septal defect in utero for fetuses with hypoplastic left heart syndrome and intact or highly restrictive atrial septum. Circulation, 2004, 110(3):253-258.〕

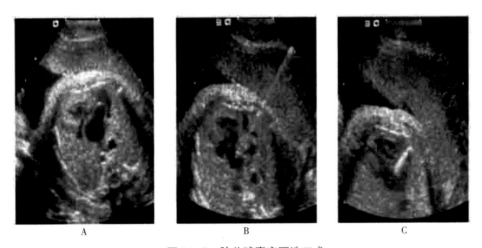

图 34-5　胎儿球囊房隔造口术

A. 穿刺针穿刺房间隔；B. 穿刺成功后递送扩张球囊；C. 球囊房间隔造口

〔引自文献 Marshall AC, van der Velde ME, Tworetzky W, et al. Creation of an atrial septal defect in utero for fetuses with hypoplastic left heart syndrome and intact or highly restrictive atrial septum. Circulation, 2004, 110(3):253-258.〕

（三）胎儿肺动脉瓣球囊成形术

对于伴进展型右心室发育不良的室隔完整型肺动脉闭锁（pulmonary atresia with intact ventricular septum, PA/IVS）患病胎儿，闭合性 FCI 能促进右心生长发育，增加出生后建立双心室循环的机会。2002 年至今，波士顿儿童医院实施了 11 例伴进展型右心室发育不良的 PA/IVS 的肺动脉瓣球囊成形术，也是迄今为止病例数最多的一则右心系统闭合性 FCI 的报道（图 34-6）。

最初 4 例胎儿肺动脉瓣球囊成形术技术失败，患病胎儿死亡。随后 7 例均顺利实施，出生后均建立了双心室循环。研究表明，胎儿三尖瓣 Z-score ≤ -3 分，出生后双心室修补可能性小，因此，要在患病胎儿疾病严重程度进展到此之前进行有效的干预。此外，肺动脉瓣，三尖瓣的 Z-score 及二、三尖瓣 Z-score 比值对于判断胎儿右心室发育非常重要，可用于胎儿 PA/IVS 及严重 PS 干预指导及监测。

其他医学中心也有小宗胎儿肺动脉瓣球囊成形术尝试。2002年Tulzer等报道了2例合并胎儿水肿的PA/IVS及危重肺动脉瓣狭窄（critical pulmonary stenosis, CPS）病例，宫内球囊肺动脉瓣成形术后右心功能均好转，右心室得以重新发育，出生后都成功接受了双心室修补术。2003年Arzt报道1例胎龄25周伴限制性动脉导管的PA/IVS。该患病胎儿术前心力衰竭明显，心血管评分（cardiovascular profile score, CVPS）4分，术后宫内恢复时间13周，患儿生后8个月时行双心室修补术。2006年Galindo报道了1例伴限制性房间通道的CPS病例，胎龄25周时行球囊肺动脉瓣成形术，术前CVPS评分5分，术后宫内恢复时间10周，报道时婴儿9个月，健康状况良好。

（四）闭合性FCI患者选择标准制定

如果胎儿心血管畸形已经发展到经宫内干预也无法有效恢复的程度，尝试FCI或许是无益的，甚至是有风险的。如果术后没有充足的宫内恢复时间，FCI效益就不能得到充分发挥。因此，FCI临床实践中，制定患病胎儿纳入或排除标准，把握恰当的FCI时机，深入研究预后影响因素就显得非常必要。国外多家心脏中心正在进行FCI的"candidate selection"研究为临床选择病例制定了一些标准，协助选择"恰当的"或"有价值的"患病胎儿进行产前干预，实现FCI效益最大化，这些标准也在逐步更新及完善中。

在胎儿主动脉球囊瓣成形术的探索方面，波士顿儿童医院研究团队总结认为，胎儿畸形的

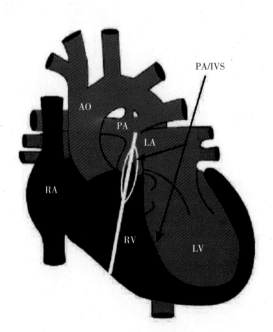

图34-6 胎儿肺动脉瓣球囊成形术示意图

LA—左心房；LV—左心室；RA—右心房；RV—右心室；PA—肺动脉；AO—主动脉；PA/IVS—室隔完整型肺动脉闭锁

（引自文献 Tulzer G, Acct W, Franklin RC, et al. Fetal pulmonary valvuloplasty for critical pulmonary stenosis or atresia with intact septum. Lancet, 2002, 360:567-568.）

干预必须指征适宜，不仅要对患病胎儿进行诊断鉴别，更要用恰当的标准进行患病胎儿筛查，对决定进行介入治疗的患病胎儿采取可行的操作手段。只有通过对先天性心血管畸形自然和非自然过程了解的不断深入，才能对胎儿先天性心血管畸形介入治疗进行正确衡量、评价及科学决策。目前介入治疗成功率提高与治疗技术不断成熟有关，更与日趋完善的患者筛查标准有关。FCI 患胎纳入标准：①主动脉瓣狭窄是引起血流动力学改变的主要畸形；②左心室需具有挽救价值（诊断时左心室长度不能低于该胎龄组左心室长度的 2SD 或 Z-score ≥ 2 分）；③妊娠 30 周前做出诊断；④此前胎儿没有进行过介入治疗；⑤没有其他严重非心脏畸形。排除标准包括：①多胎妊娠；②除心脏畸形外还有其他严重畸形；③子宫颈关闭不全；④母亲有使用全麻或子宫收缩抑制剂的禁忌证。

在胎儿肺动脉瓣球囊成形术的探索方面，西班牙的 Galindo 教授带领的胎儿心脏病学研究小组 2013 年报道了对右心室流出道梗阻胎儿进行 FCI 的患病胎儿筛查标准探索，研究总结 4 项指标如下：三尖瓣瓣环径 / 二尖瓣瓣环径 ≤ 0.83、右心室长度 / 左心室长度 ≤ 0.64、肺动脉瓣瓣环径 / 主动脉瓣瓣环径 ≤ 0.75、三尖瓣充盈时间 / 整个心动周期 ≤ 0.37。如果患病胎儿在 32 周胎龄前已出现上述指标中的 3 个，提示出生后只能建立单心室循环的敏感性及特异性分别为 100%、92%；一旦 4 个指标均出现，则出生后只能建立单心室循环的敏感性，特异性敏感性及特异性均为 100%，因此推荐可将这 4 个指标联合评价，作为胎儿宫内肺动脉瓣球囊成形术的筛查标准。

关于胎儿 BAS 患者筛选方面的探索较少，胎儿 BAS 实施于伴限制性房间通道的胎儿期严重先天性心血管畸形。胎儿期限制性房间通道定义为通过房间交通的左向右血流峰速大于等于 1.0m/s，并且存在左心房扩张和（或）房间隔凸向右心房呈弓状。伴限制性房间通道的 CPS、伴限制性房间通道的 PA/IVS 等可引起右心室发育不良和与冠状动脉间异常交通，即右心室依赖的冠状动脉循环（right ventricle dependent coronary circulation，RVDCC），目前对于这些右心系统畸形的研究重点是如何增加发育不良右心室血供、促进右心室发育以能承担生后的肺循环，以及如何进行技术改进，使胎儿 BAS 实施后的房间通道满足胎儿循环需求。Marshal 及 Ruben 等针对人工房隔造口较小的问题提出解决办法：①改进器械以期在不增加子宫壁及胎儿损伤情况下得到足够大小的人工房间隔造口；②对 BAS 后房间隔组织再粘连，可考虑放置支架、造多个分流口或切除部分房间隔组织等；③可用激光进行胎儿 BAS，可控制房间隔造口大小，并防止术后再粘连。虽然目前这些尝试结果还不尽如人意，有关经验也需要深入研究和探讨。

此外，学者们还总结了 Z-score 及在 FCI 中的指导意义，认为三尖瓣 Z-score ≤ -3 分，意味着双心室修补术可能性小，而出现 RVDCC 则是右心室减压的禁忌证。Huhta 等[21]认为，胎儿 CVPS 评分（表 34-1）对临床选择"有价值"的胎儿进行治疗有很重要的指导作用，CVPS ≤ 7 分，且无胎儿水肿，应给予针对病因学的治疗；CVPS > 5 分，围生期死亡率高，治疗意义不大，甚至是有风险的。然而应在哪一个恰当的临界分值进行治疗，或选择继续妊娠，还是中止妊娠，仍是需要继续深入研究的课题。

表 34-1　胎儿心血管评分（cardiovascular profile score，CVPS）

项目	2分	1分	0分
胎儿水肿	无	腹腔、胸膜腔或心包腔积液	皮肤水肿
心 / 胸面积比值	> 0.20 且 ≤ 0.35	0.36~0.50	> 0.50 或 < 0.20
心脏功能	二尖瓣、三尖瓣正常 舒张期双向性充盈	全收缩期三尖瓣反流	全收缩期二尖瓣反流 舒张期单向性充盈
脐动脉血流频谱			
脐静脉和静脉导管血流频谱			

（五）闭合性 FCI 动物模型研究

闭合性 FCI 临床实践中，宫内 FCI 成功实施的确能够阻止、延缓甚至逆转胎儿心脏腔室及体 - 肺血管床发育不良的境况。但是，整个操作过程存在的血流动力学不稳定状态对胎儿大脑、胎盘及其他脏器血流量的影响及远期预后目前尚不明确，需要成熟的动物模型支撑，FCI 模式的更新需要在动物模型上得以演练，并为人类 FCI 的不断成熟提供实验依据。由于目前尚不能在胚胎发育过程中给予干预措施制备研究所需特定种类先天性心血管畸形动物模型，所以 FCI 实验研究主要采用在正常动物胚胎（胎羊为主）模拟闭合性 FCI 过程以验证其可行性，并进行在人类胎儿无法获得的后续研究，如术后胎羊重要脏器病理变化、胎盘功能及神经精神发育等。

Fechner 研究小组利用鸡胚胎在超声引导下成功建立了胚胎心脏介入治疗的动物模型并进行了相关研究。Schmidt 等建立了超声引导下房隔支架植入术胎羊模型，利用三维超声研究了所植入支架形态及其疗效，以及支架的内皮化研究。

四川大学华西第二医院研究组建立了超声引导的宫内主动脉瓣球囊成形术胎羊模型，研究了手术本身对胎羊重要脏器的影响、胎羊血液动力学的变化及保护性对策的研究。2012 年，Weber 研究小组在胎羊模型上进行了心脏瓣膜支架植入的可行性研究，研究结果认为，产前带瓣支架植入可以完全重塑胎儿瓣膜功能，为严重心血管畸形产前干预提供了更加广阔的空间。在闭合性 FCI 路径探索方面，有学者提出经心脏穿刺有心包积血、心律失常、心脏穿刺损伤等明显并发症，因而尝试经胎羊脐静脉或肝静脉路径以减少上述并发症，并进行了有益尝试，取得初步成功。2013 年，Nugent 进行了 FCI 体外实验，在体外胎儿心脏及大血管模型上，经脐静脉或肝静脉路径，应用磁共振引导导引钢丝及扩张球囊达到模型的主动脉瓣环水平，体外实验可控制导管方向进行各个角度的尝试，该研究组计划下一步在胎羊模型上实施该方式，以获得更多的胎儿心脏治疗途径的经验。更多开拓性的实验研究成果必将促进闭合性 FCI 的不断成熟。

四、针对胎儿先天性心血管畸形的药物性 FCI

药物性 FCI 在胎儿先天性心血管畸形的治疗起辅助作用，主要采用经 FDA 批准能够用于妊娠期的部分药物改善胎儿心脏节律及收缩功能，避免或减轻胎儿水肿，降低胎儿死亡率，使患病胎儿能够有机会接受 FCI 或产后治疗。目前主要采用经胎盘转运药物方式，而尽量避免侵入性途径。针对胎儿先天性心血管畸形伴发的心力衰竭，主要采用经胎盘转运地高辛进行治疗；针对伴发的室上性心动过速、心房扑动，主要采用经胎盘转运索他洛尔或地高辛进行治疗；针对伴发的心动过缓，主要采用经胎盘转运拟交感肾上腺素类药物进行治疗。

2010 年 6 月在阿姆斯特丹举行了关于胎儿介入心脏病治疗的国际学术会议。会议肯定了胎儿期干预治疗对于重症复杂先天性心脏畸形治疗的必要性和有效性，鉴于目前国际上该项技术仅有少数的医疗中心能够开展，难以开展双盲的临床随机对照研究，呼吁建立起全球的数据库系统，以期达到对该治疗手段的科学客观的评价。2012 年，胎儿心脏病学研究先驱 Allan 在总结胎儿心脏治疗现状时呼吁，这一领域的研究必须严格相关医师资格及接受产前干预的患者条件。必须有成熟的、对胎儿严重心血管畸形自然史有深刻理解的研究小组，必须有严格的患者纳入标准，必须有实施产前干预团队的配合（其中必备胎儿微创医学专家、心脏介入治疗专家、胎儿心脏病学专家）以避免人类胎儿产前干预出现过度的学习曲线。而且，FCI 的理论及实际利益尚显薄弱，必须进行密切的、长期的监测及随访。相信随着相关专门器械的设计问世，三维和四维超声技术的发展，以及鸡胚与胎羊模型提供的有效地培训相关医师缩短学习曲线，增加技术成功率，胎儿期先天性心血管畸形的干预治疗定会取得更大的进步。

（华益民 周开宇）

◉ 参考文献

1. McElhinney DB, Tworetzky W, Lock JE. Current status of fetal cardiac intervention. Circulation, 2010, 121(10):1256-1263.

2. Van Aerschot I, Rosenblatt J, Boudjemline Y. Fetal cardiac interventions: myths and facts. Arch Cardiovasc Dis, 2012, 105(6-7):366-372.

3. Marshall AC, van der Velde ME, Tworetzky W, et al. Creation of an atrial septal defect in utero for fetuses with hypoplastic left heart syndrome and intact or highly restrictive atrial septum. Circulation, 2004, 110(3):253-258.

4. Mizrahi-Arnaud A, Tworetzky W, Bulich LA, et al. Pathophysiology, management, and outcomes of fetal hemodynamic instability during prenatal cardiac intervention. Pediatr Res, 2007, 62(3):325-330.

5. Marshall AC, Levine J, Morash D, et al. Results of in utero atrial septoplasty in fetuses with hypoplastic left heart syndrome. Prenat Diagn,2008,28(11):1023-1028.

6. Tworetzky W, McElhinney DB, Marx GR, et al. In utero valvuloplasty for pulmonary valve atresia with hypoplastic right ventricle: techniques and outcomes. Pediatrics,2009, 124(3):e510-518.

7. McElhinney DB, Marshall AC, Wilkins-Haug LE, et al. Predictors of technical success and postnatal biventricular outcome after in utero aortic valvuloplasty for aortic stenosis with evolving hypoplastic left heart syndrome. Circulation,2009,120(15):1482-1490.

8. Kunisaki SM, Jennings RW. Fetal surgery . J Intensive Care Med, 2008,23(1):33-51.

9. Cortes RA, Farmer DL. Recent advances in fetal surgery. Semin Perinatol, 2004,28(3):199-211.

10. Gurtner GC, Werner S, Barrandon Y, et al. Wound repair and regeneration. Nature, 2008,453(7193):314-321.

11. Ahuja P, Sdek P, MacLellan WR. Cardiac myocyte cell cycle control in development, disease, and regeneration . Physiol Rev, 2007, 87(2):521-544.

12. McCrindle BW, Blackstone EH, Williams WG, et al. Are outcomes of surgical versus transcatheter balloon valvotomy equivalent in

neonatal critical aortic stenosis? Circulation,2001,104:152-158.

13. Kaltman JR, Di H, Tian Z, et al. Impact of congenital heart disease on cerebrovascular blood flow dynamics in the fetus. Ultrasound Obstet Gynecol, 2005, 25(1):32-36.

14. Donofrio MT, Duplessis AJ, Limperopoulos C. Impact of congenital heart disease on fetal brain development and injury. Curr Opin Pediatr,2011,23(5):502-511.

15. McQuillen PS, Barkovich AJ, Hamrick SE, et al. Temporal and anatomic risk profile of brain injury with neonatal repair of congenital heart defects. Stroke, 2007, 38(2 Suppl):736-741.

16. Khalil A, Nicolaides KH. Fetal heart defects: Potential and pitfalls of first-trimester detection. Semin Fetal Neonatal Med, 2013,7:S1744-1765.

17. Rogers L, Li J, Liu L, et al. Advances in fetal echocardiography: early imaging, three/four dimensional imaging, and role of fetal echocardiography in guiding early postnatal management of congenital heart disease. Echocardiography, 2013, 30(4):428-438.

18. Westgren M. Fetal medicine and treatment. Handb Exp Pharmacol,2011, 205:271-283.

19. Bliton MJ.Ethics: "Life before birth" and moral complexity in maternal-fetal surgery for spina bifida. Clin Perinatol,2003, 30(3):449-464.

20. Fasouliotis SJ. Maternal-fetal conflict. Eur J Obstet Gynecol Reprod Biol, 2000, 89(1):101-107.

21. Huhta J, Quintero RA, Suh E, et al. Advance in fetal cardiac intervention. Cardiovascular Medicine, 2004, 16(5):487-493.

22. Tworetzky W. Fetal interventions for cardiac defects. Pediatr Clin N Am, 2004, 51:1503-1513.

23. Rychik J. Frontiers in fetal cardiovascular disease. Pediatr ClinN Am, 2004, 1:1489-1502.

24. Harrison MR, Keller RL, Hawgood SB, et al. A randomized trial of fetal endoscopic tracheal occlusion for severe congenital diaphragmatic hernia. N Engl J Med, 2003,349(20):1916-1924.

25. Schmidt S, Dudenhausen JW, Langner K,et al. A new perfusion circuit for the newborn with lung immaturity: extracorporeal CO_2 removal via an umbilical arteriovenous shunt during apneic O_2 diffusion. Artif Organs,1984,8(4):478-480.

26. Bradley SM, Hanley FL, Duncan BW, et al. Fetal cardiac bypass alters regional blood flows, arterial blood gases, and hemodynamics in sheep. Am J Physiol,1992, 263 (3 Pt 2):919-928.

27. Reddy VM, Liddicoat JR, McElhinney DB, et al. Hemodynamic effects of epinephrine, bicarbonate and calcium in the early postnatal period in a lamb model of single-ventricle physiology created in utero. J Am Coll Cardiol,1996, 28(7):1877-1883.

28. Champaur G, Vedrinne C, Martinot S, et al. Flow-induced release of endothel ium-derived relaxing factor during pulsatile bypass: experimental study in the fetal lamb. J Thorac Cardiovasc Surg, 1997, 114:738-745.

29. Vedrinne C, Tronc F, Martinot S, et al. Effects of various flow types on maternal hemodynamics during fetal bypass: is there nitric oxide release dur ing pulsatile perfusion. J Thorac Cardiovasc Surg, 1998, 116:432-439.

30. Zhong H, Chen ZG, Jia B, et al. Animal model establishment of fetal cardiac bypass on goat model. J Fudan Univ (Med Sci),2001, 28 (1):68-70.

31. Zhou CB, Su ZK, Zhang HB, et al. The changes of estradiol and progesterone in ewes during fetal cardiopulmonary bypass. Acta Universitatis Medicinalis Secondae Shanghai, 2002, 2(22): 104-106.

32. Zhou CB, Zhuang J, Chen JM, et al. Decrease in inflammatory response does not prevent placental dysfunction after fetal cardiac bypass in goats. J Thorac Cardiovasc Surg, 2012, 143:445-450.

33. Carotti A, Emma F, Picca S, et al. Inflammatory response to cardiac bypass in ewe fetuses: effects of steroid administration or continuous hemodiafiltration. J Thorac Cardiovasc Surg, 2003,126(6):1839-1850.

34. Oishi Y, Masuda M, Yasutsune T,et al. Impaired endothelial function of the umbilical artery after fetal cardiac bypass. Ann Thorac Surg, 2004, 78(6):1999-2003.

35. Ikai A,Riamer RK, Ramamoorthy C, et al. Preliminary results of fetal cardiac cardiac bypass in nonhuman primates. J Thorac C ardiovasc Surg,2005,129:175-181.

36. Sebastian VA, Ferro G, Kagawa H,et al. Fetal cardiac intervention: improved results of fetal cardiac bypass in immature fetuses using the TinyPump device. J Thorac Cardiovasc Surg, 2013, 145(6):1460-1464.

37. Kohl T, Szabo Z, VanderWal KJ, et al. Experimental fetal transesophageal and intracardiac echocardiography utilizing in transvascular ultrasound technology. Am J Cardiol, 1996, 77:899-903.

38. Kohl T, Szabo Z, Suds K, et al. Fetoscopic and open transumbilical fetal cardiac catheterization in sheep-Potential approaches for human fetal cardiac intervention. Circulation, 1997, 95:1048-1053.

39. Kohl T, Strumper D, Witteler R, et al. Fetoscopic direct fetal cardiac access in sheep: an important experimental milestone along the

route to human fetal cardiac intervention. Circulation, 2000,102:1602-1604.

40. Kohl T. Re:In-utero intervention for hypoplastic left heart syndrome: a pernatologist's perspective. Ultrasound Obstet Gynecol, 2006, 27(4): 332-339.

41. Kohl T, Hering R, Van de Vondel P, et al. Analysis of the stepwise clinical introduction of experimental percutaneous fetoscopic surgical techniques for upcoming minimally invasive fetal cardiac interventions. Surg Endosc, 2006, 20(11): 1134-1143.

42. Kohl T, Kirchhof P, Gogarten W, et al. Fetal transesophageal electrocardiography and stimulation in sheep: fetoscopic techniques aimed at diagnosis and therapy of incessant fetal tachycardias. Circulation, 1999,100: 772-776.

43. Kohl T,Westphal M,Achenbach S,et al. Multimodal fetal transesophageal echocardiography for fetal cardiac intervention in sheep. Circulation,2001,114: 1757-1760.

44. Kohl T, Witteler R, Gogarten W, et al. Operative techniques and strategies for minimally invasive fetoscopic fetal cardiac interventions in sheep. Surg Endosc ,2000,14: 424-430.

45. Kohl T, Breuer J,Heep A. Fetal transesophageal echocardiography during balloon valvuloplasty for severe aortic valve stenosis at 28^{+6} weeks of gestation. J Thorac Cardiovasc Surg,2007, 134(1):256-257.

46. Tworetzky W, Wilkins-Haug L, Jennings RW, et al. Balloon dilation of severe aortic stenosis in the fetus: potential for prevention of hypoplastic left heart syndrome: candidate selection, technique, and results of successful intervention. Circulation, 2004,12:2125-2131.

47. Makikallio K, McElhinney DB, Levine JC,et al. Fetal aortic valve stenosis and the evolution of hypoplastic left heart syndrome: patient selection for fetal intervention. Circulation, 2006,113:1401-1405.

48. Maxwell D, Alan L, Tynan, et al. Baloon dilatation of the aortic valve in the fetus: a report of two cases. Br Heart J ,1991,65:256-258.

49. Tulzer G, Acct W, Franklin RC, et al. Fetal pulmonary valvuloplasty for critical pulmonary stenosis or atresia with intact septum. Lancet, 2002, 360:1567-1568.

50. Chaoui R, Bollmann R, Goeldner B,et al. Aortic balloon valvuloplasty in the human fetus under ultrasound guidance: a report of two cases. Ultrasound Obstet Gynecol, 1994, 4:162-168.

51. Allan LD, Maxwell DJ, Carminati M, et al. Survival after fetal aortic balloon valvoplasty. Ultrasound Obstet Gynecol, 1995, 5: 90-91.

52. Lopes LM, Cha SC, Kajita LJ, et al. Balloon dilatation of the aortic valve in the fetus-a case report. Fet Diagn Ther, 1996,11: 296-300.

53. Arzt W, Tulzer G, Aigner M , Invasive intrauterine treatment of pulmonary atresia/intact ventricular septum with heart failure. Ultrasound Obstet Gynecol, 2003, 21(2): 186-188.

54. Galindo A, Gutierrez-larraya F, Velasco JM. Pulmonary balloon valvuloplasty in a fetus with critical pulmonary stenosis/atresia with intact ventricular septum and heart failure. Fetal Diagn Ther,2006,21(2):100-104.

55. Neda FM, Anne PO, Lawrence B, et al. Scoring system to determine need for balloon atrial eptostomy for restrictive interatrial communication in infants with hypoplastic left heart syndrome. J Heart Lung Transplant, 2003, 22(8):883-888.

56. Schinedei C, Mccrindle BW, Carvalho JS, et al. Development of Z-scores for fetal cardiac dimensions from echocardiography. Ultrasound Obstet Gynecol, 2005, 26: 599-605.

57. Gomez Montes E, Herraiz I, Mendoza A, et al. Fetal intervention in right outflow tract obstructive disease: selection of candidates and results. Cardiol Res Pract, 2012, 2012:592403.

58. Giglia TM, Mandell VS, Connor AR,et al. Diagnosis and management of right ventricle-dependent coronary circulation in pulmonary atresia with intact ventricular septum. Circulation,1992,86:1516-1528.

59. Ruben A, Huhta J, Elsa S, et al. In utero caidiac fetal surgery: laser atrial septotomy in the treatment of hypoplastic left heart syndrome with intact atrial septum. Am J Obsetet Gynecol,2005,193:1424-1428.

60. Salvin JW, McElhinney DB, Colan SD,et al. Fetal tricuspid valve size and growth as predictors of outcome in pulmonary atresia with intact ventriculai septum. Pediatrics, 2006,118(4):415-420.

61.Devore GR. The use of Z-scores in the analysis of fetal cardiac dimensions. Ultrasound Obstet Gynecol, 2005, 26(6):596-598.

62. Huhta JC. Right ventricular function in the human fetus. J Perinat Med, 2001, 29(4):381-389.

63. Fechner S, Busch C, Oppitz M. The chick embryo as a model for intrauterine ultrasound-guided heart intervention. Ultrasound Obstet Gynecol, 2008, 31: 277-283.

64. Schmidt M, Jaeggi E, Ryan G, et al. Percutaneous ultrasound-guided stenting of the atrial septum in fetal sheep. Ultrasound Obstet Gynecol,2008, 32(7):923-928.

65. Hua YM, Zhou KY, Shi XQ, et al. Intrautero fetal cardiac intervention in medium and late pregnancy stages in the fetal lamb. Journal of Clinical Rehabilitative Tissue Engineering Research, 2008, 12 (48):9434-9438.

66. Zhou KY, Hua YM, Zheng Z, et al. The research of animal model establishment in human fetal cardiac intervention. Journal of Sichuan University (Medical Science Edition), 2008,39:641-644.

67. Hua YM, Yang S, Zhou KY. The impact of intrauterine balloon aortic valvuloplasty on gestational outcome in a fetal goat model. Fetal Diagn Ther, 2011, 30(2):100-107.

68. Zhou KY, Wu G, Li YF, et al. Protective effects of indomethacin and dexamethasone in a goat model with intrauterine balloon aortic valvuloplasty. J Biomed Sci, 2012, 19(1): 74-78.

69. Weber B, Emmert MY, Behr L, et al. Fetal transapical stent delivery into the pulmonary artery: prospects for prenatal heart-valve implantation. Eur J Cardiothorac Surg, 2012, 41(2):398-403.

70. Edwards A, Menahem S, Veldman A, et al. Fetal Cardiac Catheterization using a Percutaneous Transhepatic Access Technique: Preliminary Experience in a Lamb Model. Ultrasound Obstet Gynecol,2013,42(1):58-63.

71. Jouannic JM,BoudjemlineY ,Benifla JL. Transhepatic ultrasound-guided cardiac catheterization in the fetal lamb: a new approach for cardiac interventions in fetuses. Circulation, 2005, 111: 736-741.

72. Nugent AW, Kowal RC, Juraszek AL, et al. Model of Magnetically Guided Fetal Cardiac Intervention: Potential to Avoid Direct Cardiac Puncture. J Matern Fetal Neonatal Med, 2013, 26(18):1778-1781.

73. Cornelia H,Manfred H,Sturlia H,et al. A cardiovascular profile score in the surveillance of fetal hydrops. J Matern Fetal Neonatal Med, 2006, 19:407-413.

74. Falkensammer F, James P, Huhta JC. Fetal congestive heart failure: correlation of Tei-index and Cardiovascular-score. J Perinat Med , 2001, 29: 390-398.

75. Huhta JC. Fetal congestive heart failure. Seminars in Fetal & Neonatal Medicine, 2005, 10: 542-552.

76. van den Heuvel F, Bink-Boelkens MT, du Marchie Sarvaas GJ, et al. Drug management of fetal tachyarrhythmias: are we ready for a systematic and evidence-based approach? Pacing Clin Electrophysiol, 2008, 31(suppl 1):S54-57.

77. Olus A, Julene SC. Fetal dysrhythmias. Best Pract Res Clin Obstet Gynaecol, 2008, 22(1): 31-48.

78. Jaeggi ET, Fouron JC, Silverman ED, et al. Transplacental fetal treatment improves the outcome of prenatally diagnosed complete atrioventricular block without structural heart disease. Circulation, 2004, 110:1542-1548.

79. Friedman DM, Kim MY, Copel JA, et al. Prospective evaluation of fetuses with autoimmune-associated congenital heart block followed in the PR Interval and Dexamethasone Evaluation (PRIDE) Study. Am J Cardiol, 2009, 103:1102-1106.

80. Oepkes D, Moon-Grady AJ, Wilkins-Haug L. 2010 report from the ispd special interest group fetal therapy: fetal cardiac interventions. Prenat Diagn, 2011, 31: 249-251.

81. Allan LD. Rationale for and current status of prenatal cardiac intervention. Early Hum Dev, 2012, 88(5): 287-290.

第三十五章
新生儿重症先天性心血管畸形的诊断与药物治疗

先天性心脏病有多种分类方法，如发绀型和非发绀型，肺充血类和缺血类，左向右、右向左或无分流等。这些分类方法在新生儿阶段用处不大，而且不能帮助临床医生进行鉴别诊断。Rowe 等根据新生儿期临床表现将先天性心脏病分为：充血性心力衰竭型、重度发绀型、心律异常和杂音（表35-1）。在这个分类基础上，临床医生辅助胸片及心电图检查，能够缩小诊断范围，及时做出正确处理。本章主要讨论充血性心力衰竭型先天性心脏病和重度发绀型先天性心脏病的诊断和处理。

一、充血性心力衰竭型

新生儿警示发生充血性心力衰竭（CHF）的早期体征包括呼吸急促、心动过速或奔马律、肝脏增大、动脉脉搏异常和发绀。表现为喂养困难、大汗、吸气性凹陷、发育停滞等，进一步反映心脏泵血不足。表35-2是依据 CHF 发生时间而进行分类的各种先天性心血管畸形。大的左向右分流病变如室间隔缺损（VSD）、动脉导管未闭（PDA），如果是足月儿，在生后 6~8 周内由于肺血管阻力（PVR）还没有降低到足以引起大量左向右分流，故大部分不引起 CHF；而早产儿由于 PVR 很快降低，因此在新生儿期即引起 CHF。

表35-1　新生儿期先天性心脏病的临床表现分类

分类	先天性心血管畸形
重度发绀型	完全性大动脉转位（TGA）
	法洛四联症（TOF）
	右心室双出口（DORV）伴肺动脉狭窄（PS）
	单心心室伴或不伴肺动脉狭窄或大动脉转位
	右心室发育不良综合征（包括室间隔完整的肺动脉闭锁）
	极重度肺动脉瓣狭窄
	Ebstein畸形或其他三尖瓣异常
	完全性肺静脉异位引流（TAPVR）
充血性心力衰竭型	动脉导管未闭（PDA）
	左心发育不良综合征（HLHS）
	主动脉缩窄（COA）
	室间隔缺损（VSD）
	房室间隔缺损（AVSD）
	非梗阻型完全性肺静脉异位引流
	主动脉瓣狭窄（AS）
	右心室双出口不伴肺动脉狭窄
	动静脉瘘
心律失常	室上性心动过速（SVT）
	完全性心脏传导阻滞
杂音	无害性杂音（包括外周肺动脉狭窄）
	动脉导管未闭
	室间隔缺损
	房室瓣反流
	肺动脉瓣狭窄
	主动脉瓣狭窄
	动静脉瘘
	房间隔缺损（ASD）

表35-2　引起新生儿充血性心力衰竭的各种先天性心血管畸形（依据发生时间分类）

CHF发生时间	先天性心血管畸形
出生时	左心发育不良综合征（HLHS）
	严重心肌病变
	容量负荷增多病变（重度三尖瓣反流或肺动脉瓣反流，大的体动静脉瘘）
生后第1周	主动脉弓离断
	大动脉转位
	早产儿动脉导管未闭
	HLHS（解剖畸形相对较好）
	完全性肺静脉异位引流，尤其是伴肺静脉梗阻者
	极重度主动脉瓣狭窄或极重度肺动脉瓣狭窄
	其他：体动静脉瘘
生后1~4周	主动脉缩窄（伴合并畸形）
	早产儿大的左向右分流病变（如VSD，PDA）
	以上未列出的其他病变

（一）心力衰竭的表现

新生儿期充血性心力衰竭的主要表现为心动过速、呼吸急促、肝大和心脏增大。4个症状均非必需。

1. 心动过速

正常足月新生儿生后第一天睡眠时心率约为135次/分，超过180次/分明显异常，即使有呼吸窘迫综合征，仔细听诊如果发现奔马律则是心力衰竭的最有力依据。心率达到或超过210次/分提示室上性心动过速，低于50次/分提示完全性传导阻滞。McCue及Young发现心率在150次/分或以上的新生儿约2/3表现为心力衰竭。

2. 呼吸急促

呼吸急促是新生儿期心力衰竭表现。由于肺顺应性降低，呼吸急促常伴肋下和肋间吸气时凹陷。但这些常常是后期表现，如果生后第一天即出现应该考虑呼吸窘迫综合征或气道梗阻。

呼吸频率在60~80次/分或更快应想到心力衰竭以及肺和中枢神经系统疾病。心力衰竭时由于肺泡塌陷产生肺内分流，再加上新生儿期心房水平右向左分流、持续胎儿循环，这些因素均导致动脉血氧饱和度降低，为89%~93%。

3. 肝大

心力衰竭时由于液体潴留常导致肝大，右肋缘下超过3cm，但也可见于呼吸窘迫、恶性血液病和先天性病毒血症。

4. 心脏增大

正常大小的心脏通常不会诊断为心力衰竭，除了梗阻性完全性肺静脉异位引流。因此心脏增大是心力衰竭的一个常见表现，但胸片上需要排除技术原因导致的假性心脏增大或增大的心脏胸腺影。

5. 循环衰竭

心力衰竭最严重的征象是患儿出现休克表现、无脉搏、肢体花纹、体温不升、呼吸困难和呼吸急促，见于前向血流严重受限病变，如极重度主动脉瓣狭窄、左心室发育不良、主动脉弓梗阻或血栓形成。这些患者体循环血流依赖于动脉导管，动脉导管收缩甚至关闭将会导致患儿死亡。严重房室瓣反流、心肌炎、心肌缺血、心脏肿瘤有时也会出现这种表现，如功能性主动脉瓣闭锁确实会引起一过性心肌缺血。

6. 其他表现

颈静脉搏动是一项很有价值的体征，但这些重病患儿常常伴呼吸窘迫，很难见到颈静脉搏动。新生儿心力衰竭可表现苍白和间歇性发绀，但非特异性。明显发绀常常是右向左分流先天性心脏病或大动脉转位心房间交通不足的表现，一般来说，重度发绀不是心力衰竭表现，至少不是早期表现。动静脉混合性病变如动脉单干、右心室双出口等，发绀常常不重，但多有心力衰竭。肢冷、苍白、多汗是交感神经兴奋表现，说明心搏量下降，尤其是多汗可能提示早期心力衰竭，是新生儿期有诊断价值的临床症状。外周水肿在新生儿心力衰竭早期并不多见，但可以是终末期表现，需与Turner或Nooman综合征伴发的淋巴性水肿鉴别。

股动脉搏动减弱或消失提示主动脉缩窄综合征（主动脉弓缩窄、主动脉弓离断或其他主动脉弓梗阻性病变如血栓形成），大多数病例伴有动脉导管未闭，常常上肢与下肢甚至左右侧脉搏或血压不一致。如果右上肢低于左上肢，提示主动脉弓缩窄或离断伴右锁骨下动脉迷走；如果四肢脉搏均减弱则提示左室发育不良综合征等导致的前向血流严重受阻；相反，脉搏洪大则提示主动脉窃血表现，如动脉单干伴共同瓣反流、动脉导管未闭、主动脉瓣重度反流等。因此仔细检查四肢脉搏能够为诊断提供重要线索。

正常新生儿生后数小时内可表现右室抬举感、第二心音单一响亮，但很快即转为安静心脏和心音正常分裂，如果仍然持续为活跃的心脏、心音响亮或单一则不正常，再加上呼吸急促、心动过速、肝大、心脏增大等，就需要尽快仔细寻找心力衰竭原因。

新生儿心力衰竭并不常出现肺部啰音，但左心病变有时可表现由于气道受压导致的呼气或平静吸气时喘鸣音伴 CO_2 潴留。动脉血气可以协助诊断，如前所述左向右分流病变由于肺充血、肺内动静脉分流以及通气-血流比例失调可引起血氧饱和度轻度降低；而重度主动脉瓣狭窄或导管依赖型体循环血流患儿，由于组织灌注和氧交换很差，表现为难以纠正性酸中毒，而氧分压却相对较高。

7. 胸部 X 线片

胸部 X 线片表现为肺血管影增多和心脏增大。大部分病例可以区别动脉或静脉充血从而协助诊断。红细胞增多症或贫血均可以引起心脏增大，需鉴别。

8. 心电图

单纯心电图对诊断心力衰竭帮助不大，但结合胸片和体检有助于鉴别心力衰竭病因。如心肌功能障碍或心肌缺血引起的心力衰竭心电图表现为特征性的 T 波低平、倒置及 ST 段异常（尤其是 V_5、V_6），偶可出现 Q 波；左心前导联表现高 R 波、深 Q 波或异常 T 波则提示心内膜弹性纤维增生征；P-R 间期缩短是 Pompe 型糖原累积征特征；房室容量负荷过重表现常无特异性。

（二）心力衰竭的鉴别诊断

新生儿期心力衰竭诊断相对简单，但出生后第 1 周需与同样引起呼吸急促和心动过速疾病如感染、神经系统并发症、代谢紊乱以及肺部病变等相鉴别（表 35-3）。早期、仔细和系列观察是诊断严重心脏病变的关键。

表 35-3　新生儿期与心力衰竭具有相似表现的疾病

休克
败血症
电解质失衡
出血
心律失常
窘迫（the distressed newborn）（无休克）
产前或出生时缺氧
红细胞增多症，贫血
呼吸窘迫综合征
新生儿一过性呼吸急促
肺出血
肺炎
气胸
代谢性酸中毒
液体过量
淋巴管扩张
肝脏肿大
新生儿溶血性疾病
风疹
呼吸系统疾病伴肺过度充气引起的膈肌压低

1. 心力衰竭的诊断标准

新生儿期建立一个可以临床操作的诊断标准很难，一方面不能过度治疗，而另一面有时暂不治疗继续观察可能就会延误治疗时机。表 35-4 所列的诊断标准可能对临床有一定帮助。

表 35-4　新生儿心力衰竭的诊断标准

序号	标准
A	提示心力衰竭
	以下中的任意 3 条：
	心脏增大（心胸比例 >0.6）
	心动过速（>150 次 / 分）
	呼吸急促（>60 次 / 分）
	湿肺
B	诊断心力衰竭　A 中标准加以下任意 1 条：
	肝脏肿大（肋下 >3cm）
	奔马律（诊断价值较高）
	症状明显的肺水肿
C	重度心力衰竭
	循坏衰竭

2. 表现为心力衰竭的非发绀型新生儿的鉴别诊断

表现为心力衰竭的非发绀类新生儿一般分三类：①左心室流出道梗阻型。②左向右分流型。③心肌本身病变。房室瓣反流可以是以上各种疾病的一部分，也可以为原发性。另外需注意动静脉瘘有时会表现为主动脉缩窄综合征病理生理假象。不依赖肺血管阻力的分流如左室-右房通道在生后第一周就会出现心力衰竭，而依赖肺血管阻力的分流通常在第2周才开始出现症状。大部分病变通过临床检查、胸片和心电图可以基本诊断，超声心动图可以准确诊断绝大部分病例，但仍然有部分病例需进行心导管检查和造影，以得到精确解剖信息和血流动力学改变，部分病例可同时通过心导管术进行治疗。

表35-5是基于心电图和胸片对新生儿先天性心脏畸形的鉴别诊断表。

表 35-5　表现为心力衰竭的心脏疾病鉴别诊断

心电图	胸片			
	肺血增多	肺静脉瘀血	肺血正常	肺血减少
右心室肥大	左心室发育不良综合征	梗阻型肺静脉异位引流	主动脉缩窄（早期）	肺动脉瓣狭窄
	主动脉缩窄	二尖瓣狭窄	动静脉瘘	Ebstein 畸形
	主动脉弓离断综合征	三房心（新生儿期少见）		
	主动脉瓣狭窄			
	动脉单干			
	非梗阻型肺静脉异位引流			
	动脉导管未闭	均表现为重度心力衰竭		
	房室隔缺损			
	右心室双出口不伴肺动脉狭窄			
	动静脉瘘			
左心室肥大	动脉导管未闭	主动脉瓣狭窄	主动脉瓣狭窄（早期）	肺动脉闭锁伴室间隔完整
	动脉单干	均表现为重度心力衰竭	复杂畸形伴轻度肺动脉狭窄	
	主动脉瓣狭窄			
	单心室不伴肺动脉狭窄			
	复杂畸形伴肺血增多			
双心室肥大	室间隔缺损		主动脉瓣狭窄（早期）	复杂畸形伴肺动脉闭锁
	动脉导管未闭		复杂畸形伴轻度肺动脉狭窄	
	房室隔缺损			
	动脉单干			
	右心室双出口			
	动静脉复杂畸形伴肺血增多			
	单心室不伴肺动脉狭窄			

（三）治疗

1. 吸氧

可降低肺血管阻力，增加左向右分流，因此对左向右分流病变不主张吸氧，尤其是长时间吸高浓度氧；左心室或右心室流出道重度梗阻性病变需要依赖动脉导管供血，吸氧会加速动脉导管关闭，此种患者不宜吸氧。

2. 正性肌力药物

（1）快速起效的强心药：①儿茶酚胺类药物。极重度 CHF 新生儿，快速起效而作用时间较短的儿茶酚胺类药物比地高辛更好。这类强心药的剂量参考表 35-6。②米力农。是非儿茶酚胺类药物，通过抑制磷酸二酯酶发挥强心和扩血管作用。用法：负荷量 10~50μg/kg 10 分钟内静脉注入；之后 0.1~1μg/（kg·min）静脉滴注。不良反应主要是低血压和血小板减少，血压稳定后才能应用。

（2）洋地黄类：地高辛不仅能提高心肌收缩力，增加心输出量，还具有拟副交感神经作用和利尿作用。口服和静脉滴注地高辛的总剂量及维持量列于表 35-7。与饱和量相比，维持量与血清地高辛浓度关系更密切，它能够建立足够的机体药物储备，缩短达到稳态血药浓度时间。但新生儿期肾脏等器官功能不成熟，而且易发生电解质紊乱，这些均易导致地高辛中毒，需密切观察临床症状、心电监护，监测地高辛浓度。

3. 利尿剂

利尿剂仍然是控制肺循环和体循环充血的主要治疗药物。但利尿剂仅仅降低前负荷，改善充血症状，不提高心输出量或心肌收缩力。常用利尿剂有：

（1）快速起效的利尿剂：如呋塞米，主要作用于髓袢（袢利尿剂），每次剂量 1mg/kg，静脉给药或口服，每天 2~3 次，注意补钾。

（2）醛固酮拮抗剂：如螺内酯，主要作用于远曲小管，抑制钠 - 钾交换，可以预防其他利尿剂产生的低钾血症，有保钾作用，因此多与袢利尿剂（排钾利尿剂）合用。常用剂量为 3mg/（kg·d），分 2~3 次口服。但如果患者正在应用血管紧张素转换酶抑制剂（ACEI）类药物，应当停用以免发生高钾血症。

（3）噻嗪类利尿剂：如氢氯噻嗪，主要作用于近端和远端小管，目前应用不多。

4. 血管扩张剂

血管扩张剂降低后负荷，可以增加每搏输出量而不改变心肌收缩力，因此不会增加心肌氧耗。联合应用强心药、血管扩张剂以及利尿剂可以改善心肌收缩情况和充血症状。但必须在血压稳定以后才能试用。常用药物有两种。

表 35-6 儿茶酚胺类药物的使用

药物	给药途径及剂量〔μg/（kg·min）〕	不良反应
肾上腺素	静脉维持 0.1~1	高血压、心律失常
异丙肾上腺素	静脉维持 0.1~0.5	外周血管及肺血管的扩张
多巴酚丁胺	静脉维持 5~10	较轻的心动过速和血管扩张作用、心律失常
多巴胺	静脉维持 5~10	心动过速、心律失常、高血压或低血压
		多巴胺剂量依赖的心血管效应：扩张肾血管作用〔2~5μg/（kg·min）〕
		强心作用〔5~10μg/（kg·min）〕
		显著血管收缩作用〔15~20μg/（kg·min）〕

表 35-7 充血性心力衰竭地高辛的口服剂量

患者	饱和量〔μg/（kg·24h）〕	维持量〔μg/（kg·24h）〕
早产儿（胎龄＜ 37 周）	20 ~ 30	5 ~ 7.5
足月儿（胎龄≥ 37 周）	25 ~ 35	6 ~ 10
小于 2 岁	40 ~ 50	10 ~ 12
大于 2 岁	30 ~ 40	8 ~ 10

注：静脉用药剂量 =75% 口服剂量，首剂为饱和量的 1/2，余分 2 次，每隔 8 小时给药 1 次，末次给药 12 小时后予以维持量。维持量是总剂量的 25%，分 2 次用，每次间隔 12 小时。

（1）静脉扩张剂：硝酸甘油，静脉给药 $0.5\sim1\mu g/(kg\cdot min)$〔一般不超过 $3\mu g/(kg\cdot min)$，最大剂量 $6\mu g/(kg\cdot min)$〕，小剂量开始，根据效果调整用量。尤其对改善肺静脉瘀血效果较好。

（2）动静脉扩张剂：卡托普利，新生儿 $0.1\sim0.4mg/(kg\cdot d)$ 分 2~3 次口服；依那普利，开始剂量 $0.05\sim0.2mg/(kg\cdot d)$，逐渐增量，最大量不超过 $0.4mg/(kg\cdot d)$。应用于明显瓣膜反流及大量左向右分流患儿。

5. 支持治疗

必要时机械通气，注意治疗和预防低血糖、低血钙以及营养支持。

二、重度发绀型

发绀是重症心脏病变最令人瞩目的症状之一，一旦发现必须立即评估及处理。新生儿期发绀一定不能忽略或只是"观察"，尤其是不伴有呼吸窘迫的患儿，出生后第一天即出现发绀的先天性心脏病新生儿通常状况会越来越严重，需要引起高度重视。

（一）发绀鉴别诊断

对发绀新生儿必须尽快明确属于以下三种类型中的哪一种：外周型、差异性和中央型。表 35-8 为新生儿期引起发绀的非心脏原因。引起发绀的重症心脏病通常无杂音或仅有非特异性杂音，如梗阻性完全性肺静脉异位引流、大动脉转位、肺动脉闭锁伴室间隔缺损等。临床上肉眼可见的发绀还须依靠血红蛋白浓度进行判断，贫血可使发绀不明显。一些肺血增多的右向左分流心脏病临床上发绀常不明显（如动脉单干、单心室等）；而且非发绀型心脏病患儿心力衰竭、感染时可出现发绀，或动脉导管未闭和（或）卵圆孔未闭新生儿在出生后最初几个小时，由于肺血管阻力还没有下降可表现发绀。

表 35-8 新生儿期引起发绀的非心脏原因

系统	疾病
呼吸系统	肺和气道的结构异常
	肺内病变
	呼吸窘迫综合征
	肺炎
	肺外病变
	气胸
	支气管肺囊肿/隔离
	气道食管瘘
	膈疝
	气道梗阻
	先天性（后鼻孔闭锁，喉蹼）
	后天性（出生时损伤，声带麻痹）
血液系统	正铁血红蛋白血症
	红细胞增多症
中枢神经系统	分娩时用药
	颅内出血
	感染
	寒冷
	低血糖

分别测量常规环境和吸纯氧 5~10 分钟时的动脉氧分压（PaO_2）和 pH，这是做出诊断的非常重要的第一步。应该自桡动脉取血进行相关检查，以避免从其他部位取血时动脉导管水平右向左分流引起的检测混淆。新生儿期仅单纯测量血氧饱和度不能反映主要的血流动力学紊乱全貌，与成人相比，新生儿 2,3- 二磷酸甘油低下而血红蛋白浓度升高，使 P_{50} 降低，导致在任何 PaO_2 情况下动脉血氧饱和度均相对较高。吸氧后如果 $PaO_2>160mmHg$，心源性可能性不大；如果 $PaO_2>250mmHg$，则可排除心源性。在大量右向左分流的先天性心脏病患者，吸氧使肺泡毛细血管水平溶解的氧增多，引起 PaO_2 升高但不会大幅度升高；吸氧后 PaO_2 没有或很少改变强烈提示发绀型心脏病。

外周型发绀患儿由于灌注差表现为动脉血氧饱和度正常而动静脉之间差异增大，新生儿期最常见于肢端发绀（皮肤血流的自主控制改变）或感染伴心输出量降低时。寒冷或红细胞增多症也能引起外周型发绀。

中央型发绀可以由不饱和的肺静脉回流引起，能够通过吸纯氧解除或显著提高；也可以由心内或心外分流引起，其肺静脉血已完全饱和，但由于吸氧能够降低肺血管阻力，因而降低右向左分流，也能使发绀略有改善。另一种非常罕见的发绀，为获得性（服药）或先天性高铁血红蛋白血症，PaO_2 正常且发绀对吸氧无反应，该种患者静脉血标本呈巧克力棕色，在空气中振荡颜色无改变，给予氰化钾后血液变成樱红色，有助于诊断。

差异性发绀仅见于心源性，是新生儿期动脉导管水平右向左分流伴主动脉弓梗阻的最有力体征。发绀存在于上肢或下肢取决于心室大动脉连接是否一致，动脉导管前和动脉导管后的血氧饱和度差异可协助诊断。

血气分析对评估发绀的病理生理具有非常重要的意义。$PaCO_2$ 升高可能由于通气不足或肺实质病变引起，机械或正压通气氧合提高后可明显改善；$PaCO_2$ 正常，吸氧后动脉 PaO_2 能够有所升高符合动静脉混合性病变，如非梗阻性完全性肺静脉异位引流，吸氧使肺泡毛细血管水平溶解的氧增多（见上所述）；$PaCO_2$ 正常吸氧后动脉 PaO_2 无改变为血流限制性病变如肺血流降低和（或）心房水平分流；严重酸中毒、低（或正常）PaO_2 伴或不伴吸氧后改善，反映体循环低灌注，组织灌注很差，见于左心梗阻性病变（表35-9）。

表 35-9　室内空气和吸氧试验时动脉血气分析

pH	$PaCO_2$	PaO_2	高氧试验反应	提示疾病
—↓	—	↓	—	肺血流降低
—↓	—	↓	—↑	动静脉混合
↓	↓	↓	—↑	体循环低灌注
↓	↑	↓	↑	肺泡通气不足
—↓	↑	↓	↑	肺实质病变

（二）发绀型心脏病临床分类

发绀型心脏病一般分3类：①梗阻性病变伴肺血流降低。②动静脉混合性病变伴肺血流正常或降低。③肺静脉瘀血性病变。以下分别进行讨论。

1. 肺血流减少的发绀型心脏病（表35-10）

这类病变为肺血流梗阻伴心室或心房水平右向左分流，梗阻可以为右心的任何部位：流入道、体部、流出道或外周肺动脉。如果血液自右心室排出至肺动脉完全梗阻，则肺血流来源于动脉导管或体肺侧支，可以无连续性杂音甚至无杂音。如果右室流出道梗阻不是很严重可以闻及喷射性杂音，如法洛四联症或单心室伴肺动脉狭窄。可闻及肺血严重减少伴主动脉重度扩张患者主动脉的喷射性喀喇音。第二心音常常单一，但三尖瓣 Ebstein 畸形、Uhl 畸形、三尖瓣反流或右心室发育不良时可正常。

胸片除了肺血减少外，右位主动脉弓常提示法洛四联症、肺动脉闭锁伴室间隔缺损或动脉单干。心电图是床旁诊断的另一个最有用的检查，会提供很多信息。左心室优势或增大需考虑右室腔发育不良或闭锁；伴电轴左偏（0°～90°）常见左室型单心室及缺乏右侧连接；而电轴向上提示肺动脉闭锁伴室间隔完整或肺动脉狭窄。

表 35-10　肺血流减少类新生儿发绀型心脏病的鉴别诊断

疾病	其他重要临床表现及辅助检查结果
心电图示 RVH	
TOF	ULSB 可闻及 2~3/6 级收缩期杂音 *
	TOF 伴肺动脉闭锁新生儿可闻及轻柔的连续性杂音 *
	X 线胸片：肺动脉段凹（或"靴形"心）*；右位主动脉弓 *（25%）
DORV 伴 PS	与 TOF 相似 *
	LSB 可闻及 3~4/6 级收缩期杂音
	ECG：RVH、Ⅰ度房室传导阻滞
无脾综合征	水平肝（触诊、X 线）*
	ECG：QRS 电轴向上；RVH 或 LVH
	血涂片见 Howell-Jolly 小体和 Heinz 小体
心电图示 RBBB	
Ebstein's 畸形	心前区可闻及三音律或四音律、轻柔 TR 的杂音
	X 线胸片：心影显著增大伴或不伴肺血减少
	ECG：RAH，WPW 综合征，Ⅰ度房室传导阻滞
心电图示 LVH	
肺动脉闭锁	严重青紫
	通常无心脏杂音，但可能闻及柔和的 PDA 杂音 *
	X 线胸片：右房增大伴肺血减少
	心电图：正常 QRS 电轴，LVH，RAH
三尖瓣闭锁	严重青紫 *
	可闻及 VSD 或 PDA 杂音
	ECG：QRS 电轴向上 *
	X 线胸片示"靴形"心 *
心电图示双 BVH	
TGA 伴 PS	中度发绀
	无 CHF
	可闻及 ULSB 上方 PS 收缩期杂音
动脉单干（Ⅱ型或Ⅲ型）	严重发绀
	可闻及收缩期喀喇音或柔和的收缩期杂音
单心室伴 PS	体征与 TOF 相似 *
	LSB 收缩期杂音

注：* 对于诊断尤为重要。BVH—双心室肥大；CHF—充血性心力衰竭；DORV—右心室双出口；ECG—心电图；LSB—胸骨左缘；LVH—左心室肥大；PDA—动脉导管未闭；PS—肺动脉狭窄；RAH—右心房肥大；RVH—右心室肥大；TGA—大动脉换位；TOF—法洛四联症；ULSB—胸骨左缘上方；VSD—室间隔缺损；WPW—Wolf-Parkinson-White 综合征；TR—三尖瓣反流；RBBB—完全性右束支传导阻滞；PS—肺动脉狭窄。

2. 肺血流正常或增多的发绀型心脏病（表 35-11）

新生儿期此类病变最常见为大动脉转位，其次为血液混合性病变，包括回流的体、肺静脉在心房、心室或大动脉任何水平的混合，包括完全性肺静脉异位引流、各种类型的单心室、动脉单干。重度发绀但无心脏杂音提示完全性大动脉转位；心脏增大伴呼吸急促提示完全性肺静脉异位引流或左心发育不良综合征；左心发育不良综合征上下肢搏动均减弱，而动脉单干四肢搏动洪大；肺动脉闭锁伴室间隔缺损患儿有时可闻及来自大的体肺侧支的连续性杂音；动脉单干或法洛四联症伴肺动脉瓣缺如患儿可闻及半月瓣反流舒张期杂音，后者可呈"来回"或"拉锯"样特征性杂音；气道梗阻和心力衰竭也提示法洛四联症伴肺动脉瓣缺如。

表 35-11　肺血流正常或增多类新生儿发绀型心脏病的鉴别诊断

疾病	其他重要临床表现及辅助检查结果
心电图示 RVH	
D-TGA	巨大儿伴重度发绀 *；男性多数 *（男：女＝3：1）
	充血性心力衰竭（±）
	S2 单一，通常无心脏杂音 *
	X 线胸片："蛋形"心伴心腰部狭窄 *
	ECG：正常或 RVH
TAPVR 伴梗阻	男性多数 *（男：女＝4：1）
	四音律或五音律 *
	通常无心脏杂音
	肺部湿啰音（±）
	X 线胸片：肺静脉瘀血或者肺水肿
	ECG：RVH、V_1 导联见 Q 波
DORV 伴肺动脉瓣下 VSD	与 TGA 相似（重度发绀，CHF 症状 ±）*
（Taussig-Bing 畸形）	ULSB 收缩期杂音、2~3/6 级 *
	ECG：RVH、RAH（±）
PPHN	胎粪污染或产时窒息
	严重气促和发绀 *
	通常无心脏杂音
	导管前与导管后动脉 PO_2 不同
	X 线胸片：心影扩大、"毛玻璃"样肺、正常肺血影、肺部疾病
	ECG：正常心电图
心电图示 LVH 或 BVH	
动脉单干（Ⅰ型）	轻度发绀；水冲脉
	心尖部收缩期咔喇音；VSD 粗糙的收缩期杂音
	共同动脉干瓣膜反流 * 所致的舒张早期杂音（±）
	CHF 症状（±）
	X 线胸片示右位主动脉弓（30%）
单心室（不伴 PS）	轻度发绀、CHF 症状
	LSB 响亮的收缩期杂音
	X 线胸片：心影增大（±）
	ECG：①胸前导联无 Q 波或者 Q 波出现于 V_4R 和 V_1 导联；②出现于大多数心前导联，呈现固定的 QRS 形态（RS、rS 或 QR）
TGA 伴 VSD	轻度发绀
	CHF 症状 *（±）
	VSD 粗糙的收缩期杂音
多脾综合征	轻度发绀
	水平肝 *（触诊　X 线）
	ECG：QRS 波和 P 波电轴向上 *；②RVH，LVH，或无心室肥大征象

注：* 症状体征对于诊断很重要。BVH—双心室肥大；CHF—充血性心力衰竭；D-TGA—完全性大动脉换位；DORV—右心室双出口；ECG—心电图；LSB—胸骨左缘；LVH—左心室肥大；PPHN—新生儿持续性肺动脉高压；PS—肺动脉狭窄；RAH—右心房肥大；RVH—右心室肥大；TAPVR—完全性肺静脉异常引流；TGA—大动脉换位；ULSB—胸骨左缘上方；VSD—室间隔缺损；S2—第二心音；±—有或无。

3. 肺静脉瘀血的发绀型心脏病

某些右向左分流心脏病同时伴有肺静脉回流梗阻，如心下型或心上型完全性肺静脉异位引流；另外一类病变为肺静脉回流梗阻伴心衰，如左心发育不良综合征伴房间交通严重受限，任何形式单心室伴左侧房室瓣梗阻或闭锁且房间交通不足。

（三）治疗

1. 吸氧

在确定动脉导管依赖性肺血供应前禁止吸氧；对肺静脉瘀血的发绀型心脏病吸氧可一定程度改善发绀和酸中毒。

2. 静滴前列腺素 E

可维持动脉导管开放，对部分右室流出道严重梗阻患儿亦有效。用法：开始 0.025~0.1μg/（kg·min）静脉滴注，达到预期疗效后逐渐减量至 0.01μg/（kgmin），若无反应，可加至 0.4μg/（kg·min）。不良反应：面红、心动过缓、低血压、发热。

3. 法洛四联症伴缺氧发作的治疗

碳酸氢钠治疗酸中毒时静脉应用的剂量为 1mmol/kg，减轻酸中毒对呼吸中枢的刺激作用；普萘洛尔 0.01~0.25mg/kg（平均 0.05mg/kg）缓慢静推，可以减慢心率逆转缺氧发作；或氯胺酮 1~3mg/kg（平均 2mg/kg），缓慢静推，效果很好，其可增加体循环血管阻力（SVR），并使患儿镇静。纠正后口服普萘洛尔 2~4mg/（kg·d）以预防缺氧发作。注意血压和心率。

4. 其他治疗

必要时机械通气；纠正酸中毒；注意治疗和预防低血糖、低血钙。

附 >>> 早产儿动脉导管未闭

一、概述

临床资料显示出生体重低于 1750g 婴儿动脉导管未闭（PDA）的发生率为 45%（15% 发生 CHF），低于 1200g 的婴儿 PDA 的发生率为 80%（40%~50% 发生 CHF）。在肺透明膜病的早产儿中，PDA 是一个特殊问题。随着氧合增加，肺循环血管阻力（PVR）迅速下降，但早产儿因为对氧的反应不成熟而动脉导管保持开放，由此产生的大量左向右分流使肺僵硬，难以脱离呼吸机和氧疗。如果动脉导管不关闭，患儿持续呼吸机通气可引起支气管肺发育不良及肺动脉高压（肺心病），出现右心衰竭。

二、临床表现和诊断

（1）在延迟或不能脱离机械通气的早产儿中首先考虑到存在 PDA 非常重要。在未行机械通气的患儿，呼吸暂停或心动过缓可以是 PDA 的早期表现。

（2）体格检查表现外周脉搏洪大、心前区搏动强烈、心动过速伴或不伴奔马律。左锁骨下区或胸骨左缘上方的连续性杂音具有诊断意义，但杂音有时仅出现于收缩期，而且机械通气患儿很难听到杂音。

（3）心电图通常正常，偶见左心室肥大的表现。

（4）在未行气管插管的较大的早产儿胸片表现为心脏增大和肺血管影增多。气管插管和高呼吸参数设置的患儿，胸片示心脏正常或轻度增大。

（5）二维超声和彩色多普勒检查可提供精确的解剖和功能信息。多普勒检查（取样容积放在动脉导管的肺动脉端）可提供重要的功能信息，如导管分流类型（单纯左向右分流、双向分流或主要右向左分流）、肺动脉压力、导管分流量及肺灌注状况。

三、治疗

（一）药物治疗

有症状婴儿需给予药物或手术治疗；无症状的小型 PDA 无需处理，只需临床观察，有自动关闭可能。

（1）在 24~48 小时内可试用限制液体量，每天 120ml/kg，应用利尿剂（如呋塞米，1mg/kg，每天 2~3 次），但往往疗效不大。地高辛对改变血流动力学作用不大，且中毒发生率较高，因此不建议应用。

（2）可静脉应用吲哚美辛药物关闭 PDA，每 12 小时 1 次，共 3 次。以下为药物剂量及用法：出生后 48 小时内患儿，首次 0.2mg/kg，随后每次 0.1mg/kg，应用 2 次；出生后 2~7 日龄患儿，每次 0.2mg/kg，应用 3 次；大于 7 日龄患儿，首次 0.2mg/kg，随后每次 0.25mg/kg，应用 2 次。偶有应用第二疗程吲哚美辛以彻底关闭

PDA。应用吲哚美辛的禁忌证包括高尿素氮血症（>9mmol/L）或高肌酐血症（>159μmol/L）、血小板减少（<80×10^9/L）、出血倾向（包括颅内出血）、坏死性小肠结肠炎，以及高胆红素血症。

（3）在欧洲，静脉应用布洛芬很普遍（10mg/kg，然后每次 5mg/kg 应用 2 次，中间间隔 24 小时）。布洛芬可显著降低少尿的发生率，并且其对脑血流的不良影响较少。

（二）手术治疗

如果药物治疗无效或使用吲哚美辛有禁忌时，需要手术结扎动脉导管。标准的手术路径是经胸廓左后外侧切口进行，可对动脉导管行简单的结扎或用血管夹夹闭（不行分离术）。许多中心在新生儿重症监护病房床旁结扎动脉导管。手术死亡率为 0~3%。

最近使用微创视频辅助胸腔镜（VATS）手术治疗低出生体重儿动脉导管未闭较普遍，避免了开胸手术时肌肉切开或肋骨牵拉损伤，而且可减少呼吸机应用。

（刘　芳）

⊘ **参考文献**

1. RM Freedom, LN Benson,JF Smallhorn. The clinical diagnostic approach in congenital heart disease. Neonatal heart disease. London: Springer-Verlag London Limited ,1992:165-176.

2. Myung K, Park K. Pediatric cardiology for practitioners. 5th ed. Philadelphia: MOSBY,2008:161-191.

3. Desfrere L, Zohar S, Morville P,et al. Dose-finding study of ibuprofen in patent ductus arteriosus using the continual reassessment method. J Clin Pharm Ther,2005,30(2):121-132.

4. Park MK.The use of digoxin in infants and children with specific emphasis on dosage.J Pediatr, 1986,108:871-877.

第三十六章
呼吸机在新生儿先天性心血管畸形的术前应用

一、新生儿先天性心血管畸形的呼吸病理生理

（一）新生儿呼吸病理生理

新生儿围生期呼吸、循环系统发生了一系列的改变，胎盘循环转变为自身心血管循环，呼吸器官由胎盘转为肺，需要经过一段时间来适应这些变化。同时心肺各部分还存在生长发育的渐进改变。了解这些改变对于诊断和治疗呼吸系统和心血管系统的疾病非常重要。

新生儿出生后由于胎盘循环中断，动脉导管、静脉导管和脐血管均废用，脐静脉和脐动脉大部分闭锁，肝静脉导管闭锁；下腔静脉注入右心房的血液减少，右心房压力降低，同时肺开始呼吸，大量血液由肺静脉回流进入左心房，左心房压力增高，促使卵圆孔关闭；动脉导管也逐渐闭锁成为动脉韧带，至此，出生后血液循环系统建立。但是对于患先天性心脏病的新生儿，一方面存在心血管系统的解剖畸形，如大血管转位、动脉导管未闭等，引起血流动力学的异常（左向右分流或右向左分流等）以及肺血管系统的血流量异常；另一方面，这些患儿肺血管本身也可能存在发育异常（如法洛四联症、右心室双出口的患儿等），且先天性心脏病患儿肺血管发育等较正常新生儿延缓，上述特点可影响先天性心脏病患儿的呼吸系统功能。

胎儿分娩后，在各类因素的影响下，触发呼吸，大量的肺部液体被挤压和吸收，表面活性物质大量生成，肺泡扩张并维持扩张状态。新生儿由于代谢旺盛，需氧量较高，而相对潮气量小，需要较快呼吸频率以满足机体氧供需求和排出二氧化碳，呼吸频率为35~50次/分，与脉搏的比例为1:3（成人为1:5）；同时由于呼吸系统不成熟，新生儿尤其是早产儿容易出现呼吸节律不规整，反复呼吸暂停等表现。新生儿肺通气储备较小，足月新生儿潮气量小，一般

5~7ml/kg，早产儿可低至 3.2ml/kg；新生儿肺泡无效腔量为 1.5~2.5ml/kg，功能残气量（FRC）明显少，为 20~30ml，随着日龄增加而增大，并与出生体重、生产方式、是否成熟儿等有关。新生儿期尤其早产儿由于胸廓顺应性大，其总顺应性与肺部顺应性几乎相等。新生儿动态顺应性为 1~2ml/（$cmH_2O \cdot kg$），肺阻力为 2.5~4.9kPa/（L·s）。新生儿气管内径不到成人的一半，其气道阻力是成人的 16 倍，气道管径随发育而增大，气道阻力递减；当气道管腔黏膜水肿、分泌物增加、支气管痉挛时气道阻力增加；足月新生儿气道阻力正常值为 20~40cmH_2O/（L·s），气道插管时为 50~150cmH_2O/（L·s）。新生儿呼吸系统时间常数（time constant，TC）=0.005L/$cmH_2O \times 30cmH_2O$/（L·s）=0.15s，呼吸窘迫综合征和肺瘀血时降低。新生儿动脉血氧分压（PaO_2）值在足月儿和早产儿中不同。吸入空气时，足月儿 PaO_2 在 60~90mmHg，早产儿 PaO_2 在 50~80mmHg，若小于 50mmHg 示严重低氧血症。出生后由于肺液未被完全吸收，肺血管也尚未完全开放，通气/血流比值（V/Q）可能有所波动，在 1.0 左右，但一般 24 小时后接近 0.7~0.8。掌握新生儿的上述肺力学指标对于呼吸机的使用和调节具有重要意义。

（二）先天性心脏病患儿呼吸病理生理特点

先天性心脏病是新生儿最常见的心脏疾病。根据先天性心脏病的分类，主要可以分成非发绀型先天性心脏病（多为肺充血型，左向右分流型）和发绀型先天性心脏病（多为肺缺血型，右向左分流型）。先天性心脏病存在心脏结构和（或）功能异常，心肺血流动力学及功能发生改变，肺血管发育情况随心功能受损程度不同而各异。

1. 非发绀型先天性心脏病（或充血型、左向右分流型）

室间隔缺损（VSD）、房间隔缺损（ASD）及动脉导管未闭（PDA）等均为左向右分流型先天性心脏病，临床主要表现为肺充血、易合并肺炎和心功能不全。此类新生儿易反复并发呼吸道感染。左向右分流使肺循环血流量明显增加，肺血管呈动力性肺高压，肺小动脉痉挛，肺小动脉中层和内膜层逐渐增厚，管腔变小。气道黏膜和肺间质水肿，肺顺应性减低，气道狭窄，肺通气及换气功能均受损，呼吸出现代偿。肺内通气与血流灌注不协调，V/Q 比值失调，严重时血氧含量下降。心脏增大可压迫小气道、肺和肺血管，可致小血管内膜充血、水肿、肺不张、气道梗阻、气体交换面积减少，肺小动静脉损害进一步加重。肺循环充血持续，肺小动脉病变进行性发展，出现梗阻性肺动脉高压，部分肺小血管闭塞，V/Q 比值失调，同时肺弥散功能障碍加剧。故患儿左向右分流型先天性心脏病最终引起限制性及阻塞性通气障碍，致呼吸衰竭。

2. 青紫型先天性心脏病（或缺血型，右向左分流型）

法洛四联症（TOF）、肺动脉闭锁（PA）、大血管转位（TGA）等皆为右向左分流型先天性心脏病，属于肺缺血型，临床表现为肺血少、发绀、缺氧发作、蹲踞等。此类患儿不易发生下呼吸道感染。由于右向左分流、肺血不足或肺血管发育不全，导致全身发绀明显，机体对缺氧可发生耐受。但是，部分右向左分流型先天性心脏病可合并存在左向右分流，如动脉导管未闭（PDA），可出现肺充血，临床表现似左向右分流型。高氧治疗中包括机械通气治疗低氧血症。

二、新生儿机械通气的基本特点

新生儿发生低氧血症或呼吸衰竭时需要进行氧疗或机械通气治疗。新生儿氧疗可根据病情给予鼻导管吸氧、头罩吸氧、持续正压通气（continuous positive airway pressure, CPAP）（包括水封瓶、单纯 CPAP 机、气管插管下 CPAP）及插管给予机械通气（mechanical ventilation

治疗。机械通气是抢救新生儿呼吸衰竭的主要治疗手段。目前，随着呼吸机触发与同步技术、电磁阀技术、漏气自动补偿功能、呼吸力学监测技术及近端传感技术的应用，新生儿机械通气技术得到明显提高。但是由于新生儿尤其早产儿对高压氧治疗、机械通气的使用产生诸多临床并发症，新生儿时期机械通气技术需要进一步完善。

简单地说，新生儿进行机械通气的指征有：①各种原因引起的Ⅰ型或Ⅱ型呼吸衰竭。②反复发生的呼吸暂停。临床上包括新生儿呼吸窘迫综合征（RDS）、严重胎粪吸入性肺炎、重症肺炎、肺出血、呼吸心搏骤停复苏过程等。

主流的新生儿机械通气技术是采用压力限制、时间切换、持续气流的通气技术，新生儿氧疗（包括机械通气）需要注意防止减少高压氧损伤（球后晶体纤维化、肺损伤）和呼吸机相关肺损伤（ventilator associated lung injury，VALI）。机械通气的目标是：保持呼吸道通畅，达到和维持适当的肺气体交换，减少呼吸做功和心脏做功，使患儿处于最舒适状态，保护各重要脏器功能，尽量避免呼吸机相关性肺损伤的发生；机械通气理想血气值：pH 7.30~7.45，PaO_2 50~80mmHg，$PaCO_2$ 30~50mmHg。临床上首选常频机械通气，疗效不满意时可换用高频通气或使用一氧化氮（NO）吸入疗法，若后两者联用仍无效者可进行体外膜肺（ECMO）治疗。为减少VALI发生，近年来提出小潮气量（5~8ml/kg）或低通气压（PIP＜25~30cmH$_2$O）、允许性高碳酸血症（permissive hypercapnia，PHC）、"开放肺"策略，取得了较好的效果。PHC在新生儿尚无统一的标准，新生儿一般能耐受的$PaCO_2$为55~60mmHg。新生儿自主呼吸触发能力弱，必须配置小无效腔(＜0.6ml/cmH$_2$O)流量传感器，才能有效触发呼吸机系统以及实现精密的检测。

新生儿一般使用持续控制通气（continuous mandatory ventilation，CMV）、压力控制通气（pressure controlled ventilation，PCV）、压力支持通气（pressure support ventilation，PSV）及压力支持同步间歇指令通气（pressure support synchronized intermittent mandatory ventilation，PSIMV）模式，双重通气模式中的压力调节容量控制模式（pressure regulated volume control，PRVC）目前在新生儿也得到了广泛应用。如果常频通气疗效不佳，可改用高频通气，或开始就使用高频通气。选择何种机械通气方式要考虑患儿疾病情况、呼吸机性能、医师对呼吸机的熟练程度等多种因素。先天性心脏病婴幼儿由于自身病理生理特点，需选择适合于婴幼儿的呼吸机。

（一）常频通气

常频通气是新生儿机械通气的主要方式。常频通气模式包括常规通气模式，如：PCV、VCV、PSIMV、CPAP等；双重控制通气模式，如：PRVC、容量保障压力支持通气（volume assured pressure support ventilation，VAPSV）等；以及闭环通气模式，如指令每分通气（mandatory minute ventilation，MMV）、适应性支持通气（adaptive support ventilation，ASV）、成比例辅助通气（proportional assist ventilation，PAV）等。新生儿潮气量小，气道阻力高和肺顺应性易变，气道压力波动大，插管若无气囊而易于漏气，单纯定压和定容模式均难以同时保证合适的气道压力和潮气量，分别可导致容量不足与容高量肺损伤以及低压通气与高压伤。有研究提出2岁以下及体外循环后的婴幼儿定压通气更为合适。定时、限压和持续恒流是新生儿呼吸机较经典的通气模式，PRVC模式在新生儿得到广泛应用。对于自主呼吸良好的新生儿，可选用传统的CPAP模式。

1.机械通气指征

目前尚无统一标准。我国新生儿常频机械通气指征为：① 在FiO_2为0.6的情况下，PaO_2＜50mmHg（6.67kPa）或经皮血氧饱和度（$TcSO_2$）＜85%（发绀型先天性心脏病除外）。

② $PaCO_2$ > 60~70mmHg（9.33kPa）伴 pH 值 < 7.25。③严重或常规治疗无效的呼吸暂停。具备其中一项者即可应用呼吸机治疗，新生儿已确诊为 RDS 者应早期应用。

2. 呼吸机初始参数

根据新生儿体重、病情演变、动脉血气分析结果和胸片等情况调节呼吸机参数。动脉血气分析结果仍然是目前判断呼吸机参数调定是否适宜的金标准，但发绀型先天性心脏病不应单纯以血氧为标准。对于以肺部顺应性降低为主的新生儿疾病如 RDS、肺充血型先天性心脏病，气道峰压（peak airway pressure，PIP）与呼气终末正压（positive end-expiratory pressure，PEEP）可较高，PIP 20~25cmH_2O，PEEP 5cmH_2O 左右，吸气时间稍长，频率可略快；相反，以肺气肿为主或血气分析 $PaCO_2$ 较高时，PIP 应较低，调至 20cmH_2O 左右，PEEP 2~4cmH_2O，频率宜慢，吸气时间宜短，呼气时间适当延长。新生儿常见疾病的机械通气初调参数参考值见表 36-1。吸气灵敏度的设置对新生儿、早产儿非常重要，一般吸气灵敏度为 -2~-1cmH_2O（压力）或 1~3L/min（流量）。

表 36-1　新生儿机械通气参数设置初调

项目	流量	PIP	PEEP	RR	TI
呼吸暂停	8 ~ 12	10 ~ 12	2 ~ 4	15 ~ 20	0.5 ~ 0.75
RDS	8 ~ 12	20 ~ 30	4 ~ 6	20 ~ 60	0.4 ~ 0.6
MAS	8 ~ 12	20 ~ 25	2 ~ 4	20 ~ 40	0.5 ~ 0.75
肺炎	8 ~ 12	20 ~ 25	2 ~ 4	20 ~ 40	< 0.5
PPHN	15 ~ 20	20 ~ 30	2 ~ 4	50 ~ 120	< 0.5
肺出血	8 ~ 12	25 ~ 30	6 ~ 8	35 ~ 45	0.5 ~ 0.75

注：RR—呼吸频率，次 / 分；TI—吸气时间，秒。

3. 常用模式

（1）持续气道正压（CPAP）：CPAP 的使用要求自主呼吸良好。适用于新生儿存在轻度的 RDS 和呼吸暂停、肺充血水肿。CPAP 可减少呼吸做功，防止呼气时病变肺泡萎陷，增加功能残气量（functional residual capacity，FRC），改善肺泡 V/Q 比值，升高 PaO_2。常采用经鼻给予 CPAP，也可采用气管插管给予，压力一般为 3~8cmH_2O，压力 > 8cmH_2O（尤其当肺顺应性改善时）可影响静脉回流及降低心输出量，还可造成潮气量减低和 CO_2 潴留。新生儿 CPAP 不宜使用纯氧作气源，以免高氧损伤。目前各类 CPAP 机器均有空氧混合器调节。

（2）同步间歇指令通气（synchronized intermittent mandatory ventilation，SIMV）：新生儿尤其早产儿反复出现呼吸暂停或无自主呼吸时，SIMV 可协助患儿同步辅助呼吸以及撤机。

（3）辅助 / 控制通气（assist/control ventilation，A/C）：应用 A/C 模式时，患儿接受机械通气的频率 ≥ 预设频率。当患儿自主呼吸较强和较快时，应及时调低压力或降低触发敏感度；触发敏感度设置既要避免过度敏感，导致过多触发，也要避免触发敏感度过低，造成触发费力。

（4）PRVC：可对流量进行设定并控制，而压力随呼吸力学改变在 PEEP 水平和高压报警以下 3cmH_2O 范围内调节；该模式既保障了潮气量的供给，又避免了肺部气压伤，在新生儿领域可取代定容通气模式。

（5）其他模式：容量控制通气、适应性支持通气、压力释放通气、双相气道正压通气、指令分钟通气、容量支持通气及成比率通气等模式在新生儿不常用或不能用。

4. 撤离呼吸机指征

当新生儿原发疾病得到控制，处于恢复期；患儿一般情况好转，动脉血气分析结果正常时，应逐渐降低呼吸机参数，进入撤机策略（SIMV、CPAP、PSV 等）。参数调整要渐进性，一般一次调节一个参数，观察 1~4 小时后若患儿状况稳定再继续下调参数。下调 FiO_2 和 PIP 是首要的步骤。当 PIP ≤ 18~20cmH_2O，PEEP=2cmH_2O，频率 ≤ 10 次 / 分，FiO_2 ≤ 0.4，且动脉血气分析结果正常，可转为 CPAP 或 CPAP ＋ PSV 模式，维持 1~4 小时后再逐渐下调 PS 水平至小于 5cmH_2O，若患儿状况仍稳定，可撤离呼吸机。

新生儿不能单纯带管呼吸（上呼吸道梗阻除外），可发生导管痰液堵塞而突然死亡。

（二）高频通气

高频通气（high frequency ventilation，HFV）的通气频率 ≥ 4 倍正常频率，在新生儿应用已久。HFV 的气体交换机制尚未完全清楚，与气体在大气道以传导、对流形式运送及肺泡间摆动、涡流形式等有关。高频喷射通气目前已很少应用，目前主要应用高频气流阻断（HFFI，呼气呈混合型）与高频振荡通气（HFOV，呼气呈主动型），HFOV 尤多用。新生儿临床上常用品牌为 Sensormedics A、Baby log8000、Stephanie 及 SLE 2000 及 SLE 5000 等，Sensormedics 为纯高频通气，其余可与 CMV 机联合应用，叠加每分钟 2~5 次间歇强制通气。HFOV 可扩张肺容量，改善通气氧合；其 PEEP 和（或）平均气道压（MAP）可调节。CO_2 的排出与振幅（ΔP）有关，增加 ΔP 和降低频率可降低 CO_2。进行 HFOV 时需设 MAP、ΔP、通气频率（Hz）、吸入氧浓度（FiO_2）及吸气时间（固定于 33%）等参数。一般根据疾病特点选择相应的频率，根据血 $PaCO_2$ 值调整 ΔP，根据血 PaO_2 值调整 MAP。

新生儿临床 HFOV 主要应用于严重新生儿呼吸衰竭如 RDS、重症肺炎、胎粪吸入综合征（MAS）、先天性肺发育不良、先天性膈疝、持续性肺气漏、持续性肺动脉高压、腹内压持续增高的疾病如出血坏死性小肠结肠炎，（NEC）及体外膜肺（ECMO）前的过渡使用。新生儿弥漫性肺疾病如 RDS 使用 HFOV 可采用高容量 / 高压力通气（MAP 比 CMV 时的 MAP 高 2~5 cmH_2O），而肺不均匀性疾病如 MAS、气漏等采用低容量 / 低压力通气（MAP 比 CMV 时的 MAP 高 0~2cmH_2O）以减轻或减少气压伤。一般初始参数设为频率 8~12Hz（胎龄小频率可偏高），MAP 10~15cmH_2O，振幅 ΔP 调至可见合适胸壁振动（可自 30%~40% 开始），吸气时间设置 33%。撤机时先降低 FiO_2（每次 5%），降至 30% 后再降低 MAP。当 MAP 下降至 8cmH_2O 时可直接撤机，或转换至 CMV 过渡或经鼻塞予以 CPAP 过渡。HFV 时要反复行血气分析检查，观察 PCO_2，并复查胸片注意肺部扩张情况。

首先，HFV 在新生儿心血管系统疾病的应用主要见于持续肺动脉高压（persistent pulmonary hyper-tension in the newborn，PPHN），认为应用 HFOV 时予以高 MAP 能较好地扩张肺泡，降低肺血管阻力，从而减少肺内右向左分流，改善 V/Q 比值，改善氧合，舒张收缩的肺血管而降低肺动脉高压。其次，可用于气漏性疾病如气胸、MAS 等，也用于 RDS；联合 NO 吸入治疗 PPHN 可取得更好的效果。要注意的是 HFOV 治疗 PPHN 时需保证足够的血容量和血压。部分作者认为 HFOV 可应用于先天性心脏病（CHD）术后合并严重肺部感染，但因高 MAP 影响心脏前负荷，故存在较多争议，一般不推荐为 CHD 术后的首选通气模式。但对于肺部存在严重并发症的患儿，可以尝试 HFOV。

三、新生儿先天性心血管畸形的术前呼吸机应用

（一）应用建议

总的来说，新生儿先天性心血管畸形何时使用呼吸机治疗至今并没有统一的指征，与一般新生儿疾病使用呼吸机治疗的指征并无明显不同，即出现 Ⅰ 型或 Ⅱ 型呼吸衰竭等应予以应用。但是不同的先天性心脏病发生呼吸衰竭的原因并不相同。

1. 非发绀型先天性心脏病

主要为左向右分流型先天性心脏病。由于左向右分流，肺循环血量增加，可发生心功能不全和反复肺部感染。使用呼吸机的指征主要是感染后发生呼吸衰竭，以及严重心功能不全时出现

肺瘀血、休克等难以维持正常的血氧分压、血二氧化碳分压或血压。机械通气既可纠正呼吸衰竭，又可减少心肺做功，促进心功能的恢复。

2. 持续肺动脉高压

严重的肺动脉高压，采用机械通气尤其高频通气可改善肺血管阻力，促进氧合，并可通过呼吸机管道吸入 NO。

3. 发绀型先天性心脏病

由于血流动力学特征不同，发绀型先天性心脏病需要给予机械通气的情况不尽相同。一般以下情况可考虑予以机械通气。①发生持久和严重缺氧发作，酸中毒等，需要机械通气支持。②动脉导管依赖性发绀型先天性心脏病如严重 TOF、PA、TGA 等，一旦导管开始关闭，发绀严重以及反复呼吸暂停时，需要机械通气。③偶然发生肺部感染，出现呼吸衰竭，需要机械通气。④严重心功能不全或严重发绀等病例在行心导管过程中需要进行镇静麻醉，需机械通气保障。⑤存在心内或大血管水平右向左分流不伴有右室流出道梗阻如Ⅰ型右室双出口、主肺动脉窗等。或者伴有右室流出道梗阻同时有粗大的动脉导管开放如肺动脉闭锁伴动脉导管未闭，因右向左分流而存在低氧血症，但同时伴有肺血增多，如同充血型先天性心脏病，易发生心功能不全和反复呼吸道感染，出现呼吸衰竭时。

（二）应用时需要注意的问题

（1）呼吸模式的选择：可采用控制通气模式（如 PCV、PRVC），以减少呼吸和心脏做功，并达到快速纠正呼吸衰竭的作用。

（2）尽量采用低通气（小潮气量和低 PIP）模式，减少肺气压伤和容量伤；定压模式中 PIP 与 PEEP 之间的差值决定了潮气量，可根据潮气量要求设定 PIP。

（3）尽量采用低氧通气，氧浓度为 30%~50%，避免发生氧中毒。

（4）PEEP：高 PEEP 不利于血液回流，且

对肺血管和心功能均有不利影响。目前尚无明确的标准，可采用 $3\sim5cmH_2O$，以促进肺液吸收，一般小于等于 $8cmH_2O$，并尽早下调。

（5）肺充血型先天性心脏病选择较高 PIP 与 PEEP，PIP：$20\sim25cmH_2O$，PEEP：$5cmH_2O$ 左右，吸气时间稍长，频率可略慢；肺缺血型先天性心脏病可建议选择低 PIP。血氧不是判断疗效的标准，改善缺氧需要解决心脏结构问题。

（6）充血型先天性心脏病多合并心功能不全，机械通气后抬高体位 $30°\sim45°$，既可改善心脏功能，也可减少呼吸机相关肺炎的发生。

四、不同先天性心脏病的呼吸机使用

（一）非发绀型先天性心脏病

非发绀型先天性心脏病主要为左向右分流先天性心脏病，大分流型先天性心脏病患儿肺动脉充血、静脉瘀血以及体液在肺间质、肺泡内的积聚明显，往往存在心功能不全和反复肺部感染，肺力学特征为肺顺应性下降和气道阻力增高；机体通过增加呼吸频率和减少潮气量补偿降低肺顺应性，通过增加呼吸做功来补偿肺泡有效通气。但新生儿通气储备功能低下，故易发生呼吸衰竭以及严重心功能不全。呼吸机应用既可纠正呼吸衰竭，又可减少心肺做功，促进心功能的恢复。

因而非发绀型先天性心脏病新生患儿接受机械通气支持目的是：①纠正呼吸衰竭，减少心肺做功而起支持作用，为手术创造条件。②降低肺血管阻力。③复张肺泡并促进肺部血管外积聚的体液返回循环，恢复功能残气量和增加肺顺应性。④提供足够的氧供和排出二氧化碳，保持内环境稳定。

但是，机械通气在先天性心脏病患儿只提供了心肺支持作用，心脏结构异常并未改变，所以往往呼吸机使用时间较长。如心脏异常的解剖

结构不纠正，即使感染得到控制，仍可能因心功能恢复困难，心功能不全而不易撤机。及时手术纠正心脏的解剖异常对于这些新生儿是十分关键的。应在心、肺功能相对稳定的最佳时机，通过手术解决根本性问题。

建议常频机械通气采用 PCV、PRVC、A/C 等模式，自主呼吸良好时可采用 PSIMV 模式。呼吸频率：40~60 次 / 分，PIP 20~25cmH$_2$O（取决于潮气量，以最低的 PIP 维持足够的潮气量），PEEP 3~5cmH$_2$O（≤7cmH$_2$O），吸气时间：0.3~0.7，FiO$_2$ 30%~50%。PRVC 时潮气量 4~7ml/kg。严重病例可采用高频通气和 NO 吸入（5~20ppm）。

（二）发绀型先天性心脏病

发绀型先天性心脏病术前需要机械通气见于下列四种情况：①存在心内或大血管水平大量右向左分流。由于存在与左向右分流型先天性心脏相似的肺顺应性下降和气道阻力增加，而继发感染炎症促使呼吸衰竭的发生。机械通气可以纠正二氧化碳潴留、改善低氧血症、降低肺血管阻力，但解决心脏解剖畸形仍是关键问题，否则也存在撤机困难的问题。②发生持久和严重缺氧发作，需要保持气道的通畅和给予持续的供氧，并有助于纠正酸碱失衡，缓解流出道梗阻。③动脉导管依赖性发绀型先天性心脏病，一旦动脉导管开始关闭，需要持续输注前列腺素 E，减轻低氧血症和及时纠正酸中毒，一般予以前列腺素 E 后能够保持动脉导管继续开放。但是对于严重病例以及导管接近关闭的病例，前列腺素 E 等并不能完全起效，此时应给予机械通气，并考虑立即行手术治疗才是解决问题的关键。但是，此时要注意尽量不要使用高氧治疗，因其可以加速动脉导管关闭。④对于心导管过程中需要使用大剂量镇静麻醉剂的病例、术中可能发生严重心律失常的病例、存在严重心功能不全（使用镇静麻醉剂可加剧心功能恶化）的病例等

均需要机械通气保障。

建议常频机械通气采用 PCV、PRVC、A/C 模式，自主呼吸良好时可采用 PSIMV 模式。存在大型左向右分流的肺充血型先天性心脏病按左向右分流型充血型先天性心脏病的参数给予。其他情况可采用：呼吸频率：40~60 次 / 分，PIP 20cmH$_2$O（取决于潮气量），PEEP 2~3cmH$_2$O，吸气时间：0.3~0.7 秒，FiO$_2$ 30%~50%。PRVC 时潮气量 4~8ml/kg。严重病例可采用高频通气和 NO 吸入（5~20ppm）。

（三）持续肺动脉高压（PPHN）

PPHN 往往发生在严重新生儿期疾病如围生期窒息、MAS、小儿肺发育不良（如先天性膈疝）等。胎儿循环向成人型循环的过渡不能顺利完成，临床出现酷似发绀型心脏病的征象。

治疗 PPHN 的目的主要是在降低肺血管压力的同时维持正常的体循环压，逆转右向左分流、提高体循环血液中氧含量、改善患儿缺氧症状。近年来，吸入 NO 以及选择性作用于肺血管的扩张剂已成功地用于 PPHN 的临床治疗，但吸入 NO 需要特殊的设备和医用的 NO 气源并不能广泛开展，而肺血管扩张药物能否达到最佳疗效和其不良反应等仍然需要进一步探讨。

目前大多数医院仍然以机械通气为主要治疗手段。可采用常频模式，也可采用高频模式。常频呼吸机通过正压通气可以增加肺泡有效通气量，纠正 PPHN 时的 V/Q 比值失调，提高血氧而使血管扩张，降低肺动脉压力。采用高通气频率通气造成适度血液碱化，可较好地纠正 PPHN 时的 V/Q 比值失调，肺血管扩张，降低肺动脉压力，临床疗效显著。近年高通气频率和小潮气量以及允许性高碳酸血症的新型通气策略取得了较为满意的治疗效果。既保证了氧供，又能最大限度地保护尚未发育健全的肺组织，减少了肺气压伤和慢性肺损伤等并发症产生；并可减少呼吸机治疗时间，缩短疗程，降低病死率。

常频通气初始参数的设置如下。如严重 PPHN 一般治疗无效（吸氧、NO 吸入、血管活性药物使用等），伴有呼酸和代酸，pH < 7.2 的患者，PIP 初设 28~30cmH$_2$O，I：E 为 1：2，RR 60~120，FiO$_2$ 1.0，PEEP 2~3cmH$_2$O；尽快提高血氧浓度（SPO$_2$ > 95%），降低动脉二氧化碳分压（30~35mmHg），促使动脉导管和（或）卵圆孔关闭。

高频通气已经被应用于 PPHN 的治疗。治疗目标是改善 V/Q 比值，纠正患儿的低氧血症和高碳酸血症，减少气压伤，与 NO 合用可提高疗效。常用于 CMV 治疗失败后，或用于严重心肺衰竭患儿，若无效则需要 ECMO 治疗。HFV 的疗效与患儿所患基础疾病有关，严重肺部疾病（RDS，MAS）继发 PPHN 患儿对 HFOV 加吸入 NO 治疗反应优于单用 HFOV 或吸入 NO，无严重实质性肺部疾病的原发性 PPHN 加用或单用 NO 吸入较单纯应用 HFV 好。

（陆国平）

参考文献

1. 《中华儿科杂志》编辑委员会, 中华医学会儿科分会新生儿学组. 新生儿常频机械通气常规. 中华儿科杂志, 2004, 42(5):356-357.

2. 伍百祥. 高频通气 (HFV) 在新生儿科的应用. 重庆医学, 2010, 39(7):769-771.

3. Thome UH, Carlo WA.High-Frequency ventilation in neonates. Am J Perinatol, 2000, 17(1):1-9.

4. Courtney SE, Durand DJ, Asselin JM. High frequency oscillatory ventilation versus conventional mechanical ventilation for very-low-birth weight infants. N Engl J Med, 2002, 29:347, 643-652.

5. Lampland AL, Mammel MC. The role of high-frequency ventilation in neonates: evidence-based recommendations. Clin Perinatol, 2007, 34(1):129-144.

6. 罗长缨, 王莹, 李璧茹. 先天性心脏病合并肺炎时术前机械通气治疗评价. 临床儿科杂志, 2004, 22(4):240-242.

7. 周方, 陈观涛. 新生儿呼吸机选择的要素. 中国医疗器械杂志, 2007, 31(3):219-221.

▶ 第三十七章
新生儿先天性心血管畸形的外科及镶嵌治疗

新生儿阶段先天性心脏病高危患儿的比例极高，许多病种在这个阶段有很高的自然病死率，如大动脉转位（transposition of great arteries, TGA）、完全性肺静脉异位连接（total anomalous pulmonary venous connection, TAPVC）、肺动脉闭锁/室间隔完整形（pulmonary atresia and intact ventricular septum, PA/IVS）、左心发育不良综合征（hypoplastic left heart syndrome, HLHS）等。这些复杂先天性心脏病需在出生后尽早纠治。随着小儿麻醉技术、心脏外科手术技术、体外循环及围手术期监护技术的进步，这些复杂先天性心脏病的外科治疗取得了很大的进步。

一、大动脉转位

1. 病理分类

大动脉转位 TGA 分类包括：室间隔完整（intact ventricular septum, IVS）和伴室间隔缺损（ventricular septum defect, VSD），TGA 合并 IVS 发病率约 50%，TGA 合并 VSD 发病率约 25%。TGA 伴 VSD 合并肺动脉狭窄发病率约 25%；其他合并畸形有：动脉导管未闭（patent ductus arteriosus, PDA）、主动脉缩窄（coarctation of aorta, CoA）等。1950 年 Blalock-Hanlon 房间隔切开术开始应用；肺动脉环缩术早期用于伴 VSD 的 TGA 的姑息治疗，现用于需进行分期纠治的 TGA/IVS 晚期病例。生理性纠治包括 Senning 和 Mustard 心房内板障术，但远期并发症有上腔静脉和肺静脉梗阻、板障漏、心律失常、三尖瓣反流及右心功能衰竭。

2. 手术原则

动脉调转术（arterial switch operation, ASO）是对本病的解剖纠治手术。1975 年 Jatene 首次成功地完成 ASO，随着冠状动脉转移、心肌保护及新的大血管重建技术的改进，手术生存率明显提高，逐渐被广泛应用而成为治疗 TGA 的标准手术。技术要点：通常采用低温体外循环技术，若合并有主动弓降部病变则可采用深低温低流量或深低温停循环（deep hyporhermia circulatory arrest, DHCA）技术。在降温期间先缝扎切断动脉导管，主动脉阻断，根部注心肌保护液。在主动脉瓣上 1cm 处横断升主动脉，以纽扣状切下两冠状动脉开口，游离冠状动脉起始部 2~4mm 距离，要仔细保全冠状动脉的所有分支。在靠近肺动脉分叉处离断肺总动脉，将动脉分叉转移到升主动脉前方（Lecompte 操作）。用 7-0 聚丙烯（prolene）缝线将纽扣状冠状动脉开口连续缝合到新的主动脉上，缝合可靠确保术后不出血十分重要。再将新的主动脉与升主动脉远端端端吻合。取下冠状动脉处血管采用自身心包补片修补，再将此血管与肺动脉端端吻合。合并有 VSD 或 ASD 则采用自身心包补片修补。TGA 伴有冠状动脉畸形，需采用不同技术移植冠状动脉，术后确保冠状动脉供血畅通是该手术的要点。

3. 手术结果

TGA/IVS 患儿应在出生后 4 周内行 ASO，大于 1 个月的患儿左心室压力下降，可先行肺动脉环缩和体-肺动脉分流术，待左心室压力提高，功能恢复后再行 ASO。但也有观点认为可在 2 个月甚至 6 个月的 TGA/IVS 患儿中行 ASO，术后左心功能不全可采用左心辅助装置（VAD）辅助 2~3 天。TGA/VSD 患儿也可在新生儿期和婴儿早期行 ASO 和 VSD 关闭术，早期手术治疗可避免分期手术，住院期间死亡率低（约为 4.7%），中、远期预后好，须再次干预的比率小于 15%。美国先天性心脏病外科协会（CHSS）证实，行心房内板障术患儿的晚期死亡风险明显高于行 ASO 的患儿，TGA 术后生存 15 年的患儿多数身体状况较好，其中 ASO 术后的患儿结果最好。有些患儿有社会心理的缺陷，特别是认知困难。随着采用 pH 稳态、体外循环中血细胞比容管理的改进、深低温停循环时间的限制或采用深低温

低流量技术，患儿的发育将可能达到正常水平。另一项 CHSS 的研究发现，需要再干预的右心室流出道梗阻的发生率（每年 0.5%）较主动脉根部梗阻的发生率（每年 0.1%）高。发生右心室漏斗部和肺动脉瓣梗阻的危险因素是大动脉侧侧位、伴随有主动脉缩窄、重建肺动脉时使用修补材料及早期手术经验不足等。发生肺动脉干和肺动脉梗阻的危险因素是低出生体重、左冠状动脉起源于右后主动脉窦（主动脉窦 2）等。目前，冠状动脉正常 TGA/IVS 患儿行 ASO 术后早期死亡率很低（为 2%~3%），且远期并发症少。Prifti 研究指出 ASO 术后远期需再手术的危险因素是：复杂 TGA、合并 VSD、冠状动脉畸形、主动脉缩窄、左心室流出道梗阻或肺动脉中度狭窄。1992 年冠状动脉解剖变异被提出是 ASO 术后死亡的危险因素，当伴有壁内冠状动脉（intramural coronary arteries）时，危险程度更高。随着心肌保护和冠状动脉移植技术的改进，冠状动脉解剖变异已不再是 ASO 术后致病率和致死率的危险因素，而患儿术前较差的状况、低氧、酸中毒与持续的肺高压有关，急诊手术、三尖瓣反流和右心室功能不全则是预后不好的相关因素。

二、完全性肺静脉异位连接

1. 病理分类

TAPVC 可分为 4 个类型：Ⅰ型（心上型，为 40%~50%）、Ⅱ型（心内型，为 20%~30%）、Ⅲ型（心下型，为 10%~30%）、Ⅳ型（混合型，为 5%~10%）。TAPVC 根据肺静脉回流情况分为梗阻性 TAPVC 和非梗阻性 TAPVC，梗阻性 TAPVC 在出生后早期就出现肺动脉压力增高、肺水肿，导致进行性低氧血症、酸中毒。这些患者常需气管插管进行机械过度通气，急诊手术或术前体外膜式氧合（extracopporea membrane oxygenation，ECMO）支持。非梗阻性 TAPVC 一旦诊断明确也需尽早手术治疗。

2. 手术原则

1951 年，Muller 首次采取将肺静脉共汇与左心耳吻合的姑息手术治疗 TAPVC；1956 年 Lewis 采用低温和血流阻断的方法根治 TAPVC，同年，Burroughs 首次在体外循环下纠治此病。1970 开始在深低温停循环下纠治 TAPVC。目前，少数医生仍使用 DHCA 技术，而大部分心脏中心则尽量避免使用 DHCA。TAPVC 手术的目的是将肺静脉连接到左心房，消除异常连接，纠正合并畸形，根据不同的类型采用不同的手术方法。

（1）心上型 TAPVC：手术方法较多，以往多采用双房横切口术式，近年来较多采用心上吻合途径。体外循环建立采用上、下腔静脉分别插管，为清楚地暴露心房肺静脉吻合部位，上腔静脉最好采用金属直角插管在左无名静脉与上腔交汇处。在体外循环降温过程中充分解剖游离肺静脉共汇和垂直静脉。注入心脏停搏液后在右心房做横切口，并在卵圆孔水平跨过房间隔进入左心房，并横向切开至左心耳基底部。在同一水平位的肺静脉共汇上做一与左心房切口相平行的纵行切口，采用 6-0 聚丙烯缝线或甘醇碳酸（maxon）缝线连续缝合，吻合口需大于 2cm。若采用心上吻合途径，则在肺静脉共汇水平直接切开左心房后壁吻合。如合并房间隔缺损则需应用自身心包补片关闭。这样不仅可避免吻合口梗阻，也有助于扩大原本小的左心房容积，垂直静脉通常可结扎，但肺静脉有梗阻时可部分结扎或开放。

（2）心内型 TAPVC：回流到冠状窦的 TAPVC 可经右心房切口，剪开房间隔，剪除冠状静脉窦与卵圆窝之间的房间隔组织，并延伸到冠状静脉窦顶部，直到心脏后壁，确保肺静脉回流畅通，然后用自体心包补片修补房间隔缺损。TAPVC 连接到右心房的患者，扩大房间隔缺损，用自身心包补片作为板障，将异位肺静脉引入左心房。

（3）心下型 TAPVC：这类畸形大多有肺静脉梗阻，常需要在新生儿时做急诊手术，体外循环多采用深低温低流量或深低温停循环方法。在横隔水平将垂直静脉缝扎切断，并向近心端剖开至上肺静脉水平。在左心房后壁做一切口，下缘与垂直静脉平行，向上延伸至左心耳底部，缝合方法与上述相同。如果患者术前有严重梗阻或者估计在术后早期可能发生肺高压危象，可在房隔补片上留 3~4mm 孔。

（4）混合型 TAPVC：应根据回流部位而采取不同方法，原则是保证肺静脉回流左心房通路畅通。

3. 手术结果

近年来随着手术方法的改进，TAPVC 术后的死亡率大幅下降，单纯 TAPVC 术后的死亡率已不到 10%，与死亡相关危险因素包括：术前肺静脉梗阻、合并心脏畸形如单心室、术后残余肺静脉梗阻等。术后并发症包括肺静脉梗阻、心律失常等。若肺静脉梗阻需再手术，可采用原位心包外缘缝合（sutureless）技术来解除狭窄。一些报道注意到如果垂直静脉没有结扎，会造成左向右分流，有些分流需要再次手术结扎；有的观点则支持先不结扎垂直静脉，这样可允许右向左分流以保证术后早期血流动力学稳定。

三、室间隔完整的肺动脉闭锁

1. 病理分类

PA/IVS 在先天性心脏病的发生率低于 1%，往往伴有右心室和冠状动脉的异常，90% 病例右心室肥厚、发育不良，大于 50% 病例右心室容量减少；右心室壁变薄、心腔扩张少见。冠脉畸形可为 PA/IVS 特有，以右心室冠状动脉瘘最常见，许多病例心肌肥厚造成冠状动脉狭窄、偶有冠状动脉中断，冠状动脉狭窄常伴有冠状动脉心室瘘；少数病例主动脉冠状动脉交通缺如，冠状动脉血液由右心室供应。

2. 手术原则

1955 年 Greenwold 提出用肺动脉瓣切开术治疗右心室发育良好的 PA/IVS；1961 年 Davignon

提出在右心室发育不良的 PA/IVS 可行肺动脉瓣切开术加体肺动脉分流术；1971 年 Bowman 描述了应用右心室流出道补片扩大加体肺动脉分流术治疗 PA/IVS。目前初期治疗有：肺动脉瓣切开术、右心室流出道补片扩大、体肺动脉分流术和右心室流出道补片扩大加体肺动脉分流术。后续治疗有：双心室矫治、一个半心室矫治、一又四分之一心室矫治和单心室矫治。轻度右心室发育不良可行双心室修补；中度右心室发育不良具有达到双心室修补的潜力；重度右心室发育不良及伴有冠状动脉心室瘘和右心室依赖性冠脉循环，不能行右心室减压术，只能先行体肺动脉分流术，最终行单心室矫治。

室间隔完整的肺动脉闭锁患儿常有发育良好的肺动脉瓣环和肺总动脉。近年来随着导管介入设备和操作技术的不断发展，对膜状闭锁的肺动脉瓣可采用激光打孔和球囊导管逐步扩张的介入方法。这类手术大多采用心内、外科镶嵌治疗（hybrid）。即外科医师在胸前做一小切口，暴露右心室前壁，用 5-0 聚丙烯带垫片缝线在右心室流出道做褥式缝合，心内科医师插入心导管前先做激光打孔，再用球囊导管扩张。有些患者还需在动脉导管处置入支架，以增加肺循环血流。

3. 手术结果

CHSS 的一项研究表明三尖瓣 Z 值与右心室冠状动脉交通和右心室依赖性冠状动脉循环相关，术后死亡的危险因素包括：三尖瓣瓣环小、严重的右心室依赖性冠状动脉循环、低体重和初次手术的时间及类型；CHSS 的另一项研究表明 PA/IVS 术后 5 年和 15 年总生存率分别为 60% 和 58%，85% 的患儿最终可得到双心室修补或一个半心室修补或单心室修补（Fontan 手术）。采取何种式式的决定因素有：右心室的形态、冠状动脉畸形情况、体重及三尖瓣反流情况。Yoshimura 报道根据右心室形态和三尖瓣 Z 值采取不同的手术方案治疗 PA/IVS 能取得良好的治疗效果，术后 5 年和 10 年生存率分别为 91.1%

和 81.5%；Daubeney 的研究发现 PA/IVS 术后 1 年和 5 年生存率分别为 70.8% 和 63.8%，分析表明死亡的独立危险因素是低体重、仅有流入部的右心室形态和右心室扩张，而冠状动脉心室瘘、右心室依赖性冠脉循环和三尖瓣 Z 值却不是死亡危险因素。Stellin 报道了右心室发育不良的 PA/IVS 行一个半心室修补，取得了较好的早中期随访结果，与 Fontan 手术相比，一个半心室修补术后右心房压力低，肺动脉有搏动性血流，并能提高全身氧饱和度。Numata 等报道了 PA/IVS 行一个半心室修补术后 3~15 年的随访结果，发现术后心脏指数、心房压力等指标与行 Fontan 手术后的结果相同，都低于行双心室修补术后的结果。

四、左心发育不良综合征

1. 病理分类

HLHS 指患儿主动脉闭锁或狭窄，升主动脉和主动脉弓发育不良。该畸形首先在 1952 年由 Lev 发现，1958 年 Noonan 和 Nadas 提出了 HLHS 的概念。HLHS 在西方国家发病率明显高于东方国家。HLHS 患儿根据其主动脉和二尖瓣的病变分为四型。Ⅰ型：主动脉，二尖瓣狭窄；Ⅱ型：主动脉、二尖瓣闭锁；Ⅲ型：主动脉闭锁，二尖瓣狭窄；Ⅳ型：二尖瓣闭锁，主动脉狭窄。临床上常见是Ⅱ型，其次是Ⅰ型、Ⅲ型，Ⅳ型较少见。

2. 手术原则

HLHS 诊断明确后应尽早手术，手术时间多在出生后 2~3 天，若有充血性心力衰竭或严重低氧血症需在出生后 24 小时内行急诊手术。手术方法有 Norwood's 手术和心脏移植。Norwood's 手术分为三期：Ⅰ期为房间隔切开，肺总动脉切断，其近端与发育不良的升主动脉和主动脉弓形成新的主动脉，体肺循环建立新的分流。Ⅱ期为半 Fontan 术或双向腔肺分流术。Ⅲ期为改良 Fontan 术。

1983 年 Norwood 等报告 1 例 HLHS 患儿姑

息术后 8 个月成功进行了 Fontan 术，使 HLHS 的分期手术受到重视，20 年来，这一手术被广泛应用并不断改进。1998 年 Sano 提出一种改良 Norwood's 手术方法，不同之处是用一根 5mm 内径 Gore-Tex 管道连接肺动脉和右心室，替代了 Norwood's 手术的体肺分流。近年美国哥伦布儿童医院报道了一种由心脏内、外科镶嵌治疗的方法：Ⅰ 期在动脉导管和房间隔处放置支架，在左、右肺动脉处做环缩；Ⅰ 期术后 3~4 月再做 Ⅱ 期手术，做新的主动脉成形和半 Fontan 术；Ⅲ 期手术多在 2 岁左右用介入方法，通过放置大的支架形成内管道的 Fontan 术。

3. 手术结果

随着手术技术的改进，术后并发症减少，生存率不断提高，Tweddell 等报道 HLHS 患儿 Ⅰ 期手术生存率为 93%；McGuirk 报道目前 Ⅰ 期手术死亡率为 10%，死亡危险因素是患儿体表面积、升主动脉大小、术前右心室功能、术中重建的肺动脉血的来源。有研究发现，宫内诊断有助于改善术前临床状况并减少 Ⅰ 期手术死亡率。Sano 报道了一组 19 例 HLHS 患儿做改良 Norwood's Ⅰ 期手术，应用 Gore-Tex 管道做

右室肺动脉连接，17 例存活（为 89%），包括 3 例体重小于 2kg 者，13 例患儿 Ⅰ 期术后平均 6 个月做 Ⅱ 期 Glenn 术。CHSS 的多中心研究表明：710 例 Norwood's Ⅰ 期术后 1 月，1 年和 5 年生存率分别为 76%，60% 和 54%；死亡危险因素是低出生体重，细小的升主动脉，较大的手术年龄，起源于主动脉的体肺分流，较长的停循环时间和不当的升主动脉重建技术。Malec 等也报道了 Ⅰ 期行 Sano 分流术死亡率（为 5%）较行改良 Blalock 术死亡率（为 35%）明显降低。

4. 心脏移植

另一种治疗 HLHS 的方法为心脏移植，一项多中心研究发现：心脏移植术后 5 年生存率为 72%。但新生儿心脏移植也存在明显问题，如：供体来源、术后终生应用免疫抑制剂等。另一项多中心研究发现：经过心脏移植或分期手术存活 1 年以上的 HLHS 患儿 93% 存在一种较重的术后并发症，心脏移植术后患儿多见高血压、肾功能不全、感染、排异反应等，分期手术术后患儿多需服用强心药物、部分需再次心导管介入干预；而具有较正常活动能力的心脏移植术后患儿（为 90%）则比分期手术患儿多（为 49%）。

（刘锦纷）

参考文献

1.Kang N, de Leval MR, Elliott M,et al.Extending the boundaries of the primary arterial switch operation in patients with transposition of the great arteries and intact ventricular septum. Circulation, 2004,110(11 Suppl 1):II123-127.

2.Wetter J, Belli E, Sinzobahamvya N, et al.Transposition of the great arteries associated with ventricular septal defect: surgical results and long-term outcome.Eur J Cardiothorac Surg, 2001,20(4):816-823.

3.Williams WG, McCrindle BW, Ashburn DA,et al.Outcomes of 829 neonates with complete transposition of the great arteries 12-17 years after repair.Eur J Cardiothorac Surg, 2003,24(1):1-10.

4.Williams WG, Quaegebeur JM, Kirklin JW,et al.Outflow obstruction after the arterial switch operation: a multiinstitutional study. Congenital Heart Surgeons Society.J Thorac Cardiovasc Surg, 1997,114(6):975-990.

5.Prifti E, Crucean A, Bonacchi M, et al.Early and long term outcome of the arterial switch operation for transposition of the great arteries: predictors and functional evaluation.Eur J Cardiothorac Surg, 2002,22(6):864-873.

6.McMahon CJ, el Said HG, Feltes TF,et al.Preoperative identification of coronary arterial anatomy in complete transposition, and outcome after the arterial switch operation.Cardiol Young, 2002,12(3):240-247.

7.Kiraly L, Hartyanszky I, Prodan Z. Right ventricle failure and outcome of simple and complex arterial switch operations in neonates. Croat Med J, 2002,43(6):660-664.

8.Emmel M, Sreeram N.Total anomalous pulmonary vein connection: diagnosis, management, and outcome. Curr Treat Options Cardiovasc Med, 2004,6(5):423-429.

9.Michielon G, Di Donato RM, Pasquini L, et al.Total anomalous pulmonary venous connection: long-term appraisal with evolving technical solutions.Eur J Cardiothorac Surg, 2002,22(2):184-191.

10.Nishi H, Nishigaki K, Kume Y, et al.In situ pericardium repair of pulmonary venous obstruction after repair of total anomalous pulmonary venous connection.Jpn J Thorac Cardiovasc Surg, 2002,50(8):338-340.

11.Cheung YF, Lun KS, Chau AK,et al.Fate of the unligated vertical vein after repair of supracardiac anomalous pulmonary venous connection. J Paediatr Child Health, 2005,41(7):361-364.

12.Kron IL, Cope JT.Fate of the unligated vertical vein after surgical correction with total anomalous pulmonary venous connection in early infancy.J Thorac Cardiovasc Surg, 2002,123(4):829.

13.Hanley FL, Sade RM, Blackstone EH,et al. Outcomes in neonatal pulmonary atresia with intact ventricular septum. A multiinstitutional study.J Thorac Cardiovasc Surg, 1993,105(3):406-427.

14.Ashburn DA, Blackstone EH, Wells WJ. Determinants of mortality and type of repair in neonates with pulmonary atresia and intact ventricular septum. J Thorac Cardiovasc Surg, 2004,127(4):1000-1008.

15.Yoshimura N, Yamaguchi M, Ohashi H. Pulmonary atresia with intact ventricular septum: strategy based on right ventricular morphology.J Thorac Cardiovasc Surg, 2003,126(5):1417-1426.

16.Daubeney PE, Wang D, Delany DJ,et al. Pulmonary atresia with intact ventricular septum: predictors of early and medium-term outcome in a population-based study. J Thorac Cardiovasc Surg, 2005,130(4):1071.

17.Stellin G, Vida VL, Milanesi O,et al. Surgical treatment of complex cardiac anomalies: the one and one half ventricle repair. Eur J Cardiothorac Surg, 2002,22(6):1043-1049.

18.Numata S, Uemura H, Yagihara T,et al. Long-term functional results of the one and one half ventricular repair for the spectrum of patients with pulmonary atresia/stenosis with intact ventricular septum. Eur J Cardiothorac Surg, 2003,24(4):516-520.

19.Tweddell JS, Hoffman GM, Mussatto KA. Improved survival of patients undergoing palliation of hypoplastic left heart syndrome: lessons learned from 115 consecutive patients.Circulation, 2002,106(12 Suppl 1):I82-89.

20.McGuirk SP, Stickley J, Griselli M,et al. Risk assessment and early outcome following the Norwood procedure for hypoplastic left heart syndrome. Eur J Cardiothorac Surg, 2006,29(5):675-681.

21.Tworetzky W, McElhinney DB, Reddy VM, et al. Improved surgical outcome after fetal diagnosis of hypoplastic left heart syndrome. Circulation, 2001,103(9):1269-1273.

22.Sano S, Ishino K, Kawada M, et al.Right ventricle-pulmonary artery shunt in first-stage palliation of hypoplastic left heart syndrome.J Thorac Cardiovasc Surg, 2003,126(2):504-510.

23.Ashburn DA, McCrindle BW, Tchervenkov CI,et al. Outcomes after the Norwood operation in neonates with critical aortic stenosis or aortic valve atresia.J Thorac Cardiovasc Surg, 2003,125(5):1070-1082.

24.Malec E, Januszewska K, Kolcz J,et al. Right ventricle-to-pulmonary artery shunt versus modified Blalock-Taussig shunt in the Norwood procedure for hypoplastic left heart syndrome - influence on early and late haemodynamic status. Eur J Cardiothorac Surg, 2003,23(5):728-734.

25.Chrisant MR, Naftel DC, Drummond-Webb J,et al. Fate of infants with hypoplastic left heart syndrome listed for cardiac transplantation: a multicenter study. J Heart Lung Transplant, 2005,24(5):576-582.

26.Jenkins PC, Flanagan MF, Jenkins KJ. Morbidities in patients with hypoplastic left heart syndrome.Pediatr Cardiol, 2004,25(1):3-10.

第三十八章
新生儿先天性心血管畸形的介入治疗

第一节 >>> 总 论

先天性心脏病约占出生婴儿的 7‰，我国每年约有 15 万先天性心脏病患儿出生，其中 1/3 病例由于心血管畸形复杂或病情严重，未经治疗就早期夭折，因此，尽早给予内外科干预以减少婴儿重症先天性心脏病的死亡率成为当务之急。复杂和重症先天性心脏病新生儿出生后，由胎儿循环过渡到成人循环时可出现严重心血管并发症，主要表现为严重低氧血症、心力衰竭等，易引起新生儿早期死亡。因此，近年来对于新生儿及小婴儿危重、复杂性先心病的诊治已成为临床研究重点，并已取得长足的进展，可明显减少先天性心脏病的死亡率。1966 年 Rashkind 首次应用球囊房隔造口术姑息治疗新生儿完全性大动脉转位（TGA）并取得良好的效果，开创了先天性心脏病介入治疗的先河，随后先心病介入治疗获得广泛开展；但由于新生儿重症先心病病情严重，有

关手术指征、导管材料选择、操作技术、并发症防治、麻醉及围手术期监护等有别于年长儿，并需要与心脏外科及相关科室进行密切合作。因此，需要培养能从事新生儿先心病介入治疗的心脏科医师，并应在具有扎实的儿科基础和临床知识及实践基础上，进行心脏专科医师培养。培养一组训练有素的适合于小婴儿先心病介入治疗的团队。

由于新生儿心导管术为侵入性诊断与治疗方法，技术操作要求高，并发症较年长儿多且有一定死亡率，因此新生儿介入治疗的对象是在新生儿期需及时处理的危重患者，包括外科手术前姑息治疗，以缓解危重复杂先心病患者的危重状态，使患儿过渡到较好情况下进行外科手术以减少并发症和死亡率，如球囊房隔造口术、体 - 肺动脉分流术后堵塞及严重血管狭窄的解除、依赖动脉导管开放的先心病等血管支架的安放等。另

外一些介入治疗可替代外科手术治疗，如危重肺动脉瓣狭窄扩张术，室隔完整的肺动脉闭锁（PA/IVS）射频打孔瓣膜球囊扩张术，危重主动脉瓣狭窄球囊扩张术，动静脉瘘伴心力衰竭堵塞术等。近年来开展的内外科镶嵌治疗，如肌部室间隔缺损堵塞术，左心发育不良的内外科联合治疗等将建立最有利于患者的治疗模式。

新生儿先心病介入治疗需要在小儿心脏病诊治中心进行。选择专用的介入治疗材料和配套器械，使更适合于新生儿先心病介入治疗。目前一些小儿心脏中心建立了专用的内外科镶嵌治疗手术室，将有助于这一领域的发展。术前须进行精确的先心病形态学及血流动力学评价以提供手术适应证及进行手术方式的选择。周密的术前准备，呼吸循环支持，成功的麻醉，正确的介入治疗材料及手术方法的选择与实施，以及和外科的密切合作等都将为新生儿介入治疗的成功实施提供保证。

第二节 >>> 新生儿心导管术

先天性心脏病目前已列我国出生缺陷发生率的首位，早发现、早诊断、早治疗是降低其死亡率的关键。目前由于小儿先天性心脏病诊治的进展，大部分重症先天性心脏病患者在新生儿期就可得到及时的治疗，包括内科药物、介入治疗或外科手术，新生儿心导管术是新生儿先天性心脏病诊断和治疗的重要手段之一。

一、胎儿及新生儿血液循环特点

在新生儿出生后不久，胎儿循环很快就过渡到新生儿血液循环，了解胎儿及新生儿血液循环特点，有助于进行新生儿心导管及心血管造影检查。

（一）胎儿血液循环特点

胎儿依赖胎盘与母体进行气体和营养物质的交换，右心房总血量的 2/3 来源于下腔静脉，其中约 1/3 经卵圆孔达左心房，约 2/3 经三尖瓣达右心室；而上腔静脉及冠状窦回流的血，几乎全部由右心房入右心室。右心室输出量占总心排量的 2/3，其中大部分血液经肺动脉、未闭的动脉导管达降主动脉，由于肺尚无呼吸功能，仅 7% 的右心血量进入肺部；左心室输出量仅占总心排量的 1/3，供应上半身、冠状动脉及脑部。在胎儿时期，左右心室、肺动脉、主动脉的压力及血氧饱和度几乎相等，开放的卵圆孔及动脉导管是胎儿血液循环所必需的。

（二）出生后循环变化

1. 呼吸建立

出生后随着呼吸建立，肺血流灌注增加，回流至左房的血流也随之增多，从而使卵圆孔关闭，左室仅接受来自肺静脉的氧合血。另外呼吸建立后，随着肺血管阻力下降，动脉血氧含量的增高，以及体内前列腺素 E、缓激肽等血管活性物质的改变，使动脉导管肌肉张力增高，肌肉快速收缩，动脉导管管径缩小，最后动脉导管完全闭合。

2. 肺血管阻力的改变

出生后由于呼吸的建立，动脉血氧饱和度上升，肺小动脉胎儿型的特征逐步减退，出生后最初数天由于肺小动脉扩张，肺血管阻力及压力下降，过渡到成人型循环。

（三）异常的过渡循环

新生儿出生后数天内由胎儿循环过渡到成

人型循环，该期体肺循环不稳定，任何影响心血管系统的因素均可导致新生儿宫外适应困难，造成异常的过渡循环。除缺氧、贫血、血液黏稠度改变、电解质紊乱、心律失常、呼吸异常及心肌病变外，最常见最明显的是重症先天性心脏病对过渡循环的影响，因为一些重症先天性心脏病需要依赖胎儿循环的存在方能生存，一旦胎儿循环中止，即可引起新生儿早期夭折。根据对肺循环的影响，该期先天性心脏病可分为三组：

1. 肺血流量增多伴肺动脉高压

左向右分流型先天性心脏病伴肺血流明显增多，影响正常肺动脉压力的生理性下降，最后导致肺小动脉肌肉肥厚。

2. 左心梗阻性病变伴肺动脉高压

发生于左心梗阻先天性心脏病，引起肺静脉回流受阻，如重症主动脉瓣狭窄、左心发育不良综合征、二尖瓣狭窄或闭锁、三房心等，最后引起肺动脉高压。

3. 肺血流减少伴肺动脉低压

该组为伴有右室流出道梗阻的复杂畸形，引起严重低氧血症，肺血流灌注需要通过侧支血管或经动脉导管左向右分流方能供应一定的肺血流量。

二、新生儿先天性心脏病尸检发病情况

国外报告先天性心脏病在活产婴儿中的发病率不一，最低为 4.7‰，最高可达到 8‰~10‰，平均 8‰左右，根据上海儿科医学研究所对 11 420 例活产婴儿的检查和随访发现，先天性心脏病发病率为 6.22‰，以后又对 20 082 例活产婴儿先天性心脏病的发病率进行了调查，结果为 6.7‰左右。由于重症先天性心脏病患儿大部分早期夭折，根据 Toronto，Boston，Baltimore 三所儿童医院及上海新华医院尸检资料，新生儿重症先天性心脏病早期死亡的解剖类型存在一定的种族差异，中国与国外报告不完全相同，在北美及欧洲，

以 TGA、主动脉缩窄、左心发育不良综合征、肺动脉瓣狭窄或闭锁、主动脉缩窄或中断、室间隔缺损等为最多见。而根据上海新华医院对国人的尸检资料，则以 TGA、肺动脉瓣狭窄或闭锁、主动脉缩窄或中断、室间隔缺损等最多见，动脉导管未闭在尸检中高达 33%，但多为伴随畸形，而非引起死亡的主要原因。

三、新生儿先天性心脏病心导管检查发病情况

以往重症先天性心脏病的诊断主要依靠心导管及心血管造影检查，20 世纪 80 年代后由于二维超声及多普勒超声心动图的应用，明显改观了先心病的诊断方法，使心导管检查更具有目的性及选择性。在新生儿心导管检查中也可以发现，不同种族间先心病的发病情况存在一定的差异，根据 Varghese、Miller 及上海新华医院心导管检查资料，国外以 TGA、主动脉缩窄、左心发育不良综合征及肺动脉闭锁为主；上海新华医院资料以 TGA、肺动脉闭锁、法洛四联症及永存动脉干为主。随着超声心动图诊断技术的提高，新生儿先心病超声诊断的符合率较以前明显提高，但对于一些复杂型先天性心脏病，尤其是伴有血管病变者，术前尚需进行心导管检查及心血管造影；此外，在进行诊断性导管的同时，还可进行介入性导管术，如球囊房隔造口术、经皮球囊肺动脉瓣成形术、经皮球囊主动脉瓣成形术、经皮球囊血管成形术等。目前新生儿期以单纯诊断为目的的心导管术已经明显减少，更多的是诊断性导管和介入性导管同时进行。

四、心导管术及心血管造影检查

新生儿心导管术包括诊断性及介入性心导管术两部分。其并发症及死亡率均较高，一方面由于须立即行心导管术的新生儿心脏畸形复杂，心脏及血管腔小、管壁薄、循环容量小，心肺及肾脏调节功能差；另一方面这些患儿在心导管

术前大多全身情况不良或处于濒死状态，所以早期报告新生儿心导管术后24小时死亡率高达29%。近10年来，由于心导管技术及监护技术的提高，并且可通过某些介入治疗手段或内科药物治疗来纠正患儿的低氧血症和异常血流动力学状态，从而使新生儿心导管术的并发症和死亡率明显降低。1990年上海新华医院报告的新生儿心导管的死亡率仅为1.1%，近年来呈进一步下降的趋势，从而使新生儿心导管术成为了一种较为安全的检查和治疗手段。

（一）新生儿心导管术的适应证

1.诊断性心导管术

对于重症及复杂型先天性心脏病，首先都要进行非侵入性检查，包括X线胸片、心电图检查及超声心动图等，通常超声心动图可提供有用的解剖与生理资料，并可据此做出诊断；如果需要进一步提供有关主动脉、肺动脉及其分支、肺静脉回流等详细资料时，可应用心脏增强CT或心脏增强磁共振检查；当以上检查不足以提供外科手术前所必需的解剖和生理资料时，则必须进行心导管检查。

2.介入性心导管术

在新生儿进行诊断性心导管术后，常立即同时再进行介入性心导管术。1998年前上海新华医院新生儿介入性心导管术占新生儿心导管总例数的1/3左右，1998年后介入性心导管术占新生儿心导管总例数的80%以上，其中TGA占第一位，其次为右室流出道梗阻性先天性心脏病。随着介入材料和方法学研究的不断深入，近年来新生儿先心病的介入性治疗也获得了长足的进展。目前新生儿期介入性心导管术主要包括：重症肺动脉瓣狭窄球囊扩张术、PA/IVS射频穿孔和球囊肺动脉瓣成形术、主动脉瓣狭窄球囊扩张术、某些重症复杂型先心病的球囊房隔造口术，尤其是近年来对左心发育不良综合征进行的内外科镶嵌治疗，可减少对患者的损伤，并获得最佳的治疗效果。

（二）心导管技术

1.插入途径

通常应用经皮穿刺股静脉插管技术，此法远较股静脉切开法简单、方便，并可缩短检查时间，减少出血及切口感染，尤其有助于同时进行介入性心导管术。新生儿期应选用头端质软的心导管，尽量采用球囊漂浮导管进行测压及心血管造影，一方面便于操纵导管到达所需心腔，另一方面可减少由普通导管所致的刺激及损伤。此外，亦可进行经皮穿刺股动脉插管术，是主动脉缩窄和主动脉瓣狭窄介入治疗时常用的途径，插管时应注意血管并发症的发生。

2.方法

股静脉插管通常采用4F或5F侧孔导管（NIH导管）或侧孔球囊漂浮导管（Berman球囊造影导管），由股静脉到达下腔静脉、右房、右室。由于新生儿期卵圆孔开放，右心导管可由右房经卵圆孔达左房、左室，进行心导管检查和心血管造影。若合并某些复杂的血管畸形，如TGA或右室双出口，导管可由右室达主动脉。对于主动脉缩窄、主动脉弓中断或发育不良，可应用Berman球囊造影导管，经股静脉穿刺，由右心途径达肺动脉，再通过动脉导管达降主动脉，然后扩张球囊使降主动脉血流暂时受阻，再进行心血管造影，此时造影剂可反流至主动脉弓及经动脉导管至肺动脉，从而可清楚显示主动脉弓病变，减少由于逆行股动脉插管造成动脉损伤等并发症，有时甚至使用该途径进行球囊血管扩张术治疗先天性主动脉缩窄。目前仅少数患者需要做逆行主动脉插管，逆行主动脉插管常应用3F或4F猪尾巴插管，通常先以导丝钢丝引导，随后循导丝插入造影导管。

（1）心导管术：进行常规生理参数检测，包括腔静脉、心房、心室、大动脉的压力及血氧测定，进行取血检测时，取血量应尽量减少。

（2）心血管造影：采用轴位心血管造影，除能清楚显示心内结构外，还可清楚显示血管畸形、血管远端走向、静脉回流等，此要优于超声心动图检查。心血管造影时，除需要详细了解心脏和大血管结构外，还应了解和心脏手术有关的细小解剖结构。如 TGA 常在新生儿期行大动脉调转术（Switch 手术），了解冠状动脉类型和走行对此手术非常重要，因此常应用球囊漂浮导管插入右室达升主动脉，然后扩张球囊，暂时阻断升主动脉血流，致使造影剂反流入冠状动脉，采用适当的投照位置便可清楚显示冠状动脉。又如 PA/IVS，心血管造影时需显示冠状窦间隙是否开放，了解冠状动脉血液是否依赖冠状窦间隙逆行供应，以避免外科肺动脉瓣切开术后，右室突然减压造成冠状动脉灌注不足而引起心肌缺血。

（三）新生儿心导管术的并发症及防治

新生儿心导管术的死亡率目前估计约为 0.45%，年龄愈小死亡率愈高。自国外 20 世纪 60 年代末 70 年代初开展新生儿心导管术以来，其并发症及死亡率明显高于其他年龄组，70 年代末死亡率高达 13.8%~29%，80 年代以后逐渐下降。据 Piechand 等报告，1968~1971 年对 300 例新生儿实施心导管术，术后 24 小时死亡率达 19%，而 1978~1981 年对 218 例 TGA 的新生儿病例同时行心导管检查和房间隔造口术，术后 24 小时死亡率仅 1.8%。上海新华医院于 1990 年报告 90 例新生儿心导管术，术后 24 小时死亡率仅 1.1%。由此可见，即使对于新生儿重症先天性心脏病，目前也可较安全地进行心导管术。

1. 主要并发症

（1）心律失常：严重的心律失常包括持续发作的室上性和室性心动过速、心室颤动、Ⅱ度以上房室传导阻滞等，最后可导致血压下降和循环障碍，是引起死亡的主要原因之一。上海新华医院报告的 90 例新生儿心导管术中，5 例发生

严重心律失常，无 1 例死亡。

（2）心脏穿孔：多见于早期应用的硬质导管，操作幅度太大时可致心脏穿孔，引起心包压塞。

（3）低血压：常由低体温、严重低氧血症、酸中毒、心功能不全、血容量不足等所致，最后出现心动过缓而引起死亡。

（4）出血：多见于早期静脉切开法，尤其经股静脉途径插入者，一旦止血失控或血管壁损伤，常可引起出血；另外采用早期的 Rashkind 球囊导管，由于导管头端装配球囊后，需要应用大于球囊导管 1~2F 的血管扩张管方能允许球囊导管插入，而在球囊导管插入后，由于球囊导管小于血管扩张管，因此易引起出血；此外，新生儿进行股静脉及腹动脉穿刺时，由于血管较细，容易穿破损伤，有时可引起腹膜后出血而引起血肿。

（5）心血管造影的并发症：心血管造影可引起心律失常和血压下降，也可加重缺氧和酸中毒，此外，当导管头端紧贴心内膜进行高压注射造影时，导管头端有可能楔入心肌而导致心脏穿孔。上海新华医院曾有 1 例患儿经卵圆孔做左室造影时，造影剂渗入心肌达心包腔，但该患儿心肌和心包腔内的造影剂在 24 小时内完全吸收，无不良反应发生。

（6）局部血管切开处感染：由于经皮血管穿刺的广泛应用，局部血管切开已逐渐减少使用，因此该并发症也已明显减少。

2. 并发症的预防与处理

（1）低体温：多见于寒冷季节，患者经长途转送，若缺乏保暖设备，由于新生儿体温调节机制未发育成熟，极易引起低体温。在低体温状态下，可引起循环、代谢等一系列改变，加重缺氧和酸中毒。长时间的低体温可使患儿呈低血压、心动过缓状态，加之患儿严重心脏畸形所引起的低氧血症、心功能不全等，在这种状态下进行心导管术，容易造成严重并发症，增加心导管术的死亡率。因此，对于患儿，首先在转送过程中须注意保暖，入院后对于体温不升者应及时进

行复温处理；其次，在心导管检查过程中应保持适当室温，采用循环热水床或温水袋有助于维持患儿的体温，在心导管术中应持续记录肛温，及时纠正低体温状态。

（2）麻醉：新生儿心导管术时，由于操作时间不长，通常不需要全身麻醉，仅做局部麻醉，术前亦不必应用镇静剂及术前用药。上海新华医院早期进行新生儿心导管术时，少数患儿曾应用氯胺酮等全身麻醉，结果都出现不同程度的呼吸抑制，随后改用局部麻醉，术前采用自制的人字形固定板，使四肢有良好的约束，同时给予无孔奶嘴蘸以糖水吸吮，足以使患儿安静进行心导管检查。但对于某些操作时间较长的介入性心导管术时，如重症肺动脉瓣狭窄球囊扩张术、主动脉瓣狭窄球囊扩张术、PA/IVS 瓣膜打孔球囊扩张术等，一般需要在气管插管和全身麻醉下进行，这类手术在气管插管机械通气下进行更为安全。

（3）酸中毒：新生儿重症先天性心脏病患者由于严重低氧血症、周围循环灌注不足、心功能不全、进食减少，加上患儿肾功能尚未发育完善，极易引起代谢性酸中毒。因此对于新生儿患者，术前禁食不宜超过 4 小时，同时应静脉输注葡萄糖；此外，在心导管术时由于造影剂注射或并发缺氧发作，可加重缺氧和酸中毒，应根据血气分析结果，及时予以纠正。

（4）纠正低氧血症：在新生儿重症先天性心脏病中，引起严重低氧血症的以右室流出道梗阻性先心病及 TGA 最为常见，以上疾病应用吸氧疗法难以奏效，最有效方法是应用前列腺素 E（PGE）静脉滴注。对于右室流出道梗阻性先心病，由于肺血流减少使动脉血氧饱和度明显降低，PGE 静脉滴注可使动脉导管扩张开放，从而增加肺血流量，改善全身低氧血症，对这种畸形 PGE 应用后效果最好。此外，新生儿 TGA 伴有明显低氧血症者，亦为应用 PGE 的适应证，在应用 PGE 后，一方面可使动脉导管开放扩张，从而增加肺血流量，另一方面又使肺小动脉扩张，肺静脉回流至左房的血液增多，使左房压力增高，左房的氧合血经房间隔缺损或推开卵圆孔瓣到达右房、右室、升主动脉，从而使动脉血氧饱和度增高，改善低氧血症。在 TGA 心导管术前、术中及术后均可应用 PGE，可纠正低氧血症及代谢性酸中毒，明显改善全身状况，减少并发症的发生。一般初始剂量为 0.025~0.1 μg/（kg·min），用药后 10~30 分钟开始起作用，有效后可减少剂量，停药后即无作用，通常应用到外科手术前或低氧血症已被纠正。PGE 静脉滴注应在密切监护下进行，尤其需注意呼吸暂停及心动过缓等并发症的发生，一旦出现明显呼吸抑制或呼吸暂停，应立即停用 PGE，调换全部输液器（包括输液管）并进行人工呼吸，通常经紧急处理后都能恢复自主呼吸，待一般情况稳定后可继续应用低浓度的 PGE，对于少数自主呼吸不能恢复者可行气管插管和机械通气。呼吸暂停、心动过缓发作可发生于静脉滴注 PGE 后任何时间，因此须随时调整 PGE 的输注速度，密切观察病情变化。PGE 的应用除以上生理作用外，由于具有扩张动脉导管作用，在主动脉造影时可有较多造影剂经动脉导管进入肺动脉干，从而使肺动脉清楚显影，有助于肺动脉解剖结构的显示。

（5）呼吸监护：在合并低氧血症、酸中毒以及缺氧发作时，刚开始一般呼吸深而快，以后深而缓，甚至呼吸暂停；在左向右分流性先天性心脏病或左心梗阻性先天性心脏病合并左心功能不全时，由于肺泡间质水肿引起肺泡顺应性下降，可出现呼吸浅表而快速。心导管术时通常可用面罩吸氧，必要时须气管插管，在机械通气下进行心导管检查。

（6）循环监护：心导管术前不少患儿处于心力衰竭状态，此外，心导管术时的心律失常、失血以及心血管造影等均可进一步加重心功能不全，因此在心导管术前和术中应加强循环监护，尽量纠正心力衰竭状态，可选用以下药物：

1）洋地黄类药物：如地高辛。

2）β 肾上腺素受体激动剂：尤其适用于左心梗阻性先心病、低心排出量综合征等。常用制剂为：多巴胺，5~10μg/（kg·min），具有增加心肌收缩作用，可增加心排出量。多巴酚丁胺，5~10μg/（kg·min），有较强增加心肌收缩力作用，可增加心排出量，仅轻度增加心率及血压。作用迅速，持续时间短，常和多巴胺联合应用治疗心源性休克。异丙肾上腺素，剂量 0.1~0.2μg/（kg·min），最大量可用至 0.5μg/（kg·min），具有较强增加心肌收缩力作用，可增加心排出量，扩张外周血管，但有增加心率的不良反应。适用于濒死状态及完全性房室传导阻滞伴心力衰竭的患者。

3）扩张血管药物：新生儿心血管系统调节功能尚未完善，总血容量较小，在使用血管扩张药物时，需密切观察。常用制剂为卡托普利（巯甲丙脯酸），每次 0.1~0.5mg/kg，每 6~12 小时 1 次，口服。常用于左向右分流型先心病引起的心力衰竭、主动脉缩窄引起的高血压。妥拉唑林适用于新生儿肺动脉高压。

4）药物控制动脉导管的开放与闭合：PGE 扩张动脉导管的应用对治疗一些新生儿先天性心脏病伴心力衰竭有着特殊作用，尤其适用于左心梗阻性病变、右心梗阻性病变及 TGA 等，通常应用剂量为 0.025~0.1μg/（kg·min），有效后逐渐减少剂量。对于早产儿动脉导管未闭可应用 PGE 合成酶抑制剂吲哚美辛（消炎痛）以促进动脉导管关闭，每次 0.1~0.2mg/kg，每 8~12 小时一次，出生后 48 小时内新生儿总量不超过

0.6mg/kg。随着动脉导管关闭，心力衰竭亦得以控制。术中须精确记录出入量，尽量减少抽血，术毕测量右房压力及血压。出血量超过 10ml 即需考虑输血。

5）介入性导管术：常用的为球囊房间隔造口术，经皮球囊肺动脉瓣、主动脉瓣成形术，经皮球囊血管成形术治疗先天性主动脉缩窄等。

6）外科手术：行心导管术后根据患儿病情选择外科姑息或根治术，以减少重症先天性心脏病的死亡率。新生儿出生后由于从胎儿循环过渡到成人循环，动脉导管和卵圆孔在生后不久就关闭，而对于依赖动脉导管开放才能维持体循环及肺循环血流量的重症先天性心脏病，生后一旦动脉导管关闭，造成肺血流量及体循环血流供血中断，迅速导致患儿死亡。而药物扩张动脉导管是暂时的，且有一定不良反应，因此在新生儿期若干重症先天性心脏病须急诊进行外科手术，事实上以往心导管术后死亡率较高，不少病例是由于心脏解剖畸形不能获得及时矫治而造成严重血流动力学障碍而导致死亡。近年来由于新生儿心脏外科技术及术后监护的进展，生后即可对复杂畸形进行根治术，如 TGA 动脉转位术、完全性肺静脉异位引流根治术、动脉导管未闭结扎术、肺动脉瓣狭窄及主动脉瓣狭窄瓣膜切开术、主动脉缩窄根治术等；对另一些重症先天性心脏病可进行姑息手术，如体 - 肺循环分流术、右室流出道扩大补片术等，以改善缺血状况。室间隔缺损、房间隔缺损及法洛四联症很少需要在新生儿期就进行外科手术。

第三节 >>> 心房间隔造口交通术

一、历史

1966 年，Rashkind 等首先应用头端带有可扩张球囊的特种导管进行球囊房间隔造口术

（balloon atrial septostomy，BAS），以替代外科开胸房间隔切开术治疗 TGA 等重症婴儿先心病，达到缓解发绀及改善异常血流动力学的目

的，从而使这些患者存活到外科根治年龄，明显改善了该症的预后。1978年，Park等又应用头端装有微型刀的导管做房间隔切开术（blade atrial septostomy），以治疗难以用球囊导管撕裂卵圆孔瓣的患儿。1986年，Mitchell等又应用球囊瓣膜成形术的非扩张性球囊导管进行球囊扩张造口术，并获得初步成果。国内由周爱卿于1981年首先报告BAS治疗新生儿TGA等重症先天性心脏病。近年来，随着经皮穿刺技术的应用、高质量的球囊扩张导管研制的成功、超声心动图技术的广泛应用等，可在无X线透视下，由二维超声心动图做引导进行BAS，简化了操作技术，减少了并发症。至今，BAS仍为婴儿先心病重要的介入性治疗手段之一，从而使患儿存活到外科手术年龄，减低死亡率，推动了婴儿心脏外科的发展。另外随着对复杂型先心病纠治术的进展，一些维持房间隔交通的装置及支架亦随之开始应用，动物试验及初步临床应用效果皆良好。

二、适应证及非适应证

（一）适应证

凡需依靠足够的心房间交通缓解低氧血症及改善异常的血流动力学的重症先心病，均为BAS的适应证。婴儿年龄小于6周疗效最佳。

1. 严重发绀型先心病

须立即提高动脉血氧饱和度，以D-TGA最常应用，包括单纯性及伴有室间隔缺损、肺动脉瓣狭窄等复杂性TGA。该症由于体循环及肺循环为彼此相互独立的平行循环，若心房或心室水平无足够的血流交通，已经氧合的肺静脉血回流到左心房后，难以达到供应体循环的心室腔，以供应给全身动脉化的血。加之大部分病例动脉导管均早期闭合，因此未经治疗的室间隔完整的TGA大约50%于出生后1个月内夭折，90%以上的TGA患儿于1年内死亡。BAS后由于有足

够的心房间交通，使左心房动脉化的血经房间隔缺损达右心房、右心室，最后经右心室达主动脉，从而明显改善低氧血症。BAS最适用于生后6周内新生儿病例。目前虽然由于心胸外科的发展，出生后早期即可对室间隔完整的TGA（TGA/IVS）及伴室缺的TGA（TGA/VSD）患者进行手术治疗，病情合适者尚可直接行解剖根治术。但国外一些著名小儿心脏中心在新生儿TGA/IVS外科根治术前，对于大部分病例仍先给予PGE静脉滴注，再进行BAS，术后停用PGE；对PGE应用无效的患者，只有进行BAS后血氧饱和度方可上升。BAS术后可使TGA患者SaO$_2$上升、左房减压，尤其适用于出生后1～2周未及时诊断与治疗的患者、伴有明显低氧血症及心功能不全的患者。BAS对于提高手术成功率及减少围手术期死亡率有很大帮助。

2. 右心梗阻性先心病

右心梗阻性先心病，如肺动脉闭锁、三尖瓣闭锁、右心发育不良综合征、完全性肺静脉异位引流伴限制性房间隔交通等。这些疾病最终导致右心房血液排出受阻，右心房扩大和压力增高，而左心房压力下降，引起右心功能不全，体循环容量不足，可导致早期死亡。右心梗阻性先心病在BAS后，高压的右心房血液经房间隔缺损向左心房分流，从而使右心房减压，改善右心功能不全，缓解体循环瘀血，改善异常血流动力学。但也有人提出，对于PA/IVS，三尖瓣闭锁患者很少发生限制性房间隔缺损。对于右房高压的患者进行控制性房隔造口术，虽可达到右房减压的目的，但同时需警惕由于心房水平右向左分流引起的动脉低氧血症。

3. 左心梗阻性先心病

左心梗阻性先心病，如二尖瓣严重狭窄或闭锁、左心发育不良综合征、重症主动脉瓣狭窄等，如无足够大房间隔缺损，左心房血液回流受阻可引起左心房压力增高、肺静脉瘀血及肺动脉高压。BAS可缓解左心房高压，改善肺循环瘀

血。同样，BAS 对于一些复杂性先心病亦为指征，如右心室双出口伴限制性室间隔缺损，单心室伴限制性左心房室瓣开放等。对于左心梗阻性先心病，BAS 后促使心房水平左向右分流增加，从而降低左心房、肺静脉及肺动脉压力，减轻肺循环瘀血，缓解心功能不全症状。对这类患者须尽量达到最大房隔造口，有时可应用支架装置以维持足够左向右分流。

4.特发性肺动脉高压伴重症右心功能不全

特发性肺动脉高压在病程晚期可出现右心衰竭及右心房压力增高，一部分患者可试行有限度的房隔交通，以增加心房水平的右向左分流来达到减轻右心房压力和缓解右心功能不全，其最后效果评价尚待更多病例证实。

（二）非适应证

（1）下腔静脉中断。

（2）婴儿年龄大于 2 个月，房隔增厚难以行 BAS 手术者。

（3）由于左房太小或心房位置异常，不适合做房隔造口术者。

三、球囊房间隔造口术原理

最常用的为 Rashkind 球囊房隔造口术，由于 6 周以内的小婴儿（尤其新生儿期）卵圆孔瓣一般较菲薄，在外力作用下容易撕裂；另外新生儿期大部分患儿卵圆孔开放，导管可由右心房经卵圆孔顺利进入左心房。因此应用头端带有可扩张性球囊的导管插入下肢血管，经下腔静脉、右心房、卵圆孔达左心房，然后用造影剂扩张头端球囊，由左心房至右心房快速拽拉球囊，经房间隔的扩张球囊，将卵圆孔瓣膜撕裂，形成合适的房间隔缺损（图 38-1），从而改善异常血流动力学及低氧血症，要达到满意的球囊造口，卵圆孔原发隔要薄，另外左房应足够大以容纳球囊。若房隔较坚韧，可行微型刀拉开房隔，再用球囊

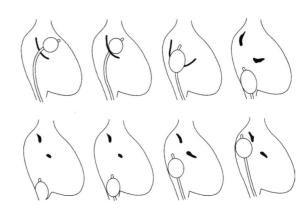

图 38-1　球囊房隔造口术连续操作示意图

应用头端带有可扩张性球囊的导管插入经下腔静脉、右心房、卵圆孔达左心房，然后用造影剂扩张头端球囊，由左心房至右心房快速拽拉球囊，经房间隔的扩张球囊，将卵圆孔瓣膜撕裂，形成房间隔缺损

导管撕裂造口，或者使用特制的房隔交通装置形成永久性交通。

四、球囊房间隔造口术的方法及疗效

非开胸房间隔造口术，根据病情、年龄及习惯等不同，目前有四种方法可供选择应用。其中 BAS 最常应用；其次可以应用带微型刀的导管做房间隔切开术；另外还可应用静态球囊扩张导管，即应用球囊瓣膜和血管成形术的原理，进行球囊扩张法房间隔造口术；以及应用支架或特制的房隔交通装置，可形成永久性房隔交通。

（一）球囊房间隔造口术

1.术前准备

患者术前常规进行心电图、胸片、超声心动图等检查，以评价心脏畸形及心房间交通，尤其评价卵圆孔原发隔厚薄及左心房大小。术前还须行血气分析及进行输血前准备。维持正常体温及水电解质平衡。术前应尽可能纠正或改善心功能不全。对于新生儿 TGA、右心室流出道梗阻型先心病等，静脉滴注 PGE 可明显改善低氧血症及纠正酸中毒，从而减少并发症。

2. 导管插入的方法

（1）脐静脉插管法：该法对生后48小时内新生儿适用，由于插管后有一定并发症，如静脉栓塞等，目前应用较少。

（2）股静脉插管法：通常用经皮穿刺法，自右侧股静脉内插入血管鞘，由扩张管内插入5F侧孔漂浮造影导管或5F侧孔NIH导管，经股静脉、下腔静脉至右心房。由于新生儿及小婴儿卵圆孔开放，因此大部分患者右心导管可达左心房、左右心室及升主动脉，进行测压及血氧测定。鉴于目前可早期进行根治手术，因此，通常需要进行左右心室及升主动脉造影，以显示左右心室、大血管及冠状动脉等，以获得完整的生理学及形态学方面资料，明确解剖结构。如果病情严重，可先行BAS，以缓解低氧血症及改善全身情况。

3. 球囊房间隔造口术具体方法

（1）球囊导管：常用的球囊导管有以下几种。

1）Rashkind球囊导管：常用为6F导管，其球囊几乎紧贴于导管壁，便于和相同大小的血管扩张管相配合，术时可避免由于球囊导管与扩张管之间尺寸不合而引起漏血。该型球囊导管内注入1.5ml稀释造影剂，可产生直径为12~13mm的球囊。

2）Edwards球囊导管：常用5F导管，须用7F止血血管鞘才能插入。该型球囊导管内分别注入1ml、2ml、4ml稀释造影剂，可分别产生13mm、16mm、18mm直径的球囊，可进行大小不一的房间隔造口。该型球囊导管须用大于2F的止血血管扩张管才能插入球囊导管，为防止术中渗血，须快速进行操作。

3）其他：另外Numed等球囊房隔造口导管亦有合适的规格可选用。

（2）操作方法：经皮穿刺法将球囊导管插入股静脉，经下腔静脉达右心房，然后轻柔地操纵导管指向房间隔，由于房间隔位于后位，与上腔静脉相一致，因此导管可先进入上腔静脉，然后后退至心房中部指向房间隔处，经卵圆孔或房间隔缺损达左心房（图38-2）。如果于正位X线显示下难以插入左心房，可取左侧位操纵导管头在右心房处指向心脏后方经房隔插入左心房。如果经过努力仍未插至左心房，应考虑卵圆孔已闭合或右心耳左侧并置。

BAS时导管插至左心房的定位至关重要，在X线透视下球囊导管插入左心房的标志为：①导管插入肺静脉；②正位时导管头指向左上方，侧位时指向心脏后方。③双腔球囊导管还可借助左心房压力曲线、血氧测定及左心房选择性造影进行定位。另外，一些中心所采用二维超声心动图引导下进行BAS，通常取剑突下四腔切面，其优点为：二维超声心动图可清楚显示心脏结构、房间隔及房室瓣；可即刻显示及测量BAS所造成的房间隔缺损大小。

一旦球囊导管达左心房，立即调整导管位置，避免导管头端插入肺静脉及二尖瓣口，以稀释的造影剂扩张球囊（图38-3）。扩张球囊的造影剂容量须根据球囊导管的种类及大小而定，从1ml开始，最后达1.5~3.5ml。球囊扩张后，迅速把球囊由左心房拉拽至右心房及右心房与下腔静脉交界处。球囊导管经房间隔时，使房间隔向右下移位，球囊经房间隔处有阻力且有撕裂感觉。然后迅速推送球囊导管由下腔静脉与右心房交界处到右心房中部，抽吸造影剂使球囊塌瘪后再次插入左心房，如此反复2~5次，直至扩张的球囊经房间隔无阻力为止。术毕分别测定左、右心房平均压及压差，并由左心房至右心房拉连续压力曲线，并测量动脉血氧饱和度、血气分析及超声心动图检查等，以观察疗效。

（3）监护及术后处理：术时和术后密切的监护是预防和及时治疗并发症的关键之一。由于行BAS的患儿年龄小、畸形较复杂、全身重要脏器发育尚不完善，因此所有患儿都需重症监护并密切观察血压、呼吸、心率及穿刺部位情况。一旦发生血压下降、脉细速、呼吸急促者，应怀

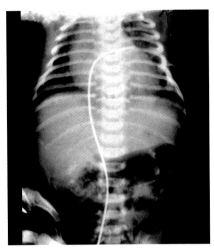

图 38-2 球囊导管到达左心房的路径

图中白色为球囊导管；导管经股静脉、下腔静脉、右心房，穿刺房间隔送入左心房

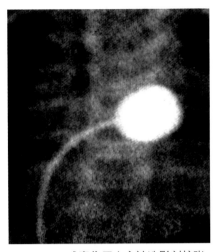

图 38-3 球囊位于左房被造影剂扩张

图中白色部位为球囊扩张导管送入左心房后，以稀释造影剂扩张球囊

疑心脏穿孔及心包压塞症，需及时诊断及处理，床旁超声检查有助于诊断。新生儿 TGA 成功地进行 BAS 后若低氧血症虽未明显改善，但左、右心房压差已明显减少，二维超声心动图显示房间隔缺损已达足够大小，且循环状况良好者，可试用 PGE 静脉点滴，每分钟 0.025~0.1μg/kg，以扩张动脉导管及肺小动脉使回流至左心房血液增多，促使心房水平左向右分流，从而改善低氧血症。

4.疗效观察

有效的 BAS 后，左、右心房间有足够的房间隔缺损使两个心房之间可以交通，可发生以下变化。①动脉血氧饱和度（SaO$_2$）：TGA 的患儿在进行 BAS 后，由肺静脉回流的氧合血，可经房间隔缺损由左心房达右心房、右心室进入体循环，因此 TGA 患者 SaO$_2$ 上升可达 10% 以上；左心或右心梗阻性心脏病患儿进行 BAS 后，异常的血流动力学可获得改善，SaO$_2$ 的改变不一；对于增加心房水平右向左分流者，SaO$_2$ 可降低；左向右分流改善者 SaO$_2$ 可无明显改变。②左右心房平均压差：房间隔造口成功后，左右心房平均压差减少，不同病种左右心房压力的变化亦不相同。TGA 及左心梗阻性心脏病患儿进行 BAS 后，左心房平均压下降；而右心室梗阻性心脏病患儿进行 BAS 后右心房平均压下降，从而使左右心房平均压差明显减少。③房间隔缺损大小的观察：BAS 术后二维超声心动图可直接观察房间隔缺损大小，多普勒超声可显示分流方向。另外在外科手术时可直接观察房间隔缺损大小。④症状及体征：发绀减轻、呼吸频率及心率减慢，以及肝脏缩小等提示术后心功能不全得以改善的症状。⑤BAS 术后疗效的评价：TGA 患儿 BAS 后，其疗效按以下标准可分为 3 组。效果良好：BAS 后 SaO$_2$ 上升大于 10%，残留左右心房压差小于 2mmHg，症状明显改善；中等效果：术后 SaO$_2$ 上升小于 10%，残留左、右心房平均压差大于 4mmHg，临床症状轻度改善；效果不良：术后 SaO$_2$ 不升，左、右心房平均压差大于 4mmHg，临床症状无明显改善。

应结合二维超声心动图检查房间隔缺损大小及动态经皮氧饱和度测定进行以上的评价。根据上海新华医院早期报道，对 32 例婴儿重症先心病患儿（其中 TGA 25 例）进行 BAS 后，SaO$_2$ 平均增加 23.4%±9.1%。25 例 TGA 患儿中有 24 例左右心房平均压差小于 2mmHg，且术毕球囊通过房间隔缺损口无阻力。房间隔造口大小经术后二维超声、外科手术时及尸检时发现为5~20mm（平均12.5mm）。6例肺动脉闭锁及1例完全性肺静脉异位引流患儿术后 SaO_2 无明显增加，但右心房压力明显下降，心房平均压差＜2mmHg，术后房间隔缺损直径平均为12.7mm。上述结果表明BAS术可明显降低重症先心病患儿早期病死率，使患儿存活到外科手术年龄。

5. 影响BAS效果的因素

主要有以下几种影响因素。①导管插入方法：静脉切开法较经皮股静脉穿刺法费时、损伤大、易出血及易发生感染；且球囊导管插入困难，因此调换球囊导管亦困难，不能应用大直径的球囊进行BAS，从而影响房间隔撕裂的效果。②年龄：BAS以2周以内新生儿效果最好，超过6周后，由于卵圆孔瓣增厚，即使导管能通过卵圆孔由左心房拉至右心房，也难以满意撕裂房间隔，因此常须做房间隔切开术或球囊扩张造口术。③扩张球囊的直径：小球囊仅扩张卵圆孔，而不能撕裂房间隔，影响疗效。作者应用1.5~3.5ml稀释造影剂扩张球囊后，通常可获得10~20mm房间隔缺损。其中6F Rashkind球囊扩张导管，用1.5ml稀释造影剂可获得12~13mm直径球囊，而5F Edwards球囊扩张导管可容纳更多造影剂，使房间隔撕裂口更大些。④为了达到满意的BAS疗效，应迅速把扩张的球囊由左心房抽拉至右心房以撕裂房间隔，缓慢抽拉球囊导管仅能缓缓扩张卵圆孔，不能达到撕裂房间隔的目的，且术后仍可回缩。

6. 并发症的预防

随着经验的积累，手术人员的熟练配合及在术前及术后密切监护下，通常并发症较少。进行BAS时可有一过性心律失常，偶见左心房、肺静脉、右心房及下腔静脉撕裂发生心包填塞，循环不良为其最早表现，需及时诊断及开胸修补。若球囊导管误入左或右室抽拉致左、右房室瓣损伤，可快速出现房室瓣反流而引起心功能不全。早期

报道偶见球囊扩张后不能回缩、球囊破裂碎片脱落等，目前由于材料及工艺的改进，这种并发症少见。并发症的预防包括以下几个方面。

（1）术前处理：由于大部分患儿是新生儿，处于危急状态，术前应尽可能改善全身状况，纠正酸中毒，尽可能改善心功能不全。术前PGE的应用可明显改善低氧血症、酸中毒及全身情况，对依赖动脉导管开放才能生存的新生儿病例尤其适用。术时低温可引起严重循环障碍及心律失常，应注意保持体温。

（2）经皮穿刺法：可明显缩短手术时间，减少出血及感染，便于BAS操作，提高成功率。

（3）麻醉：术时可仅用局部麻醉，并用蘸有糖水的无孔奶嘴让患儿吸吮以使患儿安静，从而明显减少全身麻醉在呼吸及循环方面的并发症。

（4）避免心内损伤：术前应仔细行二维超声心动图确定心内结构，尤其应注意右心耳左侧并置等畸形，其在心导管检查时X线透视下难以明确，必要时须行右心房造影。为防止房室瓣损伤，术时应保持导管头游离于左心房内；因为球囊扩张时，有时球囊可经二尖瓣漂浮到左心室，亦应避免进入右心室。由于进行BAS时常尽量采用较细的导管，因此多采用单腔导管，这样在进行BAS时仅能根据导管经过的途径来判断其位置，而不能借助于血氧或压力曲线的改变来判定导管的位置。在每次进行BAS前，除非导管头明确无误地插入肺静脉再退回至左心房，否则都要在X线下行正位及侧位定位，必要时在超声心动图监视下进行。另外在进行BAS前，在左心房内扩张球囊时应略向后拉，使球囊贴近房间隔，在抽拉球囊时将导管推向前1~2mm，然后迅速把球囊由左心房拉至右心房直至右心房与下腔静脉交界处，不能过度拉到下腔静脉，以免引起损伤。

（5）选择适当大小的球囊：一些先心病如左心发育不良综合征及早产儿等，其左心室容量

较正常为小，须选择适当大小的球囊导管，以预防严重并发症发生。左房太小不宜进行 BAS。

（6）超声心动图引导下或配合 X 线透视下进行 BAS：应在心内结构可以清楚显示下进行 BAS，二维超声通常取剑突下切面进行观察，但可与导管操作者之间发生干扰，因此亦可应用小儿食管超声检查以显示高质量图像，其可清楚显示心房后部结构，如房间隔及房室瓣等，可安全有效地引导 BAS 进行。

（二）微型刀房间隔切开术

在进行 BAS 时，对于一部分卵圆孔瓣膜明显增厚及年龄较大的患儿，应用球囊导管难以撕裂房间隔以形成足够大小的房间隔缺损。Park 等在一系列动物实验基础上，研制成导管头端装有可张开及折叠的微型刀的房间隔切开导管（blade atrial septostomy catheter）进行房间隔切开，然后再用球囊扩大房间隔缺损，早期合作研究表明有效率可达 79%。

1. 手术指征

适用于年龄较大且卵圆孔瓣膜增厚，采用 BAS 难以撕裂房间隔的患儿，其适应证和 BAS 大致相同，包括：①TGA。②左心梗阻性心脏病：二尖瓣闭锁或严重狭窄较常见，术后可明显降低左心房压力，减轻肺静脉瘀血。③右心梗阻性心脏病：肺动脉闭锁、三尖瓣闭锁等，术后可使右心房减压，右向左分流增加。

对于左心室发育不良、早产儿等左心房容积较小者，应谨慎应用房间隔切开法，因其容易引起左心房损伤。

2. 术前准备

该法除新生儿外均可应用，术前需行二维超声心动图检查，以确定左心房大小、位置、形状、房间隔厚度、房间隔缺损大小及定位。心导管检查时需测定左右心房平均压，由左心房至右心房拉连续压力曲线，以测量左右心房压差，并进行左心房造影。

房间隔切开导管为外径 6F、长 65cm 的导管，头端装有 3.5cm 长的不锈钢管，沿长轴有 2.5cm 纵行裂缝，内藏 9.3mm 或 13mm 可张开及折叠的微型刀，由贯穿整个导管的控制导丝和远端的杠杆相连接。小刀张开时呈三角形，折叠时藏于头端带纵行裂缝的钢管内。导管近端为 Y 形的连接管，一端可供注入液体及测压，另一端为连接小刀的可张开及折叠的导引钢丝控制部分（图 38-4）。

3. 方法

6F 房间隔切开导管需 7F 血管扩张管才能插入，经股静脉、下腔静脉达右心房，然后经卵圆孔或房间隔缺损达左心房。如果房间隔切开导管放置有困难，可先放置经房间隔的长鞘达左心房，然后插入房间隔切开导管。最佳的房间隔切开导管的位置位于左心房后部，导管头接近或恰在左上肺静脉内。一旦房间隔切开导管到达合适位置，把经房间隔的长扩张管撤回到下腔静脉，再在双向 X 线透视下，调整微型刀张开及折叠的导管控制部分，应以容易张开而无阻力为宜，否则导管头可能进入肺静脉或心耳内。对于伴有卵圆孔未闭患者，微型刀张开后，微型刀片在正位时位于左侧，在侧位时其刀片方向位于

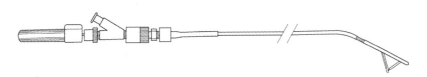

图 38-4 房间隔切开刀示意图

前部（图 38-5）。一旦核实房间隔切开导管位于左心房并调整好刀片的位置指向左前下方，将整个导管缓缓朝右心房抽拉。带刀片的导管头端通过房间隔时有阻力感，随着张开刀片的导管进入右心房，阻力即刻消失。一旦导管进入右心房，立即把导管推至右心房中部，再把导管头端刀片折叠入管内；重复上述操作 2~4 次，直至刀片房间隔导管通过房间隔时无阻力，即撤去房间隔切开导管，换以球囊导管进行 BAS，以进一步扩大房间隔缺损（图 38-6）。术毕，重复测定左右心房平均压、压力阶差、血氧饱和度及做二维超声心动图检查房间隔缺损大小。

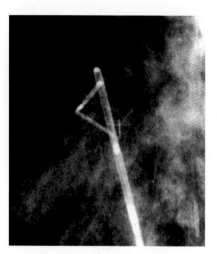

图 38-5　房间隔切开刀

房间隔切开刀位于左房，侧位观微型刀张开时刀片方向位于前部

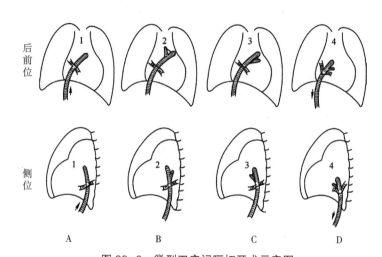

图 38-6　微型刀房间隔切开术示意图

A.导管头端位于左心房；B.微型刀片张开；C.刀片向前下及向左；D.微型刀导管由左心房拉至右心房

4. 并发症及预防

由于总的报道病例不及 BAS 数量多，各心血管中心报道的并发症发生率亦不一致。除一般并发症同 BAS 外，由于应用刀片拉割房间隔时可能引起心房穿孔，偶有右心室流出道穿孔，可造成急性心包填塞及周围循环衰竭，须行急症外科修补术；其他有气栓及神经系统方面等并发症。由于房间隔切开术操作时有一定危险性，必须掌握指征及禁忌证，严格按操作程序进行，以尽量减少严重并发症的发生。近年来已慎用该法进行房隔切开术。

（三）静态球囊扩张法房间隔造口术

当房间隔增厚，尤其出生 6 周后，又不适用于房间隔切开术者，可采用静态球囊扩张房间隔造口术（static balloon atrial dilation），其首先由 Mitchell（1986）进行动物实验，随后 Shrivastava 等（1987）应用于临床，Webber 及 Hausknecht 证实该技术较安全、有效，随后有采用该技术的不少病例报道。

1. 适应证

对房间隔造口术有适应证的患者，尤其大于 6 周的婴儿，由于卵圆孔瓣膜增厚 BAS 疗效不佳，且用微型刀房间隔切开术从技术上难以进行者可应用此方法。也适用于由于房隔增厚经房间隔切开术后效果不佳者。亦用于重度肺动脉高压的报道。由于该法适应证和微型刀房间隔切开一样，而且还可应用于不适合行房间隔切开的患者，在国外一些小儿心脏病中心该法已逐渐替代微型刀房间隔切开术。

2. 方法

经皮穿刺股静脉，插入止血血管鞘，先以端孔导管插入，达下腔静脉、右心房，经卵圆孔或小房间隔缺损达左心房、肺静脉。如心房间无交通，可经房间隔穿刺途径插管至左心房。由导管内插入直径 0.035″ 或 0.038″ 长 260cm 的导引钢丝，再循导丝插入适当直径的球囊扩张导管，经下腔静脉、右心房，直至房间隔处。球囊大小和长度须根据心房大小及疾病治疗的目的而定，若房间隔造口是以增加左向右分流为目的，应造成尽可能大的房缺，对新生儿开始用 4~5mm 直径球囊，最大用至直径为 10~12mm，年长儿可用至 20mm 直径球囊；若房隔造口是以引起右向左分流降低右房压力为目的，应该谨慎有控制地造成房间隔缺损，避免由于右向左分流引起的血氧饱和度过度下降，对这类患儿，开始时应用 4mm 直径球囊，以后每次直径增加 1mm，逐渐增加球囊直径，通常很少应用大于 8~10mm 直径的球囊，并须连续进行血流动力学及动脉血氧饱和度的测量。先以少量造影剂扩张球囊，使球囊中央骑跨于房间隔，随后以稀释造影剂扩张球囊，反复数次，直至腰凹消失。撤去球囊导管，15 分钟后再进行左右心房平均压及动脉血氧饱和度的测定以评价疗效。

3. 疗效评价

术后根据左右心房平均压差、动脉血氧饱和度及二维超声心动图检查房间隔缺损大小，以初步评价其疗效。若结果显示满意，同时球囊扩张造口的房间隔撕裂位于卵圆孔处，不伸展到邻近房间隔组织，说明扩张效果较好。其疗效及并发症尚待积累更多病例进行观察。

（四）维持心房间交通的介入治疗装置

由于球囊房间隔造口术的应用受到年龄的限制，并且有时难以维持长期效果，近年来研制成的维持心房间交通的装置，初步应用获良好的结果。包括：自膨型支架（wallstent），经房隔穿刺安置；球囊扩张性支架，较常应用；另外 AGA 公司采用关闭房间隔缺损类同的装置释放技术，研制成的可控分流大小的装置，可应用于相关适应证的病例。

五、上述方法的评价

（一）BAS

BAS 开创了先天性心脏病介入治疗的先河，BAS 是 D-TGA 等婴儿重症发绀型先心病的有效姑息治疗手段之一，至今国外一些小儿心脏中心对 D-TGA 仍常规应用 BAS。新生儿 TGA 是 BAS 最常见的适应证，TGA/IVS 患者外科术前先用 PGE 静脉滴注，随后 BAS，术后停用 PGE；TGA/VSD 患者术前应用 BAS，可提高动脉血氧饱和度及减低左心房压力。BAS 可以明显改善 TGA 患者严重的低氧血症及心功能不全，从而减少外科术前、术时及术后的死亡率及并发症，尤其国内不少未及时诊治的新生儿及小婴儿患者同样为 BAS 指征。

（二）微型刀房间隔切开术

由于其操作具有一定危险性及需要一定条件，随着静态球囊扩张法房隔造口术临床应用病例的增多，因其有效，危险性较小，在国外有些小儿心脏中心该方法已逐渐替代微型刀房间隔切开术。

（三）静态球囊扩张法房间隔造口术

较微型刀房隔切开术危险性小，且不仅适用于可行微型刀房隔切开术的患儿，亦可应用于不适合行房隔切开的患儿。

（四）心房间交通装置

随着先心病内外科镶嵌治疗的发展，心房间交通装置的研制，将有助于复杂先心病的联合治疗。

第四节 >>> 新生儿经皮球囊肺动脉瓣狭窄成形术

通常经皮球囊肺动脉瓣狭窄成形术的最适合年龄为 2~4 岁，但在新生儿期即出现症状的肺动脉瓣狭窄多为重症，由于肺血流明显减少及同时伴有心房水平右向左分流，常伴低氧血症及酸中毒，须紧急处理。如果是肺动脉瓣口狭窄，则仍为球囊扩张术的良好指征；如果是瓣膜及右心室发育不良型或伴漏斗部狭窄，则不是球囊扩张术的首选指征，该类患者除了需要解除肺动脉瓣狭窄外，常需做体 - 肺分流术。新生儿期的经皮球囊肺动脉瓣成形术（PBPV）并发症较多见，是引起患者死亡的高发时期，因此，对于新生儿期球囊扩张术亦有特殊要求。

一、术前、术时改善低氧血症及酸中毒

新生儿期动脉导管尚未关闭前，可应用 PGE 静脉滴注，每分钟 0.025~0.1μg/kg，以扩张动脉导管，使肺血流增加，从而使动脉血氧饱和度上升，纠正低氧血症。术时亦应持续滴注，可明显改善全身低氧血症状况，从而减少并发症的发生。术后根据肺动脉瓣狭窄解除情况，决定是否需要继续应用。在新生儿期应用 PGE 静脉点滴时，应注意呼吸暂停及心动过缓等不良反应，一旦发生立即停止应用，并做急救处理，以防心跳停搏等严重并发症的发生。由于新生儿重度肺动脉瓣狭窄往往伴有明显低氧血症及酸中毒，且新生儿心肺功能尚不完善，以及 PGE 滴注可引起呼吸暂停并发症，因此通常选择气管插管机械通气下进行球囊扩张术。若临床需要应用适量镇静麻醉剂，在气管插管机械通气下行此术亦不受呼吸抑制等不良反应的影响，从而保证介入治疗的顺利进行。

二、球囊扩张术

（一）导管插入

采用经皮穿刺法，首先插入普通右心导管，先行血流动力学检查及心血管造影。新生儿重症肺动脉瓣狭窄由于瓣口细小，有时导管经右心室插入肺动脉甚为困难，可借助于特种软头导引钢丝先插入肺动脉，随后将端孔导管循导引钢丝插入，方能经过狭小的瓣口进入肺动脉。也可先以 5F 右冠状导管插入右心室后，利用右冠状导头端的弯曲度，转动导管头端顺势将导管头插至右室流出道肺动脉瓣下，然后直接将导管插至肺动脉。

（二）导丝的安置

由于导丝直径细小，必须较稳固地安置才能达到支持引导球囊导管的作用。在进行 PBPV 时，长导引钢丝多插至肺小动脉，而在新生儿期由于动脉导管尚未关闭，导引钢丝可经动脉导管插至降主动脉，这样的途径有助于进行 PBPV 时有一稳定的导引钢丝做支持。

（三）球囊扩张术

选用 4~6F 球囊扩张导管沿导引钢丝插入，通常先用较小球囊进行扩张，然后换适合球 / 瓣比值的球囊进行扩张，应尽量缩短操作时间。球囊扩张后复查血氧饱和度、压力，并行右心室造影观察疗效。

（四）术后处理

术毕注意观察动脉压力，局部加压止血，预防因哭闹引起局部出血，失血导致血容量不足

时应输血。若动脉血氧饱和度测定及血气分析提示仍有低氧血症，须继续滴注 PGE。回监护室至少观察 12 小时，尤其需要注意心率及血压是否稳定，定时超声心动图检查。应警惕术后发生由于心脏血管穿孔而引起突发性心脏压塞导致心搏骤停。另外对于右心室发育不良的重症肺动脉瓣狭窄，术后若持续低氧血症并且应用 PGE 无效，必要时须做外科体 - 肺分流术。而对于术后右心室流出道明显反应性狭窄者，需及时进行内外科联合处理。

第五节 >>> 室间隔完整型肺动脉闭锁瓣膜穿孔球囊扩张术

室间隔完整型肺动脉闭锁（PA/IVS）为婴儿期少见的重症发绀型先心病，若未经治疗，多由于低氧血症而早期夭折，需要早期应用 PGE 扩张动脉导管改善低氧血症，或通过介入治疗及外科手术行瓣膜打孔，扩张及切开术和（或）体 - 肺循环分流术等治疗方能生存至适当年龄行根治术。多年来应用多种方法使肺动脉瓣穿孔后再行球囊扩张法取得一定疗效。有关其应用措施、方法学及结合外科镶嵌治疗尚有待进一步研究。

一、术前心导管及心血管造影

评价 PA/IVS 右心室形态及发育情况、右心室心肌窦样间隙是否开放、冠状动脉循环是否依赖于右心室高压以及肺动脉闭锁的类型等。

二、肺动脉瓣穿孔球囊扩张术指征

（1）右心室三部分结构皆存在，右心室发育不良为轻度，漏斗部发育好，肺动脉闭锁呈隔膜型。

（2）肺动脉及分支发育良好。

（3）冠状动脉循环不依赖于右心室的高压状态。

三、瓣膜穿孔、球囊扩张法

（一）导引钢丝穿孔法

早期应用该法取得较好的效果。先用 5F Judkins 冠状动脉造影导管插至右心室流出道肺动脉瓣下，导管头端位置由注射少量造影剂来定位，再取 0.021″ 或 0.028″ 导引钢丝的硬头端，稍许进行弯曲后作为穿刺针经右冠状动脉导管插至肺动脉瓣下，在侧位 X 线透视下，推送导引钢丝穿过闭锁的瓣膜组织达肺动脉内。循导引钢丝插入冠状动脉导管，再试以经导管插入 0.012″~0.032″ 长导引钢丝至肺动脉内，然后循导引钢丝插入球 / 瓣比值 1.2~1.5 的球囊导管进行球囊扩张术。术后进行压力、血氧饱和度检查及右心室造影，与术前做对照，以评价球囊扩张术效果。

Piechaud 等早期报道对 16 例 PA/IVS 患者进行肺动脉瓣穿孔扩张术，其中 12 例（75%）获得成功，另外 4 例导引钢丝难以穿透闭锁的瓣膜，或虽能穿透瓣膜但不能插入球囊扩张管。在成功地进行瓣膜穿孔球囊扩张术的患者中，术后即刻血流动力学检查表明，右心室压力下降基本达正常范围；肺动脉与右心室压差消失，有时因合并动脉导管未闭而持续存在肺动脉高压；动脉血氧饱和度上升；右心室造影显示肺动脉及分支大量充盈造影剂。Piechaud 等报道的上述 12 例成功病例中，按中期随访结果可分为两组。7 例（58%）获良好结果，其中 3 例接近痊愈；另 4 例由于心房水平右向左分流须滴注 PGE，2 个月后右心室功能正常，其中 1 例再次行球囊扩张术。5 例（42%）术后由于右心室顺应性不良，需维持滴注 PGE，其中 4 例进行外科分流手术。由于导引钢丝穿孔法在技术上有一定的难度，患者多为新生儿及小婴儿重症病例，容易引起并发症，在操作时不仅需要有技巧，而且要有耐心，同时需要训练有素的专业人员的密切配合，目前该法已较少应用。

（二）射频或激光穿孔术

近年来，对于 PA/IVS 患者，已有专用的射频或激光瓣膜穿孔装置进行闭锁瓣膜穿孔术，再以球囊扩张法建立右心室肺动脉间交通，获较好效果。

选择患者的条件和钢丝穿孔法相同，早期应用非专用的激光发生器进行瓣膜打孔术取得一定的效果，但由于激光打孔装置使用不便，仅在少数小儿心脏中心进行试用。近年来加拿大 Baylis 医学公司生产的专用射频打孔成套设备，由于携带及操作方便，一些小儿心脏中心开始应用该装置，包括 BMC 射频打孔发生器、射频打孔导管、同轴导管及脚踏开关等（图 38-7）。

操作方法：诊断性心导管术的操作方法同前，对于符合应用指征的患者，采用 5F 或 6F Judkins 右冠导管置右心室流出道肺动脉瓣下做侧位造影，测量肺动脉瓣环直径，经导引导管递送同轴导管，内装射频打孔导管至右室流出道闭锁的肺动脉瓣下，将射频导管尾端电极连接射频打孔发生器，射频导管精确定位后实施射频打孔，一旦打孔成功后将同轴导管送至肺动脉总干内（图 38-8），再更换 0.014″ 或 0.018″ 导丝通过动脉导管达降主动脉，有助于支撑球囊导管的递送，或经肺总动脉插入肺小动脉。循导丝插入大于瓣环 20%~30% 的球囊导管进行有效扩张，

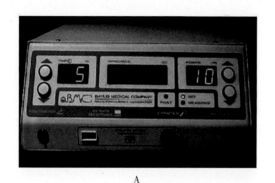
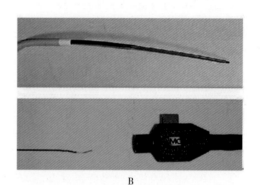

图 38-7　BMC 射频打孔发生器及射频打孔导管

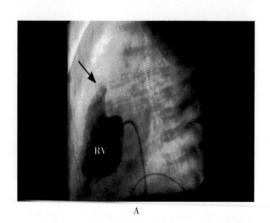
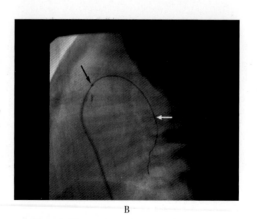

图 38-8　肺动脉瓣闭锁射频穿孔球囊扩张术

A. 右心室造影示肺动脉闭锁，RV—Right Ventricle, 右心室；黑色箭头所指为右心室流出道肺动脉闭锁处。B. 射频打孔后将同轴导管送至肺动脉总干内，黑色箭头所指为射频导管头部定位标示；白色箭头为射频打孔成功后，将导丝经肺动脉、动脉导管送入降主动脉

术毕测定肺动脉和右心室压力、跨肺动脉瓣压差、左心室及主动脉压力、动脉血氧饱和度，并行右心室造影，观察肺动脉瓣开放程度、肺总动脉及左右肺动脉的发育情况，以评价疗效。

评价：PA/IVS 往往伴有不同程度的右心室、三尖瓣及肺动脉发育不良，据统计，在 PA/IVS 患者中，大约 20% 为右心室轻度发育不良，2/3 为右心室中度发育不良，余为右心室重度发育不良。肺动脉瓣穿孔球囊扩张术的指征为：右心室发育不良仅为轻度或接近正常；肺动脉瓣闭锁为隔膜型；冠状动脉循环不依赖于右心室高压状态。对于伴有轻度右心室发育不良的 PA/IVS 患者，外科手术后的随访观察表明，经初期右心室减压及右心室 - 肺动脉连通术后，多数患者需要经过一段时间方能达到正常心搏功能。另外术后由于仍存在低氧血症，约 50% 病例须做体 - 肺动脉分流手术。瓣膜穿孔球囊扩张术仅为 PA/IVS 治疗方法中一种，其手术效果大致和外科瓣膜切开术相同，文献报告仅半数患者获得成功，在成功进行瓣膜穿孔球囊扩张术的患者中仅 1/3 不需进一步介入治疗。由于 PA/IVS 进行介入治疗存在较多的危险因素，手术操作并发症较多，一些患者尚须同时进行外科分流术，或在介入治疗后不久须进一步外科手术。鉴于 PA/IVS 瓣膜穿孔球囊扩张术开展的时间并不长，病例数并不多，治疗经验有限，应用瓣膜穿孔球囊扩张术时须严格选择手术指征，选择合适的患者，对于具体病例须权衡其得失，从而使患者得到最有效的治疗。

第六节 >>> 新生儿经皮球囊主动脉瓣成形术

一、胎儿球囊主动脉瓣成形术

对于重型主动脉瓣狭窄患儿，出生后即可伴有左心功能不良及心内膜弹性纤维增生症。因此，有些患者即使左心室流出道梗阻被解除，亦难以维持心排量而早期夭折。设想在不可逆左心室损伤发生以前，即在胎内解除左心室流出道梗阻，以预防发生左心室衰竭，则有望改善其预后，目前已有此方面的少量病例报告。现经皮球囊主动脉瓣成形术（PBAV）已应用于治疗重型主动脉瓣狭窄患儿，达到解除左心室流出道梗阻的目的。

（一）患者选择

应用胎儿超声心动图进行主动脉瓣狭窄的解剖和生理诊断，对于重症主动脉瓣狭窄伴左心室收缩功能不良，很少或无血流进出左心室心腔的胎儿，其卵圆孔可能已闭合，此类胎儿可选择行胎儿球囊主动脉瓣成形术。

（二）方法

孕妇于术前及术后 24 小时应用抗生素，术前静脉注射哌替啶（杜冷丁）镇静，母亲皮肤消毒，再用局部麻醉剂浸润。应用 18 号经腹膜绒毛取标本针，在超声指引下进行穿刺达宫腔及胎儿的左心室心腔，连接生理记录仪进行测压。导引钢丝沿穿刺针插入左心室，通过左心室达升主动脉，随后沿导引钢丝插入球囊扩张导管。可选用 2.5mm 直径的冠状动脉扩张导管或小直径的球囊扩张导管进行球囊扩张术，反复数次，术毕测定跨主动脉瓣压差。

（三）疗效

目前方法学已经建立，具有一定的可行性。球囊扩张的成功与否，在于插入的导引钢丝能否通过主动脉瓣，以及球囊扩张后能否有效解除主动脉瓣的梗阻，最终还取决于左心室功能恢复的情况。

二、新生儿经皮球囊主动脉瓣成形术

该期主动脉瓣狭窄多为重症，可伴有左心功能不全，由于动脉细小，瓣口狭窄严重，因此增加了操作的难度，并发症及死亡率较高。

（一）适应证

重症主动脉瓣狭窄。

（二）术前准备

重症主动脉瓣狭窄时，由于左心室高压和二尖瓣反流可引起肺动脉高压，另外左心室排血量减少，因此常通过动脉导管的右向左分流以维持降主动脉血流。开放的动脉导管一旦发生生理性收缩，可引起体循环血流量减少，产生严重并发症。这些患者有时须静脉滴注 PGE，扩张开放的动脉导管，以维持体循环血流量，作为外科手术或球囊扩张前的准备。有时须用正性心肌收缩药物。

（三）球囊扩张法

1. 插管途径

新生儿及小婴儿股动脉插管最常用，优点为插管操作方便，但该处局部血管并发症较多，局部血管并发症发生率约40%，包括局部血栓形成、股动脉撕裂、假性动脉瘤、出血及常由于体循环灌注不足或肝素应用不足而致血栓形成等。另外有 10%~20% 的病例，导丝不能越过主动脉瓣。鉴于以上并发症，一些专家建议在新生儿早期应用脐动脉途径，但由于球囊导管较粗，导管经狭窄的主动脉瓣亦有困难，因此目前已少用。腋动脉插管亦为选择方法，较股动脉途径容易进入左心室，并发症为腋部血肿及血栓形成。颈动脉插管法为近年来常应用方法，该处和心脏距离近、途径直，操纵导管非常容易进入左心室，同时亦可保留股动脉以备后用。总之，插管途径还须根据各个医疗机构的经验和习惯来选择。

2. 球囊选择

通常选用的球囊直径等于或略小于瓣环，早期应用冠状动脉扩张导管进行球囊主动脉瓣成形术。近年来由于球囊扩张导管材料及工艺改进，已备有各种直径的球囊和 4~5F 导管，从而减少了血管的损伤。

（四）结果

近年来新生儿主动脉瓣狭窄外科手术的死亡率没有明显改变，在 15%~50% 之间，平均 30% 左右。死亡的原因并非外科手术本身，而是和新生儿重症主动脉瓣狭窄常伴心内膜弹性纤维增生、心力衰竭、合并其他畸形及主动脉瓣环发育不良有关。新生儿球囊主动脉瓣成形术的死亡率和外科手术相仿，除球囊扩张术本身引起的并发症外，主要与主动脉瓣狭窄的解剖类型有关。据统计，主动脉瓣环大于等于 7mm 的患者，其死亡率明显低于主动脉瓣环小于 7mm 的患者，另外 PBAV 术后跨主动脉瓣压差下降不明显者，往往预后不良，说明左心室心肌收缩功能不良，不足以产生跨瓣压差。应结合超声心动图及心血管造影检查综合分析。

第七节 >>> 动脉导管的支架植入术

某些复杂性先心病有赖于动脉导管的开放维持其有效的肺循环或体循环的血流，动脉导管的关闭则可导致严重的血流动力学障碍（表 38-1）。出生后早期使用 PGE 是一种较常用的方法，但需持续静脉滴注且其作用并不能持久；也有报道采用球囊血管扩张术，但其效果并不肯定。对于依赖于动脉导管开放的肺循环血流不足的先心病，体-肺动脉分流术是目前常用的姑息治疗手段，但对于新生儿和小婴儿患者，其手术创伤大、风险高，并可合并胸腔积液、膈肌麻痹以及由于肺血流量增加引起的心功能不全等并发症。此外，体-肺动脉分流术后可使肺动脉分支出现扭曲，从而为以后的根治手术带来一定的困难或影响其手术效果。近年来的动物和临床研究表明，植入血管内支架有助于维持动脉导管的开放，对于部分患者可替代体-肺动脉分流术。

表 38-1 依赖于动脉导管开放的先天性心脏病

类型	先心病种类
肺循环血流不足的先心病	室间隔完整型肺动脉闭锁
	肺动脉闭锁合并室间隔缺损
	重症法洛四联症
	合并肺动脉闭锁或严重狭窄的复杂性发绀型先心病
	三尖瓣闭锁
	重度肺动脉狭窄
	Ebstein 畸形
体循环血流不足的先心病	主动脉弓中断
	严重主动脉缩窄
	左心室发育不良综合征
	重度主动脉瓣狭窄

一、适应证和禁忌证

（一）适应证

（1）依赖于动脉导管开放的肺循环血流不足的先天性心脏病。

（2）对于左心发育不良综合征的患者，若准备进行心脏移植，可作为等待供体前的一种姑息治疗手段。

（二）禁忌证

对于单心室生理的患者，若存在动脉导管连接部位的肺动脉狭窄（即所谓的"肺动脉缩窄"），往往在支架植入后会进一步加重肺动脉狭窄，对于这类患者应禁忌使用支架植入。

二、植入技术

一般在术前 6 小时停用 PGE，但对于有导管收缩倾向的患者，PGE 的应用要维持到支架植入前。全身麻醉下穿刺股动脉和股静脉，常规心导管检查和心血管造影，明确动脉导管的起始部位、形态、走行，并了解肺动脉的情况，精确测量动脉导管的内径和长度。根据动脉导管的起始部位，可采用顺向法或逆向法进行支架的安置。

（一）逆向法

经股动脉插入 4F 的长鞘（cooks inc, blooming-ton, inidana），对于起源于主动脉弓下方的垂直性动脉导管，可将 4F 的猪尾巴导管进行切割，使其头端呈"倒 J"形，然后经鞘管插入到动脉导管的壶腹部；对于接近于正常起源的动脉导管（起源于降主动脉）或起源于锁骨下动脉的动脉导管，可采用 4F 的右冠状动脉导管。随后选用 0.014″Choice PT 冠状动脉导丝，经上述途径插入到动脉导管，并经动脉导管到达肺动脉分支远端或者在肺总动脉内打圈。根据测量结果和患者的情况，选用合适的预安装的冠状动脉支架，支架长度的选择根据所测量的动脉导管的长度，一般较后者长 1~2mm，支架直径的选择应根据病变的类型和患者的体重，对于导管依赖性肺血流不足的先心病，支架直径选择为 3.5~4.5mm，而对于左心发育不良综合征，支架的直径选择为 6~10mm。支架选定好后，将装载冠状动脉支架的球囊导管由股动脉插入，沿导丝递送到动脉导管内，并调整好支架的位置，使其主动脉端与导管-主动脉的结合部相平齐，其肺动脉端稍突入到肺动脉内，一般为 2~3mm；当确定支架位置良好后，迅速加压扩张球囊，在支架充分扩张后，快速回抽球囊内造影剂吸瘪球囊，然后小心退出球囊，重复进行心血管造影确定支架的位置和扩张效果（图 38-9）。

（二）顺向法

对于某些动脉导管起源于升主动脉的患者，可采用顺向法进行支架的安置。首先通过股静

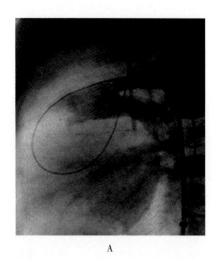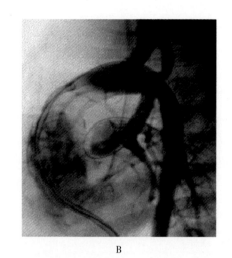

A

B

图 38-9　动脉导管支架植入术

A. 支架植入前，图为使用 4F 的右冠导管及 0.014″Choice PT 冠状动脉导丝，经逆向法途径插入到动脉导管，并经动脉导管到达肺动脉分支远端或者在肺总动脉内打圈，将装载冠状动脉支架的球囊导管沿导丝递送到动脉导管内，并调整好支架的位置；B. 支架植入后，图为扩张球囊释放支架后，行心血管造影确定支架的位置和扩张效果（引自文献 Alwi M, Choo KK, Latiff HA, et al. Initial results and medium-term follow-up of stent implantation of patent ductus arteriosus in duct-dependent pulmonary circulation. J Am Coll Cardiol,2004,44: 438-445. ）

脉插入 6F 的右冠状动脉导管，再经过室间隔缺损进入左心室和升主动脉，最后将导管插入到动脉导管的壶腹部；随后将 0.014″Choice PT 冠状动脉导丝经上述途径插入到动脉导管和肺动脉分支远端；导丝定位好后，选用合适的预安装的冠状动脉支架进行安置，支架安置的方法同逆向法。此外，对于肺动脉开放的患者，也可由股静脉途径将导丝插入到右心室，然后由肺动脉和动脉导管进入到降主动脉，按照上述的方法进行支架的安置。

在支架安置成功术后，患儿置病房监护，予以心电监护、血氧饱和度监测并密切予以临床观察。24 小时内复查超声心动图；术后口服阿司匹林 3~5mg/（kg·d），抗生素静脉应用 3 天，观察 5~7 天后情况良好，出院随访。术后 1、3、6、12 个月随访，复查心电图、X 线胸片及超声心动图。

三、疗效及随访

安置血管内支架能在一定时期内有效维持动脉导管的开放，对于部分患者可替代外科主 - 肺动脉分流术，但再狭窄发生率较高。Schneider 等对 21 例导管依赖性先心病患儿成功安置了血管内支架，手术操作时无严重的并发症发生，支架安置后 3~6 月选择性地进行了心导管检查，13 例患者中有 11 例因内膜的增生出现了支架的再狭窄，支架腔狭窄程度为 25%~100%，平均为 74%，其中 5 例在外科根治术前须进行支架的再扩张。该研究和其他相关研究表明，动脉导管内安置血管内支架有较高的再狭窄发生率，明显高于其他动脉血管，其机制可能与动脉导管平滑肌细胞有较高的增生与收缩潜能有关。鉴于动脉导管内安置支架后再狭窄发生率较高，目前对于该方法的应用尚存在争议。但近年来的研究表明，新型支架的研制与开发可减少再狭窄的发生率，Alwi 等报道对 36 例动脉导管依赖性的发绀型先心病患者进行支架安置术，在 51 例成功植入支架的患者中，1 例患者由于支架移位进行了外科手术，另 1 例患者术后出现一过性的血管内溶血，在支架安置过程中无 1 例死亡。对上述患者随访 3.2 个月 ~2.4 年的结果发现，8 例患者出现了导管严重的再狭窄须再次手术，7 例合并肺动脉分支狭窄的患者术后狭窄进一步加重。随访 6 个月，89% 的患者不需要再次手术，随访 1 年，55% 的患者不需要再次手术。

四、并发症

以往动脉导管内支架常使用长鞘进行安置，长鞘置于动脉导管内可引起血流的阻断，从而导致血流动力学危象，如严重的低血压和心律失常等，目前采用的新型柔韧性支架或自膨性支架能直接安置于动脉导管内，不需要长鞘的导引，可避免上述并发症的发生。导丝在动脉导管内的反复操作有时可引起导管的痉挛，从而出现血流动力学障碍。此外，尚可出现支架移位、肺动脉分支狭窄和动脉穿孔等并发症，目前使用的柔韧性支架可减少动脉穿孔的发生率。

五、评价

已有的研究表明，在动脉导管内安置支架在方法学上是可行的，但技术上有一定难度，有时由于动脉导管的走行扭曲，导管不能顺利插入动脉导管内；在动脉导管内进行操作时可诱发动脉导管的收缩和痉挛，从而引起血流动力学障碍；支架安置时应保证动脉导管全段都有支架的支撑，否则未安置支架部分出现收缩影响手术效果；此外，采用柔软性支架和较小的递送导管，有利于提高手术的成功率。目前对于动脉导管支架的植入经验尚有限，支架植入后再狭窄的发生率仍较高，在材料和方法学上还需进一步研究。

第八节 >>> 左心发育不良综合征的镶嵌治疗

左心发育不良综合征（hypoplastic left heart syndrome，HLHS）是一组以主动脉、主动脉瓣、左心室、二尖瓣、左心房发育不良为特征的先天性心脏病。HLHS 的发病率并不高，但预后极差，据欧美国家统计，HLHS 占出生后 1 周以内先心病死亡率的 25%，未经治疗者 95% 于新生儿期死亡。目前 HLHS 的外科治疗最常用是 Norwood 分期姑息手术疗法，但效果并不理想。据 1994~2000 年美国先天性心脏病外科医师学会的统计资料，HLHS 采用传统的 Norwood 分期手术治疗后 5 年生存率仅 54%，其中以 Norwood Ⅰ期手术中的并发症的发生率和死亡率最高，仅有 28% 的患者完成了 Fontan 手术，另有 20% 的患者待行 Fontan 手术。鉴于 HLHS 病变的严重性和复杂性，采用传统的外科手术很难进一步提高其治疗效果，近年来国外学者尝试采用内外科镶嵌治疗的方法治疗 HLHS，并取得了初步的效果。该方法也分为三期，其中Ⅰ期为内外科镶嵌治疗，Ⅱ期为体外循环下的心脏手术，Ⅲ期为经导管介入治疗。虽然仅Ⅰ期在新生儿期完成，其余二期均在新生儿期后进行，但由于Ⅰ期最关键，同时也为了完整介绍这一新的治疗方法，本文对上述三期一并进行介绍。

一、手术方法

（一）Ⅰ期

分别在外科开胸以及心导管室内进行（图 38-10，图 38-11）。

1. 外科开胸

直视下环扎左右肺动脉，以限制肺血流量，目前所用的环扎带的直径通常为 3~3.5mm；然后在开胸直视下通过肺动脉总干插入短鞘，在 X 线透视下安置自膨性 PDA 支架，从而建立通

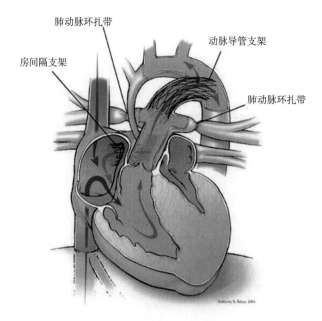

图 38-10　HLHS 镶嵌治疗 I 期示意图

（引自文献 Galantowicz M, Cheatham JP. Lessons learned from the development of a new hybrid strategy for the management of hypoplastic left heart syndrome. Pediatr Cardiol,2005,26: 190–199.）

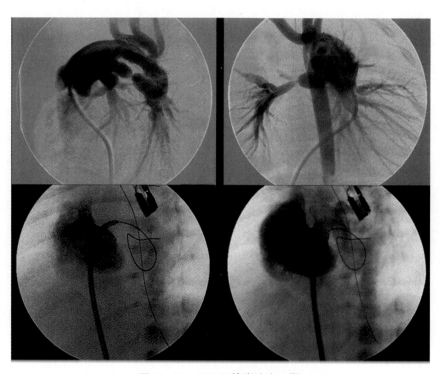

图 38-11　HLHS 镶嵌治疗 I 期

上图为动脉导管支架植入和左右肺动脉环扎后的心血管造影；下图为房间隔支架植入前后的心血管造影（引自文献 Galantowicz M, Cheatham JP. Lessons learned from the development of a new hybrid strategy for the management of hypoplastic left heart syndrome. Pediatr Cardiol,2005,26: 190–199.）

过 PDA 的畅通的血流交通，保证体循环的有效血流灌注。上述操作均在非体外循环开胸手术下进行。

2. 选择合适手术方法

在患者出院之前，根据患者的具体情况，选用合适的方法（包括球囊房隔造口术、静态球囊扩张术、切割球囊房隔造口术、支架植入等）进行房隔造口交通术，从而建立心房之间非限制性的血流交通。该步骤在心导管室进行。

3. 术后随访

术后密切随访，包括临床、X 线、心电图、超声心动图。在超声心动图检查时，须注意心房水平和动脉导管内血流是否通畅，有无主动脉缩窄，并注意评估右心室功能以及三尖瓣反流情况；必要时须进行心导管检查和介入治疗。

（二）Ⅱ期

通常在 5~6 个月时进行，为体外循环下的心脏手术（图 38-12）。

（1）取出 PDA 支架，并结扎 PDA。

（2）解除肺动脉环扎带。

（3）横断肺动脉干，远端闭合，近端与升主动脉吻合，主动脉弓补片扩大。

（4）房间隔切开造口，取出心房间支架。

（5）进行改良的 Hemi-Fontan 手术，为以后的经皮 Fontan 手术创造条件，其具体方法为：

1）将上腔静脉横断，其远心端及近心端分别与右肺动脉的上、下缘进行端侧吻合，然后在右心房内缝合心包补片以阻断肺动脉和右心房之间的血流，形成一个朝向右心房的盲袋，并在盲袋顶端安置放射标记点，从而成为经皮 Fontan 手术中支架上端的锚定点。

2）环切一根 14mm 的 Gore-Tex 管道，并在上面附着放射标记，然后在位于右心房和横膈之间的部位，将其缝合到下腔静脉表面，从而成为经皮 Fontan 术中支架下端的锚定点。

（三）Ⅲ期

经皮 Fontan 手术（图 38-13，图 38-14）。

（1）通过颈内静脉途径，采用房间隔穿刺针穿通肺动脉和右心房之间的隔膜，建立颈内静脉 - 下腔静脉的轨线。

（2）通过股静脉途径植入下腔静脉 - 上腔静脉覆膜支架，从而完成经皮 Fontan 手术。

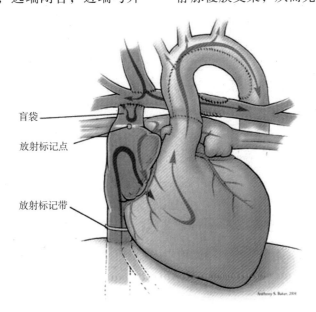

图 38-12 HLHS 镶嵌治疗Ⅱ期示意图

（引自文献 Galantowicz M, Cheatham JP. Lessons learned from the development of a new hybrid strategy for the management of hypoplastic left heart syndrome. Pediatr Cardiol,2005,26: 190-199.）

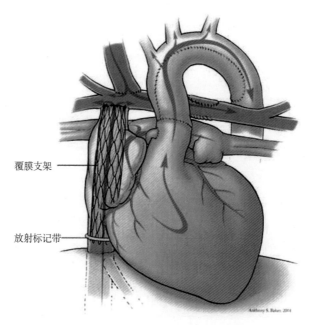

覆膜支架

放射标记带

图 38-13　HLHS 镶嵌治疗 Ⅲ 期示意图

（引自文献 Galantowicz M, Cheatham JP. Lessons learned from the development of a new hybrid strategy for the management of hypoplastic left heart syndrome. Pediatr Cardiol,2005,26: 190-199.）

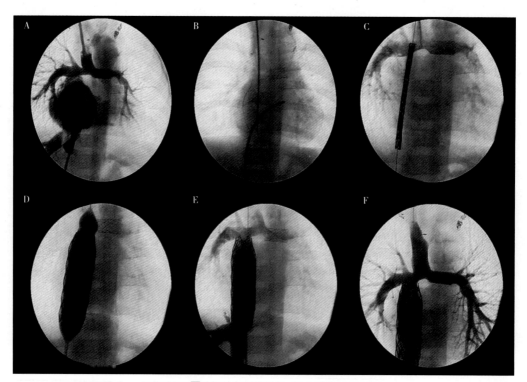

图 38-14　经皮 Fontan 手术

A. 上腔静脉和下腔静脉同步造影显示其解剖关系；B. 采用房间隔穿刺针穿通肺动脉和右心房之间的隔膜后，建立颈内静脉 - 股静脉的轨线；C. 通过股静脉植入覆膜支架；D. 球囊扩张覆膜支架；E. 术后造影显示下腔静脉 - 肺动脉血流通畅；F. 术后造影显示上腔静脉 - 肺动脉血流通畅（引自文献 Galantowicz M, Cheatham JP. Lessons learned from the development of a new hybrid strategy for the management of hypoplastic left heart syndrome. Pediatr Cardiol,2005,26: 190-199.）

二、疗效评价

Galantowicz 等采用上述方法对 19 例 HLHS 的患者进行了内外科镶嵌治疗，有 2 例患者在 I 期围手术期中死亡，其中 1 例合并先天性膈疝，其虽然成功地进行了 I 期手术，但在先天性膈疝修补术后死于败血症和多脏器衰竭；1 例患者为体重 2kg 的孕 32 周的早产儿，在动脉导管支架植入后出现顽固性的心律失常、脑缺血并最终死亡。在 I 期手术后存活的 17 例患者中，有 14 例患者进行了 II 期手术，另有 3 例患者尚未进行手术，II 期手术后共有 2 例患者死亡，其中 1 例为术后 3 天不明原因死亡，另 1 例虽成功地进行了手术，并已拔管脱离呼吸机，但最终死于吸入性肺炎。该组病例中有 5 例患者进行了经皮 Fontan 手术，手术均获得成功并于术后 24 小时出院，平均血氧饱和度由 82% 上升至 95%，但平均肺动脉压力增加了 1mmHg；4 例患者在术后 9 个月内出现了进行性发绀，其原因为支架的下腔静脉端或相互重叠的支架之间出现了右向左分流，所有 4 例患者在经导管植入覆膜支架后发绀消失，无任何不适症状。

三、讨论

近年来，HLHS 外科治疗的效果虽然有了明显的改观，但在 Norwood I 期手术中的并发症发生率及死亡率仍较高，在高危新生儿中死亡率高达 20%~50%。在传统的 Norwood I 期手术中，手术操作时间长，需要较长时间的体外循环，有时甚至需要在深低温停循环的状态下进行；传统的 Norwood I 期手术中需要进行主动脉重建等复杂的手术，手术创伤大，术后恢复慢；此外，新生儿期长时间的体外循环和深低温停循环均可导致神经系统的损伤。对于某些危重的新生儿患者，可能无法耐受该类手术，是造成较高的并发症发生率和死亡率的重要原因。HLHS 镶嵌治疗 I 期手术的主要目的是：通过创伤更小的治疗手

段对 HLHS 患者进行有效的姑息治疗，最大限度地降低手术并发症的发生率和死亡率，同时尽量维护好心室的功能，保证正常的生长发育，尤其是肺血管的发育，从而使患儿安全地渡过新生儿期和婴儿早期。早在 1993 年 Gibbs 等就尝试采用动脉导管支架植入和肺动脉环扎的方法姑息治疗 HLHS，2002 年 Akintuerk 等也进行了类似的报道，但效果并不理想，近年来通过不断的摸索和方法的改进，治疗效果有了明显的改观，在 Galantowicz 等报道的 19 例患者中除 2 例患者在围手术期死亡外，另外 17 例患者均在术后 12 小时内常规拔管，术后恢复快，在重症监护病房停留时间短。

在 HLHS 镶嵌治疗 I 期手术中，目前也存在着一些尚待解决的问题，主要包括以下几个方面：①对于主动脉瓣闭锁的患者，如果升主动脉、主动脉弓或主动脉峡部某一部位存在狭窄，可能会影响逆向血流对冠状动脉或脑血管的灌注，从而引起严重的并发症，这种狭窄可能是先天性的，也可能是放置动脉导管支架后所导致的，对于先天性狭窄，目前不主张进行镶嵌治疗 I 期手术。②肺动脉环扎后可引起肺动脉扭曲或狭窄，对于右肺动脉而言，环扎部位在 II 期手术中本来需要处理，然后与上腔静脉进行腔肺吻合，因此并不存在太大问题；但对于左肺动脉的狭窄，需要放置支架或在 II 期手术中进行补片扩大。③在房间隔造口交通术后，近期效果可能比较满意，但常常难以稳定地维持心房之间有效的血流交通。④动脉导管支架和房间隔支架存在移位或栓塞的可能性，有时甚至危及生命。

HLHS 镶嵌治疗 II 期手术是一个非常复杂、难度很大的体外循环下的心脏手术，包括支架的取出、主动脉重建以及改良的 Hemi-Fontan 手术等，但在该期手术后血液循环恢复为串联模式，有别于传统的 Norwood I 期手术后的血液循环的并联模式。有研究表明，在 Norwood I 期手术后血液循环的并联模式下，右心室的容量负荷

增加，心输出量必须提高到正常水平的2~3倍，否则容易出现右心室功能的失代偿；而镶嵌治疗Ⅱ期的腔肺吻合术后，右心室的容量负荷减轻，右心室更容易耐受。此外，在婴儿期进行心脏手术对心肌的损伤较新生儿期轻，患儿的耐受性也更好。在HLHS镶嵌治疗Ⅱ期手术中要进行改良的Hemi-Fontan手术，对手术时间和手术难度并没有太大的影响，进行该类手术的患儿即使以后不适合做经皮Fontan手术，也不妨碍将来进行开胸Fontan手术。

HLHS镶嵌治疗Ⅲ期手术为非开胸的经皮Fontan手术，经皮Fontan手术的构想首先由Hausdorf提出，其目的是通过导管介入的方法完成Fontan手术，从而替代体外循环下的开胸手术，以减少手术的创伤和并发症的发生。近年来的临床实践证明经皮Fontan手术是可行的，

但同时也存在一些问题需要进一步解决或完善：①覆膜支架安置时如何准确定位。②如何保持覆膜支架与下腔静脉壁之间的密闭性。③由于介入治疗的需要，上、下腔静脉与肺动脉的吻合口在一条直线上，可能会对腔静脉血液的回流产生一定的影响，如何在血流动力学上进一步优化。④根据生长发育的需要，覆膜支架再扩张的可行性及效果。

内外科的镶嵌治疗为HLHS的治疗提供了一个崭新的思路，但需要指出的是，HLHS的镶嵌治疗仍处于临床试验阶段，其适应证及方法学尚有待进一步研究，其疗效也有待进一步观察，但可以相信，在外科医生和介入治疗医生的共同努力下，镶嵌治疗将为HLHS和其他复杂型先心病患者带来福音。

（李　奋　周爱卿　沈　捷）

参考文献

1. 周爱卿. 先天性心脏病心导管术. 上海：上海科学技术出版社, 2009.

2. 周爱卿, 刘薇廷. 新生儿心导管术（附90例报告）. 新生儿科杂志, 1990, 5:155-157.

3. 周爱卿, 刘薇廷. 前列腺素E扩张动脉导管治疗新生儿重症先天性心脏病. 中华儿科杂志, 1986, 24(3): 166.

4. 周爱卿, 刘薇廷, 储松雯, 等. 前列腺素E治疗新生儿重症发绀型先天性心脏病的探讨. 中华医学杂志, 1991(7):47.

5. 周爱卿, 刘薇廷, 张欢如, 等. 球囊房间隔造口术治疗婴儿重症先天性心脏病. 中华儿科杂志, 1991(29): 31-33.

6. Freedom RM, Benson LN, Smallhorn JF. Neonatal heart disease. London: Springer-Verlage, 1992.

7. Varghese PJ, Celermajer J, Izukawa T, et al. Cardiac catheterization in the newborn: experience with 100 cases. Pediatrics, 1969, 44(1): 24-29.

8. Lock JE, Keane JF, Fellows KE. Diagnostic and interventional catheterization in congemtal heart disease. Boston: Kluwer Academic Publishers, 2000.

9. 周爱卿, 蒋世良. 先天性心脏病经导管介入治疗指南. 中华儿科杂志, 2004(42):234-239.

10. Rashkind WJ, Miller WW. Creation of an atrial septal defect without thoracotomy. A palliative approach to complete transposition of the great arteries. JAMA, 1966, 196: 991-992.

11. Rashkind WJ, Miller WW. Transposition of the great arteries. Results of palliation by balloon atrioseptostomy in thirty-one infants. Circulation, 1968, 38: 453-462.

12. Mullins CE, Neches WH, McNamara DG. The infant with transposition of the great arteries. I. Cardiac catheterization protocol. Am Heart J, 1972, 84: 597-602.

13. Mitchell SE, Anderson JH, Swindle MM, et al. Atrial septostomy: stationary angioplasty balloon technique-experimental work and preliminary clinical applications. Pediatr Cardiol, 1994, 15. 1-7.

14. 周爱卿, 高伟, 黄美蓉, 等. 瓣膜球囊扩张术治疗右向左分流重症肺动脉瓣狭窄. 中华心血管病杂志, 1994(22):350-352.

15. 周爱卿, 刘薇廷, 费志忠, 等. 经皮球囊主动脉瓣成形术：附6例报告. 临床儿科杂志, 1990(8): 67-68.

16. Zhou Aiqing. The present and future of interventional catheterization for congenital heart disease. Chinese Medical Journal, 2001, 114: 451-452.

17.Gao Wei, Zhou Aiqing, Wang Rongfa, et al. Percutaneous balloon aortic valvuloplasty in the treatment of congenital valvular aortic stenosis in children. Chinese Medical Journal, 2001, 114: 453-455.

18.Rey C, Marache P, Francart C, et al. Percutaneous transluminal balloon valvuloplasty of congenital pulmonary valve stenosis, with a special report on infants and neonates. J Am Coll Cardiol, 1988,11: 815-820.

19.Rao PS, Fawzy ME, Solymar L, et al. Long-term results of balloon pulmonary valvuloplasty of valvar pulmonic stenosis. Am Heart J,1988,115: 1291-1296.

20.Stanger P, Cassidy SC, Girod DA, et al. Balloon pulmonary valvuloplasty: results of the Valvuloplasty and Angioplasty of Congenital Anomalies Registry. Am J Cardiol, 1990,65: 775-783.

21.Rao PS. Balloon pulmonary valvuloplasty: a review.Clin Cardiol,1989,12: 55-74.

22.Gildein HP, Kleinert S, Goh TH, et al. Treatment of critical pulmonary valve stenosis by balloon dilatation in the neonate. Am Heart J, 1996,131: 1007-1011.

23.Akagi T, Hashino K, Maeno Y, et al. Balloon dilatation of the pulmonary valve in a patient with pulmonary atresia and intact ventricular septum using a commercially available radiofrequency catheter. Pediatr Cardiol,1997,18: 61-63.

24.Benson LN, Nykanen D, Collison A. Radiofrequency perforation in the treatment of congenital heart disease. Catheter Cardiovasc Interv, 2002,56: 72-82.

25.Piéchaud JF, Ladeia AM, Da Cruz E, et al. Perforation-dilatation of pulmonary atresia with intact interventricular septum in neonates and infants. Arch Mal Coeur Vaiss,1993,86: 581-586.

26.Lababidi Z, Wu JR, Walls JT. Percutaneous balloon aortic valvuloplasty :results in 23 patients. Am J Cardiol,1984,53: 194-197.

27.Block PC, Palacios IF. Comparison of hemodynamic results of anterograde versus retrograde percutaneous balloon aortic valvuloplasty. Am J Cardiol,1987,60: 659-662.

28.Rocchini AP, Beekman RH, Ben Shachar G, et al. Balloon aortic valvuloplasty: results of the Valvuloplasty and Angioplasty of Congenital Anomalies Registry. Am J Cardiol,1990, 65: 784-789.

29.David F, Sánchez A, Yánez L, et al. Cardiac pacing in balloon aortic valvuloplasty. Int J Cardiol,2007,116: 327-330.

30.Alwi M, Choo KK, Latiff HA, et al. Initial results and medium-term follow-up of stent implantation of patent ductus arteriosus in duct-dependent pulmonary circulation. J Am Coll Cardiol,2004,44: 438-445.

31.Ruiz CE. Ductal stents in the management of congenital heart defects. Catheter Cardiovasc Interv,2001,53: 75-80.

32.Michel-Behnke I, Akintuerk H, Thul J, et al. Stent implantation in the ductus arteriosus for pulmonary blood supply in congenital heart disease. Catheter Cardiovasc Interv,2004,61: 242-252.

33.Gewillig M, Boshoff DE, Dens J, et al. Stenting the neonatal arterial duct in duct-dependent pulmonary circulation: new techniques, better results. J Am Coll Cardiol,2004,43: 107-112.

34.Gutgesell HP, Lim DS. Hybrid palliation in hypoplastic left heart syndrome. Curr Opin Cardiol,2007,22: 55-59.

35.Sallehuddin A, Mesned A, Barakati M, et al. Fontan completion without surgery. Eur J Cardiothorac Surg,2007,32: 195-201.

36.Akintuerk H, Michel-Behnke I, Valeske K, et al. Stenting of the arterial duct and banding of the pulmonary arteries:basis for combined Norwood stage I and II repair in hypoplastic left heart. Circulation,2002,105: 1099-1103.

37.Gibbs JL, Wren C, Watterson KG, et al. Stenting of the arterial duct combined with banding of the pulmonary arteries and atrial septectomy or septostomy:a new approach to palliation for the hypoplastic left heart syndrome. Br Heart J,1993, 69: 551-555.

38.Galantowicz M, Cheatham JP. Lessons learned from the development of a new hybrid strategy for the management of hypoplastic left heart syndrome. Pediatr Cardiol,2005,26: 190-199.

第三十九章
新生儿先天性心脏病术后监护及治疗

随着诊断水平和心脏外科技术的不断提高，越来越多处于危重状态的先天性心脏病患儿在新生儿期就得到积极救治。在新生儿期施行手术，尽管年龄小、体重低是影响预后的高危因素，但随着手术、体外循环以及围手术期监护整体技术的提高，手术死亡率呈逐年下降趋势。由于新生儿的心肌构成尚未成熟，其病理生理过程和术后心功能状况与成熟心肌是不同的。因此术后加强监护、早期干预、积极防治、维持良好的心功能状态是降低死亡率的关键。

一、术后监护

（一）常规监测参数

（1）循环系统：体温、动脉血压、心率、心律、ECG、SpO_2、CVP、LAP、PAP、CO、PVR、SVR、尿量等。

（2）呼吸系统：呼吸频率、潮气量、分钟通气量、气道峰压、$ETCO_2$ 等。

（3）动脉血气分析，血浆电解质（K^+，Na^+，Cl^-，Ca^{2+}，Mg^{2+}），血细胞比容，血浆胶体渗透压，乳酸等。

（二）循环系统监测

1. 无创监测

（1）心率、血压、末梢灌注、尿量和血液酸碱度（pH）：新生儿正常心率 100~180 次/分，收缩压/舒张压 50~80mmHg/20~60mmHg，尿量 ≥ 2ml/（kg·h），血液酸碱度 7.33~7.50，以上指标可间接评估心功能。

（2）正性肌力药物评分 = 多巴胺 ×1+ 多巴酚丁胺 ×1+ 米力农 ×10+ 肾上腺素 ×100+ 异丙肾上腺素 ×100。正性肌力药物评分大于 20 提示患儿心功能低下，若大于 40，则死亡率 100%〔正性肌力药物的单位是 μg/（kg·min）〕。

（3）动脉血清乳酸水平（Lac）：正常血

清乳酸水平是 1mmol/L，如果超过 2mmol/L 意味着组织灌注和氧运输的减少。新生儿心脏术后，若血清乳酸值上升速度大于 0.75mmol/（L·h）建议需要体外膜肺治疗，持续高水平的血清乳酸值（>4mmol/L）常预示患儿的预后不佳。尤其是室间隔完整的大动脉转位（TGA/IVS）患儿在行快速二期左心室功能训练一期术后，心脏负担加重，对血清乳酸水平的动态监测尤为重要。

（4）混合静脉血氧饱和度（SvO2）：临床 SvO2 降低是体循环血流减少和氧输送不足的敏感指标。上腔静脉血氧饱和度可用于估测 SvO2。SvO2 的正常值是 65%~83%（平均约 75%），如果 SvO2 低于 60%，则提示有全身的氧合障碍。

2. 动脉压力的监测

经动脉穿刺插管可连续监测患儿收缩压、舒张压、平均压和波形，并从动脉取血进行血气分析，测定电解质及血糖等，通常在术后 48~72 小时血流动力学稳定，呼吸机撤离即可拔管。

3. 中心静脉压（CVP）监测

常用穿刺部位颈内静脉、颈外静脉、锁骨下静脉、股静脉。CVP 部分反映全身有效循环血容量及右心功能，静脉压高低取决于有效血容量、血管张力、心功能及腔静脉有无梗阻，其正常值为 0.8~1.6kPa（6~12mmHg）。

影响 CVP 常见因素：①胸内压增高；②导管本身部分堵塞，过细不畅；③补液速度过快；④心功能不全，心包填塞；⑤有效血容量过多或不足。

4. 经胸心内置管技术

（1）左心房压（LAP）监测：LAP 最确切地反映左心室前负荷，直接反映有效血容量，并且能反映左心室及二尖瓣功能。通常 LAP 的正常范围是 0.67~1.33kPa（5~10mmHg）。左心房压的监测过程中必须警惕是否有气泡，血块是否滞留于管道中，如遇导管阻塞，应立即关闭测压管，绝不可再冲洗，以防动脉系统栓塞。

（2）右心房压力：右心房压力部分反映有效血容量，右心室、三尖瓣功能及肺血管阻力。新生儿右心房压力升高 2kPa（15mmHg）提示右心衰竭。

（3）肺动脉监测管：监测肺动脉压力可诊断术后反应性肺动脉高压及肺动脉高压危象，并可观察作用在肺血管床药物的疗效。

（4）心内置管的撤离与并发症：撤管指征为，①血流动力学稳定；②无活动性出血；③纵隔引流管通畅；④血气满意。主要并发症有：导管相关性血行感染，异常出血，导管断裂，滞留及心包填塞。

（三）呼吸功能监测

1. 一般监测

（1）临床物理检查：观察呼吸频率，两侧胸廓运动幅度是否对称，是否有鼻翼扇动，三凹征，发绀，两侧呼吸音是否对称，是否存在哮鸣音，湿啰音。观察有无皮下积气。

（2）胸部 X 线平片：了解气管插管位置，心内测压管，引流管，胃管，起搏导线位置，肺野是否存在肺不张，肺间质水肿，肺部炎症。上纵隔宽度，心脏大小，心包积液。

2. 氧合能力监测

（1）动脉血氧分压（PaO2）：反映了肺的氧合功能和动脉血氧合程度，代表物理溶解于血浆中氧所产生的压力，与吸入氧浓度（FiO2）有关。出生 1 周的正常新生儿 PaO2 6.65~10.64kPa（50~80mmHg），婴幼儿 9.31~11.97kPa（70~90mmHg）。新生儿应谨慎用氧，避免高氧引起的并发症，如早产儿视网膜病变。通常新生儿 PaO2<50mmHg，为低氧血症。

（2）动脉血氧饱和度（SaO2）：反映了血红蛋白与氧结合程度及肌体氧合状态。SaO2 由 PaO2、氧离曲线、氧合血红蛋白量决定，经皮血氧饱和度（SpO2）连续监测有利于迅速反映气道、肺部是否存在异常情况。SaO2 与 PaO2 有良好的相关性。新生儿正常值为 91%~94%。

3. 通气功能监测

动脉血二氧化碳分压（$PaCO_2$）：$PaCO_2$是指溶解于血浆内CO_2气体分子所产生的压力，直接反映肺泡通气量的变化。为监测通气功能重要指标，也是呼吸性酸碱平衡的重要指标。$PaCO_2$正常值为4.66~6kPa（35~45mmHg），$PaCO_2$>6kPa（45mmHg）提示通气不足，$PaCO_2$<4kPa（30mmHg）提示通气过度。通常$PaCO_2$>6.67kPa（50mmHg），PaO_2<6.67kPa（50mmHg）诊断

呼吸衰竭。$PaCO_2$监测对术后呼吸机的应用，维持良好的通气是一个十分重要的指标。术后24小时维持$PaCO_2$ 3.73~4kPa（28~30mmHg），能减少肺血管阻力，是治疗术后反应性肺动脉高压及肺动脉高压危象的重要措施。

4. 新生儿的呼吸生理特点

新生儿的呼吸生理与儿童、成人有明显的差别（表39-1），表现为新生儿潮气量小，吸气流速慢、呼吸频率快，以及解剖无效腔大等。

表39-1 新生儿与成人呼吸生理区别

项目	新生儿	成人
呼吸频率（RR）（次/分）	30~40	12~16
吸气时间（Ti）（秒）	0.4~0.5	1.2~1.4
吸/呼比（I/E）	1∶1.5~1∶2	1∶2~1∶3
吸气流速（insp flow）（L/min）	2~3	24
潮气量（TV）（ml）	18~24	500
（ml/kg）	6~8	6~8
功能残气量（FRC）（ml）	100	2200
（ml/kg）	30	34
肺活量（VC）（ml）	120	3500
（ml/kg）	33~40	52
肺总量（TLC）（ml）	200	6000
（ml/kg）	63	86
总顺应性（ml/cmH_2O）	2.6~4.9	100
[ml/（$cmH_2O \cdot mlFRC$）]	0.04~0.06	0.04~0.07
肺顺应性（ml/cmH_2O）	4.8~6.2	170~200
[ml/（$cmH_2O \cdot mlFRC$）]	0.04~0.07	0.04~0.07
气道传导性[ml/（$s \cdot cmH_2O \cdot mlFRC$）]	0.24	0.28
呼吸道水分不显性丢失（ml/24h）	45~55	300

注：气道传导性为气道阻力的倒数，$1cmH_2O=0.098kPa$。

5. 新生儿呼吸机的选择及参数调节

（1）新生儿呼吸机的性能与要求

1）能够提供各种通气模式，自主呼吸模式要采用持续恒流供气；配置高自主呼吸触发灵敏度的触发装置，触发的反应时间应短于0.02~0.05秒。

2）机身及其管道管腔小，顺应性低，呼吸机回路应为专用管道，机械无效腔小，呼吸机回路气体压缩系数小于$0.3ml/cmH_2O$。

3）潮气量变动范围较大，带定容功能的呼吸机潮气量在5~200ml范围内精确可调。

4）呼吸频率能在5~150次/分的范围内变动。

5）具有精确的压力限制装置，能在较大范围内提供压力。

6）吸气/呼气时间可在较小范围内精确调节，吸气时间在0.2~1.5秒范围内，起码在0.05秒级可调，最好在0.01秒级可调。

7）PEEP 装置在较大范围内可调。

8）具有良好的气体湿化和温化装置，恒温效果安全可靠。

9）具有灵敏的报警装置，能对气道压力、吸入氧浓度、吸气时间、电源、气源及吸气温度等进行报警。

10）最好具备吸入和呼出潮气量、吸气峰压、气道平均压、气道阻力、胸肺顺应性等的监测功能。

（2）新生儿呼吸机模式选择

1）同步间歇指令通气：容量控制压力限制模式＋压力支持（SIMV PRVC+PS），最常用。

2）同步间歇指令通气：压力控制模式＋压力支持（SIMV PC+PS），肺部情况不好时用。

3）持续气道正压通气＋压力支持（CPAP+PS），拔管前用。

（3）新生儿呼吸机参数调节

1）潮气量：是指一次呼出或吸进肺的空气容积。通气量＝潮气量×呼吸频率。潮气量6~8ml/kg，15~30分钟后抽取动脉血气分析：$PaCO_2$4.66~5.33kPa（35~40mmHg），不允许pH<7.30，气道峰压新生儿1.0~2.0kPa（10~20cmH$_2$O）满意。

2）呼吸频率：30~40次/分，如果检测的气道峰压过高，可适当增加呼吸频率减少潮气量。

3）吸气与呼气时间比（I:E）：1:1.5~1:2。肺顺应性下降的患儿适当延长吸气时间能提高PaO_2，减少肺气压伤。

4）气道峰压（PIP）：一般设定在10~20cmH$_2$O 范围内（原则上不超过25cmH$_2$O）（1cmH$_2$O=0.098kPa）。

5）氧浓度（FiO_2）：一般30%~40%即可。明显低氧血症可提高FiO_2，需定期复查血气，较短时间内下调至40%。警惕氧中毒，掌握好FiO_2，只需维持适宜的动脉血PaO_2即可。足月儿PaO_2为60~80mmHg，早产儿50~70mmHg。

术后伴肺动脉高压需要高 FiO_2，有利于降低肺血管阻力。

6）呼气末正压（PEEP）：4~8cmH$_2$O。

7）温湿化：正常情况下吸入空气经过呼吸道时起到温暖滤过作用，而气管插管若无温湿化，高流量的干燥气体使黏膜纤毛正常功能丧失，分泌物变得黏稠，结痂不易排出，不仅增加气道阻力，且容易并发感染。目前，新型的加温加湿装置可自动调节温度，控制患儿插管端的温度37℃左右，每升气流所含水蒸气相对湿度在80%~100%。

6. 呼吸机脱机指征

（1）血流动力学稳定，无严重心律失常，对正性肌力药物无明显依赖。

（2）逐步降低呼吸机频率，自主呼吸规律，咳嗽有力，对循环功能无明显影响。

（3）气道分泌物减少。

（4）动脉血气分析满意，当FiO_2为40%或吸入空气时，PaO_2>50mmHg，$PaCO_2$<45mmHg，pH 7.35~7.45。

（5）患儿神志清醒，无严重神经系统并发症。

（6）无活动性出血，胸腔引流量≤1~2ml/（kg·h）。

（7）胸部 X 线片无严重并发症。如大片肺不张、肺实变、明显的间质水肿、气胸、严重肺部感染。

7. 经鼻呼气末正压通气（NCPAP）

指在患儿整个呼吸周期，机器提供持续的单水平的气道正压，在这预设的压力水平上，允许患儿自主呼吸。对于拔管后呼吸困难的新生儿，通过鼻塞给予持续正压气流，可使患儿呼吸做功减少，呼吸省力，逐步过渡到完全自主呼吸。参数设定：气体流量，6~12L/min；CPAP，4~8cmH$_2$O；FiO_2，与拔管时的呼吸机FiO_2相同。

（四）液体和电解质平衡

1. 液体平衡

（1）液体平衡的评估方法：通过体格检查了解囟门、全身水肿情况、肝脏大小、末梢冷暖进行容量评估；通过 CVP、LAP、动脉压、心率的监测评估容量；通过记录每小时液体出入量动态了解容量变化情况。

（2）液体平衡的管理策略：早期限制水钠摄入，待心功能好转后再逐步放宽液体的限制。应用利尿剂帮助潴留的液体排出体外，并注重动态评估和个体化管理。

（3）新生儿术后每日液体入量为千克体重乘以 100ml，低体重患儿可以放宽至千克体重乘以 120ml。除血管活性药及必须补充的胶体外尽可能增加口服摄入量或静脉营养的量，在入量允许的情况下尽可能提高热量供给。胶体补充：①当血细胞比容小于 35% 时需要输入红细胞悬液，每输 10ml/kg 红细胞悬液可以提高血细胞比容 3%。②术后凝血因子缺乏引起出血时需要输入新鲜冰冻血浆。③白蛋白 1g/kg 用来纠正低白蛋白血症。④血小板低于 50×10^9/L，同时合并出血倾向需要输入血小板。⑤严重患儿提高免疫力可以静脉输入丙种球蛋白，400mg/（kg·d）。

（4）促进体内液体的排出：利尿剂在新生儿术后早期一般采用持续泵入的给药方式，可以避免因单次给药，大量排尿而引起的循环波动。呋塞米剂量为 0.1~0.4mg/（kg·h）。待循环平稳后逐渐过渡到单次静脉给药每次 0.5~1mg/kg，拔管后改为口服利尿剂。

腹透指征：①加强利尿后仍不能达到满意的尿量。②组织水肿严重。③高钾（血钾大于 5.5mmol/L）。④代谢紊乱：持续代谢性酸中毒、乳酸高。液体超负荷、血流动力学不稳定同时合并上述任一情况时，应尽早实施腹膜透析，以维持液体与电解质平衡。

2. 电解质平衡

（1）钾：钾离子是细胞内液主要阳离子，低血钾使心肌细胞膜对钾离子通透性降低，静息电位降低，心肌兴奋性、自律性增高，易形成异位节律，高血钾使细胞内外钾离子浓度差缩小，静息电位降低，钠离子内流梯度不够，导致传导变慢或消失，造成房内室内和房室传导阻滞，兴奋性受抑制而心脏停搏。术后补液中钾浓度 0.3%，均匀地 24 小时输入，及时发现并纠正低血钾。如果小于 3.5mmol/L，可快速补钾，0.2~0.3mmol/kg 加入 10~30ml 补液中 1 小时深静脉泵入，20 分钟后复查。

术后血钾大于 5.5mmol/L 为高血钾，一旦出现立即停止补钾，给予利尿剂，必要时腹膜透析。

（2）钠：钠是细胞外液的主要阳离子，术后低钠少见。慢性心力衰竭和肾功能不全患儿可出现稀释性低钠血症，如果血钠 125~130mmol/L 时不需要处理，待水肿消退，血钠可恢复正常，血钠 < 120mmol/L，需输注含钠液或高渗盐水（浓度 <3%），补充血容量和纠正体液低渗状态。补充钠盐公式：氯化钠（mmol）= 体重（kg）× 0.6 ×（130- 血清钠），计算出总量，当天补充一半，另一半于后两天补充。

术后高钠血症多由于血液浓缩或输入大量碳酸氢钠所致。纠正方法是补充 5% 葡萄糖液和多喂水。

（3）钙：低钙时神经肌肉兴奋性增强，小婴儿出现手足抽搐，腱反射亢进，喉痉挛。心电图：S-T 段延长，Q-T 间期延长。术后低钙原因：①体外循环血液稀释。②术中大量输血。③呼吸性或代谢性碱中毒。④肾功能不全。低钙治疗：新生儿输 10% 葡萄糖酸钙每次 0.2ml/kg，或持续静脉泵入，钙剂不能与洋地黄制剂同时应用。

（4）镁：对维持心肌细胞膜、神经 - 肌肉及神经系统稳定性十分重要。术后低镁原因：①体外循环预充液中 ACD 血中的枸橼酸结合镁离子。②血液稀释使镁向细胞内转移。③术后强利尿剂、肾上腺素及地高辛药物影响。④其他电解质影响。常与低钾并存。低镁时表现：烦躁不安，心动过速。治疗：硫酸镁 0.2~0.25mmol/kg，L- 门冬氨酸钾镁 5~10ml 稀释后深静脉泵入。若镁过高用钙剂拮抗。

（五）体温控制

新生儿由于体表面积大、体温调节中枢发育不全、皮下组织较少、缺乏寒战反应，棕色脂肪贮存少，因此非常容易出现体温过低的情况。低体温是指中心温度低于 35℃。新生儿低体温可使外周血管阻力增高，心率减慢甚至心搏骤停。低体温还可以使血管通透性增加，导致凝血功能障碍。因此新生儿心脏术后应置于开放式暖箱上，利用暖箱的热辐射保暖，肛温控制在 37~38℃。当体温高于 38℃ 出现高热时，患儿会出现心率增快，心脏负担增加，热量消耗和氧耗增加，新生儿高热时首选物理降温。在新生儿尤其是早产儿发生严重感染时除可能发热外，更多地表现为体温不升，并伴有嗜睡、拒食、黄疸等症状，应予注意。

（六）重要脏器监测

1. 肾功能监测

（1）尿量

少尿：术后每小时尿量 ≤ 1ml/kg。原因：①容量不足；②低心排出量；③肾功能受损；④导尿管堵塞。首先判断原因：如容量不足，补充等渗溶液如 0.9% 氯化钠 5~10ml/kg，尿量增加。如果补充容量后心房压增高，尿量未增加，提示心功能不全或肾功能不全，可给予小剂量多巴胺 3~5μg/（kg·min）及利尿剂，加强心肌收缩力和扩张肾血管，增加肾血流量。

多尿：术后每小时尿量 >2ml/kg，存在难以纠正的低钙及电解质紊乱，常提示肾小管功能障碍性肾功能性不全。

血色素尿：因红细胞破坏过多而产生，易阻塞肾小球而引起肾功能不全，紧急处理：①碱化尿液；②补充晶体液；③渗透性利尿；④提高

血压。处理后每小时尿量 >2ml/kg，8~12 小时尿色转清。

（2）尿常规：肾衰竭时尿比重偏低，蛋白呈阳性，镜检可见红细胞，甚至管型。

（3）生化检查：血尿素氮（BUN），血肌酐（Cr）是监测肾功能的主要指标。

2. 肝功能监护

术后肝功能损害原因：低心排出量，梗阻性淤血，微栓塞，药物损害及感染，部分患儿术前已有肝功能异常。

（1）黄疸：多数在术后 2 天出现，1 周达高峰，第二周下降，黄疸出现时肝功能异常，肝损害成立。

（2）凝血障碍：临床出现自发性出血现象。测定部分凝血功能如 PT、KPTT，为肝功能监护提供资料。新生儿术后应用维生素 K 预防出血。

（3）防治：纠治低心排，有效扩张血管，保证良好组织灌注，纠正低氧血症。应用保肝药物，能量支持，提高免疫等。

3. 脑功能监护

临床仔细观察神经系统及精神系统是否异常，如抽搐、偏瘫、昏迷、视力障碍及焦虑、幻觉、谵妄、恐惧等，同时观察瞳孔大小、对光反射，检查肌张力及病理反射等体征，一旦发现阳性体征则进一步脑电图，脑 CT 检查。

（七）营养支持

1. 术后营养支持原则

①术后早期因受麻醉、镇静、肌松药物影响，患儿胃肠道功能出现障碍，如肠麻痹，胃肠道黏膜水肿，应激性溃疡等，需禁食 24 小时。②热量要求：新生儿 418~502J/（kg·d）〔100~120cal/（kg·d）〕。最低要求是 334J/（kg·d）〔80cal/（kg·d）〕和蛋白质的摄入量大于 2g/（kg·d）。③尽可能开发胃肠功能，尽早进食或鼻饲奶。④进食奶量不足，或胃肠功能障碍时积极补充静脉营养。

2.肠内营养

（1）口服：拔出气管插管后 6 小时开始，新生儿可延续术前使用的配方奶及喂养的间隔时间。奶量宜从小到大，循序渐进，观察有无腹胀、腹泻等消化道症状。

（2）鼻胃管肠内营养：术后第二天开始。在每次喂养前回抽胃内容物，观察其性质，判断患儿消化情况随时调整。单次喂养不耐受的患儿可从 1ml/（kg·h）开始持续泵入奶，每 2 小时回抽鼻胃管评估奶的吸收情况，奶吸收不好暂停 2 小时，吸收好加量，逐渐增加至 15ml/（kg·3h）（图 39-1）。

3.肠外营养（静脉营养）

（1）术后危重患儿当肠内营养无法进行时选择静脉营养。常用 20% 中长链脂肪乳，10% 鱼油脂肪乳，6% 小儿复方氨基酸，50% 葡萄糖，水溶性维生素，脂溶性维生素，左卡尼丁，微量元素。一旦胃肠道功能恢复，尽可能保持肠内营养。

（2）营养目标

营养液量要求：80~120ml/（kg·d）

能量供给：334~418kJ（80~100kcal）/（kg·d）

蛋白质（氨基酸）：2.5~4g/（kg·d）

脂肪乳（脂肪）：3g/（kg·d）

碳水化合物（糖）：8~20g/（kg·d）

葡萄糖输注率（glucose infusion rate, GIR）=（%dextrose）×〔ml/（kg·d）of PN〕×0.007。维持 GIR 在 4~12mg/（kg·min）。

（3）全肠外营养应用常规：见表 39-2。

表 39-2　全肠外营养初始剂量及递增剂量指南

	糖（%）	氨基酸〔g/（kg·d）〕	脂肪〔g/（kg·d）〕
初始	5~10	*2	1
递增	增加 1~2.5g/d	增加 0.5	增加 0.5~1
平均上限	12.5	4	3

注：* 保持 2g/（kg·d）的氨基酸，直到可以提供 293kJ（70 kcal）/（kg·d）每千克体重 1g 氨基酸/104.6kJ（25kcal）。

（4）静脉营养建议监控规程：见表 39-3。

表 39-3　静脉营养建议监控规程

项目	频次	正常范围
体重	每天	正常范围
身长/头围	每周	正常范围
糖	每天	50~150mg/dl
钠	每天直到稳定	128~145mmol/L
钾	每天直到稳定	3.0~5.0mmol/L
钙	每天直到稳定	0.5~0.8mmol/L
磷	每周直到稳定	3.7~8.5mg/dl
镁	每周直到稳定	1.2~2.6mg/dl
碱性磷酸酶	每周	150~600mg/dl
甘油三酯	每周直到稳定	<200mg/dl
直接胆红素	每周	<2.0mg/dl
肌酐	每周	<1.6mg/dl
尿素氮	每周	5~25mg/dl

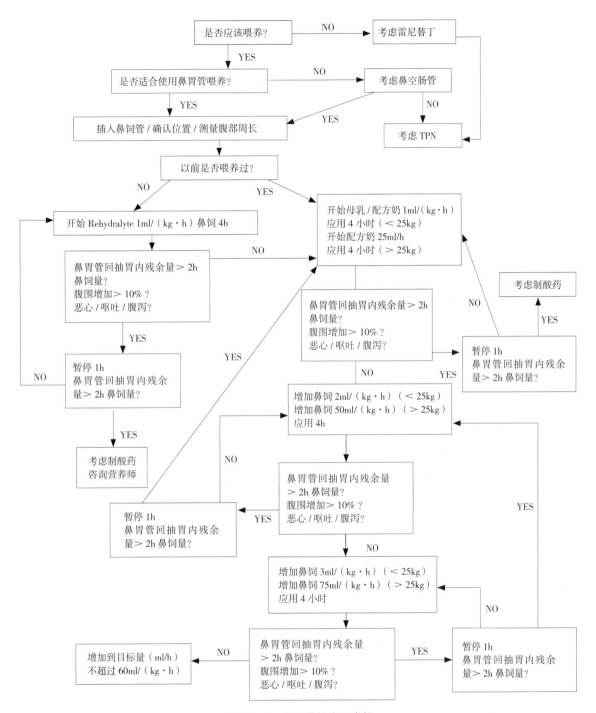

图 39-1 术后喂养指导常规

（5）静脉营养并发症：高脂血症，血小板下降，发热，长期置管败血症。

（八）镇静镇痛

1. 术后镇静与镇痛

疼痛控制评分：临床可用疼痛评估脸谱，0：无痛；1~3：轻度疼痛（睡眠不受影响）；4~6：中度疼痛（睡眠受影响）；7~10：重度疼痛（严重影响睡眠）。见图39-2。

0~2分不用药，2~5分用药。

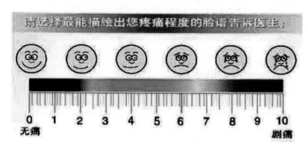

图39-2　疼痛控制评分

2. 镇静镇痛药

（1）芬太尼：常规 0.3~0.5μg/（kg·h），最大 2μg/（kg·h），拔气管插管前减停，术后早拔管的患者用到术后第一日。

（2）咪唑安定：常规 0.03~0.05mg/（kg·h），最大 0.35mg/（kg·h），拔气管插管后逐渐减停。

（3）苯巴比妥钠：每次 2mg/kg，每 6~12 小时一次，静推，口服，监测血药浓度。

（4）Toradol（消炎止痛药）：每次 0.4mg/kg，静推，每 6 小时一次，必要时。

（5）水合氯醛：每次 0.5ml/kg，口服每 6 小时一次。

（6）氯羟安定（Ativan）：每次 0.05~0.1mg/kg，静推，单次给药 4~6 小时一次，必要时。

（7）美沙酮：每次 0.1mg/kg，静推，单次给药 4~6 小时一次，必要时。

3. 肌松剂

很少用，一般用于 ECMO 患者。

（九）常规护理问题

（1）新生儿皮肤护理，口腔、眼部、脐部、臀部护理。

（2）通路：动脉通路，中心静脉通路，外周静脉通路。

（3）管道：气管插管（口外长度，每班测量记录），引流管（胸腔、腹腔），鼻胃管和（或）鼻空肠管，尿管。

（4）起搏器（双极或单极）。

（5）手足保持功能位。

二、术后并发症及处理

（一）新生儿低心排血量综合征

1. 新生儿期心脏结构、功能、血流动力学特点

（1）新生儿心肌细胞结构上处于未成熟阶段，心肌细胞直径较小，收缩成分少，水分和蛋白质含量高，心肌顺应性差。

（2）新生儿心肌细胞的收缩对外源性钙离子依赖性较强。

（3）未成熟心肌糖原含量较高，核苷酸酶含量较低，对缺血、缺氧较耐受。

（4）新生儿交感神经系统发育未成熟，儿茶酚胺贮备较少。

（5）未成熟心肌贮备能力及心室顺应性差。

（6）氧耗量相对较高，心排血量处于相对较高水平，心肌工作已接近高峰。

（7）新生儿心室舒张期容量已较高，通过容量补充来增加心排血量的能力有限。

（8）新生儿的心排血量对心率的依赖高于前负荷。

2. 处理原则

（1）强心药的选择和剂量：肾上腺素 0.01~0.05μg/（kg·min），多巴胺 2.5~10μg/（kg·min），米力农 0.25~1μg/（kg·min），10% 葡萄糖酸钙 5~10mg/（kg·h）。将上肢血压（收缩压）维持

在 60~70mmHg。

（2）适宜的心率：140~160 次 / 分，增快心率的方法可选用异丙肾上腺素或房室顺序起搏。

（3）液体平衡：根据 CVP 和 LAP 匀速扩容（微量泵输入），术后早期速尿 0.1~0.4mg/（kg·h）静脉泵入，要求液体出量比入量多 50ml/d，以减轻心脏容量负担。补充白蛋白提高胶体渗透压，积极纠正贫血，监测体重变化了解热量供应及有无水肿。

（4）延迟关胸：对于术毕心脏仍偏大，尝试关胸造成血压降低的患儿可采取延迟关胸的方式。等待血流动力学平稳后，一般在术后 2~3 天关胸。

（5）开放式暖箱：维持患儿体温在 36~37℃，避免硬肿症发生。

（6）预防感染：密切观察皮肤、口腔、脐部、伤口、肛周等有无感染灶，防止脓毒症及脓毒症性休克的发生。

（二）术后心律失常

1. 术后心律失常病因

先心病类型，手术方法（手术操作引起的损伤），电解质紊乱，低氧，低温，术中药物，心功能不全及心包填塞等。

2. 心律失常分类

心动过速和心动过缓两大类。

3. 心动过速

（1）窦性心动过速：小儿术后常见，有很强耐受性，寻找诱因，相应处理，一般不需要药物处理。

（2）室上性心动过速（SVT）

1）种类：包括房室结折返性心动过速（AVNRT）、房室折返性心动过速（AVRT）、窦房结折返性心动过速（SANRT）、房内折返性心动过速（INRT）、交界性心动过速（JET）、房性异位心动过速（AET）、紊乱性房性心动过速（CAT）。

2）心电图特征：心室率规则；QRS 波形与正常窦性形态通常一致；新生儿心率 200~300 次 / 分。如果 SVT 发作时间较长，心室充盈减少，会造成低心排。

3）治疗原则：病因治疗，改善心功能；控制体温（36.5℃左右）；减少儿茶酚胺类药物用量；应用地高辛、胺碘酮；术毕放置经胸起搏导线。

交界性心动过速（JET）：房室交界区异位起搏点自律性增高，频率超过交界区自身固有频率。JET 多发生于术后 24~48 小时，常危及生命；一般发生于手术邻近房室结和希氏束的病例。镁离子不足和体外循环高温是 JET 的高危因素。

药物治疗：西地兰、地高辛、胺碘酮、普鲁卡因酰胺；控制性低体温：新生儿控制在 35~36℃，将心率降至 180 次 / 分以下；综合治疗：呼吸机辅助通气维持适宜的 $PaCO_2$ 和 PaO_2；允许范围内降低儿茶酚胺类药物剂量；纠正代谢性酸中毒。

（3）室性心律失常

1）室性早搏：进一步 24 小时动态心电图检查。必要情况下加用抗心律失常药。

2）室性心动过速（VT）与心室颤动（VF）：发生 VT 必须立即处理，首选利多卡因 1mg/kg 静推，无效 10 分钟可重复一次，如有效静脉维持泵入 10~50μg/（kg·min），如果仍无效立即同步直流电电复律，1~2J/kg，VF 发生立即电转复。

4. 心动过缓

（1）窦房结功能不全：窦性心动过缓，新生儿心率 <90 次 / 分。常见病因：手术损伤窦房结或其血供不足；低体温、低氧血症、低血糖、酸中毒等病理状态；β 受体阻滞剂、洋地黄、胺碘酮等药物作用。主要针对病因治疗，药物：阿托品、异丙肾上腺素。

（2）房室传导阻滞（AVB）：常见于手术损伤房室结及希氏束，开始用异丙肾上腺素 0.01~0.05μg/（kg·min），如果反映不佳，安装临时或永久起搏器。

5. 新生儿常用抗心律失常药物及剂量

（1）西地兰与地高辛（Digoxin）：用于治疗急性心力衰竭和控制心律失常（SVT、房颤、房扑），静脉负荷量分成 3 次 24 小时输入，缓慢静推 5~10 分钟。不同胎龄西地兰和地高辛的总负荷剂量见表 39-4，维持剂量见表 39-5。

表 39-4 总负荷剂量

胎龄（周）	静脉剂量（μg/kg）	口服剂量（μg/kg）
≤ 29	15	20
30 ~ 36	20	25
37 ~ 48	30	40
≥ 49	40	50

注：全天 24 小时分 3 次给药。

表 39-5 维持剂量

胎龄（周）	静脉剂量（μg/kg）	口服剂量（μg/kg）	间隔时间（h）
≤ 29	4	5	24
30 ~ 36	5	6	24
37 ~ 48	4	5	12
≥ 49	5	6	12

注：剂量调整根据临床反应。

（2）胺碘酮（Amiodarone）：静脉负荷量，5mg/kg 静脉输入 30~60 分钟；维持剂量，7~15μg/（kg·min），中心静脉泵入。用于治疗 SVT、VT、术后 JET。

（3）普鲁卡因酰胺（Propranolol）：抗心律失常药物 Ⅰa 类，钠通道抑制剂，负荷量 5~10mg/kg，维持量 20~60μg/（kg·min）。用于治疗 SVT、JET。

（4）腺苷（Adenosine）：治疗 SVT 有效药物，首次剂量 50μg/kg，快速静脉推 1~2 秒后用生理盐水冲管，每 2 分钟增加 50μg/kg，直到转为窦性心律，最大剂量 250μg/kg，警惕传导阻滞，最好有起搏器备用。

（5）艾司洛尔（Esmolol）：用于治疗 SVT 伴有高血压的患儿，初始剂量 100μg/（kg·min），每 5 分钟增加 50~100μg/（kg·min），直到心室率得到控制。

（6）索他洛尔（Sotalol）：用于治疗 SVT、VT，1mg/（kg·次），口服 12 小时 1 次。每 3~5 天根据需要增加剂量，直到心律失常得到控制，最大剂量每次 4mg/kg，口服每 12 小时 1 次。

（7）利多卡因（Lidocaine）：用于控制室性心律失常。初始剂量：0.5~1mg/kg，静推持续 5 分钟，必要时 10 分钟后可重复，最大总静推剂量不超过 5mg/kg。维持剂量：10~50μg/（kg·min）。早产儿应使用最低剂量。

（8）阿托品（Atropine）：用于治疗窦性心动过缓，每次 0.01~0.03mg/kg，静推持续 1 分钟，或肌注。10~15 分钟可重复给药，总共最大剂量为 0.04mg/kg。

（9）异丙肾上腺素（Isoproterenol）：用于提高心率，0.05~0.5μg/（kg·min），最大剂量 2μg/（kg·min）。

（三）心搏骤停

最常见原因有低心排出量，低氧血症，心律失常，心包填塞，张力性气胸，电解质紊乱等。成功复苏依赖于早期识别原因，并给予正确快速的处理。

根据 2011 年修订的新生儿心肺复苏指南，

首要措施保证气道开放及有效通气，立即气管插管，短时间内充分供氧，简易呼吸器正压通气，频率30次/分，配合胸外心脏按压，应在新生儿两乳头连线中点的下方，即胸骨体下1/3进行按压，按压深度约为前后胸直径的1/3，产生可触及脉搏的效果，按压频率90次/分，胸外按压与正压通气的比为3∶1。快速建立静脉通路，给予肾上腺素每次0.01~0.03mg/kg，碳酸氢钠每次2ml/kg，阿托品每次0.1~0.2mg，10%葡萄糖酸钙每次0.4~0.5ml/kg。若有室颤立即电除颤，1~2J/kg，配合利多卡因1mg/kg。如果静脉注射药物无效，还可心内注射。进行动脉或静脉血气分析。

（四）心脏压塞

心脏压塞是指心包腔的液体积聚使得心包腔的压力上升，压迫心脏，导致心室舒张期充盈减少而引起的血流动力学改变。

典型临床表现：心率增快，呼吸急促，烦躁不安；心音低钝，脉搏细弱，CVP升高，肝脏肿大，少尿；血压下降对扩容几乎无反应；纵隔、心包引流突然减少。超声心动图可以明确诊断。

治疗原则：①若患儿血流动力学状况急速恶化，需在ICU床旁开胸以清除血块、心脏减压。②改善凝血机制，仔细手术止血可防止心脏压塞复发。③对于心脏肿胀，心腔扩大，血流动力学不稳定的患儿可延迟关胸，待心肌消肿心肺功能稳定后在48~72小时选择性关胸。④对于迟发型心脏压塞多选用放置心包引流管。

（五）呼吸系统并发症

1. 肺不张

临床表现：呼吸困难，病变部位呼吸音减弱或消失，呼吸机辅助气道峰压高，胸部X线片可见肺不张部位楔形阴影即明确诊断。治疗原则：控制感染、改善心功能；呼吸机辅助时应用PEEP2~4cmH$_2$O；加强雾化和肺部物理治疗，体

位引流；补充体液，营养支持。

2. 张力性气胸

临床表现：呼吸困难、发绀，患侧胸部饱满，叩诊鼓音，有时可见皮下气肿。胸部X线片可见肺外周存在空气，无肺纹理即可明确诊断。治疗原则：根据临床表现及时发现，紧急患侧胸腔穿刺排出气体可挽救生命，尽快放置胸腔闭式引流管。调整呼吸机使用小潮气量、短吸气时间、低呼气末正压的保护性通气策略。

3. 气道出血

原因：缺氧、感染、低体温、充血性心力衰竭。临床表现：皮肤苍白、发绀，活动力低下，或可见皮肤出血点，穿刺部位不易止血。呼吸障碍，口鼻腔血性分泌物，或气管插管吸出血性痰。治疗原则：①积极气管插管，规范气管内吸痰；监测凝血功能，及时纠正凝血功能异常；适当保温，纠正代谢紊乱；②止血治疗：立止血1单位加生理盐水24ml以1ml/h持续气道滴入，或1∶10 000肾上腺素0.1~0.3ml/kg气道内滴入，可重复两三次。全身应用止血药立止血、止血敏、维生素K$_1$，根据凝血功能检查结果补充血小板、凝血酶原复合物等；③呼吸机参数调整：FiO$_2$ 60%~80%，PEEP6~8cmH$_2$O，呼吸频率35~45次/分，最大吸气气道峰压25~30cmH$_2$O，吸呼比1∶1~1∶1.5，必要时可选用高频振荡呼吸机；④补充血容量，纠正贫血。

（六）术后出血

1. 纵隔胸腔出血

诊断：如果术后每小时出血大于等于总血容量的5%并持续3~4小时，提示有异常出血，如果大于10%，连续2~3小时，无减少趋势，警惕活动性出血。术后出血主要有活动性出血和弥漫性渗血两大类。

处理：①保守治疗。呼吸机辅助加用PEEP，增加胸内压减少出血，补充血容量，保持引流管通畅，鱼精蛋白中和及止血药物应用。②再开胸

止血指征。每小时出血量大于总血容量 10%，有血块并持续 2~3 小时，有心包填塞症状，输血后仍难以维持血压。

2. 胃肠道出血

（1）弥漫性渗血：由于胃肠道微循环瘀滞，黏膜缺氧所致，黏膜糜烂出血。

（2）应激性溃疡出血：可采取禁食、胃肠减压、输血或血浆、抗组胺 H_2 受体拮抗剂，4℃冷盐水加稀释的肾上腺素（1：1000）冲洗胃治疗措施。

（3）坏死性小肠炎：表现腹痛、肠胀气、血便，严重者出现休克。腹部平片可见长短充气，肠壁水肿。治疗：禁食，持续胃肠减压，胃肠外营养，应用广谱抗生素。

（七）急性肾功能不全

1. 病因

主要原因是肾灌注量减少，多继发于低血压和低心排出量。

（1）体外循环影响：体外循环本身肾脏处于低灌注，非搏动性血流脉压差小，肾血流和肾小球滤过率降低。长时间转流和负压心内吸引已引起血红蛋白尿，此时如果肾灌注不足，血红蛋白沉积于肾小管造成尿闭。另外转流中微栓易致显微肾梗死。

（2）低心排出量：低血压使肾灌注量减少，同时，血管紧张素Ⅱ促使肾血管收缩，肾缺血加重，纠正低心排的正性肌力药造成肾血管进一步收缩，加剧肾功能恶化。

（3）主动脉弓部手术：主动脉缩窄手术中阻断血流，肾缺血，同时交感神经作用释放肾素，肾血管痉挛加重肾损害，缺血后再灌注损伤。

（4）术前肾功能不全：严重发绀者血细胞比容高，肾血流缓慢，肾滤过压高。

2. 病理

肾血流、灌注压与肾小球滤过率相当密切，肾滤过和重吸收功能失代偿，不能排泄体内代谢产物和钾等电解质，临床出现少尿，高血钾，高氮质血症，形成急性肾衰竭。

3. 诊断

血清钾 ≥ 5.5mmol/L，血尿素氮 ≥ 18mmol/L，血肌酐 ≥ 176μmol/L，尿量 ≤ 1ml/（kg·h），尿血渗透比 <1.1，尿液中存在脱落颗粒和肾小管上皮细胞。

4. 治疗

（1）少尿期处理

控制液体摄入量：每日液体入量 = 尿量 + 隐性失水量 + 额外丧失量 − 内生水量。

利尿措施：少尿补充血容量后给予小剂量多巴胺每次 3~5μg/kg，呋塞米 1mg/kg，无效可增大利尿剂量，呋塞米每次 2~5mg/kg，或 0.1~4mg/（kg·h）持续泵入。

高血钾处理：极易造成心律失常及心搏骤停，须积极处理。①血钾 ≥ 5mmol/L，停用钾盐，给强利尿剂。②血钾 ≥ 6mmol/L，应用葡萄糖胰岛素疗法，25% 葡萄糖每次 2ml/kg，胰岛素 1 单位 /3~4g 糖比例应用。③钙离子拮抗钾离子，给予 10% 葡萄糖酸钙每次 0.5ml/kg。④阳离子交换树脂保留灌肠。⑤血钾 ≥ 7mmol/L，紧急行透析治疗。

纠正酸中毒：代谢性酸中毒同时伴有低血钙，纠酸同时应补充钙剂，根据动脉血气的剩余碱（BE）计算：应补碱毫克当量数 =（BE-3）× 0.3 × 体重（kg），总缺失量选用 5% 碳酸氢钠液分数次给予（1mEq=5% 碳酸氢钠 1.7ml）。如患儿水钠潴留重，采用不含钠的碱性溶液。

（2）腹膜透析：对利尿剂无效的少尿患者，为防止更严重体液失衡和代谢紊乱，目前建议及早采用腹膜透析。可有效防治肾功能不全，降低死亡率。

腹膜透析适应证：血钾 ≥ 6.5mmol/L，连续 3~4 小时少尿或无尿，血尿素氮 ≥ 28mmol/L 代谢性酸中毒难以纠正，容量超负荷。

腹膜透析方法：选左下腹麦氏点，置入硅胶

透析管，头端入盆腔，尾端接三通开关与透析液输入管排出管连接。每次透析量 10~20ml/kg，一般持续 1~2 周。

（3）其他方面治疗

控制氮质血症：供给高热量，减少蛋白质分解，减少蛋白质摄入，以高渗葡萄糖及碳水化合物补充体内所需热量。

营养支持：肾衰竭早期维持热量 125~167J/（kg·d），以后增加 293J/（kg·d），静脉营养：12.5% 葡萄糖，必需氨基酸 8~10ml/（kg·d），脂肪乳剂 1~1.5g/（kg·d）及多种维生素。后期以胃肠道营养为主，可加用苯丙酸诺龙肌内注射促进蛋白质合成。

并发症处理：常见胃肠道出血和感染，加用 H_2 受体拮抗剂和保护胃黏膜药物，选用敏感抗生素，尿毒症常引起凝血障碍和应激性溃疡，需补充新鲜血和血浆等。

（4）多尿期治疗：病情进一步恶化，尿素氮继续升高，仍需要间断腹膜透析，此时水电解质平衡难以控制，补液原则为前一天尿量的 1/3~2/3，以不脱水为准。

（5）预后：虽然腹膜透析疗法成功，但依然有较高死亡率，约 60%，常合并多脏器功能衰竭，预后较差。如肾损害为中度，肾功能 2 周左右开始恢复。如果重度损害，肾功能需 1 个月左右恢复。血尿素氮需 1~1.5 个月恢复。肾衰竭重在预防。

（八）脑损害

脑损害是术后严重并发症，是心脏术后并发大脑中枢神经系统弥漫性或局限性损伤所致。

1.病因

（1）脑缺氧：体外循环中因长时间非搏动性灌注，主动脉阻断时间过长，氧合器氧合效果不好，机械故障和意外等造成。

（2）脑栓塞：空气栓塞，血栓，脂肪栓及其他微栓。

（3）脑出血和颅内血肿：多见于凝血机制紊乱的患儿。

（4）其他原因：术前严重低氧血症，红细胞增多症，脑脓肿，脑软化等。

2.病理变化

病理变化包括神经细胞肿胀、皱缩、崩解，脑组织水肿，局限性或弥漫性出血，蛛网膜下腔出血，硬脑膜下或硬脑膜外出血压迫脑组织。

3.临床表现

包括苏醒时间、意识状态、瞳孔大小及反应、肌张力、深浅反射、病理反射等。脑电图能提供脑损害程度，预测损害可逆性，脑 CT 对栓塞出血病灶准确定位。

4.治疗

（1）稳定呼吸循环系统，有效的机械通气，良好的氧供和血供促使脑细胞恢复。

（2）冬眠低温疗法：头部和全身降温，给予冬眠药物：氯丙嗪、异丙嗪，各每次 1mg/kg，每 6 小时一次，有助于控制中枢性高热。

（3）脱水：甘露醇增加血浆渗透压，缓解脑水肿，降低颅内压。剂量：20% 甘露醇每次 0.25~1g/kg，30 分钟内静脉滴注，6~8 小时重复一次，

（4）激素：皮质类固醇激素防止缺血区脑细胞应激性反应，减少细胞损害，降低血管通透性，加强血脑屏障，常用地塞米松，每次 0.2mg/kg，8~12 小时重复。

（5）高压氧舱治疗：对气栓引起的脑损伤有一定疗效。

（6）解痉：地西泮每次 0.1~0.3mg/kg，苯巴比妥每次 5~7mg/kg，降低了脑代谢率，降低细胞内外水肿，降低颅内压，减少儿茶酚胺释放，增加葡萄糖转运，镇静，抗痉挛。

（7）能量支持及其他治疗：能量合剂改善脑细胞代谢，钙通道阻滞剂尼莫地平 1μg/（kg·min），可扩张脑血管增加脑血流。

（8）预后：轻度脑损伤，预后好，尤其小

儿有很大潜力康复，中度以上脑损伤病残率及死亡率较高。

（九）感染

由于心内手术时间偏长，使用有创监测，许多患者处于免疫抑制状态，易出现感染，预防感染最重要的措施是严格的无菌技术。

1. 呼吸机相关性肺炎

是指呼吸机辅助通气 48 小时后发生的肺炎，新生儿术后多为迟发型，即机械通气时间 ≥ 5 天的肺部感染患儿，病原菌多为革兰阴性杆菌，如铜绿假单胞菌、不动杆菌、肠杆菌属，以及革兰阳性球菌、耐甲氧西林的金黄色葡萄球菌。呼吸机相关性肺炎的预防比治疗更重要。预防措施：①根据病情尽早拔除气管插管，对不能迅速拔管的患儿，应创造条件尽早改用无创机械通气。②接触患者或操作前必须充分洗手。③尽可能半卧位，减少分泌物吸入。④定时处理呼吸机管道中的积水，若管道被分泌物或血液污染应及时更换。⑤用胃黏膜保护剂来预防应激性溃疡。⑥尽早给予鼻饲，恢复胃肠道功能，避免胃部膨胀。⑦加强肺部物理治疗和人工气道管理。⑧定时口腔护理，保持口腔卫生。⑨合理使用抗生素。⑩充分的营养支持。治疗：细菌培养结果报告前，参考本院的细菌学报告、流行趋势和耐药菌谱，选用 2~3 类抗生素联合用药。细菌培养及药敏结果报告后，根据药敏结果调整抗生素。对于免疫力低下的患儿可考虑尽早联合应用抗真菌药物。

2. 纵隔感染

危险因素有手术污染，术后胸骨后积血常是诱因，细菌多为医院内存在的特殊菌株，早年以金黄色葡萄球菌为主，近年以革兰阴性菌及条件致病菌为主。诊断：纵隔感染经常发生在术后 1~3 周，发热，伤口红肿、有压痛，有的患儿出现胸骨裂开，有脓性或血性液体溢出。

治疗原则：及时清创并配合有效抗生素。

3. 败血症

全身性严重感染，发病率及死亡率逐渐增高。及早进行血培养，及其他体液、痰液、脓液培养。选用有效抗生素。关键在于预防。

（十）多脏器功能衰竭

是机体受到严重感染、休克、创伤等损害后，相继出现 2 个或更多重要脏器功能不全及衰竭的综合征，重要器官指肺、心、肾、肝、脑、胃肠道、凝血系统、代谢和免疫系统等。

1. 发病机制

介质学说：机体在感染、休克诱发下产生或释放多种介质，造成血管内皮细胞功能损害，微血管渗漏，间质水肿及微循环障碍，最终脏器功能衰竭。

缺血再灌注损伤：认为经历缺血缺氧损害后，再灌注时氧自由基暴增，杀伤组织细胞、通过血流损伤整体。

肠源性假说：手术创伤引起机体应激反应，胃肠道首先受损，黏膜正常屏障作用消失，细菌通过肠黏膜下血管进入血液循环，从肠腔进入腹膜腔，通过局部淋巴结进入门静脉系统，引起多脏器受损。

体外循环心内直视手术是引起多脏器功能衰竭的高危因素。

2. 临床表现

常常出现在危重患者，病情逐渐进展，难以控制，在密切观察心、肺、脑功能的同时，一定注意肾功能、肝功能、凝血机制等多器官监测，及早发现合并多脏器功能衰竭。

3. 预防

首先完善体外循环灌注技术，加强心肌保护，提高手术操作技术，缩短体外循环时间及主动脉阻断时间，选择有效抗生素控制术后感染，术后及早拔管，减少感染途径，新生儿尽早开始胃肠道营养，保护胃黏膜。严格无菌操作，预防院内感染。早期预防可有效降低多脏器功能衰竭的发生率和死亡率。

（十一）新生儿围手术期体外生命支持

1. 体外膜肺氧合（extracorporeal membrane oxygenation，ECMO）

目前应用 ECMO 治疗小儿心脏病伴有严重呼吸衰竭的病例越来越多，到 2004 年 7 月全球有 2215 例新生儿和 2976 例超过 28 天的婴儿应用 ECMO，最终康复和脱离 ECMO 为 78% 和 47%，ECMO 适用于心脏有望 2~7 周内能恢复的患儿。常见模式有静脉 - 动脉模式、静脉 - 静脉模式。

2. 心室辅助装置（ventricular assist device，VAD）

随着对儿童心脏病认识的提高，复杂先心病心力衰竭发生率的增加以及对 VAD 发展的认可，儿童 VAD 的需求也不断扩大，故国际上多家医疗科研中心开始研制长期小儿 VAD。PediPump 是美国 Cleveland 医学中心最新研制的一种小儿磁悬浮轴流泵，体积小仅 7mm×60mm，完全血管内置入，也可用于体重 2~25kg 的小儿，包括新生儿，且可用于右心支持和双心辅助，PediPump 的多样性使该泵临床应用从急性抢救到长期支持，将来随着尺寸不断减小和相容性改善，有望发展成完全植入性婴幼儿 VAD。

（陈 焱 王霄芳）

◉ 参考文献

1. 徐卓明，史珍英，等 . CICU 常见症候群及处理 . 见：丁文祥，苏肇伉主编 . 小儿心脏外科重症监护手册 . 上海：世界图书出版公司，2009.124-245.

2. Sumncr E, Stark J. 术后处理 . 见：Stark J, Lcval M 主编 . 朱晓东译 . 先天性心脏病外科学 . 第 2 版 . 北京：人民卫生出版社，1996.167-204.

3. 陈玲，史珍英 . 术后监护术后并发症及处理 . 见：丁文祥，苏肇伉主编 . 小儿心脏外科学 . 济南：山东科学技术出版社，2000.114-164.

4. 冯卓荣 . 心脏手术后若干严重并发症 . 见：王一山主编 . 重点监护临床实践 . 上海：上海科学技术文献出版社，1994.437-446，467-486.

5. 徐卓明，苏肇伉，等 . 小婴儿危重复杂先天性心脏病的术后治疗措施 . 中华小儿外科杂志，2002，23(5):404-406.

6. 林训生 . 先天性心脏病患儿的术后监护与并发症的处理 . 见：王慧玲主编 . 小儿先天性心脏病学 . 北京：北京出版社，1998.547-583.

7. 张海涛 . 心血管外科术后监护与处理 . 见：吴清玉主编 . 心脏外科学 . 济南：山东科学技术出版社，2003.181-191.

8. Anthony C Chang, Frank L Hanley, Gil Wernovsky, et al. Pediatric Cardiac Intensive Care, 1998, 163-187.

9. Hoffman TM, Wernovsky G, Atz AM, et al. Efficacy and safety of milrinone in preventing low cardiac output syndrome in infants and children after corrective surgery for congenital heart disease. Circulation, 2003, 107:996-1002.

10. 史珍英，蔡及明，等 . 新生儿先天性心脏病术后监护策略 . 中国心血管病研究杂志，2007，5(4):252-254.

11. Constantine Mavroudis, CarlL. Backer. 刘锦芬主译 . 小儿心脏外科学 . 第 3 版 . 北京：北京大学医学出版社，2004.111-129.

12. Mariano Ithuralde, Rodolfo Neirotti. Neonatal heart surgery: evaluation of risk factors. NeoReviews, 2011, 12(5):e252-259.

13. Yasser H Kamel, MSewielam. Arrhythmias as early post-operative complications of cardiac surgery in children at cairo university. J Med Sci, 2009, 9(3):126-132.

14. Christopher L, Curzon, Sarah Milford-Beland, et al. Cardiac surgery in infants with low birth weight is associated with increased mortality: Analysis of the Society of Thoracic Surgeons Congenital Heart Database. J Thorac Cardiovasc Surg, 2008, 135:546-551.

15. Ivan Vidmar, Janez Primoži ć, Gorazd Kalan, et al. Extracorporeal membranous oxygenation (ECMO) in neonates and children experiences of a multidisciplinary paediatric intensive care unit. Signa Vitae, 2008, 3 (Suppl) 1: S 17-21.

16. 邱志兵 . 心室辅助装置的研究现状和进展 . 血管病学进展，2008，29(3):404-408.

17. Paul Nicholas Severin, Sawsan Awad, et al. The Pediatric Cardiology Pharmacopeia:2013 Update. Pediatr Cardiol, 2013, 34:1-29.

第三篇

心律失常

第四十章
胎儿心律失常的诊断

在对人类心律失常研究越来越深入的同时，一部分学者已将科研触角伸入到尚未降临到这个世界上的人类——胎儿的心脏病领域。胎儿心律失常发生率占妊娠的 2% 左右，但有关胎儿心脏病的报道却占到胎儿心脏异常的 10%~20%，发生率并不低，虽然大多是良性转归，但如果处理不当或不及时也会导致胎儿心功能不全甚至胎死宫内。胎儿时期一些复杂心脏结构异常可伴有心律失常，而且一些表面看起来问题不严重的孤立性心律失常却可能隐匿着致命性心律失常如心电

电生理疾病、遗传性离子通道病、Ⅲ度房室传导阻滞等。这类心律失常不但是胎儿猝死宫内的病因，而且胎儿时期的诊治亦会明显影响生后的转归。因此，对胎儿心率及心律失常的临床研究、心电电生理及电机械研究始终是业内关注的热点，文中介绍的胎儿心电图、胎儿超声心动图、胎儿心磁图、胎儿心振动图是曾经、目前及将来广泛应用的胎儿心率检测方法，这些检查各有优点及局限性，恰当地结合可能会打开一扇更有希望的胎儿心律失常临床及研究的春天之窗。

第一节 >>> 胎儿心电图

胎儿心电图（fetal electrocardiogram，FECG）是胎儿心脏电生理活动的一项客观指标，反映了胎儿在孕期的生长、健康状况及心脏信息，其作用是临床听诊和胎儿监护仪所不能取代的。其原

理与成人心电图相同，仅两者导联放置位置和描记对象不同。通过置于孕妇或胎儿体表的电极，应用特制心电图机记录胎儿心脏的心动周期活动发生的电位变化及其在心脏的传导过程，可以显

示于心电示波器，也可描记于记录纸上。胎儿心电图能反映胎儿心脏的瞬间微细变化，较可靠地描记胎儿心动过速、心动过缓、胎儿早搏、传导阻滞等常见的胎儿心律失常，使早期诊断妊娠期及分娩期的胎儿宫内缺氧及先天性的心脏疾病成为可能，是围生期胎儿监护的一种有效手段。必须指出，FECG 只能表明心肌生物电变化，不能反映心肌收缩力改变。

一、溯源与发展

1872 年 Alexander Muirhead 首次通过连接患者手腕上的导线获得了心脏搏动的电信号并记录了下来。英国科学家 Augustus Waller 借助里普曼微电流计将心脏产生的电信号实时记录下来，第一个系统性地从电生理学角度研究心脏活动。1903 年，荷兰医生、生理学家 Einthoven 采用弦线式电流计记录出人体的心脏电流图，把心电图中的一系列波分别命名为 P 波，Q 波，R 波，S 波和 T 波，并且描述了一些心血管系统疾病的心电图特点，形成了心电图的雏形，从而带来了心电图历史上的第一次突破，开创了心电图学历史。1957 年 Sou Thern 应用向量系统和示波器，成功地检测到完整的胎儿心电图。1960 年 Cremer 首次经母亲阴道腹壁导联测出胎儿心电图。Surean 和 Trocellier 于 1961 年首先成功地消除孕妇心电波获得纯粹的胎儿心电图。随着科技发展设备不断更新，胎儿心电描记成功率不断增加，胎儿心电图成功记录的妊娠周数已提至 12~13 周。

胎儿心电图可用以诊断胎儿是否存活、胎位及多胎妊娠，协助检测胎儿先天性心脏病及心律异常。胎儿心电图还可以监护胎儿宫内发育迟缓，胎儿慢性缺氧等。

二、胎儿心电图的检测方法

1. 间接检测

通过母体腹壁检测胎儿心脏电生理活动所产生的生物电流。受检孕妇排空膀胱，取仰卧位，将电极置于孕妇腹壁，其中正电极置于子宫底部，负电极置于耻骨联合上方胎儿先露部，无关电极置于右或左大腿内侧面，此法因不是从胎儿体表直接获得的胎儿心电图，故称为间接胎儿心电图（图40-1）。此检测方法操作简单，容易掌握，属于无创伤非侵入性操作，对孕妇及胎儿均无伤害，可以在孕期随时检测、动态观察。但是由于电流需通过羊水、子宫肌壁、腹腔、腹壁各层组织，致使胎儿心电信号较弱，电压较低，不能显示 P 波及 T 波，仅能显示 QRS 波群，并且易受外界干扰，图像有时不够清晰。由于孕妇心电波与胎儿心电波相重叠，胎儿心电波幅低（波幅约为 20μV）、心率快，孕妇心电图波形具有完整的 PQRST 波群，心电波幅高、心率慢且与孕妇心率一致，通常容易区分。

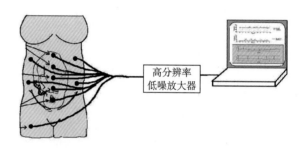

图 40-1 间接检测胎儿心电图

2. 直接检测

由于是经胎儿体表直接获取的胎儿心电图，故称为直接胎儿心电图（图40-2）。受检孕妇（已临产、胎膜已破、宫口扩张至少 2~5cm）排空膀胱，取膀胱截石位，外阴、阴道、宫颈外口常规消毒后，检测时将负电极经阴道直接置于胎儿先露部位，如胎儿头皮或胎儿臀部，正电极置于母体会阴部，无关电极放置在产妇右或左大腿内侧面。所记录的胎儿心电图不受母体心电活动的干扰和子宫收缩的影响，可以清楚显示出胎儿心电的 P 波、QRS 波群、T 波和 ST 段，为纯胎儿心电图。此外，直接胎儿心电图所获 QRS 波群振幅比间接胎儿心电图中的 QRS 波群振幅大得多。但仅能用于产时，并有发生感染的可能，不能反复检测。

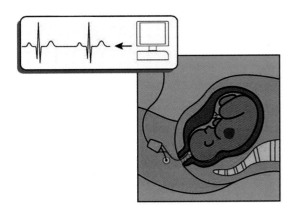

图 40-2　直接检测胎儿心电图

三、　胎儿心电图简介

胎儿心电图包括 P 波、P-R 间期、QRS 波群、ST 段及 T 波。

1.P 波

胎儿心房除极波形，在妊娠 17 周以后逐渐增宽。临产后 P 波振幅降低，时限稍有缩短。

2.P-R 间期

胎儿心房除极开始至心室开始除极之间的时间。随妊娠进展逐渐延长，临产后逐渐缩短，宫缩时更明显。

3.QRS 波群

胎儿心室除极波形。正常胎儿心电图 QRS 波群振幅为 15.0~30.0 μV，于妊娠晚期（孕 37~41周）较高。胎儿 QRS 时限为 0.02~0.05 秒，与胎儿体重和胎龄呈正相关。

4.ST 段

心室除极结束至复极开始的一段时间，是指自 QRS 波群终点至 T 波的起点间的电位线，正常 ST 段为等电位。正常情况下，ST 段振幅压低或抬高不应超过 5 μV。

5.T 波

心室复极波形，是 ST 段后出现的振幅较低而时限较长的波形。T 波方向通常与 QRS 波群的主波方向一致。

四、　胎儿心律失常

正常胎儿心脏节律规整，根据胎儿活动度，妊娠中晚期胎心率为 120~160 次 / 分，R-R 间期为 0.50~0.375 秒。胎儿心脏受到任何干扰，可能会引起不规则节律或心率异常——异常减缓和（或）异常加速。Kleinman 指出胎儿心律失常为任何胎儿心脏节律不规则或在 100~160 次 / 分范围之外的任何心率，是指心律起源部位、心搏频率与节律以及冲动传导等的任何一项异常，胎儿心律失常发生率为 1%~2%，其中 10% 的胎儿心律失常与胎儿心血管畸形 (胎儿死亡或胎儿神经系统畸形) 相关。胎儿心律失常并非只提示心脏结构异常，大多数情况下是间歇性的或可以自发缓解的。

胎儿心律失常一般分为三类：胎儿心动过速、胎儿心动过缓和不规则胎儿心律。胎儿心动过速包括阵发性室上性心动过速 (SVT)、室性心动过速、心房扑动（AF）与心房颤动 (Af)。胎儿心动过缓，多为窦性心动过缓、房室传导阻滞（AVB）和早搏未下传。异常胎儿心率或心律通常是由产科医师在妊娠常规体检时检出。这些临床评估在孕 12~14 周开始，大部分胎儿心律失常在孕 20 周后出现。大多数为可自行缓解的房性早搏。不到 10% 的胎儿心律异常为持续性快速或缓慢心律失常，可能提示胎儿患有严重的全身性疾病，或有可能危及胎儿血液循环。胎儿心律失常的产前诊断对于产前、围生期和新生儿干预是至关重要的，并可能最终影响预后。

（一）胎儿心动过速

1. 室上性心动过速 (SVT)

SVT 是胎儿心律失常中最普遍的类型。典型心率 240~260 次 / 分。胎儿和新生儿期出现的 SVT 90% 是房室折返性心动过速。40%~50%

SVT 伴有胎儿水肿、心脏衰竭，较无胎儿水肿者预后差。

2. 心房扑动（AF）与心房颤动（Af）

胎儿 AF 常在妊娠后期发生。心房率在 300~550 次 / 分，不同程度的房室阻滞可产生不同的心室率和节律（即取决于房室阻滞 2∶1、3∶1、4∶1 不定）。其原因可能与心房扩大、三尖瓣下移畸形、右心室流出道梗阻时右心房扩大、二尖瓣反流左心房扩大等有关。单纯 AF 分娩后可突然停止。

与 AF 相比，胎儿 Af 极为少见。Af 的房室传导在房室结受阻，产生节律不齐的心室率。

3. 室性心动过速（VT）

胎儿 VT 可间歇性或持续性出现，心室率的范围为 180~300 次 / 分以上。胎儿心律失常中 VT 比交界区折返性心动过速更常见，这种心律失常的电生理基础是心室肌内电活动的折返。胎儿和新生儿心肌部分区域氧供或氧需异常时，如继发于半月瓣狭窄的严重心室肥厚、肥厚型心肌病、先天性冠状动脉异常或心脏肿瘤，可以出现 VT。基因突变性心脏病变如心律失常性右心室心肌病、造成心室复极延长或离散（如 Q-T 间期延长）的先天性离子通道病，也可能出现 VT。

（二）胎儿心动过缓

心室率小于 100 次 / 分即可诊断为胎儿心动过缓。引起胎儿心动过缓的最常见原因是窦性心动过缓，AVB，早搏未下传。胎儿心动过缓也可见于羊水过多、胎儿水肿、脑积水等。结构性心脏异常如房室间隔缺损、大动脉转位、二尖瓣闭锁、单心室、肺动脉瓣狭窄等，也可见胎儿心动过缓。

1. 窦性心动过缓

胎儿心动过缓可能是分娩时子宫收缩的正常反应，也可能是胎盘缺血的病理反应，或存在窦房结解剖上的异常，同时，还应警惕胎儿甲状腺功能低下、病窦综合征。超声检查时刺激迷走神经常见一过性心动过缓。

2. 房室传导阻滞

房室传导阻滞（AVB）可发生在窦性心律或房性、交界区、室性异位心律中。胎儿 AVB 与母体抗体有关的为 45%~48%，结构性心脏病为 45%~48%，孤立的或病因不明的为 4%~10%。伴或不伴有心肌病的孤立胎儿 AVB 通常与通过胎盘的母体抗 SSA/Ro 和（或）抗 SSB/La 有关。抗体沿胎盘系统到胎儿体内和心肌组织，最终作为炎症组成部分参与组织纤维化，包括房室结和心内膜。尽管这些抗体被发现于患有临床自身免疫性疾病的母亲，包括干燥综合征、系统性红斑狼疮，但 70%~80% 的胎儿诊断 AVB 时，母亲仅抗体阳性，并无自身免疫性疾病的临床表现。母亲有高效价的抗 SSA/Ro 或抗 SSB/La 抗体，胎儿在出现完全性 AVB 前，可表现为 Ⅰ 度或 Ⅱ 度 AVB。15%~20% 自身免疫介导的 AVB 的胎儿合并心内膜纤维化和心肌病，心室率小于 50 次 / 分已作为重要的胎儿死亡风险因素。

（三）胎儿心律不齐

胎儿心律不齐是指胎儿心律不规整，时快时慢。正常胎心率可有 10~25 次 / 分的生理性变异，如变异范围大于 25 次 / 分为胎儿心律不齐，可以同时合并胎儿心动过速或过缓。胎儿心律不齐是最常见的胎儿心律失常，约占 43%，多数不规则胎儿心律无血流动力学异常，绝大部分可存活，出生后自行消失，常不伴心脏结构异常。

1. 胎儿心脏早搏

胎儿心脏早搏是指胎儿提早出现的 QRS 波群。出现频率 ≤ 5 次 / 分为偶发早搏，> 5 次 / 分为频发早搏，早搏的性质可为房性、室性、多源性。

大多数胎儿不规则心律为房性期前收缩，多数情况下胎儿心脏结构正常，并于出生后数天内房性期前收缩自然消失。有 1%~3% 间歇性房性早搏会发展为 SVT，心肌肥厚、心功能不全、房室瓣关闭不全和（或）水肿的胎儿如有房性早搏须注意 SVT 的发生。因此每周或每两周应做产科超声评估，直至房性早搏缓解或孕妇分娩。

胎儿室性早搏（图 40-3）较为罕见，多为偶发性，持续时间较短，可能伴有胎儿心脏结构异常、心肌病、心内肿瘤或心电电生理疾病，也可能是良性的，需产前系统评价和生后评估以及时明确诊断。

2. 胎儿心率异常

子宫收缩和胎动对胎心率均有减慢和加速的影响，故胎心率 >160 次 / 分或 <120 次 / 分，且持续 10 分钟以上，诊断胎儿心动过速或过缓，超过 180 次 / 分为胎儿心动明显过速；低于 100

次 / 分为胎儿心动明显过缓。心脏结构正常的胎儿窦性心动过速可能与母体精神状态、环境因素、妊娠中晚期子宫不规则收缩等有关。

胎儿心电信号十分微弱，且通过放置电极于母体腹部采集，不可避免地混有较强的背景噪声，如母体心电信号、工频干扰、其他生物电信号以及基线漂移等，给胎儿心电的准确提取和分析带来了困难。近几十年来，国内外专家学者们提出了许多提取胎儿心电信号的方法，如：自适应滤波法、盲源分离法、奇异值分解法、小波变换及独立分量分析等（图 40-4，图 40-5）。但这些方法都存在着一定的局限性，多数研究工作尚停留在理论研究与算法的分析验证层面上。

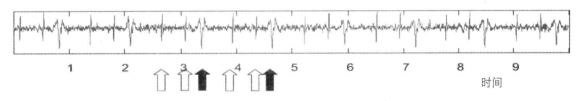

图 40-3 正常 QRS 群（空箭头）与室性期前收缩（黑箭头）（2：1）

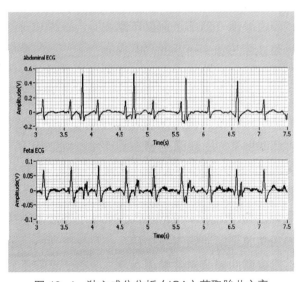

图 40-4 独立成分分析（ICA）获取胎儿心率

ICA 是由盲源分离技术发展而来的一种新颖的多维统计分析处理技术，分析对象是非高斯独立元，特点是能从多路观测信号中恢复出独立的原信号成分。采用 ICA 方法较好地解决了胎儿心电提取问题（http://zone.ni.com/devzone/cda/tut/p/id/11248. ）

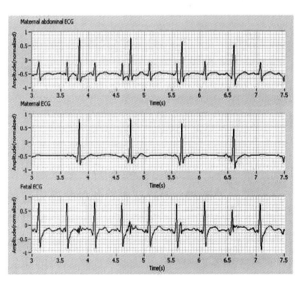

图 40-5 自适应滤波获取胎儿心率

（http://zone.ni.com/devzone/cda/tut/p/id/11248. ）

（四）异常胎儿心电图的定性、定量分析标准

1.早搏

1分钟内出现6次以上（含6次在内）早搏为频发性早搏；仅出现5次以下（含5次在内）早搏为偶发性早搏。根据经验提示房性、室性、多源性等。

2.ST 段改变

以上移或下移5μV为标准（不同灵敏度下所表现的"mm"数不同，如"1/2"灵敏度为0.5mm，"1"灵敏度为1mm），超过5μV可写出实际数字。在1分钟内出现次数可具体写出，也可超过1分钟再继续观察。对胎儿心电图不清晰者，不要求描述。

3.心动过速、心动过缓

胎心率大于160次/分或小于120次/分，则分别为心动过速或心动过缓。要求在第一次测定1分钟后，休息10分钟左右再进行第二次测定，写出两次的结果。

4.心律不齐

在胎心率正常范围内（即120~160次/分），胎心率变化大于30次/分为心律不齐。超出胎心率正常范围时，胎心率变化大于25次/分为心律不齐伴心动过速或心动过缓，需注明变动范围（如150~178次/分）。

5.胎儿 QRS 时限增宽

正常胎儿QRS时限为0.02~0.05秒，若大于0.05秒为胎儿QRS时限增宽，可写出胎儿QRS时限具体情况或范围。

6.胎儿 QRS 综合波振幅

正常胎儿QRS综合波振幅为10~30μV。若大于30μV，可写出具体胎儿QRS综合波振幅数值。

第二节 >>> 胎儿超声心动图

胎心听诊及胎儿心电监护是产科常用的胎儿心率监测方式。但胎儿期由母亲腹壁获得的胎儿心电图信号由于振幅小，且同时受到母亲心电信号的干扰，虽然能显示胎儿心率的改变，但不能进行胎儿心律失常分类，不利于明确诊断。心磁描记术是另一种优于胎儿心电图的描记胎儿心电的方法，可将母亲及胎儿心电信号分开，但由于检查系统要求放置于封闭式磁环境中因而造成临床操作性难度增大，费用提高，所以目前还仅限于科学研究，没有广泛应用于临床。随着超声技术的发展，20世纪70年代Robinson和Shaw-Dunn运用M型超声心动图测量孕早期胎儿心率，80年代后二维M型超声心动图被更多学者应用于孕中、晚期胎儿心律（率）的分析。M型超声取二尖瓣前后叶波群（E峰代表早期心室舒张，A峰代表心房收缩，亦即心室舒张

晚期），脉冲多普勒取二尖瓣频谱（可观察心房收缩）和左心室流出道频谱（代表心室收缩）。通过观察二尖瓣运动波形和多普勒频谱形态，明确心房与心室激动的关系。

胎儿超声心动图具有良好的时间和空间分辨率，能够观察心血管解剖结构及血流动力学变化。频谱多普勒通过将取样容积置于房室瓣口、半月瓣口，记录房室瓣口血流频谱（反映心房的活动规律）和半月瓣口血流频谱（反映心室的活动规律）。M型取样线同时通过心房壁和心室壁时，记录了心房的机械活动和心室活动节律，可以反映心房和心室活动的相互关系。通过综合分析房室壁及心脏瓣膜的活动规律失常，可对心律失常进行初步分类。但部分胎儿受胎龄、胎位等影响，难以获得较满意的M型曲线；又由于胎儿心率较快、搏动幅度较小，导致M型曲线房、

室收缩波难以辨认，在部分心律失常的分型诊断时较困难。脉冲多普勒通过将取样容积置于左心室流出道与流入道之间，同时记录舒张期二尖瓣和收缩期左心室流出道的血流频谱，综合分析房室壁及心脏瓣膜的活动规律及血流频谱特点，更能够准确可靠地检出胎儿心律失常，并对心律失常进行分类（图 40-6~图 40-24）。

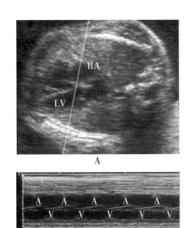

图 40-6 脉冲多普勒示意图

A.旁四腔心切面行M型测量,取样线通过右心房左心室;B.A—心房；V—心室收缩〔引自文献 Hornberger LK. Echocardiographic assessment of fetal arrhythmias. Heart, 2007, 93(11): 1331–1333. doi: 10.1136/hrt.2006.108605〕

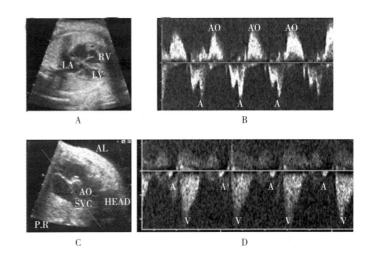

图 40-7 多普勒示意图

A,C.脉冲多普勒取样容积置于左心室流入道和流出道之间,上腔静脉、主动脉;B,D.显示相应血流频谱多普勒信号

A—心房收缩；AO—主动脉；LA—左心房；LV—左心室；RV—右心室；V—心室流出道〔引自文献 Hornberger LK. Echocardiographic assessment of fetal arrhythmias. Heart, 2007, 93(11): 1331–1333. doi: 10.1136/hrt.2006.108605〕

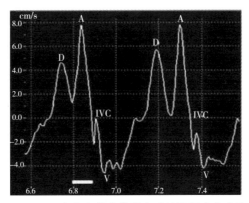

图 40-8 右心室基底段游离壁的组织速度成像

A.心房收缩；IVC—心室等容收缩；间期代表 P–R 间期（图像底部白线段表示）；D—舒张早期；V—心室收缩〔引自文献 Hornberger LK. Echocardiographic assessment of fetal arrhythmias. Heart, 2007, 93(11): 1331–1333. doi: 10.1136/hrt.2006.108605〕

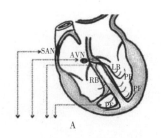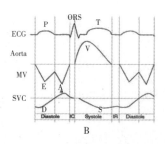

图 40-9　心脏冲动传导及多普勒超声心动血流分析

A. 冲动从窦房结（SAN）开始，沿心房肌纤维传至房室交界，刺激心房肌收缩。房室结是唯一连接心房和心室之间的传导通道，也是兴奋由心房进入心室的唯一电信号通道，传导速度很慢，可导致心房和心室之间的生理性延迟，以保证心室不会与心房发生同步收缩。并可过滤异常快速心房率或房性早搏下传至心室。通过房室交界区，冲动经室束左、右束支传至浦肯野纤维，引起心室肌兴奋，再经心室肌将兴奋由内膜侧向外膜侧扩布而引起整个心室肌的兴奋，使两心室同步收缩。B. 二尖瓣（MV）的 A 波和上腔静脉（SVC）a 波是心房收缩的结果，而升主动脉前向血流是由心室收缩引起的。用多普勒超声心动图分析心房和心室的收缩期血流，评估房室激动关系和 P-R 间期。舒张早期血流: E(MV), D(SVC)。舒张晚期血流：A（MV）；a（SVC）。收缩期血流：V（主动脉）；S（SVC）

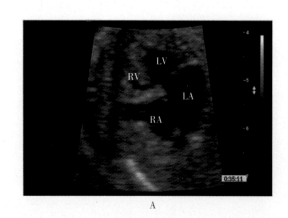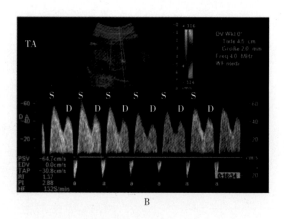

图 40-10　脉冲多普勒超声心动图同步评估心房和心室收缩期血流速度

A. 孕 20[+4] 周胎儿三尖瓣闭锁（RV—右心室；LV—左心室；RA—右心房；LA—左心房）。B.静脉导管血流速度波形显示在心房收缩反向血流搏动 a；S—收缩；D—舒张；a—心房收缩

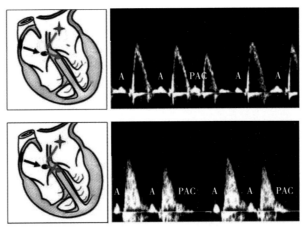

图 40-11 上腔静脉 / 主动脉多普勒记录房性早搏（PAC）

PAC 下传（右上）和未下传（右下）

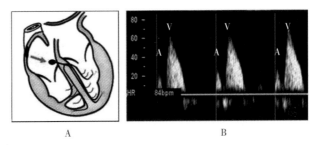

图 40-12 上腔静脉 / 主动脉多普勒记录窦性心动过缓

图 B 中 A 为心房规律；V 为心室率规律，呈 1：1 房室关系

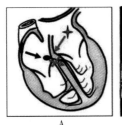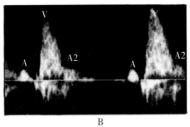

图 40-13 房性二联律

图 B 中 A 为正常的窦房结冲动，A2=PAC 为房性早搏。房早未下传需要超声心动图仔细探查，并与可能危及生命的高度房室传导阻滞或窦性心动过缓相鉴别

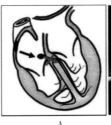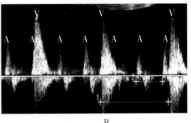

图 40-14 多普勒示完全性房室传导阻滞

由于房室间电传导完全中断，心房收缩和心室收缩无关，分别维持其固有频率。心室率 55~60 次 / 分。合并结构性心脏病的约占 40%，其他为母亲抗 Ro/La 自身抗体阳性相关

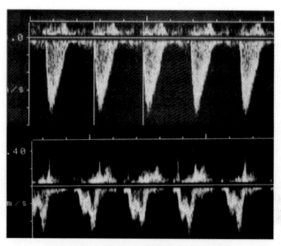

图 40-15　脉冲多普勒评价胎儿心律

取样容积置于大动脉（A）及房室瓣瓣尖（B）。显示心律规整，RR
间期 424ms，心率 142 次 / 分

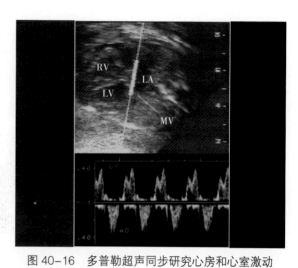

图 40-16　多普勒超声同步研究心房和心室激动

取四腔心切面，将增大的取样容积置于二尖瓣及主动脉根部间，基线
上显示左心室流入道血流信号，基线下方为主动脉根部的流出道血流
信号，呈规律 1：1 房室传导。正常胎儿心脏二尖瓣 A 峰大于 E 峰

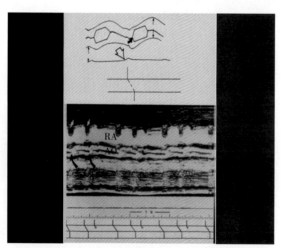

图 40-17　梯形图分析胎儿心律

M 型超声心动图显示房（RA 右房）室（AO 主动脉）收缩活动。在两
次正常心房搏动以后是一次房性早搏，但无心室收缩（提示房早未下
传）。下图表示房室水平传导阻滞

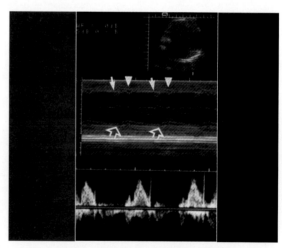

图 40-18　房早二联律未下传图

M 型超声显示规律心房收缩（白色箭头）和心室收缩（空心箭头）。
房早未下传致心室率缓慢约 75 次 / 分。下端图为另一胎儿有类似的脉
冲多普勒波形，胎儿心室率 83 次 / 分

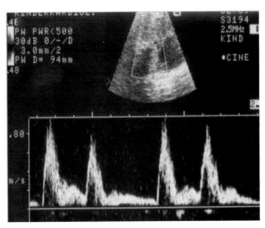

图 40-19　多普勒超声显示胎儿中度心动过缓

RR 间期 470ms，之后伴 770ms 的长间歇。极可能是房性期前收缩在
房室结受阻，呈 2 : 1 下传，但亦可能是 Ⅱ 度房室传导阻滞，须进一
步行 M 型超声鉴别

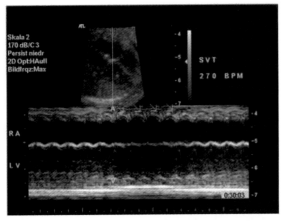

图 40-20　孕 22⁺⁴ 周胎儿心脏 M 型超声心动图

取样线穿过右心房（RA）和左心室（LV）。显示室上性折返性心动过速，
心率 270 次 / 分。A 为每次心房收缩（箭头示）之后有一次心室收缩，
显示 1 : 1 房室传导

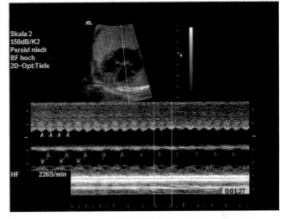

图 40-21　孕 31⁺² 周胎儿心脏 M 型超声心动图

取样线置于右心房（RA）和左心室。显示心房扑动，2 : 1 传导，心
房率约 450 次 / 分和心室率约 225 次 / 分。可以看到每两次心房壁收
缩（A）之后均有一次心室壁收缩 (V)

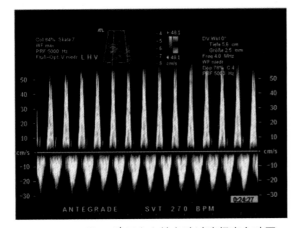

图 40-22　孕 22⁺⁴ 周室上性心动过速超声心动图

非水肿胎儿，室上性心动过速，心率 270 次 / 分，多普勒置于左肝静脉，
显示舒张期逆向血流。下方是收缩期前向血流（远离探头），上方是
舒张期反向血流（朝向探头）

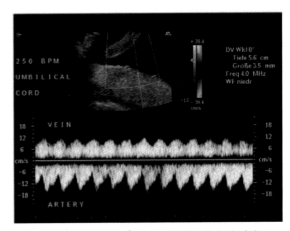

图 40-23　孕 22⁺⁴ 周室上性折返性心动过速

非水肿胎儿，室上性折返性心动过速，心率 270 次 / 分，多普勒测量
置于脐带，下方显示动脉血流（远离探头）

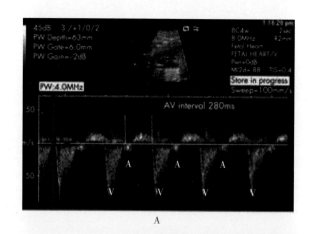

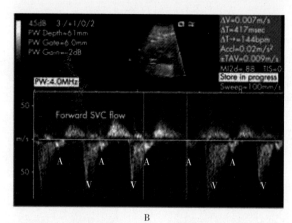

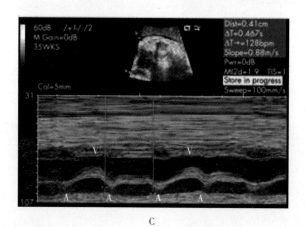

图 40-24　胎儿心律异常 – 房室传导阻滞（AVB）

A.32 周单心室大动脉转位胎儿上腔静脉和肺动脉多普勒，房室间期延长 280ms（正常 <130ms）提示 I 度房室传导阻滞。B.3 周内进展为间歇性 II 度房室传导阻滞，出生时变为完全性房室传导阻滞需要植入起搏器治疗。（图中 A— 心房收缩期上腔静脉内反向血流；V— 心室收缩肺动脉前向血流。）C. 30 周母亲抗体原因引起的孤立性房室传导阻滞。房率 128 次 / 分，心室率 60 次 / 分。A— 心房收缩；V— 心室收缩〔引自文献 Hornberger LK, Sahn DJ. Rhythm abnormalities of the fetus. Heart, 2007 ,93(10): 1294–1300.〕

第三节 >>> 心磁图

心磁图 (magnetocardiogram，MCG) 是一种无创性心脏磁生理功能的检测手段，自 1963 年问世以来，主要在实验室中研究，近十多年来已进入临床。人体在产生心电的同时，也产生心磁，只是心磁场与心电场按物理学右手定律，呈 90° 方向。由于心磁图设备昂贵在临床推广曾受到限制，在 20 世纪 80 年代，已证明心磁图在心室肥大、室性期前收缩、肺气肿等方面优于心电图，到 20 世纪 90 年代，在预激综合征 (特别是对 Kent 束定位以进行射频消融术)、儿科疾病及冠心病心肌缺血等方面有了较多报道，已成为国际上冠心病诊断的一个研究新热点。

一、溯源与发展

心磁图是在心电图基础上发展起来的一种记录心脏活动时所产生的微弱磁场的技术。1963 年 Baule 和 McFee 首次用线圈式磁量计测得心脏的磁场 (图 40-25)，所记录到的磁场极为微弱，最大的振幅仅有 50pT ($1pT=10^{-12}$ tesla)，只有地球磁场的百万分之一。1967 年 Safonov 等在一个屏蔽室内，验证了 Baule 和 McFee 的发现。1970 年 Cohen 等采用超导量子干涉装置 (superconducting quantum interference device, SQUID) 在非屏蔽的环境下，成功地测获心磁图。1974 年 Opfer 等研制成功二次微分型 SQUID 磁力计。1977 年 Zimmerman 报道了在一般的医院内采用廉价的铝屏蔽措施，即可记录稳定心磁图。

在 20 世纪 80 年代芬兰赫尔辛基大学专题研究心磁图的临床应用，证明其在肺气肿、房室肥大、室性期前收缩等方面优于心电图。进入 20 世纪 90 年代，德国、日本等国学者对心磁图进行深入研究，德国学者重点探讨心磁电对预激综合征 (为射频消融术定位) 和冠心病诊断的价值，发现心磁图与冠状动脉造影对照，对冠状动脉病变有定位参考价值。心磁图与心电图的时相是一致的，但在某些情况下，心磁图 R-R 间期的连续监测比心电图更为优越。例如在孕妇的胎儿心率监护中使用更有意义。1995 年 Rassi 等用数学模型进行傅立叶转换，观察心磁图功率谱，了解胎儿心脏功能和自主神经系统功能。由于测

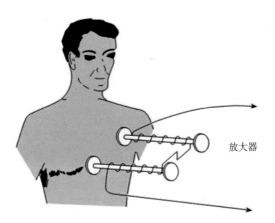

图 40-25　1963 年 Baule 和 McFee 首次记录心脏磁场

定时不接触皮肤，可避免皮肤和肌电（磁）干扰，比心电图有更多优越性，更适合胎儿和小儿临床应用。1986 年中国科技大学与中南民族学院医疗系等联合研制成我国第一台心磁图仪，成为我国心磁图研究的新起点。

心磁图高度保真的信号来源、SQUID 感知器高度复杂的矢量磁测量系统，正在心脏电磁信息检查方面展现了新的广阔前景。随着心磁图技术逐渐成熟和相关软件的开发升级及临床应用研究的进一步加强与深入，作为一种无创性检查方法，心磁图与心电图及其他检查手段的结合应用会给临床医生及心脏病患者带来极大的帮助。

二、心磁图的基本原理及特点

1. 心磁图的基本原理

心脏的跳动产生微弱的生物电现象，心电图可以在体表记录到这些信号，但由于信号经过组织而产生明显的衰减。运动的电荷同样产生磁场，原理上同心电图一样也会有心磁图，同心电图相比较，测量心磁图却很困难，但是从心磁图获得的心脏信息更多且更有优越性，它不受组织和空间的影响，信号不会衰减，所以心磁图可以捕获更微弱的生物体信号，诊断出早期病变，具有更高的灵敏度和特异性。

2. 心磁图检测的特点

（1）心磁图传感器探头不接触人体皮肤，离电源较远，心磁图的基线可确定为绝对基线，而心电图的电极与皮肤直接接触，电极与皮肤可产生极化电压，故不能对直流成分做出良好评价，因此，心电图的基线是相对基线。

（2）对于环形电流和大小相等而方向相反的电流，因作用抵消，不显示电位差，无法做出心电图记录。但这两种情况其磁场增强，有明显心磁图的变化。

（3）由于磁导率在人体组织中与在真空中近似相同，故对传感器和心电流之间的组织影响可以忽略不计。

（4）可同时记录同一区域三维空间的磁场向量。

（5）通过记录胸壁方向的磁场，能够准确检测胸壁切线电流。

3. 心磁图仪的构造

早期心磁图是采用感应线圈式磁力计，以及磁通量的电路磁量计和铷磁量计，但其灵敏度太低，很难从周围磁场的环境中分辨出胎儿心脏微弱的仅 10^{-12} tesla 的磁场，难以推广使用。自 20 世纪 70 年代末期，由于超导技术的发展，在研制成功低温 SQUID 后，心磁图才广泛地得到临床及科研应用。目前应用于临床的心磁图仪主要有美国 CardioMag Imaging 公司研制生产的 CMI-2409 型 9 通道心磁图仪，德国 SQUID 公司生产的 MCG7 心磁图仪，日本（株）日立高新技术生产的 MC-6400 心磁图仪和意大利 AtB 公司生产的 ARGOS-50 型心磁图仪。

由于不同厂家研制的心磁图仪记录的通道数量不同，所用的数学模型和分析软件不一致，因此信号采集和分析方法以及所用的参数也不尽相同。但仪器的基本组成主要都包括三部分（图 40-26）。

（1）第一部分 信号采集装置（系统）。心磁图仪通过该装置捕获微弱的磁场信号，随当前低温超导技术的发展，较为通用的传感器被称作 SQUID，它在低温保持器中使用液氦冷却（-269℃），能够探测和量化非常微弱的心磁信号，并通过光纤电缆连接到信号处理系统上。

（2）第二部分 信号处理系统。通常由配置较高的计算机构成，由相关系统软件，通过系统低通、高通、带通等数字滤波器，通过信号采集、滤过及叠加方法，处理、分析信号采集到的原始数据。使之形成心磁图，可用 P 波、QRS 波、T 波形式和磁流密度矢量图、磁力线梯度图、心磁向量图、偶极深曲线、心室晚磁位、心磁频谱图等数学模型做临床分析。

（3）第三部分 屏蔽室、检查床。提供相对无外磁场干扰的理想检测环境。

4. 心磁图常用的分析方法

利用心磁图的技术可测量的参数有许多，在此仅介绍常用的几种分析方式

（1）时间谱线：表现形式与心电图完全相同，呈现 P 波、QRS 波、T 波的形式（图 40-27）。

（2）磁线图或等磁场图：运用类似绘制地图的方式（即等高点绘制同一颜色），将各测量点处所测到的相同磁感应强度连接起来并绘制同一颜色，两点间用二维补插法处理，得到的就是等磁场图。通过分析比较极值出现的多少及其位置变化以及极值的大小来观察心脏电活动的状况，获得心脏生理和病理的信息（图 40-28）。

（3）电流密度图：对已测得的磁场，用求逆解的方式可以得到电流密度图。无论是磁场图或电流密度图，都可以选择心动周期的任一时刻来进行分析。

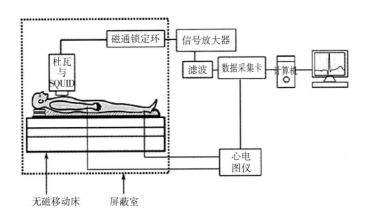

图 40-26　心磁图结构示意图

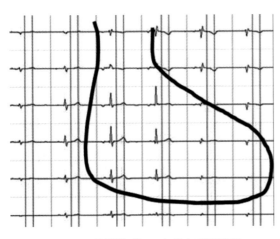

图 40-27　正常胸前 36 点的心磁图谱线

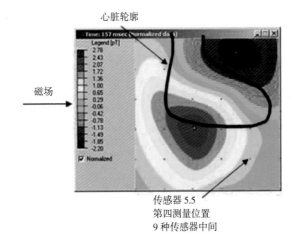

图 40-28　磁场分布图

三、心磁图与心电图的区别

心磁图与心电图的波形非常相似，心磁图也具有 P 波、QRS 波、T 波和 u 波（图 40-29），但在振幅和波形方面与心电图有某些差别，这些差别就是心磁图的新信息，也是心电图不能反映的问题。与心电图比较，心磁图有一系列的理论优势，特别是它有一种高度的空间特异性。①它描记的图形与心脏传导系统的解剖学定位相一致，并能检测血流速度和血流量，了解血流减少情况和发生阻塞的部位，以提供准确的血流动力学参数，能确定缺血性心脏病或心律失常的早期病变。②磁场信号可以穿透羊水和皮脂得到胎儿心磁图，而心电图很难将母体的心电信号与胎儿的心电信号分开。③利用心磁图的扫描和定位特点，可以测出不同位置的波形，而对房室间传导进行研究。

心磁图的磁偶轨迹存在"曲率"电流轨迹。1996 年 Wikswo 证明了心脏组织中之所以出现弯曲的电流轨迹，是因为心脏的螺旋形纤维与相关组织的各向异性，对沿切线传播的局部电流的高度敏感性是心磁图的特征表现。由于心磁图技术能提供三维空间定位资料，用于检测室性预激综合征比心电图更精确，可对预激综合征的心室预激点、局灶性房性早搏和室性早搏，以及心动过速起源点进行定位，也可和食管调搏或非磁性电生理起搏导管并用做电生理研究，同样也可为非磁性心律失常的消融治疗导管导航，或为心肌活检定位等。

四、心磁图的临床应用

1. 心磁图对冠心病的诊断价值

Park 等基于 86 例不稳定型心绞痛患者的心磁图检查对心肌缺血做了质和量的描述。经冠状动脉造影 (CAG) 和心肌肌钙蛋白 (TNI) 检测，证实其中 53 例患者有心肌缺血，而另外 33 例除外心肌缺血。心磁图的阳性预测值 (96.2%) 和阴性预测值 (91.2%) 均高于同时记录 12 导联 ECG 的阳性预测值 (92.8%) 及阴性预测值 (53.4%)。所选参数的边界值，在有和无心肌缺血的患者之间产生了一个标志性的显著区分。这种方法对胸痛患者的诊断，可能是一有用的非创伤性诊断工具。

冠心病患者在运动负荷后，有时在心电图未检获到 ST 段变化，心磁图却呈现 ST 段改变。应用多通道心磁图和运动试验诊断冠心病的敏感性和特异性分别是 82% 和 85%，诊断准确率是 83%；传统的 Master's 心电图试验诊断冠心病患者的准确率是 63%（敏感性 47%，特异性 85%）。Winkkmaier 等在健康志愿者做的更进一步的研究表明，在踏车运动后的即刻复极变化没有在心电图发现，而在心磁图有很大比例的 T 波倒置。运动负荷后，ST/R 振幅也要明显于心电图。目前对心肌梗死心磁图的研究重点是：①心肌损伤的窗口和面积；②心脏局部结构的心磁图特点；③计算分析和评价不同类型心肌梗死心磁图意义。

已有初步资料证明其不仅能反映心肌缺血程度，同时还有助于了解心肌缺血范围，尽管还不如冠状动脉造影那样清楚和直观，但从心磁场分布图上（图 40-30）可大体上直观看出病变范围，无创伤的方法能够达到这种成果，也是令人兴奋的，是目前国际心血管界关注的热点之一。其敏感性、特异性问题，尚待通过大样本的系列研究进一步证实。相信不久的将来，心磁图会逐渐普及应用，成为一项新的无创伤性的检测技术。

2. 心磁图对心脏电流的敏感特性

心磁图对心脏切线电流最敏感，而心电图则对辐射状（透壁性）电流最敏感。心脏切线电流的相位只能用高分辨率的仪器才能记录到。辐射切线迪过心室壁从心内膜到心外膜，切线最终达心室肌外周近处。当心脏有瘢痕或正常心肌活动受到其他病理影响，这种切线电流效应可明显增加。在左心室前壁活动异常，心磁图比心电图显示更为清晰。在解剖学上测定螺旋形纤维的形

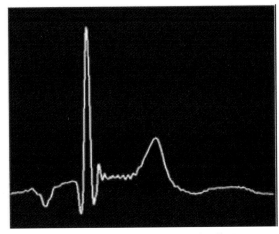

图 40-29　正常成人心磁图测量信号

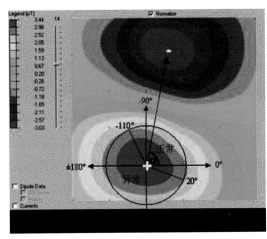

图 40-30　心磁场图

相同颜色代表相同磁场强度的区域，用左侧的竖线定义。蓝色区域表示
负值，红色区域表示正值。"+"最大磁场位置，"-"最小磁场位置

态变化，心电图不可能测出来，而心磁图可检测出这种变化。

Karvonen 等利用心磁图和体表心电图对无心肌梗死的冠心病患者与正常人比较，室性心动过速患者和心肌梗死患者比较，QT 离散度、稳定指数 (SI) 均升高。应用心磁图参数对心肌瘢痕部分及瘢痕组织做线性鉴别分析、识别，并对有活力心肌组织中瘢痕心肌进一步回顾性分析，表明心磁图有助于心肌活力危险分层的正确分类。

3. 心律失常的定位

1984 年心磁图已被用于预激综合征的三维定位。Fenici 等对 28 例患者在同一天或几个月后进行两次检查以检验测量的可重复性；通过不同的心磁图仪器在最大的室性预激和（或）经食管心房调搏诱发房室折返性心动过速期间对 8 例患者进行评估。通过平衡电偶、有效磁偶与由心电图得出的室性预激的结果比较，发现预激的心磁图分类比心电图方法更精确，也为判断间隔旁路提供了另一种途径。而且，在 δ 波期间有复杂电激动模式的患者，分布的电流图像揭示了两种不同的激动模式，表明了多种附加旁路的存在。预计今后心磁图在预激综合征旁路的定位上将进一步发展，更有助于射频消融术的开展。关于采

用高分辨率心磁图技术的研究资料，包括希 - 浦系统和 Kent 束的心磁图以及心室晚磁位、心磁功率谱等技术已有不少报道，其临床意义正在进一步研究，很有可能将来心磁图像心电图一样普及起来。

室性期前收缩时，正切电流传播占优势，ST/R 振幅也大于心电图，心磁图比对应的心电图更为明显。用心磁图仪研究冠心病室性期前收缩的起源点，发现 4/5 患者的室性期前收缩起源在梗死心肌的边缘。

4. 心磁图在心室肥厚的判断

Comani 等通过心磁图对最近发作的动脉性高血压患者向心性心室重构做了检测。25 例高血压病史不超过 15 个月、左心室重构的男性患者作为研究对象，25 例年龄相匹配的健康男性志愿者作为对照。所有参加者均接受超声心动图、心电图和心磁图检查。通过心磁图评估 QRS 间期、Q-T 间期、T/QRS 比值和相对平滑指数以及心电轴方向的变化，并与超声心动图、心电图参数进行比较，发现室壁厚度与 QRS 间期、相对平滑指数比较有相关趋势，左心室质量指数与心电轴方向变化有相关趋势，表明了心磁图在评价向心性左心室重构所致早期电生理改变中有潜在

优势。因心磁图对位置分辨力好，对切线电流敏感，故心磁图对接近前胸壁位置的右心房、右心室的异常肥厚有一定的优势。因右心电流往往被占优势的左心电流中和，心电图诊断右心异常的灵敏度较低。左室肥厚诊断标准，其敏感性、特异性、预测性等的心磁图也稍优于心电图。

5. 药物治疗监测

许多非抗心律失常药具有潜在的延长 Q-T 间期或 QTc 作用，心磁图在评价 Q-T 间期变化方面有特别优势。此外，心脏移植后移植物排异反应期间，当心肌内电图记录的电压降低时，心磁图电偶力增强，在排斥反应减退后恢复正常。心磁图高度的阴性预测值将成为心脏移植排异反应筛查的理想工具。

五、胎儿心律及心律失常的诊断

1. 胎儿心磁图 (FMCG) 简介

1974 年 Kariniemi 首次发表了通过母体腹壁记录下的胎儿的心磁图。MCG 以非常敏感的 SQUID 为探头，能够对心动周期中心脏电活动引起的微小磁场进行测定，是一项新型的无创伤性心脏检查技术。目前的心磁图是利用低温超导与计算机技术相结合的高科技，不需要特殊屏蔽，有利于在临床上推广应用。由于 SQUID 磁强剂的空间分辨率强，将 SQUID 探头放于孕妇腹部，可将胎儿的心磁图与母体强大的心磁分开（图 40-31）。Hofbeck 等研究认为 FMCG 是目前唯一能在胎儿心脏循环内测定心室复极时间的技术。

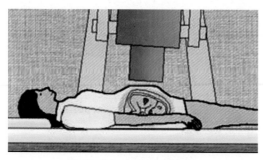

图 40-31 FMCG 示意图

为明确胎儿心肌电流的发展变化，评估心磁图产前诊断心肌肥厚和心脏扩大的临床价值，Peters 等用 FMCG 评估胎儿心脏单向电流电偶 (Q) 增幅，研究了孕龄 20~40 周的 95 例胎儿，通过 FMCG 的振幅和超生心动图测得的孕妇体表和胎儿心脏的距离，利用方程评估电偶增幅，显示明显与孕龄相关，同时反映心肌电流总量及心肌质量的增长。先天性心脏病胎儿心脏扩大，Q 值比正常值更高。多通道 SQUID 系统记录的 FMCG 将成为产前无创评估胎儿心脏扩大的良好工具。

与胎儿心电图 (FECG) 相比，FMCG 的优势在于：①空间分辨率增强；②母体信号干扰大大降低；③较少受宫颈绝缘效应影响。FMCG 所直接反映的是心脏电活动而非机械运动，与传统 FECG 相比可以更加准确地诊断胎儿心律失常。自应用于胎儿心律失常研究以来，一些传统方法无法检测的胎儿心律失常类型 FMCG 都能正确诊断并准确分型。

胎儿心磁图的波形和心电图一样，即由 P 波、QRS 波和 ST 段组成（图 40-32）。FMCG 的波形受胎儿运动及胎位的影响，不同胎儿以及同一胎儿在不同胎位获得的 FMCG 的波形不具有可比性，但向量心磁图 (vectormagnetocardiography, VM) 可以用来标化 FMCG 的波形，有助于更加准确地分析胎儿心律失常。FMCG 可最早于孕 19 周开始分析 PQRS-T 波，判定胎儿有无心律失常及其类型，如完全性房室传导阻滞 (CAVB)、室性心动过速 (VT)、室上性心动过速 (SVT)、心脏早搏等（图 40-33~ 图 40-36）。亦有 FMCG 研究 CAVB 错综复杂的电生理及动力学的报道，并发现在胎儿全程生长发育过程中缺乏心律的变异性及心室的反应性。30% 的免疫性房室传导阻滞 (AVB) 在早期出现结性、室性心动过速或频发心脏早搏，往往预后不良，似乎能反映炎症的严重程度。

2. 胎儿电生理的疾病研究

以往研究已证明，衰竭的成人心脏在病理

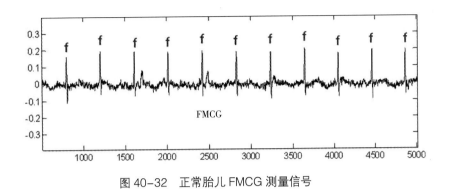

图 40-32 正常胎儿 FMCG 测量信号

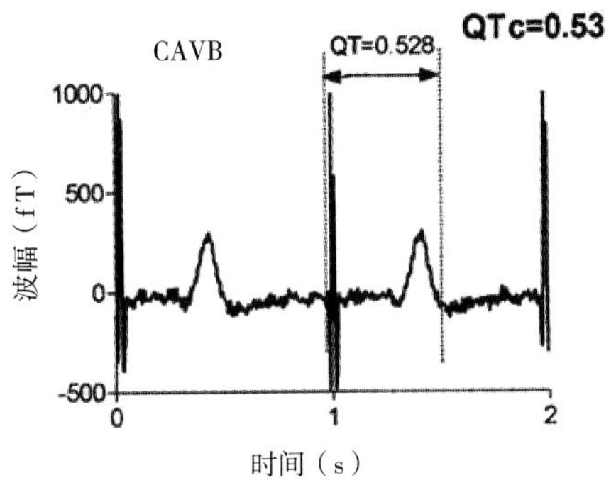

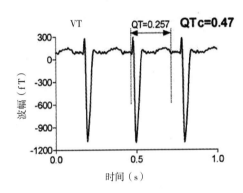

图 40-33 FMCG 显示孕 30 周胎儿完全性房室传导阻滞（CAVB）

图 40-34 FMCG 显示孕 27 周胎儿室性心动过速（VT）

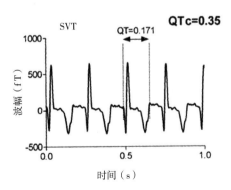

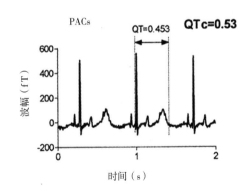

图 40-35 FMCG 显示孕 31 周胎儿室上性心动过速（SVT）

图 40-36 FMCG 显示孕 20 周胎儿未下传的房性早搏（PACs）

性心肌重构时回复至胎儿收缩蛋白表达，但我们对胎儿正常生存状况下及应激状况下的心电生理及电机械活动却知之甚少。有报道孕晚期胎儿猝死宫内以及新生儿猝死，10%以上与先天性离子通道病及继发于心肌炎、心肌病、心脏结构异常等导致的获得性心电生理疾病相关，但尚不能在心律正常时对此做出早期预警。FMCG对这些隐匿的电生理疾病在心脏除极或复极中出现的异常，如束支传导阻滞、Q-T间期延长及T波电交替现象可以做出评估。胎儿SVT的发生及终止较之以前的认识更为复杂，理解SVT的电生理机制可以指导抗心律失常药物治疗。FMCG已应用于药物治疗的监护，并且已经明确了与胎儿干预及高危妊娠相关的药物蓄积时间延长、羊水再吸收、胎盘功能损伤的心脏异常电 - 磁图。

FMCG可以提供一帧一帧正常及心律失常胎儿心搏的分析，以此可以评价心律失常的机制，并可能是心电生理疾病诊断的有效技术。胎儿运动会有相应的FMCG图形波幅的增加，可称为心运动图，而目前心运动图和胎儿心律监护尚未被心电电生理医生广泛应用，但胎儿心律的变应能力确实反映了胎儿的不同发育阶段及心脏 - 中枢神经系统的相互作用，而这种相互作用又反映了胎儿的应激能力。将FMCG及超声多普勒技术结合起来做心室收缩前期的评价（以FMCG的QRS波形开始至多普勒主动脉收缩期的开始计算）是一个新的思路，可以用来研究高危胎儿至婴儿期的心电机制及心脏功能。

六、心磁图的局限性

心磁图的局限性有以下几方面：①各种心磁图仪的信号采集、分析方法、通道数量、观察指标不统一；②测量复极时间受多种因素影响，改变噪声水平、显示的时间宽度或波幅高度，所测量的复极时间也发生变化，因此有待建立统一的诊断标准；③采集信息不全面，缺乏正常值和各种疾病的诊断标准，给临床准确诊断与鉴别诊断带来困难，需要大规模的临床试验和经验总结；④心磁图检测系统价格昂贵，造成性能价格比值较低，也是限制其大量推广应用的原因之一。

第四节 >>> 胎儿心振动图

Rein等于2002年提出了一种新的诊断胎儿心律失常的检查方法——胎儿心振动图（fetal kinetocardiogram, FKCG）。FKCG是基于超声心动图的组织多普勒成像（tissue doppler imaging, TDI）技术，在高速率帧频下对胎儿心肌组织速度进行实时扫描，可同时记录心房和心室多个取样容积的心肌运动速度曲线，并可以梯形图的形式记录心房和心室的运动起始时间，通过分析心房和心室运动的顺序、频率和时间间隔，达到诊断胎儿心律失常的目的。

胎儿心脏超声TDI技术是在传统的多普勒技术基础上，通过改变多普勒滤波系统，去除心腔内血流产生的高速、低振幅的频移信号，保留心肌运动产生的低速、高振幅的频移信号，从而定量评价室壁的运动。胎儿心脏超声TDI技术长期以来主要用于胎儿心脏功能的评价，对于胎儿心律失常的研究很少。胎儿心脏超声TDI技术检查的操作方法与儿童和成人相似，但较高的帧速率对于取得清晰的心肌运动速度曲线至关重要，可以通过改变取样区域的扇形夹角和深度来实现。Rein等利用GE心脏超声诊断仪，选取胎儿心脏的四腔心切面行TDI检查，即组织速度成像（tissue velocity imaging, TVI），保存原始图像格式，在后处理软件上（EchoPac软件），选取左、右心室游离壁的房室瓣环水平和左、右心房的后上壁作为取样容积，可同时记录这些取样容积的心肌运动速度曲线（图40-37）。通过对比心房和心室的运动曲线可提高心律失常诊断的准确性（图40-38）。

将心房收缩前心肌运动速度曲线通过基线的时间点定义为心房收缩的开始，将心房收缩后回归基线的时间点定义为心室收缩的开始，将这些时间点输入EXCEL表格，可自动绘制出FKCG的梯形图，可直观地显示左、右心房收缩的开始、房室传导时间和左、右心室收缩的开始。梯形图有助于各种房性和室性心律失常以及房室传导阻滞（AVB）的诊断（图40-39~图40-42）。

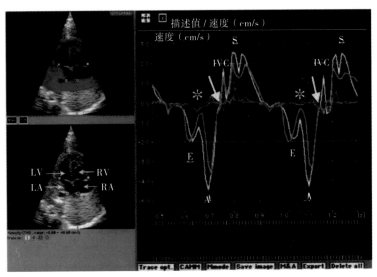

图40-37 胎儿心脏四腔心切面的TDI后处理分析

选取左、右心室游离壁的房室瓣环水平和左、右心房的后上壁作为取样容积，同时记录这些区域的心肌运动速度曲线。心房的运动速度明显较小，A波（心房收缩）的方向与心室收缩的A波相反。星号和箭头分别代表心房收缩的开始和结束。E—心室快速充盈；A—心房收缩；S—心室收缩；IVC—心室等容收缩；LV—左心室；RV—右心室；LA—左心房；RA—右心房〔引自文献 Rein AJ, O'Donnell C, Geva T, et al. Use of tissue velocity imaging in the diagnosis of fetal cardiac arrhythmias. Circulation, 2002,106(14):1827–1833.〕

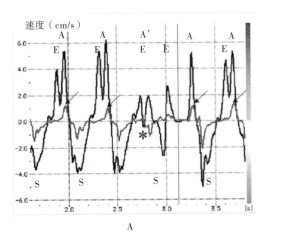

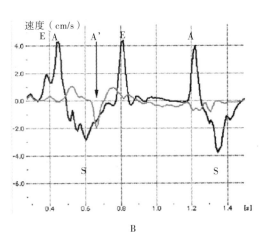

图40-38 心房心室心肌运动曲线对比

心肌运动速度曲线显示房性早搏，深色曲线为心室，浅色曲线为心房。A. 在2个窦性心动周期后的心室快速充盈期出现一次房性早搏，房性早搏的A波（星号）与正常窦性心房收缩的A波方向相反，房性早搏触发的心室收缩（S波）轻度提前，速度低于正常窦性S波。房早后的窦性A波与E波分离。B.房性早搏未下传，A波出现在心室收缩期故未触发心室运动〔引自文献 Rein AJ, O'Donnell C, Geva T, et al. Use of tissue velocity imaging in the diagnosis of fetal cardiac arrhythmias. Circulation, 2002,106(14):1827–1833.〕

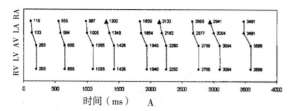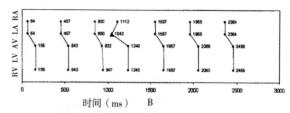

图 40-39　FKCG 梯形图显示房性早搏

A. 第 4、6、8 个心动周期为右房来源的房性早搏，第 1、3 心动周期之间的时间间期为 892ms，第 3、5 之间，第 5、7 之间，第 7、9 之间的间期分别为 845ms、826ms 和 803ms；B. 第 4 个心动周期为左房来源的房性早搏。房室传导时间延长。第 1、3 心动周期之间的时间间期为 791ms，第 3、5 之间的间期为 710ms，为不完全代偿〔引自文献 Rein AJ, O'Donnell C, Geva T, et al. Use of tissue velocity imaging in the diagnosis of fetal cardiac arrhythmias. Circulation, 2002,106(14):1827-1833.〕

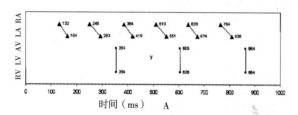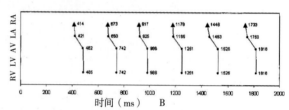

图 40-40　FKCG 梯形图显示房性快速性心律失常

A. 心房扑动 2∶1 下传，心房率约 512 次 / 分，心室率 235 次 / 分；B. 右房来源的房性心动过速 1∶1 下传，心率 209~268 次 / 分〔引自文献 Rein AJ, O'Donnell C, Geva T, et al. Use of tissue velocity imaging in the diagnosis of fetal cardiac arrhythmias. Circulation, 2002,106(14):1827-1833.〕

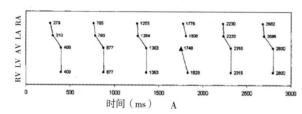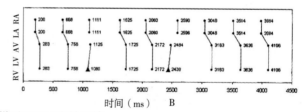

图 40-41　FKCG 梯形图显示室性早搏

A. 第 4 个心动周期为左室来源的室性早搏；B. 第 3、6 个心动周期为右室来源的室性早搏〔引自文献 Rein AJ, O'Donnell C, Geva T, et al. Use of tissue velocity imaging in the diagnosis of fetal cardiac arrhythmias, Circulation, 2002,106(14):1827-1833.〕

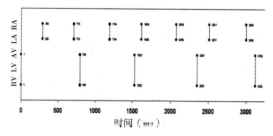

图 40-42　FKCG 梯形图显示完全性房室传导阻滞

心房率约 124 次 / 分，心室率约 82 次 / 分〔引自文献 Rein AJ, O'Donnell C, Geva T, et al. Use of tissue velocity imaging in the diagnosis of fetal cardiac arrhythmias. Circulation, 2002,106(14):1827-1833.〕

与其他的胎儿心律失常检查方法相比，FKCG具有多方面的优势。传统的胎儿心律失常诊断方法主要通过胎儿心脏超声的 M 型超声和脉冲多普勒。M 型超声需要将取样线同时通过心房壁和心室壁或房室瓣，但胎儿在宫内的体位往往使检查不成功或检查时间过长。同时对心室流入道和流出道或上腔静脉和主动脉的脉冲多普勒成像虽然较 M 型超声易于操作，但血流取样会降低准确性。胎儿心电图和心磁图是近年来新的检查方法。由于受到胎脂分布的影响，胎儿心电图在孕 28 周以后的应用受到限制，仅在 61% 的胎儿中可行。心磁图检查需要磁场屏蔽的房间，虽然近年来有非屏蔽设备，但价格昂贵，安装复杂，而且受到胎动的影响，因而临床应用受限。FKCG 的可操作性强，Rein 等对 200 多例孕 14~40 周的胎儿进行 FKCG 检查都取得成功，而且操作与孕周和胎儿体位无关，图像获取和后处理大多可在数分钟内完成。

FKCG 的另一优势在于对房室传导时间（atrioventricular conduction time，AVC）的测定和 I 度 AVB 的诊断。脉冲多普勒测定的 AVC 准确性较低。胎儿心电图 P 波难以识别，限制了 AVC 的测定。胎儿心磁图虽然可用于 II 度 AVB 的诊断，但对 P-R 间期的测定不满意，在

孕 27 周以下胎儿仅 50% 可行。FKCG 由于操作方便，在 AVC 的测定方面受到关注。FKCG将 AVC 定义为心房开始收缩至心室开始收缩的时间。由于心电图 PR 间期的开始为右房激动，Rein 等主张在右室游离壁房室瓣环处测量。采用相同的技术方法，Rein 等和 Nii 等测定正常胎儿心脏 AVC 的参考值范围分别为（89±8）毫秒和（94±8）毫秒。胎儿 I 度 AVB 的早期诊断和治疗对防止进展为完全性 AVB 至关重要，因为胎儿完全性 AVB 几乎不可逆转。完全性 AVB胎儿的母亲通常有系统性红斑狼疮（systemic lupus erythematosus，SLE）、干燥综合征(Sjögren syndrome，SS) 或其他风湿免疫病，以及母亲临床无症状但血清抗 SSA/Ro 和（或）抗 SSB/La抗体阳性的情况，因此在高危母亲中筛查胎儿 I度 AVB 可为有针对性应用皮质激素治疗提供客观依据。Rein 等对 56 例抗 SSA/Ro 和（或）抗SSB/La 抗体阳性母亲的 70 例胎儿进行了 FKCG筛查，其中 6 例发现有 I 度 AVB，并且母亲接受地塞米松 4mg/d 治疗，4~14 天后所有患儿 AVC恢复正常〔治疗前（130±13）毫秒，治疗后（101±12）毫秒〕。因此，FKCG 对胎儿心脏功能、心律失常，尤其是 I 度 AVB 的诊断是有价值的检查方法，值得推广。

附 >>> 心磁图仪简介

1. 美国 CardioMag Imaging 公司研制生产的 CMI-2409 型心磁图仪

CMI-2409 心磁图系统基本原理：心脏的跳动产生微弱的生物电现象，心电图可以在体表记录到这些信号，但由于信号经过组织而产生明显的衰减，微弱的生物电同样产生磁场，并不受组织和空间的影响，信号不会衰减。这些磁场信号在心电图上是看不到的。CMI-2409 心磁图仪系

统是通过极为敏感的 SQUID 对在心动周期中心电活动引起的微小磁场进行测定，通过专门的计算机软件进行信号过滤、信号匀化、心电流重建和诊断参数推导，从而判定心脏有无病变及病变的位置和程度等（图 40-43）。

2. 意大利 AtB 公司生产的 ARGOS-200 型心磁图仪

在对孕妇体内胎儿的检查方面，"心磁计"

利用信号分离技术，通过母体发出的信号测定胎儿的心脏情况。胎儿在母体中被一层电磁无法通过的膜覆盖，在此之前认为对胎儿进行心电图诊断是不可能的（图40-44）。

3. 多通道心磁图仪系统

该系统是由中科院上海微系统与信息技术研究所、信息与功能材料国家重点实验室超导课题组及曼迪医疗（MEDI）联合研制（图40-45）。

4. 德国 MAG-SCAN Medizintechnik GmbH 公司生产的 MAG-SCAN-09 型心磁图仪（图40-46）

5. 日本（株）日立高新技术生产的 MC-6400 型心磁图仪（图40-47）

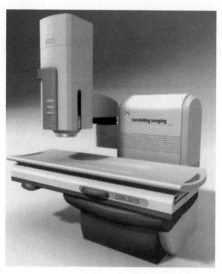

图 40-43　CMI-2409 型心磁图仪

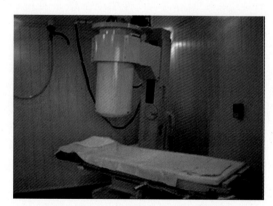

图 40-44　ARGOS-200 型心磁图仪

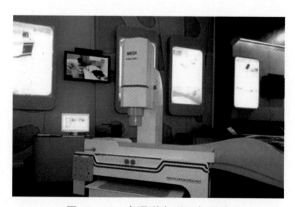

图 40-45　多通道心磁图仪系统

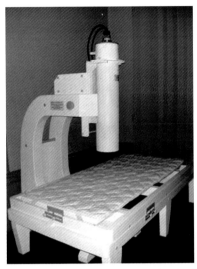

图 40-46 MAG-SCAN-09 型心磁图仪

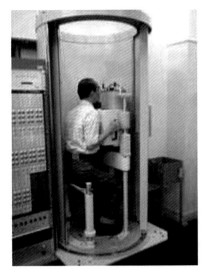

图 40-47 MC-6400 型心磁图仪

（韩 玲 王 栋 郑健勇 闫晓蕾）

参考文献

1.Suzanna M M Martens, Chiara Rabotti, Massimo Mischi, et al. A robust fetal ECG detection method for abdominal recordings. Physiol. Meas, 2007, 28: (4) 373-388 .

2.Jaeggi ET, Nii M. Fetal brady-and tachyarrhythmias: new and accepted diagnostic and treatment methods. Semin Fetal Neonatal Med,2005 ,10(6):504-514.

3.Strasburger JF., Ronald T, Wakai. Fetal cardiac arrhythmia detection and in utero therapy. Nat Rev Cardiol,2010 , 7(5): 277-290.

4.Hornberger LK, Sahn DJ. Rhythm abnormalities of the fetus. Heart, 2007 ,93(10): 1294-1300.

5.Hasan MA. Fetal ECG Extraction from Maternal Abdominal ECG Using Neural Network. J. Software Engineering & Applications, 2009, 2: 330-334.

6.Taylor MJ, Thomas MJ, Smith MJ, et al. Non-invasive intrapartum fetal ECG: preliminary report. International Journal of Obstetrics and Gynaecology ,2005,112(8): 1016-1021.

7.Kanjilal PP, Palit S, Saha G. Fetal ECG Extraction from Single--Channel Maternal ECG Using Singular Value Decomposition. IEEE Trans Biomed Eng, 1997,44(1):51-59.

8.Khamene A. A New Method for the Extraction of Fetal ECG from the Composite Abdominal Signal. IEEE Trans. On Biomedical Engineering, 2000,47(4):507-515.

9.Lee J, Park KL, Lee KJ. Temporally Constrained ICA-Based Foetal ECG Separation. Electronic Letters, 2005, 41(21): 1158-1160.

10.De Lathauwer L, De Moor B, Vandewalle J. Fetal Electrocardiogram Extraction by Blind Source Subspace Separation. IEEE Trans. Biomed Eng, 2000,47(5):567-572.

11.James CJ, Whesse C. Independent Component Analysis for Biomedical Signals. Physiol.Meas,2005,26:R15,R39.

12.Kleinman CS , Nehgme RA . Cardiac arrhythmias in the human fetus.Pediatr Cardiol, 2004,25(3):234-251.

13. Api O, Carvalho JS. Fetal dysrhythmias. Best Pract Res Clin Obstet Gynaecol，2008，22(1):31-48.

14.Trappe HJ, Brandts B, Weismueller P. Arrhythmias in the intensive care patient. Curr Opin Crit Care,2003,9(5):345-355.

15.Clifford G, Sameni R, Ward J,et al.Clinically accurate fetal ECG parameters acquired from maternal abdominal sensors, 2011, 205(1):47.e1-5.

16. Fukushima A, Nakai K, Kanasugi T, et al. Assessment of fetal autonomic nervous system activity by fetal magnetocardiography: comparison of normal pregnancy and intrauterine growth restriction . J Pregnancy, 2011, 162-218.

17.Zhao H, Cuneo BF, Strasburger JF,et al. Electrophysiological characteristics of fetal atrioventricular block . J Am Coll Cardiol, 2008, 51(1):77-84.

18.Strasburger JF, Cheulkar B, Wakai RT. Magnetocardiography for fetal arrhythmias . Heart Rhythm, 2008, 5(7):1073-1076.

19. Srinivasan S, Strasburger J. Overview of fetal arrhythmias. Curr Opin Pediatr, 2008, 20(5):522-531.

20.Zhao H, Strasburger JF, Cuneo BF, et al. Fetal cardiac repolarization abnormalities . Am J Cardiol, 2006, 98(4):491-496.

21.Kleinman CS, Nehgme RA. Cardiac arrhythmias in the human fetus . Pediatr Cardiol, 2004, 25(3):234-251.

22.Takala P, Hänninen H, Montonen J, et al. Heart rate adjustment of magnetic field map rotation in detection of myocardial ischemia in exercise magnetocardiography . Basic Res Cardiol, 2002, 97(1):88-96.

23. 沈文锦 . 心脏病诊断检查技术研究的新热点——心磁图 . 心脏杂志 , 2010, 22(3): 437-440, 443.

24. 杨慧 , 朱琦 . 胎儿心律失常的研究现状 . 西部医学 , 2010, 22(11): 2154-2156.

25. 李勇 , 石曦 , 陈伟宁 . 心磁图原理及最新进展 . 中国医疗设备 , 2008, 23(8): 46-48.

26. 刘芳 , 陈元禄 . 心磁图的临床应用及相关比较研究 . 中国心血管杂志 , 2005, 10(6): 472-475.

27.Rein AJ, O'Donnell C, Geva T, et al. Use of tissue velocity imaging in the diagnosis of fetal cardiac arrhythmias. Circulation, 2002, 106:1827-1833.

28.Elmstedt N, Lind B, Ferm-Widlund K,et al. Temporal frequency requirements for tissue velocity imaging of the fetal heart. Ultrasound Obstet Gynecol, 2011, 38:413-417.

29.Nii M, Hamilton RM, Fenwick L, et al. Assessment of fetal atrioventricular time intervals by tissue Doppler and pulse Doppler echocardiography: normal values and correlation with fetal electrocardiography. Heart, 2006, 92:1831-1837.

30.Rein AJ, Mevorach D, Perles Z, et al. Early diagnosis and treatment of atrioventricular block in the fetus exposed to maternal anti-SSA/Ro-SSB/La antibodies: a prospective, observational, fetal kinetocardiogram-based study. Circulation, 2009, 119:1867-1872.

31.Gardiner HM, Belmar C, Pasquini L, et al. Fetal ECG: a novel predictor of atrioventricular block in anti-Ro positive pregnancies. Heart, 2007, 93:1454-1460.

32.Li Z, Strasburger JF, Cuneo BF, et al. Giant fetal magnetocardiogram P waves in congenital atrioventricular block: a marker of cardiovascular compensation? Circulation, 2004, 110:2097-2101.

33.Leuthold A, Wakai RT, Martin CB. Noninvasive in utero assessment of PR and QRS intervals from the fetal magnetocardiogram. Early Hum Dev, 1999, 54:235-243.

第四十一章
胎儿心电图

胎儿心电图（fetal electrocardiogram，FECG）是通过置电极于孕妇或胎儿体表，记录胎儿心脏每一心动周期活动发生的电位变化及其心脏的传导过程，应用特制的胎儿心电图机（fetal electrocardiograph）记录而得，可以显示在心电示波器上，也可用描笔将图形描记在印有方格坐标而横向运行的记录纸上，是一种非侵入性的检查手段。胎儿心电图能反映胎心的瞬间微细变化，使及早诊断妊娠期及分娩期的胎儿宫内缺氧及先天性心脏病等疾病成为可能，是围生期胎儿监护的一种有效手段。1960 年 Cremer 首次经阴道腹壁导联测出胎儿心电图，Surean 和 Trocellier 于 1961 年首先成功地消除孕妇心电波，从而获得纯粹的胎儿心电图。如今，随着计算机技术的发展，电脑装置可以除去孕妇心电波，获得纯胎儿心电图，且能将图形放大储存。随着仪器设备的不断更新，胎儿心电图测出的成功率不断增加，测出胎儿心电图的妊娠周数已提前至 12~13 周。尽管胎儿心电图在临床上开展比较广泛，但仍存在不少问题有待进一步探讨和解决，以便能更有效地服务于临床工作。

第一节 >>> 胎儿心电图的检测原理及方法

一、检测原理

胎儿心电图的原理与成人心电图相同，但两者导联放置和描记对象不同。胎儿心脏活动产生的生物电流沿心电向量或经胎儿口鼻腔通过羊水传导至孕妇腹壁，通过胎儿心电图机描出曲线，即为胎儿心电图（图 41-1）。

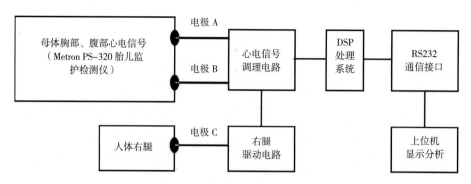

图 41-1 胎儿心电图仪系统组成

二、检测方法

分为间接法和直接法两种。

（一）间接检测法

1. 方法

孕妇排空膀胱，安静平卧于检查床，用75%酒精棉球擦拭孕妇腹壁子宫底部、耻骨联合上方和右或左大腿内侧面处皮肤。采用纵轴导联描记，检测前将电极置于孕妇腹壁，其中正电极（红色电极）置于宫底部，负电极（白色电极）置于耻骨联合上方胎儿先露部，无关电极（黑色电极）置于右或左大腿内侧，以导电糊做导电液，胶布固定电极，定好标准电压，连续描记至少1分30秒，描记出清晰波形，测量、分析胎儿心电图（如波形不清可改用横导联及对角线导联）。此法因不是从胎儿体表直接获得的胎儿心电图，故称为间接胎儿心电图（图41-2）。

2. 特点

对孕妇及胎儿均无损害，可以在妊娠期间随时进行检测、动态观察，操作简单，容易掌握。但检测时胎心活动所产生的生物电流，须通过羊水、胎膜、子宫肌壁、孕妇腹腔、孕妇腹壁肌层及脂肪层、孕妇皮肤等组织传至外界，致使胎儿心电信号较弱、电压低，不能显示P波及T波，仅能显示QRS波群，波幅约为20μV，部分可以看到ST段。由于同时获得胎儿和孕妇的心电波，胎儿心电波波幅低、心率快，孕妇心电波波幅高、心率慢，应注意区分。此外因易受外界干扰，图像有时不够清晰。

（二）直接检测法

1. 方法

孕妇（必备条件：已临产，胎膜已破，宫口扩张至少2cm）排空膀胱，取膀胱截石位，外阴、阴道、宫颈外口常规消毒，检测时将电极经阴道、宫颈口直接置于胎儿先露部（胎头或胎臀），第二电极放置在孕妇会阴部，无关电极放置在孕妇右或左大腿内侧面。因本法是经胎儿体表直接获得的胎儿心电图，故称为直接胎儿心电图（图41-3）。

2. 特点

记录的胎儿心电图为较稳定的纯胎儿心电图，无孕妇心电波干扰，各波记录清晰，可以显示出胎儿的P波、QRS波群、ST段及T波，其胎儿QRS波群振幅比间接胎儿心电图中的QRS波群振幅大得多。但只能用于产时，不能反复检测，并有发生感染的可能。

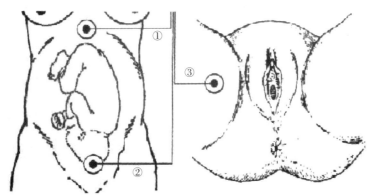

图 41-2　间接检测法胎儿心电图连接示意图

①—正电极；②—负电极；③—无关电极

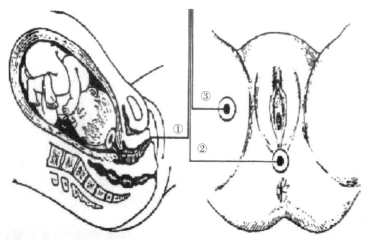

图 41-3　直接检测法胎儿心电图连接示意图

①—正电极；②—负电极；③—无关电极

三、胎儿心电图的图形

胎儿心电图记录纸规格与成人心电图记录纸相同，有纵横的细线和粗线，组成许多小方格和大方格。每个小正方形格的规格为边长 1mm，每个大正方形格纵横各有 5 个小方格，规格为边长 5mm，由 25 个小方格组成。胎儿心电图记录纸上的横坐标用以检测各波的时限，根据对精度的要求调节走纸速度，国内一般采用 25mm/s。纵坐标代表电压，用以检测波形的振幅，定标电压为 50μV，是成人心电图定标电压 1mV 的 5%。灵敏度分为"1/2"、"1"和"2"，"1/2"表示 10μV/mm，即 1mm=10μV，最常用；"1"表示 5μV/mm，即 1mm=5μV；"2"表示 2.5μV/mm，即 1mm=2.5μV（图 41-4）。

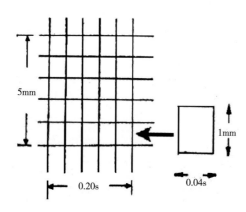

图41-4 胎儿心电图记录纸规格示意图

（一）胎儿心电图图形组成

1.P 波

直接法能测出，间接法测不到。P波是胎儿右、左心房除极的波形，前半由右心房产生，后半由左心房产生。胎儿 P 波在妊娠 17 周以后逐渐增宽。临产后 P 波振幅降低，时限稍有缩短。

2.P-R 间期

直接法能测出。P-R 间期是胎儿心房除极开始至心室开始除极之间的时间。随妊娠进展逐渐延长，临产后逐渐缩短，宫缩时更明显。

3.QRS 波群

直接法和间接法均能测出。QRS 波群是心室肌除极波形的总称。胎儿 QRS 波群时限随妊娠进展逐渐增宽，即胎心有减慢趋势，以 37~41 周时振幅较高，时限为 0.02~0.05 秒，若超过 0.05 秒为异常，但有资料报道，于分娩期可长达 0.07 秒。

4.ST 段

直接法和部分间接法能测出。代表心室除极结束至复极开始的一段时间，是自 QRS 波群终点至 T 波的起点间的电位线，正常 ST 段为等电位。分娩初期偶有 ST 段异常，在宫缩时和在其后短时间内 ST 段降低，分娩后期 ST 段明显升高。

5.T 波

直接法可测出。是心室复极的波形，指 ST 段后出现的振幅较低而时限较长的波形。T 波方向通常与 QRS 波群的主波方向一致，相反者少见。

（二）胎儿心电图图形分析

1.胎心率

因胎儿心电图波形小，又有影响因素存在，测量时必须仔细辨认。时限为 0.02~0.05 秒或 ≥5μV 的规律波形，记录 15 秒仍存在，且与孕妇心率或孕妇 QRS 波群无关的图形即为胎儿心电图波形。先测量至少 5 个 R-R 间距，求出其平均值（秒及毫秒）， 每分钟胎心率（次/分）=60/R-R 间距（s）平均值。正常胎心率为 120~160 次/分，规律。用分规测量 R-R 间距正常为 0.375~0.50 秒。随妊娠进展胎儿迷走神经逐渐发育，胎心率有减慢趋势。

2. 胎心 QRS 时限

胎儿 QRS 波群时限指由 Q 波开始到 S 波终了的时间，与胎儿体重和胎龄呈正相关。正常为 0.02~0.05 秒，各孕周无明显差异。

3. 胎儿 QRS 振幅

胎儿 QRS 振幅为 15.0~30.0μV。

4. 胎儿 ST 段振幅

正常情况下 ST 段振幅压低或抬高不应超过 5μV。

四、胎儿心电图常见的干扰

（一）孕妇心电图波形

在间接法获得的胎儿心电图记录纸上，有时孕妇心电图波与胎儿心电图波相重叠。但孕妇心电图波形具有完整的 PQRST 波群，其振幅较胎儿心电图波形大得多且频率较慢，与孕妇心率一致，通常容易区分。

（二）交流电的干扰

表现在胎儿心电图基线出现规则的纤细锯齿状波形，加之胎儿心电图电压较低，使胎儿心电图难以辨认。

（三）孕妇肌肉震颤的干扰

表现在胎儿心电图上出现杂乱无章的小波，多因孕妇情绪紧张或检测室内温度较低所致。安慰孕妇使其情绪稳定，保持温暖，常可避免。

（四）基线不稳

表现在胎儿心电图上的基线不完全在一水平线上，而是上下摆动或突然升降，多因描记过程中孕妇躯体移动，或电极与皮肤接触不良所致。

第二节 >>> 胎儿心电图的临床应用

一、胎儿心电图的适应证

（1）用以诊断胎儿是否存活、胎位及是否多胎妊娠。

（2）鉴别胎心异常类型，如胎儿心率或心律异常，在产前做出诊断。

（3）协助检测出胎儿先天性心脏病。

（4）胎儿生长受限的监护，通过胎儿心电图检测能发现胎儿慢性缺氧。

（5）其他：如羊水过少、过期妊娠、巨大胎儿、胎儿畸形等，通过胎儿心电图协助诊断。

二、正常胎儿心电图

根据第三届全国胎儿心电图学术研讨会修改制定的标准，胎儿心电图能连续记录3次以上与母体心电图波无关的振幅 >5μV、时限 ≥ 0.02 秒、有规律的波形（即胎儿心电图波）为测试成功。正常胎儿心电图表现为：QRS 波时限为 0.02~0.05 秒，振幅 >5μV，心率为 120~160 次 / 分，心率变化 ≤ 25 次 / 分，ST 段未见明显偏移等电位线（图 41-5）。

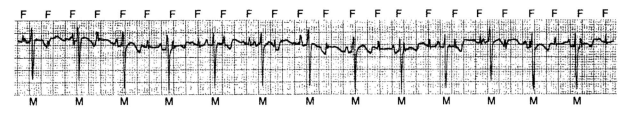

图 41-5 胎儿心电图

F 示胎儿 QRS 波群，FQRS 形态呈 Rs 型，时限 0.04 秒，振幅 35μV，F–F 间期 0.42 秒，胎心率 144 次 / 分；M 示母亲 QRS 波群，QRS 形态呈 rS 型，R–R 间期 0.76 秒，心率 >77 次 / 分

三、异常胎儿心电图

在临床上常见的异常胎儿心电图分为胎儿心律失常、心电图形态异常两类。

（一）胎儿心律失常

1. 胎儿心律异常

胎儿心率大于 160 次 / 分为轻度胎儿心动过速，大于 180 次 / 分为重度胎儿心动过速；小于 120 次 / 分为轻度胎儿心动过缓，小于 100 次 / 分为重度胎儿心动过缓。胎动和子宫收缩对胎心率均有影响，因此胎心率小于 120 次 / 分或大于 160 次 / 分、且持续大于 10 分钟才可诊断胎儿心动过缓或过速。胎儿心动过速常是胎儿窘迫的初期表现，而胎儿心动过缓可以看作是胎儿进行性缺氧的表现。

2. 胎儿心律不齐

胎儿心律不齐是指胎儿心律不规则，时快时慢。正常胎心率可有 10～25 次 / 分的生理性变异，因此胎心率变异范围大于 25 次 / 分才考虑胎儿心律不齐，同时可以合并胎儿心动过速或过缓。

3. 胎儿心脏早搏

胎儿心脏早搏是指胎儿 QRS 波群提前出现，早搏与其后一个胎儿 QRS 波群的距离为代偿间歇。1 分钟内出现 6 次或以上早搏为频发早搏，5 次或以下早搏为偶发性早搏。由于胎儿心电图波形较小，很难辨认早搏系房性、室性或多源性。胎儿心脏早搏可以发生于缺氧时，多数发生的时间不长，持续者据统计不足 2%。偶发早搏多属于功能性，频发早搏有部分为器质性病变所致，产后也不能消失。凡属胎儿期早搏者，须定期跟踪随访，观察早搏性质，以查明原因，及早治疗。

（二）胎儿心电图形态异常

1. 胎儿 QRS 时限增宽

胎儿 QRS 时限 ≥ 0.06 秒为胎儿 QRS 时限增宽，与胎儿体重和胎龄呈正相关。

2. 胎儿 ST 段抬高或压低

胎儿 ST 段正常应在等位线上。ST 段上移或下移大于 5μV 即可诊断为 ST 段抬高或压低，应写明变异的具体数值及 1 分钟出现的次数。

3. 胎儿传导阻滞

胎儿心电图显示胎心率减慢至 70 次 / 分以下，规律，伴 QRS 时限增宽，多发现于妊娠期间。

根据第三届全国胎儿心电图学术研讨会修改制定的标准，异常胎儿心电图表现为：QRS 波时限 ≥ 0.06 秒，心率 >160 次 / 分或 <120 次 / 分，心率变化 >25 次 / 分（即心律不齐），ST 段上移或下移 ≥ 5μV。

四、我国胎儿心电图的有关标准

（一）测定时间

正常胎儿心电图：要求走纸速度 25mm/s，至少走纸 1 分钟长度。

异常胎儿心电图：在正常胎儿心电图走纸长度的基础上，根据时机需要增加走纸长度，以达到分析的目的。

（二）胎儿心电图报告书写内容

（1）胎心率：建议写平均胎心率或胎心率变化区间，单位为次 / 分。

（2）胎儿 QRS 时限：单位为秒。

（3）胎儿 QRS 综合波振幅：单位为 μV。

（4）胎儿心电图诊断：在 1 分钟内未见异常胎儿心电图波者，可以诊断为"正常胎儿心电图"。对异常胎儿心电图，须进行定性、定量描述。1 分钟内出现大于等于 6 次者为频发早搏，小于等于 5 次者为偶发早搏，根据经验提示房性、室性或多源性；ST 段上移或下移大于 5μV 者可写出实际数字，在 1 分钟内出现次数可具体写出，对胎儿心电图不清晰者，不要求描述；胎儿心动过速或过缓须在第一次测定 1 分钟后，休息 10 分钟左右再进行第二次测定，写出两次的结果；在正常范围内胎心率变化大于 30 次 / 分为心律不齐，超出正常范围时，胎心率变化大于 25 次 / 分为心律不齐伴心动过速或过缓，须注明变动范围（如 150~178 次 / 分）；胎儿 QRS 时限增宽可写出 QRS 时限的具体情况或范围；胎儿 QRS 综合波振幅正常为 10~30μV，须写出具体振幅数值。

五、妊娠及分娩期异常情况下胎儿心电图的表现

胎儿心电图是反映胎儿在宫内活动的客观指标之一，是胎儿心跳与心跳间的微细变化，不仅能反映胎儿心率的变化，而且可以从 QRS 波群、ST 段的改变来反映宫内胎儿是否异常。异常胎儿心电图的检出是及早发现胎儿危险因素的定量指标。胎儿心电图检测不受胎动和宫缩的影响，可真实反映胎儿宫内缺氧等状况，因此优于临床听诊和 B 超及胎儿监护无负荷试验（NST）。NST 仅应用了胎儿心电图的一个指标（R-R 间距），所以不能全面反映胎儿状况。胎儿心电图不仅可观察心率和心律的变化，还可观察胎儿心电的细微变化。

（一）胎儿窘迫

胎儿在宫内缺氧和酸中毒情况下，心肌细胞钠钾泵能量供给不足，细胞膜对钾离子的通透性增加，可引起心脏电位改变。往往表现为 ST 段抬高或压低、QRS 波时限增宽或胎儿心律失常。有资料显示 ST 段改变是反映胎儿缺氧早期的敏感指标，它比胎儿头皮血 pH 值下降要提早 10 小时，主要表现为 ST 段偏离等位线，缺氧严重时出现 ST 段抬高或压低，且常伴有胎儿心动过速或过缓。

（二）胎儿先天性心脏病

胎儿先天性心脏病多有心脏传导异常和（或）心脏扩大。胎儿心电图主要表现为胎心传导阻滞、胎心率减慢、QRS 时限增宽，且常伴

有心律不齐，应进一步做胎儿超声心动图检查。

（三）胎儿畸形

常见的胎儿畸形有无脑儿、脑积水、多发畸形等。胎儿心电图主要表现为 ST 段抬高或压低，常伴有胎儿心动过缓。

（四）过期妊娠

胎儿心电图主要表现为 QRS 波群振幅增高、时限增宽，偶见 ST 段压低。

（五）巨大胎儿

胎儿 QRS 波群振幅与胎儿体重呈明显正相关。巨大胎儿心电图主要表现为 QRS 时限增宽、振幅增高，可达 30μV 以上。

（六）异常胎位

臀先露时，臀位胎儿心电波为 Qr、QS 型，与孕妇心电主波方向一致，头位则相反。

（七）双胎妊娠

胎儿心电图主要表现为两组胎儿 QRS 波群，且其胎心率各有其规律。

（八）胎儿生长受限

胎儿心电图主要表现为 QRS 时限缩短，因胎儿心脏重量减轻所致。胎儿心脏大小与 QRS 时限呈正相关，有报道胎儿 QRS 时限与胎儿心脏重量立方根之比为 19.05。

（九）胎膜早破、羊水过少

胎儿心电图主要表现为 QRS 波群振幅明显增高，可达 50μV 以上，常伴有胎儿心律不齐或胎儿心动过速。

（十）胎儿心律失常

当临床发现心脏停搏、心律不规则等情况，

应立即做胎儿心电图，可发现 R-R 间期不等，如胎心率变化范围超过 25~30 次 / 分，还可发现早搏，二联律或三联律、房扑等（图 41-6，图 41-7）。胎儿心律失常多考虑以下几种原因：①胎盘功能减退，慢性胎儿窘迫。②胎儿心肌炎。③脐带受压或缠绕。④胎儿心脏神经传导系统发

育不全。如经过积极处理，改善胎儿血氧供应后复查正常，则为缺氧引起；或于出生后 12~24 小时左右自然消失。约 1/3 胎儿心律失常为脐带因素引起，通过 B 超仔细检查可了解脐带走向，脐带缠绕及打结等特殊情况。

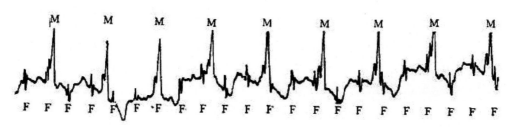

图 41-6　胎儿心房扑动

F 为胎儿，M 为成人

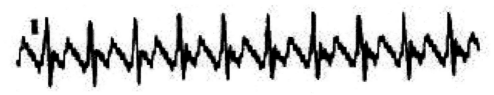

图 41-7　出生时心电图

心室率 220 次 / 分，无 P 波，有大小相等的锯齿状 F 波，则可确定心房扑动的诊断。其病因可能与病毒感染有关，追问病史，其母在怀孕初期曾患上呼吸道感染，加之患儿出生后血液学检查，单纯疱疹病毒抗体阳性，乳酸脱氢酶增高，提示其在母体内即受病毒感染，心肌细胞和传导系统受损，发生病毒性心肌炎，引起心律失常

第三节 >>> 胎儿心电图 ST 段分析

随着胎儿心电图的逐渐广泛应用，其所存在的局限性以及由操作者所导致的错误也逐渐增加。针对这些问题，2007 年在荷兰举行的欧洲围生会议达成共识，认为胎心率（fetal heart rate，FHR）的判别非常重要，可以通过电脑完成胎儿心电图的 ST 段分析（st analysis，STAN），从而克服因操作者导致的结果模糊及错误。准确地说，胎儿心电图的 STAN 是利用电脑软件对胎儿心电图的 T 波抬高、ST 段改变（分 I、II、III 级）、T/QRS（T 波和 QRS 波群高度之比）进行自动分析，主要用于分娩期反映胎心瞬间微细变化，及早提示胎儿宫内缺氧，从而降低围生儿发病率及死亡率。

一、STAN 简介

STAN 系统是由计算机软件对胎儿心电图的 T 波、ST 段和 T/QRS 进行分析，自动判断 T 波、ST 段是否异常，并可自动生成 T 波高度和 QRS 波群高度比值（T/QRS）曲线。为便于与胎心宫缩监护（CTG）联合分析，此系统的胎儿心电图、T/QRS 曲线、ST 异常标记均与 CTG 的胎心率和宫缩曲线同屏幕、同步显示。

（一）T 段改变

正常的 ST 段应在等位线上，无明显的抬高或双相，发生缺氧或其他异常时可出现以下改变。

1.T 波抬高

正常的 T 波应无倒置，高度少于 QRS 主波的 1/20。T 波幅度上升为典型的胎儿对缺氧早期反应的表现，提示胎儿新陈代谢防御体系完整，有能力抵御一定程度的缺氧。

2. 双相 ST

其定义是向下倾斜的 ST 段，根据其形态可分为 3 级。Ⅰ级：ST 段压低，整个 ST 段均在基线以上；Ⅱ级：ST 段进一步下降，最低点在基线水平以下，与基线形成交叉；Ⅲ级：整个 ST 段均在基线以下。产程中出现阵发性Ⅰ级或偶发的Ⅱ级或Ⅲ级双相 ST 无临床意义，一般没有必要进行临床干预，特别是在宫缩后 30 秒内或第二产程中。若Ⅱ级或Ⅲ级双相 ST 阵发或连续出现，提示心肌缺氧，应结合 CTG 予以适当的临床干预。

（二）T/QRS 增高

正常胎儿在产程中的 T/QRS 比值相当稳定，但每个胎儿的 T/QRS 比值基线水平不一致，基线水平的确定需要满足一定条件。

1. 阵发性 T/QRS 增高

指 T/QRS 升高幅度大于 0.05，持续时间小于 10 分钟，升高的程度一般反映胎儿的缺氧程度，若升高大于 0.1，临床意义较大。

2.T/QRS 基线升高

指升高 0.05 以上，持续时间大于 10 分钟，基线升高常是胎儿缺氧的表现。

二、进行 STAN 的前提条件

（一）胎儿心电图 STAN 的条件

包括：①妊娠超过 36 周；②胎膜破裂；③没有放置胎儿头皮电极的禁忌证；④第一产程。

（二）胎儿心电图 STAN 的要求

包括：①高质量的正常 ECG 波形；②明确的基线胎心率；③监测分娩时胎儿的反应性和胎儿状态，以及 FHR 分类。

（三）STAN 基线的确定

通过最初的 20 次 T/QRS 数据确定 STAN 的基线，如果出现基线下降或是在 3 小时后再进行 STAN，就需要重新确定基线。在一系列 T/QRS 波被记录后，一个较基线显著升高的 ST 段会被电脑识别并标记。当胎儿缺氧时，ST 段的改变可能已经存在，那么更明显的 ST 段升高可能不会出现。因此，STAN 的记录应该在第一产程时进行，理论上有 FHR 的追踪记录效果更佳。

（四）STAN 进行与否同 FHR 记录的关系

如果先前的 FHR 记录包括了反应型〔加速和（或）变异〕，即使 CTG 记录不确定，仍可进行 STAN 检测。在没有提前记录 FHR 的情况下，进行 STAN 前需要评价胎儿状态。例如分析胎儿头皮 pH 和（或）手动、声振刺激后胎儿 FHR 反应性。在没有 FHR 追踪记录情况下，ST 段的缺失可能与胎儿的表现与心电图改变不一致有关。

三、STAN 结果的分析与处理

STAN 系统的目标是提供连续的有关胎儿对缺氧或分娩应激的耐受力评估，应用时需将 STAN 和 CTG 结果结合分析，当 CTG 发生异常时，STAN 可提供有关胎儿对缺氧程度进一步更精确的信息，为临床医生的进一步处理提供参考依据。STAN 时，国际妇产科联盟确定的 CTG 分级见表 41-1。

表 41-1　STAN 时，国际妇产科联盟确定的 CTG 分级

CTG 分级	基线胎心率	变异性	减速
正常 CTG	110~150 次 / 分	5~15 次 / 分加速	早期减速；少于 60 秒或小于 60 次 / 分的变异减速
可疑 CTG	100~110 次 / 分	振幅＞ 25 次 / 分	少于 60 秒或大于 60 次 / 分的变异减速
	150~170 次 / 分	振幅＜ 5 次 / 分，持续监护＞ 40 分钟没有出现加速	
	偶发的短暂心动过缓（＜ 100 次 / 分，持续时间≤ 3 分钟）		
	数个可疑 CTG 可导致异常 CTG		
异常 CTG	150~170 次 / 分且变异减少	振幅＜ 5 次 / 分持续时间＞ 60 分钟	合并有持续时间＞ 60 秒的变异减速
	＞ 170 次 / 分	正弦波图像	反复晚期减速
	持续心动过缓（＜ 100 次 / 分，持续时间＞次 / 分）		
终末 CTG	整体变异性消失（振幅＜ 2 次 / 分），同时可能有减速心动过缓		

存在 STAN 记录而 CTG 出现可疑或异常时，应根据 STAN 指南在 20 分钟内进行干预，结合异常 CTG 和 STAN 结果进行干预，能提高处理的正确性（表 41-2）。对极少数病例 FHR 分级会逐渐从正常转变为异常，但 STAN 却没有特殊记录，则要结合临床表现或胎儿头皮血气分析来评估。当出现终末 CTG 时，不论 STAN 如何提示，都必须立即终止妊娠。

表 41-2　STAN 简要临床指南，基于 CTG 和 STAN 结果推荐进行干预

	节段 TAQRS 上升	基线 TAQRS 上升	双相 ST	处理方式
可疑 CTG	＞ 0.15	＞ 0.10	三个双相 ST 记录	密切观察适时干预
异常 CTG	＞ 0.10	＞ 0.05	两个双相 ST 记录	结合临床进行干预
终末 CTG		不需要考虑三项指标立即终止妊娠		

依据 STAN 指南是否立即进行产时干预，取决于造成胎儿缺氧的原因和产程进展情况。第一产程干预措施包括宫内复苏〔停止缩宫素的滴注和（或）子宫过度收缩时解除痉挛〕，纠正母体低血压或羊膜腔内灌注。剖宫产是立即终止妊娠的主要方式。胎儿宫内状况正常的标准是 CTG 和 STAN 都正常，同时胎儿头皮血气分析结果也正常。第二产程，建议最好行剖宫产，除非 5~10 分钟之内结束阴道分娩。

四、对 STAN 的临床评价

STAN 是在大量动物实验和临床观察的基础上，胎儿心电图多个指标进行分析、筛选、排列、组合后，选择对鉴别胎儿缺氧最敏感的 T 波、ST 段和 T/QRS 作为分析指标，大多数临床观察结果提示，与 CTG 联合应用更有助于鉴别胎儿是否缺氧以及缺氧的程度，减少胎儿缺氧的危险和胎儿酸中毒的发生率，在一定程度上减少由于单独使用 CTG 导致的临床过分干预。STAN 是一种新的有效的诊断产程中胎儿缺氧的方法，诊断特异度超过 CTG 和胎儿经皮血氧监测。但 STAN 对改善新生儿预后无明显作用。实际应用过程中，STAN 也存在一些问题，如一致性欠佳，即 ST 波形的改变提示胎儿缺氧而 T/QRS 无改变或 T/QRS 异常提示胎儿缺氧而 ST 波形无改变。当发生胎儿缺氧时，T/QRS 和 ST 波形的变化较成年人发生心肌缺氧时的一致性差，给产科临床处理带来一定的困难。同时 STAN 对操作人员要求高，方法较 CTG、胎儿经皮血氧监测等技术难掌握，需要更多的经验。

（王　雁　王山米）

⊘ 参考文献

1. 刘素琴，周春，秦丕效 . 36 例胎儿早搏的临床分析 . 实用心电学杂志，2005,14(3):175-176.

2. 陈明，谭晓林，石延科 . 180 例妊娠高血压综合征患者胎儿心电图分析 . 实用心电学杂志 ,2005,14(3):175-176.

3. 黎燕霞，余浣珍，陈全娘 . 分娩时间接胎儿心电图监测和脐动脉血气分析 . 中华妇产科杂志 ,1996,31(6):341-344.

4. 赵彤，潘晓华，周莉 . 胎儿胎膜早破心电图 FQRS 时限、波幅的临床观察 . 中国妇幼保健 ,2006,21(20):2823-2824.

5. 孙为鑫，林华 . 胎儿心房扑动 1 例 . 临床心血管病杂志 ,1996,12(4):219.

6. 漆洪波，段赵宁 . 胎儿心电图 ST 段分析及其应用 . 中国实用妇科与产科杂志 ,2010,26(2):110-114.

第四十二章
妊娠各期正常胎儿的心率、心律的变化和监测

一、胎心率

胚胎发育第4周末，原始心脏出现节律性跳动，开始了最早的血液循环。研究认为最早自妊娠第5周后可经超声检测到胎心搏动，约125次/分，其后心率逐渐增快，约在妊娠18周后再次减慢。妊娠中晚期胎心率为120~160次/分，近足月时为110~150次/分。持续少于120次/分（甚至100次/分）或大于160次/分（甚至180次/分）视为胎心率异常。

多普勒超声检测的妊娠早期胎心音呈节律性的高调音，随妊娠月份的增加则出现有节律的双音，第一心音的音调较低、强度较高、性质较钝、历时较长；第二心音的音调较高、强度较弱、性质清脆、历时较短，两者类似钟表的滴答声，快速而规律。

胎心率的调节和控制机制十分复杂，包括胎儿心脏自身的传导系统，以及胎儿中枢神经系统调节，此外还会受到孕妇血压、基础疾病、药物等的影响。

与成人相同的是，胎儿的心脏搏动起源于右心房的窦房结，该起搏点受到交感神经和副交感神经系统调节。妊娠早期正常的缓慢的胎心率可能与窦房结的不成熟和内在的房性节奏点的活性缓慢有关。妊娠9周之后胎心率逐渐下降与组成自主神经系统的交感和副交感神经之间的平衡差别有关：妊娠早期交感神经紧张性比副交感神经高，副交感神经在妊娠中期18周开始迅速发育并形成副交感优势，使得胎心率呈减慢趋势。

有研究认为，随着胎儿的进一步发育成熟，胎儿的中枢心脏调节中心及血液的酸碱变化和血压变化，均可经化学感受器及压力感受器，对支配心脏活动的交感和副交感神经起作用而影响心率。如妊娠中后期胎儿血压升高，通过压力感受器使得胎心率减慢。胎儿缺氧状况下，血二氧化

碳分压升高，通过化学感受器使得胎心率下降。而胎儿的大脑功能则与胎心率的细微变异、胎动后的胎心加速及胎儿醒睡周期关系密切。睡眠、药物、胎儿大脑发育不成熟等都将影响细微变异的产生。总之，胎儿的心脏功能及其调节作用是随胎儿发育而逐渐成熟的。

二、胎儿心律

正常胎儿心律规整，有自身的心脏传导系统并以右心房的窦房结为起搏点，心房率和心室率一致。出现持续性节律或速率的异常提示胎儿有心脏结构或功能的异常。超声显像检查、M型超声心动图检查和超声多普勒血流频谱检查等可发现胎儿心律失常。

三、胎心率监测

由于胎心率的变化是胎儿中枢神经系统正常调节功能的表现，是在宫内环境改变时最先发生调整的敏感指标，因此对胎心率的监测能够较好反映胎儿宫内状况。随着人们对优生优育及人口素质的要求不断提高，自 20 世纪 90 年代起，人们即利用先进的科学技术，逐步开发出了多普勒胎心检测、胎心率电子监护、胎儿心电图、胎儿超声检查（包括胎儿心脏结构及生物物理活动的监测、胎儿脐带血流动力学监测）等协助了解胎儿心率及宫内状况的多种监测手段。其中根据实施的时间不同可分为产前监护及产时监护两种。

产前监护是指在分娩发动前对胎儿生长发育和健康状态的实时动态测定，以胎心率电子监护和超声应用最为广泛，能够实时反映胎儿生物物理活动，使胎儿宫内异常得到早期处理，维持胎儿在宫内的正常发育并获得健康新生儿。产时监护也称分娩监护，用以了解分娩应激过程中胎心率变化，以反映胎儿宫内状况，预防胎儿死亡或严重缺氧等对胎儿造成的损害。产时监护又分为内监护和外监护两种。内监护尽管具有准确性更高的优势，但因为需要宫口已经扩张，且为有

创性操作，目前基本不在临床使用。外监护主要是胎心率及宫缩电子监护。

（一）胎心率电子监护

胎心率电子监护最早开始于 20 世纪 60 年代，随着计算机技术和集成电路技术的快速发展，于 20 世纪 70~80 年代开始在国外迅速普及。它通过连续胎心率曲线分析判断胎儿宫内状态，是产科临床上不可缺少的重要检查手段。如前所述的胎心率调节机制则是其用以判断胎儿宫内状况的生理基础。

1. 胎心率电子监护的结果判读

对胎心率电子监护图形的判读主要根据图形中的胎心率基线、基线变异、与胎动或宫缩有关的胎心率加速和减速情况，结合临床综合判断。

（1）胎心率基线：一般认为，正常胎心率基线水平为每分钟 120~160 次，近足月时为 110~150 次。

（2）基线变异：正常基线胎心率的变化振幅是 6~25 次 / 分，周期是 3~6 次 / 分。研究认为胎心率基线变异与妊娠周数呈对数相关性。在一定范围内的胎心基线变化表明胎儿中枢神经及自主神经调节和心脏传导功能健全，胎儿有一定贮备能力。胎心基线变异增加可见于频繁胎动或急性早期缺氧。基线变异减少或消失最常见于胎儿慢性缺氧及酸中毒，为中枢神经系统和心肌缺氧后功能受到抑制引起。此外，胎儿处于睡眠状态、极不成熟、心脏传导阻滞、或无脑儿缺乏大脑皮层等也可出现基线变异减少。

针对胎心率基线变异，目前分为长变异和短变异两种，长变异如前所述，指胎心率基线的周期摆动，肉眼可分辨，按其振幅分为 0、Ⅰ、Ⅱ、Ⅲ型。短变异指相邻心搏间隔时间的差异，由 Dawes 和 Redman 首次引入胎心率图形判读标准，只能用计算机分析，无法用肉眼分辨。研究指出短变异和长变异呈高度正相关，但在预测胎儿宫内缺氧或酸中毒甚至胎死宫内方面优于长变异。

（3）胎心率加速：最早于妊娠 25 周在胎心监护图上可以见到胎心率加速，妊娠 32 周以后，几乎所有正常胎儿都会出现胎心率自发加速，幅度超过 15 次 / 分，持续 15 秒以上，反映正常的氧合和神经 - 心脏调节功能的成熟。当胎儿处于睡眠状态、受某些药物（如硫酸镁等）的影响、孕周过小或胎儿酸中毒，则可引起胎心加速的频率降低和幅度减小。

（4）胎心率减速：主要指伴随宫缩而出现的短暂性胎心减慢，主要包括早期减速、变异减速及晚期减速。①早期减速：胎心率曲线下降与宫缩曲线上升同时发生，下降幅度一般小于 40 次 / 分，宫缩结束后胎心率曲线恢复到原基线水平，多发生于胎头入盆或固定于骨盆入口的第一产程，可能与胎头受压有关。早发减速一般对胎儿无不良影响，但如连续出现，或伴有变异减少时，则是胎儿缺氧的预兆。②变异减速：胎心率减速与宫缩的波形无固定的关系，变化振幅较大，曲线升减较快，持续时间长短不一。常与脐带受压有关，多在分娩时、胎动过多时、羊水过少时发生。如压迫程度重，时间长或者反复压迫时，胎儿持续性低氧血症和酸中毒，直接抑制心肌而使心率减慢。一般认为轻度的变异减速与胎儿的预后关系不大，但重度和频发的减速提示胎儿缺氧。③晚期减速：胎心率下降的起点，常落后于宫缩曲线上升的起点，在宫缩波峰后开始出现胎心减慢，且下降及恢复减慢，基线变异较少或消失。其原因常见于胎盘功能低下、强直性宫缩、仰卧位低血压综合征、胎盘早剥等引起子宫血流量骤减等。若分娩过程中频繁出现晚期减速、无胎心加速反应或基线变异减小或消失，均为胎儿窘迫的表现。此外还有不典型变异减速及延长减速等。

2. 产前胎心监护方法

（1）无应激试验（nonstress test, NST）：是最常用的产前胎心监护方法，在无子宫收缩情况下评价胎儿的宫内情况。对怀疑处于睡眠状态

的胎儿常采用手推胎儿或指示孕妇翻身等方法来唤醒胎儿，目前应用最普遍的是声振刺激。无应激试验反应型是指胎心监护图形显示 20 分钟内有 2 次及 2 次以上的胎心率加速，加速幅度超过基线 15 次 / 分，加速时间持续至少 15 秒，提示胎儿宫内情况良好，在 1 周内分娩的绝大多数新生儿正常。基线胎心率超过 170 次 / 分或低于 110 次 / 分，胎心率基线变异消失或幅度低于 5 次 / 分，无应激试验无反应型，自发性显著胎心率减速等均提示可能存在胎儿缺氧。

（2）缩宫素激惹试验（oxytocin challenge test, OCT）：对无应激试验的结果不能满意判断胎儿宫内情况，其他临床检查可疑胎盘功能减退时，通过诱发子宫收缩，观察子宫收缩继发的胎儿氧和营养供应下降时胎儿对缺氧的耐受或储备情况。但需排除妊娠晚期出血、多胎妊娠、羊水过多或过少、先兆早产、胎膜早破和瘢痕子宫后进行。无应激试验图形已经较为明确地提示胎儿缺氧者不宜进行 OCT。美国妇产科协会的胎儿监护指南将 OCT 结果分为 4 种情况：阳性指 50% 以上的子宫收缩时出现晚期减速；阴性指无晚期减速或显著的变异减速发生；可疑指间歇性出现晚期减速或显著的变异减速；可疑过度刺激指子宫收缩过频，每 10 分钟超过 5 次或持续时间过长，超过 90 秒；不满意指 10 分钟内子宫收缩少于 3 次或无满意图形以供分析。OCT 阳性提示胎儿对宫内缺氧的应激性储备功能不足或耐受能力下降。

3. 产时监护

正常产程中子宫收缩时可引起短暂的气体交换降低，宫缩过后胎儿通过自我复苏进行代偿，随后子宫血流灌注恢复直至下次宫缩开始。如果这种正常生理性代偿机制发生障碍就会发生胎儿低氧性酸中毒。重度酸中毒可导致胎儿脑损伤及儿童期神经后遗症、其他系统器官损伤，甚至死产或新生儿死亡。产时监护主要包括入室试验和胎心率宫缩应激试验（CST）。

（1）入室试验（admission test）：系指对孕妇入产房后进行电子胎心率监护，同时也包括高危人群连续电子胎心率监护的最早期监护，最早由新加坡学者在 1986 年提出。入室试验作为一种筛选试验，对入院的孕妇进行一次胎儿当时情况的评价，预测产程中可能发生的情况及胎儿结局，可作为筛查胎儿窘迫风险的有效方法。入室试验结果正常的低危孕妇不必连续全程监护，可采用间断监护或传统听诊检查即可。对可疑或异常的胎心率图，需采取进一步的监护和检查措施，如声振刺激试验、人工破膜等。

（2）CST 的判断方法与 OCT 相同。产程开始阶段，多数胎儿仍有明显的醒睡周期，表现有胎动及胎动后的胎心加速，对应于宫缩可以出现周期性的胎心加速。随着宫缩逐渐增强、间隔逐渐缩短，可出现脐带受压所致的变异减速，或因胎头入盆出现短暂的早期减速，同时因产程消耗、长时间仰卧位、甚至产妇疲劳、缺氧及酸中毒，均可影响到胎心率变化。特别是进入第二产程，胎儿受到宫缩压迫、羊水压力及盆底肌群的阻力，可能多次出现减速图形，特别是变异减速和延长减速。胎儿储备功能直接影响其对宫缩的反应。第二产程出现的单一早期减速与不良围生儿预后无明显关系，但如出现异常胎心率曲线则应引起警惕。有研究分析表明，第二产程胎心率监护曲线发现频发减速包括变异减速和迟发减速及基线率异常均与产时胎儿酸中毒有关。

由于产时持续 CST 存在着较高的假阳性，使剖宫产率升高，近年来其应用受到较多的质疑。要避免因假阳性所导致的剖宫产率增加，就需辅以其他的监护方法加以证实。同时应注意主观因素对 CST 结果分析与解释的影响。系统回顾分析认为，与间断胎心听诊相比，持续胎心电子监护组孕妇的剖宫产率和阴道助产率更高，但围生儿死亡率、脑瘫发生率和轻度窒息率无显著降低。美国助产学会临床指南建议间断胎心听诊用于临产后胎儿缺氧低危组的孕妇，不妨碍孕妇

活动，可增加产时的舒适度并加速产程进展。对有不良围生结局高危因素的产妇（妊娠合并糖尿病、高血压、早产、过期妊娠等）、间断胎心听诊有异常发现及羊水粪染，建议连续 CST。

胎心监护是监测胎儿宫内状态的重要手段之一，但是胎心监护并未明显改善胎儿预后，同时大大增加了剖宫产率。目前认为，由于胎儿的心脏活动受多因素的影响，异常图形可能与胎儿缺氧、先天心脏结构异常、母亲的体位、饥饿状态、使用药物、甚至胎儿的行为状态等有关。单凭胎心监护异常作为胎儿宫内窘迫的诊断是不恰当的。与其他的监护手段如胎动、羊水量及性状、脐血流、呼吸样运动、肌张力等生物物理指标综合分析，排除其他影响因素，才更有临床意义。

（二）超声检查

如前所述，超声检查可通过测量羊水量、监测胎儿呼吸运动、胎动及肌张力情况，协助了解胎儿宫内情况，即所谓的胎儿生物物理评分（BPP）。大样本的横断面研究指出，低 BPP 与胎儿酸中毒、围生儿发病率和死亡率增加及脑瘫的发生率增加相关联。也有学者提出仅包括无应激试验和羊水指数的改良 BPP 评分用以作为产前监护的初步筛选。最新的系统回顾研究认为 BPP 和其他监护手段相比，围生儿死亡率和轻度窒息率无显著改善。因此，目前尚没有足够的随机对照研究的证据支持将 BPP 作为在高危孕妇中监测胎儿安危的手段。

然而，更为重要的是，超声检查可以直观了解胎儿心脏结构，除外心脏结构畸形，并通过多普勒血流动力学检测进行综合评估。正常妊娠时，由于滋养细胞向子宫壁侵蚀绒毛数量增多，绒毛血管腔逐渐扩张，子宫动脉及脐动脉血流阻力下降。采用多普勒检查子宫及脐带血管，主要通过收缩期最高血流速度与舒张期最低血流速度的比值（S/D 值）、阻力指数（RI）及搏动指数（PI）等指标来反映血流情况。部分医学中心已将子宫

动脉血流测定作为 18~22 周常规超声筛查的一部分，血流异常者，妊娠期高血压疾病及胎儿生长受限的发生率增加了 4~8 倍。随机对照试验表明应用脐动脉血流测定评估胎儿健康状况可以改善围生儿结局。Meta 分析也表明脐动脉血流测定可以明确地减少围生儿死亡，是唯一的由随机对照试验证实的可以改善围生期死亡率的胎儿监护措施。加拿大妇产科协会临床指南建议对疑有胎盘功能不良的孕妇（如疑有胎儿生长受限或疑有胎盘病变），应进行脐动脉血流测定以评估胎儿胎盘循环，脐动脉舒张末期血流降低、缺失或反向提示应加强胎儿监护或考虑分娩。

（张　超　王山米）

✔ 参考文献

1. 程志厚，宋树良.胎儿电子监护学.北京：人民卫生出版社,2001, 21-29.

2. 蔡汉钟.胎心率胎心基线及其临床意义.实用妇产科杂志, 1999, 15:116-117.

3. 王渠源，张为远.胎心监护与其他生物物理指标的关系.中国实用妇科与产科杂志,2004, 20:11-13.

4. 黄醒华.分娩期胎儿监护.中华妇产科杂志, 2000, 35: 188-191.

5. 张力，胡晓吟，刘兴会.胎儿监护手段应用的循证医学评价.中国实用妇科与产科杂志，2010,26:101-106.

6. Dawes GS, Moulden M, Redmann CWG. Short-term fetal heart rate variation, decelerations and umbilical flow velocity. Obstet Gynecol, 1992, 80:673-675.

7. Liston R, Sawchuck D, Young D. Fetal health surveillance: antepartum and intrapartum consensus guideline. J Obstet Gynaecol Can, 2007, 29(9 Suppl 4): S3-56.

第四十三章
胎儿缓慢性心律失常

胎儿心律失常约占胎儿总数的 1%~2%，虽然大多为良性转归，但是严重胎儿心律失常易导致胎儿心力衰竭，死亡率很高。因此，胎儿心律失常的鉴别诊断；是否提早分娩，母婴分离后治疗；胎儿心律失常的宫内治疗；预后的判断，始终是临床研究的热点，随着检查手段、临床研究的进展，胎儿心律失常的心电电生理的研究，近年来使胎儿心律失常的诊断治疗有了很大提高。本章论述了胎儿缓慢性心律失常。胎儿心动过缓的病因可见于心脏结构异常，心脏结构正常的窦房结发放激动异常，心脏传导系统障碍等（表 43-1）。

胎儿的心脏发生在妊娠后的第 18~19 天，第 21~22 天以后心管形成并开始跳动，此时为停经后的第 35~36 天。因此，正常的胎儿孕育 21~22 天时可以检出心跳，胚胎 6 周时的平均心率约 100 次 / 分，两个月时增加到 170 次 / 分，20 周时减低到 140 次 / 分，所以孕中期胎心率约为 140~160 次 / 分，孕晚期逐渐降至 130~140

次 / 分左右，近分娩时可下降至 130 次 / 分。整体的胎儿心率变化应在 120~160 次 / 分之间，也有资料报道胎儿心率自孕中期后为 100~180 次 / 分。孕早期胎心率较快，随孕周数增加而减低是因为胎儿逐渐发育成熟，中枢神经逐渐发育完善，迷走神经逐渐占优势及胎儿对儿茶酚胺的敏感性逐渐降低有关。胎儿心率不正常的加快和减慢或不

表 43-1　胎儿心动过缓性心律失常病因

窦性心动过缓
短阵发作：迷走神经张力增强
持续性窦性心动过缓
窦房结功能不良
母亲体温过低
长 Q-T 间期综合征
频繁发生的房早未下传
家族性特发性心房纤颤伴缓慢心室率
Ⅰ度房室传导阻滞
Ⅱ度（完全性）房室传导阻滞

规律，或几种情况同时存在均视为心律失常。

任何孕周胎儿心率小于 100 次 / 分均视为胎儿心动过缓。当母亲腹部受压时胎儿心电图或超声心动图可观测到胎儿出现一过性心动过缓，这是正常现象，不必过虑。如心动过缓持续存在，则应仔细分析其原因。胎儿心律失常的诊断见第四十章。胎儿心脏超声是胎儿心律失常的主要诊断手段。胎儿心动过缓的鉴别诊断见（图 43-1）。

一、窦性心动过缓

窦性心动过缓的心房率与心室率是 1：1 关系，房室间传导时间正常，心房率低于 100 次 / 分（图 43-2）。胎儿窦性心动过缓定义为 30~45 分钟内 50% 以上时段胎儿心率低于 100 次 / 分。一过性的，不超过 1~2 分钟的窦性心动过缓没有病理意义。持续性心率低于 100 次 / 分的窦性心动过缓在胎儿期少见，Saint Justine 医院报道 356 例胎儿心律失常中 19 例缓慢性心律失常，其中 4 例窦性心动过缓，占全部心律失常

的 1.1%，胎儿心动过缓的 21.1%。4 例窦性心动过缓的胎儿，2 例伴有严重异常，其中 1 例孕 21 周胎儿水肿，伴完全型房室间隔缺损（atrial ventricular septal defect，AVSD）并左心发育不良心脏畸形，1 例孕 27 周自身免疫性贫血伴胎盘及宫内循环不良导致胎儿生长障碍，另 2 例无心脏异常。持续性窦性心动过缓多见于窦房结功能不良，左心房异位起源的房性节律，胎儿窘迫、低氧或酸中毒，胎盘功能不良，甚至是临终征象。提前终止妊娠可能使胎儿获救。

胎儿窦性心动过缓可以并存其他心血管异常，结构异常常见双上腔静脉，房室间隔缺损，下腔静脉肝段缺如经奇静脉或半奇静脉与上腔静脉相连畸形等。长 QT 间期综合征可以在胎儿期表现为窦性心动过缓，但结合家族史，孕期出现室性心动过速，2：1 房室传导阻滞（atrialventricular block, AVB），有助于诊断。极个别的正常胎儿心率规律稳定地低于 110~120 次 / 分，但是应考虑到胎儿甲状腺功能低下的可能。

对于非持续性胎儿窦性心动过缓，尤其孕

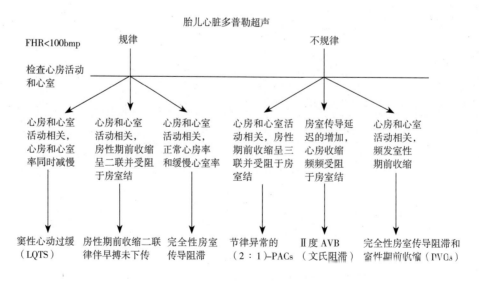

图 43-1 胎儿心动过缓胎儿心脏多普勒超声鉴别诊断流程图

bmp- 每分钟心率数；AVB- 房室传导阻滞；LQTS- 长 QT 间期综合征；PACs- 房性期前收缩；PVCs- 室性期前收缩

中期的早期阶段，胎儿孕18周副交感神经急速发育，形成副交感优势，使胎心率呈减慢趋势，此时监测到胎心率自正常转为缓慢，或偶然监测到窦性心动过缓，尽管低于100次/分，如果未发现胎儿心脏结构异常、其他系统异常、心律紊乱，并且自身免疫性抗体阴性，可以密切观察3~4周，有些胎儿可以转为正常胎心率。其原因可能为自主神经发育不平衡，或胎心率检查大多是短时间计数，我们对胎儿实际胎心率情况并不确定，可以密切观察一段时间，减少盲目过早终止妊娠是必要的。

二、房性早搏未下传

房性早搏未下传，尤其房性早搏二联律，三联律被频繁阻滞未下传，也可造成胎心率70~90次/分，胎儿可以很好耐受，如果胎儿活动后刺激窦房结兴奋性加强，可以使房性早搏被抑制，恢复正常胎心率，则提示是良性现象。房性早搏

未下传也须与2：1房室传导阻滞相鉴别，后者为2个心房搏动规律的间隔一个向心室传导，且A-A间期相对恒定，而房性早搏未下传则显示A-A间期缩短（图43-3）。

早搏是胎儿时期最常见的心律失常，尤其在孕中期多为房性早搏，室性早搏很少。Saint-Justine医院356例胎儿心律失常中，303例（85.1%）为房性早搏，房性早搏引起心房、心室搏动均不规律，且1：1传导（图43-4），预后良好，绝大多数孕期内自然停止，个别房性早搏触发胎儿室上性心动过速。该组4例室性早搏，超声心动图显示心房搏动规律，心室期前搏动（图43-5），4例均在分娩前自然停止。房性或室性早搏的原因不十分明确，可能与尼古丁（每天大于10支香烟），卵圆瓣冗长（redundancy of the membrane of the foramen ovale, RMFO）触动心房壁，母亲患糖尿病、高血压，胎儿心脏异常有关。

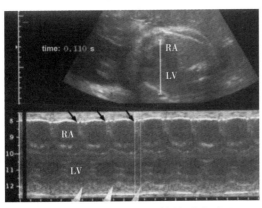

图 43-2　胎儿窦性心动过缓超声心动图

M型超声示中度胎心心动过缓。上图：将取样线跨右心房（RA）和左心室（LV）；下图：规律的右心房收缩（黑色箭头）及规律的左心室收缩（白色箭头），呈1：1关系。胎儿心率100次/分，传导时间正常（110ms），胎儿心律为窦性心动过缓。其母亲为长Q-T间期综合征，在胎儿期也有窦性心动过缓。此胎儿生后心电图示异常延长Q-T间期580ms

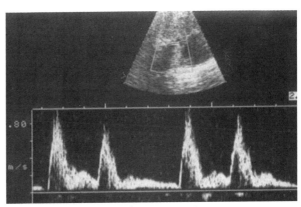

图 43-3　胎儿房性早搏未下传超声心动图

超声多普勒示一组胎儿中度心动过缓心搏，心率96次/分，降主动脉血流频谱显示两个规律的搏动，搏动间时限470ms，紧随一时限770ms的心搏，最大可能是房性早搏在房室结被阻断，但不能除外Ⅱ度一型（文氏现象）房室传导阻滞，M型超声可以显示提前的心房收缩未下传以鉴别诊断

房性早搏二联律未下传（blocked atrial bige-miny），常被解释为快速的心室向心房逆传现象，期前的房性搏动与前一窦性搏动时限固定，形成快速不规律心房搏动及慢速规律的心室搏动。

卵圆瓣冗长现象是某些胎儿房性早搏二联律未下传的另一原因，即心室收缩时，冗长的卵圆瓣漂浮离开心房间隔与心房游离壁接触，触发心房提前收缩，但不能下传心室（图43-6）。生后左心房压力升高，卵圆瓣贴向心房间隔，此种心律失常自然缓解。

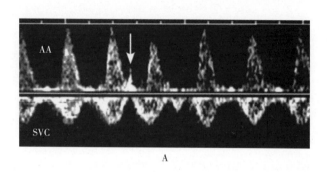 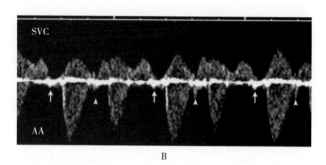

图43-4　超声多普勒示房性早搏（SVC/AA）

A.箭头示传导下去的房性早搏，期前的心房收缩后面有主动脉波。B.房性早搏二联律被传导至心室，（箭头－无箭柄）指向房性早搏，细箭头（带箭柄）指向窦性心律，交替出现，且均被传导至心室。两者均导致心房、心室律不规律 SVC－上腔静脉，AA－升主动脉

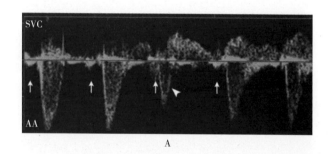 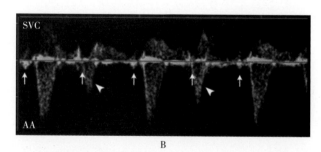

图43-5　超声多普勒示室性早搏（SVC/AA）

A.单发室性早搏（箭头－无箭柄）引发小的主动脉血流频谱，"a"峰（细箭头－带箭柄）规律出现，PVC期间出现的"a"较高。B.室性二联律，每一窦性搏动后均有一早搏（箭头－无箭柄），室性心律不规律，但心房（细箭头－带箭柄）收缩规律。注意：左向右第2和4"a"波虽然被PVC隐蔽，但是室性早搏仍影响了静脉血流速度不适当的急剧下降 SVC－上腔静脉，AA－升主动脉

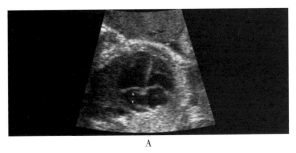
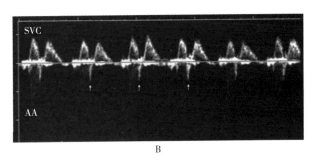

图 43-6　卵圆瓣冗长引起的胎儿房性早搏

A. 实时超声心动图示冗长的卵圆瓣（箭头）在左心房腔飘动。注意：房室瓣关闭与心室收缩一致。B. 同一胎儿房性早搏二联律，
细箭头（有箭柄）指向心室收缩期的房性期前收缩（PAC）导致一个主动脉波上方的高的房性波，但后面没有相应的心室收缩

三、房室传导阻滞

心房激动的传导通过房室结可能出现延迟，中断或缺如，房室传导阻滞包括Ⅰ度，Ⅱ度及Ⅲ度（完全性）阻滞。Ⅰ度房室传导阻滞指传导迟缓，表现 P-R 间期延长，但无 QRS 波脱落。Ⅱ度房室传导阻滞有 QRS 波脱落，但通常有规律，如 2：1，3：2，或高度传导阻滞。Ⅲ度房室传导阻滞或称完全性房室传导阻滞（complete atrial ventricular block, CAVB），心房除极和心室除极之间无关系。胎儿时期同样可以出现以上几种房室传导阻滞，可以合并或不合并心脏结构异常。

（一）Ⅰ度房室传导阻滞

Ⅰ度房室传导阻滞不会引致胎儿心动过缓，大多数认为与迷走神经张力增高相关，胎儿时期如果没有特殊情况，胎心率正常，一般不太注意胎儿Ⅰ度房室传导阻滞。Ⅰ度房室传导阻滞可能合并心脏结构异常，可因右心房扩大使窦房结激动传导至房室结时间延长。临床对母亲自身免疫抗体阳性的胎儿，更加关心Ⅰ度房室传导阻滞的诊断，因为大多研究认为只有胎儿出现Ⅰ度房室传导阻滞时及时给予激素治疗，才有可能阻断发展至完全性房室传导阻滞。

有文献采用 M 型及多普勒超声技术对胎儿Ⅰ度房室传导阻滞诊断做了大量研究（图 43-7~图 43-10），以 AV 间期代表胎儿心电图的 P-R 间期，由于 AV 间期包含了心室的等容收缩期，因此 AV 间期长于 P-R 间期。其局限性与操作者的经验和技术相关，因此临床价值尚待研究。一些文献报道超声多普勒方法测定Ⅰ度房室传导阻滞的敏感性低，仅 44%，特异性尚可达到 88%。

胎儿心电图 P 波难以辨认，因此对胎儿Ⅰ度房室传导阻滞诊断困难。胎儿心磁图可以清晰显示 P 波及 P-R 间期，但设备昂贵，且要求条件较高，难以临床广泛应用。采用胎儿心振动图（FKCG）方法，Nii 等检测正常 AV 间期为（94±8）ms。采用同样方法，Rean 研究 109 例正常胎儿 AV 间期测值（89±8）ms。他们对 70 例自身免疫抗体阳性或患自身免疫性疾病母亲的胎儿自孕 13 周开始，每周做 FKCG 监测至孕 24 周，如正常转为每月检测一次，如不正常则仍每周一次直至分娩。其中 64 例（91.4%）始终正常，AV 间期平均（86±9）ms。6 例（8.6%）AV 间期延长，平均（130±13）ms，经规范地塞米松 4mg/d 口服至分娩，生后给予新生儿强的松 0.1mg/(kg·d)，如果脐带血抗 SSA，抗 SSB 水平异常升高，则延长用药至生后 6 周。6 例地塞米松治疗后 4~14 天，AV 间期明显缩短至（101±12）ms，全组

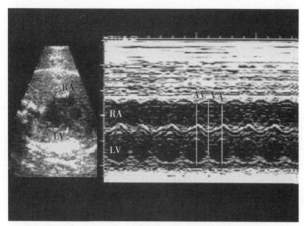

图 43-7　胎儿 I 度房室传导阻滞 M 型超声图

左图，孕 22 周胎儿心脏四腔心切面。虚线对应的超声束路径为 M-模式记录心房和心室壁收缩。右图，同一胎儿的 M 型超声。RA—右心房；LV—左心室；AV—房室激动间期；VA—室房激动间期

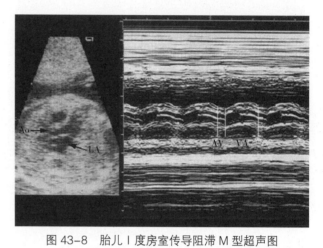

图 43-8　胎儿 I 度房室传导阻滞 M 型超声图

左图，孕 30 周胎儿心脏五腔心切面，实时记录主动脉瓣及左心房壁运动。右图，同一胎儿的 M 型超声显示主动脉瓣的开启和关闭与左心房壁收缩。AO—主动脉；LA—左心房；AV—房室激动间期；VA—室房激动间期

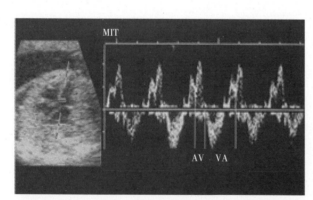

图 43-9　胎儿 I 度房室传导阻滞多普勒超声图

左图，多普勒取样容积置于左心室心腔。右图，多普勒波形显示过二尖瓣的流入血流速度（基线上）和朝向主动脉瓣的流出血流速度（基线下）。AV—房室激动间期；VA—室房激动间期

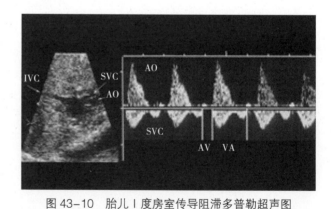

图 43-10　胎儿 I 度房室传导阻滞多普勒超声图

左图，上腔静脉（SVC）和下腔静脉（IVC）引流到右心房的实时图像。一段升主动脉（AO）与 SVC 相邻。多普勒取样容积最大范围记录 Ao 和 SVC。右图，同一患者的多普勒频谱。基线上观察到主动脉血流频谱。基线下可见 SVC 的静脉血流频谱。每个主动脉血流频谱前可见右心房收缩引起的矮小的反方向的静脉血流频谱。AV—房室激动间期；VA—室房激动间期

均孕 37 周以上分娩，出生后无一例完全性房室传导阻滞及心肌病，平均随访 4 年，70 例均正常，提示对患自身免疫疾病或自身免疫抗体阳性的母亲宫内密切监测胎儿 AV 间期的延长，及时给与地塞米松治疗值得临床医师借鉴。

（二）Ⅱ度房室传导阻滞

胎儿Ⅱ度房室传导阻滞同样有莫氏Ⅰ型及莫氏Ⅱ型（图 43-11）。前者 P-R 间期逐渐延长，R-R 间期可以缩短，然后心室搏动脱落一次致胎儿心律不齐。后者 P-R 间期一致，室性搏动以不同规律脱落。莫氏Ⅰ型虽然可以考虑与迷走神经张力增高有关，但是对母亲自身免疫抗体阳性的胎儿，则可能很快转变成完全性房室传导阻滞，不可等待观察。莫氏Ⅱ型的高度阻滞大多发展为完全性房室传导阻滞。

胎儿时期出现 2：1 房室传导阻滞，可能是长 Q-T 综合征，因心室复极延长使心房激动不能激动心室，这种情况提示可能是一种少见的预后不良的遗传性综合征，胎儿或生后均可能出现多形性室速或猝死，应注意家族中有无不明原因猝死成员的调查。有报道长 Q-T 综合征生后 50% 1 个月内死亡，75% 18 个月内死亡，但大多数报道没有如此高的死亡率。

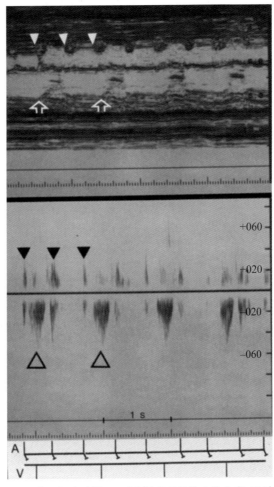

图 43-11　胎儿心动过缓 M 型及超声多普勒（胎心率 65 次 / 分）

上图：M 型超声显示心房以正常速率规律收缩（箭头），但心室收缩明显缓慢（开放式箭头），像是 2：1 传导的Ⅱ度房室传导阻滞（莫氏Ⅱ型）。下图：同一胎儿脉冲多普勒频谱，将取样容积放置于降主动脉与左心房后。虽然像是 2：1 传导，但是心室与其前面心房活动间期过度延长显示心房、心室活动不相关，更考虑是Ⅲ度房室传导阻滞

（三）Ⅲ度房室传导阻滞

完全性房室传导阻滞时，激动不能从心房传导到心室，心室主要由交界区及交界区下起搏点控制。次级起搏点频率一般较慢，结果形成交界区或交界区下心动过缓。心房率与心室率没有固定关系，且心房率高于心室率。完全性房室传导阻滞可见于先天性，也可以是获得性。1910年 Morquio 首次报道了先天性房室传导阻滞，并注意到其家族性及与阿-斯综合征和猝死的关系。1921年首次注意到胎儿心动过缓（胎心率40~80次/分），并证明是完全性房室传导阻滞。先天性完全性房室传导阻滞是活婴的1/20 000，但实际胎儿时期发生率并不低，主要因为患完全性房室阻滞的胎儿因胎心率过慢导致胎死宫内率过高。

胎儿完全性房室传导阻滞采用胎儿心脏超声易于诊断，M 型超声及多普勒显示心房与心室之间没有固定关系，心房率正常，心室率缓慢（图43-12）。

1. 伴心脏结构异常的完全性房室传导阻滞

胎儿完全性房室传导阻滞约50%伴有心脏结构异常。常见心脏畸形有内脏异位，左心房异构，完全性房室间隔缺损（完全性心内膜垫缺损），心房、心室关系异常尤其矫正型大动脉转位。最近还有左心房异构、完全性房室传导阻滞

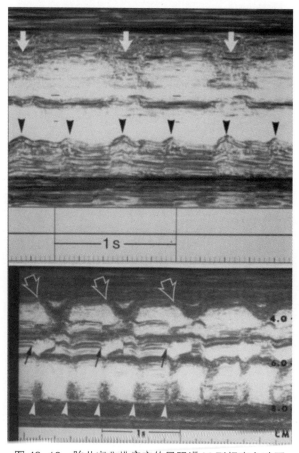

图43-12　胎儿完全性房室传导阻滞 M 型超声心动图

心房、心室活动不相关，心房率正常144次/分，心室率缓慢68次/分。上图：M 型超声显示心房、心室收缩（白箭头，黑箭头）。下图：心房收缩及半月瓣开放（白箭头，黑箭头）

伴有心室心肌致密化不全的报道，因心肌病变，心功能异常，预后更差。究其心脏结构异常伴有完全性房室传导阻滞的原因，可能的解释如下：①房室结是右心房结构，因此左心房异构（双侧均是左心房）常伴房室结缺如。②心房、心室连接反位常伴有房室传导轴的中断。

伴有心脏结构异常的完全性房室传导阻滞预后极差，新生儿期存活率小于20%，如果胎心率小于55次/分基本不可能存活。几个大样本的报道可见一斑（表43-2）。虽然最近有报道宫内采用β交感神经激动剂特布他林（Terbutaline，间羟舒喘灵）可以稍微提高心室率，但文献报道并不令人满意。伴有水肿的胎儿可以考虑提前分娩，但是又存在早产儿并发症的风险。尽管如此，仍有新生儿完全性房室传导阻滞中30%伴有心脏结构异常的报道。

表43-2 系列报道胎儿完全性房室传导阻滞（CHB）表现和结果

| 引用 | 胎儿 CHB(n) | CHB 和结构性 心脏病 | 同时伴有 | | 孤立 CHB |
			左房异构	房室连接不一致	
Machado, et al	37	21（57%） 伴水肿 11（52%） 存活（ENP）3（14%）	21（100%）	–	16（43%） 伴水肿 4（25%） 存活（ENP）12（75%）
Gembruch ,et al	21	17（81%） 伴水肿 10（59%） 存活（ENP）4（24%）	6（35%）	4（24%）	4（19%） 伴水肿 1（25%） 存活（ENP）3（75%）
Schmidt, et al	55	29（53%） 伴水肿 18（62%） 存活（ENP）4（14%）	17（59%）	7（24%）	26（47%） 伴水肿 4（15%） 存活（ENP）22（85%）
Groves, et al	36	–	–	–	36（100%） 伴水肿 12（33%） 存活（ENP）25（69%）
Jaeggi, et al	59	24（41%） 伴水肿 9（38%） 存活（ENP）4（17%）	18（75%）	3（13%）	35（59%） 伴水肿 3（9%） 存活（ENP）25（71%）
Berg, et al	60	32（53%） 伴水肿 23（72%） 存活（ENP）4（13%）	31（97%）	1（3%）	28（47%） 伴水肿 5（18%） 存活（ENP）19（68%）

注：ENP〔end of neonatal period(1 month)〕，CHB(complete heart block)。

2. 无心脏结构异常的完全性房室传导阻滞

目前公认单纯先天性完全性房室传导阻滞是一种胎儿被动获得性自身免疫性疾病，母体内的自身抗体经胎盘进入胎儿的血液循环，触发炎症反应，导致组织损伤、纤维化和传导系统瘢痕形成，病理可见到在心脏的传导系统附近可显示抗体及免疫复合物的沉积，淋巴细胞浸润、纤维化、钙化等炎症迹象。因此，对这一类胎儿完全性房室传导阻滞也称为免疫介导的心脏传导阻滞。如果合并心脏功能不良，心肌病，心房或心室心内膜弹性纤维增生预示预后不良，胎死宫内约10%~15%。目前应用免疫分析方法证明95%

先天性完全性房室传导阻滞新生儿或胎儿的母亲血清中可检测出抗-SSA/Ro 和（或）SSB/La 抗体。一旦母亲抗体阳性将终生存在，仅有随时间改变出现滴度的变化。在随机检测中大概 1%~2% 孕妇可发现抗-Ro 抗体。其中约 2%~5% 的胎儿可能发展为先天性房室传导阻滞，如果曾有一个孩子患先天性完全性房室传导阻滞，再生孩子患完全性房室传导阻滞的风险将升至 12%~25%。先天性完全性房室传导阻滞婴儿的母亲只有 20%~30% 被诊断为确切的自身免疫性疾病，大多数自身抗体阳性的母亲没有临床症状。近来有学者提出，对于因母亲自身抗体导致的胎儿完全性房室传导阻滞是属于宫内获得性还是先天性可能还须重新评价。

另有 5% 先天性完全性房室传导阻滞原因不明或为长 QT 综合征。Breur 等首次报道了 4 例心脏结构正常且母亲体内自身免疫抗体阴性的一过性房室传导阻滞的胎儿，3 例孕 20~33 周，1 例孕 16 周，胎儿心率 70~85 次 / 分，无心功能不全及胎儿水肿。胎儿心脏超声示 2 例完全性房室传导阻滞，2 例 II 度房室传导阻滞，孕期随诊完全恢复正常，且生后新生儿心电图为窦性心律，超声心动图未见心脏结构及功能异常，随诊至 5~13 岁，心电图及超声心动图均正常，究其原因可能与胎儿时期自主神经发育不平衡有关，如果迷走神经对房室结的控制强于交感神经，可能会出现一过性的高度房室传导阻滞，但预后良好。

目前困惑临床医生的是没有预测母亲自身免疫抗体阳性的胎儿是否出现完全性房室传导阻滞的标志物，虽有研究自孕 13 周即开始每两周的胎儿心脏心振动图的监测，但是，个别胎儿可能一周之内便转为了完全性房室传导阻滞。而且，多个研究已经证明，只有胎儿心脏阻滞在 I 度时积极给予地塞米松（4mg/d）或倍他米松治疗，才可能阻止发展至 III 度房室传导阻滞，因此给临床预防和治疗带来了极大挑战。对胎儿心率

低于 55 次 / 分可以加用 β 肾上腺素受体激动剂，如沙丁胺醇（Salbutamol，舒喘灵），10mg/ 次，每日三次，可提高胎儿心率 5~10 次 / 分，也有应用特布他林（Terbutaline，间羟舒喘灵）的报道。一些近期研究证明此种治疗明显降低胎儿死亡率，非治疗组与治疗组的活产及 1 岁存活率分别为 80% vs 95% 及 47% vs 95%。加拿大多伦多儿童医院 Jaeggi 等报道了他们的监测、治疗方案，可作为临床借鉴（图 43-13）。

然而，经胎盘糖皮质激素治疗先天性房室传导阻滞仍存在争议。Edgar 等报道 1990~2003 年诊断的 33 例免疫介导的完全性房室传导阻滞胎儿，应用地塞米松治疗 22 例，平均应用 7.5±4.5 周，活产婴儿 18 例，无 1 例免疫介导的肝炎、心肌炎、心肌病。而未用激素 11 例，活产婴儿 9 例，其中 4 例出现了免疫介导的特异性肝炎、心肌炎、心内膜弹性纤维增生症导致死亡或心脏移植。因此提出，即使胎儿已经出现了免疫介导的完全性房室传导阻滞，仍应应用地塞米松减轻胎儿的免疫介导的炎性疾病，改善预后。但是也有多中心回顾性研究显示上述治疗不能明显减轻胎儿水肿。而且孕期摄入激素对母亲和胎儿均有潜在风险，虽然地塞米松或倍他米松不易被胎盘代谢，对胎儿防治炎症效果较好，但可能出现羊水减少，干扰胎儿生长和神经系统发育的问题。如何评估目前采用的治疗对胎儿自身免疫性完全性房室传导阻滞的预防效果及对胎儿和母亲的损伤，仍需前瞻性大样本随机研究。

经皮子宫内起搏治疗维持胎儿心率的方法已有研究。但是，就目前技术而言尚存在极高风险，有限的病例报道起搏治疗后数小时胎儿死亡。提示进一步的临床研究不仅仅在于宫内起搏技术和设备的改进以便于临床应用，而且需要提高我们对危重先天性完全性房室传导阻滞胎儿的自然病史及病理生理的认识，以做出正确的临床评价。

尽管有胎儿先天性完全性房室传导阻滞特

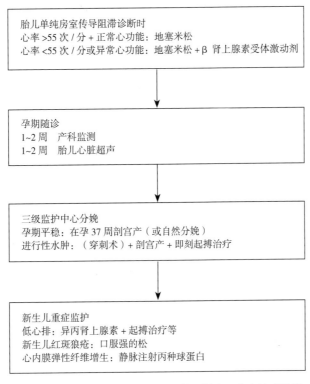

胎儿单纯房室传导阻滞诊断时
心率 >55 次 / 分 + 正常心功能：地塞米松
心率 <55 次 / 分或异常心功能：地塞米松 + β 肾上腺素受体激动剂

↓

孕期随诊
1~2 周　产科监测
1~2 周　胎儿心脏超声

↓

三级监护中心分娩
孕期平稳：在孕 37 周剖宫产（或自然分娩）
进行性水肿：（穿刺术）+ 剖宫产 + 即刻起搏治疗

↓

新生儿重症监护
低心排：异丙肾上腺素 + 起搏治疗等
新生儿红斑狼疮：口服强的松
心内膜弹性纤维增生：静脉注射丙种球蛋白

图 43-13　免疫介导性胎儿心动过缓监测 – 治疗技术路线

殊病例在生后自然恢复正常的报道，但极为罕见。如果没有采用心脏起搏治疗先天性完全性房室传导阻滞，预后不良。儿童及青少年起搏治疗的适应证见表 43-3。先天性完全性房室传导阻滞新生儿死亡率 8%~16%，儿童及成人死亡率 4%~8%。先天性完全性房室传导阻滞新生儿高死亡率的原因是由于早期不成熟心脏起搏技术的并发症及未及时采用心脏起搏治疗心动过缓、心力衰竭。其死亡率随儿童成长至成人呈升高趋势。Michaëlsson 等报道一个大样本先天性完全性房室传导阻滞的心电图特征，平均心率 41 次 / 分，且心率随年龄增长而逐渐下降。先天性完全性房室传导阻滞由于心室起搏点位于希氏束分支以上位置，QRS 波时限大多正常，仅不足 10% 患者心电图 QRS 波时限增宽。胎儿免疫介导的完全性房室传导阻滞宫内给予地塞米松治疗的新生儿生后须给予强的松 0.1mg/（kg·d），如果脐带

血抗 SSA，抗 SSB 水平仍异常升高，则延长用药至生后 6 周。

总之，胎儿心动过缓可以是良性过程，仅需密切监测不需治疗，但需缜密的鉴别诊断。对于高危的胎儿心动过缓，如长 Q-T 间期综合征，高度房室传导阻滞则需给予相应的治疗。伴有心脏结构异常及胎儿水肿的完全性房室传导阻滞，预后不良。单纯的免疫介导的胎儿完全性房室传导阻滞应给予地塞米松治疗，对伴有胎儿水肿或胎心率 <55 次 / 分的胎儿加用交感神经激动剂。对出现 AV 延长、心律不齐或过缓的胎儿应及时监测母亲血自身免疫抗体滴度，及时给予干预。对曾经孕完全性房室传导阻滞胎儿且自身免疫抗体阳性的母亲，再次妊娠应自孕 16 周开始监测胎儿心脏超声 AV 间期的变化，如有延长应及时给与地塞米松干预。胎儿心动过缓病因复杂，大多预后不良，仍需进一步临床大样本研究。

表 43-3 儿童和青少年植入永久起搏器适应证

分 类	具 体
Ⅰ类（必须行起搏器治疗）	（1）高Ⅱ度或Ⅲ度 AVB 合并心动过缓引起的临床不适及心功能障碍或低心排血量
	（2）窦房结功能障碍伴与年龄相对应的心动过缓
	（3）手术后出现的高Ⅱ度或Ⅲ度 AVB，预期不能恢复者或术后至少持续 7 天
	（4）先天性Ⅲ度 AVB 伴宽 QRS 波逸搏节律或室性逸搏心律或伴心功能不全
	（5）先天性Ⅲ度 AVB 的婴儿心室率 <55 次 / 分；或伴有先天性心脏病（CHD）心室率 <70 次 / 分
ⅡA 类（有争议，但倾向利大于弊）	（1）先天性心脏病伴窦性心动过缓患儿，由于窦房结自身存在功能障碍或可能继发于药物治疗而出现的功能障碍。在预防心房内折返性心动过速反复发作时
	（2)1 岁以上的先天性Ⅲ度 AVB 患儿平均心率 <50 次 / 分，或者出现相当于 2~3 倍基础心动周期的心跳停搏。或因变时功能障碍引发不适
	（3）复杂的 CHD 患儿伴窦性心动过缓静息心率 <50 次 / 分或出现心动长间隙 >3 秒
	（4）CHD 患儿因窦性心动过缓和房室收缩不同步而导致血流动力学异常
	（5）既往行 CHD 修补术患儿出现不明原因的晕厥，同时伴短暂的由分支传导阻滞进展而来的房室完全阻滞。在排除其他原因后
ⅡB 类（行起搏器可能弊大于利）	（1）手术后出现的短暂的Ⅲ度 AVB，恢复窦性心律后出现双分支传导阻滞
	（2）无症状的先天性Ⅲ度 AVB 的患儿，心室率在可接受范围，且 QRS 波不宽，心功能正常
	（3）CHD 双室修补后出现无症状性窦性心动过缓，即使静息时心率 <40 次 / 分或有 >3 秒的长间歇
Ⅲ类（不适合起搏器治疗）	（1）手术后出现一过性 AVB，但能恢复正常的无症状患儿
	（2）既往无短暂Ⅲ度 AVB 的患儿，术后出现症状性双分支传导阻滞伴或不伴Ⅰ度 AVB
	（3）无症状的Ⅱ度Ⅰ型 AVB
	（4）无症状的窦性心动过缓患儿，静息时长间期 <3 秒且心室率 >40 次 / 分

〔引自文献 Epstein AE, DiMaroc JP, Ellenbogen KA, et al. ACC/AHA/HRS 2008 Guidelines for Device-Based Therapy of Cardiac Rhythm Abnormalities : a report of the American College of Cardiology/American Heart Association Task Force on Prsctice Guidelines developed in collaboration with American Association for Thoracic Surgery and Society of Thoracic Surgeons. J Am Coll Cardiol, 2008, 51(21) : e1-62.〕

（韩　玲）

参考文献

1. Yagel S, Silverman NH, Gembruch U. Fetal cardiology. 2en ed. New York:Informa healthcare Inc, 2009. 449-460.

2. 郭继鸿，胡大一 . 中国心律学 2013. 北京：人民卫生出版社，2013. 405-418.

3. Breur JMPJ, Visser GHA, Kruize AA , et al. Treatment of fetal heart block with maternal steroid therapy: case report and review of the literature. Ultrasound Obstet Gynecol, 2004, 24:467-472.

4. Fouron JC. Fetal arrhythmias: the Saint-Justine hospital sxperience. Prenat Diagn ,2004, 24:1068-1080.

5. Jaeggi ET, Fouron JC, Siverman ED, et al. Transplacental fetal treatment improves the outcome of prenatally diagnosed complete atrioventricular block without structural heart disease. Circulation, 2004, 110:1542-1548.

6. Srinivasan S, Strasburger J. Overview of fetal arrhythmias. Curr Opin Pediatr, 2008, 20:522-531

7. Bordachar P, Whinnett Z, Poux S, et al. Pathophysiology, clinical course, and management of congenital complete atrioventricular block. Heart Rhythm, 2013, 10:760-766.

8. Edgar T Jaeggi, Mark K Friedberg. Diagnosis and management of fetal bradyarrhythmias. PACE, 2008,31: S50-S53.

9. Breur JMPJ, Martijin AO, Philip S, et al. Transient non-autoimmune fetal heart block. Fetal Diagn Ther, 2005, 20:81-85.

10. Rein AJJT, mevorach D, Perles E, et al. Early diagnosis and treatment of atrioventricular block in the fetus exposed to maternal anti-SSA/Ro-SSB/La antibodies:a prospective, observational, fetal kinetocardigram-based study. Circulation, 2009,14:1867-1872.

第四十四章
胎儿快速性心律失常

胎心率达 180 次 / 分以上为胎儿心动过速。一般分为窦性心动过速 (sinus tachycardia,SN)、室上性心动过速（supraventricular tachycardia, SVT）（室上性心动过速及心房扑动）和室性心动过速（ventricular tachycardia, VT）。

从另一角度考虑，室上性心动过速大多是心房、心室激动经旁路折返所致，因为涉及心房、房室结、大部分心室及旁路的折返循环，因此广义上讲可以称为"全心性"心动过速。依据心脏电生理水平分以下几类：①房性心动过速（心房扑动、触发性房性心动过速）；②传导系统心动过速（房室折返性心动过速、无休止性交界区心动过速、房室结折返性心动过速）；③室性心动过速。胎儿时期室上性心动过速多见，心房扑动次之，室性心动过速极少见。胎儿室上性心动过速（AV 为 1 ：1 传导关系）占胎儿心动过速的 70%~75%，心房扑动占 25%~30%。胎儿期室上性心动过速以房室折返性短 VA 间期（心室 - 心

房间期）较长 VA 间期更多见。

一、分类

（一）窦性心动过速

胎儿窦性心动过速极少达到180次/分以上。这种情况需考虑母亲因素，如：母亲发热、激动剂应用、甲状腺素毒性作用（母亲甲亢、甲状腺炎等）或者胎儿全身性疾病如：贫血、胎儿窘迫、宫内感染（少见）。AV 为 1 ：1 传导关系，正常房室传导间期，非突发突止，可以考虑为窦性心动过速。

（二）室上性心动过速

1. 胎儿室上性心动过速

胎儿室上性心动过速是胎儿时期最常见的心律失常，胎心率达 240~260 次 / 分（图 44-1，图 44-2）。虽然胎儿室上性心动过速有不同的电生

理机制，但以房室折返性为主，大约占90%。室上性心动过速的电生理机制有房室结折返（双径路为基础）、房室折返（旁路为基础）、窦房结折返、局灶性（自律、微折返、触发）等分类。

胎儿、新生儿、小婴儿的室上性心动过速绝大多数为房室折返性。具体分为两型：①顺向型　电激动沿房室结前向传导，经旁路逆传回心房形成环路。其心脏电生理特点，VA< AV（心室 - 心房间期小于心房 - 心室间期），VA<1/2R-R（心室 - 心房间期小于 R-R 间期的1/2），亦称为短室房间期心动过速（atrioventricular reentry tachycardia, AVRT; atrioventricular nodal reentry tachycardia, AVNRT）；②逆向型　电激动由旁路下传至心室，经房室结返回心房形成环路。其心脏电生理特点，VA＞AV（心室 - 心房间期大于心房 - 心室间期）。此类室上性心动过速常伴有房性早搏，大约占30%，表现为突发突止，且24小时内心动过速发作时间占1/2以上。

长室房间期心动过速，包括房性心动过速或无休止性交界区心动过速（permanent junctional reciprocating tachycardia, PJRT）。临床表现为逐渐加速或减慢。无休止性交界区心动过速难以治疗，可能与心动过速性心肌病相关或因持续发作导致心力衰竭有关。不同电生理机制的室上性心动过速，胎儿时期只有心磁图可以清晰分析，超声心动图较难判断。

2.胎儿心房扑动

胎儿心房扑动（atrial flutter, AF）是胎儿时期心动过速第二常见的心律失常，约占30%，多见于孕晚期，心房内折返约占70%。其特点为心房率300~500次 / 分，因房室传导各异而心室率不同，可有 2：1、3：1、4：1 传导（图44-3）。胎儿心房扑动常合并心脏结构异常，如：三尖瓣闭锁、Ebstein 畸形、二尖瓣狭窄、二尖瓣关闭不全等，可能与右心房或左心房扩大相关。不合并心脏结构异常的心房扑动，因大多发生在孕晚期，预后良好，个别病例分娩后自行终止。

心房纤颤是由于心房肌不规律颤动所致，胎儿时期极少见。

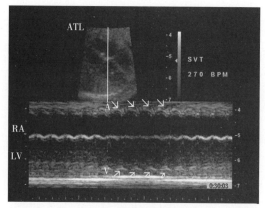

图 44-1　胎儿室上性心动过速 M 型超声心动图
（孕 22⁺⁴ 周）

加图所示　将光标置于右心房（RA）和左心室（LV），M 型超声示室上性折返性心动过速（心率 270 次 / 分）。每次心房（A）收缩（箭头标记）之后出现心室（V）收缩，以 1：1 房室传导

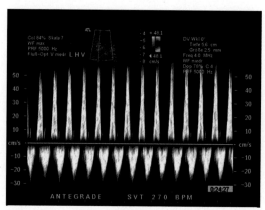

图 44-2　胎儿室上性心动过速多普勒超声心动图
（孕 22⁺⁴ 周）

无胎儿水肿，心率 270 次 / 分，多普勒测左肝静脉示舒张期搏动血流。收缩期前向血流，向下（远离探头），舒张期反向血流，向上（朝向探头）

（三）室性心动过速

胎儿室性心动过速可以间歇发作，也可以持续性发作。心室率快于心房率，心室激动与心房收缩无固定关系，胎心率180~300次/分（图44-4）。其机制与自律性异常、触发激动、折返机制相关。胎儿室性心动过速少见，而且超声心动图不能鉴别胎儿室性心动过速和房室结性心动过速。胎儿室性心动过速与心肌纤维化、心肌瘢痕、心脏肿瘤、心肌病相关，一些遗传性离子通道病，如长Q-T间期综合征可能在胎儿时期发生室性心动过速，甚至造成胎死宫内。因胎儿室性心动过速预后不良，极少经母亲应用β受体阻滞剂、利多卡因或胺碘酮治疗。

二、治疗

胎儿的心率突然增速可以导致胎儿全身血流动力学变化，胎儿血压降低导致脑供血异常，引起缺血性脑损伤，尤其孕32周以内，收缩期血流调节很窄，更易引起血管损伤和脑损伤。另外，快速性心律失常使心室舒张期缩短，舒张充盈受限，心排血量下降，舒张期短使心肌氧供减少，损伤心脏舒张功能。以上机制均会使静脉压升高，毛细血管通透性增加，降低了淋巴液回流，胎儿很快出现水肿。动物实验中心房调搏至心率300~320次/分后4~48小时胎儿已经出现水肿。然而，缺氧导致的毛细血管对水及蛋白的通透性增加，以及肝细胞蛋白合成的改变与胎儿水肿并无明显相关。研究显示宫内控制胎儿心率或转复心律后，胎儿心力衰竭及静脉压升高均可以恢复，而且未发现缺氧导致的毛细血管内膜和肝细胞的损伤。如果保持宫内转复为窦性心律，宫内发生的心动过速性"心肌病"伴行的收缩及舒张功能不全出生后亦可以缓解或消失。因此，有效的治疗可以延长胎儿在母体内更长时间的停留，提供了分娩前胎儿生长更成熟的机会。胎儿快速性心律失常的病理生理机制研究提供了宫内治疗的可能性及必要性。

（一）胎儿心动过速监测

胎儿心动过速时胎儿心功能及胎心率监测是较困难的，仅仅监测胎心率临床价值有限，胎儿心脏超声及多普勒超声心动图作为一种无创，可重复的检查手段在胎儿监测中是非常重要的有价值的工具。其作用如下：

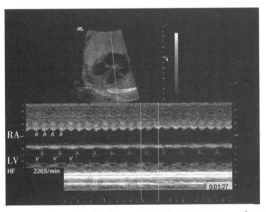

图44-3　胎儿心房扑动M型超声心动图（孕31⁺²周）

如图所示，将光标置于右心房（RA）和左心室（LV），M型超声示房扑2：1传导，心房率450次/分，心室率225次/分。每2次心房（A）收缩之后出现1次心室（V）收缩

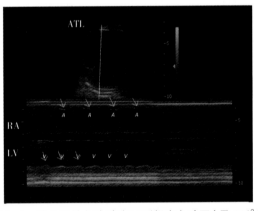

图44-4　胎儿室性心动过速M型超声心动图（孕28⁺²周）

心脏严重扩张伴水肿，突发室性心动过速。光标置于右心房（RA）和左心室（LV），M型超声心动图显示室性心动过速，房室分离（心室率245次/分，心房率145次/分）。产后诊断长Q-T综合征

（1）首先排除心脏及心外畸形，尤其是Ebstein 畸形及心脏肿瘤。

（2）测量羊水量、胎盘结构及厚度、有否胎儿水肿、浆膜腔积液厚度。

（3）胎儿超声及多普勒超声可以判断胎儿心力衰竭。心力衰竭可以是胎儿贫血以外反映胎儿心动过速的进展阶段。心脏扩大、心胸比值增大及房室瓣关闭不全，可以有助于胎儿心动过速性心肌病严重程度的判断。作为非免疫性胎儿水肿的心脏扩大，脐静脉压可以监测其心功能的变化。

（4）胎儿心动过速时，静脉多普勒流速的评价价值是有限的。胎心率在 210~220 次 / 分时，搏动性静脉血流伴舒张期反向现象与心功能及心动过速性心肌病的程度并不相关。换句话讲，静脉导管血流 a 波反向，或脐静脉中出现搏动血流频谱只反映了可导致组织间隙水潴留和胎儿水肿的静脉压升高，而非心肌功能异常。

因此，胎儿心动过速时静脉搏动性血流频谱出现并不是病情进展的标志，更不是恶性结果的标识。换言之，当心律转复为正常窦性心律后，心前静脉双向顺行血流频谱只反映了静脉压下降，测定静脉多普勒指数（venous doppler indices）才是评价心功能的最好方法。

（5）必须反复多次长时程监测胎儿心率，判断是否为间歇性及治疗效果。

（6）胎儿超声监测胎儿呼吸、身体及肢体运动，以判断胎儿状态是否良好，而胎儿心率监测，脐带及胎儿动脉多普勒血流速度，在胎儿心动过速发作期间价值不大，但是子宫动脉的多普勒血流速度可以监测子宫胎盘功能。

（二）胎儿心动过速治疗原则

胎儿心律失常宫内治疗需充分考虑治疗的效益与风险比，并且需要考虑胎儿及母亲双方面的情况。胎儿水肿、孕周、心律失常类型、母亲情况及意愿均是评估内容。伴胎儿水肿的早产儿

死亡率极高。因此，宫内治疗转复心律为窦性心律，改善胎儿水肿及心功能，使其尽量延长宫内生存时间，接近预产期，则是开展胎儿心律失常宫内治疗的目的。

任何抗心律失常药物均有导致心律失常作用，宫内治疗会波及胎儿及母亲双方，且可能导致胎死宫内。除 β 受体阻滞剂，所有抗心律失常药物均可导致晚发型心律失常。地高辛及 I ~ IV 类抗心律失常药均可导致严重窦房结及房室结功能不良，地高辛亦可引起各种房室结传导异常导致的房性心动过速及结性心动过速。Ia 及 III 类抗心律失常药，因延长 Q-T 间期，可致尖端扭转型室速，Ic 类亦可导致室速。充血性心力衰竭、低钾、低钙、低镁也是诱发心律失常的因素。另外，遗传性及获得性异常，各孕周的心肌结构和功能的特点，离子通道的异常及细胞色素 P450 通道酶的异常均可能是导致心律失常并发症的因素。尤其与其他抗心律失常及非抗心律失常药物合用时更应考虑其可能的并发症。特别是进展性心动过速性心肌病的胎儿更易被药物的负性肌力作用或其他难以判断的原因影响。抗心律失常药物氟卡尼及索他洛尔均有应用后不久胎儿宫内猝死的报道，可能与负性肌力作用，药物致心律失常作用，或是心脏疾病的终末期有关。

胎儿超声及超声心动图可以很好的随诊胎儿治疗情况，如判断浆膜腔积液、心律、心脏大小、心脏收缩能力及房室瓣反流情况，胎儿呼吸及身体、肢体运动的超声监测可以帮助判断胎儿一般状况。极少应用胎儿心电图及心磁图监测。近预产期的（≥孕 34 周）非水肿的持续性或间歇性心动过速，不用抗心律失常药物治疗更安全，但须密切观察。但是从另一角度考虑，如果经胎盘地高辛治疗胎儿心律转复成功，可以容许产程中中断一段时间胎儿心脏监测，便于选择自然分娩，也不失为一种选择。如果宫内转复不成功，应及时分娩，直接进行新生儿的室上性心动过速治疗。如果是室上性心动过速胎儿，选择性

剖宫产是最常用的分娩方式。因为产程中的低氧似乎并不增加非水肿室上性心动过速及一般心律失常胎儿的风险，只要分娩前胎盘功能各项指标正常，自然分娩也是可以选择的。有时分娩过程迷走神经张力升高，可能中断室上性心动过速或心房扑动。

近期发现间歇性室上性心动过速的胎儿，可以观察12~24小时胎心律暂不治疗，但是密切监测胎心律是否转为持续性室上性心动过速或出现胎儿心力衰竭及胎儿水肿是十分必要的。如果较长时间持续性室上性心动过速，特别是孕中期及孕晚期的早阶段发生的室上性心动过速，即使无胎儿水肿，亦可以开始抗心律失常治疗。转为持续性和（或）间歇性室上性心动过速伴发的胎儿水肿均会影响药物经胎盘的通透性，缩小治疗药物的选择范围。

持续性心动过速伴水肿的胎儿，如果孕34周前分娩，均有水肿早产儿的各种并发症同时治疗困难，如：产后心脏做功增加、新生儿体温调节、呼吸机辅助呼吸、反复胸膜腔引流、充血性心力衰竭、肺水肿及肺透明膜病、且降低了表面活性物质治疗作用，严重的心动过速性心肌病导致的心脏收缩、舒张功能不良、难治性新生儿心律失常、抗心律失常和其他心血管药物的早产儿不良反应等。尽管提前分娩避免了经胎盘宫内治疗的不良反应，但出生后的一系列问题造成的结果是极差的。因此，对伴胎儿水肿的持续性室上性心动过速，进行宫内恰当的抗心律失常治疗，缓解胎儿水肿是可行及必要的。动物试验及临床研究均证明胎儿水肿是因为心率过快，使静脉压升高，淋巴回流受阻所致，而不是因缺氧导致的毛细血管或其他组织受损，因此伴水肿的胎儿室上性心动过速，宫内单独给予地高辛或联合其他抗心律失常药（氟卡尼、索他洛尔、胺碘酮）对所有室上性心动过速胎儿都是最好的治疗选择方式。大多胎儿心动过速母亲用药经胎盘治疗可以收到疗效，直接胎儿治疗（胎儿肌注，脐静脉

注射）适应证只用于难治性、严重水肿的、孕周过小的危重心动过速胎儿。此章内容参考了美国加州旧金山儿科心脏中心、胎儿治疗中心Lisa 2007年发表的孕35周以内的胎儿心动过速治疗原则（图44-5）。

（三）胎儿抗心律失常治疗指南

胎儿宫内抗心律失常治疗必须了解心律失常自然病史，心律失常电生理，母亲、胎儿、胎盘的抗心律失常药物的药代动力学及药理学。妊娠期的生理变化会影响抗心律失常药物在母体内的药理学、药代动力学和生物利用度，如增加了血管内、外液体量，增加了肾小球滤过率，延迟了胃和肠道排空，肝酶活性增加，血浆蛋白浓度相对减少等。而且，胎盘通透性等诸多因素，抗心律失常药相对于不同孕周胎儿的药物学仍不清楚，另外，不同药物的胎盘通透性各异，不同孕龄胎盘变化的影响，胎盘绒毛发育的异常，因静脉压升高胎儿循环的变化及因胎儿心动过速胎盘水肿等因素，均会导致母亲体内药物浓度与胎儿循环药物浓度的梯度有很大区别。孕期胎儿心肌和细胞水平的病理生理变化也是应考虑的因素。为此进行了一系列动物模型，人工胎盘等相关研究，并提供了一些胎儿抗心律失常治疗的重要信息，同样也从某些临床病例中获得了抗心律失常药物可以经胎盘转运至胎儿循环的证据。

人类胎盘的体外试验证明全部抗心律失常药物均有胎盘与药物剂量相关的胎盘动、静脉舒张作用，但腺苷只导致血管收缩。自胎儿及母体灌注的胎盘小叶模型，地高辛可以很好地从母体到达胎儿，氟卡尼也能较好到达胎儿，胺碘酮不能很好进入胎儿。胎盘低灌注率时地高辛的转运也降低。因为胎盘水肿导致静脉压升高，绒毛膜表面毛细血管密度变小，体外试验孕早期已经扩大了母-胎弥散功能，在孕中晚期，抗心律失常药物到心动过速胎儿体内的量降低。

恰当选择抗心律失常药物及到达胎儿体内

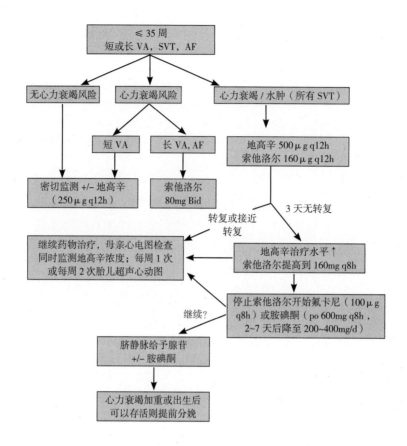

图 44-5　孕 35 周以内胎儿心动过速治疗参考

的路径，治疗中尽早发现母亲和胎儿的并发症是胎儿宫内药物转复心律失常的关键。

胎儿室上性心动过速，尤其短 VA 间期（VA<AV），提示房室折返性心动过速，首选地高辛。无胎儿水肿，药物经胎盘传递功能正常时，地高辛的胎儿血药浓度可达母体的 70%~100%。当胎儿水肿时胎盘传递地高辛功能受限，经母亲途径给药很难达到治疗水平。孕中晚期，由于肾小球滤过率升高，使地高辛半衰期缩短，只有提高地高辛用量才能保持胎儿负荷量及维持量。一般母亲的地高辛血药浓度需达到 2~2.5ng/ml。地高辛饱和量的最后一次用药后 6~8 小时监测地高辛血药浓度，地高辛治疗后可导致母亲、胎儿、新生儿出现免疫反应，因此，应采用可以排除类地高辛物质的血药浓度测定方法。另外，胺碘酮、

氟卡尼、异搏定、奎尼丁可以增加地高辛血药浓度，如同时应用需降低地高辛剂量。临床多采用快速 48~72 小时静脉饱和治疗后，继续给予口服维持的方法。在非水肿胎儿，采用母亲口服维持量法更宜，6~7 天后可达饱和量，而且母亲可以不必住院监测。母亲肾功能不全，需根据肌酐清除率，相应降低剂量。

二、三线抗心律失常药物，仅在水肿胎儿与地高辛合用，药物包括氟卡尼、索他洛尔、胺碘酮，可以单独使用或与地高辛合用，可以经胎盘传递（表 44-1，表 44-2）。其他抗心律失常药物，如普鲁卡因酰胺、奎尼丁、丙吡胺(达舒平)、普罗帕酮（心律平）、普萘洛尔（心得安）和维拉帕米（异搏定）因胎盘传递率低或母-胎不良反应过大，通常不再用作宫内抗心律失常治疗。

表 44-1 常用抗心律失常药物

药物	分类	适应证	半衰期	胎儿/母亲血药浓度比	剂量	不良反应及注意事项	
						母亲	胎儿
地高辛（Digoxin）	强心苷	SVT，AF	肾排泄；$T_{1/2}$：34~36 小时；有效血药浓度：2.0~2.5ng/ml	0.8~1；胎儿水肿显著降低此比值	负荷量 2~3 天 iv：0.3~0.5mg q8h；维持量 po：0.15~0.2 mg q8h，肾衰竭时调整剂量	治疗窗窄：恶心，呕吐，厌食，腹泻，疲劳，青光眼，精神抑郁或错乱，失眠，窦性心动过缓，ES，AVB，VT。低钾、低镁、高钙增加毒性。禁忌证：VT、WPW、Ⅱ~Ⅲ度 AVB	在胎儿水肿中血清水平降低；禁忌证，WPW，胎儿无法判断 WPW，且至今无洋地黄诱导胎儿 VT 的报告
氟卡尼（Flecainide）	Ⅰc（钠离子通道抑制剂，复极时间延长）	SVT，AF，VT	肝排泄：60%；肾排泄：40%；$T_{1/2}$：12~18 小时；有效血药浓度：0.4~1.0μg/ml	0.7~0.8	po:100mg q（6~8）h	致心律失常，眩晕，恶心，视力障碍，头痛，感觉异常	负性肌力作用，致心律失常
索他洛尔（Sotalol）	Ⅲ（+Ⅱ）（钾离子通道阻滞剂，复极延长；β肾上腺素受体阻断作用）	AF，SVT，VT	肾排泄；$T_{1/2}$：15~17 小时；有效血药浓度：1.5~2.5μg/ml	0.7~0.9	po:80~160mg q12h 增加到 160mg q8h，肾衰竭时调整剂量	致心律失常：VT，心动过缓，AVB，恶心	负性肌力作用，致心律失常
胺碘酮（Amiodarone）	Ⅲ（钾通道阻滞剂，复极延长）	SVT，AF，VT	肝脏代谢至活性去乙基胺碘酮；肾排泄；$T_{1/2}$：14~100 天；有效血药浓度：1~2μg/ml	0.1~0.3；胎儿水肿显著降低此比值	负荷量 5~7 天 iv：1200mg 维持 24 小时；po：200mg q（4~5）h. 维持量：po: 200mg q（6~8）h. 胎儿直接用药：2.5~5mg/kg 脐静脉 >10min 给入 q（6~8）h（估测胎儿体重，除去水肿）	致心律失常：VT，甲状腺功能故障，角膜微沉积斑，光敏感，肝功能障碍（持续治疗肺纤维化、神经病变、肌病）（再次妊娠需治疗结束 12 个月以上）	短暂的甲状腺功能减低（降低胎儿甲状腺激素），角膜微沉积，轻度负性肌力作用（致心律失常）
普萘洛尔（心得安）（Propranolol）	Ⅱ（β肾上腺素受体阻断）	SVT，VT	快速肝灭活（"首关效应"）；$T_{1/2}$：3~5 小时有效血药浓度：50~1000ng/ml	0.1~0.3	po：40~80mg q(8~12)h	支气管痉挛（禁忌证：哮喘妇女增加支气管反应），心动过缓，AVB，增加女性糖尿病患者低血糖，手和四肢冷（禁忌证：雷诺征）	负性肌力作用，心动过缓，AVB；新生儿期：低血糖，心动过缓，呼吸抑制，低出生体重

注：在胎儿治疗期间仅母亲血浆地高辛浓度可以检测，其他剂量调整通过母亲心电图，如：PR 间期（地高辛），QRS 间期（氟卡尼），QT 间期（Ⅲ 类抗心律失常药物），和典型的临床中毒症状。SVT-室上性心动过速；AF-心房扑动；VT-室性心动过速；iv-静脉给药；po-口服；ES-期前收缩；AVB-房室传导阻滞；WPW-预激综合征；$T_{1/2}$-半衰期。此表中相应的数据，分别被 Kleinman and Copel 于 1991, Kleinman 于 1999, Kleinman 于 2001, Gembruch 和 Somville 于 1994, Ito 等人于 1994, Simpson 于 2000, Fouron 于 2004 修改并出版。（引自文献 Yagel S,Silverman NH, Gembruch u.Fetal Cardiology. 2nd ed: New York: Informa healthcare Inc, 2009. 472-473.）

表 44-2 胎儿快速心律失常治疗方案

快速心律失常	第一选择	第二选择	第三选择
PSVT（短期、无水肿）	2 次 / 周监测		
PSVT〔长期和（或）伴水肿，尤其 GW ≤ 30 周〕	地高辛	地高辛 + 氟卡尼	地高辛 + 胺碘酮
SVT 无水肿	地高辛	地高辛 + 氟卡尼	地高辛 + 胺碘酮
SVT 伴水肿，无房室瓣反流	氟卡尼（+ 地高辛）	胺碘酮	胺碘酮直接脐静脉给药
SVT 伴水肿，严重房室瓣反流	胺碘酮（需要时直接脐静脉给药）	胺碘酮直接脐静脉给药	
长期 VT 无水肿	胺碘酮或索他洛尔	2 次 / 周监测	
长期 VT 伴水肿	胺碘酮或索他洛尔	索他洛尔或胺碘酮	
AF 无水肿	地高辛	2 次 / 周监测；地高辛 + 氟卡尼	地高辛 + 索他洛尔
AF 伴水肿	地高辛	地高辛 + 氟卡尼或者地高辛 + 索他洛尔	地高辛 + 胺碘酮（直接和胎盘给药）
VT 无水肿	2 次 / 周监测		
VT 伴水肿	普萘洛尔或氟卡尼	氟卡尼或普萘洛尔	胺碘酮（+ 地高辛）

注：1. 如果经氟卡尼和其他抗心律失常药物治疗后胎儿心率低于 210 次 / 分，并且心前静脉搏动性单相血流频谱转变为正常双相顺性血流频谱，此时可以认为胎儿静脉压有了明显下降，如心律失常尚未完全转复，应继续用药。

2. 妊娠 34 周后，尽管给予抗心律失常治疗，胎儿仍持续室上性心动过速（尤其胎儿水肿加重），可以考虑结束妊娠。PSVT- 阵发性室上性心动过速；GW- 孕周。（引自文献 Yagel S,Silverman NH, Gembruch u.Fetal Cardiology. 2nd ed: New York: Informa healthcare Inc, 2009. 475.）

氟卡尼是 I c 类抗心律失常药、钠离子通道阻滞剂，不影响复极，治疗时血药浓度达 200~1000μg/ml。此药有很高的生物利用度，以及高达 95% 的母亲口服经胎盘传递率，且水肿胎儿胎盘运转率亦可达 80%。许多病例表现为最终转复前房室折返率缓慢下降。转复时间一般自开始用药后 1~14 天，大多于 4~7 天有效。致心律失常的不良反应约 7.5%，成人心肌梗死后，儿童室上性心动过速应用氟卡尼、恩卡尼均有晚发性心律失常相关死亡报道。

索他洛尔是 Ⅲ 类抗心律失常药，伴 β 受体阻断作用。索他洛尔可以延长复极及动作电位，仅有轻度负性肌力作用。它的生物利用度及胎盘转运功能均良好，母亲口服 48~72 小时胎儿体内索他洛尔药物浓度可达母体的 70%~100%。由于肾排泄缓慢，因此半衰期大约 16 小时，如果母亲肾功能下降应注意减少用药量。Ⅲ 类抗心律失常药，索他洛尔及胺碘酮均有致心律失常作用，尤其应监测母亲心电图，避免尖端扭转性室速或室颤的发生。为避免严重并发症的发生，必须在用药前排除母亲是长 Q-T 间期综合征及阳性家族史。甚至需在服药期间进行 Holter 监测，密切观察母亲心电图的 Q-Tc 间期。某些致心律失常的药物可能是因为用于顿挫型先天性长 Q-T 间期综合征的患者，这类病例即使不是应用抗心律失常药，而是其他药物，如：红霉素族、氟哌啶醇、西沙必利亦可导致 Q-Tc 间期延长后的恶性心律失常。

将来个体性的致心律失常不良反应可以用于筛查候选基因的突变，儿童应用索他洛尔已有致心律失常的报道。索他洛尔已经被证实对地高辛单独治疗无效的胎儿室上性心动过速是安全有效的，但是一个 21 例胎儿索他洛尔治疗研究显示，4 例胎儿死亡（10 例水肿胎儿中的 4 例）其中 3 例室上性心动过速，1 例心房扑动，均为开始治疗后 1 周内死亡。索他洛尔的致心律失常作用在未成熟胎儿，新生儿较成年人的报道多，因此，将它放在三线药物，用于室上性心动过速胎儿对单独地高辛治疗或地高辛联合氟卡尼治疗无效的水肿胎儿。

对长 VA 间期的室上性心动过速提示可能是无休止性交界区心动过速、房性心动过速、心房扑动的水肿胎儿，Ⅲ 类抗心律失常药物索他洛尔和胺碘酮是经胎盘治疗的适应证。开始小剂量，以后逐渐加大剂量，可以减少致心律失常不良反应。

胺碘酮是Ⅲ类抗心律失常药物，延长复极及动作电位时程，抑制心肌传导纤维的快速钠离子内流，减慢传导速度，减低窦房结自律性，减慢心率。相对于其他抗心律失常药，其半衰期长至1~3个月，且可以活化肝代谢。单纯母亲用药，胎儿的生物利用度低，但是负性肌力作用极少。母亲口服或静脉负荷量1200mg/d，4~6天后改为口服600~900mg/d维持，虽然母-胎转运差，胎儿体内血药浓度仅达母体的10%~40%，但是可能由于胺碘酮半衰期长，可以使胎儿体内保持一定水平，因此临床可以见到缓解胎儿水肿的治疗效果。由于胺碘酮的不良反应，如：甲状腺功能亢进或低下、间质性肺纤维化、胎儿神经系统发育障碍等，宫内治疗室上性心动过速胎儿，仅仅是短时间应用，且需要密切监测母亲、胎儿及新生儿、婴儿的一系列可能发生的并发症。胺碘酮为二、三线胎儿室上性心动过速治疗的药物，仅用于危重的胎儿水肿的情况，因其半衰期长，且无负性肌力作用，因此是直接胎儿治疗的理想选择。

腺苷是一种内源性嘌呤核苷，在A1-嘌呤受体介导下几乎即刻作用，但持续时间很短。经脐静脉，按100~200μg/kg（估测胎儿体重时需考虑水肿程度）15~30秒内弹丸式给入。其作用机制可能是减慢房结节传导时程，或直接作用于窦房结起搏细胞，房室结传导阻滞而立即终止房室和房室结折返性心动过速，但对房性心动过速及心房扑动无效。

腺苷没有预防发作的作用，折返性心动过速易复发，因此应选择有效的抗心律失常药物防止再发作。因为作用时间短，且不能防止再发作，所以限制了腺苷在胎儿室上性心动过速中的应用。但是腺苷可以起到鉴别诊断作用，弹丸式给予腺苷不能控制的心动过速，高度提示为房性心动过速而不是房室折返性心动过速，有利于选择之后的治疗方案。

伴严重水肿的胎儿室上性心动过速，如经胎盘治疗无效，可直接给胎儿抗心律失常药物治疗，往往可以成功转复。特别是伴一定程度房室瓣反流的水肿胎儿，严重心动过速性心肌病阶段的胎儿，需要快速转复时，也可以选择直接胎儿用药与母亲用药经胎盘治疗的联合方式。

地高辛、胺碘酮、异搏定、普罗帕酮、腺苷均有经胎儿脐静脉、胎儿肌肉、胎儿腹膜、羊膜、胎儿心脏或多个途径用药的报道。脐静脉用药是最好的途径。胺碘酮是最好的胎儿直接用药，因半衰期长1~3个月，而其他抗心律失常药物仅2~18小时，为避免胺碘酮快速用药的风险，如：心动过缓或心脏停搏，可用胎儿体重（无水肿胎儿）计算2.5~5mg/kg，10分钟缓慢注入，每日数次。胎儿直接用药，为避免经抗心律失常治疗后，胎儿循环代偿或胎儿水肿缓解，胎儿体内药物会反传递至母体内，母亲需要口服胺碘酮或地高辛，保持一定的血药浓度。

无休止性交界性心动过速常常对抗心律失常治疗无效，此种心律失常的心率大多在180~220次/分，很少发生胎儿水肿。地高辛治疗无效，应考虑无休止性交界性心动过速的可能。Ⅲ类抗心律失常药（如：索他洛尔、胺碘酮）、Ic类氟卡尼可作为胎儿无休止性交界性心动过速首选的宫内治疗药物。

胎儿持续性室速，胺碘酮是最好的经胎盘治疗的药物。另外，因长Q-T间期综合征，某些钠离子通道基因突变的长QT时程的综合征在胎儿期难以鉴别诊断，氟卡尼可以阻滞钠通道，缩短Q-Tc时程，所以异搏定或氟卡尼也可以首选治疗胎儿室性心动过速。相反，Ⅲ类抗心律失常药物索他洛尔、胺碘酮可导致长Q-T间期综合征胎儿严重心律失常，甚至胎儿死亡。索他洛尔对胎儿早期及新生儿的不良反应大于成人的心脏，临床应给予重视。

（四）胎儿抗心律失常的疗效

2000 年 Simpson 已经详细阐述了胎儿抗心律失常的成功治疗，另外，Krapp 和他的同事也对胎儿室上性心动过速及心房扑动治疗做了 Meta 分析。50%~75% 的非水肿室上性心动过速胎儿可以单一地高辛的经胎盘治疗成功转复为窦性心律。作为二线药物氟卡尼几乎对其余的病例均有效。胺碘酮也是最成功的二线药物。然而对水肿胎儿，单一地高辛的经胎盘治疗甚少有效，大约 10%~15%。因此对水肿胎儿应立即用氟卡尼或胺碘酮，这两种药物均可以分别与地高辛联合用药，加强心肌收缩力。极少数的进展性心肌病胎儿可选择胺碘酮直接胎儿用药，采取此种治疗，水肿胎儿的心律转复率大约为 80%。无水肿胎儿的心律失常相关性死亡几乎为零，而水肿胎儿大约有 10%~20% 的死亡率。地高辛对胎儿室上性心动过速及心房扑动的治疗成功率相近。VA 与 AV 的测量有利于鉴别短 VA 的室上性心动过速，典型的是经旁路房室折返性室上性心动过速，及长 VA 的室上性心动过速，典型的是无休止性交界性心动过速及房性心动过速。后者常是持续性的，且对抗心律失常药物不敏感，对此类心律失常可直接选用Ⅲ类抗心律失常药物。

心房扑动的治疗与室上性心动过速类似，对间歇性、非水肿的胎儿，可以先密切观察。但是，对持续性心房扑动或虽为间歇性但伴有胎儿水肿的病例，需 48~72 小时内给予母亲静脉地高辛饱和，继以口服维持量治疗。单一地高辛治疗胎儿心房扑动有效率约 50%，须注意地高辛心肌正性肌力作用的同时还存在负性变时性效应。但是尽管胎儿心房扑动未能转复，或有 1：1 房室传导，但很少发生胎儿水肿，可能与监测到的 2：1 房室传导或高度房室阻滞相关。心房扑动发生时间大多在孕 30 周以后，平均较室上性心动过速晚 2 周，推断孕 27~30 周时胎儿心房大小达到某个危险阈值，出现心房内微折返所

致。二线药物仅限于伴有水肿的心房扑动胎儿，因新生儿和成人Ⅲ类抗心律失常药物治疗心房扑动较 Ic 类更有效，所以，索他洛尔及胺碘酮可以作为胎儿心房扑动治疗的二线药物。

（五）胎儿心动过速治疗时的母体监测

胎儿抗心律失常治疗有关母胎两方面的安全，因此治疗全程均需密切监测母亲的症状和体征。一般母亲需住院观察，给药前全面体检，包括心电图、超声心动图、血生化（肝、肾功能、电解质），如果可能应用胺碘酮，则需检测甲状腺功能。用药前尽量除外母亲患有可能出现药物性心律失常的隐匿性心脏病，如：WPW 综合征、长 Q-T 间期综合征、心肌炎或其他抗心律失常药物的相对禁忌证。

治疗期间，每天进行心电图检查，测量 P-R、Q-Tc 及 QRS 时限，注意是否有延长。定期检测血药浓度，以协助预测治疗效果、判断药物毒性，血药浓度过高可导致母胎双方毒副作用，血药浓度过低抗心律失常效果差，又会促成启用二、三线抗心律失常药，增加了母胎风险。一般来讲，治疗开始选择较小剂量，以后逐渐增加剂量，可以减少母亲、胎儿的药物性心律失常并发症。

三、胎儿心动过速生后转归

胎儿心动过速宫内治疗生后大约 50% 新生儿时期心动过速复发，因此建议生后 6~12 个月预防性应用抗心律失常药防止心动过速复发，至少对已出现复发的病例，需持续给予抗心律失常治疗 6~12 个月。随着婴儿传导组织、房室环及心肌的成熟，晚期复发率会明显下降，仅约 10%~20% 的婴儿 1 岁后心动过速还会复发。旁路折返的心动过速绝大多数自然缓解，其他类型的心动过速复发率较高，心房扑动相对较易转复，生后的直接电转复，经静脉心房超速抑制，和（或）应用单一地高辛或合并其他抗心律失常药，如：索他洛尔、胺碘酮、多菲利特（Dophitilide，

一种新Ⅲ类抗心律失常药）或氟卡尼。个别心房扑动胎儿分娩过程中自然终止，而且极少复发，新生儿期如果不出现心房扑动，后期不必给予预防性治疗。

胎儿房性心动过速和无休止性交界区心动过速出生后持续发作，需长期服用抗心律失常药，倾向Ⅲ类抗心律失常药，如：索他洛尔、胺碘酮、亦可选用氟卡尼（Ⅰc）。

新生儿无休止室性心动过速，可能与长 Q-T 间期综合征相关，可以选用 Ⅰc 类氟卡尼、普罗帕酮，普萘洛尔也可以选用。胺碘酮与索他洛尔对难治性室性心动过速可能有效。一些长 QT 间期新生儿可能需安装临时或永久起搏器，缩短 QT 时程以减少可能的致命性室性心动过速。另外，β 受体阻滞剂可以抑制长 Q-T 间期综合征婴儿的交感神经作用。

对于是否可以找到出生后仍有心动过速发作的胎儿时期标识，加拿大温哥华 British Columbia 妇产医院和儿童医院对 1983~2010 年的完整随诊并有记录的 69 对母亲及胎儿进行了临床分析，52 例胎儿室上性心动过速、17 例心房扑动。52% 宫内心律失常转复，生后 2/3 患儿仍有心律失常，其中 82% 发生在 48 小时之内。胎儿水肿、女性、宫内未转复为窦性心律，可作为 3 个出生后心动过速复发的高危因素（P=0.01，

P=0.01 及 P=0.001）。但是产前转复为窦性心律不能确定生后心动过速不复发。心动过速胎儿生后持续治疗时间 6~12 个月，中位时间 9 个月。2 例出生后死亡，但不能肯定与心律失常相关，因为大多为早产儿，同时有早产儿的并发症。此组绝大多数远期预后良好。

胎儿心动过速生后远期预后尚缺乏前瞻性研究，总结以往报道，绝大多数远期预后良好，仅少数病例远期有神经系统并发症，Schade 等总结了 9 例，全部有胎儿水肿，但是一些病例有严重的早产儿并发症，窒息，出生后心律失常复发，其中有几例胎儿期及出生后数小时发现因缺氧造成的脑室周围出血或软化灶。而 Oudijk 等回顾性研究了 11 例伴有水肿的心动过速胎儿出生后神经系统功能，发现胎儿对心动过速耐受性尚好，神经系统异常多与早产及出生时仍水肿相关。尽管如此，目前仍推测胎儿脑血管对突发心动过速的自主调节会影响脑血供，导致脑缺氧缺血、脑损伤，尤其在孕 32 周以前，体循环血流压力的自主调节范围很窄，脑室周围血管高度易损。虽然心动过速胎儿生后的神经系统损伤原因是多方面的，如早产等，但为避免远期神经系统发育落后，目前认为积极地快速地控制胎儿心动过速仍是必要的。

（韩　玲）

参考文献

1. Yasuki M, Akiko H, Taro K, et al. Fetal arrhythmia: Prenatal diagnosis and perinatal management. J Obstet Gynaecol Res, 2009,35: 623-629.

2. Yagel S, Silverman NH, Gembruch U. Fetal Cardiology. 2nd ed. New York: Informa healthcare Inc, 2009.449-460.

3. Philip JP, Peter RK. 心律失常机制、诊断与治疗. 郭继鸿, 刘元生, 译. 第 2 版. 北京: 北京大学医学出版社,2004. 393-481.

4. Kleinman CS, Nehgme RA. Cardiac Arrhythmias in the Human Fetus. Pediatr Cardiol, 2004, 25: 234-251.

5. Lisa KH, David JS. Rhythm abnormalities of the fetus. Heart, 2007, 93: 1294-1300.

6. Olus Api, Julene S Carvalho. Fetal dysrhythmias. Best practices & research clinical obstetrics and gynaecology, 2008, 22(1):31-48.

7. Moodley S, Sanatani S, Potts JE, et al. Postnatal outcome in patiente with fetal tachycardia. Pediatr Cardiol, 2013, 34:81-87.

8. Krapp M, Kohl T, Simpson JM, et al. Review of diagnosis, treatment, and outcome of fetal atrial flutter compared with supraventricular tachycardia.Heart, 2003, 89:913-917.

9. Hansmann M, Gembruch U, Bald R, et al. Fetal tachyarrhythmias: transplacental and direct treatment of the fetus–a report of sixty fetuses. Ultrasound Obstet Gynecol, 1991, 1:162-170.

10. Van Engelen AD, Weijtens O, Brenner JI, et al. Management, outcome and follow up of fetal tachycardia. J Am Coil Cardiol, 1994, 24:1371-1375.

11. Schade RP, Stoutenbeek P, de Vries LS, et al. Neurological morbidity after fetal supraventricular tachyarrhythmia. Ultrasound Obstet Gynecol, 1999, 13:43-47.

12. Oudijk MA, Gooskens RHJM, Stoutenbeek P, et al. Neurological outcome of children who were treated for fetal tachycardia complicated by hydrops. Ultrasound Obstet Gynecol, 2004, 24:154.

13 .Shardha S, Janette S. Overview of fetal arrhythmias. Current opinion in pediatrics, 2008, 20:522-531.

14 .Simpson JM. Fetal arrhythmias. Ultrasound Obster Gynecol, 2006, 27:599-606 .

15.Jonathan RS, Gueleen S. Detection and management of life threatening arrhythmias in the perinatal period. Early humen development, 2008, 84:161-172.

第四十五章
围生期、新生儿心律失常

第一节 >>> 围生期心律失常

围生期是胎龄满 28 周到出生后 1 周这一时期。通常在常规的产检中发现约有 0.2%~2% 胎儿存在心律失常，表现房性或室性期前收缩（早搏）、心动过缓或心动过速等。大多数胎儿心律失常产前及围生期均无症状，预后良好，仅 10% 左右的胎儿由于显著的心动过缓或心动过速等恶性心律失常事件，发生胎儿水肿或宫内死亡。有资料显示在有心律失常的胎儿中，50% 以上（特别是心脏传导阻滞者）合并有心脏畸形，约 25% 需要进一步心脏科随访。因此胎儿及新生儿心律失常，需要由产科医生、围产专家、超声医师、儿科心脏病专家等共同参与进行诊断及处理。

在常规产检时若怀疑胎儿的心脏节律异常，可通过胎儿二维超声心动图实时观察胎儿的心率和节律、心脏结构有无异常，在此基础上利用 M 型超声心动图观察胎儿心房和心室壁的运动顺序及瓣膜的启闭活动。也可采用多普勒同时获取左室流入道和流出道血流频谱，观察房室激动顺序、分析各波形的关系以确定心律失常的类型。有条件的单位还可使用胎儿心磁图（fetal magnetocardiography，MCG），描记胎儿心脏电活动产生的 P-QRS-T 波群的信号，分析心律失常。在胎儿出生后，可进一步行常规心电图检查或 24 小时动态心电图随访观察，并结合心脏超声进一步诊断分析心律失常的转归。

一、期前收缩

在孕晚期胎儿期前收缩（早搏）的发生很常见，产检时可发现心脏节律不齐。在孕 36~41 周约有 1.7% 的胎儿存在房性或室性期前收缩，以房性期前收缩多见。多数胎儿心脏结构正常，血流动力学无异常,临床无症状,因而无需治疗。绝大部分胎儿可顺利存活,出生后期前收缩能够自行消失。少数病例(低于5%)可能存在严重的心律失常,如期前收缩触发心房与心室间旁道折返引起室上性心动过速、频繁发作的房性期前收缩或者未下传心室的期前收缩可以导致心动过缓。胎儿室性期前收缩(premature ventricualr contraction, PVC)较少见,预后通常良好,但若合并有长Q-T间期综合征、先天性心脏病或电解质紊乱等情况,则预后不良。

妊娠晚期如发现胎儿有期前收缩,妊娠母亲应避免使用强心类药物,通常应每隔2周到4周进行常规产检,以了解胎儿的心率和节律。如果节律紊乱或者有成对的期前收缩,或阵发性心动过速,对胎儿血流动力学每周应进行1次评估。当胎儿心律失常合并心脏结构异常或出现胎儿水肿,应尽早终止妊娠,必要时在产后给胎儿安装临时起搏器。

二、心动过速

心动过速是引起孕晚期胎儿发病和死亡的重要原因。室上性心动过速(supraventricular tachycardia, SVT)和心房扑动(atrial flutter, AF)是最常见的类型,其次有窦性心动过速、室性心动过速(VT)和心房颤动(atrial fibrillation, Af)。心律失常者合并先天性心脏病者(包括三尖瓣下移畸形、主动脉弓狭窄、心脏肿瘤等)在所有病例中占1%~5%。

窦性心动过速病因主要有胎儿缺氧、酸中毒、感染、不良应激、心肌炎、甲状腺功能亢进,以及母体使用激素及儿茶酚胺类药物等。胎儿心率很少超过210次/分。胎儿超声心动图可表现为心房运动与心室运动快速而均齐,房室壁运动顺序出现,房室传导比为1:1。窦性心动过速去除病因后,往往预后良好。

室上性心动过速在孕30~32周的胎儿中多见,胎儿心率常在240~300次/分,多为房室旁

道折返引起。胎儿超声心动图可表现为快速而均齐的心壁运动,房室壁运动顺序出现,心房率与心室率一致。室性心动过速较罕见,胎儿往往同时合并器质性心脏病、心功能不全和心脏肿瘤,以加速性室性逸搏心律多见,持续性快速型室性心动过速少见。胎儿超声心动图显示房壁运动与室壁运动无固定关系,心室率大于心房率,心室率为220~280次/分。

心房扑动在孕晚期多见,其机制是心房内存在折返环。因胎儿房室结的传导速度极快,当房室传导比率为1:1时,心室率可达350~480次/分;出现房室传导阻滞时,房室传导比率为2:1,心室率为220~240次/分。胎儿超声心动图心房扑动表现为快而规整的房壁收缩,心房率大于400次/分;室壁收缩通常规整,出现房室传导阻滞时,心室率小于心房率。胎儿发生心房颤动极少,发生时心室率很不规则;超声心电图中房颤表现为快速节律不整的房壁与室壁运动。

室上性心动过速的治疗方案主要依据胎龄、心律失常发生的频率及有无胎儿水肿几个方面制订。包括:①临床观察;②提前终止妊娠;③母体给药;④胎儿治疗。临床观察适用于足月或接近足月的胎儿,或非持续性室上性心动过速的胎儿。对于已足月的胎儿,应考虑终止妊娠,这样可避免因使用抗心律失常药物对胎儿产生不良反应。值得注意的是,未足月的胎儿提前终止妊娠容易引发早产儿合并症,如肺病、心室内出血、坏死性小肠结肠炎和脓毒血症等。

室上性心动过速胎儿40%~50%有不同程度的胎儿水肿。无水肿的胎儿死亡率在0~4%;有水肿的胎儿死亡率为13%~35%。因此需要密切随访胎儿的生长发育情况,若胎儿出现水肿或高危情况,应予药物治疗或终止妊娠;有持续性心律失常而无水肿的胎儿应给予药物治疗,若胎儿已足月应提前终止妊娠。

室上性心动过速药物治疗通常为经母体口服。首选地高辛,但用药1~2周后才能确认药

物是否对胎儿有效。母亲用药负荷量为 1~2mg/d，维持量为 0.5~1.0mg/d，血药浓度维持在 20μg/L。胎儿的血药浓度为母亲血药水平的 80%~100%。当胎儿有水肿时，其地高辛的血药浓度可减少约 50% 以上，室上性心动过速治愈率仅为 10%~20%；此情况下可以通过母亲静脉用药，起效很快，或者联合使用其他药物，此时地高辛应减量或停药。此外还可经脐直接给胎儿腺苷类药物。

若胎儿无心力衰竭而地高辛治疗无效时，可联合使用维拉帕米，其胎盘通过率约为 20%，此时地高辛可减量至 1/5~1/3，总有效率可达 91%。在维拉帕米使用时应注意低血压和心脏停搏的不良反应，母亲口服剂量为 120mg/d，每周加量，直至心律失常控制。

胎儿水肿时使用胺碘酮和氟卡尼可提高治疗效果，减少死亡率。氟卡尼容易通过胎盘，母亲口服首剂量 200~300mg/d，每天 2~3 次，血药浓度为 400~800μg/L，胎儿血药浓度为母亲的 65%~95%，平均转律时间为 48 小时。室上性心动过速控制有效时可减量，每次减 50mg，于 1~2 周减完。胺碘酮不易通过胎盘，胎儿血药浓度仅为母亲的 12%，故常采用胎儿脐带内或腹腔注射 10mg，随后母亲口服 200mg，每 8 小时 1 次。也可通过母亲口服，剂量 1600mg/d，共 4 天，随后 800mg/d，共 6 周。用药期间注意胎儿和母亲的甲状腺功能有无亢进或降低、Q-T 间期及神经系统的不良反应。索他洛尔为 β 受体阻断剂，能有效通过胎盘，但对治疗胎儿室上性心动过速并不理想。

房扑或房颤的治疗同室上性心动过速，但复律更为困难。有显性心室预激的胎儿使用地高辛时应注意，因地高辛会缩短旁道的有效不应期，加速房颤的传导，引起室颤。单独使用索他洛尔和索他洛尔联合地高辛，对治疗胎儿心房扑动也有效。50% 的胎儿心房扑动复律后于出生后又再现，需维持治疗 3~12 个月。

室性心动过速如为间隙性，则无需治疗。反之可用胺碘酮、索他洛尔、普鲁卡因胺、普萘洛尔、苯妥英钠等。

母亲口服或静脉用药均不能使胎儿转为窦性心律，可考虑直接经脐、肌肉以及腹腔等方式给药，或心腔内注射治疗。最终心室穿刺或经脐静脉途径直接给胎儿超速起搏也是可行的方法，但应注意脱线、感染、早产和折返性室上性心动过速向房颤演变。

三、心动过缓

窦性心动过缓很常见，多为良性、暂时性的。分娩时出现心动过缓可能与胎儿窒息有关。胎儿超声心动图显示心房运动与心室运动、流入道与流出道血流频谱顺序出现，房室传导比为 1:1，节律多在 80~100 次 / 分。若胎儿心率持续降低，小于 100 次 / 分，出现缺氧和宫内窘迫则必须及早终止妊娠。

先天性完全性房室传导阻滞（congenital complete atrioventricular block，CCAB）常常是持续存在的，其占胎儿心律失常的 2.5%，在胎儿 16 周至 23 周时常被发现。原因与左房异构或母体存在抗 -SSA 抗体，如孕母患有红斑狼疮（SLE）和干燥综合征 (Sjogren's syndrome，SS) 等可能有关。多普勒超声心动图显示心房率大于心室率，心房率约为 104 次 / 分，心室率在 45~80 次 / 分，心房与心室完全脱节。

大多数单纯性完全性房室传导阻滞胎儿的母亲无临床症状，在胎儿完全性房室传导阻滞被诊断之后才发现有 SLE。

先天性完全性房室传导阻滞胎儿近 50% 合并严重的器质性心脏疾病，包括 L- 型大动脉转位（L-TGA）、左心房异构伴有房室间隔缺损以及其他类型的房室畸形等。L-TGA 合并 CCAB 的原因与房室结的位置前移有关，也可能与中央纤维体的发育异常有关。

胎儿完全性房室传导阻滞的治疗目的是改

善心功能，稳定宫内环境以顺利妊娠，通常不提倡提前终止妊娠。母亲服拟交感类药物如异丙肾上腺素、沙丁胺醇等可以增加心室率，但效果不明显。类固醇激素如倍他米松和地塞米松都可通过胎盘，减少胎儿水肿、腹水和其他渗出症状，但不能改善传导阻滞的程度。若胎儿心率小于或等于50次/分，由于胎儿水肿，宫内死亡率极高，可经子宫或静脉胎儿心室起搏，或分娩后即刻起搏，可能最为有效。

完全性房室传导阻滞胎儿的预后取决于心室率的快慢，以及有无结构性心脏病或水肿。合并先天性心脏病的胎儿宫内死亡率高于无先天性心脏病胎儿。发生显著心动过缓时，胎儿有效心输出量下降，导致充血性心力衰竭和胎儿水肿。心动过缓的程度与水肿的程度相一致。当胎儿心率小于或等于50次/分，近85%有水肿的表现，如腹水、全身水肿、胸腔积液等，宫内死亡的发生率近45%；心率大于60次/分者死亡率明显下降，仅为6%。心室率介于50~60次/分者，死亡率为27%。合并有器质性心脏病的胎儿预后相当差，其死亡率约为80%~90%，多在宫内和生后第一年内死亡。

第二节 >>> 新生儿心律失常

一、病因及发病基础

引起新生儿心律失常的原因有心外因素和心内因素。常见原因包括：①新生儿窒息缺氧、感染性疾病（如宫内感染、新生儿肺炎、败血症、肠道感染等）。②各种器质性心脏病。如先天性心脏病、病毒性心肌炎、心肌病、心脏肿瘤（横纹肌瘤及纤维瘤）等。③围生因素（即胎儿分娩前后母亲和胎儿的异常）：如孕母产前及产程中用药、胎儿脐带绕颈、头盆不称、宫内窘迫等皆可引起心律失常。④药物及电解质平衡紊乱，如低血钾、高血钾、低血钙、酸中毒等及洋地黄中毒等。⑤新生儿心导管检查及心外科手术。⑥健康新生儿可能由于传导系统发育不成熟发生心律失常。

新生儿心律失常的发生与其心脏传导系统的解剖生理学特点有关。一方面，在新生儿期由于窦房结过渡细胞少，对于冲动的滤过作用差，导致窦房结的起搏频率稳定性差，加之窦房结动脉及其周围的结缔组织发育不完善，进一步加重了窦房结发放激动的不稳定性。随着生长发育，窦房结功能可逐渐成熟，发放激动的功能也逐渐趋于稳定。另一方面，新生儿的房室结及房室束粗大，房室结区因局灶性变性和重吸收使其自律性增加，并且因不对称传导引起激动折返，结果在新生儿期容易出现过早搏动及室上性心动过速。此外，由于房室结和房室束因某些原因不相联结，会形成先天性完全性房室传导阻滞。房室结、房室束与房间隔间特殊纤维（Mahaim 纤维）的存在，是新生儿产生心室预激、阵发性室上性心动过速的基础。故在新生儿期心律失常多为功能性及暂时性，预后取决于引起心律失常的原发病。

二、新生儿心律失常常见类型

（一）期前收缩（过早搏动）

为最常见的类型。健康足月新生儿发生率为2%~23%，早产儿发生率为21%~31%。以房性早搏最多见，其次为房室连接处及室性早搏。

1. 心电图特点

（1）房性早搏：① P′ 波提前出现，其形态与窦性 P 波不同；② P′-R 间期 > 0.10 秒；③ P′

波后通常继以正常的 QRS 波，有时可不继以 QRS 波（称为未下传型房性早搏），或者继以畸形的 QRS 波（称为房性早搏伴心室内差异性传导）；④早搏代偿间歇不完全（图 45-1，图 45-2）。

（2）房室连接处早搏：①QRS 波提前出现，形态正常，其前后无 P 波或有逆传 P 波（P′波）；有时 QRS 波可有畸形（称为房室连接处早搏伴心室内差异性传导）；②P′-R 间期 < 0.10 秒或 R-P′ 间期 < 0.20 秒）；③早搏代偿间歇完全（图 45-3，图 45-4）。

（3）室性早搏：①提前出现的宽大畸形的 QRS 波，其前无相关 P 波；②QRS 波时限 > 0.10 秒，T 波与主波方向相反；③代偿间歇完全（图 45-5）。

2. 治疗及预后

新生儿期早搏的原因主要与心脏传导系统的发育尚未完全成熟有关，常无临床症状，早搏多可在 1 个月内自行消失。如无原发病，一般预后较好，无需治疗。如有原发病，应积极治疗原发病。如早搏频发，有成对或多源性、多形性者，可考虑抗心律失常药物治疗，常用药物为普罗帕酮，每次 3~5mg/kg，每 8 小时口服 1 次。

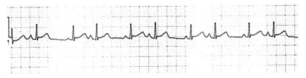

图 45-1　房性期前收缩

22 日龄男婴，常规体检时发现存在房性期前收缩。心电图见第 2、4、6、10 个 P 波为提前出现的 P′波，其后的 QRS 波群形态正常

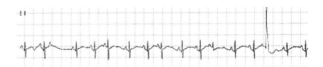

图 45-2　房性期前收缩伴未下传至心室及心室内差异性传导

2 日龄婴儿，患新生儿窒息。心电图见第 3 个为提前出现的 P′波，其后不继以 QRS 波，为未下传型房性期前收缩。第 6、9 与 12 个 P′波后 QRS 波形态正常，第 15 个 P′波后 QRS 波宽大畸形，系房性期间收缩伴心室内差异传导

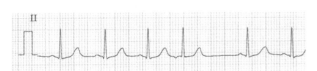

图 45-3　房室连接处期前收缩

心电图见第 4 个为逆行 P′波，位于 QRS 波前，QRS 波为室上性

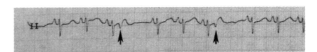

图 45-4　房室连接处期前收缩未下传至心室

22 日龄婴儿，患咽下综合征。心电图见逆行 P′波后不继以 QRS 波（图中箭头所示）

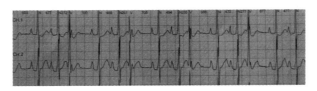

图 45-5　室性期前收缩

28 日龄婴儿，患肺炎。心电图见第 3、6、9、12 个 QRS 波宽大畸形，其前后无相关 P 波，代偿间期完全，为室性期前收缩

（二）心动过缓

新生儿心动过缓的生理基础与窦房结或房室结功能不全可能有关。主要原因包括排尿、排便、吞咽、呃逆、哈欠等生理因素，以及与感染、呼吸暂停、胎儿宫内窘迫、低体温、颅内压升高、某些药物、病毒性心肌炎、窦房结先天和后天性疾病等病理因素影响有关。

1. 窦性心动过缓

24 小时心电图检测时清醒时心率 <80 次 / 分，入睡时心率 <60 次 / 分。

治疗及预后：显著的新生儿心动过缓可引起生长发育迟缓、喂养困难、呼吸困难和突发性晕厥等症状。治疗主要针对原发病，严重者可给予阿托品、异丙肾上腺素等。

2. 新生儿窦房结功能不良（sinus node dysfunction，SND）

由于窦房结受损伤或原发性窦房结功能障碍，出现窦性心动过缓、窦性停搏、窦房阻滞、慢 - 快综合征等心电图现象，确诊需行阿托品试验及食管心房调搏检测窦房结功能。

治疗及预后：由于早产、低体重等引发的窦房结功能不全，多为一过性，预后较好。由于窦房结先天性发育异常、器质性心脏病，如单心室、房间隔缺损等致窦房结变性、坏死以及心外科手术损伤窦房结而引起，多为持续性或永久性损害，预后较差。治疗包括积极治疗原发病，给予心肌营养和给氧。对过缓的心率、窦房阻滞、窦性停搏等可给予阿托品、异丙肾上腺素等，严重者起搏治疗。

3. 新生儿窦房结传出阻滞

指窦房结冲动经结周纤维至心房的传导异常，分Ⅰ度、Ⅱ度（又分为Ⅱ度Ⅰ型和Ⅱ度Ⅱ型）及Ⅲ度传导阻滞。体表心电图上Ⅱ度Ⅰ型可表现为PP间期缩短，随之出现一个窦性停搏，停搏后的长PP间期小于短PP间期的2倍；Ⅱ度Ⅱ型体表表现为周期性数个P波之后有1次P波脱漏，形成长PP间期，窦房结传出阻滞的PP间期是窦性PP间期整数倍。

治疗及预后：主要是针对原发病，除家族性症状性窦性心动过缓例外，通常需起搏治疗。

4. 房室传导阻滞

先天性者由于胚胎发育异常使房室传导异常或因母体患自身免疫性疾病使抗 SS-A IgG 和抗 SS-B IgG 通过胎盘导致胎儿房室结传导系统纤维化引起。先天性者多为完全性房室传导阻滞，可伴有 L- 型大动脉转位、内脏异位综合征，或房室间隔缺损，长 Q-T 等心脏疾病。后天性者多由器质性心脏病如病毒性心肌炎、心肌病以及感染、缺氧、电解质紊乱、药物如洋地黄中毒等所致。正常新生儿也可由迷走神经张力增高出现不完全性房室传导阻滞。

心电图表现为从窦房结正常发出的冲动在激动心室的传导过程中出现异常。按照房室传导阻滞程度不同，分为：①Ⅰ度房室传导阻滞，仅为P-R间期延长，但所有P波都可以传至心室；②Ⅱ度房室传导阻滞即部分P波不能传至心室。Ⅱ度Ⅰ型房室传导阻滞心电图表现，P-R间期逐渐延长，P波不能下传心室，QRS波脱落；Ⅱ度Ⅱ型房室传导阻滞，P-R间期固定，P波不能下传心室至QRS波脱落；③Ⅲ度房室传导阻滞（完全性房室传导阻滞），所有的心房冲动都不能传导至心室，即P波与QRS波无关，心室率慢而规则，40~60次/分，心房率大于心室率。QRS波的形态与次级节律点的位置有关（图45-6~图45-9）。

治疗和预后取决于心室率及原发病病因。Ⅰ度或Ⅱ度Ⅰ型房室传导阻滞多由迷走神经张力增高所致，可针对病因予以治疗。Ⅱ度Ⅱ型房室传导阻滞多为病理因素所致，并有可能演变为Ⅲ

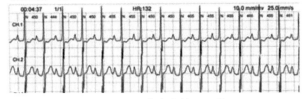

图 45-6　Ⅰ度房室传导阻滞

28 日龄婴儿，患肺炎，使用洋地黄。P-R 间期延长为 0.156s（最高限为 0.125s）

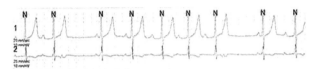

图 45-7　Ⅱ度Ⅰ型房室传导阻滞

心电图 P-R 间期逐渐延长，直至 P 波后 QRS 波脱落

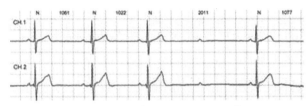

图 45-8　Ⅱ度Ⅱ型房室传导阻滞

心电图自第 2 个 P 波开始，P-R 间期固定延长，至第 4 个 P 波后 QRS 波脱落

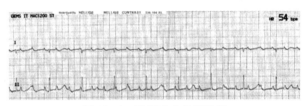

图 45-9　Ⅲ度房室传导阻滞

30 日龄婴儿，常规体检发现心率减慢。心电图见 R-R 基本规则，P-P 略不规则，心室率 54 次 / 分，心房率 136 次 / 分，P 波与 QRS 波无关

度房室传导阻滞，除针对病因治疗外，需密切随访。对于无症状的先天性Ⅲ度房室传导阻滞的新生儿无需治疗，但当心室率低于 50~55 次 / 分，或心室率低于 70 次 / 分并且合并先天性心脏病者需要安装永久性起搏器。除外心室率的因素，Ⅲ度房室传导阻滞合并有宽的逸搏节律、长 Q-T 间期、心室肥大、右心房扩大、心功能失代偿以及心室异位节律等高危因素，要尽快尽早装置起搏器。由心脏手术引起不可逆的传导阻滞也需安置永久起搏器。对于心肌炎引起的Ⅲ度房室传导阻滞，经激素、异丙肾上腺素等对症处理，或同时安装临时起搏器多能完全恢复。

（三）心动过速

1. 新生儿室上性心动过速（SVT）

室上性心动过速可为折返性或自律性增高引起。多见于无器质性心脏病的新生儿，系心脏传导系统发育不成熟所致，约半数患儿合并有预激综合征。其他原因也可见于病毒性心肌炎、先天性心脏病三尖瓣闭锁或下移畸形、房间隔缺损等。感染性疾病如上呼吸道感染、肺炎呼吸道感染及腹泻等常为发病诱因。此外，药物中毒（如洋地黄）、心导管检查及心外科手术也可引起新生儿阵发性室上性心动过速。临床常有烦躁不安、喂养困难、面色苍白、出汗、呼吸急促、尿量减少，或者休克。发作时间超过 24 小时易发生心力衰竭。

心电图表现：出现 3 个或 3 个以上连续而快速的室上性（房性或房室连接处）早搏，R-R 间期规则，频率可为 180~220 次 / 分。早搏起源于心房者可有 P′ 波，源于房室连接处者无 P′ 波或有逆传的 P′ 波。由于心室率过快，P′ 波常常不易辨认，故二者统称为阵发性室上性心动过速。QRS 形态多数正常，但也可伴有室内差异性传导，使 QRS 波畸形。心动过速发作时由于心肌供血不足 ST 段可以降低，T 波可以低平或倒置。值得注意的是，因疼痛哭吵、贫血、甲状腺功能亢进、感染或静脉使用正性肌力的药物可使新生儿心率增快至 230~240 次 / 分，出现窦性心动过速，所以仅靠心率不足以诊断室上性心动过速。应注意节律、P 波电轴，以及每个 P 波与 QRS 波之间的关系正确地解读心电图，避免误诊（图 45-10，图 45-11）。

房室折返性心动过速（窄 QRS 波群）心

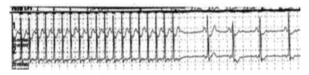

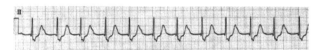

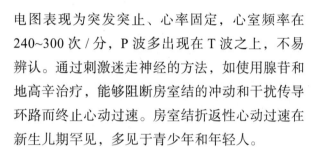

图 45-10　室上性心动过速

5 日龄婴儿，心率为 273 次 / 分，突发突止。恢复窦性心率后见心室预激

图 45-11　室上性心动过速

25 日龄婴儿，心率为 100 次 / 分，逆行 P′ 波位于 QRS 波之后，房室连接处折返性心动过速

电图表现为突发突止、心率固定，心室频率在 240~300 次 / 分，P 波多出现在 T 波之上，不易辨认。通过刺激迷走神经的方法，如使用腺苷和地高辛治疗，能够阻断房室结的冲动和干扰传导环路而终止心动过速。房室结折返性心动过速在新生儿期罕见，多见于青少年和年轻人。

持续性房室连接处折返性心动过速（persistent atrioventricular junction reentrant tachycardia, PJRT）为折返性心动过速的另一类型，心率相对较慢（<200 次 / 分），心动过速为持续性。心电图表现为窄 QRS 波群、长 R-P 间期后的 P 波易被辨认，此为逆行传导缓慢所致。由于 PJRT 持续发作，婴儿期可发展为扩张性心肌病和充血性心力衰竭。

治疗及转归：阵发性室上性心动过速半数以上不伴器质性心脏病，因此其预后多数较好。SVT 急性发作时的治疗方法：①刺激迷走神经：上调迷走神经的兴奋性，从而暂时阻断房室结传导，终止心动过速。可将冰块或装有冷水浸湿的冰毛巾放于婴儿前额到鼻尖的部位 10~15 秒，一次无效间隔 3~5 分钟可再试一次。另外，直肠刺激兴奋迷走神经也能成功地转复折返性室上性心动过速。②药物治疗：以腺苷最为快速有效，可阻断房室结的传导，有效地终止折返环路。经静脉快速注射腺苷（100~300μg/kg），通常 12 25 秒后心动过速可被终止。它的不良反应有：面色潮红、胸部不适、支气管痉挛，偶有心房纤颤、室颤发生，因此在腺苷使用过程中需持续心电图监测。③经食管超速起搏（transesophageal pacing，TEP）：经食管心房超速起搏对房室折

返性心动过速治疗有效。可经鼻将 4F 或 5F 起搏导线置于左心房后食管内，电刺激夺获左心房心肌冲动，起搏频率略高于心房率即可终止心动过速。安置同时服用咪唑安定有助于起搏。④直流电复律：对于血流动力学不稳定、有抗药性，或经食管心脏超速起搏无效的患者可用此方法。同步电复律剂量 0.25~2J/kg，用于房室同步的折返性心动过速者。非同步电除颤用于心脏停搏或房室不同步者。电复律或电除颤应在镇静状态下而非麻醉状态下进行。上述方法对终止新生儿室上性心动过速发作非常有效，转复率高。

长期用药可选择地高辛、β 受体阻滞剂、普鲁卡因胺、胺碘酮、氟卡尼和索他洛尔等。其中索他洛尔、氟卡尼或胺碘酮能有效抑制室上性心动过速的复发。

地高辛是安全有效的抗心律失常药物，在早产儿和肾功能不全者应减量使用。足月儿饱和剂量 0.03mg/kg，早产儿 0.02mg/kg，静脉给药。首次剂量为 1/2 饱和量，余量分 2 次，8 小时内进入。由于地高辛阻滞房室结传导，加速旁道前传，可能引发心室纤颤，故在心室预激 WPW 型中使用应慎重。β 受体阻滞剂可减慢房室结传导速度，在新生儿室上性心动过速治疗中很安全，尤其是静息心电图有 WPW 表现者，但因其负性肌力作用，在心室功能不全的新生儿应慎用。除了地高辛和 β 受体阻滞剂外，药物治疗也应个体化，因人而异。维拉帕米因其负性肌力作用禁用于新生儿。普鲁卡因胺是 ⅠA 类抗心律失常药物，普遍用于新生儿室上性心动过速的治疗，它有负性肌力作用和舒张血管的作用，静脉

用药时尤其明显，静脉（5~15mg/kg）注射时间应少于 30~45 分钟，还应根据患儿心功能表现，对输注速度和追加剂量进行个体化调整。胺碘酮是Ⅲ类抗心律失常药物，对新生儿室上性心动过速治疗有效，静脉用量通常为 5mg/kg，维持 30~60 分钟，同时要密切观察因急性血管扩张而导致的低血压。慢性期口服胺碘酮，因半衰期较长，新生儿至少需 2~3 周或更长时间才能达到药物有效浓度。胺碘酮不良反应有光敏现象、甲状腺功能减低、甲状腺功能亢进、肝炎和药物性心律失常。

以上药物静脉注射时必须同时做心脏监护，如无监护条件可一边推注一边进行心脏听诊，一旦心率突然下降转为窦性心律应即刻停止推药，以防发生心跳骤停。刺激迷走神经可以与药物，尤其是洋地黄配合进行，有时刺激迷走神经无效给予洋地黄后，再进行刺激能成功转律。对有严重传导阻滞的患儿，以上药物要慎用。

2. 心房扑动

通常由位于腔静脉口或三尖瓣口处的心房内单个折返灶引起。心房率大约在 240~300 次 / 分，在Ⅱ、Ⅲ、AVF 导联可见"锯齿形"F 波，房室传导比例多为 2∶1，对血流动力学变化无明显影响。有心房扑动的新生儿多不伴有器质性心脏病。与其他折返性室上性心动过速类似，经食管超速起搏治疗效果良好，有自愈可能。对单纯性房扑患儿进行长期随访的结果发现，预后大多良好，急性或慢性期均不需要地高辛治疗（图 45-12）。

3. 自律性房性心动过速（automatic atrial tachycardia，AAT）

是由于心房内微小兴奋灶自律性增强所致，房室结或心室肌不参与其传导，AAT 频率快于窦性心律，有温醒期和冷却期，P 波电轴不同于窦性心律。当异位兴奋灶靠近窦房结，P 波电轴可能与窦性节律相同，可伴有不同程度的房室传导阻滞。患儿多无器质性心脏病，无休止的自律

性房性心动过速有可能演变为心肌病。幼儿自行消退率约为 78%。6 个月后的婴儿常自行消退（图 45-13）。

治疗的目的是减慢心室率，而不是试图将这种心律失常转为窦性心律。地高辛对控制此类心动过速常无效，普萘洛尔对部分患者有效，而胺碘酮对大多数患者可起到有效控制心率的作用。心房超速起搏（例如：经食管、静脉起搏）使房性心动过速转为一致的 2∶1 房室传导阻滞，能够减慢心室率。不能进行射频消融的患者，唯一的治疗途径是长期口服药物，Ⅰc 类（如氟卡因）和Ⅲ类抗心律失常药物（如胺碘酮）普遍有效（近 75%）。

4. 紊乱性房性心动过速（chaotic atrial tachycardia，CAT）

心电图上 P 波至少有 3 种形态（图 45-14），并且较 AAT 更难终止其发作。由于 P-P、P-R 及 R-R 间期变化，其节律无序不规则，心房率可从 120 次 / 分至 270 次 / 分，同时可合并房扑和房颤。紊乱性房性心动过速多见于正常的心脏，也可见于先天性心脏病修补术后和一部分有先天性心脏缺损的婴幼儿。持续性的心动过速可引起充血性心力衰竭。刺激迷走神经、静脉使用腺苷对紊乱性房性心动过速无效，直流电复律也不能终止其发作。药物治疗通常是控制心室率，胺碘酮或氟卡因疗效好，常需联合用药。大部分患者在生后一年内自行消失。

5. 新生儿室性心动过速（ventricular tachycardia，VT）

新生儿室性心动过速多为特发性，预后良好。通常为常规检查时偶然发现，有时被误认为室上性心动过速。新生儿室性心动过速合并有电解质紊乱、心肌梗死、心肌炎、心肌病、长 Q-T 间期综合征、心脏肿瘤等病情则多较严重，有原发病的临床表现。由于室性心动过速，致心输出量降低，可有心源性休克及心力衰竭的表现。患儿面色苍白、心音低钝、血压下降、末梢循环不

良，也可出现心源性脑缺血、惊厥、昏迷等。

心电图表现：出现连续 3 个以上室性早搏，发作时间超过 30 秒为持续性室性心动过速；24 小时 Holter 监测室性心动过速出现大于 10% 则为连续性室性心动过速；心率超出平均窦性心率 20% 的室性心动过速为加速性心室自主节律（accelerated idioventricular rhythm，AIVR）。没有相关结构性心脏疾病的室性心动过速为特发性室性心动过速。室性心动过速心室率一般在 200 次 / 分以下，对早搏为多型性的室性心动过速者，需要仔细观察 Q-T 间期，详细了解家族史，特别是晕厥、耳聋、癫痫发作、溺水或猝死等病史，测量心电图无室性早搏处的校正后的

Q-T 间期（如 II 导联），在儿童正常值小于 450 毫秒（图 45-15）。

新生儿加速性室性自主心律（AIVR）频率不超过正常窦性心律 10~20 次 / 分，通常与正常窦性节律交替（图 45-16）。少有临床症状或血流动力学改变，可自行缓解。加速性室性自主心律在剖宫产儿中的发生较为多见，可能与生产时麻醉或难产有关。在生后一周内有自然消退的趋势，预后良好，无需药物治疗。加速性室性自主心律合并先天性完全房室传导阻滞或合并心肌缺血则预后不良。

特发性室性心动过速预后良好，于生后一年内可自行缓解，左束支型室性心动过速（假定

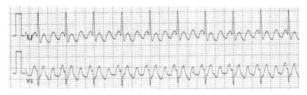

图 45-12　心房扑动

28 日龄，无不适症状婴儿。心电图示心室率 102 次 / 分，P 波消失，代之 F 波，频率 310 次 / 分，房室传导比例为 3 : 1

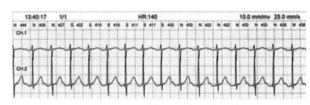

图 45-13　自律性房性心动过速

第 3~8 个心搏频率略快于窦性心律，P 波电轴与窦性节律相同，P-R 间期延长

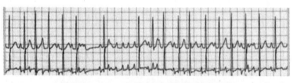

图 45-14　紊乱性房性心动过速

23 日龄婴儿，无器质性心脏病。图中可见 P' 波形态有 3 种以上形态，P'-P'，P'-R，R-R 间期不定，并可见 F 波，频率约 333 次 / 分

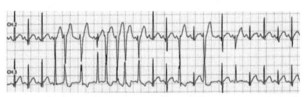

图 45-15　室性心动过速

18 日龄婴儿，患有先天性心脏病。第 4 个至第 11 个心搏为成串出现的室性期前收缩，联律间期不等，为阵发性室性心动过速。其后第 14 与第 16 个为室性期前收缩

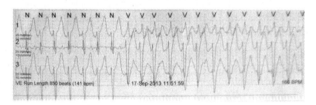

图 45-16　室性心动过速

8 日龄婴儿。室性心律与窦性节律交替出现，频率接近窦性心律或稍快。考虑为新生儿加速性室性自主心律

为右室来源）较右束支型室性心动过速者自愈率高，多无需要抗心律失常药物治疗。

药物治疗：在存在心肌肿瘤或结构性心脏病相关的持续室性心动过速、无结构性心脏病但有心律失常的临床症状情况下应予以药物治疗。与室上性心动过速治疗相似，但腺苷和地高辛禁用。静脉使用利多卡因〔最大药物剂量1mg/kg，速度为20~50μg/（kg·min）〕对新生儿室性心动过速治疗效果显著。对于合并肾衰者，利多卡因的药物剂量应根据患儿肌酐清除率予以调整。用胺碘酮、普鲁卡因胺和β受体阻滞剂治疗新生儿室性心动过速也有效果。钙通道拮抗剂应避免使用，因其有低血压、心肌抑制和心脏停搏的危险。对任何有心律失常且血流动力学紊乱的患儿，电击复律（1~2J/kg）和呼吸支持为首选治疗。由于室速有转变为室颤的可能，因此任何新生儿存在宽QRS波的心动过速，首先应按照室速处理。多数情况下，有宽QRS波的心动过速为室速，但也常有将室上性心动过速合并差异性传导误诊为室性心动过速的情况。

总之，胎儿和新生儿的心律失常从良性单纯的房性早搏到恶性多形性室性心动过速，范围较广。由于新生儿心律失常大多数无症状，且窦房结以及心脏传导系统在生后有一个继续发育的过程，故大多数不需要特殊治疗，尤其是一过性良性心律失常大多可在生后一年内可以自行消失，且预后良好。此外，新生儿心律失常大多受原发病影响，大部分随原发病好转而消失，所以无症状者一般不需要特殊治疗。对室上性心动过速、频发多源性室性早搏者则需考虑用抗心律失常药物；有先天性心病者应尽快手术矫治，有利于心律失常治愈。对于原发病的治疗要比对心律失常本身的处理更为重要，如保持母亲怀孕期间的健康、抗感染、纠正水、电解质紊乱、慎用某些容易引起心律失常的药物和及时纠正心脏本身疾病等。抗心律失常治疗方案取决于多种因素，包括心律失常的类型、心室率、有无并器质性心脏病，以及患儿的临床表现。

（田 宏）

参考文献

1. Janette F, Strasburger. Fetal arrhythmias. Prog Pediatr Cardiol, 2000,11:1-17.

2. Patrizia Verganl, Eloisa Mariani , Elena Ciriello,et al. Fetal Arrhythmia: N atural History and Mangement. Ultrasound in Med. & Biol, 2005,31: 1-6.

3. Olus Api, Julene S,Carvalho. Fetal dysrhythmias.Best Pract Res Clin Obstet Gynaecol, 2008, 22: 31-48.

4. Christopher Wren. Cardiac arrhythmias in the fetus and newborn.Semin Fetal Neonatal Med, 2006,11: 182-190.

5. Boyle R . Effects of certain prenatal drugs on the fetus and newborn. Pediatr Rev, 2002, 23:17-24

6. Miller MS, Shannon KM, Wetzel GT. Neonatal bradycardia .Prog Pediatr Cardiol, 2000,11:19-24.

7. Jeffrey P, Moak. Supraventricular tachycardia in the neonate and infant. Prog Pediatr Cardiol, 2000,11:25-38.

8. Anjan Batra, Michael J, Silka. Ventricular arrhythmias. Prog Pediatr Cardiol, 2000,11:39-45.

9. Anne Dubin. Antiarrhythmic drug therapy in the meonate. Prog Pediatr Cardiol, 2000,11:55-63.

10. Mitchell I ,Roy Jedeikin. Arrhythmias in the Fetus and Newborn. Avery's Diseases of the Newborn , 2005,873-887.

第四篇

其他

第四十六章
胎儿心脏肿瘤

心脏肿瘤指起源于心内膜、心肌、心包等部位的新生物，包括原发和继发两类。无论成人、儿童、以及胎儿期心脏肿瘤均为少见病。普通人群心脏原发肿瘤发生率约为 0.0017%~0.33%，成人以黏液瘤为主（占 77%），其次为肉瘤（占 10%），横纹肌瘤、纤维瘤、横纹肌肉瘤、血管瘤、脂肪瘤，分别占 2%~3%。黏液瘤、脂肪瘤、乳头状瘤、肉瘤和转移性肿瘤，通常不存在于胎儿。小儿及胎儿时期心脏肿瘤极少见，尸检结果显示小儿心脏肿瘤约占 0.0017%~0.28%，其中横纹肌瘤最为常见，其次为纤维瘤、黏液瘤等，恶性肿瘤以肉瘤为多。一项婴幼儿和儿童的研究显示心脏肿瘤发生率为 0.027/11 000 尸体解剖（11 000 个尸检中可发现 0.027 个）。一个单一医疗机构 20 年的回顾性分析显示，儿童心脏肿瘤占所有患者的 0.08%。另一儿童研究报道，横纹肌瘤、纤维瘤和畸胎瘤三种占全部心脏肿瘤的

97%。依次为 60%、25% 和 12%。胎儿心脏肿瘤发生率为 0.14%，首例胎儿心脏肿瘤于 1982 年报道。一项多中心研究报道与婴儿、儿童相同，胎儿心脏肿瘤最常见的也是横纹肌瘤，发生率为 89%，其次是纤维瘤和血管瘤。另一多中心的回顾性研究的报道中显示，89 例胎儿肿瘤，其中 64 例（占 72%）为横纹肌瘤，其次为畸胎瘤、纤维瘤和血管瘤。

胎儿超声成像技术的发展提高了妊娠早期胎儿心脏异常的诊断和随访能力。产前心脏肿瘤可以表现为一个孤立的心脏团块，或伴有胎儿心律失常、心包积液、胎儿水肿。先进的成像技术包括三维（3D）超声和心脏磁共振成像也已用于诊断新生儿和儿童的心脏肿瘤。这些技术为胎儿心脏肿瘤的鉴定和诊断提供了更好的保证，目前胎儿心脏超声的清晰图像，使心脏肿瘤胎儿期诊断成为可能（图 46-1）。

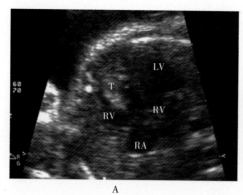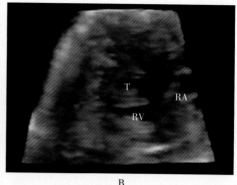

图 46-1　心脏右心室肿瘤胎儿超声心动图

A．心脏右心室肿瘤的二维（2D）胎儿超声心动图。B．同一肿瘤的三维（3D）超声心动图成像。清晰的显示
出肿瘤与三尖瓣粘连。RA—右心房；LV—左心室；T—肿瘤

一、胎儿心脏肿瘤的诊断及干预策略

（一）胎儿超声心动图在心脏肿瘤诊断中的应用

产科常规超声扫描心脏异常或存在胎儿心律不齐是转诊胎儿心脏超声并发现胎儿心脏肿瘤的主要原因。其他相关因素还有胎儿水肿、心包积液或结节性硬化症家族史。

因为心脏肿瘤的特点，所以必需完成详细、完整的胎儿超声心动图的检查评估及随访。

1. 对心脏结构及占位性病变的评估

首先确定是否有先天性心脏疾病或继发于心脏异常的心脏血流动力学的改变。对肿瘤的描述包括肿瘤大小、数量，位置、超声显像特点及血流动力学的影响。肿瘤可以是单个或多个，应明确其位置是在心脏内、间隔内、心包内或心脏外。比较可疑肿瘤团块与外围结构的超声回声强度，并描述团块是均质性的还是非均质性的，是血管性的还是囊性的，肿瘤边缘是否光滑，形状是不规则形或呈分叶状。需测量肿块的大小，以便对肿块进行连续的跟踪随访，了解肿瘤的变化，即增大还是消退。

2. 对肿瘤血流动力学影响的评估

评价心脏大小、心胸比例、心功能及心包积液、胸腔积液，以判断肿瘤是否影响了胎儿心脏功能（图 46-2）。应采用多普勒评价心脏流入及流出道血流，包括房室瓣、半月瓣及静脉、动脉流入和流出心脏的血流是否存在关闭不全或梗阻（图 46-3）。下腔静脉或静脉导管反流频谱预示胎儿水肿的可能，下腔静脉波形降低可能提示胎儿心脏衰竭（图 46-4）。

3. 对胎儿心律及心率的评估

心脏肿瘤可导致心律失常，因此胎儿心率和心律应该通过多普勒流入或流出信号及 M 型超声心动图进行分析（图 46-5）。如果发现心动过速或心律异常，应对其进行密切观察以评估其节律异常是否有临床意义，并判断干预措施。胎儿心律问题应由产科医生、小儿心内科医生、超声科医生共同商定。

孕期应对肿瘤的生长或消退，对心脏血流动力学的影响，心律失常和心功能进行随诊。三维超声成像可以提供更好的空间分辨率及多平面结构评估，在评价心脏肿瘤大小和血流动力学影响方面是非常有价值的。随着图像采集速度增快，将有可能更广泛地应用于胎儿超声检查（图46-6，图 46-7）。

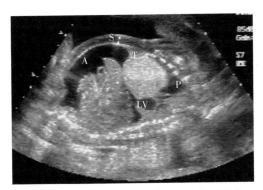

图 46-2　左心室游离壁横纹肌瘤超声图像

超声图像显示位于左心室游离壁巨大横纹肌瘤的胎儿心包和胸腔积
液，腹水及皮肤水肿。A—腹水，P—胸腔积液，S—皮肤水肿

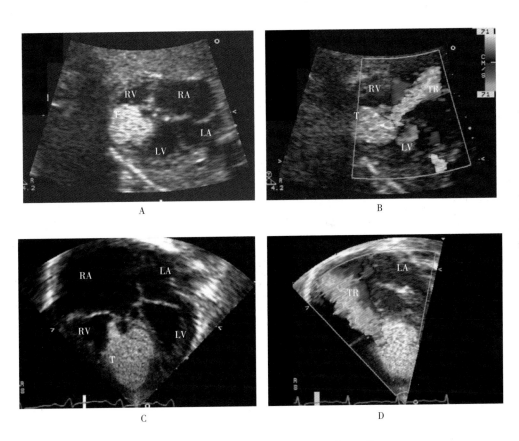

图 46-3　右心室肿瘤的胎儿超声心动图图像

A. 右心室肿瘤的胎儿超声心动图图像；B. 彩色多普勒成像显示胎儿三尖瓣重度关闭不全；C. 生后肿瘤的二维超声
心动图图像；D. 彩色多普勒成像显示新生儿三尖瓣重度关闭不全。 LA—左心房；RA—右心房；LV—左心室；
RV—右心室；TR—三尖瓣反流

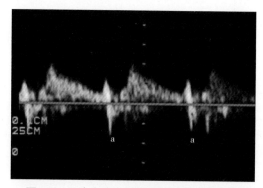

图 46-4　右心房心脏肿瘤多普勒超声图像

一巨大右心房心脏肿瘤胎儿的下腔静脉多普勒超声图像，注意心房收缩减退和倒转的波形。a—心房收缩

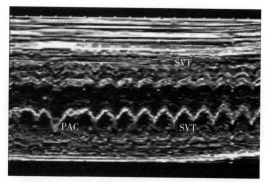

图 46-5　心房肿瘤的胎儿 M 型超声心动图

显示一个房性期前收缩（PAC）导致的室上性心动过速（SVT）

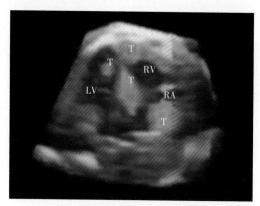

图 46-6　多发横纹肌瘤三维超声成像

三维胎儿心脏超声成像显示右心房、右心室、左心室和间隔的多发横纹肌瘤 RA—右心房，RV—右心室，LV—左心室，T—肿瘤（引自文献 Bar-Cohen Y, Sklansky Ms, Silka MT,et al. Images in cardiovascular medicine. Neonatal tuberous sclerosis and multiple cardiac arrhythmias. Circulation, 2007, 115:e395-397. ）

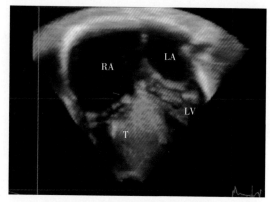

图 46-7　产后三维心脏超声成像显示心脏右心室横纹肌瘤

肿瘤与三尖瓣粘连（与图46-3为同一患者）。LA—左心房；RA—右心房；LV—左心室；T—肿瘤

（二）磁共振成像在胎儿心脏肿瘤诊断的应用

现在胎儿磁共振成像（MRI）正逐步频繁地应用于临床。但是由于心脏的运动和无法成像心率，磁共振成像的心脏成像临床应用仍有限。有报道胎儿心脏肿瘤的磁共振成像是可能的，但得到的图像并不优于超声心动图图像。磁共振成像相对于超声有几个优势，即它具有不因穿透组织减弱声波成像的能力，有三维重建及体积计算的功能，并可以进行追踪。随着技术的发展，磁共振成像在评估胎儿心脏和胎儿心脏肿瘤中会有更大空间。

（三）其他注意事项和家庭指导

应进行全面的产科超声波扫描以筛查胎儿心脏肿瘤。羊膜腔穿刺术时应考虑是否存在其他的胎儿异常。如果有心脏肿瘤或肿瘤有横纹肌瘤的特点，家庭成员应该进行结节性硬化症（tuberrous sclerosis complex, TSC）的排查。胎儿的磁共振成像有助于排查脑占位性病变和其他结节性硬化症的系统性异常。一项研究中显示，8 例横纹肌瘤的胎儿中 5 例有高信号 T_1 加权图像的大脑室管膜下皮质异常和皮质结节（图46-8）。

应充分告知准父母，胎儿超声诊断结节性硬化症的局限性。有病例报告，诊断为心脏横纹肌瘤但又不能排除结节性硬化症的可能而选择了终止妊娠，但是，尸检病理不足以排除横纹肌营养不良性钙化。此外，结节性硬化症有各种变化形式，有些患儿可出现严重的神经系统和肾功能异常，而其他相对不受影响。心脏横纹肌瘤可以是结节性硬化症在胎儿时期的第一个识别标记，然而，它们的存在与其他器官受累的程度无明确关系，有些最终也不明显。但是，无可质疑的是结节性硬化症50%以上伴有心脏横纹肌瘤，胎儿期横纹肌瘤更多见，是结节性硬化症的主要标志。而结节性硬化症是一种临床表现为多系统受累的常染色体显性遗传性疾病，是位于染色体9q34和16p13.3的 *TSC1*、*TSC2* 两个抑癌基因突变，其机制是导致mTOR（哺乳动物雷帕霉素靶蛋白）信号通道激活，形成心脏横纹肌瘤在内的多器官错构瘤，虽然有报道，胎儿时期横纹肌瘤有随胎龄增长消退的倾向，报道18%~80%的横纹肌瘤在婴儿、儿童早期完全消失，且发现年龄小，瘤体小易消失，但其预后复杂难以预料的临床特点，应向胎儿的家属阐明。

（四）宫内干预策略及转归

如果胎儿无症状和没有证据证明胎儿水肿或胎儿窘迫，临床只随访不进行干预。对胎儿的评估包括监测胎儿的健康情况，如胎儿生长、羊水量、胎儿水肿等。胎儿超声心动图评估肿瘤的大小、血流动力学影响、心律失常及心脏衰竭。需判断心脏结构的异常是否继发于肿瘤位置对心脏血流动力学的影响，一个胎儿横纹肌瘤病例，胎儿时期发现二尖瓣流入及左心室流出道受阻，但右心室流出道通畅，左心房压力升高引起卵圆孔双向血流，继发性左心室轻微扩大，主动脉细小，且并存主动脉缩窄，证明胎儿时期经瓣膜和血管的血流可以影响心脏结构的异常（图46-9）。另一病例，肿瘤压迫左、右心室流出道，尽管有足够大的卵圆孔，但心室血液流出心脏梗阻，导致心输出量不足和心房、下腔静脉压力过高，致胎儿水肿、早产和出生后死亡（图46-10）。第三个病例，右心房中大的肿瘤导致体静脉回流受阻，腔静脉压升高致早期胎儿水肿征象，妊娠后期观察到肿瘤周围的血流方向发生改变，使胎儿水肿未再加重（图46-11）。胎儿肿瘤压迫窦房结可引起宫内及产后的心动过缓，需与胎儿宫内窘迫鉴别。

胎儿心脏肿瘤导致的血流动力学影响可以发生在妊娠的任一时期，取决于肿瘤的大小和位置。胎儿心脏肿瘤对血流动力学的影响直接关系到胎儿出生后的存活率，如果阻碍血液流量和（或）

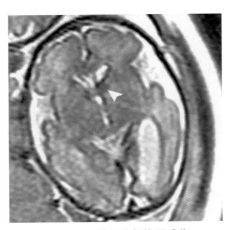

图46-8 胎儿头颅核磁成像

一例有心脏横纹肌瘤的胎儿头颅核磁成像，显示脑内可见结节斑块（箭头所示）

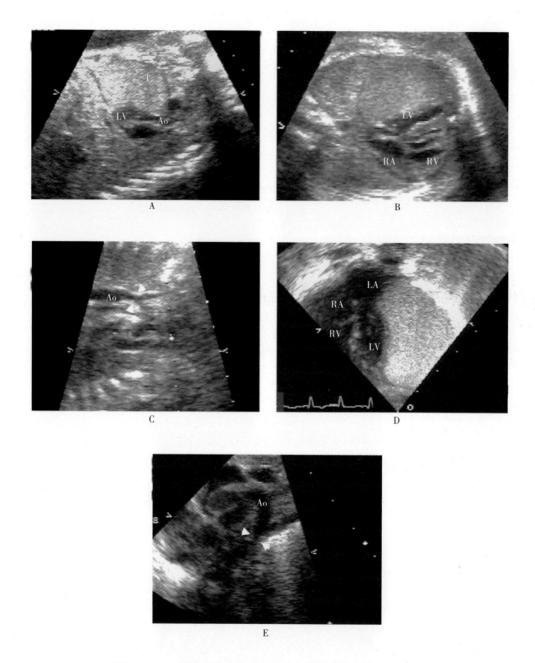

图 46-9　一例胎儿肿瘤导致血流动力学影响的心脏继发改变

A. 超声心动图显示胎儿心脏肿瘤压迫左心室的横切面图像；B. 横轴切面显示肿瘤压迫左心室；C. 超声心动图显示胎儿主动脉缩窄（如箭头所示）；D. 产后超声心动图显示肿瘤压缩左心室；E. 产后超声心动图显示弓离断。Ao—主动脉；LA—左心房；RA—右心房；RV—右心室；LV—左心室；T—肿瘤

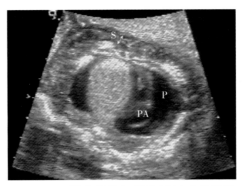

图 46-10　胎儿超声心动图示巨大心脏肿瘤
导致左、右心室流出道梗阻

P—胸腔积液；S—皮肤水肿（与图 46-2 为同一胎儿）；
RA—右心房

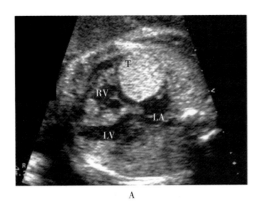

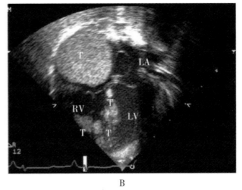

图 46-11　巨大右心房肿瘤

A. 胎儿超声心动图示巨大右心房肿瘤，注意扩张的右心房和心包积液；B. 产后超声心动图显示该肿瘤，需要注意
的是图像显示右心室多个肿瘤，应诊断为多发横纹肌瘤和结节性硬化症。RV—右心房；LA—左心房；T—肿瘤

早期发现胎儿受到危害，估测影响预后，则需提前分娩。如果出生后仍存在血流梗阻，需及时手术治疗。

由于一些胎儿肿瘤的自然消退，不必对只有轻微症状的胎儿积极干预，只须密切追踪随访，如果有心包积液，特别是在心包血管瘤或畸胎瘤的情况下，羊水可能减少甚至分娩延迟。已经报道与胎儿肿瘤相关的快速性心律失常，经胎盘地高辛治疗是有效的。其他抗心律失常的制剂，如：氟卡尼或索他洛尔也可以考虑。胎儿心脏肿瘤可以导致不可逆的心脏功能衰竭、胎儿死亡。如胎儿有此种可能，可以考虑提前分娩，手术切除肿瘤或部分肿瘤以解除肿瘤的血流动力学

不良影响。分娩的医院应具备婴儿体外膜肺氧合（ECMO）和心脏外科的条件。

总体而言，心脏肿瘤的诊断虽然改善了胎儿生存状态，但是，转归则取决于肿瘤的类型和其对胎儿血流动力学的影响。最近一个 224 例胎儿和新生儿心脏肿瘤文献荟萃分析显示，即使最近几年胎儿肿瘤转归有所改善，但死亡率仍然很高，只有 55% 存活。89 例胎儿肿瘤产前诊断，存活率 66%，而产后明确诊断，生存率仅 47%。生存率取决于肿瘤的类型和大小，也与调查方式相关。胎儿血管瘤存活率最高，为 83%；胎儿横纹肌瘤存活率 67%；胎儿纤维瘤存活率最低，只有 50%。

二、胎儿心脏肿瘤

（一）横纹肌瘤

横纹肌瘤是最常见的心脏肿瘤，占胎儿心脏肿瘤的64%~89%。横纹肌瘤常在产科超声常规检查，胎儿心律失常或评估结节性硬化症家族史过程中发现。大部分横纹肌瘤位于室间隔或左、右心室游离壁，偶见于房室沟附近、乳头肌或心房。横纹肌瘤通常是多个、平滑或呈分叶状。超声心动图检查示横纹肌瘤与周围心肌呈等回声或略强回声。约50%的横纹肌瘤在心腔内，可能会导致流入或流出道梗阻，心律失常和预激综合征。

横纹肌瘤的体积在胎儿时期往往会增大，但出生后会变小。在宫内心脏横纹肌瘤的演进过程和退化过程是无法很好界定的。有文献报道妊娠20周的胎儿心脏超声是正常的，但之后的超声检查却显示存在肿瘤。在另一项研究中，对9个伴横纹肌瘤的胎儿进行长期随访，发现67%胎儿较小的肿瘤随着孕周增加而增长，直到30~32周后才趋于稳定，直到足月分娩。余下的33%胎儿中，较大的肿瘤不成比例增长并出现另外小的肿块，个别肿瘤导致流出道梗阻。出生时，横纹肌瘤或至少部分横纹肌瘤会缩小或消退。在整组中81%被诊断为结节性硬化症，其中包括4个被终止妊娠的胎儿。这些表明，胎儿横纹肌瘤发生和成长过程中在子宫内环境中的母体激素或其他因素可能发挥了作用。横纹肌瘤是否在孕早期即存在，或因太小无法被检测到，或因只在孕晚期生长，目前尚不清楚。有报道，出生时诊断有横纹肌瘤的婴儿，以后超过一半自发消退。因此，横纹肌瘤有胎儿发病率最高，其次为新生儿、婴儿，成人发病率明显减低的特点。

1.病理

胎儿横纹肌瘤为灰白色、边界清楚、没有包囊的良性肿瘤。它们以各种形状和大小出现在心脏中。分黏液型和中间型两种。前者含有原始的小圆形、卵圆形、梭形的间叶细胞及细长的、大小形态较一致的嗜伊红肌细胞，横纹罕见。细胞核小、卵圆形、轮廓光滑、染色质均匀一致，核仁不明显。细胞之间有大量的黏液基质。后者由分化较好的横纹肌细胞组成。细胞呈宽条带状，含有丰富的嗜伊红性胞质，核空泡状，位于中央，横纹很常见，细胞内有丰富的糖原，常呈空泡状。原始间叶细胞或黏液样基质不明显或缺如。

2.结节性硬化症

横纹肌瘤和结节性硬化症之间相关密切。有报道多发横纹肌瘤的胎儿中100%存在结节性硬化症，单个肿瘤的胎儿50%没有家族史。结节性硬化症的症状包括智力低下，癫痫发作，大脑和内脏器官的错构瘤结节样畸形，皮肤色素减退，大多有家族遗传性特点。当产前诊断胎儿心脏肿瘤并高度怀疑横纹肌瘤时，必须仔细寻找其他小肿瘤是否存在，因为这对胎儿预后有重大影响。尽管有研究显示50%有多发横纹肌瘤的患者有其他脏器受累，尤其是神经系统，但毕竟心脏横纹肌瘤和结节性硬化症之间的关系尚不十分清楚。有法洛四联症，左心发育不良综合征等先天性心脏病中发现并存结节性硬化症的报道。结节性硬化症是一种常染色体显性遗传疾病，主要与两个抑癌基因突变相关，一个位于9号染色体9q34上称TSC1（OMIM 191100），另一个位于16号染色体16pl3.3上称TSC2（OMIM 191092）。TSC1有23个外显子，其中第3个到第23个外显子编码序列，编码产物为1164个氨基酸组成的分子量为130KD的错构瘤蛋白（hamartin）；TSC2有41个外显子，编码产物为1784个氨基酸组成的分子量为198KD的马铃薯球蛋白（tuberin）。目前，产前基因检测可用于那些已明确存在致病基因且曾有患该病的家庭成员的胎儿遗传学咨询。可在孕10~12周行绒毛膜取样或孕15~18周行羊膜穿刺取样进行胎儿细胞DNA检测。没有家族史的情况下，如果存在多个心内横纹肌瘤亦可诊断结节性硬化症。

3.治疗及转归

早期有报道称患横纹肌瘤的婴儿血流动力学异常率及新生儿死亡率均很高，一项研究报道6个月龄和一周岁的死亡率分别为50%和80%。因此，曾有一段时间鼓励积极外科治疗。最近有报道认为横纹肌瘤对血流动力学影响极小，甚至可能自行消退，包括宫内消退。可能是近年来诊断水平的提高检出了更多轻型患者，而这些患者以往是被漏诊的。另外，近几年来对该病的早期诊断及手术方法的进步也使预后显著改善。一项20例胎儿心脏横纹肌瘤的回顾性研究中，1例胎死宫内，1例终止妊娠，18例存活，没有胎儿宫内心血管损害或胎儿水肿。分娩中，18例中10例出现了异常心电图，9例出现了心律失常。其中3例接受左心室流出道梗阻手术，1例患儿接受心力衰竭治疗。另一项研究分析了多篇文献，57例产前诊断为横纹肌瘤的胎儿中，67%存活。值得注意的是，7例为死胎，46例患有结节性硬化或有该病的家族史。

大多数研究中心对诊断为横纹肌瘤的胎儿都采取不干预的保守治疗，除非有血流动力学异常。肿瘤体积大，位于腔内或导致心律失常或梗阻的患儿更容易出现心血管损伤，对这些胎儿应密切随访。患儿出生后，根据肿瘤的大小、位置、对纵隔内结构的压迫及肿瘤致心律失常的可能，进行评估，采用相应的治疗。心律失常一般可以药物治疗，如果需要，亦可以切除肿瘤。出现流入道或流出道梗阻需及时手术治疗。

（二）纤维瘤

在一项多中心研究中，纤维瘤占胎儿心脏肿瘤的5%。另一项回顾性研究中，纤维瘤在胎儿的发病率为7%。纤维瘤一般是在产科超声检查中意外发现或作为胎儿心律失常的参考诊断。纤维瘤多数为单发，典型病例常位于左心室心肌或室间隔。也可出现于右心室，偶尔位于右心房。超声可见肿瘤为均质回声，因而与横纹肌瘤不易鉴别。肿瘤中央可能发生囊性变性或钙化，所以也可见质地不均。曾有报道伴发心包积液。纤维瘤可导致流入道或流出道梗阻、心力衰竭、室上性或室性心律失常。纤维瘤与先天性心脏病及其他遗传疾病无关。亦有报道3%的Gorlin综合征患儿有心脏纤维瘤，Gorlin综合征也称痣样基底细胞癌综合征，是一种体细胞显性遗传病，与PTC基因的胚系发生突变有关，该病有肿瘤发生倾向。

1.病理

纤维瘤为圆形、无包膜、坚硬、白色肿瘤，多为孤立性。纤维瘤瘤体巨大，直径4~7cm。组织学显示为由纤维母细胞、胶原纤维及弹性组织构成的良性病变。肿瘤中央常见多发钙沉积，约20%。

2.转归

胎儿纤维瘤预后不良。一项多篇文献研究中，57例产前诊断为纤维瘤的胎儿中仅50%存活，全组胎儿及新生儿只有29%存活，17名新生儿进行了手术，4名接受了心脏移植。未行手术治疗的患儿全部死亡，死亡原因多是心律失常和心力衰竭。1/3患儿因肿瘤浸润了室间隔和传导系统伴有室性心律失常，偶因恶性心律失常发生心源性猝死。该组患儿的手术方法各异，如果技术可行，肿瘤全切术效果较好。

（三）血管瘤

血管瘤在胎儿和儿童中并不常见。一项研究表明，经胎儿超声心动图诊断的心脏肿物中血管瘤只占5%。多个报道的回顾性调查同样显示血管瘤的发生率为7%。血管瘤好发于心底或靠近右心房，亦可以在心包、心肌及心室腔内。血管瘤常因部分突入心室腔内而导致梗阻或者心包积液。心脏常因肿瘤挤压而向左半胸移位。血管瘤也可侵犯房室结，表现为不同程度的房室传导阻滞。血管瘤表现为混合型回声，反应了不同时期组织和血栓的内皮细胞。

1. 病理

血管瘤为良性肿瘤，有两种临床和组织学类型：毛细血管瘤及海绵状血管瘤，均可发生于胎儿心脏。毛细血管瘤由小静脉管道组成，可以贯穿心脏包膜。组织学检查显示为薄壁的毛细血管聚集。海绵状血管瘤由大的血管组成，肿瘤内部可以见到血栓、中央坏死及钙化。

2. 转归

胎儿和婴儿的血管瘤的预后要比绝大多数肿瘤预后好。血管瘤的危害主要表现在血流动力学及心包积液方面，因此，患者出生后常需要外科治疗。在一项大的回顾性研究文献报道中显示，胎儿血管瘤的存活率为83%，在心脏良性肿瘤中存活率最高。这项研究也提示最常见的临床表现为心包积液，为防止心脏填塞需进行心包引流。血管瘤出生后有自然消退倾向，因此，只有出现严重影响时才需要进行干预。

（四）畸胎瘤

大部分畸胎瘤发生于心脏外、心包内、主动脉弓及肺动脉根部，心内畸胎瘤罕见。一项大样本回顾性研究提示畸胎瘤在心脏良性肿瘤中的发病率为第二位，占23%。畸胎瘤在超声检查中显示混合型回声，反应了肿瘤的不均质性。畸胎瘤常有心包积液，大部分畸胎瘤可以导致非免疫性胎儿水肿或婴儿时期梗阻性呼吸困难。

1. 病理

畸胎瘤一般为良性，但也有恶性畸胎瘤。它一般表现为孤立的、质硬的、囊内的肿瘤，包括黏液间质内囊肿。心包内畸胎瘤包括来自三个胚芽层的早期胚胎组织。内胚层包括：肌肉、透明和弹性软骨；中胚层包括：支气管、胰腺、小肠及唾液腺；外胚层神经上皮组织包括脉络膜丛及眼睛。

2. 转归

一多中心研究指出，胎儿及婴儿畸胎瘤的生存率在良性心脏肿瘤中占第二位，为75%。产前诊断的畸胎瘤生存率相对较低，与横纹肌瘤相似，为65%。值得提出的是，产前诊断的畸胎瘤胎儿，20个有6个死胎，这部分占死亡率的86%。畸胎瘤的外科切除率为78%，即40个患者中31个手术治疗，仅1例治疗无效。这个研究与其他研究结果相似，即胎儿时期诊断的畸胎瘤预后较差。值得注意的是，畸胎瘤可并发心包积液，如果临床症状严重需行宫内或产后心包引流。

（五）胎儿心脏强回声点

尽管认为胎儿心脏内有强回声点为正常现象，但是对心脏内有该类表现的患儿仍需要进行评估，确认其是否为良性病变。左心室乳头肌的强回声多为良性。一项研究表明，在孕中期和孕后期，20%胎儿存在左心室强回声（图46-12）。该类良性强回声与肿瘤的强回声区别在于：该回声更小，更密集。心房内的强回声也多为良性。

1. 病理

宫内病理检查有诸多的局限性，研究所能证实的唯一组织病变是乳头肌矿物化。染色体异常见于（常见13、21染色体三倍体）进行活检的胎儿中，乳头肌钙化占15%，而染色体正常胎儿中该比例为2%。

2. 转归

通常，强回声体积不增加，也没有临床表现。

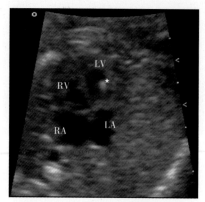

图46-12　胎儿心室内强回声点
胎儿超声心动图显示左心室内良性强回声（星号所示）

一项大样本前瞻性研究中，对 10 000 例胎儿进行心脏超声检查，1.6% 胎儿发现有强回声。该研究中，孤立性强回声多为良性，不增加胎儿染色体非整倍体异常的风险。非整倍体胎儿均有如下因素：产妇高龄（>35 岁），染色体筛查异常，和（或）其他超声标志。所以对具有高非整倍体风险且伴有强回声的胎儿，均应检测如上参数，进行非整倍体危险性的评估。近来母血胎儿 DNA 检测用于非整倍体筛查的临床应用值得关注。

原发性心脏肿瘤较为少见，一旦发现胎儿心脏内有强回声，均需进行密切随访。目前，检测心脏内肿瘤大小及特征的最常用方法为超声，其他较为先进的检查方法如三维超声和磁共振成像的应用尚受条件所限。对于心脏肿瘤的胎儿，一旦发现血流动力学异常和胎儿窘迫，应考虑进行干预。

（韩　玲　霍玉峰）

参考文献

1.Isaacs H . Fetal and neonatal cardiac tumors. Pediatr Cardiol, 2004, 25:252-273 .

2.McAllister HA Jr . Primary tumors of the heart and pericardium. Pathol Ann, 1979, 14:325-355 .

3.Silverman NA. Primary cardiac tumors. Ann Surg, 1980, 191:127-138 .

4.Nadas AS, Ellison RC. Cardiac tumors in infancy. Am J Cardiol, 1968, 21:363-366 .

5.Simcha A ,Wells BG, Tynan MJ ,et al. Primary cardiac tumors in childhood. Arch Dis Child, 1971, 46:508-514 .

6.Van der Hauaert LG.Cardiac tumors in infancy and childhood.Br Heart J, 1971, 33 :125-132 .

7.Heath D.Pathology of cardiac tumors. Am J Cardiol, 1968, 21:315-327 .

8.DeVore GR, Hakin S, Kleinman CS, et al. The in utero diagnosis of an interventricular septal cardiac rhabdomyoma by means of real-time-directed M-mode echocardiography. Am J Obstet Gynecol, 1982, 143:967-969 .

9.Holley DG, Martin GR,Brenner JI,et al. Diagnosis and management of fetal cardiac tumors: a multicenter experience and review of published reports. J Am Coll Cardiol, 1995, 26:516-520 .

10.De G etter B, Kretz JG,Nisand I,et al. Intrapericardial teratoma in a newborn infant: use of fetal echocardiography. Ann Thorac Surg, 1983, 6:664-666 .

11.Riggs T, Sholl JS , Ilbawi M ,et al. In utero diagnosis of pericardial tumor with successful surgical repair. Pediatr Cardiol, 1984, 5:23-26

12.Dennis MA, Appareti K, Manco-Johnson ML, et al. The echocardiographic diagnosis of multiple fetal cardiac tumors. J Ultrasound Med, 1985, 4:327-329.

13.Birnbaum SE, McGahan JP , Janos GG, et al. Fetal tachycardia and intramyocardial tumors. J Am Coll Cardiol, 1985, 6 :1358-1361.

14.Hoadley SD, Wallace RL, Miller JF ,et al. Prenatal diagnosis of multiple cardiac tumors presenting as an arrhythmia. J Clin Ultrasound, 1986, 14:639-643 .

15.Boxer RA, Seidman S, Singh S, et al. Congenital intracardiac rhabdomyoma: prenatal detection by echocardiography, perinatal management, and surgical treatment. Am J Perinatol, 1986, 4:303-305.

16.Lethiser RE, Fyfe D, Weatherby E, et al. Prenatal sonographic diagnosis of atrial hemangioma. Am J Roentgenol, 1986, 147:1207-1208.

17.Gresser CD, Shime J,Rakowski H, et al. Fetal cardiac tumor: a prenatal echocardiographic marker for tuberous sclerosis. Am J Obstet Gynecol, 1987, 156:689-690.

18.Rasmussen SL,Hwang WS, Harder J, et al. Intrapericardial teratoma ultrasonic and pathologic features. J Ultrasound Med, 1987, 6: 159-162.

19.Weber HS, Kleinman CS, Hellebrand WE, et al. Development of a benign intrapericardial tumor between 20 and 40 weeks of gestation. Pediatr Cardiol, 1988, 9:153-156 .

20.Cyr DR, Guntheroth WG, Nyberg DA, et al. Prenatal diag-nosis of an intrapericardial teratoma. J Ultrasound Med, 1988, 7:87-90 .

21.Alegre M, Torrents M, Carreras E, et al. Prenatal diagnosis of intrapericardial teratoma. Pediatr Diagn, 1990, 10:199-202 .

22.Wallace G, Smith HC, Rimmer S, et al. Tuberous sclerosis presenting with fetal and neonatal cardiac tumors. Arch Dis Child, 1990, 65:377-379.

23.Calhoun BC, Watson PT, Hegge F. Ultrasound diagnosis of an obstructive cardiac rhabdomyoma with severe hydops and hypoplastic lungs. J Reprod Med, 1991, 36 :317-319 .

24.Rheuban KS, McDaniel NL, Feldman PS, et al. Intrapericardial teratoma causing non-immune hydrops fetalis and pericardial tamponade: a case report. Pediatr Cardiol, 1991, 12:54-56.

25.Watanabe T, Hojo Y, Kozak T, et al. Hypoplastic left heart syndrome with rhabdomyoma of the left ventricle. Pediatr Cardiol, 1991, 12: 121-122.

26.Todros T, Gaglioti P, Presbitero P. Management of a fetus with intrapericardial teratoma diagnosed in utero. J Ultra-sound Med, 1991, 10:287-290.

27.Brand JM, Friedberg DZ. Spontaneous regression of a primary cardiac tumor presenting as fetal tachyarrhythmias. J Perinatol, 1992, 12:48-50.

28.Giacoia GP. Fetal rhabdomyoma: a prenatal echocardiographic marker of tuberous sclerosis. Am J Perinatol, 1992, 9:111-114.

29.Harding CO, Pagon RA. Incidence of tuberous sclerosis in patients with cardiac rhabdomyoma. Am J Med Genet, 1990, 37: 443-446.

30.Goh RH, Lappalainnen RE, Mohide PT, et al. Multiple cardiac masses in the fetus of a woman with tuberous sclerosis. Can Assoc Radiol J, 1995, 46:461-464.

31.Wu CT, Chen MR, Hou SH. Neonatal tuberous sclerosis with cardiac rhabdomyomas presenting as fetal supraven-tricular tachycardia. Jpn Heart J, 1997, 38:133-137.

32.Bader RS, Chitayat D, Kelly E, et al. Fetal rhabdomyoma: prenatal diagnosis, clinical outcome, and incidence of associated tuberous sclerosis complex. J Pediatr, 2003, 143: 620-624.

33.Lethor JP, De Moor M. Multiple cardiac tumors in the fetus. Circulation, 2001, 103:e55.

34.Groves AM, Fagg NLK , Cook AC, et al. Cardiac tumors in intrauterine life. Arch Dis Child, 1992, 67 : 1189-1192 .

35.Crawford DC,Garrett C, Tynan M, et al. Cardiac rhabdomyomata as a marker for the antenatal detection of tuberous sclerosis. J Med Genet, 1983, 20:303-312.

36.Bar-Cohen Y,Sklansky Ms, Silka MT, et al. Images in cardiovascular medicine. Neo-natal tuberous sclerosis and multiple cardiac arrhythmias. Circulation, 2007, 115:e395-397 .

37.Kivelitz DE, Muhler M, Rake A, et al. MRI of cardiac rhabdomyoma in the fetus. Eur Radiol, 2003, 14:1513-1516.

38.Chen CP, Liu YP, Huang JK, et al. Contribution of ultrafast magnetic resonance imaging in prenatal diagnosis of sono-graphically undetected cerebral tuberous sclerosis associ-ated with cardiac rhabdomyomas. Prenat Diag, 2005, 25:523-524.

39.Sonigo P, Elmauh A, Fermond L, et al. Prenatal MRI diagnosis of fetal cerebral tuberous sclerosis. Pediatr Radiol, 1996, 26:1-4.

40.Veldtman GR, Blackburn MEC, Wharton GA, et al. Dystrophic calcification of the fetal myocardium. Heart, 1999, 81: 92-93.

41.Lacey SR, Donofrio MT. Fetal cardiac tumors: prenatal diagnosis and outcome. Pediatr Cardiol, 2007, 28:61-67.

42.Thorpe JA, Gadt A, Gelatt M. Decompression of fetal car-diac tamponade caused by congenital capillary hemangioma of the pericardium. Obstet Gynecol, 2000, 968:16-17.

43.Schmaltz AA, Apitz J. Primary rhabdomyosarcoma of the heart. Pediatr Cardiol, 1982, 2:73-75.

44.Bosi G, Lintermans JP, Pelligrino PA, et al.The natural history of cardiac rhabdomyoma with and without tuberous sclerosis. Acta Pediatr, 1996, 85: 928-931.

45.Smythe JF, Dyck JD, Smallhorn JF, et al. Natural history of cardiac rhabdomyoma in infancy and childhood. Am J Cardiol, 1990, 66: 1247-1249.

46.Fesslova V, Villa L, Rizzuti T, et al. Natural history and long-term outcome of cardiac rhab-domyomas detected prenatally. Prenat Diagn, 2004, 24:241-248.

47.Fenoglia JJ, Mcallister HA Jr, Ferran VJ. Cardiac rhabdomyoma: a clinicopathologic and electron microscopic study. Am J Cardiol, 1976, 38:241-251.

48.Roach ES, Smith M, Huttenlocher P, et al. Report of the diagnostic criteria committee of the national tuberous sclerosis association. J Child Neurol, 1992, 7:221-224.

49.Watson GH. Cardiac rhabdomyomas in tuberous sclerosis. Ann NY Acad Sci, 1991, 615:50-57.

50.Russell GA, Dhasmann JP, Berry PJ, et al. Coexistent cardiac tumors and malformations of the heart. Int J Cardiol, 1989, 22:89-98.

51.Langkau N, Martin N, Brandt R, et al. *TSC1* and *TSC2* mutations in tuberous sclerosis, the associated phenotypes and a model to explain observed *TSC1/ TSC2* frequency ratios. Eur J Pediatr, 2002, 161:393-402.

52.Bini R, Westaby S, Bargeron LM, et al. Investigation and management of primary cardiac tumors in infants and children. J Am Coll Cardiol, 1983, 2:351-357.

53.Corno A, de Simone G, Catena G, et al. Cardiac rhabdo-myoma: surgical treatment in the neonate. J Thorac Cardio-vasc Surg, 1984, 87:725-731.

54.Bertolini P, Meisner H, Paek SU. Special considerations on primary cardiac tumors in infancy and childhood. Thorac Cardiovasc Surg, 1990, 38（Suppl 2）: 164-167.

55.Arciniegas E, Hakimi M, Farooki ZQ, et al. Primary cardiac tumors in children. J Thorac Cardiovasc Surg, 1980, 79:582-591.

56.Marx G. Cardiac Tumors.In: Emmanouilides GC, Riemenschneider TA, Allen HD, Gutgesell HP, eds. Moss and Adams' Heart Disease in Infants, Children, and Adolescents: Including the Fetus and Young Adult, 5th ed. Baltimore, MD: Lippincott Williams & Wilkins, 1995, 1773-1785.

57.Beghetti M, Gow RM, Haney I.Pediatric primary benign cardiac tumors: a 15 year review. Am Heart J, 1997, 134:1107-1114.

58.Bruch SW, Adzick NS, Reiss R. Prenatal therapy for peri-cardial teratomas. J Pediatric Surg, 1997, 32: 1113-1115.

59.Levy DW, Mintz MC. The left ventricular echogenic focus: a normal finding. AJR Am J Roentgenol, 1988, 150:85.

60.Petrikovsky B, Klein V, Herrara M. Prenatal diagnosis of intra-atrial cardiac echogenic foci. Prenat Diagn, 1998, 18:968-970.

61.Brown DL, Roberts DJ, Miller WA. Left ventricular echo-genic focus in the fetal heart: pathologic correlation. J Ultra-sound Med, 1994, 13:613-616.

62.Roberts DJ, Genest D. Cardiac histologic pathology characteristics of trisomies 13 and 21. Hum Pathol, 1992, 23:1130-1140.

63.Petrikovsky B, Challenger M, Gross B. Unusual appearances of echogenic fociwithin the fetal heart: are they benign? Ultrasound Obstet Gynecol, 1996, 8:229-231.

64.Bradley KE, Santulli TS, Gregory KD, et al. An isolated intracardiac echogenic focus as a marker for aneuploidy. Am J Obstet Gynecol, 2005, 192:2021-2026.

第四十七章
胎儿心肌病

胎儿心肌病是一种罕见的仅占胎儿时期心脏异常诊断的 2%~4% 的心肌疾病。2006 年美国心脏病学会在分子遗传学对心肌病病因研究基础上提出了新的心肌病分类方法，更侧重于病因学分类与以往的以心脏形态及机械功能障碍为基础的心肌病分类相比概念上有所变化。心肌病的新定义为"是一组异质性的，由各种不同原因（常为遗传原因）引起，伴有心脏机械或心电活动的障碍，常表现为异常心肌肥厚或心室扩张。可导致心功能不全或心脏性死亡，该病可局限于心脏，也可是全身疾病的一部分。"分为原发性及继发性两类，原发性即仅心脏疾病，包括遗传性，混合性及获得性。继发性即伴有相关疾病。心肌病预后不良，往往是心源性死亡的原因。近年来有发病率增多的趋势。

人群心肌病的发病率各地报道不一致，约占心脏病的 5% 左右，发达国家的年发病率为 0.7/10 万 ~ 7.5/10 万，在活产婴儿中，心肌病的发病率约为 10/10 万，在不发达国家中发病率更高，我国尚缺乏人群心肌病流行病学资料，从个别报道来看，发病率有明显增高，业内公认心肌病在我国为常见病，在各种心脏病中排名逐渐上升至第四、五位。由于其遗传性，因此，在胎儿心肌病的临床诊断及咨询中更有其特殊意义。

由于其可导致胎儿高死亡率，因此胎儿心肌病的诊断很重要，而且心肌病变的发现可能为潜在疾病的发现提供线索。调查心肌病的病因是重要的，因为在以后的妊娠中可能存在潜在的心肌病复发风险，并且还可以为准父母提供胎儿可能出现的预后咨询。大多数情况下，胎儿心肌病是可以确定诊断的，因为在心脏扫描时能发现心脏的特异性超声图像。胎儿医学专家或胎儿心脏病专家都是通过超声心动图的特征进行胎儿心肌病诊断的。因为大多心肌病并非在胎儿时期表现，因此，虽然两个大型系列研究报道中提供了重要的新信息，但是，直到最近文献中的数据仍相对稀缺。

本文介绍的心肌病仅包括扩张型心肌病（dilated cardiomyopathy,DCM）和肥厚型心肌病 (hypertrophic cardiomyopathy, HCM) 两种。扩张型心肌病是一种原因未明的原发性心肌疾病，本病的特征为左、右心室或双侧心室扩大，并伴有心室收缩功能减退。虽然心肌致密化不全被划分为遗传性心肌病中一种独立类型，但其心脏机械动力学病理仍与扩张型心肌病相似，因此在扩张型心肌病中介绍。肥厚型心肌病这一术语是用来描述以异常的室间隔、左和（或）右心室壁肥厚为主要特征，而且没有发现其他结构性心脏病足以解释这种肥厚的胎儿心肌疾病。

一、扩张型心肌病

1. 胎儿扩张型心肌病的超声心动图特征

扩张型心肌病通常表现为影响左、右心室扩大或双心室的全心扩大，大多心胸比增大。（图47-1~ 图 47-3）。M 型超声心动图可以显示胎儿心脏收缩功能降低，个别严重影响心室收缩功能者，可以出现极低甚至几乎没有心室收缩的情况（图 47-4）。严重的心室扩张可能导致房室瓣反流（图 47-5）。在某些情况下，心室收缩功能非常差以至于导致胎儿水肿（图 47-6）。和心室收缩功能一样，心室舒张功能也会异常。1例扩张型心肌病（右心室型，图47-2）示二尖瓣多普勒血流频谱正常，但三尖瓣血流异常，只显示一个反应心房收缩的单一流入血流峰值（a波）。最近的研究中发现这种异常血流多普勒频谱提示预后不良。

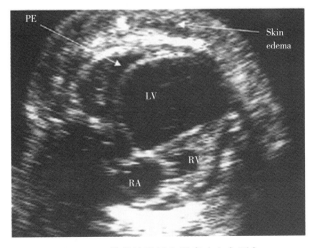

图 47-1　胎儿扩张型心肌病（左心型）

扩张型心肌病影响左心室（LV）。左心室重度扩大伴重度收缩功能降低。右心室未受影响，收缩功能正常。心脏几乎占据了整个胸腔，仅见很少的肺组织。皮肤水肿及左心室后心包积液（PE）。RA—右心房（引自文献 Simcha Yagel, Norman H Silverman, Ulrich Gembruch. Fetal Cardiology.2nd ed.Boca Raton: CRC Press, 2008.375~384.）

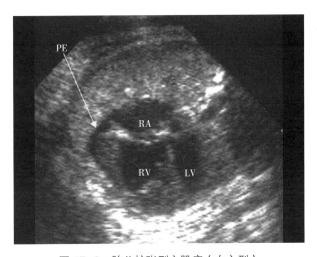

图 47-2　胎儿扩张型心肌病（右心型）

胎儿心肌病影响右心室 (RV)。右心室扩大伴收缩功能下降。右心室亦有轻度肥厚。左心室 (LV) 大小和收缩功能正常。右心室外心包积液 (PE)。（引自文献 Simcha Yagel, Norman H Silverman, Ulrich Gembruch. Fetal Cardiology.2nd ed.Boca Raton: CRC Press, 2008. 375~384.）

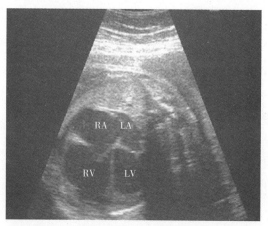

图 47-3　胎儿扩张型心肌病超声心动图

此例有明显的心脏扩大,仅见少部分肺组织。RA—右心房;RV—右心室;LV—左心室(引自文献 Simcha Yagel, Norman H Silverman, Ulrich Gembruch. Fetal Cardiology.2nd ed.Boca Raton: CRC Press, 2008. 375-384.)

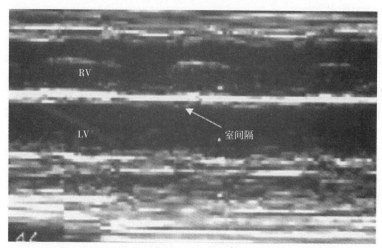

图 47-4　胎儿扩张型心肌病(M 型超声)

1 例胎儿扩张型心肌病的 M 型超声心动图显示几乎可以忽略不计的右侧或左侧心室收缩。RV—右心室;LV—左心室;Ventricular septum—室间隔(引自文献 Simcha Yagel, Norman H Silverman, Ulrich Gembruch. Fetal Cardiology.2nd ed.Boca Raton: CRC Press, 2008. 375-384.)

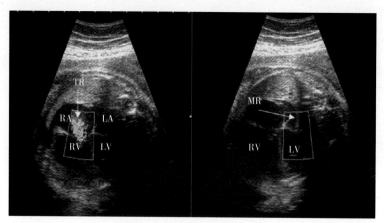

图 47-5　胎儿扩张型心肌病

显示房室瓣反流,继发于左、右心室扩张,明显的三尖瓣和二尖瓣反流。三尖瓣反流通常大于二尖瓣反流。MR—二尖瓣反流,TR—三尖瓣反流(引自文献 Simcha Yagel, Norman H Silverman, Ulrich Gembruch. Fetal Cardiology.2nd ed.Boca Raton: CRC Press, 2008. 375-384.)

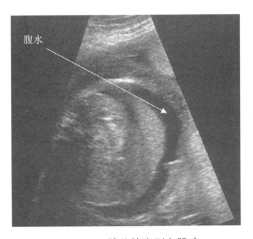

腹水

图 47-6　胎儿扩张型心肌病

扩张型心肌病胎儿的腹水既影响右心室又影响左心室（引自文献 Simcha Yagel, Norman H Silverman, Ulrich Gembruch. Fetal Cardiology.2nd ed.Boca Raton: CRC Press, 2008. 375-384.）

第一次报道的 6 例胎儿扩张型心肌病，其中 5 例有收缩功能指数异常。其中 2 例孕 20 周时超声心动图正常，但是随着孕期延长，心肌病的征象愈加明显。6 例胎儿中 4 例死亡，其中幸存的 1 例患儿需要心脏移植。

一组 50 例胎儿扩张型心肌病的报道，近一半的病例为双心室扩张，余下的病例或单纯右心室（占 34%）受累，或单纯左心室（占 18%）受累（表 47-1）。这一情况也被其他研究支持。总体而言，50% 的非水肿胎儿可以生存超过新生儿期，但水肿的胎儿只有 18% 可以在新生儿期幸存。因此胎儿水肿是决定胎儿存活的重要因素。但是 Pedra 等的报道显示，胎儿水肿的重要性不是如此明显。胎儿超声心动图的一些指标，如：心脏舒张功能障碍、房室瓣膜反流、下腔静脉反向血流 'a' 波、脐静脉搏动等常被用于评定胎儿预后。但是，每项指标的临床意义，反映其严重程度的价值尚存在差异，有待于更大样本的研究。

应强调的是所有的心肌病都发现存在年龄的差异，胎儿期可能会随着孕周的增长而趋于明显，而正常的胎儿超声心动图诊断报告并不能排除在随后的妊娠中或出生后不出现心肌病的表现。

表 47-1　胎儿扩张型心肌病心室病变与胎儿水肿的相关转归

	受影响心室			
	RV	LV	Both	Total
水肿胎儿	8	6	18	32
存活	4	0	2	6
IUD/NND	4	6	8	18
TOP	0	0	8	8
非水肿胎儿	9	3	6	18
存活	4	2	3	9
IUD/NND	4	0	3	7
TOP	1	1	0	2

注：RV—右心室；LV—左心室；IUD/NND—宫内死亡/新生儿死亡；TOP—终止妊娠。（引自文献 Simcha Yagel, Norman H Silverman, Ulrich Gembruch. Fetal Cardiology.2nd ed.Boca Raton: CRC Press, 2008. 375-384.）

2. 胎儿扩张型心肌病的病因

胎儿扩张型心肌病可能是一些不同的疾病包括代谢、遗传、感染、血液、肾脏和免疫介导疾病过程的最终结果。虽然进行了广泛深入的调查研究，但是在大多数人中仍无法明确原因。表 47-2 概述了一组胎儿心肌病报道中与超声心动图特征相关的扩张型心肌病的原因。除了以上所列导致扩张型心肌病的原因外，另有报道病毒相关的致病原因，如巨噬细胞病毒感染导致的扩张型心肌病。免疫介导性的扩张型心肌病，在先天性完全性心脏传导阻滞中发现多是由于抗-Ro/La抗体引起，而在其他的心脏节律异常中并没有被发现。胎儿心动过速可能引起心室功能不全，而且心功能是否进一步恶化依赖于心律失常控制的时间和缓解程度。隐匿性间歇性胎儿心动过速在胎儿心脏扩大或心功能不全而没有发现明确原因时，也应该考虑并应密切长期随访。

表47-2 胎儿扩张型心肌病的病因，超声心动图特征和结果

		合计	存活	死亡	BV DCM	LV DCM	RV DCM
I	代谢/遗传	11	0	11	7	2	2
	唾液酸贮积病	1	0	1	0	1	0
	扩张型心肌病男性家族遗传	1	0	1	1	0	0
	钙化性血管病	2	0	2	2	0	0
	全身肌肉病	1	0	1	1	0	0
	线粒体病	2	0	2	0	1	1
	可能多次复发	4	0	4	3	0	1
II	感染	11	3	8	6	2	3
	HIV	1	0	1	0	0	1
	细小病毒 B_{19}	7	2	5	5	0	2
	柯萨奇病毒	2	1	1	0	2	0
	弓形虫	1	0	1	1	0	0
III	胎儿贫血	5	4	1	1	0	4
	抗-C抗体	1	1	0	0	0	1
	潜在的胎儿母体输血	1	1	0	0	0	1
	疑似细小病毒感染	3	2	1	1	0	2
IV	其他心脏原因	5	4	1	2	0	3
	导管旁主动脉缩窄	1	1	0	1	0	0
	腹主动脉缩窄	1	0	1	0	0	1
	宫内导管闭合	2	2	0	0	0	2
	孤立性心肌致密化不全	1	1	0	1	0	0
V	肾脏	5	0	5	3	0	2
	可能为肾脏因素	37	11	26	19	4	14
VI	原发性	13	4	9	5	5	3

注：LV—左心室，RV—右心室，BV—双心室，DCM—扩张型心肌病。（引自文献 Simcha Yagel, Norman H Silverman, Ulrich Gembruch. Fetal Cardiology. 2nd ed. Boca Raton: CRC Press, 2008. 375-384.）

胎儿贫血是导致扩张型心肌病很重要的原因，以往的报道显示贫血胎儿在宫内输血前即出现多普勒速度和心输出量增加，且严重贫血的胎儿可使心肌功能受损，这更加支持了宫内输血是胎儿贫血的适应证。另外，胎儿贫血、心脏扩大时应考虑潜在的感染因素，如细小病毒B19引起的重症心肌炎共存可能会加重心功能不全。因此，胎儿脐血采血检验排除胎儿贫血时，血清快速评估孕妇近期是否有细小病毒B19感染，也是必要的。

胎儿肾脏疾病也可以是心脏舒张功能不全的原因，可能与胎儿高血压相关，胎儿房室瓣膜反流速度增加支持此种假设。由于胎儿心肌收缩元素相对缺乏，因此胎儿心脏对后负荷增加尤为敏感。

2006年美国AHA已将心肌致密化不全分类为原发性遗传性心肌病。由于心肌致密化不全可以引起胎儿心室收缩功能减低，心腔扩大，导致胎儿心脏衰竭，从心脏机械动力学角度亦可以看作扩张型心肌病。心肌致密化不全实际是一种病

因不明的影响了孕 5~7 周时胚胎心肌致密化的过程，使其过程不正常终止，心室腔内肌小梁不正常增多，形成深陷的隐窝与心室腔相通。2001 年 Jenni 等发表的诊断标准近十几年虽有修改，但是①非致密心肌层/致密心肌层厚度 ≥ 2；② 3 条以上粗大肌小梁；③心室腔血流与肌小梁间窦状隙相通的 3 条标准是未改变的。目前认为是家族遗传性心肌病，有家族高发的特征。多种基因突变与其相关。临床症状轻重变化很大，可以在新生儿期发病，出现心力衰竭、心律失常、心源性猝死，亦可以终生无心脏病症状。胎儿超声心动图可以显示心室腔中增多的肌小梁形成网状结构，通常累及左心室和（或）右心室心尖部而得到诊断（图 47-7）。

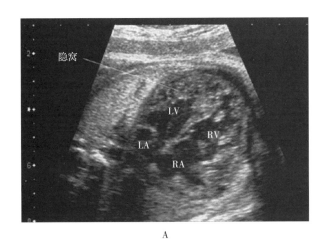

A

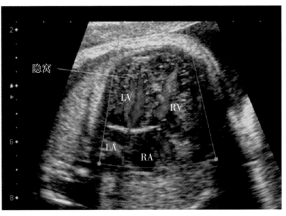

B

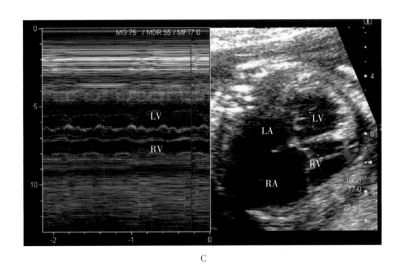

C

图 47-7　胎儿心肌致密化不全超声心动图

A. 左、右心室心尖部肌层可见很多隐窝；B. 同一胎儿的彩色血流多普勒超声图谱显示深陷肌层的隐窝，妊娠中晚期之前难以识别这些隐窝；C. 另一心肌致密化不全胎儿的 M 型超声心动图示心室收缩功能减低。RA—右心房；LA—左心房；RV—右心室；LV—左心室（引自文献 Simcha Yagel, Norman H Silverman, Ulrich Gembruch. Fetal Cardiology.2nd ed.Boca Raton: CRC Press, 2008. 375–384. ）

3.胎儿心脏扩大的诊断思路

胎儿期原发性扩张型心肌病少见，因此，在胎儿期发现心脏扩大必须尽量排查病因，即可能导致心脏扩大的心脏结构异常，遗传学异常及其他病因。在胎儿时期主动脉缩窄通常不引起心脏功能障碍，除非较主动脉弓明显狭窄。虽然腹主动脉缩窄在胎儿时期极少发现，但也应通过详细的降主动脉成像进行排除。胎儿时期绝大部分血液自右心室经动脉导管流入降主动脉，因此，右心室扩张和功能障碍可能与动脉导管收缩或早闭相关，胎儿心脏超声可以有明显的图像及多普勒频谱的改变。胎儿原因不明的心脏扩张也应除外胎儿静脉系统异常，如脑动静脉畸形或先天性静脉导管缺如，后者使脐静脉直接连接下腔静脉或心脏而导致右心容量负荷过重，使右心扩大。

胎儿期心脏扩大的辅助检查有以下内容，①胎儿超声排除心脏畸形及心外畸形，尤其是肾脏畸形，并应密切随诊复查。②母亲血样行病毒学检测，如：TORCH 筛查（弓形虫、风疹、巨细胞病毒、单纯疱疹和人类免疫缺陷病毒），细小病毒 B19 感染。③母亲自家免疫抗体检测，如 Anti-Ro/La 抗体。母亲自家免疫性抗体可以导致胎儿获得性自家免疫性疾病，心脏传导阻滞或心内膜弹力纤维增生症等心脏扩大、心功能减退的心肌疾病。④经脐带采胎儿血液排除胎儿贫血，但对于胎儿心功能较差者存在较高风险。⑤染色体分析，尽管伴染色体异常的心脏扩大不常见，但是留取 DNA 库以备将来的进一步分析，也是必要的。⑥重复超声心动图检查，以排除隐匿性心律失常，特别是间歇性心动过速导致的心肌病或心脏扩大、心功能不全。⑦遗传代谢病导致的扩张型心肌病在产前可能难以排查，对于产前没有明确原因的患儿，产后代谢筛查是必要的。⑧胎儿死亡前或出生后，适当的留取新鲜组织标本也是必要的，以备进一步的筛查病因，对再次妊娠的遗传咨询可能有益。因此，胎儿期心肌病的临床诊断涉及多个学科，如胎儿医学、病毒学、心脏病学、遗传学、代谢性疾病等，应多学科协作才能有较好的诊断和咨询建议。

4.宫内治疗

目前，尚无关于胎儿心肌病治疗的报道，针对心脏扩大和心功能不全可以给予地高辛治疗。针对病因治疗，如胎儿贫血可以给予宫内输血；隐匿性、间歇性心动过速给予抗心律失常及地高辛治疗。用免疫球蛋白和类固醇激素对可预测的胎儿病毒性心肌炎进行治疗的方法已经试用但尚无成功报道。

二、肥厚型心肌病

1.胎儿肥厚型心肌病超声心动图特征

超声心动图特征为无其他心脏结构异常能解释的严重心室肌肥厚。胎儿肥厚型心肌病可累及一侧或双侧心室（图 47-8，图 47-9）。肥厚型心肌病诊断前需除外继发于流出道梗阻的心血管畸形，如严重的大动脉缩窄或严重的肺动脉瓣狭窄。这需要多普勒超声探查左、右心室流出道。但是，应注意严重的心室肌肥厚亦可能导致流出道动力性梗阻（图 47-8B）。心室肥厚程度的测定有助于追踪疾病的进展。目前，用超声横截面或 M 型超声心动图测量的心室壁和室间隔厚度的正常范围已有报道。

2.胎儿肥厚型心肌病的病因

心肌肥厚可能是不同疾病过程的最终结果。这些原因已经在以往的文献报道中描述过，见表 47-3。

（1）糖尿病性肥厚型心肌病：孕妇患有糖尿病是进行详细的胎儿超声心动图检查的一个指征，其原因主要由于该类人群中胎儿先天性心脏病的发病率高，另外，这也是引起胎儿心室肥厚最常见的原因。糖尿病性心室肥厚大多出现在妊娠晚期，通常在孕 30 周后。分娩后心室肥厚会自然的消退，少数婴幼儿可能有症状，心室肥厚消退后症状消失。因此，如果糖尿病性心肌病产前被检测到，孕晚期应给予超声心动图随访检查。

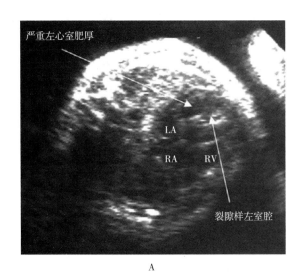
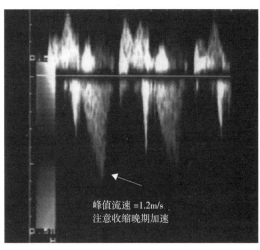

A

B

图 47-8 胎儿肥厚型心肌病超声心动图

A. Noonan 综合征中的肥厚型心肌病。明显肥厚的左心室和室间隔。由于妊娠晚期观察胎儿心脏受限，见左心腔呈狭长形。此胎儿孕早期有增厚的颈部透明膜，染色体核型正常。肥厚型心肌病多在妊娠后期出现。Noonan 综合征在出生后可明确诊断。B. 同一胎儿左心室流出道血流动力学梗阻。孕 30 周时主动脉多普勒血流速度 1.2m/s。注意收缩晚期多普勒血流速度的增加可以明确是否有动力学梗阻。LA—左心房；RA—右心房；RV—右心室（引自文献 Simcha Yagel, Norman H Silverman, Ulrich Gembruch. Fetal Cardiology.2nd ed.Boca Raton: CRC Press, 2008. 375-384.）

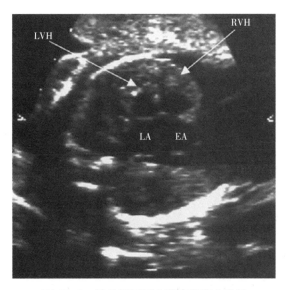

图 47-9 胎儿肥厚型心肌病超声心动图

此病例有心包积液，左、右心室均肥厚。未发现明确的原因。LVH—左心室肥厚，RVH—右心室肥厚（引自文献 Simcha Yagel, Norman H Silverman, Ulrich Gembruch. Fetal Cardiology.2nd ed.Boca Raton: CRC Press, 2008. 375-384.）

鉴于这类肥厚型心肌病不经治疗可以自然缓解，而且只有少数的新生儿有症状，因此，对这些胎儿是否需超声心动图的密切随访仍存争议。

（2）遗传因素：家族性肥厚型心肌病可以在胎儿期发现，且预后差。然而，正常的胎儿超声心动图亦不能排除此诊断，因为心肌的肥厚过程可以在儿童时期或成人时期逐渐发展，最终为肥厚型心肌病。肥厚型心肌病是常染色体显性遗传性疾病，最近资料显示近30个基因450种点突变与之相关。5个常见变异基因是 *β-MHC* 基因（β-肌球蛋白重链基因）、*MYBPC3* 基因（肌球蛋白结合蛋白 C 基因）、*TNNT2* 基因（心肌肌钙蛋白 T 基因）、*TNNI3* 基因（心肌肌钙蛋白 I 基因）和 *TPMI* 基因（α-原肌球蛋白基因）。另外，一些肥厚型心肌病的胎儿，出生后被诊断为 Noonan 综合征。有些 Noonan 综合征的胎儿孕早期颈后透明膜增厚，但是染色体核型正常，应引起临床重视。虽有报道肥厚型心肌病伴染色体异常，但是非常罕见。肥厚型心肌病可以伴有染色体 22q11 的微小缺失，可以行羊水或脐血检测。

（3）代谢因素：线粒体病（线粒体心肌病）可能在胎儿时期表现为心肌肥厚，虽然报告病例数很少，但随着医学发展，遗传代谢病的早期筛查可能成为现实，因此，对于不明原因的心室肥厚进行详细的病因学研究，包括产后心内膜活检等也有临床价值。这些筛查在胎儿时期极其困难，因此，可能不得不推迟到出生后进行。近年来，羊水筛查遗传代谢病亦在发展。

（4）肾脏疾病：以往胎儿时期一个重要的导致心室肥大的不明病因是胎儿肾脏疾病（肾功能障碍），导致心室肥厚的原因很难确立，胎儿高血压可能是重要因素。近来，胎儿肾功能异常通常用核素肾动态监测明确诊断，其诊断早于胎儿超声心动图。

（5）双胎输血综合征（Twin-to-Twin transfution syndrome, TTTS）：双胎输血综合征对输血者和受血者心脏的各种影响早已报道，所受影响包括心功能不全，三尖瓣反流（图 47-10，图 47-11）和右心室流出道梗阻。发病机制尚不完全清楚，但是受血者胎儿的心脏前后负荷增加可能是其心功能不全的原因。但是发生右心室梗阻的机制尚不清楚。

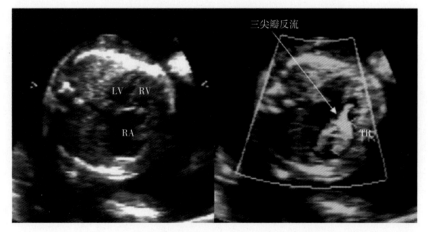

图 47-10　双胎输血综合征的胎儿超声心动图（双胞胎受血者）

三尖瓣大量反流，右心房继发扩大（引自文献 Simcha Yagel, Norman H Silverman, Ulrich Gembruch. Fetal Cardiology.2nd ed.Boca Raton: CRC Press, 2008. 375-384.）

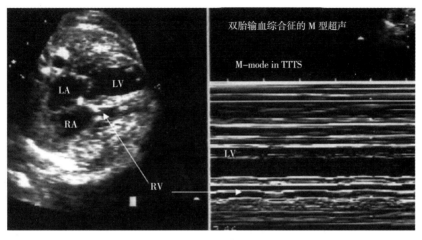

图 47-11 双胎输血综合征的胎儿超声心动图（双胞胎受血者）

左心室扩大，M 型超声心动图示心脏收缩功能降低（引自文献 Simcha Yagel, Norman H Silverman, Ulrich Gembruch. Fetal Cardiology.2nd ed.Boca Raton: CRC Press, 2008. 375–384.）

表 47-3 肥厚型心肌病病因

病因分类	具体原因
孕妇糖尿病	
遗传性	家族性遗传
	Noonan 综合征
	染色体异常
代谢性	B 脂肪酸缺乏
	细胞色素氧化酶缺乏
胎儿肾脏疾病	肾发育不全
	多囊肾
	先天性肾病综合征
双胎输血综合征	

（引自文献 Simcha Yagel, Norman H Silverman, Ulrich Gembruch. Fetal Cardiology.2nd ed.Boca Raton: CRC Press, 2008. 375–384.）

3. 胎儿肥厚型心肌病的诊断思路

胎儿肥厚型心肌病的原因是多种多样的。详细的胎儿超声检测是非常必要的，以排除心脏及心脏外畸形，尤其是肾脏和整个泌尿系统。虽然糖尿病性心肌肥厚出生后可以自行消退而无需治疗，妊娠期糖尿病的筛查仍很重要。虽不常见，但是染色体疾病产前表现为肥厚型心肌病病例已

有报道，因此胎儿染色体核型检查应被考虑，但是正常胎儿染色体核型不能排除潜在的遗传性疾病，如 Noonan 综合征。如有家族遗传性代谢疾病，根据不同的情况进行产前基因检测可能是有益的。如果妊娠结果为胎死宫内或因可疑遗传代谢病终止妊娠，组织样本应该保存，以便将来进行代谢疾病的分析，以提供该病与父母的因果关系和再次发病风险的相关信息。

4. 转归

Pedra 等人系列报道了 33 例在胎儿期呈现为肥厚型心肌病的胎儿，其总死亡率超过 50%。这些数据提供了总死亡率，但是对于每个个体的胎儿其预后仍不尽相同。一些代谢因素导致的心肌病可以是致命的，寿命极短。但是，糖尿病性心肌病即使部分患儿在新生儿期有短暂的症状，以后却可以自行缓解。

总之，胎儿心肌病少见，其诊断治疗需多学科协作，有待于大样本的临床研究。

（韩 玲 霍玉峰）

◉ 参考文献

1. Sivasankaran S, Sharland GK, Simpson JM. Dilated cardiomyopathy presenting during fetal life. Cardiol Young, 2005, 15 : 409-416 .

2. Pedra SR, Smallhorn JF, Ryan G, et al. Fetal cardiomyopathies: pathogenic mechanisms, hemodynamic findings, and clinical outcome. Circulation, 2002, 106: 585-591 .

3. Schmidt KG, Birk E, Silverman NH, et al. Echocardiographic evaluation of dilated cardiomyopathy in the human fetus. Am J Cardiol, 1989, 63 : 599-605 .

4. Yinon Y, Yagel S, Hegesh J, et al. Fetal cardiomyopathy: in utero evaluation and clinical significance.Prenat Diagn, 2007, 27 :23-28.

5. Pedra SR, Hornberger LK, Leal SM, et al. Cardiac function assessment in patients with family history of nonhypertrophic cardiomyopathy: a prenatal and postnatal study. Pediatr Cardiol, 2005, 26 :543-552 .

6. Rizzo G, Nicolaides KH, Arduini D,et al. Effects of intravascular fetal blood tran sfusion on fetal intracardiac Doppler velocity waveforms. Am J Obstet Gynecol, 1990, 163: 1231-1238.

7. Moise KJ, Mari G, Fisher DJ, et al. Acute fetal hemodynamic alterations after intrauterine transfusion for treatment of severe red blood cell alloimmunization. Am J Obstet Gynecol, 1990, 163: 776-784.

8. Fisher DJ, Towbin J. Maturation of the heart. Clin Perinatol, 1988, 15: 421-446.

9. Moura C, Hillion Y, Daikha-Dahmane F, et al. Isolated non-compaction of the myocardium diagnosed in the fetus: two sporadic and two familial cases. Cardiol Young, 2002, 12:278-283.

10. Karatza AA, Holder SE, Gardiner HM. Isolated non-compaction of the ventricular myocardium: prenatal diagnosis and natural history. Ultrasound Obstet Gynecol, 2003, 21: 75-80.

11. Zeltser I, Parness IA, Ko H, et al.Midaortic syndrome in the fetus and premature newborn: a new etiology of nonimmune hydrops fetalis and reversible fetal cardiomyopathy. Pediatrics, 2003, 111: 1437-1442.

12. Huhta JC, Moise KJ, Fisher DJ, et al. Detection and quantitation of constriction of the fetal ductus arteriosus by Doppler echocardiography. Circulation, 1987, 75: 406-412.

13. Sau A, Sharland G, Simpson J. Agenesis of the ductus venosus associated with direct umbilical venous return into the heart-case series and review of literature. Prenat Diagn, 2004, 24: 418-423.

14. Jaeggi ET, Fouron JC, Hornberger LK, et al. Agenesis of the ductus venosus that is associated with extrahepatic umbilical vein drainage: prenatal features and clinical outcome.Am J Obstet Gynecol, 2002, 187: 1031-1037.

15. Maxwell DJ, Johnson P, Hurley P. et al. Fetal blood sampling and pregnancy loss in relation to indication. Br J Obstet Gynaecol, 1991, 98: 892-897.

16. Simpson JM, Yates RW, Milburn A, et al. Outcome of intermittent tachyarrhythmias in the fetus. Pediatr Cardiol, 1997, 18: 78-83.

17. Tan J, Silverman NH, Hoffman JI,et al.Cardiac dimensions determined by cross-sectional echocardiography in the normal human fetus from 18 weeks to term. Am J Cardiol, 1992, 70: 1459-1467.

18. Allan LD, Joseph MC, Boyd EG,et al.M-mode echocardiography in the developing human fetus.Br Heart J, 1982, 47: 573-583.

19. Meyer-Wittkopf M, Simpson JM, Sharland GK. Incidence of congenital heart defects in fetuses of diabetic mothers:a retrospective study of 326 cases. Ultrasound Obstet Gynecol, 1996, 8: 8-10.

20. Veille JC, Sivakoff M, Hanson R, et al. Interventricular septal thickness in fetuses of diabetic mothers.Obstet Gynecol, 1992, 79: 51-54.

21. Stewart PA, Buis-Liem T, Verwey RA, et al.Prenatal ultrasonic diagnosis of familial asymmetric septal hypertrophy. Prenat Diagn, 1986, 6: 249-256.

22. Sonesson SE, Fouron JC, Lessard M. Intrauterine diagnosis and evolution of a cardiomyopathy in a fetus with Noonan's syndrome. Acta Paediatr, 1992, 81: 368-370.

23. Chen CP, Chern SR, Lee CC, et al. De novo unbalanced translocation resulting in monosomy for proximal 14q and distal 4p in a fetus with intrauterine growth retardation, Wolf-Hirschhorn syndrome, hypertrophic cardiomyopathy and partial hemihypoplasia. J Med Genet, 1998, 35: 1050-1053.

24. von Kleist-Retzow JC, Cormier-Daire V, Viot G, et al. Antenatal manifestations of mitochondrial respiratory chain deficiency. J Pediatr, 2003, 143: 208-212.

25. Rustin P, Lebidois J, Chretien D, et al. Endomyocardial biopsies for early detection of mitochondrial disorders in hypertrophic cardiomyopathies. J Pediatr, 1994, 124:224-228.

26. Hecher K, Sullivan ID, Nicolaides KH. Temporary iatrogenic fetal tricuspid valve atresia in a case of twin to twin transfusion syndrome. Br Heart J, 1994, 72: 457-460.

27. Zosmer N, Bajoria R, Weiner E，et al. Clinical and echographic features of in utero cardiac dysfunction in the recipient twin in twin-twin transfusion syndrome. Br Heart J, 1994, 72: 74-79.

28. Hecher K, Ville Y, Nicolaides KH. Fetal arterial Doppler studies in twin–twin transfusion syndrome. J Ultrasound Med, 1995, 14: 101-108.

29. Wieacker P, Wilhelm C, Prompeler H, et al. Pathophysiology of polyhydramnios in twin transfusion syndrome. Fetal Diagn Ther, 1992, 7: 87-92.

30. Simcha Yagel, Norman H Silverman, Ulrich Gembruch. Fetal Cardiology.2nd ed. Boca Raton: CRC Press, 2008. 375-384.

第四十八章
胎儿水肿

一、概述

胎儿水肿（hydrops fetalis，HF），是胎儿在宫内由于机体内水分潴留而引起的水肿和在出生时即有水肿的新生儿。一般指浆液性体液在胎儿皮肤及浆膜腔异常渗出并积聚，表现为皮肤的水肿及心包、胸腔、腹腔等体腔的液体积聚。当胎儿出现两处浆膜腔积液或单独一个浆膜腔积液伴皮肤水肿，可诊断"胎儿水肿"。对于某些已明确能引起胎儿水肿的疾病，如动静脉畸形，出现一个部位的液体积聚时，即可诊断"胎儿水肿"。颈部水囊瘤（囊状淋巴管瘤）也归入胎儿水肿的诊断。

胎儿或新生儿水肿是一种非特异性的异常表现，常合并贫血、心脏扩大、肝脾肿大等表现，又称"胎儿水肿综合征"。发展到严重阶段围生期死亡率很高，一般在50%以上，合并胎儿畸形或双胎输血综合征时死亡率几乎达100%。因此，胎儿水肿是一种严重的围生期异常或综合征。

二、病因学及流行病学

胎儿水肿是由多种病因造成的，一般将胎儿水肿按有无溶血分为免疫性水肿（immune HF，IHF）和非免疫性水肿（nonimmune HF，NIHF）两大类。

因胎儿水肿由母儿的多种病因导致，因此发病率和病死率各家报道不一。如在美国NIHF发病率约为1/4 000~1/600，发展中国家比发达国家发病率更高，如泰国NIHF发病率为1/1 500~1/500，且通常病死率也较高。水肿发生越早，预后越差。据报道ABO血型不合致溶血病中胎儿水肿发生率占2%~2.5%，Rh溶血病中胎儿水肿发生率约占5%。

（一）免疫性水肿（IHF）

IHF的发生病因已明确，是因孕妇和胎儿血型不合引起，是一种同族血型免疫性疾病。由于胎儿细胞的染色体及其基因有一半来自父方，胎儿从父方遗传而来的显性红细胞抗原恰为母体所缺少，进入母体后刺激母体产生抗胎儿红细胞抗原的抗体，此抗体再通过胎盘进入胎儿血循环时就可使胎儿红细胞凝集、破坏，引起胎儿或新生儿免疫性溶血、贫血，严重时发生胎儿或新生儿水肿综合征。出生后可发生溶血反应、核黄疸等一系列症状。

目前已发现人体内有 26 个血型系统，400 多个血型，人红细胞抗原 60 种以上。IHF 中约 90% 因 Rh 血型不合引起，少数为 ABO 血型及其他血型不合产生，孕母通常为多次分娩。

1. ABO 溶血

ABO 血型抗原广泛存在于自然界的食物、细菌中，孕妇可由肠道吸收而在体内产生相应抗体，因此 ABO 溶血病可发生在第一胎。存在于自然界的 A 型和 B 型抗原产生的抗体（抗 A/抗 B）主要为 IgM，其相对分子质量较大，约为 900 000，很难通过胎盘屏障，称"自然抗体"或"完全抗体"，不易引起母儿溶血病。而 O 型女性与 A 型或 B 型男子婚配，若其胎儿为 A 型或 B 型，胎儿红细胞内含有 A 或 B 抗原，导致母体产生抗 A、抗 B 抗体，此为 IgG 抗体，其相对分子质量较小，为 160 000，为"免疫抗体"或"不完全抗体"，能通过胎盘屏障，引起胎儿溶血病。

2. Rh 血型不合

Rh 血型系统有 6 个抗原，按 Fisher 命名法分别以 CDEcde 表示，其强弱依次为 D > E > C > c > e > d，因 D 抗原性最强，免疫率高。有 D 抗原的红细胞称 Rh 阳性，无 D 抗原称 Rh 阴性。一般情况下红细胞不能通过胎盘，因此, Rh 溶血病在第一胎发病极少。该抗体能由人类血细胞引起，初次免疫反应产生抗体需 2~6 个月，除非在以下情况下可迅速产生抗体：①孕妇有过输 Rh 阳性血病史；②流产史（胎儿为 Rh 阳性）；③很少情况下，孕妇（Rh 阴性）出生时被 Rh 阳性的母亲（胎儿的外祖母）的抗原致敏（此即外祖母学说）。据报道只需 0.03~0.07ml 的胎儿血进入母

体即可产生不完全抗体（IgG），可通过胎盘进入胎儿体内产生溶血病。分娩次数愈多，抗原进入母体量愈多，病情也愈严重。Rh 阴性妇女中只有 1/20 的胎儿发病，因为如丈夫为 Rh 阳性纯合子 DD 时，胎儿均受影响；丈夫为 Rh 阳性杂合子 Dd 时，则 50% 胎儿为 Rh 阴性而免于得病，50% 胎儿为 Rh 阳性而患病。

随着产科诊断水平的提高，可以通过产前血型检测预测胎儿水肿的发生，并可以针对性地输注相应的中和抗体防止溶血发生，如应用抗 RhD 血清预防 Rh 血型不合溶血病。因此，近年来 IHF 的发病率已明显降低。

（二）非免疫性水肿（NIHF）

区别于免疫性原因引起的水肿，系指无同族免疫的全身软组织水肿，包括浆膜腔有渗液或是胎盘水肿，是多种病因的晚期表现。引起 NIHF 的原因很多，据目前研究报道约有 150 种。最常见的为心血管疾病，其次是染色体异常。主要包括以下病因：心血管畸形和功能异常（房室瓣膜闭锁不全）、心力衰竭、大血管畸形、心脏肿瘤、染色体异常、胎盘异常、胎母间和双胞胎间通过血管吻合引起的输血综合征，血液方面的原因（如地中海贫血），胎儿肺部畸形和宫内感染（如细小病毒、链球菌、螺旋体、巨细胞病毒、柯萨奇病毒、弓形虫等）等原因。部分病例可有多种病因共存，共同导致水肿的发生。

NIHF 的病因产前诊断较为困难。产前超声检查虽能发现部分胎儿水肿并适时终止妊娠，但无法预测胎儿水肿的发生或采取合理的对因治疗。因此，非免疫性因素已成为引起胎儿水肿的主要原因（至少占 75%），并成为围生儿死亡的主要原因。发生 NIHF 的孕母 Rh 血型几乎均为阳性，并有正常分娩史或以后分娩正常儿的可能。但常常有一些水肿病例即使在死亡新生儿尸检后仍不能找到确切的病因。

1. 胎儿因素

（1）胎儿结构畸形或重要器官发育不全

1）颅脑和颈部：Galen 静脉瘤、颈部水囊瘤、颅内出血等。

Galen 静脉瘤：是一种少见的颅内血管畸形，由于动静脉畸形导致 Galen 静脉呈瘤样扩张。椎基底动脉的一条或多条小动脉与之相通，动脉的大量血液直接经 Galen 静脉回流至心脏使上腔静脉扩张、右心扩大，导致充血性心力衰竭，表现为心脏增大、皮肤水肿、胸腹水等。

颈部水囊瘤 (cystic hygroma, CH)：为囊状淋巴管瘤在颈部的表现，又称囊性水瘤，是一种发生在胎儿软组织的水肿性囊性肿块，而非增生性病变。好发于颈部（颈部水囊瘤），其次是腋下、腹膜后、盆腔、胸壁等。占胎儿畸形的 2%~3%。正常胎儿原始胸导管之末端终止于颈部淋巴囊，在妊娠 10~14 周时与颈静脉相交通，将淋巴液注入静脉。如果原始淋巴囊不能与静脉系统适当连接，则导致淋巴液淤积、淋巴囊扩张形成囊肿，严重病例周围将出现淋巴组织水肿，继而胎儿全身水肿、循环衰竭甚至胎儿死亡。由于存在局部体液的积聚，故将其也归类于胎儿水肿的一种特殊类型中。CH 的发病机制不清，病因约 75% 与染色体异常（如 Turner 综合征、18- 三体、21-三体、Noonan 综合征）有关，也可能与环境因素（如病毒感染）等有关，并常有常染色体隐性遗传的规律。

颅内出血：可能因出血引起贫血，进一步发展导致水肿。

2）心血管疾病：是最常见的引起胎儿水肿的病因，占 NIHF 的 15%~50%，包括心律失常、心脏肿瘤（横纹肌瘤、血管瘤）、心肌病、心内膜弹性纤维增生症、高输出量性心力衰竭（胎儿血管瘤、Galen 静脉瘤、双胎输血综合征）、心肌梗死、卵圆孔未闭、左右心发育不良、单心室等。最常见的为先天性心脏或大血管畸形：房室瓣膜闭锁不全、室上性心动过速和房室传导阻滞

等，胎儿水肿发生率为 40%。心血管疾病所致心力衰竭是 NIHF 的最常见原因，由于心力衰竭或动静脉血流受阻，增加静脉压力，导致水肿。严重的心脏病变，如宫内心肌梗死，心肌炎，柯萨奇 B3 病毒引起全心炎，心内膜下纤维弹性组织增生及动脉钙化等导致心肌收缩力和功能失调也可发生胎儿水肿（详见第四十九章：与胎儿水肿相关的心血管疾病）。

3）胸腔肿块或病变（不包括心脏部位病变）：2.5%~13% 的 NIHF 由胸腔病变引起，先天性肺囊性腺瘤样病变、隔离肺、膈疝、原发性胸腔积液或乳糜胸等相对多见，先天性肺叶气肿、支气管囊肿、先天性气管闭锁、囊状淋巴管瘤、纵隔畸胎瘤、胸廓肿瘤等少见。胸腔内肿块最后导致水肿有以下原因：因肿块压迫效应使腔静脉阻塞、胸腔内压力增加而使静脉内压力升高、心功能受损。Horikoshi 等报道了先天性肺成肌纤维细胞瘤引起的胎儿水肿。

胎儿肺先天性囊性腺瘤样病变 (congenital cystic adenomatoid malformation, CCAM)：是一种先天性肺组织错构畸形，组织学上以支气管样气道异常增生、缺乏正常肺泡为特征；病理特征为末梢支气管呈腺瘤样过度生长，肺泡发育不良。如肿块较大，可出现纵隔移位甚至心脏移位，导致胎儿血流动力学改变，影响心脏功能，出现心力衰竭，表现为胸腹腔积液、胎儿水肿，围生儿病死率较高。

隔离肺（bronchopulmonary sequestration, BPS）：又称支气管肺隔离症，是肺先天畸形之一，是以血管发育为基础的胚胎发育缺陷。隔离肺是由胚胎的前原肠，额外发育的气管和支气管肺芽接受体循环的血液供应而形成的无功能肺组织团块，与支气管不相通。胎儿发生水肿较少见，原因尚不明确，可能与异常的体循环血供引起充血性心力衰竭、肿块大压迫心脏及腔静脉、高张性胸水等有关。而大量胸水的产生可能与隔离肺病灶本身淋巴回流的异常有关。

先天性膈疝（congenital diaphragmatic hernia，CDH）：先天性膈疝是一种膈肌发育缺陷，腹腔内容物通过膈肌缺口疝入胸腔，内容物可为胃肠道或肝脏等。发病率在活产婴儿中为 1/3 500~1/2 200。膈疝使肺发育受严重影响，组成肺的呼吸单位的支气管、肺泡、动脉及毛细血管床等均减少，肺发育不全。胎儿膈疝造成患侧胸腔内肺受压，纵隔推向对侧，严重时可影响胎儿静脉回流和羊水吞咽，常导致胎儿水肿、羊水过多和胸腔积液。

原发性胎儿胸腔积液（primary fetal hydrothorax，PFHT）或乳糜胸（chylothorax）：PFHT 表现为单纯胸腔积液，常为原发性乳糜胸，临床少见，发病率在活产婴儿中为 1/15 000~1/10 000。一般发生于妊娠中后期，90% 为单侧性，右侧更多见。PFHT 的病因包括胸导管发育异常（如先天性胸导管瘘、闭锁等）；先天性淋巴管扩张（研究发现部分呈常染色体隐性遗传）；先天性胸部淋巴管发育不良；先天性淋巴管瘘及叶外型肺隔离症等。另外，有相当一部分 PFHT 病因未明，称为特发性胸腔积液，有报道表明其部分病因可能是淋巴管发育不良。生后进食脂类奶粉后可因吸收营养而乳糜增加。严重者引起胎儿肺萎缩或影响新生儿肺扩张，导致呼吸功能衰竭死亡。病死率高达 20%~50%。

先天性气管闭锁（congenital tracheal atresia，CTA）：是一种罕见的致死性畸形，由于气管发育不良导致肺发育过程中产生的液体不能排出，液体潴留肺内，肺肿大和支气管明显扩张。由于胸腔压力增高，肿大的肺压迫心脏与大血管，特别是腔静脉，容易导致心力衰竭、胎儿水肿和宫内死亡。气管与胸腔内压增加，将导致气管与支气管软化及肺毛细血管不明原因的减少，胎儿出生后发生严重的呼吸窘迫综合征，大多夭折。

胎儿先天性淋巴管瘤：胎儿先天性淋巴管瘤是由于胚胎发育时，部分淋巴囊与原始淋巴系统分隔另行增殖而形成淋巴囊肿和淋巴管瘤组织。可分为两种类型：一种是比较常见的水囊状淋巴管瘤，多发生在胎儿头颈部及背部，通常较大，有的甚至大过于胎头，是由单个或多个充满液体的壁薄、光滑的囊肿组成，本病可能是由于头颈部皮肤淋巴回流障碍，致使淋巴管扩张、淋巴液在局部聚集而成；另一种为海绵状淋巴管瘤，是由较大的淋巴管组成，由于原始淋巴管扩张成淋巴管的先天性发育不良引起身体的一部分或一个肢体弥漫性水肿，常在皮下形成不规则的串珠多分隔囊肿。胎儿先天性淋巴管瘤约占胎儿畸形的 2%~3%，围生期死亡率达 20%~30%，80% 有染色体异常，本病常合并胎儿水肿、腹水、羊水过多及胎盘肥厚等。

4）腹部及盆腔：包括胃肠道疾病，如肠闭锁和扭转、肝囊肿、肝硬化、血色素沉着症、肝肿瘤、肝炎、淋巴管瘤、胎粪性腹膜炎等；泌尿系统疾病，如多囊肾、肾静脉血栓形成、泌尿道梗阻等。肠梗阻、肠扭转、脐膨出等，可因局部淋巴及静脉回流受阻产生腹水，肝炎、肝硬化等可引起肝功能异常而导致腹水。腹主动脉钙化为引起水肿的少见病因。

肠扭转（volvulus）：婴幼儿肠扭转以解剖和机械因素为主，而解剖因素约占 95.7%。新生儿肠扭转几乎均有先天性解剖因素存在。如肠系膜固定不全引起的先天性肠旋转不良。肠旋转不良是婴幼儿最常见引起肠扭转的原因之一，发病率在活产婴儿中为 1/6 000。较轻的肠扭转有可能自然复位，但有再扭转的可能。临床上形成间歇性发作的完全或不完全性肠梗阻导致腹水形成，或因肠坏死引起血性腹水。当肠系膜淋巴系统扭转后淋巴液回流受阻，导致乳糜池的乳糜液无法回流入胸导管进入血液循环系统，因而乳糜样液体从肠系膜表面流入腹腔而形成乳糜性腹水。

胎粪性腹膜炎 (meconium peritonitis，MP)：是一种发生在胎儿期的罕见疾病，由于各种原因导致胎儿肠穿孔、胎粪经过破孔进入腹腔引起的无菌性化学性腹膜炎症。超声影像学特点有胎儿腹腔内钙化灶、腹水、肠管扩张、胎粪性假性囊肿等。大多数 MP 病因不明，约 50% 为特发性，但危害严重，病死率高达 43.7%~59.6%。已知的病因有：先天性肠梗阻（最常见，包括肠闭锁、肠腔狭窄、肠扭转、肠套叠或胎粪性肠梗阻，好发于回肠，也可发生于空肠和结肠）；肠系膜血供不足；肠壁肌发育不良（与低出生体重儿局灶性肠穿孔机制相似，胎儿在宫内由于肠壁肌发育不良也易发生肠穿孔）；宫内感染（如巨细胞病毒、风疹病毒和细小病毒 B19，后者可导致肠系膜血管炎，进而发生肠穿孔）；囊性纤维变性 (cystic fibrosis, CF)；染色体畸变；Meckel 憩室；高免疫球蛋白 E 综合征 (Job 综合征) 等。胎儿肠管穿孔，胎粪渗入腹腔，刺激腹膜产生无菌性炎性腹水。如穿孔部位胎粪性渗液积聚，肠管和大网膜粘连包裹，在局部形成胎粪性假性囊肿；如钙盐沉积封闭穿孔部位，形成纤维粘连型 MP；胎儿期鞘状突未闭锁，胎粪还可流入外生殖器，形成双侧睾丸鞘膜积液或外阴水肿。MP 胎儿多有肠梗阻，梗阻近端肠管可扩张；此外，消化道梗阻后羊水循环发生障碍，可伴有羊水过多。

多囊肾（polycystic kidney disease, PKD）是遗传性肾脏疾病，按遗传方式分为常染色体隐性遗传性多囊肾 (autosomal recessive polycystic kidney disease, ARPKD) 和常染色体显性遗传性多囊肾 (autosomal dominant polycystic kidney disease, ADPKD)，此病由于肾囊肿增大、增多，最终导致肾功能不同程度的损害。ARPKD 也即婴儿型多囊肾，常合并有肝脏及胆道系统的发育异常，可致胸腔等浆膜腔积液，亦可单独发病。

生殖泌尿系统疾病：2.5%~3% 的 NIHF 由生殖泌尿系统疾病引起，如泌尿道梗阻、Prune bell 综合征（PBS）、肾发育不良、泄殖腔异常及上泌尿道梗阻，但引起水肿的机制尚不清楚。

5) 骨骼系统：软骨发育不全、胸廓营养不良、致死性骨质疏松等骨骼发育不良疾病，或关节弯曲、先天性关节营养不良等胎儿少动症等，据报道与胎儿水肿有关。可能因骨骼畸形、胎动减少、淋巴回流减少及胸廓畸形时静脉压力升高引起。

软骨发育不全：发病率为 1/15 000~1/26 000，男女均可发病。80%~90% 的病例是散发的，为新生突变，与父亲年龄较大有关；10%~20% 为家族性，为常染色体显性遗传病。是一种致死性软骨营养障碍。声像图特点是长骨极短，颅骨或椎体低钙化或无钙化。头围/腹围比值增大，胸腔狭小，胎儿水肿，甚至出现颈部水囊瘤和羊水过多。

短肢畸形：多见于由地中海贫血引起的胎儿水肿综合征。

（2）宫内感染：先天性感染病原包括细菌和病毒，如柯萨奇病毒、巨细胞病毒、肝炎病毒、链球菌、钩端螺旋体、李斯特菌、细小病毒 B19、风疹病毒、梅毒、弓形虫及单纯疱疹病毒、呼吸道合胞病毒、水痘病毒等。Rodriguez 等研究发现，先天性感染如巨细胞病毒（CMV）、细菌和细小病毒 B19 感染是引起 NIHF 导致死胎的主要原因，约占 34%，其中 CMV 感染最多见。感染引起的贫血可导致高输出量心力衰竭，病毒感染可引起心脏和肝功能损害，导致心力衰竭和低蛋白血症。宫内细菌或病毒感染可引起胎儿水肿、多器官衰竭或全身内皮损害。

1）人巨细胞病毒（human cytomegolovirus, HCMV）感染：HCMV 属于疱疹病毒一类，是导致胎儿先天性感染最常见的病毒，由于妊娠期感染人巨细胞病毒的孕妇在宫内将病毒垂直传播给胎儿所致。据统计，在所有活产儿中感染率为 0.5%~2.5%。约 10% 的感染儿出生时有临床症状，如小头畸形、脑水肿、颅内或腹腔内钙化。宫内感染巨细胞病毒的胎儿易发生先兆流产。其他最常见的超声特点是肠管高回声，其次是腹水、羊水过少和心脏扩大。

2）细小病毒 B19（human parvovirus B19，

HPVB19）感染：是微小病毒科红细胞病毒属中唯一使人类致病的、结构最简单的无包膜线状单链 DNA 病毒，是世界性分布的传染性疾病，具有极其广泛的疾病谱，可以引起传染性红斑、关节炎、再生障碍性贫血等疾病。细小病毒 B19 流行率为 30%~60%，有 30%~40% 宫内感染，胎盘垂直传播率为 33%~51%。孕妇感染细小病毒 B19 可导致流产、胎儿水肿、胎儿贫血或胎儿畸形，甚至胎死宫内及新生儿疾病等严重后果。NIHF 是细小病毒 B19 宫内感染的最常见不良妊娠结局，主要表现为胸腹腔积液、皮下水肿、腹水、心包积液，还可能伴胎盘水肿、羊水过多。18%~27% 的 NIHF 与细小病毒 B19 感染有关。可能发生机制为：①细小病毒 B19 嗜红细胞系前体细胞，导致红细胞生成障碍造成严重贫血；②肝炎及贫血引起的缺氧造成肝功能低下导致低蛋白血症；③感染和缺氧引起胎儿脉管炎及内皮损伤造成血管壁通透性增加；④贫血和心肌炎致心力衰竭。90%NIHF 于妊娠中期孕 13~20 周发生，因为细小病毒 B19 对快速分裂的细胞尤其红系祖细胞具有特殊嗜性，妊娠中期胎儿红细胞快速增长且寿命较短，不能形成有效的免疫反应来对抗感染，故胎儿尤其易受伤害。妊娠妇女细小病毒 B19 感染引起胎儿死亡的发生率为 4%~16%，NIHF 胎儿死亡率为 50%~98%。细小病毒 B19 宫内感染与先天性心脏病密切相关，可能与细小病毒 B19 与心肌细胞膜上的 P 抗原结合，影响心脏的发育有关。

3）先天性梅毒（congenital syphilis，CS）感染：是由梅毒螺旋体引起的慢性全身性性传播疾病，可通过性接触水平传播，也可通过胎盘经血液垂直传播。梅毒可严重干扰妊娠，引起流产、死产、胎儿水肿、胎儿宫内生长受限、围生儿死亡，或给受感染的存活婴儿带来严重后遗症。我国先天梅毒发生率呈逐年上升趋势，2002 年报道全国 971 例，较 2001 年增长了 43.43%；2006 年 5999 例，较 2005 年增长了 47.54%，发

生率达 35.29/10 万活产；2008 年报道 9480 例，较 2007 年增长 12.84%，发生率为 56.76/10 万活产。

（3）胎儿贫血：见于 α- 地中海贫血、血红蛋白 H 病、先天性白血病、胎母输血、葡萄糖 -6- 磷酸脱氢酶缺乏症、细小病毒 B19 感染、双胎输血综合征。

1）α- 地中海贫血：是一组常染色体不完全隐性遗传性慢性溶血性疾病，是因珠蛋白基因缺失使血红蛋白肽链有一种或几种合成减少或不能合成，引起血红蛋白的组成成分发生改变而导致的溶血性疾病。在远东地区，地中海贫血是 NIHF 的主要原因，常常致命，且母亲也有一定的生命危险。在东南亚地区，α- 地中海贫血基因占 20~30%。如我国华南地区为地中海贫血高发区，2002~2006 年的 5 年平均发病率达 73.66/10 000（359/48 738），而且农村的发病率（49.44/10 000）高于城市（31.25/10 000），女性胎儿（92.26/10 000）的比例高于男性胎儿（53.18/10 000）。

Bart's 水肿：当双亲均为 α- 地中海贫血杂合子（地中海贫血携带者），其后代有 1/4 为纯合子，由于第 16 号染色体的 4 个珠蛋白基因全部缺失，不能产生血红蛋白 (Hb) 的 α 肽链，γ 珠蛋白则自身聚合成不稳定的四聚体，即 Bart's 血红蛋白。这种血红蛋白易被氧化并沉积于红细胞细胞膜上，引起细胞膜损伤，渗透性改变而致溶血、贫血。而在正常氧分压下，Bart's 血红蛋白对氧亲和力很强，不能向组织释放足够的氧导致胎儿严重缺氧，红细胞生存时间缩短，发生溶血，继之肝脾造血功能亢进，导致门静脉高压，脐静脉循环受阻，引起胎盘水肿，使胎儿蛋白质供养障碍，加之孕妇贫血，最后发生胎儿胎盘水肿。严重者引起胎儿心力衰竭、死胎、死产、新生儿死亡。

2）胎母输血（fetomaternal hemorrhage，FMH）：FMH 指胎血通过胎盘绒毛间隙进入母

体血液循环，可引起围生儿严重贫血和母体输血反应。胎儿血液漏出可以发生在绒毛形成后妊娠的任何时期或分娩时。其病因不清，目前认为是脐动脉和绒毛间隙存在压力差，胎儿代谢产物可达母体，因此胎儿血细胞也可循此途径，特别是绒毛有破损时，血细胞可直接到绒毛间隙的母血中。FMH 的发生常与产前出血、创伤、外倒转、脐带穿刺、羊膜腔穿刺、脐静脉血栓、绒毛膜血管瘤有关，82% 的患者原因不明。约 93% 的胎母输血量小于 0.5ml，约 3% 的胎母输血量大于30ml。预后因出血量及速度而不同，如果胎儿红细胞在母血循环中为 1% 时，估计胎儿失血量大于等于 50ml，为大量出血，即可出现不同程度的贫血、发育障碍、心律失常、全身水肿，甚至死胎。围生期死亡率为 33%~50%。

3）双胎输血综合征 (twin-twin transfusion syndrome, TTTS)：占 NIHF 的 1%~1.7%，发生于单卵单绒毛膜双胎，其发生机制目前尚未完全清楚，胎盘间存在血管吻合支是双胎输血的解剖基础。因动 - 静吻合支的血流为单向血流，即从供血儿的动脉回流到受血儿的静脉，因此，将发生两胎儿间的循环不平衡。双胎间血压的差异，造成血压低的一方成为受血儿，另一方为供血儿。供血儿可因严重贫血而致水肿。供血儿不断地向受血儿输送血液，逐渐处于低血容量，动脉压降低、贫血、心脏体积小、体重轻，类似胎儿生长受限。同时因低血容量造成肾脏灌注压降低及肾小球发育不良及心房钠肽素分泌减少，引起尿液生成减少（超声下见膀胱小或不充盈）以致羊水过少，严重者因供血儿羊水过少被羊膜囊包裹，固定悬挂在宫腔一侧，似"贴附儿"。受血儿因心脏负荷过重及心衰而致水肿。受血儿因不断接受血液，出现循环负荷过大、多血症、动脉高压、心脏肥大，最终导致高输出量性心力衰竭，进一步则出现胎儿皮下水肿，胸、腹水及心包积液等。同时受血儿因肾小球数量及体积增加，肾灌注压增加，排泄功能加强，体内心房钠肽素分

泌增加，导致尿量过多（超声下见膀胱持续充盈过大）而引起羊水过多。

（4）染色体异常及遗传代谢性疾病

1）染色体异常：包括 Turner 综合征、21-三体（Down 综合征）、18- 三体、13- 三体综合征，Noonan 综合征等，是引起 NIHF 的第二大病因，占 NIHF 的 8%~16%。染色体异常导致胎儿水肿的发病率约为 10%。因此胎儿水肿时，染色体应作为常规检查。其中最常见的是 Turner 综合征，通常伴有心脏畸形，导致水肿形成。

2）遗传代谢性疾病：Gaucher 病（脑苷脂沉积症）、Hurler 病、甲状腺功能减退、黏脂病、黏多糖储积病、丙酮酸缺乏症、结节性硬化等均可引起胎儿水肿。机制不明，可能与合并畸形有关，也可能因代谢产物积聚而使细胞及组织受损、肿胀、器官肿大，骨髓受损导致造血减少、低蛋白血症、心肌受损，门静脉高压使静脉回流受阻及腹水形成。有报道先天性甲状腺功能低下患儿在胎儿期（晚孕期）及生后 B 超均提示有胸腔积液及水肿，其产生原因可能由于毛细血管通透性增加，以及因局部黏液性水肿而有嗜水性黏多糖的堆积所致。

（5）胎儿肿瘤：1%~1.7% 的 NIHF 由胎儿肿瘤引起，主要因肿瘤压迫使纵隔推移、静脉回流受阻引起水肿。胎儿肿瘤发生机制尚不十分清楚，心脏肿瘤相对常见，约占 60%，其他有纵隔肿瘤、骶尾部畸胎瘤、肝脏肿瘤等。

1）胎儿心脏肿瘤：可致心律失常或心脏流出道梗阻而导致胎儿水肿或宫内死亡，其心力衰竭发生与肿瘤数量与大小有关（详见第 46 章）。

2）胎儿纵隔肿瘤：较少见，其中良性肿瘤以囊性成熟性畸胎瘤或生殖细胞肿瘤最多见、恶性肿瘤以非霍奇金淋巴瘤为主，其他有肠源性囊肿、支气管源性囊肿、淋巴管瘤、食管囊肿等的报道。纵隔肿瘤可能在这狭小的空间内迅速生长，使心脏和大血管受压，而表现为皮肤水肿、腹水、胸水及胎盘增大。由于上腔静脉受压综合

征，水肿可仅仅表现为单独的上半身的水肿。食管受压时可引起羊水过多。

3）胎儿骶尾部畸胎瘤（sacrococcygeal teratoma，SCT）：是最常见的胎儿肿瘤之一，发病率为 1/35 000~1/40 000。肿瘤内存在动静脉分流，较大的肿瘤吸取胎盘及胎儿的大量血液，造成胎儿高输出性心力衰竭、水肿及胎盘肿大。

（6）胎儿综合征：在一些胎儿综合征中，有报道与胎儿水肿有关。如关节挛缩、宫内生长发育受限、伴有器官之间距离过远表现的 Pena-Shokeir 综合征，肋骨挛缩、生长发育受限、颈部水囊瘤、面裂的多翼状胬肉综合征，Neu-Laxova 综合征等。

2. 胎盘脐带因素

较为常见的病因为胎盘绒毛膜血管瘤，不常见病因为脐静脉血栓形成、脐带扭转、脐动脉瘤、脐带真结、绒毛膜血栓等。

（1）胎盘绒毛膜血管瘤（placental chorioangioma）：是发生于绒毛间胚叶组织的良性肿瘤，发生率为 0.05%~1.5%。胎盘绒毛膜血管瘤组织形态主要由血管及结缔组织构成，根据其组织成分比例及分化程度的不同，可分为：①血管瘤型；②富细胞型；③退变型。绒毛膜血管瘤为良性肿瘤，但血管瘤能改变胎盘血流，破坏正常血液供应，导致胎儿生长发育受阻，可使胎儿心脏负担加重，导致胎儿发生水肿、心力衰竭、窒息甚至死亡。

（2）脐带扭转（torsion of cord）：脐带扭转时可能引起胎儿心力衰竭，表现为 NIHF。

3. 特发性水肿

一些原因不明的胎儿水肿称特发性胎儿水肿。Lee 等曾报道 1 例由朗格汉斯组织细胞增生引起的胎儿水肿。Ellini 等采用同位素淋巴闪烁造影术发现先天性淋巴管发育异常可能是特发性水肿主要原因。据报道特发性胎儿水肿占 NIHF 的 22%~35%，但随着诊断技术的进步，不明原因的胎儿水肿呈逐渐减少趋势。

4. 孕母因素

多种母亲疾病，如 Graves 病、严重贫血、严重糖尿病、严重低蛋白血症、妊娠期高血压病、肝炎等，可能引起胎儿血流动力学改变，出现胎儿水肿。

三、病理生理

目前认为胎儿水肿是疾病进展到终末期的临床表现。其发病机制是由于体液代谢不平衡，间质液产生大于淋巴回流。液体积聚的原因包括：①充血性心力衰竭；②淋巴回流受阻；③血浆渗透压下降；④静脉压增高。由于胎儿对间质液的积聚更为敏感，所以更易发生水肿。缺氧时由于体内的代偿机制变化，包括增加氧气的摄入、脑和心脏的血液重新分布和心输出量的增加，进一步引起静脉压力的增加，并最终导致胎儿水肿的发生。此外，由于肝脏灌注减少和髓外造血增加，肝脏合成白蛋白减少，低蛋白血症引起毛细血管的通透性增加，也可导致水肿发生。

四、诊断

胎儿水肿主要通过产前超声检查及新生儿临床检查发现。但发现水肿后，分析可能存在的病因，必须进行针对病因的诊断。在许多病例中，一般通过母血抗体检测、感染源培养、胎儿超声筛选（包括超声心动图和多普勒）、胎血化验等找出相关病因。对于严重水肿胎儿，应监测心功能。对死胎或新生儿死亡，可以建议尸检以查找病因。

（一）产前诊断

产前对水肿胎儿的诊断必须以寻找病因为主。首先应该了解母亲的病史，包括是否有遗传或代谢性疾病、感染、贫血及所有使用过的药物，并做进一步的超声检查及相应的实验室检查，以明确病因。

1. 水肿的超声诊断

超声是诊断胎儿水肿最可靠和最直接的方法。孕期定期超声检查有助于及早发现胎儿水肿，使部分胎儿水肿得到及时处理，避免不良后果。

（1）诊断的确立：通过超声发现至少一处的浆膜腔积液伴有皮肤水肿，或两处浆膜腔积液不伴皮肤水肿即可诊断为胎儿水肿。部分患者出现羊水过多、胎盘增厚，多数伴有肝脾肿大。

1）胎儿的改变：①浆膜腔积液。腹腔、胸腔或心包腔等浆膜腔的积液（图48-1，图48-2）。

②皮肤水肿。皮肤及皮下组织增厚≥5mm（图48-3）。③肝脾肿大。肝脏大小占腹腔1/3以上（正常应小于1/3），腹围大于孕周，腹围/头围比值增大。

2）胎儿相关结构的改变：①羊水增多或减少。羊水最大前后径≥8cm为羊水过多，羊水最大前后径≤3cm为羊水过少（图48-4）。②胎盘增厚。胎盘增厚的标准各家报道不一致，但一般当胎盘厚度≥4cm时可考虑为病理性（图48-5）。胎盘大小与胎儿受累程度有很好的相关性。

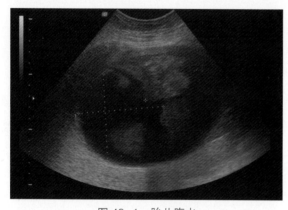

图 48-1　胎儿腹水

孕40周6天，胎儿腹部斜切面，显示增大的腹部和腹水。测量键所示 D1、D2 为胎儿腹水的大小范围

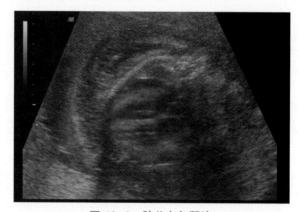

图 48-2　胎儿心包积液

孕40周6天，胎儿四腔心横切面，显示心包积液。测量键所示 D1 为胎儿心包积液的宽度

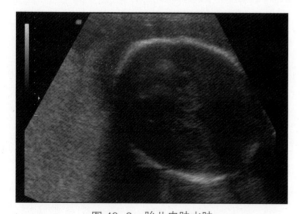

图 48-3　胎儿皮肤水肿

孕40周6天，胎儿头颅横切面，显示头皮水肿最厚的部位。测量键所示 D1 为胎儿水肿的头皮厚度

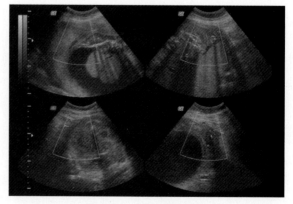

图 48-4　胎儿羊水过少

孕40周6天，胎儿羊水过少。以孕妇脐部为中点将孕妇腹部划分为四个象限，按左上—右上—右下—左下的次序分别测量每个象限的最大羊水池深度，所得数据 Q1、Q2、Q3、Q4 相加为羊水指数 AFI。图中左下象限无羊水，所得 AFI 为2.96cm，为羊水过少

（2）鉴别诊断

1）假性腹水：胎儿腹壁的皮下结缔组织及皮下脂肪层呈低回声，易与腹壁肌层的低回声一起被误诊为腹水，其与腹水区别在于此低回声不随腹膜腔内的间隙分布，而位于肝镰状韧带，脐静脉和腹膜腔之外。腹水形态及分布都随腹膜腔的各间隙的形态不同而变化，常可见腹膜腔内三角形的无回声区。

2）单发性腹水：可因泌尿道或胃肠道的梗阻与穿孔引起。超声检查动态观察可与水肿鉴别。

3）单发性心包积液：心包积液宽度小于3mm时不诊断心包积液。

4）单发性单侧胸腔积液：此种情况最有可能为乳糜胸，而水肿多为双侧胸腔积液。

5）骨骼发育不良并见冗长皮肤：多余的皮肤有可能与胎儿皮肤水肿相混淆。

2. 进一步的超声诊断

一旦明确NIHF诊断，必须进行详细的超声检查了解病因，评估病情，并监测病情的变化。

（1）胎儿其他结构及胎动观察：超声进一步观察可发现可能合并存在的多种畸形如心血管、呼吸、消化、神经、骨骼、泌尿等系统畸形。胎儿腹部强回声区域提示囊性纤维化、病毒感染、肝纤维化或多囊肾；无回声区可能提示肠梗阻（如十二指肠闭锁和扭转）。此外须对胎儿的骨骼进行评估，观察骨骼的形状、结构及矿化程度，如出现异常可能与水肿有关。还必须观察胎动，胎动明显减少提示预后不良，可引起死胎。大量胸水时须测量肺长径。

（2）彩色多普勒超声监测血流动力学改变

脐血管：严重贫血儿，可见到脐静脉扩张、脐静脉肝内部分流速增快，脐动脉血流增加、胎儿心搏出量增加等。当脐动脉阻力指数增高，舒张期血流缺失或反流，提示胎儿宫内窘迫（图48-6）。

大脑中动脉：测量胎儿大脑中动脉（MCA）收缩期峰值流速（PSV）是诊断胎儿贫血和水肿较敏感的方法，胎儿MCA-PSV与Hb浓度呈负相关（图48-7）。采用Mari等测定的胎儿MCA-PSV参考值作为判断标准，MCA-PSV等于1.0 MoM为正常妊娠平均值，>1.29 MoM为轻度贫血，>1.5 MoM为中度贫血，>1.55 MoM为重度贫血；胎儿Hb 0.84~1.16 MoM为正常胎儿Hb的第5至第95百分位参考值范围。Hb<0.84 MoM为轻度贫血，<0.65 MoM为中度贫血，<0.55 MoM为重度贫血。

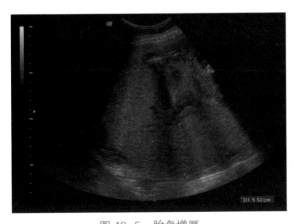

图48-5 胎盘增厚

孕40周6天，子宫纵切面显示胎盘位于后壁宫底部。测量键所示D1为胎盘厚度，大于4cm

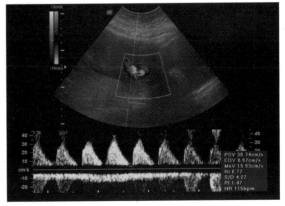

图48-6 脐动脉SD比值升高

孕40周6天，脐动脉多普勒检测。向上的波形为脐动脉，显示舒张末期血流缺失。检测结果显示脐动脉SD比值升高

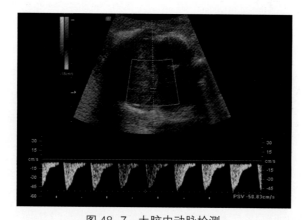

图 48-7　大脑中动脉检测

孕 40 周 6 天，胎儿大脑中动脉多普勒检测。向下的波形为大脑中动脉，
收缩期峰值流速为 50.83cm/s

（3）心脏检查：心血管疾病是 NIHF 最常见的原因，心脏的血流动力学改变在水肿的发展中起着重要作用，因此有必要对每一例胎儿水肿病例都进行胎儿心脏超声检查，包括对心脏结构与功能的观察及测量，如心脏的大小、心房心室的大小及外观（以排除心室发育不良）、房室间隔有无缺损、瓣膜和流出道、心室厚度、心率及心律。如心室厚度大于第 95 百分位数则提示胎儿预后不佳。Kleinman 和 Nehgme 研究发现，快速型心律失常和缓慢型心律失常均可引起胎儿水肿，如果仅为心律失常，如室上性心动过速、室性心动过速则可治疗，而且预后最佳。胎儿完全性房室传导阻滞提示母亲有结缔组织疾病和自身免疫性抗体。测量双侧心室大小，有助于判断胎儿存活的可能性。

3. 实验室诊断

通过各种实验室检查，如血型及血型抗体筛查、血常规和血涂片、血糖、患儿血液检查、染色体检查、宫内感染的检查等，以进一步明确病因。

（1）孕母检查

1）血型及血型抗体筛查：对每个孕妇应查血型，包括 Hb、Hct、WBC、DC、RPA、抗核抗体等。孕妇为 Rh 阴性或孕妇 O 型丈夫为 A、B、AB 型，则需要筛查抗体效价。

2）ABO 溶血病的检查：一般情况下，病情轻重与母亲血清中 IgG 抗 A（B）抗体效价成正比。

Coombs 试验间接法：用以检查孕妇血清中游离的不完全抗体，母血清中 IgG 抗 A（B）效价 ≥ 64，其胎儿可发生 ABO 溶血病。

化学试剂巯基乙醇（mercaptoethanol，简称 2-Me）处理后，用间接抗球蛋白法测定剩余 IgG 抗 A（B）效价 ≥ 256 时，胎儿发生 ABO 溶血病的概率较大。

溶血素的测定：检查有无免疫性抗 A（B）抗体，但需要有补体协助，若溶血素效价＞1∶8，则提示存在胎儿受损。

3）Rh 溶血病的检查：Rh 溶血病是由 IgG 性质 Rh 抗体引起，为不完全抗体。抗人球蛋白试验（Coombs 试验）间接法效价小于 16 胎儿溶血病一般较轻，大于等于 64 说明胎儿患溶血病。

4）宫内感染有关检查：包括，①TORCH（弓形虫病、先天性梅毒、风疹病毒、巨细胞病毒、疱疹病毒）的检查，如运用酶联免疫吸附试验（ELISA）检测弓形虫 IgM 抗体、快速血浆反应素试验（RPR）筛查梅毒、梅毒螺旋体血细胞凝集试验（TPHA）及梅毒螺旋体明胶凝集试验（TPPA）确诊梅毒；②细小病毒 B19 的 IgM 抗体或 PCR

检测 DNA；③梅毒血清学试验等。

5）其他：①α-地中海贫血的诊断：怀疑胎儿贫血时，如有相关家族史和遗传病史可通过血红蛋白电泳法诊断 α-地中海贫血（Bart's 血红蛋白的相对含量 ≥ 40%），或采用 Gap-PCR 珠蛋白基因分析技术进行 α-地中海贫血 -1 基因型的基因诊断。对各种地中海贫血基因型的分子生物学诊断方法始于 20 世纪 80 年代，且正在逐步完善中，汤丽霞等运用 Gap-PCR 技术诊断 α-地中海贫血 -1 基因型纯合子，其敏感性、特异性及准确性均高达 100%。②胎母输血的诊断：通过 Kleihauer-Betke 染色检查有无胎母输血。③伴黄疸时须除外葡萄糖 -6- 磷酸脱氢酶（G6PD）缺乏症。④与水肿发病有关的十二指肠闭锁、细小病毒感染、芬兰肾病中，可检测到母血 α-FP 升高。

（2）新生儿检查

1）患儿红细胞直接抗球蛋白试验（改良法）：用人球蛋白检查未黏附在红细胞表面的不完全抗体。①以适合稀释度的抗体号的抗体与充分洗涤后的患儿红细胞盐水悬液混合，经快速短时间离心后可提高阳性率。②进一步改进选用菠萝酶处理红细胞，再进行改良直接抗球蛋白试验可提高阳性检出率。

2）患儿红细胞抗体释放试验：致敏患儿红细胞可通过加热试验，将抗体释放于释放液中，然后再加入酶处理的成人相应红细胞致敏。充分洗涤后用抗球蛋白来促进凝集反应的发生，此法甚敏感，即使直接抗球蛋白试验阴性患儿，也可能得到阳性结果。

3）患儿血清中游离抗体测定试验：新生儿血液中的 IgG 抗 A（B）来自母亲，如在新生儿血清中发现与红细胞不配合抗 A、B 时，表明婴儿可能受损害。

4）Rh 溶血病：血清学检查 Rh 溶血病通过下述两项试验阳性便可证实婴儿的红细胞被来自母体的 IgG 抗体致敏。①直接抗球蛋白试验，

常呈阳性。②释放试验：致敏抗体可以通过加乙醚或加热把抗体释放出来，释放液中抗体的特异性可用标准红细胞来检查。

事实上胎儿溶血程度不单受抗体滴定度的影响，还与胎儿细胞接触抗体的时间长短有关，线体抗体凝集价基本与临床相符，但不能完全指示胎儿在宫内的转化。有时抗体大量通过胎盘，使胎儿濒于死亡，而母血中效价偏低。

4. 介入性超声及诊断

通过取绒毛及胎儿血液，诊断染色体病、基因病、胎儿贫血、胎儿感染。

（1）中孕期羊水取样：中孕期可通过羊膜腔穿刺获得羊水，为比较成熟的介入手段。①通过羊水细胞培养进行胎儿染色体核型分析，是一种相对安全的侵入性方法。一般需要 7~14 天获得培养结果。运用 FISH 技术，可提前获得初步的结果。②利用已有的基因探针或限制性内切酶，则可在培养获得的细胞中进行相关基因病的诊断。③羊水内代谢产物的检测：羊水 α-FP 水平检测对诊断骶尾部畸胎瘤、先天性芬兰肾病均有帮助。④运用 PCR 技术可检测羊水内病毒或感染源的抗原，如 TORCH 和其他病毒。⑤ Rh 血型不合时，羊水中抗体效价 1∶8 或 1∶16 提示胎儿受溶血损害，>1∶2 提示病情严重。⑥另外，可行羊水胆红素测定、羊水血型物质的测定。

（2）中孕期胎儿血取样：在超声引导下经皮脐血管穿刺取胎血标本。

1）可直接进行染色体核型分析及基因诊断。

2）可进行胎儿血常规检查及血清学检测等。①在疑诊胎儿贫血的病例，测定胎儿血红蛋白、网织红细胞计数，以及异常红细胞和胆红素测定等加以证实。如出生新生儿与母血型不同，血红蛋白 <120g/L，胆红素 >76.9μmol/L（4~5mg/dl），则须做新生儿溶血症测定。②通过血红蛋白电泳可诊断地中海贫血。③如疑诊先天性感染的病例，胎儿大于 18 周可行诊断性脐静脉穿刺检测细小

病毒 B19 DNA、血清抗原特异性 IgG 及 IgM 抗体等。胎儿 20 周前免疫系统不成熟，可能测不到抗体，根据细小病毒 B19 DNA 确诊。对孕妇检测阴性但胎儿发现不能解释的水肿时，不能排除细小病毒 B19 感染。④病毒感染时，胎儿肝功能可能异常升高，并有血小板减少的表现。血清白蛋白的变化特异性低，对诊断意义不大。

（3）早孕期绒毛取样：应在早孕期进行，可实现部分染色体病及遗传性疾病的早期诊断。①通过绒毛取样获得胎儿红细胞检验胎儿血型，获得组织进行染色体核型分析。②有报道在胎儿患 Tay-Sachs 病（泰 - 萨克斯病，TSD）高危病例中，通过绒毛取样获得羊水细胞或经培养获得成纤维细胞，运用 MUGS 培养基检测己糖胺酶 A（Hex A）活性，分析胎儿患 Tay-Sachs 病（TSD）的可能性。③国内王和等发现，Gaucher's 病（高雪病）的胎儿绒毛 β - 葡萄糖苷酶活性为 0，可作为产前诊断的一个方向。

（二）产后检查

1. 存活新生儿的检查

（1）染色体检查。

（2）实验室检查：包括血常规、血型、Coombs 试验、血红蛋白电泳、葡萄糖 -6- 磷酸脱氢酶等检查，TORCH 抗体检查，遗传代谢性疾病的血液学检查。有学者采用实时荧光定量 PCR 方法，通过唐氏患儿血清检测扩增 21 号染色体上的目的基因和 1，19 号染色体上的参照基因，发现唐氏患儿组 4 个 ΔCt 值 (Ct 目的基因 -Ct 参照基因) 明显低于正常组，即实时荧光定量 PCR 能够有效区分唐氏样本，与染色体核型分析结果高度一致。

（3）放射线检查：行骨骼 X 线摄片以了解有无畸形。新近研究发现，通过淋巴管的放射性核素检查可发现在乳糜胸和水囊状淋巴瘤患儿的肺部和颈部有放射性核素聚积，并可发现胸导管

及淋巴导管分支漏出引起的乳糜胸。

（4）超声检查：胸腔和腹腔超声检查可了解胸腹水情况，胸腔是否有占位，肝脏、肾脏等脏器有否异常；心脏超声检查心脏的结构和功能。

2. 死胎或死亡新生儿的检查

对于死胎或死亡新生儿必须建议和说服父母同意做胎儿或新生儿的尸检及病理检查。尸检是对 HF 病因的验证，在尸检中发现的各种也许是很细微的证据，将有利于更多的了解水肿原因及病理生理改变，对于防治下次妊娠时 HF 的发生有着非常重要的意义。完整的尸检包括巨检、镜检、放射及基因诊断。必须详细了解是否有神经管缺陷或颅内肿块等畸形。如果有感染可能，须进行细菌和病毒的培养，并进行免疫组化检查和电子显微镜检查。如果可疑心肌病，心肌冰冻切片进行组织学及分子生物学检查。如果有水囊性淋巴管瘤，伴有手指的畸形则可能为染色体异常。

3. 胎儿附属物的检查

检查胎盘是否有绒毛发育不成熟和（或）水肿、绒毛膜血管瘤、绒毛膜炎症改变、滋养层膜是否钙化，胎儿血管内有无有核红细胞，孪生儿是否有血管交通支。检查脐带是否有脐带感染、扭转或打结等。

五、预后

（一）胎儿或新生儿的预后

胎儿或新生儿的预后取决于发病胎龄、水肿严重程度、病因、有无合并畸形尤其是心脏畸形、有无早期心力衰竭、有无染色体异常等。文献报道围生儿死亡率为 40%~90%，且水肿发生的孕周越小，死亡率越高。如水肿严重时极易致胎儿宫内死亡或新生儿死亡，总的病死率达 80%。胎儿水肿若合并胎儿异常，几乎 100% 致死，预后极差。

羊水过多，可能导致早产。据报道，水肿胎

儿的活产比例为 7.88%，早产比例为 82.22%；体重小于 2500g 的占 55.33%；双胎的比例为 3.06%。

以下情况预后较好：心律失常但无心脏结构异常，仅有腹水，由胎盘因素引起，胎龄 24 周以后发病，细小病毒 B19 感染。但微小病毒感染引起多器官功能损害时可导致新生儿死亡。

以下情况预后较差：NIHF 伴有结构异常或原因不明。预后不良的因素包括染色体异常、心脏结构异常、胸腔积液、羊水少、胎龄 24 周以前发病、严重低蛋白血症。IHF 可发生溶血反应、核黄疸等一系列症状。大量胸水压迫可致肺发育不全。

（二）母亲的预后

胎儿水肿、胎盘巨大、子宫紧张度增高，容易引起孕妇呼吸困难、妊娠期高血压疾病、产后大出血等严重并发症。

六、治疗

（一）产前处理

胎儿水肿常常由多种因素引起，因此治疗也牵涉多方面。

1. 期待疗法

某些病因（如细小病毒 B19）引起的胎儿水肿病程有自限性特点，如果胎儿水肿为轻或中度，连续几次超声检查发现胎儿水肿有消退现象，而且表明胎儿存活良好，可行保守治疗，待其足月分娩。

2. 胎儿治疗

可使某些类型的胎儿水肿逆转，改善预后。但治疗必须是针对有生存可能的胎儿，以防止因为不必要的侵袭性治疗而对母亲产生危害。

（1）药物治疗：为非侵袭性治疗方法，用于治疗某些类型的 NIHF。①抗心律失常。如心动过速、心律失常可通过经母亲口服抗心律失常药物（如洋地黄）治疗，母亲洋地黄化可控制快

速型心律失常，但因治疗剂量较大，必须与有经验的小儿心内科医生共同进行治疗。Pradhan 等报道可用胺碘酮联合地高辛治疗室上性心动过速。②对于母亲的糖尿病或甲亢进行纠正治疗，并促胎肺成熟。③孕妇或新生儿口服螺旋霉素治疗弓形虫感染。④尚有使用含有高滴度细小病毒 B19 免疫球蛋白治疗细小病毒 B19 感染引起的胎儿水肿成功的报道。

（2）宫内干预：为侵袭性治疗方法，用于治疗某些严重的胎儿水肿。①宫内输血。可通过宫内输血纠正由免疫性原因（母儿 Rh 血型不合）或非免疫性原因（胎儿出血、细小病毒 B19 感染、地中海贫血）引起的严重胎儿贫血，通过胎儿宫内输血治疗后可使水肿好转，IHF 输血治疗后胎儿的存活率可达 80%。但宫内输血治疗的风险很大，水肿胎儿存活率仅为 36%~75%，对于严重水肿胎儿，脐静脉输血可能导致脐静脉压显著升高，出现胎死宫内。②胎儿镜。对于双胎输血综合征（受血儿水肿 - 供血儿贫血），可通过胎儿镜分离胎盘血管吻合支，并以激光凝固胎盘吻合支血管以阻断胎 - 胎输血。③胸腔积液引流。对乳糜胸及较多的胸腔积液可行胸腔穿刺引流术，减少肺发育不良的发生。对需要多次穿刺胸膜腔引流的病例可考虑放置猪尾导管进行胸腔 - 羊膜腔分流术。对计划剖宫产的病例，可在术前即刻行胸腔穿刺引流以使新生儿复苏更为顺利，并减少新生儿急诊放置胸腔引流管的机会。④腹腔积液引流。对胎儿腹水也可进行腹腔穿刺、腹腔 - 羊膜腔分流术、膀胱 - 羊膜腔分流术（尿性腹水）以减少腹水，以便于阴道分娩和预防难产。⑤羊膜腔穿刺引流。羊水过多时可行羊膜腔穿刺放羊水，以减少母亲呼吸困难及其他并发症以及胎儿早产的可能。⑥胎儿手术。对先天性膈疝、肺囊性腺瘤样病变、骶尾部畸胎瘤等胎儿肿瘤，可行开放性胎儿手术进行宫内治疗。

3. 优生性终止妊娠（人工流产或引产）

以下情况建议终止妊娠：①合并胎儿致死

性畸形；②染色体畸形；③孕 28 周以前；④其他严重母儿并发症或合并症。如对 CCAM 病例，当发生胎儿纵隔及心脏移位、胸腔积液、胎儿水肿或合并其他发育异常时，可考虑终止妊娠。终止妊娠的决定一般在由多学科（产科、超声科、遗传科、计划生育科、新生儿科、小儿外科等）的专家进行联合会诊（多科疑难会诊）后向孕妇夫妇做建议。

（二）产科处理

1. 终止妊娠的时机

孕 34 周以后，水肿胎儿最好终止妊娠。孕龄已满 32 周者，可考虑在促胎肺成熟的前提下提前终止妊娠。但早产的水肿胎儿病死率很高，必须经产科医生和新生儿科医生根据病情讨论后决定最佳的分娩时间及处理方案。

2. 产时处理

水肿胎儿的复苏比较困难，及时有效的复苏对水肿新生儿的预后很重要。因此，分娩前须充分了解胎儿水肿的严重程度、胸腹腔积液的量、心肺功能等，同时准备好必需的抢救设备，且必须有专业的新生儿科医生和护士在场。对严重胸腹腔积液，可在产房同时进行胸腹水引流及新生儿复苏。

（三）生后处理

水肿新生儿出生后在进一步检查明确病因的同时，须进行对症治疗，如呼吸支持、抽取胸腹水、控制心衰、纠正贫血等。更重要的是针对原发疾病的治疗，如先天性心脏病的手术治疗、膈疝的修补、胸腔肿块的切除等。

（周毓青）

⊘ 参考文献

1. 蒲滨. 某市 2002~2006 年胎儿水肿综合征流行趋势动态分析. 社区医学杂志，2008,6(11):14-15.

2. 宋誌. 胎儿水肿的病因及诊断. 武警医学院学报，2002，11(3):215-217.

3. 成黛丽，宋时. 胎儿水肿研究的新进展. 国外医学妇产科学分册，1998,25(1):36-38.

4. 马西蕊，刘成刚. 胎儿水肿综合征的超声诊断. 医学影像杂志，2008,18(8):911-913.

5. 吴琦嫦，廖灿，徐湘民，等. 血红蛋白 H 病一例报告及文献复习. 中华妇产科杂志，2003,38(7):427-428.

6. 晁桂华，陈赤，王勇，等. Hb Bart 胎儿水肿综合征心脏结构和功能的超声心动图研究. 中华超声影像学杂志，2004,13(10):756-758.

7. 陈萍，龙桂芳，李树全，等. 77 例 α-地中海贫血产前基因诊断. 广西医科大学学报，2004,21(5):644-646.

8. 汤丽霞，曾瑞萍，胡彬. Gap-PCR 在血红蛋白 Bart 胎儿水肿综合征诊断中的临床评价. 中国医师进修杂志，2007,30(3):21-22,25.

9. 张越青，凌奕，金松，等. 大脑中动脉血流峰值速度在预测胎儿地中海贫血中的临床应用. 海南医学院学报，2010,16(1):108-110.

10. 顾京红，蒋荣珍，黄亚绢，等. 5 次宫内输血治疗 3 例 Rh 血型不合胎儿溶血病的体会. 现代妇产科进展，2009,18(3):219-221.

11. 骆菲，曹云. 非免疫性胎儿水肿的研究进展. 中华围产医学杂志，2007,10(1):52-54.

12. 李伟，杨金兰，黄瑛. 孕妇弓形虫感染检测及治疗. 中国优生与遗传杂志，2008,16(2):75，90.

13. 于雅菇，萧咏梅. 胎儿水肿与细小病毒 B19 感染关系的临床分析. 中国优生与遗传杂志，2005,13(5):74-75.

14. 袁梦岚，韦业平. 细小病毒 B19 与不良妊娠结局的相关性研究. 医学研究与教育，2010,27(1):89-91.

15. 赵琛. 妊娠梅毒. 中国计划生育学杂志，2010,4:253-255.

16. 陈琼瑛，李胜利，欧阳淑媛，等. 胎儿肺内病灶的产前超声诊断及其结局分析. 中华超声影像学杂志，2008,17(7):612-614.

17. 常红梅，孙玲玲，邓学东，等. 胎儿先天性肺腺瘤样囊肿的超声诊断与临床预后. 中国医学影像技术，2010,26(2):313-315.

18. 薛林燕. 超声诊断胎儿膈疝合并胸腹腔积液 1 例. 中国超声医学杂志，2007,23(3):236.

19. 钟世林，方群．胎儿原发性胸腔积液．中华围产医学杂志，2009,12(3):230-232.

20. 杨广英，杨金花．纵隔内肿瘤19例临床病理分析．实用儿科临床杂志，2004,19(7):599-600.

21. 陈曦，韩晓峰，曹晓桦，等．超声诊断在胎儿颈部水囊状淋巴管瘤产前诊断中的应用．医学信息，2008,21(9):1592-1593.

22. 钱蓉蓉，杨松玉．胎儿囊状淋巴管瘤的超声诊断．浙江临床医学，2005,7(8):884.

23. 韩秀丽，韩春芳，张立明．先天性红细胞生成异常性贫血Ⅰ型致新生儿持续性肺动脉高压．新生儿科杂志，2001，16(4):189.

24. 夏慧敏．小儿先天性消化道畸形病因诊断及外科治疗展望．实用医学杂志，2001,17(9):789-790.

25. 闫梅，梁燕，王立荣．SYBR-Green Ⅰ实时荧光聚合酶链反应结合融解曲线分析技术在 α - 珠蛋白生成障碍性贫血基因诊断中的应用．实用儿科临床杂志，2008,23(15):1181-1182.

26. 赵友萍，黄醒华．胎母输血综合征对围产儿影响的研究进展．中华妇产科杂志，2008,43(8):632-634.

27. 王夷黎，陶祥，张芸，等．37例胎儿水肿尸体解剖与临床分析．中国妇幼保健，2008,23:2828-2829.

28. 王鸿，耿丹明，涂学军，等．彩色多普勒超声心动图评价胎儿肿瘤与充血性心衰．临床超声医学杂志，2006,8(11):644-646.

29. 朱霞，陈欣林，杨小红，等．产前诊断 Galen 静脉瘤一例．中华围产医学杂志，2009,12(5):397-398.

30. 何甦晖，林晓文，刘敏，等．彩色多普勒超声诊断胎儿 Galen 静脉血管瘤．中国医学超声杂志 (电子版)，2009,6(3):463-467.

31. 史建伟，宋杰东，王文荣，等．超声对胎儿骨骼发育异常的诊断价值．青海医药杂志，2009,39(11):4-6.

32. 管利英，谢坚，杜继宇．新生儿21- 三体综合征合并先天性甲状腺功能低下1例．重庆医学，1999,28(2):155.

33. 王和，刘珊玲，刘之英，等．孕早期绒毛高雪氏病产前诊断法．实用妇产科杂志，2000,16(1):18-20.

34. Mark G. Evans. Hydrops Fetalis and Pulmonary Sequestration.Journal of Pediatric Surgery, 1996,131(6):761-764.

35. A S Knisely. The Pathologist and the Hydropic Placenta,Fetus, or Infant.Seminars in Perinatology, 1995,19(6):525-531.

36. JW Callahan, A Archibald, M-A Skomorowski,et al. First trimester prenatal diagnosis of tay-sachsdisease using the sulfated synthetic substrate for hexosaminidase A.Clinical Biochemistry, 1990,23(6):533-536.

37. David C Jones. Nonimmune Fetal Hydrops: Diagnosis and Obstetrical Management.Seminars in Perinatology, 1995,19(6):447-461.

第四十九章
与胎儿水肿相关的心血管疾病

一、概述

胎儿心血管疾病是最常见的引起胎儿水肿的病因之一，占非免疫性胎儿水肿的 15%~50%。心脏结构和功能异常是引起胎儿水肿的原因，可能引起胎儿心功能异常及水肿的心血管疾病包括心脏结构缺陷、心脏肿瘤、心肌病、心肌炎、心肌梗死、心律失常及特发性的动脉钙化。胎儿心血管疾病中，胎儿水肿的发生率约为 40%。

二、病因及病理生理

胎儿心血管疾病引起水肿的机制非常复杂，一般认为是各种因素的作用，以及疾病的进展最终导致胎儿体内、体外液体交换和血管内、血管外液体交换平衡失调，液体积聚于皮肤、皮下组织或体腔内。目前公认的假说包括以下几方面：①原发性的心肌衰竭使心输出量下降；②高输出量性心力衰竭；③血浆胶体渗透压下降；④由缺氧或败血症引起的毛细血管通透性增加；⑤静脉回流受阻；⑥淋巴回流受阻。

（一）心脏结构缺陷（cardiac structural defects）

心脏结构畸形引起水肿的途径可能是：①右心房压力或负荷升高，以及右半心的充血，导致中心静脉压升高以及心力衰竭；②或是动脉血流或静脉回流受阻，最终引起水肿。心律失常或心肌病时，舒张期心室充盈不充分可导致中心静脉压升高，使组织间液增加。肝静脉充血可能引起肝功能受损，导致低蛋白血症的临床表现，而低蛋白血症引起毛细血管的通透性增加，也可能是水肿发生的因素之一。

1. 房室间隔缺损（atrioventricular scptal defect, AVSD）

即心内膜垫缺损。可以是孤立的，也可能与唐氏综合征有关，或与内脏异位综合征（内脏对称反位或心房异构）有关，或与慢性心律不齐有关。孤立的房室间隔缺损很少引起胎儿充血性心力衰竭和水肿。几乎在所有心内膜垫缺损的胎儿中都可见到房室瓣反流，但严重的房室瓣反流并不常见。胎儿水肿时出现全收缩期的房室瓣反流，以及心脏增大、病理性的静脉搏动波形，提示充血性心力衰竭是引起水肿的原因。严重的心房扩张可能触发室性心动过速，是引起胎儿水肿的罕见原因。内脏异位综合征时，左心室异构和心内膜垫缺损与严重的心动过缓有关，最多见的是完全性房室传导阻滞。严重的心动过缓、代偿性增高的心室血流量及收缩压、结构与功能异常的心内膜垫、局部缺血引起心肌肥厚及功能障碍等综合作用，引起充血性心力衰竭、水肿和胎儿宫内死亡。

2. 三尖瓣发育不良（tricuspid dysplasia）或 Ebstein 畸形（Ebstein's anomaly）

在可能引起胎儿充血性心力衰竭和水肿的先天性心脏畸形中，三尖瓣发育不良和 Ebstein 畸形是最常见的病因。由于严重的三尖瓣功能不全和 Ebstein 畸形时右心室房化，使右心室功能受损，右心室发育不良。动脉导管与肺动脉干出现反流，肺血流严重减少，可导致肺发育不良。由于右心房压力增大，卵圆孔相对增大，心房间右至左的分流增加，同时左心室收缩与舒张代偿性增强。如失代偿，胎儿出现心力衰竭、水肿及胎死宫内。

3. 右心室流出道（right ventricular outflow tract，RVOT）或左心室流出道（left ventricular outflow tract，LVOT）严重阻塞

（1）由于肺动脉瓣闭锁（室间隔完整）和严重肺动脉狭窄使 RVOT 结构性阻塞，导致三尖瓣功能不全。RVOT 阻塞时，中心静脉压可升高，静脉导管出现搏动性波形，但由于左室功能代偿性增强以及卵圆孔功能不受限制，可不出现胎儿水肿。

（2）由主动脉瓣闭锁及主动脉严重狭窄引起 LVOT 阻塞较少见，可导致二尖瓣关闭不全。

（3）肺动脉瓣和主动脉瓣双侧性的阻塞是一种严重的情形，导致胎儿早孕期在宫内死亡，而存活胎儿在孕中期即出现胎儿水肿。

（4）左心室发育不良的胎儿大多数不发生水肿，因为右心室代偿性地承担了整个心脏的泵出功能。

（5）严重主动脉阻塞和左室发育不良的胎儿，出现严重的二尖瓣反流提示左房压力升高，使卵圆孔血流方向改变出现左至右分流，致使卵圆孔完全关闭、左心房异常增大、心胸比值增大，从而使水肿发生。此时体循环静脉血流波形可能是正常的，但肺循环静脉多普勒波形显示压力升高。

肺循环压力增高导致淋巴性肺水肿，即肺淋巴管扩张、胶体渗透压降低，使水肿发生。同时，右室负荷增加使右心房压和中心静脉压升高。

4. 动脉导管（ductus arteriosus）阻塞

由应用消炎痛（indomethacin）引起，或自然发生。

（1）严重的动脉导管缩窄导致右心室后负荷急剧升高，引起右心室压力升高、右心室收缩障碍，并可能发生乳头肌功能障碍引起的严重的三尖瓣反流、三尖瓣瓣环的环形扩张。而持续增加的右至左分流及肺血流，可能导致左心室负荷增加及扩张。部分病例出现水肿。

（2）在大部分病例，由于通过母亲胎盘途径应用消炎痛或其他前列腺素合成抑制剂治疗早产或羊水过多，引起动脉导管缩窄或关闭。水肿胎儿可宫内死亡，或在生后出现肺动脉高压。动脉导管的收缩期峰值流速和舒张期峰值流速增高，搏动指数小于 1.9，并出现严重的三尖瓣反流。药物引起动脉导管缩窄的风险与药物剂量以及孕周有关，孕 24 周以后可发生此不良反应并随妊娠进展。

（3）自然发生的动脉导管缩窄或关闭较少见，有水肿发生的报道。

5. 主动脉左心室通道（aortico-left ventricular tunnel）

为一种罕见的畸形，在主动脉窦与左心室之间形成一通道，并绕过主动脉瓣根部。主动脉血流通过（在主动脉旁的）此通道反流至左心室，引起左心室负荷增加。胎儿出现主动脉严重反流时，左心室功能的进行性下降并不能通过右心室功能增强得到代偿，使宫内充血性心力衰竭和水肿发生，胎儿预后差。

6. 永存动脉干（Truncus arteriosus）、肺动脉瓣缺少综合征（absent pulmonary valve syndrome）

（1）在一些病例中，永存动脉干合并有动脉干瓣膜严重关闭不全或肺动脉瓣缺失，引起严重的房室瓣反流、右心房压力及静脉压增高。此种情况非常少见。

（2）肺动脉瓣缺失一般合并法洛四联症，其反流的血液使双侧心室均负荷过度。①在动脉导管开放的胎儿，在舒张期血流从主动脉倒灌注到双侧心室，从而造成慢性的心脏负荷增加，导致早期的心力衰竭、水肿和胎死宫内。除了水肿，在肺动脉主干、降主动脉、脐动脉、大脑中动脉等动脉均可见到特征性的往返的血流，这是由于舒张期血流倒灌以及肺动脉干缺乏贮血功能造成的。②如果动脉导管缺失（法洛四联症胎儿中发生比例为10%~20%），胎儿可能存活至孕中期，因为反流比较有限。胎儿的肺动脉干、右肺动脉、左肺动脉均极度扩张，且搏动性增强。在发育不良的肺动脉瓣处可见狭窄的往返的血流。双侧心室的负荷过度导致水肿、宫内死亡或新生儿严重呼吸窘迫和气管支气管软化症。③若肺动脉瓣缺失但室间隔完整，或左肺动脉中断，则胎儿的心脏负荷较低而易存活。

7. 卵圆孔提前关闭（premature closure of the foramen ovale）

（1）在左心室发育不良综合征发生严重LVOT阻塞时，卵圆孔继发性地活动受限或变小，原先开放的卵圆孔在妊娠进程中逐渐活动受限或完全阻塞。

（2）在非免疫性水肿胎儿中发现孤立的卵圆孔关闭现象。这些病例的卵圆孔大小正常或小于正常，右室大多增大。超声心动图见到通过卵圆孔的血流流速增高，且血流紊乱，在卵圆孔完全关闭的病例则见不到心房间的分流。另外，由于左室压力增高，在心房收缩期可见到肺静脉内大量异常的反流。

（3）卵圆孔活动受限有可能造成快速心律失常。这些病例中，由于左房的偏转造成左房压力增高，并因舒张期缩短而降低心房间右向左的分流，导致卵圆孔提早关闭。

（二）心脏肿瘤（cardiac tumors）

心脏肿瘤较少引起非免疫性水肿，病因包括横纹肌瘤（rhabdomyoma）、血管瘤（hemangioma）、错构瘤（hamartoma）和心包畸胎瘤（pericardial teratoma）。心脏肿瘤引起水肿的机制可能为：舒张期血流灌注肿瘤、房室瓣功能的改变、流出道梗阻，或间接地由室上性心动过速或室性心动过速引起。水肿的严重程度与肿瘤的位置、大小、数目有关。

1. 心脏横纹肌瘤

胎儿心内肿瘤最常见的为横纹肌瘤，呈中等回声，较心肌回声略高，也可为等回声与低回声夹杂的混合回声。心脏横纹肌瘤一般生长在心室或心房壁上并突出于心腔内，也有报道生长于传导系统、合并快速心律失常和心脏结构畸形。在约50%的病例中（尤其是多个肿瘤病例）存在结节状硬化症。病变累及颅脑者表现为特定的巨细胞星形细胞肿瘤。

2. 心包内畸胎瘤

非常罕见，回声多种，一般包含有大小不等的囊性部分。肿瘤可以长得相当大，引起心包大量积液。由此引起心脏受压、活动受限，心脏血液循环受阻，并发水肿。

（三）心肌病（cardiomyopathy）

心肌病可分为扩张性（或充血性）心肌病、肥厚性心肌病（可能为阻塞性的）和限制性心肌病。各种未知的病因导致的心肌病变总称为心肌病，包括一组与心脏结构畸形或心包疾病无关的心肌的病变。一些特发性心肌病，由房室通道畸形、肿瘤、寄生胎等引起的心脏慢性高输出量状态，是胎儿继发性扩张性心肌病的主要病因，有时导致胎儿水肿，此处不详述。

1. 孤立性心室肌致密化不全（isolated noncompaction of the ventricular myocardium）

又称海绵状心室肌病（spongy ventricular myocardium）。在胎儿个体发育过程中，疏松的心肌网状组织致密化受抑，使心室肌不致密，或形成海绵状心肌，导致心肌组织呈海绵状并含有丰富血窦而不能缩复，且与心膜外冠状动脉相通。病变可累及部分的或整个的左心室或右室，并可能并发其他心脏畸形如主动脉阻塞、Ebstein 畸形，可能导致心室功能受损、心力衰竭、水肿、胸水和心动过缓等。

2. 心肌糖原累积病（myocardial glycogen storage disease）

系统性疾病可造成心肌显著的功能改变和结构重塑。在少数胎儿代谢性贮积症的病例中，发现胎儿心功能显著减退，引起充血性心力衰竭和水肿。心肌糖原累积病如不合并酸性麦芽糖酶和肉毒碱缺乏，胎儿水肿很少出现。

3. 先天性肌紧张障碍

为一种常染色体显性遗传的严重心肌病，与胎儿水肿相关，病变特征为胎儿运动力低下或运动不能。

（四）心肌炎（myocarditis）

1. 病毒感染

胎儿宫内感染直接造成的心肌病变引起继发性扩张性心肌病，常见病原体有柯萨奇病毒（coxsackievirus）、腺病毒（adenovirus）及细小病毒B19（Parvovirus B19）。病毒感染引起心肌炎，使心肌收缩力和功能失调，导致胎儿水肿。

2. 母亲系统性疾病

母亲自身抗体引起伴有房室传导阻滞的心肌炎，心脏功能受损，导致水肿。

3. 查加斯病（美洲锥虫病，Chagas disease）

在拉丁美洲可见，其病原体克氏锥虫（trypanosoma cruzi）在宫内传染胎儿，导致胎盘炎症、胎儿贫血、胎儿心肌等组织炎症及胎儿水肿。

（五）心肌梗死（myocardial infarction）

宫内心肌梗死，导致严重的心功能障碍，可引起胎儿水肿。胎儿期心肌梗死非常少见，可能由冠状动脉栓塞引起。

（六）心律失常（arrhythmias）

病因包括各类快速型心律失常（室上性心动过速、房扑、室性心动过速）和慢速型心律失常（窦性心动过缓、完全性房室传导阻滞、长Q-T 间期综合征）等。心律失常引起胎儿水肿的机制非常复杂，可能包括以下几方面：①左心房预激时，卵圆孔可能部分关闭而显著影响心房间右向左的分流，使静脉回流至高负荷的右心房和右心室困难，反过来进一步使中心静脉压升高，并导致左心室输出量降低。②房室折返性的室上性心动过速（SVT）以心室 - 心房收缩间期缩短为特征，当房室瓣尚处关闭时心房已开始收缩并向心室内射血，使静脉压显著升高。心动周期的舒张期大大缩短，阻碍心室在早期舒张期的充分充盈，使体静脉血容量负荷及中心静脉压较正常胎儿升高。③由于心肌血流减少使心室肌氧供不足而心室舒张功能受损。以上情况使静脉压升高、毛细血管通透性增高、淋巴回流减少、组织间液增加而不能被毛细血管重吸收，然后水肿发生。

（七）特发性的动脉钙化（idiopathic arterial calcification）

特发性的动脉钙化是一种少见的疾病，病因不明，病变以大动脉及中等大小动脉（尤其是主动脉和肺动脉干）的普遍钙化为特征，并且在动脉的弹性层和肌层发现有纤维增殖。一般累及冠状动脉，但位于消化道、肾、四肢、大脑、以及胎盘的周围动脉也可被累及。胎儿因局部缺血引起心肌功能障碍，导致水肿、组织缺血。

三、诊断

（一）产前诊断

1. 胎儿水肿的检查

超声发现至少一处的浆膜腔积液伴有皮肤水肿，或两处浆膜腔积液不伴皮肤水肿，水肿诊断即可成立（详见第四十八章胎儿水肿）。

2. 胎儿心血管疾病的检查

对心脏结构的检查与诊断是胎儿心血管系统检查的重点，同时为了查找胎儿水肿的病因可运用二维多普勒超声、彩色多普勒超声、脉冲多普勒超声、M 型超声心动图等技术综合判断，详见本书各章节，此处略。

3. 胎儿心血管功能的检查

对胎儿心功能的评估是心血管系统检查的另一方面。其重点在于心脏大小、心室收缩与舒张功能、瓣膜功能及静脉多普勒波形的检测。超声因其非侵入性且可重复性好，已成为诊断和监测非免疫性胎儿水肿的最重要的技术手段：①普通二维超声可用于观察心脏的大小、结构及心律；②脉冲多普勒和彩色多普勒检测心血管系统的异常血流，如瓣膜的反流与狭窄，动脉导管收缩与分流，心输出量增高等；③M 型超声用于检测心腔的大小、搏动节律及收缩性；④多普勒检测静脉波形用于评估心脏功能；⑤多普勒检测动脉波形用于发现心输出量增高、动静脉畸形。

（1）心胸比例增大：心脏的病理性增大是胎儿心力衰竭的标志之一，包括由所有心腔增大引起的心脏对称性增大，或单个心腔扩大引起的心脏非对称性增大。由于胎儿特殊的血液循环特点，右心房增大最常见，是胎儿充血性心力衰竭的一个早期标志。即使在胎儿心功能代偿期，心脏内血流通过重新分布可以维持正常的心输出量，但此时右心房已明显增大，而且心腔的大小与孕周相关。因此，判断胎儿心脏是否增大一般不采用心腔大小的绝对值做参考，而是用心胸比例（心胸周长比值或心胸面积比值）作为参考指标，该指标在孕中晚期不受孕周影响。正常孕中晚期，当心脏占据胸腔的 1/3 时，心胸比例约为 0.5。该指标诊断充血性心力衰竭时特异性高，而且为非免疫性水肿胎儿的预后指标。

（2）心室收缩与舒张功能下降

1）心室缩短分数（fractional shortening，FS）：心肌收缩功能可用 M 型超声心动图通过心室缩短分数来评估。左心室或右心室的正常 FS 为 28%~40%，并可通过公式计算：

$$FS=（EDD-ESD）/EDD$$

EDD 为舒张末期径线，ESD 为收缩末期径线。心室 FS 受心肌功能及前后负荷的影响，而且由于胎位影响，M 型取样线往往不能与室间隔垂直而不能得到精确的测量数据，因此，在产前诊断评估胎儿心肌功能不全或诊断充血性心力衰竭中，心室 FS 并不常用。

2）心室射血分数（ventricular ejection force，VEF）：虽然多普勒参数受心脏前后负荷的影响较小，VEF 很少用于评估胎儿心肌收缩功能。VEF 也可通过公式计算：

$$VEF=（1.055×瓣膜面积×VTIAT）×（PV/AT）$$

VTIAT 是指心室收缩加速度的时间积分，PV 是收缩期峰值流速，AT 是加速时间。在生长发育受限的胎儿中，双侧心室的射血分数均显著下降。该指标用于评估水肿胎儿心室功能的有效性有待进一步研究。

3）房室瓣血流 E/A 比值：心室舒张功能可通过心室的充盈模式来评估。胎儿期，三尖瓣或二尖瓣血流呈双峰型，心室舒张早期形成的第一峰（E 波）低于心房收缩形成的第二峰（A 波），且 E/A 比值在妊娠期逐渐增高，反映了心肌发育成熟的过程及其特性。若 E/A 比值降低，特别是仅显示单峰血流时，提示心室舒张功能严重受损或心包填塞。

4）心肌做功指数 (myocardial performance index, MPI)：又称心肌工作指数、心肌活动指数等，即 Tei 指数，用于评估心室收缩和舒张的整体功能。

Tei 指数 =（ICT+IRT)/ET，

ICT 为等容收缩时间，IRT 为等容舒张时间，ET 为射血时间。Tei 指数不受心室形态、心率、二尖瓣或三尖瓣反流等因素影响。妊娠期 Tei 指数逐步降低，提示心肌功能的成熟和改善。水肿胎儿中，Tei 指数的升高提示右心室和（或）左心室总体功能障碍。

5）心肌肥厚（myocardial hypertrophy）：心肌厚度也可用 M 型超声测量。由于胎儿心脏对后负荷增加敏感，左心室流出道的梗阻通常引起同侧的心肌肥厚。双侧心室肌肥厚见于以下情况：①双胎输血综合征（twin-twin transfusion syndrome,TTTS）的受血儿；②胎儿完全性房室传导阻滞或其他类型的持续性慢性心律失常；③胎儿长期存在的快速心律失常；④慢性贫血；⑤糖原贮积病。严重的心肌肥厚可显著降低心室的收缩和舒张功能，并使心肌血流减少。这或许与产后新生儿出现严重的心血管功能障碍有关。

（3）瓣膜功能不全（心脏结构正常）：心脏结构正常但瓣膜功能不全，更常见于三尖瓣。

1）三尖瓣和二尖瓣的功能不全，提示出现由心肌功能障碍、心室前负荷和（或）后负荷增加而引起的充血性心力衰竭。三尖瓣反流一般为间歇性的，大多仅发生在舒张早期和中期，仅有极少病例发生在全收缩期。约 7% 的正常胎儿出现三尖瓣反流现象。但出现全收缩期反流，大多提示心脏的病理改变，如心脏缺损、动脉缩窄或心外畸形使右心室压力增高、心肌功能受损。

2）肺动脉瓣或主动脉瓣反流在正常胎儿极为少见。明显的肺动脉瓣和（或）主动脉瓣功能不全仅发生在胎儿严重心力衰竭的阶段，此时对半月瓣的支撑减弱，如胎儿完全性房室传导阻滞时、三尖瓣发育不良、Ebstein 畸形，以及 TTTS 的受血儿。

3）房室瓣反流的射流形态：由彩色血流多普勒超声显示的房室瓣反流的射流形态可用于评估反流的严重程度，特别是射流的长度与三尖瓣至对侧右心房壁的距离之比，以及射流的面积与右心房面积之比。由于射流形态与反流流速有关，并受彩超仪流速范围等仪器设置的影响，大多数学者根据射流在整个收缩期出现的持续时间将反流分成非全收缩期（收缩早中期）反流和全收缩期反流，并采用频谱多普勒或 M 型超声进行计算。房室瓣反流是反映心脏功能的敏感指标，在对个体的监测中特别有用。

（4）静脉多普勒血流波形变化：与心脏邻近的周围静脉（下腔静脉、静脉导管）的血流搏动性增加提示胎儿心脏功能受损，心力衰竭后期及水肿时远端的静脉（脐静脉）也表现较强的搏动性血流。这种异常的静脉搏动性血流波形，是由于心室舒张末期压的持续升高使右心房及中心静脉压升高，中心静脉压升高到一定程度，造成在整个舒张期间（包括心房收缩期）静脉内血流向前流动减少而产生。这种静脉搏动可能在心脏扩大不明显时即可被识别，且较其他参数更易获得，因此已成为监测胎儿心功能的重要指标。心房收缩期、中心静脉压升高时，周围静脉的异常多普勒波形表现为：①下腔静脉出现异常升高的反流波；②静脉导管的正向波降低、缺如或出现反流波；③脐静脉出现单相或双相的搏动波。可使右心房压力升高的心脏结构缺陷包括三尖瓣闭锁或肺动脉瓣闭锁（或严重狭窄）引起的严重右心室流出道阻塞（但室间隔完整），以及Ebstein 畸形或三尖瓣发育不良伴有严重的三尖瓣反流。

4. 胎儿及其附属物检查

包括对胎儿整个生长发育情况的检查，了解有无心外畸形、染色体异常软指标的表现、胎动减少及羊水过多、胎盘增大等，排除其他可能引起胎儿水肿的病因，诊断与心血管疾病有关的其他疾病（包括染色体异常）。

5. 实验室检查

（1）针对宫内感染的检查：对胎儿心肌收缩或舒张功能降低者，应进行有关宫内感染的检查，以排除宫内感染引起的心肌炎，如弓形虫病、先天性梅毒、风疹、巨细胞病毒、疱疹病毒的相关检查，检测微小病毒 B19 的 IgM 抗体或应用 PCR 技术检测 DNA。

（2）针对母亲结缔组织病的检查：对心脏超声提示完全性房室传导阻滞者，应检测母体血清中抗干燥综合征 A（SS-A）抗体和抗干燥综合征 B（SS-B）抗体。

（二）产后检查

1. 存活新生儿的检查

宫内诊断的胎儿心血管疾病受各种条件限制准确性相对较低，因此在产后应对新生儿的心血管系统进行进一步的检查与诊断，对新生儿全身状况也应重新进行评估，以助制定恰当的治疗方案。包括：①新生儿心脏超声检查了解心脏结构与功能，诊断心律失常并分型；②新生儿全身检查了解全身发育状况及有无合并存在的心外畸形；③新生儿染色体检查诊断可能存在的与心血管疾病有关的染色体畸形，如法洛四联症合并肺动脉瓣缺失，动脉导管发育不全的胎儿中，30%~40% 存在染色体 22q11.2 片段的微小缺失。

2. 死胎或死亡新生儿的检查

在符合伦理的基础上，应进行尸解了解其心血管系统的结构。如果可疑心肌病，心肌冰冻切片进行组织学及分子生物学检查。

3. 胎儿附属物的检查

检查胎盘有无水肿、肿瘤、炎症性改变等。

四、预后

（一）胎儿或新生儿的预后

胎儿或新生儿的预后与发病胎龄、水肿严重程度、所合并的心血管疾病的严重程度、有无早期心力衰竭及染色体异常等有关。

（1）胎儿持续性心动过缓合并严重先天性心脏结构缺损者，预后不良。合并心脏结构异常的完全性房室传导阻滞胎儿仅 14% 存活，不合并心脏结构异常的完全性房室传导阻滞胎儿约 85% 存活。房室传导阻滞心室率持续小于 55 次 / 分时，胎儿充血性心力衰竭与水肿不可避免，胎儿预后很差。

（2）胎儿持续性室上性心动过速中约 50% 导致胎儿心力衰竭，并可能影响胎儿脑部血流灌注及导致脑部发育受损，胎儿新生儿期可能出现胎儿脑出血等严重并发症，胎儿新生儿预后不良的可能性提高。胎儿房扑也是一种潜在使胎儿致命的心律失常类型，通常为宫内胎儿充血性心力衰竭、水肿和死亡的原因。但可被药物治疗的快速型心律失常预后较好。

（3）三尖瓣发育不良和 Ebstein 畸形的胎儿，若存在右心房面积比值（功能性右心房面积与其他心腔总面积之和的比值）大于 1、胎儿水肿、肺动脉干无反流、严重的肺动脉瓣阻塞、严重的三尖瓣下移、严重的右室发育不良、严重的心脏增大等情况，均是胎儿新生儿预后不良的指标。胎儿水肿时，约 90% 在围生期死亡，出生后 20%~40% 不能活过生后 1 个月，少于 50% 病例活至 5 岁。而严重肺发育不良的胎儿，产后需要进行新生儿复苏的抢救。

（4）心脏横纹肌瘤一般在生后可自行消退。产前超声难以发现在颅脑部位的特定的巨细胞星形细胞肿瘤，胎儿磁共振检查可能对诊断有帮助。超声见到心腔内多个肿瘤时，提示结节状硬化症的可能。在多发横纹肌瘤的胎儿，如用药将室上性心动过速转律，胎儿水肿可完全消退。当肿瘤阻塞心腔而引起充血性心力衰竭和水肿时，可考虑地高辛宫内治疗或终止妊娠（如果孕周合适）。但宫内干预不一定值得尝试，因为发生胎儿水肿或疑诊结节状硬化症时，胎儿预后差。

（5）以往对孤立性心室肌致密化不全这一病因的诊断较少。胎儿即使存活，易致早产。新生儿远期预后差，可因充血性心力衰竭或突发的心源性休克死亡。患儿 5 年内的存活率为 70%~75%，约 10% 须做心脏移植。

（6）代谢性贮积症或原发性心肌病在宫内发生水肿时，胎儿预后差。而当胎儿心肌病病因不明时，可采用地高辛经胎盘途径给药，可使心肌收缩力非特异性增高、水肿消退、稳定胎儿情况。

（7）特发性的动脉钙化胎儿多在孕中晚期宫内死亡。

（8）胎儿胸腔积液的程度可以预测存活率。胸腔积液伴肺胸比例 ≤ 0.6 合并肺发育不全，100% 胎儿死亡。

（9）水肿胎儿出现脐静脉搏动性血流波形，预示胎儿宫内死亡或围生儿死亡的可能，但在一些室上性心动过速或慢速型心律失常胎儿中可能有例外。

（二）母亲的预后

胎儿水肿、胎盘巨大、子宫紧张度增高，容易引起孕妇呼吸困难、妊娠期高血压疾病、产后大出血等严重并发症。

五、治疗

（一）产前处理

产前对胎儿水肿相关的心血管疾病的处理，取决于对其心血管疾病的正确认识及对胎儿的宫内状况（包括心脏功能）的准确评价。临床处理主要包括两方面：①对胎儿心血管疾病的宫内治疗；②对胎儿水肿的宫内治疗。处理手段包括三种：①密切随访，不干预；②药物治疗；③宫内干预。

1. 对胎儿心血管疾病的处理
是指对胎儿原发病的处理。

（1）对症处理

1）孕妇卧床休息。

2）针对胎儿宫内缺氧的处理：①嘱孕妇左侧卧位，常规吸氧；②常压氧治疗。利用高压氧舱，在 101kPa（即常压）下面罩吸氧。采用 2.5L 球囊 1 级供氧，氧浓度 99.9%，氧流量 10L/min。吸氧 30 分钟，中间休息 5 分钟。每天 1 次，10 次为 1 个疗程。一般治疗 1~2 个疗程。

3）针对母亲体温变化、饮品、服药等病因的处理，如胎儿快速型心律失常，母亲应停止饮用含兴奋剂类饮品。

（2）药物治疗：给药途径包括，①母亲胎盘途径给药。即通过孕母口服或静脉滴注给药，药物过胎盘以后对胎儿起作用。但药物在脐血的浓度可能较母血为低。②（经皮羊膜腔穿刺）胎儿直接给药。如胎儿顽固心律失常合并水肿，且孕妇口服抗心律失常药治疗无效或不宜经母亲胎盘途径给药，可考虑介入治疗，包括脐静脉穿刺注药、胎儿肌内穿刺注药、胎儿腹腔穿刺注药和胎儿心腔穿刺注药，但方法的技术要求极高，危险性高。

1）针对胎儿宫内缺氧的药物治疗：据报道，对分娩过程中出现的因缺氧引起的胎儿心动过缓采用能量合剂配合"新三联"（氨茶碱 0.25g+ 氟美松 10mg+5% 葡萄糖 20ml）通过母亲静脉点滴，结果胎心率从 60~110 次 / 分提高到 120~170 次 / 分。

2）针对胎儿心血管疾病的药物治疗：①如对室上性心动过速等快速型心律失常给予地高辛、氟卡尼等药物治疗；②一些类固醇药物、正性肌力药物、血浆置换等可用于治疗胎儿完全性房室传导阻滞，但效果尚不满意；③有专家尝试经脐静脉给地高辛合并速尿治疗胎儿完全性房室传导阻滞，效果良好。

（3）宫内干预

1）终止妊娠：终止妊娠的目的有两个，一方面为优生性选择，另一方面可作为挽救濒危胎儿的治疗手段。①根据产科情况决定是否终止妊娠；②对确定有心脏结构异常者，如畸形严重可考虑优生性引产；如胎儿水肿因心内膜垫缺损引起，且合并完全性房室传导阻滞时，胎儿预后很差，不考虑宫内治疗；③胎儿心血管疾病引起严重缺氧、胎儿心动过缓、心力衰竭、水肿等情况若持续存在不能缓解，常为胎儿临终前的表现，对有生存可能的胎儿可考虑立即终止妊娠；④对卵圆孔提早关闭的胎儿，终止妊娠可使肺循环突然降压，水肿和右心衰消失；发生心律失常者，如在产前复律成功，卵圆孔可能重新开放，水肿也将缓解。

2）穿刺引流：如心包畸胎瘤时可由于大量心包积液引起心包填塞，为了稳定胎儿心功能，可考虑心包穿刺（单次或多次的），或留置引流导管进行心包 - 羊膜腔引流，结果可使胎儿水肿迅速消退，静脉搏动性波形消失。

3）宫内手术：①如胎儿手术切除心包内畸胎瘤，当胎儿水肿、出现心包填塞但胎儿孕周较小、胎肺未成熟时可考虑。②严重主动脉阻塞和

左心室发育不良导致的胎儿水肿，通过宫内手术打开卵圆孔，可降低肺循环压力，改善胎儿预后。

2. 对继发性胎儿心力衰竭及水肿的监测

可运用超声技术监测胎儿心功能及水肿情况，此处略。

3. 胎儿水肿的处理

详见第四十八章胎儿水肿。

（二）生后新生儿处理

1. 新生儿检查

生后须对新生儿进行全面检查，包括心脏检查、心功能评估、全身主要系统与器官的检查，以及相关的实验室检查、染色体检查等。

2. 治疗

（1）对症处理

（2）药物治疗：①对心肌糖原累积病引起的心肌炎和胎儿水肿，产后口服补充左旋肉毒碱可使心功能、血糖水平及血清肉毒碱储存水平均急剧改善（增加）。②特发性的动脉钙化中少数存活的无水肿的胎儿，生后可用类固醇或二磷酸盐类进行姑息治疗。

（3）介入手术：①严重主动脉阻塞和左心室发育不良导致的胎儿水肿，可对新生儿狭窄的主动脉进行球囊扩张，能改善预后。②胎儿完全性房室传导阻滞者选择性早产后，可进行心脏起搏治疗。

（周毓青）

参考文献

1. 卢晓欣，王鸿，汤永健. 常压氧治疗 48 例胎儿心律失常的疗效观察. 中国优生与遗传杂志，2002,10(6):69-70.

2. 石云，王玉华，刘庆云. 能量合剂配伍新三联对 36 例胎儿心动过缓的临床观察. 中华临床医药，2004,5(5):67-68.

3. 于十希. 母体给药治疗胎儿疾病. 天津药学，2002,14(2).18-19.

4. 成黛丽，宋时. 胎儿水肿研究的新进展. 国外医学妇产科学分册，1998,25(1):36-38.

5. 马西蕊，刘成刚. 胎儿水肿综合征的超声诊断. 医学影像杂志，2008,18(8):911-913.

6. 滕银成，汤希伟. 胎儿心律失常治疗进展. 国外医学妇产科学分册，2001,28(1):13-15.

7. 王鸿，耿丹明，陈龙，等. 胎儿超声心动图对胎儿室上性心动过速的诊断和治疗评价. 中国优生与遗传杂志，2006, 14(9):63-64.

8. 严璨，余艳红，欧阳淑媛，等. 不同类型胎儿心律失常的围生期处理及结局. 南方医科大学学报，2011,31(6):987-990.

9.Simcha Yagel,Norman H Silverman,Ulrich Gembruch,et al. Fetal Cadiology: embryology, genetics, physiology, echocardiographic evaluation,diagnosis, and perinatal management of cardiac diseases. New York:Informa Healthcare USA, Inc. 2009.483-514.

10.Bellini C, Hennekam RCM, Fulcheri E,et al. Etiology of nonimmune hydrops fetalis: A systematic review.Am J Med Genet, 2009, 149A:844-851.

11.Knilans TK. Cardiac abnormalities associated with hydrops fetalis. Semin Perinatol, 1995, 19:483-492.

12.Machin GA . Hydrops revisited: literature review of 1,414 cases published in the 1980s. Am J Med Genet , 1989, 34 :366-390

13.Apkon M . Pathophysiology of hydrops fetalis. Semin Perinatol, 1995 ,19 : 437-446.

14.Huhta JC . Fetal congestive heart failure. Semin Fetal Neonatal Med, 2005, 10 : 542-552.

15.Shapiro I , Degani S , Leibovitz Z , et al. Fetal cardiac measurements derived by transvaginal and transabdominal cross-sectional echocardiography from 14 weeks of gestation to term. Ultrasound Obstet Gynecol, 1998, 12: 404 -418.

16.Paladini D , Calabro R , Palmieri S , et al. Prenatal diagnosis of congenital heart disease and fetal karyotyping.Obstet Gynecol , 1993,81 : 679-682.

17.Autumn R,Chad Y M, Nicole R D. Left Ventricular Noncompaction: A Rare Cause of Hydrops Fetalis. Pediatr Cardiol, 2009,30:985-988.

第五十章
正常及生长受限的胎儿心功能

超声技术的发展以及彩色多普勒技术的应用使很多以前不了解或不清楚的胎儿循环问题都有可能通过这些方法得以明确。彩色多普勒超声不但能观察血管的结构和走向，还能对正常及异常妊娠胎儿进行血流动力学研究，判断胎盘的功能，制定产科治疗方案，降低围生儿死亡率和患病率。

第一节 >>> 胎儿循环系统的解剖特点

一、心脏

胎儿心脏的解剖与成人相似，即有四个心腔及两条大血管。左心房与左心室之间为二尖瓣，右心房与右心室之间为三尖瓣，心室与大血管之间为主动脉瓣和肺动脉瓣。左心房的血液经二尖瓣进入左心室，再由左心室经主动脉瓣射入主动脉；右心房的血液经三尖瓣进入右心室，再由右心室经肺动脉瓣进入肺动脉。与成人心脏不同的是，在左、右心房之间，存在着卵圆孔，卵圆孔瓣膜的方向对着左心房。在每个心动周期，一部分右心房的血液经卵圆孔流入左心房。此外，主动脉与肺动脉之间存在着动脉导管，其血流方向是从肺动脉流至主动脉弓末端和降主动脉。

二、静脉系统

连接左心房的肺静脉回流了肺部的血液，连接右心房的上腔静脉回流了胎儿上半身的血液，下腔静脉回流了胎儿下半身的血液，还包括从胎盘来的血液。胎儿有脐带，脐带又与胎盘相连。脐静脉从脐孔处进入胎体，再进入肝脏。在肝脏内，脐静脉有两条分支，一条称静脉导管（ductus venosus，DV），直接连接于下腔静脉；另一条为门静脉，进入肝脏内逐段分支，最后由肝静脉回流至下腔静脉。

第二节 >>> 胎盘的解剖结构及功能

虽然本章讨论的是胎儿生长受限（fetal growth restriction，FGR）时心功能的改变，但由于宫内胎儿的血液循环及心脏功能变化与胎盘状况密切相关，胎盘阻力的大小直接影响到左、右心室的输出量。因此有必要先了解胎盘的解剖结构及功能，熟悉正常状态下胎儿的血流动力学状况。

一、胎盘的形成与构造

胎盘是妊娠的附属物，由底蜕膜、叶状绒毛膜及羊膜组成。妊娠早期囊胚着床后，滋养层细胞分裂增殖，表面呈毛状突起，即为绒毛。最早期从囊胚突出的绒毛为初级绒毛。绒毛表面有两层细胞，外层为合体滋养细胞，内层为细胞滋养细胞。细胞滋养细胞具有活跃的分裂功能，分裂后的细胞膜消失融合，形成合体滋养细胞。约在胚胎的第二周末，胚外中胚层逐渐深入绒毛干内，形成绒毛间质，称次级绒毛。约在胚胎的第三周末，绒毛内的中胚层分化出毛细血管，形成三级绒毛。此时，胎儿胎盘循环建立。细胞滋养细胞的不断增殖，与合体滋养细胞共同形成绒毛膜干，而绒毛之间的间隙，称绒毛间隙。滋养细胞具有侵蚀功能，能使子宫内膜中的螺旋动脉和静脉破裂，流出的母体血液直接进入绒毛间隙，绒毛漂浮于绒毛间隙内的母血中。每个绒毛干都有脐动脉和脐静脉的细小分支，使脐带血液从脐动脉进入绒毛后又再回流入脐静脉。胎儿血液经过绒毛后，与绒毛间隙的母血进行气体交换和营养代谢物质的交换，这些交换并不存在母血和胎儿血的直接接触，而是通过了绒毛表面的滋养细胞和绒毛内毛细血管壁。

二、母儿交换

母儿间的氧气和二氧化碳交换是以简单扩散方式进行，压力高的气体往压力低的部位扩散。母体动脉血氧分压为 95~100mmHg，绒毛间隙中的母体动脉血氧分压为 40~50mmHg，胎儿脐动脉血氧分压在交换前为 20mmHg，经绒毛与绒毛间隙的母血进行交换后为 30mmHg。虽然动脉血氧分压只升高了 10mmHg，但胎儿红细胞含血红蛋白量高，对氧的亲和力强，故胎儿能从母体获得充分的氧气。母体子宫动脉血二氧化碳分压为 32mmHg，绒毛间隙血二氧化碳分压为 38~42mmHg，而胎儿脐动脉血二氧化碳分压为 48mmHg。由于二氧化碳扩散速度是氧气的 20 倍，因此二氧化碳很容易从胎儿向母体扩散。

母儿间营养物质和代谢产物的交换，也是通过扩散方式进行。其中葡萄糖和脂溶性维生素是以易化扩散方式通过胎盘；游离脂肪酸、水、钾、钠等以简单扩散方式通过胎盘；氨基酸及钙、磷、碘等以主动运输方式通过胎盘。同时胎儿代谢产物也是由脐动脉运送至胎盘后经母血排出。

由此可见，胎盘形成的质量、绒毛的数量、绒毛内血管的多少、脐血管的血流量等因素涉及胎儿血的氧分压和二氧化碳分压，涉及胎儿营养物质的获得和代谢产物的排出。

第三节 >>> 胎儿循环系统的血流动力学

由于胎儿循环系统的构造与成人不全相同，导致了胎儿的血流动力学也与成人有较大的差别。成人体循环与肺循环的血液是不相混合的，上腔静脉和下腔静脉集中了各脏器组织代谢后产生的二氧化碳，回到右心房和右心室，再经肺动脉进入肺进行气体交换，含氧量高的血液经肺静脉回流入左心房和左心室，由主动脉输往全身各个脏器和组织。因此，成人左心维护的是体循环，右心维护的是肺循环。胎儿心房间卵圆孔和动脉导管的存在，使含氧量较高的脐静脉血在右心房部分经过卵圆孔至左心房，部分经三尖瓣至右心室。同时，右心房还接受了上下腔静脉回心的含氧量较低的血液，与从脐静脉来的一部分含氧量较高的血液共同经肺动脉和动脉导管至胎儿降主动脉。因此，胎儿左心和右心的血液是含氧量较高及含氧量较低血液的混合血液。

妊娠 30 周左右，胎儿左右心的总输出量约 550ml/min。其中，约 400ml 被泵入胸主动脉，占了心输出量的 73%。剩下的供应头颈部，占心输出量的 27%。这部分供应头颈部的血液完全来自左心室。50% 的降主动脉血液直接经脐动脉进入胎盘进行气体及营养物质、代谢产物的交换，这部分血约占心总输出量的 40%。

与新生儿不同，胎儿的肺脏尚无气体交换功能，胎儿肺动脉的血液仅一小部分进入肺脏，大部分则通过动脉导管进入了降主动脉。约一半的血液从降主动脉经脐动脉进入胎盘。因此主动脉血流的变化可反映心脏输出量、胎儿外周血管阻力、胎盘阻力的变化；而颈动脉或大脑中动脉血流的变化可反映脑部血管血流的情况。

胎儿静脉循环中，静脉导管扮演了一个非常重要的角色。脐静脉从胎盘而出，经过胎盘绒毛与母体血池的气体交换，脐静脉血的氧分压较高。脐静脉进入肝脏后，约 50% 的血液直接通过静脉导管流至下腔静脉，另外的 50% 则进入门静脉及肝静脉。在解剖结构上，静脉导管的管腔非常狭窄，但 50% 的脐静脉血却要流经此血管，因此静脉导管的流速非常高，通过多普勒超声可以测得这一流速。在下腔静脉，从下肢及内脏回流的血液流速较慢，这些血液并未与从静脉导管来的血液充分混合。从静脉导管来的高流速血液，快速经过下腔静脉到达右心房。而且，从解剖特点来看，这股高流速的血液冲进右心房后，方向正对卵圆孔，这样很容易直接进了左心房。在左心房，这股从脐静脉、静脉导管来的含氧量较高的血液，经二尖瓣流入左心室、升主动脉及主动脉弓，从升主动脉根部的冠状动脉供应心肌血液，从主动脉弓上的三个分支供应胎儿头部及上肢的血管，确保了心脏和脑部的氧需要。

上腔静脉回收了胎儿头部及上肢的低氧血，与远端下腔静脉的血流一样，属于低流速血流。进入右心房后，几乎均进入右心室至肺动脉。由于胎儿期间肺部无功能，肺部血管阻力较高，左、右肺动脉直径较细。而动脉导管的存在使大部分右心室的血液都流经此血管进入了降主动脉。在降主动脉，约一半的血液直接从脐动脉进入胎盘进行气体交换，另一半则供应下肢及内脏。因此，从上、下腔静脉来的含氧量较低的血液供应胎儿内脏及下半身，部分则回流至胎盘。

由此可见，胎儿左心维护的是以脑部为主的上半身，还包括冠状动脉及上肢；右心维护的是以胎盘为主的下半身，还包括胃肠道、泌尿系统和下肢。

第四节 >>> 缺氧状态下胎儿血流动力学的改变

无论是通过动物实验还是通过对人类胚胎的观察，发现在缺氧情况下，胎儿有一种自身调节功能，以最大的可能性确保心脏和脑部的血供，这种反应称"心保护效应"（heart-sparing effect）和"脑保护效应"（brain-sparing effect）。这一效应使脑部、心脏及肾上腺等重要器官的血管处在扩张状态，而其他脏器包括肾脏、肠管、下肢等血管则处于收缩状态以减少血供。同时，脐静脉进入静脉导管的血流比例增加，肝脏血供减少，结果造成腹围比头围更明显地小于正常。

在临床上，有很多情况可引起胎儿缺氧。最常见的原因是胎盘三级绒毛内血管分支不够，血管阻力增高，胎儿不能从胎盘获得足够氧气，血氧分压降低，造成胎儿生长受限（fetal growth restriction，FGR）。由于脐动脉阻力升高，使进入胎盘绒毛内与母体换氧的血流量减少，胎儿出现缺氧现象。一旦缺氧刺激了压力感受器，便发生了"脑保护效应"和"心保护效应"，随之血流动力学发生变化，血流重新分配。身体上半部分的血流量增加，下半部分的血流量减少，也即升主动脉血流量增加，降主动脉血流量减少。

现在，已知脐动脉是降主动脉的一个分支，降主动脉血流减少，流经脐动脉至胎盘换氧的血液也随之减少。"脑保护效应"和"心保护效应"还能扩张静脉导管，使脐静脉进入静脉导管的血流比例增加，以尽可能地保持正常范围内的血流量（实际流量不一定增加），这一血流比例的增加可以由正常情况下的 50% 增加至 90%，为的是让足够的含氧血进入左心以供应头部。这样，流入肝脏的血液大大下降，因此严重 FGR 胎儿的肝脏很小，腹围也就很小。

如果缺氧状况得不到纠正，血流动力学的变化将始终处于"脑保护效应"和"心保护效应"状态，并形成恶性循环。脐动脉血流量减少使进入胎盘换氧的血减少，从而进一步加重了缺氧；而缺氧又使降主动脉、脐动脉的血流量更减少。长期宫内缺氧不仅导致胎儿生长迟缓，而且肾脏血流量减少，造成羊水过少。此外，缺血、缺氧引起的肠系膜血管痉挛还可导致坏死性小肠结肠炎的发生。

研究发现，主动脉峡部能够对流经其中的血流量进行调节。降主动脉高阻力时，峡部的调节使本应进入降主动脉的血流进入颈内动脉至扩张的脑血管。脑部血管扩张和血流量的增加，使上腔静脉回流至右心房的血液也增加。但是，由于胎盘阻力的增加及胎儿身体下半部分血流减少，右心后负荷增加，大量的右心房血液流经卵圆孔又回到了左心（此时左心的后负荷降低）。因此，大量含氧量很低的血液进入胎儿脑部，造成脑部氧供不足。久之，引起脑水肿。

缺氧引发的"心保护效应"，是由于心肌氧供不足，增加了活跃的自动控制机制，以确保满意的心肌血流。这一过程是通过调节阻力毛细血管的口径来达到，开辟最大的能满足氧需要的血流管腔面积。括约肌最大限度地扩张，心肌血流可达到基础血流的 4 倍。在这样的情况下所达到的血容量增加其实是造成了心肌血流的储存。如果长期慢性缺氧，虽然心肌血管扩张，血流增加，但氧含量仍然长期处于较低水平，为适应这种环境，新生血管就可能形成，于是更增加了心肌血液的潴留。如此大量的心肌血液潴留，一旦处于急性严重缺氧或心脏负荷突然增加时，又再发生血管扩张，血流大量增加，据报道可以增至基础血流的 12 倍。

在 FGR 胎儿，胎盘阻力增加导致右心室后负荷增加,同时脑保护效应伴随脑血管阻力降低使左心室后负荷降低。大量上腔静脉血液回流至右心房,又再进入左心房,也使左心及右心的前负荷增加。这种血流重新分配的现象在心脏水平,表现为心输出量左移,已可通过胎儿心内多普勒测得。另外,长期慢性缺氧,心肌氧含量长期处于较低水平,为适应这种环境,新生血管就可能形成,于是更增加了心肌血液的潴留。如此大量的心肌血液潴留,一旦处于急性严重缺氧或心脏负荷突然增加时,又再发生血管扩张,血流

量大量增加,最终导致心脏不胜负荷,发生心力衰竭。与右心相比,左心的后负荷不增加,故左心衰竭远比右心衰竭少得多(详见本书第十三章:胎儿冠状循环的超声诊断)。

因此,长期而又严重的胎儿缺氧、低氧血症,将发生严重胎儿生长受限、羊水过少以及右心衰竭。静脉波形的变化表现在下腔静脉和肝静脉的反流波增高,接着静脉导管 A 波下降或反流,最后出现脐静脉搏动。末期的变化是最严重的后果,胎儿在数天内死亡。

第五节 >>> 胎儿血流动力学的超声评估

胎儿的氧供决定了胎儿心脏的功能,心脏功能的变化可通过超声多普勒检测心脏本身及身体其他部位血管的血流情况来反映。在心脏水平,可用来检测的部位包括静脉回流、卵圆孔、房室瓣、大血管流出道、肺内动脉及动脉导管。然而,这些部位的血流受诸多因素的影响,如前负荷、后负荷、心肌收缩力及胎儿心率等。反映外周血流及胎盘阻力的血管有脐动脉、降主动脉、肾动脉、大脑中动脉。

下面我们分别介绍这些血管的获取方法及多普勒声像图特点。

一、脐动脉

脐动脉(umbilical artery,UA)在产科多普勒的检测最为常用。它最接近胎盘,最能反映胎盘阻力,也是最容易获得多普勒频谱的一条血管。

脐动脉血流的探测方法是先用彩超寻找脐带。脐带很长,近胎儿端及近胎盘端的脐动脉阻力略有不同。临床上,可在脐带的不同部位测量脐动脉血流。但是,在一个诊断实验室内最好相对固定检测部位。由于脐带在子宫内行走弯曲迂回,故得到的多普勒频谱可向上也可向下,

这并不影响测值。测量时,将取样容积置于选定的那段脐带上,并开大取样容积使多普勒频谱既显示脐动脉又显示脐静脉血流。多普勒取样角度对 S/D、RI 及 PI 测值的影响不大,但直接影响流速的检测数值。当监视屏上出现连续数个均匀一致、边界清晰的多普勒频谱时,即冻结图像进行测量。在胎儿呼吸样运动时,不宜进行频谱测量,因为胸腔压力的改变会影响静脉回流及心输出量。并且,脐动脉频谱呈高低不一、大小不定改变,脐静脉频谱也随呼吸样运动而高低起伏。遇此情况,应等待片刻直至胎儿呼吸样运动结束后再进行测量。

脐动脉的多普勒波形呈锯齿状,位于基线的同一方向(图 50-1)。正常脐动脉在妊娠 12~14 周前无舒张末期血流。至 12~14 周时才出现舒张末期血流,并随着孕周的增加而流速增高,表示胎盘阻力逐渐降低,流至胎盘进行气体和代谢产物交换的血液逐渐增加,这是为了适应逐渐长大的胎体需要更多的氧气和营养物质。不同孕周脐动脉 PI 的正常值见表 50-1 及图 50-2~图 50-4。

表 50-1 不同孕周脐动脉各阻力指标正常值

孕周	n	PI			RI			S/D		
		5th	50th	95th	5th	50th	95th	5th	50th	95th
20	61	1.13	1.39	1.64	0.68	0.80	0.85	3.16	4.91	6.63
21	102	1.06	1.29	1.50	0.69	0.77	0.84	3.15	4.30	5.89
22	214	1.00	1.27	1.52	0.67	0.76	0.83	3.00	4.14	6.11
23	116	0.98	1.21	1.53	0.66	0.74	0.84	2.90	3.90	6.17
24	80	0.98	1.22	1.60	0.64	0.73	0.81	2.71	3.73	5.37
25	81	0.83	1.10	1.40	0.59	0.69	0.79	2.45	3.19	4.84
26	90	0.81	1.10	1.44	0.57	0.69	0.81	2.33	3.20	4.74
27	83	0.83	1.06	1.41	0.58	0.68	0.78	2.40	3.08	4.17
28	106	0.78	1.01	1.23	0.55	0.66	0.74	2.19	2.90	3.93
29	129	0.76	0.98	1.26	0.55	0.65	0.75	2.26	2.86	3.83
30	101	0.77	0.98	1.23	0.56	0.64	0.72	2.22	2.79	3.63
31	100	0.72	0.92	1.19	0.52	0.63	0.73	2.12	2.68	3.70
32	107	0.70	0.95	1.25	0.51	0.63	0.72	1.97	2.65	3.60
33	101	0.70	0.91	1.20	0.51	0.62	0.71	2.02	2.58	3.46
34	105	0.67	0.85	1.15	0.49	0.59	0.71	1.96	2.42	3.39
35	118	0.61	0.84	1.11	0.45	0.59	0.68	1.86	2.42	3.14
36	103	0.63	0.83	1.12	0.47	0.58	0.69	1.89	2.40	3.12
37	104	0.64	0.81	1.09	0.45	0.58	0.69	1.96	2.33	3.12
38	101	0.56	0.81	1.13	0.43	0.57	0.68	1.77	2.33	3.14
39	105	0.56	0.82	1.05	0.43	0.57	0.68	1.78	2.34	3.07
40	111	0.57	0.80	1.05	0.44	0.56	0.65	1.78	2.28	2.88

注：PI—搏动指数；RI—阻力指数；S/D—收缩期末最大血流速度/舒张期末最大血流速度。（引自文献徐加英，韩非，张亦青，等．胎儿脐动脉及大脑中动脉阻力参数正常值．中华围产医学杂志，2007，10:166–169.）

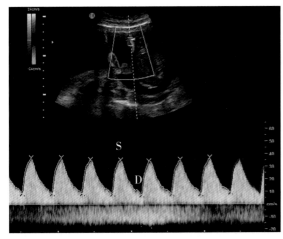

图 50-1 脐动脉多普勒血流频谱图

孕 19 周，脐动脉多普勒频谱呈锯齿状，舒张末期血流已经出现。脐静脉频谱位于基线下方，呈直线状。S—收缩期峰值流速；D—舒张末期流速

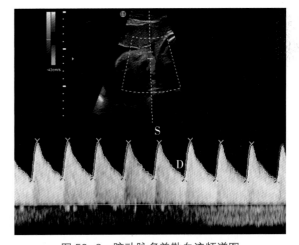

图 50-2 脐动脉多普勒血流频谱图

孕 32 周，舒张末期流速较高（D）。S—收缩期峰值流速；D—舒张末期流速

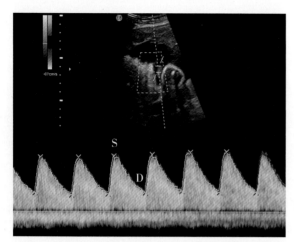

图 50-3　脐动脉多普勒血流频谱图

孕 33 周，S—收缩期峰值流速；D—舒张末期流速

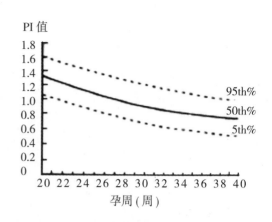

图 50-4　不同孕周脐动脉 PI 正常值

脐动脉 PI 随孕周的增加而下降，三条曲线从上至下分别为第 95，第 50 及第 5 百分位数。（引自文献徐加英，韩非，张亦青，等．胎儿脐动脉及大脑中动脉阻力参数正常值．中华围产医学杂志，2007，10:166-169．）

二、大脑中动脉

大脑中动脉（middle cerebrea artery，MCA）也是很常用的一条用来判断胎儿血流动力学变化的血管。大脑中动脉血流的探测方法是先寻找头围平面，随之略向胎儿下方平行移动探头，显示大脑脚。打开彩超，大脑脚前方即可显示大脑动脉环，呈等五边形，尖端向前。大脑中动脉发自大脑动脉环的左右两侧，向左右两侧行走，并略微向前。将取样容积置于大脑中动脉的中段，就可得到其多普勒血流频谱图（图 50-5，图 50-6）。

妊娠 11～12 周之前，大脑中动脉也无舒张末期血流显示，至 11～12 周后才出现舒张末期血流。PI 衡定不变，直到妊娠最后的 6～8 周（32～34 周之后），PI 开始下降。这意味着晚期妊娠更多的心搏量供应了胎儿头部，可能与脑部新陈代谢加快、产生更多的二氧化碳、需要更多的氧气有关。表 50-2 及图 50-7 显示了不同孕周大脑中动脉的正常值。

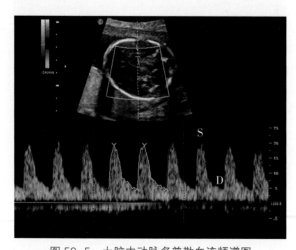

图 50-5　大脑中动脉多普勒血流频谱图

孕 19 周。于大脑动脉环的一侧利用彩超探及大脑中动脉后，取样容积置于大脑中动脉中央，即可获得相应频谱。S—收缩期峰值流速；D—舒张末期流速

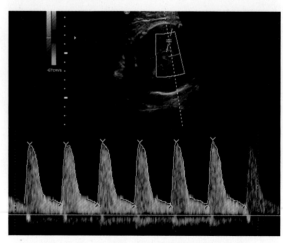

图 50-6　大脑中动脉多普勒血流频谱图

表 50-2 不同孕周大脑中动脉各阻力指标正常值

孕周	n	PI			RI			S/D		
		5th	50th	95th	5th	50th	95th	5th	50th	95th
20	61	1.18	1.61	1.92	0.69	0.80	0.88	3.22	4.59	8.52
21	102	1.44	1.67	2.00	0.75	0.83	0.89	4.19	5.82	7.67
22	214	1.37	1.68	2.00	0.76	0.83	0.88	4.20	6.00	8.00
23	116	1.40	1.70	2.02	0.77	0.84	0.88	4.33	6.22	8.67
24	80	1.19	1.73	2.24	0.72	0.82	0.90	3.51	5.60	9.63
25	81	1.29	1.73	2.17	0.70	0.81	0.89	3.29	5.29	8.42
26	90	1.16	1.73	2.39	0.65	0.81	0.90	3.20	5.33	8.64
27	83	1.17	1.82	2.37	0.67	0.82	0.90	3.01	5.43	9.32
28	106	1.33	1.82	2.43	0.71	0.83	0.92	3.57	5.60	11.00
29	129	1.35	1.81	2.31	0.73	0.83	0.91	3.65	5.83	9.65
30	101	1.12	1.73	2.27	0.64	0.82	0.89	2.99	5.29	8.84
31	100	1.30	1.77	2.36	0.71	0.82	0.92	3.32	5.47	9.03
32	107	1.11	1.77	2.36	0.68	0.82	0.91	3.11	5.50	11.23
33	101	1.09	1.68	2.34	0.67	0.81	0.89	3.00	5.18	9.12
34	105	1.03	1.61	2.21	0.64	0.80	0.89	2.89	4.90	7.96
35	118	1.11	1.65	2.18	0.68	0.80	0.89	3.10	5.10	8.90
36	103	1.01	1.51	2.10	0.63	0.77	0.88	2.70	4.46	7.89
37	104	0.96	1.43	1.97	0.62	0.76	0.86	2.64	4.15	6.88
38	101	0.89	1.27	1.81	0.58	0.71	0.83	2.32	3.42	5.80
39	105	0.80	1.27	1.79	0.51	0.72	0.83	2.00	3.50	6.33
40	111	0.73	1.10	1.66	0.54	0.67	0.84	2.22	3.00	5.63

注：PI—搏动指数；RI—阻力指数；S/D—收缩期末最大血流速度/舒张期最大血流速度（引自文献徐加英，韩非，张亦青，等.胎儿脐动脉及大脑中动脉阻力参数正常值.中华围产医学杂志，2007，10:166-169.）

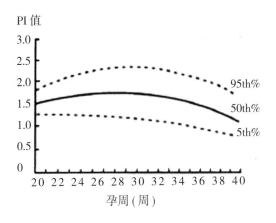

图 50-7 不同孕周大脑中动脉 PI 正常值

32 周之前，大脑中动脉 PI 相对恒定；32 周之后呈下降趋势。三条曲线从上至下分别为第95，第50及第5百分位数(引自文献徐加英,韩非,张亦青,等.胎儿脐动脉及大脑中动脉阻力参数正常值.中华围产医学杂志，2007，10:166-169.）

三、降主动脉

降主动脉（descending aorta，AO）血流的探测方法是先取胎儿纵切位，用彩超显示降主动脉，将取样容积置于胸主动脉上，以取得其多普勒频谱图（图50-8，图50-9）。但由于胎儿在宫内的体位以及超声探头只能在孕妇腹壁上进行扫查，降主动脉的走向总是与超声声束相垂直，故不易显示理想的彩色血流图，也不易获得清晰满意的多普勒频谱。因此，常需要改变探头方向、变换声束与降主动脉之间的角度。例如，将探头置于胎儿的尾端，而将声束对准胎儿的头端，减小了声束与降主动脉间的夹角，故较易获得相对满意的多普勒频谱。

与脐动脉相似，妊娠11～14周之前降主动脉无舒张末期血流，至12～14周后才出现舒张末期血流。妊娠17～18周后降主动脉的PI始终恒定不变，直至足月（图50-10）。

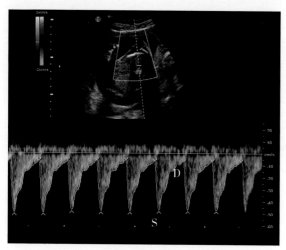

图 50-8　胸主动脉多普勒血流频谱图

孕19周。胸主动脉多普勒已出现舒张末期血流（D）。S—收缩期峰值流速；D—舒张末期流速

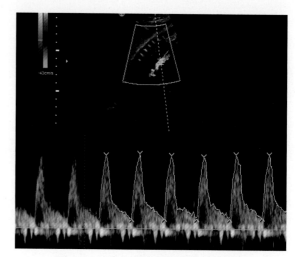

图 50-9　胸主动脉多普勒血流频谱图

孕32周

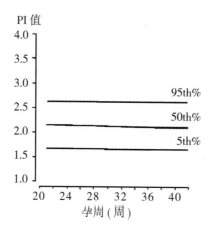

图 50-10　不同孕周胸主动脉 PI 正常值

三条曲线从上至下分别为第95，第50及第5百分位数

四、肾动脉

肾动脉（renal artery，RA）血流的探测方法是取胎儿腹部冠状切或横切面。冠状切面时，探头稍向胎儿背部移动，主动脉位于脊柱前方。肾动脉起源于腹主动脉，向左右两侧行走，进入肾脏。横切时，腹围平面稍向下即为肾脏平面。将取样容积置于肾动脉上，即能得到多普勒频谱（图50-11）。

正常肾动脉PI随孕周的增加而降低（图50-12）。但肾动脉舒张末期血流的出现不如脐动脉及降主动脉早，多数是在妊娠晚期才出现舒张末期血流。据统计，妊娠18~34周期间，仅20%的肾动脉存在舒张末期血流；35~40周时，则90%的肾动脉存在舒张末期血流。

五、下腔静脉

下腔静脉（inferior vena cava，IVC）是属于静脉系统的血管。下腔静脉收集了静脉导管、肝静脉及远端肢体静脉的血液，再回流至心脏。观察并测量下腔静脉的血流，可了解胎儿心功能状态，主要是右心功能状态。

下腔静脉血流的探测方法是纵切胎体，将取样容积置于静脉导管、肝静脉之后的下腔静脉，即很靠近右心房的那段下腔静脉。由于该部位范围很小，下腔静脉的走向又往往与超声声束垂直，故有时不易获得满意图像。因此，需要倾斜探头改变声束角度，使声束与下腔静脉的夹角尽量小，才能得到清晰的多普勒波形（图50-13，图50-14）。

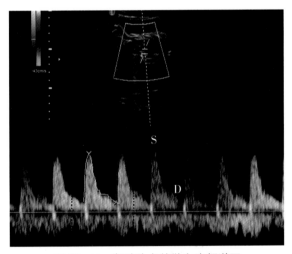

图50-11　肾动脉多普勒血流频谱图

孕32周。彩超引导下取样容积置于一侧肾动脉上，获取肾动脉多普勒频谱。已出现舒张末期血流（D）。S—收缩期峰值流速；D—舒张末期最大流速

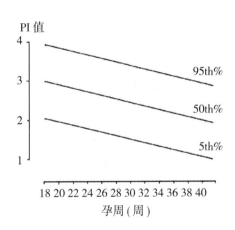

图50-12　不同孕周肾动脉PI正常值

三条曲线从上至下分别为第95，第50及第5百分位数

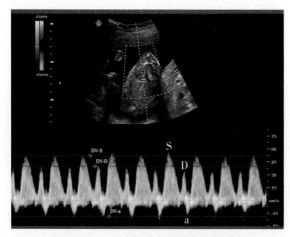

图 50-13　下腔静脉多普勒血流频谱图

孕 19 周。下腔静脉有 S 波，D 波及 a 波。S 波及 D 波为正向波，a 波为反流波。S—心室收缩期；D—心室舒张早期；a—心房收缩期

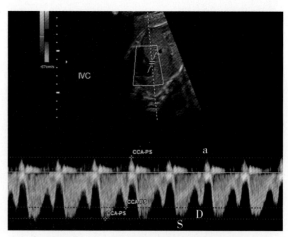

图 50-14　下腔静脉多普勒血流频谱图

孕 33 周。下腔静脉多普勒频谱。S—心室收缩期；D—心室舒张早期；a—心房收缩期

正常下腔静脉多普勒频谱有三个波。第一个波称"S"波，为心室收缩期。此时心室收缩，心房扩张，下腔静脉血液迅速进入右心房，多普勒测到该股血流，形成第一个波。第二个波称"D"波，为心室舒张早期。此时心室舒张，三尖瓣开放，心房的血液流入心室，但此时心房也还处于舒张状态，下腔静脉的血液第二次充盈心房，形成第二个波。但第二个波不如第一个波高。第三个波称"a"波，为心房收缩期。此时心房收缩，绝大部分心房的血液进入心室。但由于下腔静脉无瓣膜，小部分心房血液又反流到下腔静脉。因此，在下腔静脉处就能探测到这股反流血信号，方向与"S"波及"D"波相反。

下腔静脉多普勒频谱检测结果是通过计算其反流血流占正向血流的百分比来实现的，也就是"a"波血流占"S"波及"D"波之和的百分比。一般通过超声仪先测得这三个波形的时间速度积分（time velocity integral，TVI），然后再按下列公式进行计算：

反流血所占的百分比　a 波 TVI/（S 波 TVI+D 波 TVI）×100%

正常值见图 50-15，"a"波所占"S"波及"D"波之和的百分比随孕周的增加而下降，说明越近足月反流血的百分比越少。

六、静脉导管

前面已经提到，静脉导管（ductus venosus，DV）是脐静脉在肝脏内的一个重要分支，约 50% 的脐静脉血液直接经过静脉导管进入下腔静脉。

静脉导管血流的探测方法是做胎体矢状略斜切，腹壁处显示脐孔，背侧部显示下腔静脉。用彩超检查显示脐静脉进入肝脏后，又再向上向后行走。在肝内脐静脉及下腔静脉之间的那段血管即为静脉导管。静脉导管较细，但流速很高，故彩超显示色彩鲜亮的彩色血流信号（图 50-16）。

静脉导管的多普勒波形也分三个部分，与下腔静脉相对应，第一个波称"S"波，为心室收缩期；第二个波称"D"波，为心室舒张早期；第三阶段称"a"谷，为心房收缩期（图 50-17）。在静脉导管，即使是心房收缩，其血流仍是正向血流，只是流速稍减慢，而不像下腔静脉在心房收缩期出现反流血。"S"波、"D"波及"a"谷的流速都随孕周的增加而增加，尤其是"a"谷增加得更快，故前负荷指数〔（S-D）/S〕随孕周的增加而下降。有人还观察了"S"波与"D"波之间的谷，称"SD"谷，发现流速也随孕周的增加而增加。

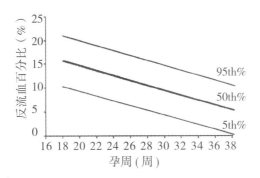

图 50-15　不同孕周正常下腔静脉反流血所占百分比

从图中可见，下腔静脉反流血所占百分比随孕周的增加而降低，越近足月反流血的百分比越少。三条曲线从上至下分别为第 95，第 50 及第 5 百分位数。（引自文献 Rizzo G, Arduini D, Romanini C. Inferior vena cava flow velocity waveforms in appropriate-and small-for gestational-age fetuses. Am J Obstet Gynecol, 1992, 166: 1271-1280.）

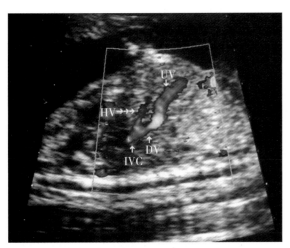

图 50-16　静脉导管彩色超声图像

胎体矢状切，彩色超声显示脐静脉（UV）后向上跟踪至右心房下方，位于肝静脉（HV）及下腔静脉（IVC）之间的那段血管即为静脉导管（DV）。静脉导管较细，但流速很高，故彩超显示色彩鲜亮的血流信号。

UV—脐静脉；DV—静脉导管；IVC—下腔静脉；HV—肝静脉

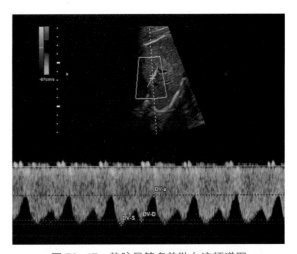

图 50-17　静脉导管多普勒血流频谱图

静脉导管多普勒频谱与下腔静脉相对应，有 S 波，D 波及 a 谷。在各个心动周期两波一谷均为正向血流。DV-S—心室收缩期；DV-D—心室舒张早期；DV-a—心房收缩期

七、脐静脉

这里指的是脐带内的脐静脉（umbilical vein，UV）。通常在观察脐动脉血流时，总是开大取样容积，使其覆盖脐动脉与脐静脉，这样就可在记录脐动脉多普勒频谱时，同时记录下了脐静脉的频谱。

正常情况下，脐静脉的血流频谱多平坦而无波折（图 50-18）。但要注意必须是在无胎儿呼吸样运动时进行测量。

八、三尖瓣

三尖瓣（tricuspid，TV）血液流速也能反映心功能情况。检测时，须获取心尖四腔心或心底四腔心平面，将取样容积置于三尖瓣瓣口，即能得到三尖瓣的多普勒频谱。

三尖瓣多普勒血流图有两个峰，呈"M"形（图 50-19）。其中，第一个峰被称为"E"峰（early ventricular filling），为心室舒张早期，心房血液进入心室；第二个峰被称为"A"峰（active ventricular filling），为心房收缩期，心房血液再度充盈心室。正常情况下，"E"峰低于"A"峰，两者均随孕周的增加而增加，但"E"峰增

加得更快，故 E/A 比值也逐渐增加，可能与心肌顺应性的提高及前负荷的增加有关。

九、冠状动脉

晚孕期利用彩色多普勒超声可以观察并测量冠状动脉（coronary artery）血流。双侧冠状动脉主干血流的观察是在左心长轴切面上，以及升主动脉或心前主动脉短轴切面上获得。左冠状动脉左前降支的最佳显示切面是心尖四腔心平面。在标准的心尖四腔心平面上，左前降支向前行走，而右冠状动脉呈平行向右行走。

冠状动脉多普勒频谱表现为双峰型，收缩期波峰小，舒张期为主要的冠状血流灌注，最大流速出现在心室舒张早期（见第十三章：胎儿冠状循环的超声诊断图 13-5，图 13-6）。Baschat AA 等报道了正常胎儿冠状动脉多普勒超声的测值。共观察了 76 例胎儿，平均冠状动脉多普勒血流显现孕周为 33^{+6} 周（$29^+ \sim 41^{+1}$ 周），平均收缩期峰值流速为 0.21m/s，平均舒张期峰值流速为 0.43m/s。流速不随孕周的增加而变化（见第十三章：胎儿冠状循环的超声诊断图 13-9，图 13-10）。

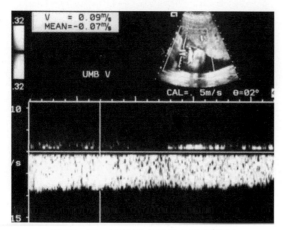

图 50-18　脐静脉多普勒血流频谱图
脐静脉频谱位于脐动脉频谱的相反方向，呈直线状（测量键）

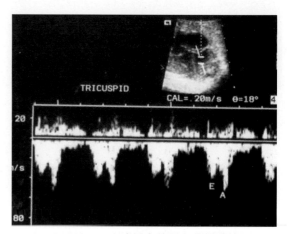

图 50-19　三尖瓣多普勒血流频谱图
三尖瓣多普勒血流图有两个峰，呈"M"形。第一个峰称"E"峰，为心室舒张早期；第二个峰称"A"峰，为心房收缩期。"A"峰高于"E"峰。E—心室舒张早期；A—心房收缩期

第六节 >>> 胎儿缺血缺氧时的多普勒血流观察

已知胎儿缺氧的主要原因是胎盘三级绒毛内血管分支减少，血管阻力增高。缺氧又可诱发"脑保护效应"和"心保护效应"，随之血流动力学发生变化，血流重新分配。身体上半部分的血流量增加，下半部分的血流量减少，也即左心输出增加，右心输出减少。

一、脐动脉、胸主动脉及肾动脉

这三条血管对缺氧的反应都是血管收缩、阻力增加、血流量减少。脐动脉表现最早也最敏感，首先出现舒张末期血流降低，PI升高（图50-20）。缺氧诱发的"脑保护效应"使脐动脉舒张末期血流进一步减少，严重缺氧时舒张末期血流消失，甚至出现反流（图50-21）。同样，胸主动脉及肾动脉对缺氧的反应也是阻力增高，舒张末期血流降低、缺失或反流。

二、大脑中动脉

"脑保护效应"的结果是使脑部血管扩张，血流量增加。在多普勒频谱上，大脑中动脉表现为血管阻力降低，舒张末期流速增高，PI降低（图50-22）。然而，大脑中动脉不如脐动脉敏感，一般总是在缺氧持续一段时期之后，并且缺氧越来越加重，胎儿体内血流重新分配，使更多的血液进入脑部，大脑中动脉多普勒频谱才能表现出异常。严重胎儿生长受限低氧血症，血液重新分配，脑部血流量极度增加，有时可发生血管破裂导致颅内出血。

三、下腔静脉、静脉导管及脐静脉

这三条血管都是属于回心静脉，都是反映经过胎盘气体交换后的血液回流至胎儿心脏的状况，亦即反映心脏的功能。当右心负荷过大，心功能失代偿时，静脉回流发生困难。表现在多普勒上，下腔静脉的"a"波升高增大（图50-23），反流百分比增加，大于正常值的上限。而且，"D"波流速下降。有时，"SD"谷的流速也明显下降，严重时"SD"谷无血流，甚至反流。与下腔静脉相一致，静脉导管多普勒频谱的"a"谷流速也降低（图50-24），严重时"a"谷血流消失或反流，"D"波及"SD"谷血流也都下降（图50-25）。心功能失代偿造成静脉回流受阻，反流血增加，脐静脉也出现搏动。同时，二维声像图上还能见到胎儿心脏增大、心包积液、腹水、胎儿水肿等一系列心力衰竭表现（图50-26～图50-28）。

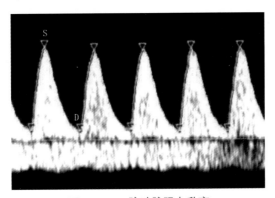

图50-20　脐动脉阻力升高

孕26周，早发性FGR。脐动脉舒张末期血液流速降低（D）。S—收缩期峰值流速；D—舒张末期流速

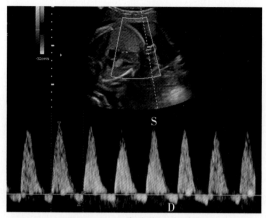

图 50-21　脐动脉阻力增高

孕 33 周。脐动脉舒张末期血液反流，D 波位于基线下方。S—收缩期
峰值流速；D—舒张末期反流流速

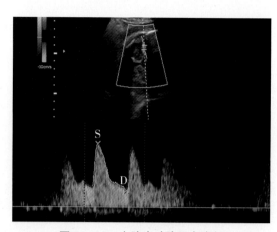

图 50-22　大脑中动脉阻力降低

孕 33 周。大脑中动脉舒张末期血液流速增高（D）。S—收缩期峰值流速；
D—舒张末期最大流速

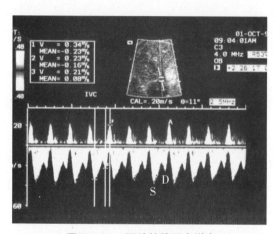

图 50-23　下腔静脉阻力增高

下腔静脉心房收缩期反流波（a 波）增高。S—心室收缩期；D—心室
舒张早期；A—心房收缩期

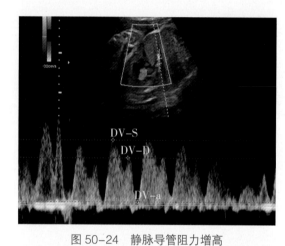

图 50-24　静脉导管阻力增高

孕 33 周。静脉导管心房收缩期"a"谷（DV-a）明显降低。DV-S—
心室收缩期；DV-D—心室舒张早期；DV-a—心房收缩期

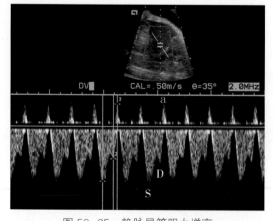

图 50-25　静脉导管阻力增高

静脉导管心房收缩期"a"谷反流，伴心室舒张早期"D"波降低。S—
心室收缩期；D—心室舒张早期；a—心房收缩期

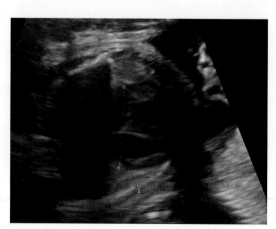

图 50-26　心脏增大

孕 33 周。严重 FGR，心脏增大，心胸比例 57.97%

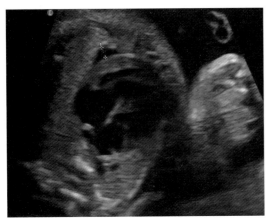

图 50-27　心包积液

孕 33 周。严重 FGR，心包积液 4.3mm（测量键）

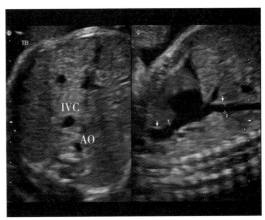

图 50-28　上腔静脉及下腔静脉扩张

孕 33 周。严重 FGR，上腔静脉（测量键 1）及下腔静脉（测量键 2）扩张。IVC—下腔静脉；AO—腹主动脉

四、冠状动脉及三尖瓣

虽然长期缺氧冠状动脉血管增生，冠状血流增加，但是这些变化尚不能被目前的超声仪所探及。多普勒超声能发现异常血流时往往已是末期，增生的冠状血管处于应激状态时发生了扩张，心肌血液大量潴留。声像图上，表现为冠状动脉的观察孕周提前，以及多普勒频谱 "S" 波及 "D" 波峰值流速增高（图 50-29，图 50-30）（详见本书第十三章：胎儿冠状循环的超声诊断）。

三尖瓣主要是反映右心功能情况。右心失代偿时，反映在三尖瓣多普勒频谱上，"A" 峰相对下降，E/A 比值升高。同时，也能观察到三尖瓣反流。

由于上述部分血管在反映生理或病理状态时意义相同，如脐动脉、腹主动脉及肾动脉均反映了胎盘阻力，目前临床上多选用意义鲜明而又相对容易获得的血管进行评判。常被采用的外周

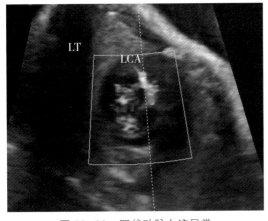

图 50-29　冠状动脉血流异常

孕 33 周。严重 FGR，左冠状动脉极易显示且粗大（LCA）。LT—胎儿左侧；LCA—左冠状动脉

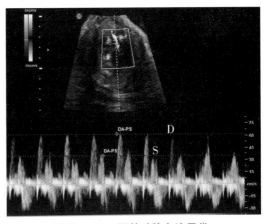

图 50-30　冠状动脉血流异常

与图 50-29 为同一病例，冠状动脉多普勒频谱测量 "S" 波及 "D" 波流速均增高（S 波 34.82cm/s；D 波 61.51cm/s）。S—心室收缩期；D—心室舒张期

血管有：脐动脉及大脑中动脉；常被用来判断心功能的血管为静脉导管。这三条血管也反映了胎儿生长受限的不同阶段：脐动脉最敏感，变化最早，也最易受其他因素的干扰；明显血流重新分配时大脑中动脉阻力降低；心力衰竭前期或心力衰竭期静脉导管血流异常。

胎儿血管的多普勒超声研究是一个很好的判断胎儿缺氧的手段，然而，临床上面对每个不同病例时，还需要综合分析考虑，不能完全按照多普勒结果进行病情处理。胎儿径线的测量，尤其是腹围、羊水的多少、胎动情况、胎心监护（cardiotocogram，CTG）结果及孕妇有无合并其他异常情况都是做出处理前需要考虑的因素。另外，"脑保护效应"及"心保护效应"仅发生在低氧血症的情况下，与非低氧血症所致的病理情况血流动力学变化是不同的。

（严英榴　杨秀雄）

参考文献

1. Rizzo G, Capponi A, Arduini D. Fetal cardiac function in normal and growth-restricted fetuses. In Yagel S, Silverman NH, Gembruch U. Fetal Cardiology. 2nd ed. New York: Informa Healthcare USA, Inc. 2009.531-546.

2. 李荷莲. 正常妊娠. 见：丰有吉，沈铿主编. 妇产科学. 北京：人民卫生出版社,2005.40-56.

3. Reed KL, Anderson CF, Shenker L. Fetal pulmonary artery and aorta: two-dimensional Doppler echocardiography. Obstet Gynecol, 1987, 69: 175-179.

4. Griffin D, Cohen-Overbeek T, Campbell S. Fetal and uteroplacental blood flow. Clin Obstet Gynecol, 1983, 10: 565-602.

5. Harrington K, Hecher K, Campbell S. Physiology and pathophysiology of the fetal circulation observed with Doppler ultrasound. In : Arduini D, Rizzo G, Romanini C, eds. Fetal Cardiac Function. New York: The Parthenon Publishing Group, 1995.1-11.

6. Rudolpha AM. Distribution and regulaton of blood flow in the fetal and neonatal lamb. Circ Res,1985, 57: 811-821.

7. Fouron JC, Drblik SP. Fetal cardiovascular dynamics in intrauterine growth retardation. In: Copel JA, Reed KL. Doppler Ultrasound in Obstetrics and Gynecology. New York: Raven Press Ltd, 1995. 281-190.

8. Guyton AC, Ross JH, Carrier OJ. Evidence for tissue oxygen demand as the major factor causing autoregulation. Circ Res, 1964, 14: 60-69.

9. Mosher P, Ross J, McFate PA. Control of coronary blood flow by an autoregulatory mechanism. Circ Res, 1964, 14: 250-259.

10. Barnea O, Santamore WP. Coronary autoregulation and optimal myocardial oxygen utilization. Basic Res Cardiol, 1992, 87: 290-301.

11. Hoffman JIE. Maximal coronary blood flow and the concept of coronary vascular reserve. Circulation, 1984, 70: 153-159.

12. Baschat AA, Gembruch U. Ultrasound examination of the fetal coronary circulation. In: Yagel S, Silverman NH, Gembruch U. Fetal Cardiology. 2nd ed. New York: Informa Healthcare USA, Inc. 2009. 385-399.

13. Campbell SE, Kuo CJ, Hebert B, et al. Development of the coronary vasculature in hypoxic fetal rats treated with a purified perfluorocarbon emulsion. Can J Cardiol, 1991, 7: 234-244.

14. Holmes G, Epstein ML. Effect of trowth and maturation in a hypoxic environment on maximum coronary flow rates of isolated rabbit hearts. Pediatr Res, 1993, 33: 527-532.

15. Muller JM, Davis MJ, Chilian WM. Integrated regulation of pressure and flow in the coronary microcirculation. Cardiovasc Res, 1996, 32: 668-678.

16. Reller MD, Morton MJ, Giraud GD, et al. Maximal myocardial flow is enhanced by chronic hypoxaemia in late gestational fetal sheep. Am J Phydiol, 1992, 263: H1327-1329.

17. Hsieh FJ, Chang FM, Ko TM, et al. Umbilical artery flow velocity waveforms in fetuses dying with congenital anomalies. Br J Obstet Gynecol, 1988, 95: 478-482.

18. Mari G, Wasserstrum N. Flow velocity waveforms of the fetal circulation preceding fetal death in the case of lupus anticoagulant. Am J Obstet Gynecol, 1991, 164: 776-778.

19. Al Chazali W, Chita SK, Chapman MG, et al. Evidence of redistribution of cardiac output in asymmetrical growth retardation. Br J Obstet Gynecol, 1989, 96: 697-704.

20. Rizzo G, Arduini D, Romanini C. Inferior vena cava flow velocity waveforms in appropriate-and small-for gestational-age fetuses. Am J Obstet Gynecol, 1992, 166:1271-1280.

21. Kiserud T, Eik-Nes SH, Blaas HG, et al. Ductus venosus blood velocity and the umbilical circulation in the seriously growth-retarded fetus. Ultrasound Obstet Gynecol, 1994, 4: 109-114.

22. Hecher K, Campbell S, Snijders R, et al. Reference ranges for fetal venous and atrioventricular blood flow parameters. Ultrasound Obstet Gynecol, 1994, 4: 381-390.

23. 严英榴 . 多普勒超声在产科的应用 . 见：严英榴，杨秀雄，沈理主编 . 产前超声诊断学 . 北京：人民卫生出版社 ,2003.447-506.

24. Kurmanavicius J, Florio I, Wisser J, et al. Reference resistance indeces of the umbilical, fetal middle cerebral and uterine arteries at 24-42 weeks of gestation. Ultrasound Obstet Gynecol, 1997,10: 112-120.

25. 徐加英，韩非，张亦青，等 . 胎儿脐动脉及大脑中动脉阻力参数正常值 . 中华围产医学杂志 ,2007,10:166-169.

26. Jaffe R, Warsof SL. Color Doppler Imaging in Obstetrics and Gynecology. New York: McGraw-Hill, Inc. 1992.

27. Rizzo G, Arduini D, Romanini C. Fetal Doppler echocardiography: principles, technique and referenci limits. In: Arduini D, Rizzo G, Romanini C, eds. Fetal Cardiac Function. New York: The Parthenon Publishing Group, 1995. 33-41.

28. Rizzo G, Pietropolli A, Bufalino L, et al. Ductus venosus systolic to atrial peak velocity ratio in appropriate and small for gestational age fetuses. J Matern Fetal Invest, 1993, 3: 198.

29. Ofili EO, Labovitz AJ, Kern MJ. Coronary flow velocity dynamics in normal and diseased arteries. Am J Cardiol, 1993, 71: 3D-9D.

30. Baschat AA, Muench MV, Gembruch U. Coronary artery blood flow velocities in various fetal conditions. Ultrasound Obstet Gynecol, 2003, 21: 426-429.

31. Arabin B, Siebert M, Jimenez E, et al. Obstetrical characteristics of a loss of end-diastolic velocities in the fetal aorta and/or umbilical artery using Doppler ultrasound. Gynecol Obstet Invest, 1988, 25: 173-180.

32. Hsieh FJ, Chang FM, Ko TM, et al. Umbilical artery flow velocity waveforms in fetuses dying with congenital anomalies. Br J Obstet Gynecol, 1988, 95: 478-482.

33. Chaoui R, Hoffmann H, Zienert A, et al. Clinical significance and fetal outcome in end-diastolic zero-flow in the umbilical artery and/or fetal aorta: analysis of 51 cases. Geburtsh Frauenheilkd, 1991, 51: 532-539.

34. Nicolaides KH, Bilardo CM, Soothill PW, et al. Absence of end-diastolic frequencies in umbilical artery: a sign of fetal hypoxia and acidosis. Br Med J, 1988, 297: 1026-1027.

35. Rizzo G, Arduini G. Fetal cardiac function in intrauterine growth retardation. Am J Obstet Gynecol, 1991, 165: 876-882.

36. Arbeille P, Roncin A, Berson M, et al. Exploration of the fetal cerebral blood flow by duplex Doppler-linear array system in normal and pathological pregnancies. Ultrasound Med Biol, 1987, 13: 329-337.

37. Gramellini D, Folli MC, Raboni S, et al. Cerebral umbilical Doppler ratio as a predictor of adverse perinatal outcome. Obstet Gynecol, 1992, 79: 416-420.

第五十一章
宫内生长障碍及
心脏功能失代偿的静脉血流

胎儿生长受限（fetal growth restriction, FGR）的发病率约为 3%~10%，FGR 的发生与胎儿发病率和死亡率有关。发生 FGR 原因很多，例如，胎儿畸形、染色体异常、感染、代谢性疾病、孕妇服用药物、吸烟、酗酒、营养不良等，常见的原因是由于胎盘功能不良所致。高达 15% 的 FGR 胎儿有不同程度的神经系统损伤，主要表现为缺血缺氧性脑病，脑白质软化，和（或）脑瘫。更多的脑发育异常，例如神经肌肉疾病、学习障碍、行为异常等亦与胎儿宫内脑损伤有关。FGR 胎儿出生以后长至成年，发生心血管疾病及 2 型糖尿病的可能性增加。

胎盘功能不良时，缺氧对胎儿造成的损害是一个逐渐的过程，胎儿脏器受累的程度与缺氧的严重程度有关，胎儿预后与胎盘功能受损的严重程度及分娩孕周密切相关。胎盘末梢绒毛毛细血管数量减少，影响母胎之间氧和营养物质的交换，导致胎儿的生长发育缺乏足够的氧和营养物

质的供应，是发生 FGR 的常见原因。缺氧可以引起胎儿发生一系列生理、心血管、内分泌及代谢反应，包括心输出量重新分配，出现心脏舒张及收缩功能的改变，三尖瓣口血液反流，心脏增大，体静脉血流模式改变等一系列心血管功能的改变，中心静脉血流模式的改变反映了心血管血流动力学的异常。目前对于 FGR 胎儿临床上缺乏有效的治疗，监护胎儿宫内安危，并适时终止妊娠对于降低围生儿发病率和死亡率及远期并发症至关重要。如何平衡 FGR 胎儿宫内发生胎儿窘迫的风险与医源性早产（特别是在妊娠 32~34 周以前）风险，以及 FGR 胎儿分娩时间的决定一直是产科处理的难题。

多普勒超声检查能够对 FGR 胎儿的宫内监护提供重要帮助。孕妇子宫动脉及胎儿脐动脉指标反映胎盘血管阻力，胎儿大脑中动脉指标了解有无脑分流效应，心前静脉指标反映胎儿心脏功能有无受损。FGR 胎儿静脉指标出现异常时，

胎儿预后更差。在胎盘血管床阻力增高时，脐动脉舒张期血流下降、缺失或倒置，但也有文献报道，脐动脉血流异常状态会持续几周，胎儿情况没有进一步恶化。脐动脉阻力升高反映胎盘功能受损，但不能表明胎儿对胎盘功能受损的反应。由于造成 FGR 的病因不同，发生的孕周及病情的严重程度不同，所以胎儿血流多普勒指标的改变也不尽相同。胎儿动脉多普勒指标的变化与胎儿宫内缺氧有关，同时了解胎儿静脉系统血流的改变可以更全面地了解胎儿心血管功能受损的程度，对于 FGR 胎儿的宫内监护，协助临床处理非常重要。

一、胎儿静脉循环的解剖和生理

（一）胎儿静脉循环的解剖

胎儿肝脏的静脉灌注来自于两套胚胎发生及功能不同的血液系统：脐静脉和门静脉 / 卵黄静脉系统。在妊娠 5~10 周，胚胎肝脏的生长诱导剂和卵黄系统之间产生许多吻合支，从胎盘来的血液通过吻合支到达胚胎心脏。从右卵黄静脉分化出肝内及肝外门静脉系统。在脐静脉系统，右脐静脉退化，剩下左脐静脉与门脉系统相连，形成脐门静脉系统。

肝脏处于脐静脉循环的中心位置。脐静脉向头侧方向进入胎儿腹部，脐静脉的腹腔内部经过镰状韧带与左门静脉汇合。位于脐静脉和门静脉之间是左门静脉下支，左门静脉在向右与右门静脉连接以前与静脉导管相连。解剖上，静脉导管与门静脉的肝内分支是平行的，经过静脉导管及经过肝脏的血流量的比例与两个血管的血流阻力呈负相关。从左门静脉下支延伸到门静脉主干分叉到右门静脉。静脉导管连接下腔静脉远端，与左肝静脉、中肝静脉一起进入右心房。右门静脉接受从门静脉主干来的含氧量低的血液，含氧量高的血液供应左肝叶，胎儿期左叶肝大于右叶肝。

脐静脉、门静脉、门静脉窦及静脉导管是肝脏的静脉输入系统。门静脉主干在肝动脉和胆总管的后方于肝门处进入肝脏，肝门将肝脏分为肝左叶和肝右叶。左门静脉又分为 3 个分支，门静脉主干的右侧分支变为右门静脉，分出两个分支。肝静脉是肝脏的静脉输出系统，由 3 个主要的肝静脉组成：左肝静脉、右肝静脉和中肝静脉。肝静脉位于静脉导管的前方，开口于横膈下前庭，前庭经过横膈与右心房相连。

（二）胎儿静脉循环的生理

正常妊娠 18~41 周，胎儿体重平均心输出量为 400ml/(kg·min)。胎儿时期右心系统占主导地位，右心输出量占总心输出量的 60%~65%，右心输出量 / 左心输出量比例约为 1~1.5。因为胎盘含有大量的血液，胎儿血容量占胎儿体重的 10%~12%，成人为 7%~8%。正常妊娠中期，1/3 的心输出量供应胎盘，到了晚期妊娠，1/5 的心输出量供应胎盘。与正常妊娠胎儿相比，FGR 胎儿的体重平均心输出量没有明显差异，但供应胎盘的血流量减少，以保持相对稳定的心输出量。并且胎盘功能受损越严重，这种效应越明显，说明为了获取更多的氧，脐血在胎儿体内再循环增多，是胎儿对缺氧的一种适应性反应。脐血穿刺时发现，FGR 胎儿脐血氧的浓度低于正常妊娠胎儿。胎盘功能受损时，右心室后负荷增加，右心输出量 / 左心输出量比例降低。严重的 FGR 胎儿，右心输出量占总心输出量的比例明显小于轻度胎盘功能受损者。

在胎盘功能不良时，胎儿胎盘之间的物质交换减少，胎儿心血管发生一系列代偿性反应。FGR 胎儿血流动力学发生改变与以下几个因素有关：血管阻力、血压改变、器官的自身调节、血管的反应性、血液黏度及心脏功能等。血流阻力是由血管床的组织学特点决定的，例如，胎盘三级绒毛密度下降时脐动脉血流阻力增高。血流阻力也受到血液氧张力改变的调节，例如，主动脉压力感受器的反射，通过自身调节增加脑的血流量。FGR 胎儿血液重新分配，优先供应心、脑、肾上腺等重要脏器，肾脏、胃肠道及身体下部的血流减少，所谓的"脑分流效应"。多普勒指标表现为脐动脉搏动指数增高，大脑中动脉搏动指数降低。有研究显示，FGR 胎儿的脑体积/肝脏体积比例（5.9±1.9）明显高于正常妊娠胎儿（3.4±0.7）。但在严重缺氧末期，可能是由于脑部水肿，心力衰竭以及脑部血液循环自身调节功能下降，导致脑分流效应消失。随着缺氧的加重，胎儿心血管功能受损。FGR 胎儿早期多普勒改变主要反映心血管下游的调节，心输出量的重新分配，需要有正常的心脏功能及器官的自身调节功能。晚期多普勒改变提示心血管动态平衡功能的失调，心血管功能的受损。FGR 胎儿的预后与胎儿心血管功能的改变密切相关。FGR 胎儿表现脑分流效应时血液 pH 值可以正常，晚期出现静脉血流多普勒改变时，预示胎儿酸中毒，预后不良。

正常妊娠时，脐静脉血流的 70%~75% 供应肝脏，20%~30% 经过静脉导管，静脉导管的主要功能是使从脐静脉来的含氧量高的血流加速。含氧量高的血流射入右心房，经过卵圆孔进入左心房，进入左心循环，供应心、脑、肾上腺等重要脏器。右心室充盈主要来自身体上部体循环的静脉回流。约 10% 的右心输出量供应肺循环，其余的经过动脉导管、降主动脉、脐动脉到胎盘，进行氧和物质的交换。随着妊娠的进展，经过静脉导管的绝对血流量增加，但体重平均血流量下降。

缺氧时，胎儿会产生一系列适应性反应，脐静脉经静脉导管分流的血流增加，保证含氧量高的血液供应脑、心脏、肾上腺。肝脏的脐静脉灌注下降，肌肉、肠、肾脏等血流量减少，当心肌组织的氧的供应达到最低限度时，心肌组织变硬，顺应性降低，中心静脉压增加。

肝脏静脉血流的供应产前与产后差别很大。产后门静脉是唯一的来源，而在产前，胎儿肝脏接受大量脐静脉来的血液。在妊娠 21~39 周期间，胎儿肝脏的静脉血液灌注从 84ml/(kg·min) 下降到 57ml/(kg·min)。近预产期时，门静脉的血供增加，脐静脉的血供降低，但左右肝叶的血液供应的分配基本上稳定在 60% 和 40%。孕妇营养不良时，胎儿左右肝叶之间血供的差异增大。左门静脉连接脐静脉和门静脉主干，左门静脉内血液流向门静脉主干及右侧分支。正常妊娠时，脐静脉首先供应肝左叶，然后到静脉导管，其余的进入肝右叶与门静脉主干来的血液混合，血液的含氧量降低。胎儿左右肝叶的颜色、微结构、红细胞生成水平、铁含量、基因和酶表达均不相同，可能与血供不同有关。

在脐动脉阻力增高时，左门静脉内血流接近于零或会发生逆流，从门静脉来的含氧量低的血液通过左门静脉进入静脉导管，供应胎儿器官，左门静脉内血液逆流能够协助维持灌注压和静脉导管的血流量，因此，左门静脉在脐静脉和门静脉循环之间起到胎儿静脉循环分水岭的作用。左门静脉血液逆流不仅造成静脉导管内血液的含氧量减低，肝左叶血供的含氧量下降，同时供应肝右叶的血液由脐静脉和门静脉混合血转化为含氧量低的门静脉血液。胎儿缺氧时，肝右叶受损比较常见。动物实验显示，在正常妊娠时，几乎没有门静脉的血液进入静脉导管，但在缺氧时，内脏血流分流到静脉导管增加，从门静脉来的含氧量低的血液进入静脉导管，增加了脐血在胎儿体内的再循环。

胎盘功能不良时，胎儿静脉系统改变主要为：从胎盘来的含氧量高的血液供应肝脏减少，由于脑保护效应，上腔静脉的回流增加，供应胎儿的心输出量增加，右心室后负荷增加。

静脉导管、下腔静脉、肝静脉多相的血流波形反映了心房的压力梯度，心前静脉多普勒波形的改变反映胎儿心脏功能的改变。

二、影响静脉血流搏动的因素

心前静脉作为一个传递系统将心脏的搏动波传递，从下腔静脉、静脉导管，将心房波传递到脐带。在静脉导管入口处，搏动波传递到肝内脐静脉及左门静脉。

在心房收缩波传递过程中，决定静脉是否表现为搏动主要取决于波反射现象。压力波在脐静脉、静脉导管分叉之间的反射或传递取决于两者之间的阻抗比、平均速度及脉搏波速度比。从心房来的搏动波，传到下腔静脉、静脉导管、脐静脉等，由于两种血管连接处血管的阻抗不同，搏动波会发生部分反射或部分传递。由于静脉导管与肝内脐静脉连接处之间两者阻抗差别较大，大部分由心脏传递来的脉搏波被反射，所以在正常中晚期妊娠基本上观察不到脐静脉搏动。

决定静脉搏动的一个因素是搏动传递的方向与血流的方向是一致还是相反。如果方向一致，搏动波引起血流速度增加，比如左门静脉分支；如果方向相反，搏动波引起血流速度下降，比如下腔静脉、静脉导管。

另一个决定因素是血管的顺应性。与顺应差的血管相比，引起顺应性好的血管搏动需要更强的波。血管的顺应性与血管壁的硬度、跨膜压、管壁内的压力及血管内径有关。血管管壁内压或跨膜压增加，血管顺应性降低。脐静脉的直径约为静脉导管的 4 倍，静脉导管搏动传递到脐静脉时阻力下降很大，脐静脉接受很少量的传递波的能量，以至于几乎观察不到脐静脉搏动。孕早期，由于脐静脉管径相对较小，会出现脐动脉搏动。

在缺氧时，由于脐静脉经静脉导管分流增加，静脉导管内径增宽，静脉导管与脐静脉之间血管内径的差距减小，造成脐静脉搏动。

三、脐静脉血流

正常妊娠时，脐静脉进入肝脏的血流，75% 供应肝左叶，25% 供应肝右叶。脐静脉供应肝右叶的血流占其血供的 50%，其余来自于门静脉。因此，脐静脉是肝左叶血供的唯一来源，供应肝左叶的血液为含氧量高的血液，而供应肝右叶的血液为混合血。左门静脉起到调节门静脉与脐静脉循环的作用。

脐静脉管径面积及血流量随孕周的增加而增加，在妊娠 20~36 周，管径面积增加 5 倍，妊娠 20 周时为 $(9.9 \pm 3.5)mm^2$，妊娠 36 周时为 $(51.4 \pm 7.1)mm^2$。脐静脉血流量增加 7 倍，脐静脉血流量从妊娠 20 周时的 $(33.2 \pm 15.2)ml/min$ 上升到妊娠 36 周时的 $(221.0 \pm 32.8)ml/min$。但体重平均脐静脉血流量降低，从妊娠 20 周的 $(117.5 \pm 33.6)ml/(kg \cdot min)$，降到妊娠 36 周 $(78.3 \pm 12.4)ml/(kg \cdot min)$。胎儿呼吸样运动影响脐静脉血流，吸气时，腹腔和胸腔的压力梯度从 0~3mmHg 上升到约 22mmHg，导致脐静脉与下腔静脉胸腔内部分压力梯度增加，使脐静脉血流速度增加，呼气时相反。胎儿呼吸样运动时，脐静脉宽度增加 26%，血流速度增加 9%，脐血流量增加 42%。胎儿宫内窘迫时，胎动减少，呼吸样运动消失，导致脐血流量减少。从中期妊娠开始，由于胎儿腹部脐环处较窄，脐静脉血流速度明显增加，相当一部分胎儿脐环处脐静脉血流速度比脐带游离段高 200%~500%。

与脐动脉血流相比，脐静脉血流指标能够更直接地反映胎盘血管的功能，间接反映了供应胎儿氧和营养物质的量。FGR 胎儿的脐静脉血流量及体重平均脐静脉血流量均明显低于正常妊娠胎儿，且与胎盘功能减退的程度有关，左右肝叶的脐静脉血液灌注均受影响。妊娠 20~24 周，在胎儿大小及动静脉指标发生改变以前，就出现供应胎盘的心输出量及脐静脉血流量明显降低。表明在胎盘功能受损的早期，流向胎盘的血流量降低，更多的脐血在胎儿体内重复循环以获取更多的氧和营养成分。胎盘重量与脐静脉血流量相关，脐静脉血流量降低主要是由于脐静脉血流速度降低所致。Rigano 等研究 FGR 胎儿脐静脉直径及脐静脉血流量的改变。研究对象包括 12 例于妊娠 26 周以前胎死宫内的严重 FGR 胎儿、14 例 FGR 胎儿以及 22 例与 FGR 胎儿孕周匹配的正常妊娠胎儿。在诊断及胎死宫内前 24 小时之内测量脐静脉直径及血流量，脐静脉血流量用胎儿体重 [ml/(kg·min)] 及腹围 [ml/(cm·min)] 进行校正，脐静脉直径及血流速度用胎儿腹围进行校正。结果显示：用腹围校正的脐静脉直径，胎死宫内 FGR 组为 0.20 ± 0.03，FGR 组：0.24 ± 0.02，正常对照组：0.25 ± 0.03。用腹围校正的脐静脉平均速度，胎死宫内 FGR 组：0.028 ± 0.009，FGR 组：0.030 ± 0.007，正常对照组：0.043 ± 0.001。三组病例中，体重平均脐静脉血流量胎死宫内 FGR 组为 54ml/(kg·min)，FGR 组为 87ml/(kg·min)，正常妊娠对照组为 131ml/(kg·min)。用胎儿腹围校正脐静脉血流量，三组之间的差距更加明显。由此可见，FGR 胎儿单位体重的脐静脉直径、脐静脉血流速度均低于正常妊娠胎儿，造成 FGR 胎儿脐静脉血流量低于正常妊娠胎儿，并且与 FGR 的严重程度相关。Rizzo 等用三维能量多普勒超声检查早孕期胎盘发现，孕妇血浆蛋白 A（plasma protein-A，PAPP-A）水平低时，胎盘绒毛每单位面积的毛细血管数量明显降低，毛细血管直径较小。孕早期胎儿脐静脉血流量及血流速度低联合孕妇低的 PAPP-A 水平，预测胎儿以后发生 FGR 的可能性增加。

四、脐静脉血流搏动

脐静脉从胎盘携带含氧量高的血液到胎儿，正常中期妊娠以后，心房搏动沿着下腔静脉、静脉导管传递，由于在静脉导管脐静脉连接处的反射以及脐静脉像一个大的水库导致心房收缩波的衰减，脐静脉血流多普勒频谱表现为低速、连续性的波形，没有明显的波动，见图 51-1。同时显示脐静脉和脐动脉的血流频谱可以帮助了解血流动力学紊乱的原因。正常妊娠时，脐静脉是否出现搏动取决于孕周及检查部位。

孕早期，脐静脉血管顺应差，与静脉导管之间的管径相差较小，从心脏到脐静脉的距离较短，静脉导管的搏动传递到脐静脉，脐静脉出现搏动。随着胎盘绒毛的侵袭，胎盘血管床阻力的降低，到了妊娠 13 周左右，脐静脉搏动消失。

妊娠 12 周以后，胎儿生理性肠疝关闭，脐孔部位收缩，在相当一部分胎儿中形成脐静脉生理性收缩，造成脐环部位的脐静脉顺应性降低。文献报道，正常中晚期妊娠时，87% 的胎儿脐环部位的脐静脉出现搏动，22% 的胎儿脐带入口处、30% 的胎儿脐环腹腔内部分脐静脉出现搏动。腹壁外脐带入口处脐静脉搏动幅度最小，与该部位脐静脉最宽、血管顺应性最好有关。脐环部位脐静脉的搏动也可能是脐动脉的搏动所致。

胎儿呼吸样运动时由于胸腔内压力的变化，回心血量减少，静脉压增加，亦可能引起脐静脉搏动。

脉搏搏动传递方向与血流方向一致，会造成血流速度增加，搏动方向与血流方向相反，会使血流速度下降。在脐动脉收缩期脐静脉血流速度降低提示心脏收缩期向前的血流受阻，可能是由于严重的三尖瓣反流造成压力从下腔静脉传递到脐静脉。在脐动脉收缩期脐静脉血流速度降低提示胎儿宫内窘迫，右心室舒张功能受损。如果是附近动脉血管的搏动传递到脐静脉，由于传递波的方向与脐静脉的血流方向一致，会引起脐静脉的心房收缩期血流速度增加。

中心静脉压升高或缺氧时，引起静脉导管的开放，心房收缩波的反射降低。中心静脉的搏动传递到脐静脉，脐静脉搏动的模式取决于静脉导管开放的程度。有研究显示，当静脉导管心房收缩波低于正常值第 5 百分位时，已经出现了脐静脉搏动。同时，在胎儿缺氧时，由于脐静脉充血，血管壁内压增加，造成脐静脉的顺应性降低；由于肾上腺素的刺激增加了血管壁的张力，进一步促进了脐静脉搏动（图 51-2）。有研究者提出胎儿水肿时根据脐静脉有无搏动鉴别胎儿水肿

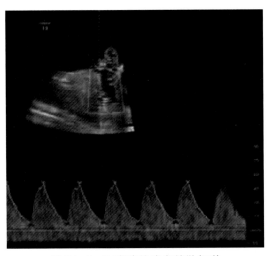

图 51-1 正常脐静脉多普勒频谱

多普勒取样容积包括了脐动脉及脐静脉，基线上方为脐动脉波形。
基线下方为脐静脉波形，为低速、连续性波形，没有明显波动

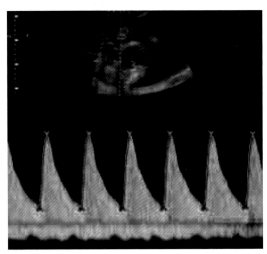

图 51-2 脐静脉搏动多普勒频谱

基线上方为脐动脉多普勒频谱，基线下方为脐静脉多普勒频谱，可见
明显的搏动

是由于心力衰竭还是由于其他原因比如病毒感染引起。脐静脉搏动是胎儿贫血和严重缺氧的特征性表现，搏动分为单相、双相及同心脏周期的三相型搏动模式。脐静脉双相及三相型搏动模式提示胎儿宫内窘迫更加严重。正常妊娠胎儿分娩时脐静脉出现搏动时，手术分娩机会增加。

N- 末端心房利钠肽（N-terminal peptide of proatrial natriuretic peptide，NT-proANP）反映心室扩张，与静脉压升高有关。有研究者发现，脐静脉出现搏动的 FGR 胎儿脐血 NT-proANP 水平高于脐静脉波形正常者。高肽水平与心肌功能失调有关。

FGR 时，脐动脉搏动指数增加，大脑中动脉搏动指数降低，了解静脉血管的血流状况可以进一步了解胎儿心血管功能受损的程度。有作者研究缺氧导致的 FGR，发现脐静脉及静脉导管搏动对胎儿酸中毒的预测价值最高，高于胎心监护及胎儿生物物理评分。

五、静脉导管血流

胎儿心血管循环系统存在 3 个分流，即静脉导管、卵圆孔和动脉导管。这些分流使得从胎盘来的含氧量高的血液供应胎儿头部和心脏。

静脉导管的发生分为 2 个阶段，第一阶段，静脉导管为肝血窦内对称性的血管，从卵黄囊来的血流经过脐 - 肠系膜静脉及肝脏到静脉窦。从绒毛膜来的血流经过肝脏进入静脉窦。第二阶段，由第一阶段的对称性转化为不对称性，静脉导管连接左侧脐静脉与右侧肝 - 心静脉（后来演变为下腔静脉）。

静脉导管是没有分支沙漏状的血管，直径 1~2mm，约为脐静脉直径的 1/4~1/3。心房心室之间的压力梯度减轻了静脉系统的前负荷保证血液流向心脏，狭窄的静脉导管进一步增加了压力梯度。从脐静脉来的含氧量高的血液经过管径狭窄的静脉导管后，血流加速，进入右心房，再过卵圆孔进入左心房，进入左心系统循环。肝内脐静脉血流速度为 15~17cm/s，静脉导管内血流速度加速到 65 ~75cm/s。

随着妊娠的进展，经过静脉导管的血流量增加，Ferrazzi 等报道静脉导管的血流量妊娠 20 周为（23.2 ± 9.6）ml/min，妊娠 40 周为（43.5 ± 21.5）ml/min。在不同的生理及病理状态下，静脉导管调节不同程度的脐静脉血流的分

流。正常中期妊娠，脐静脉血流约 1/3 经静脉导管分流，孕 32 周以后，下降到 1/5。妊娠晚期，脐静脉经静脉导管的分流降低，供应肝脏的比例增加，表明随着胎儿的成熟，对肝脏的代谢需求增加。在胎盘功能受损时，静脉系统发生代偿性反应，脐静脉经静脉导管的分流增加，不同的研究者报道结果有所不同。

FGR 胎儿静脉导管入口内径经胎儿腹围校正以后明显大于正常妊娠胎儿。缺氧引起静脉导管入口及整个管径的扩张。Bellotti 等研究发现，FGR 胎儿静脉导管血流量（经体重校正后）为 41.3ml/(kg·min)，正常妊娠胎儿为 30.8ml/(kg·min)。FGR 胎儿脐静脉血流经静脉导管分流的比例大于 90%。FGR 胎儿静脉导管分流明显增加，是胎儿对缺氧的一种适应性反应，保证胎儿心、脑等重要脏器有相对稳定的血液供应。肝脏特别是肝右叶的血液灌注减少，减少的程度与胎盘功能受损的程度相关。Kiserud 等研究发现，正常妊娠平均胎儿静脉导管分流 25%，FGR 胎儿为 39%。根据脐动脉搏动指数将 FGR 分为 3 个亚组，观察静脉导管分流情况，分别为：脐动脉搏动指数正常组，静脉导管分流 31%；搏动指数大于 97.5 百分位组，静脉导管分流 35%；脐动脉舒张期血流缺失或倒置组，静脉导管分流 57%。脐动脉搏动指数反映了胎盘功能受损的严重程度，静脉导管分流率与胎盘受损的程度呈正相关。

动物实验用胎儿镜凝结中期妊娠胎羊的胎盘部分大血管，结果显示，胎盘灌注降低，脐静脉血流经静脉导管分流明显增加，使得胎羊心输出量保持不变。Tchirikov 等降低妊娠母羊通气中的氧饱和度造成急性胎羊缺氧，结果发现，随着胎羊血氧饱和度的降低，静脉导管从脐静脉的分流明显增加，供应胎盘的心输出量减少，右心输出量 / 左心输出量比例降低。

静脉导管分流的另一个调节因素是流体动力学。静脉导管内血流速度较快，肝组织内血流

较慢，血液黏度对血流速度慢的肝脏血流影响更加明显。当血黏度增加时，与静脉导管相比，肝静脉内血流速度降低更明显。脐静脉压力降低时，影响肝脏灌注比静脉导管更显著，造成静脉导管分流增加。

胎羊动物实验发现，妊娠母羊缺氧时，胎羊血浆儿茶酚胺水平明显增加，静脉导管分流明显增加，从（88±29.6）ml/min 到（101.7±30.1）ml/min，而胎盘灌注明显降低，从（238.7±47.3）ml/min 到（194.4±58.4）ml/min，脐血流供应肝脏降低了 39%。说明缺氧时静脉导管的分流增加与缺氧引起的儿茶酚胺分泌增多有关。

FGR 时，肝脏静脉灌注不足，门静脉血液替代脐静脉血液供应肝右叶，严重时肝右叶几乎没有脐静脉的灌注，导致肝右叶缺氧。胎儿缺氧时，脐静脉优先供应左叶是对胎盘功能不良的一种适应性反应。肝脏产生蛋白质、脂肪和碳水化合物并参与代谢，另外肝脏还合成胰岛素样生长因子、胰岛素样生长因子结合蛋白以及其他一些生长因子，肝脏血流减少会造成这些生长因子的合成下降，从而影响胎儿器官的细胞增殖。动物实验栓塞胎羊静脉导管造成肝脏灌注增加，结果导致胎羊骨骼肌肉、心脏、肾脏、肝脏的细胞增殖增加，肝脏胰岛素样生长因子 I 和 II 的 mRNA 水平增加，说明肝脏的血液灌注可影响胎儿的生长发育。

静脉导管峡部是否存在括约肌一直存在争议。Mavrides 等采用电子显微镜和免疫组化方法研究妊娠 13~17 周的胎儿，发现静脉导管入口处含有弹性蛋白形成架子样的结构，没有发现平滑肌括约肌。这种结构能够使从脐静脉来的血流加速，减少心房收缩时血流回流到门静脉。静脉导管入口上方为静脉导管峡部，管腔狭窄呈沙漏型。静脉导管内弹性纤维及单层平滑肌细胞呈纵行排列。血管外膜富含弹性纤维，弹性纤维的弹性反冲功能有助于波的传递。动物实验发现胎羊静脉导管峡部包含结缔组织及少量平滑肌组

织，但肌细胞不是完全环行排列，而肝静脉血管中层存在肌肉组织。α-肾上腺素受体存在于门静脉肝内分支血管，但在静脉导管血管壁上较少观察到。与静脉导管峡部相比，门静脉肝内分支对儿茶酚胺更加敏感。在胎儿缺氧时，儿茶酚胺水平增高，这类激素具有收缩血管的作用。静脉导管的分流增加可能是由于门静脉肝内分支血管对儿茶酚胺的反应所致，门静脉肝内分支血管收缩，血流阻力增加。急性缺氧时，静脉导管扩张是对中心静脉压升高的被动反应，肝内门静脉分支血管的收缩能力可能是调节静脉导管分流的主要因素。

胎儿缺氧时，脐静脉血流经过静脉导管的分流增加，是胎儿的一种适应性反应，使用多普勒技术了解静脉导管分流增加有利于早期发现胎儿窘迫。

六、静脉导管血流模式

静脉导管的多普勒指标亦是反映胎儿宫内状况的敏感指标之一。与胎儿动脉系统不同，心前静脉波形呈三相型，反映了整个心动周期中心房压力的改变。静脉导管的血流呈阶段性，分为心室收缩、心室舒张及心房收缩，均为正向血流。即使在孕早期，亦均为正向血流，心脏舒张功能受损时会引起心房收缩波缺失或倒置。右心房与静脉血管之间最大的压力梯度发生在心室收缩时，形成心室收缩波（S峰），在此阶段，血液以最高的流速流向心脏。卵圆孔开放，心室被动充盈，形成第二个波峰心室舒张波（D峰）。在心室舒张晚期，血流速度的最低点的血流速度代表心房收缩（A波）（图51-3）。从脐静脉到静脉导管入口处，血流速度急速上升，最大血流速度增加3~4倍。峰值收缩期流速从妊娠21周的59cm/s到妊娠31周的71cm/s，一直维持到足月妊娠。提示妊娠晚期，即使胎儿肝脏增大及脐血流增加，仍然保持恒定的灌注压。舒张末期流速在整个孕期持续增加，从妊娠21周的

31cm/s到孕40周的43cm/s。搏动指数在妊娠21周时为0.57，妊娠40周时下降到0.44，表明心脏后负荷逐渐下降及心脏舒张功能的成熟。

临床上，可以使用静脉导管的搏动指数或血流速度指标。测量搏动指数不需要进行超声声束方向与血流方向之间的角度纠正，但心房收缩末期血流缺失或倒置对于心脏功能评价的意义更大。静脉导管峡部血流速度反映了门静脉与下腔静脉的压力梯度，也应用于胎儿贫血、双胎输血综合征的临床监测。

脐静脉搏动及静脉导管血流指标异常是预测胎死宫内及围生儿死亡的敏感指标。有研究发现，与正常妊娠胎儿相比，FGR胎儿静脉导管血流峰值流速变化不大，但心房收缩波明显降低。静脉导管心房收缩波缺失或倒置以及脐静脉搏动不仅与胎儿心脏功能衰竭、右心房压升高有关，也与胎死宫内、围生儿发病率及死亡率有关（图51-4）。Bilardo等纵向研究了FGR胎儿静脉导管血流指标的改变与胎儿预后的关系，预后不良的标准为：围生儿死亡、脑出血≥2级、肺支气管发育不全。结果发现，脐动脉搏动指数异常但静脉导管指标正常，胎儿预后良好；分娩前脐动脉及静脉导管搏动指数都增加，胎心率短期变异减少，26%的胎儿预后不良，其中1/3胎死宫内。在分娩前2~7天，静脉导管搏动指数高于正常值2SD时，胎儿预后不良的概率增加3倍。分娩前一天静脉导管搏动指数高于正常值3SD，胎儿预后不良的概率增加11倍。使用静脉导管搏动指数高于正常值2SD，预测胎儿预后不良的敏感性为83%，特异性为60%；静脉导管搏动指数高于正常值3SD，敏感性不变，特异性提高到68%。在FGR胎儿，出生后脐血有核红细胞水平与分娩前静脉导管搏动指数呈正相关。亦有研究认为静脉导管搏动指数、心室收缩速度(S)/心房收缩速度(A)是预测胎盘功能不良的胎儿酸中毒的较好指标。

FGR胎儿主动脉峡部血流指标与静脉导管

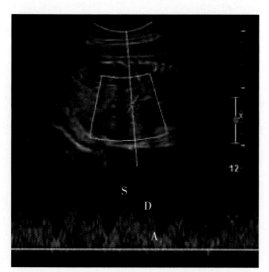

图 51-3 正常静脉导管多普勒频谱

正常静脉导管多普勒频谱为两峰一谷。心室收缩波—S 峰；心室舒张波—D 峰；心房收缩波—A 谷

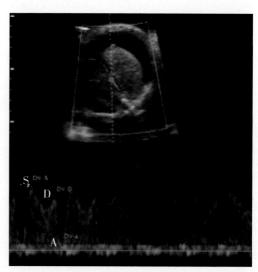

图 51-4 双胎输血综合征受血儿静脉导管血流多普勒频谱

妊娠 27.2 周，双胎输血综合征受血儿静脉导管 A 波降低，同时表现胎儿水肿，心胸比例增大

血流指标的改变之间有明显的相关性。主动脉峡部血流发生逆流时，左心室后负荷增加，含氧量高的血液经卵圆孔分流下降，从而造成静脉导管搏动增加。

静脉多普勒波形异常反映右心房压升高，心脏收缩能力下降。Baschat 等也发现，由于胎盘功能不良导致早发性的 FGR 胎儿的预后除了与分娩孕周及出生体重有关外，静脉导管的多普勒参数是预测胎儿预后的敏感指标，FGR 胎儿静脉导管心房收缩波缺失或严重反流，提示胎儿多个器官功能的衰竭。

在心脏后负荷增加时，会产生心钠素及脑钠素。心钠素及脑钠素是反映心功能受损的指标，能够增加盐和水的排泄，增加毛细血管渗透性，直接扩张血管平滑肌。Makikallio 等研究胎盘功能受损时静脉多普勒的改变与脐血中反映胎儿心脏功能的生化指标之间的关系。在胎儿分娩前 4 天内测定多普勒指标，分娩时取脐动脉血分析 N-端肽前心房利钠肽（NT-proANP）及心肌钙蛋白 T（cardiac troponin-T，cTnT），根据脐血生化指标将 FGR 胎儿分为三组：第一组，NT-proANP 及 cTnT 均正常；第二组，NT-proANP 增高但 cTnT 正常；第三组，NT-proANP 及 cTnT 均升高。结果发现静脉导管、左肝静脉、下腔静脉的搏动指数与脐血 NT-proANP 水平有明显的相关性；在第三组，静脉导管、左肝静脉及下腔静脉的搏动指数明显高于前两组。表明胎盘功能受损时，静脉血管的搏动增加与体静脉压升高心肌受损有关。

胎儿体循环静脉血流波形增加搏动与中心静脉压升高有关，反映心室顺应性及心室舒张末期压力，与心脏功能失调的生化指标改变有关。右心房压升高导致静脉舒张期血流速度降低，增加心房收缩波的反流。

孕早期，胎儿静脉导管心房收缩波反流与胎儿染色体异常及先天性心脏病有关。有研究显示，在妊娠 11~14 周，静脉导管心房收缩波倒置出现在 3% 整倍体胎儿中，65% 的 21- 三体、约 55% 的 13- 三体及 18- 三体、75% 的 Turner 综合征中出现静脉导管心房收缩波倒置。染色体异常的胎儿中静脉导管心房收缩波倒置的发生率增加，与染色体异常胎儿心脏畸形的发生率高及心脏功能的改变有关。

Martinez 等研究发现，妊娠 11~14 周在染色体正常的胎儿中静脉导管心房收缩波倒置对先天性心脏病诊断的敏感性为 24.4%，阳性预测值为 7.6%，先天性心脏病中，以右心系统畸形多见。孕早期静脉导管心房收缩波倒置的胎儿发生先天性心脏病的风险率增加 10 倍。

七、下腔静脉、肝静脉、门静脉和其他静脉

（一）下腔静脉波形

胸腔内下腔静脉由两种血流组成。静脉导管来的高速血流沿着下腔静脉的左背侧，血流方向向着卵圆孔的分嵴。从静脉导管来的低速血流，沿着下腔静脉的右腹侧，流向三尖瓣。高速含氧量高的血流经过卵圆孔进入左心循环。

与静脉导管相似，下腔静脉的血流波形也表现为阶段性的，第一个波随着心房舒张开始上升，在心室收缩时达到顶峰，为 S 峰（心室收缩），在心室收缩末期到最低点。第二个峰出现在心室舒张早期，为 D 峰（心室舒张），但与静脉导管相反，舒张末期心房收缩时（A 波）下腔静脉血流缺失或倒置，心房收缩波倒置的幅度随孕周的进展逐渐减小。下腔静脉血流指标与在心室舒张末期右心房、右心室之间的压力梯度有关，与心室顺应性及心室舒张末期压力有关，反映了中心静脉压。随着妊娠的进展，下腔静脉心室收缩（S）与心室舒张（D）的峰值流速及时间速度积分的比值无明显改变，但心房收缩时血液反流的比例明显下降。与正常妊娠胎儿相比，FGR 胎儿峰值流速及时间速度积分的 S/D 比值明显增加，心房收缩波反流的比例明显增加。胎儿宫内缺氧时，S 峰及 D 峰血流速度相对下降，但心房收缩反流波（A 波）速度增加。心房收缩波增加提示缺氧导致的心脏后负荷增加及缺氧引起的肾上腺刺激作用。

（二）肝静脉

肝静脉波形与下腔静脉相似，血流阻力随着孕周的进展而下降，但峰值流速低于下腔静脉。心脏功能受损时，肝静脉的改变与静脉导管和下腔静脉相似。有文献报道，右肝静脉血流指标预测胎儿宫内死亡比静脉导管指标预测要早。可能是由于右肝静脉距离心脏较近，从肝右叶来的血流主要回流到右心系统，而静脉导管的血流经卵圆孔进入左心循环。由于慢性缺氧时，存在脑分流效应，左心室的后负荷小于右心室。后负荷的不同可能导致心脏衰竭时静脉导管和肝静脉血流模式出现异常的时间不同。右肝静脉血流回流到右心室，胎儿缺氧时右肝静脉更容易受到影响。也有报道使用肝静脉多普勒来鉴别胎儿心脏室上性及室性早搏。

（三）门静脉

门静脉供应肝右叶 50% 的静脉血供，占整个肝脏静脉供应的 20%，其余的来自脐静脉和左门静脉。右门静脉接受从门静脉来的含氧量低的血液，含氧量高的血液进入肝左叶，在胎儿时期，肝左叶大于肝右叶。胎儿出生以后，由于脐静脉和静脉导管的萎缩，肝右叶逐渐大于肝左叶。

在正常妊娠时，左门静脉的血液流向肝右叶。脐静脉的高速血流，以及较高的脐 - 下腔压力差可以阻止从门静脉流向静脉导管。门静脉血流波形呈搏动状态，从妊娠 20 周到足月，血流速度从 8.4cm/s 升高到 14.9cm/s，单位体重血流量从 10ml/(kg·min) 到 13ml/(kg·min)。提示随着妊娠的继续，供应肝脏的血流量增多。胎盘功能受损时，由于胎儿体重平均脐静脉血流量降低，以及脐静脉经静脉导管的分流增加双重作用，导致 FGR 时肝脏的灌注特别是肝右叶的血液灌注降低，导致肝脏较小，胎儿发生不对称性 FGR。在 FGR 胎儿出生以后，凝血功能障碍、

低血糖、低的肝脏蛋白合成、血脂水平的改变比较常见，可能是宫内胎儿肝脏血液灌注减少所致。有文献报道 FGR 新生儿发生与感染无关的肝脏损害与胎儿时期严重肝脏缺血有关。

与脐静脉相反，80% 的左门静脉分支波形有搏动。左门静脉的内径小于脐静脉，与脐静脉相比，顺应性较差，所以能够观察到左门静脉的搏动。也可能是由于血管顺应性的不同。在严重 FGR 以及其他原因引起的胎儿水肿、心力衰竭时，左门静脉分支的搏动增加。左门静脉的血流波形与静脉导管及肝内脐静脉相反，心房收缩波不表现为"谷"，而是表现为"峰"，心房收缩时血流速度增加，在心室收缩及心室舒张时，血流速度下降，血流波形表现为"谷"。产生这种现象的原因是与静脉导管与肝内脐静脉相反，脉搏波与左门静脉内血流方向一致，所以心房收缩时血流速度增加。在胎盘功能受损时，左门静脉的血流量降低，甚至出现反流。反流发生时，从内脏来的含氧量低的血液与从脐静脉来的含氧量高的血液混合，经过静脉导管供应胎儿器官。严重胎盘功能受损时，由于左门静脉的反流，静脉导管的分流可以大于 100%。左门静脉心房收缩波反流的程度与脐动脉阻力指数增加有关。

有研究分析正常妊娠静脉导管、下腔静脉、肝右静脉，使用峰值速度指数 =(S–A)/D，发现平均及峰值血流速度随孕周的增加而增加，血流指数降低。随着妊娠的进展，胎盘阻力降低，胎儿心脏的后负荷降低；心脏顺应性的增加，心脏功能的逐渐成熟造成静脉导管、下腔静脉的搏动幅度减轻，舒张末期心室压降低引起在心房收缩时静脉血流速度增加。

八、静脉多普勒指标的评价

常见的影响胎盘 - 胎儿血流动力学平衡的病理情况是胎盘功能不足，胎儿心血管功能发生一系列的级联反应。超声检查能够非侵蚀性地了解生理或病理状态下胎儿心血管功能发生的变化。

在胎盘功能不良出现早期，首先表现为脐静脉血流量降低，脐动脉血流阻力增加，脑部血管阻力下降，优先保证从静脉导管来的含氧量高的血液供应脑部。动脉血流指标的改变与胎儿宫内缺氧有关。随着心血管功能异常进一步加重，出现静脉导管心房收缩波（A 波）降低甚至倒置。静脉导管血流指标的改变是较晚出现的指标，反映心脏舒张功能受损及酸中毒。有研究观察 FGR 胎儿动脉及静脉血流指标的改变，结果发现，脐动脉和大脑中动脉指标首先出现异常，接下来是主动脉峡部及静脉导管血流指标的改变，提示从胎盘功能不足到胎儿心脏功能受损的病理过程。但不是所有的 FGR 胎儿的病理发展都遵循这个顺序。FGR 胎儿心血管系统的改变取决于发生的孕周及胎盘功能受损的程度。FGR 胎儿纵向研究显示，妊娠 30 周以前发现脐动脉指标异常，7~10 天出现静脉血管指标的异常，为早发生的严重胎盘功能不全，需要较早干预。近妊娠 30 周出现脐动脉舒张末期血流速度降低，大概 2 周出现多普勒指标的进展。如果多普勒指标局限于脐动脉及轻度的大脑中动脉的改变，这部分胎儿胎盘受损程度比较轻，不出现静脉指标的异常，可能近足月时分娩。如果开始几周监测脐动脉指标呈进行性升高，静脉多普勒指标出现异常，表明胎盘功能不良进一步加重，需要提前终止妊娠。早发生的 FGR 有脐动脉及静脉系统血流指标平行恶化的危险，晚出现的 FGR 不一定发生这种改变。静脉多普勒指标的异常多发生在早发生的 FGR 胎儿，在妊娠 30 周以后发生的 FGR 很少出现静脉指标的异常。

胎儿缺氧时，在一些病理状态下，由于胎儿心脏功能失调所致的静脉异常出现顺序：下腔静脉心房收缩波增加，静脉导管心房收缩波倒置或缺失，门静脉出现心房搏动，脐静脉出现心房搏动。在胎儿心力衰竭时，不论是在血流模式或血流速度的改变方面，脐静脉、下腔静脉、静脉导管血流指标的改变之间存在相关性。

Baschat 等对胎盘功能不良所致的 FGR 胎儿进行了研究，在分娩前 48 小时之内测定脐动脉、下腔静脉、静脉导管、脐静脉的血流指标，分娩时取脐动脉血样本进行 pH 值检测，分析 FGR 胎儿静脉血流指标的改变对酸中毒的诊断价值。结果显示：一个静脉指标异常能够检出 89% 的 FGR 新生儿 pH < 7.2（阴性预测值 92%），3 个静脉血管指标均异常，诊断的特异性最高，为 84%。有研究显示，在预测 FGR 胎儿预后方面，脐动脉波形分析的敏感性及阴性预测值较高，静脉导管心房收缩波缺失或倒置及脐静脉搏动的特异性及阳性预测值较高。静脉导管及脐静脉血流指标对于 FGR 胎儿酸中毒及围生期死亡有较好的预测价值。

脐动脉指标可反映胎盘功能；大脑中动脉多普勒可用于评价有无脑分流效应；静脉多普勒指标可以帮助了解胎盘功能不良时，胎儿心血管功能受损的严重程度。综合评价动脉和静脉多普勒指标，能够更全面地评价胎儿生长受限或心力衰竭时的心血管功能。

（任芸芸）

参考文献

1. Gagnon R. Placental insufficiency and its consequences. Eur J Obstet Gynecol Reprod Biol, 2003，110 (Suppl 1):S99-107.

2. Rees S，Inder T. Fetal and neonatal origins of altered brain development. Early Hum Dev, 2005，81(9): 753-761.

3. Hellstrom A, Dahlgren J, Marsal K, et al. Abnormal retinal vascular morphology in young adults following intrauterine growth restriction. Pediatrics, 2004,113(2):e77-80.

4. Baschat AA, Viscardi RM, Hussey-Gardner B, et al. Infant neurodevelopment following fetal growth restriction: relationship with antepartum surveillance parameters. Ultrasound Obstet Gynecol, 2009,33(1):44-50.

5. Rasanen J,Debbs RH, Huhta JC. Echocardiography in intrauterine growth restriction.Clin Obstet Gynecol, 1997,40(4):796-803.

6. Figueroa-Diesel H, Hernandez-Andrade E, Acosta-Rojas R, et al. Doppler changes in the main fetal brain arteries at different stages of hemodynamic adaptation in severe intrauterine growth restriction.Ultrasound Obstet Gynecol, 2007,30(3):297-302.

7. Ferrazzi E, Bozzo M, Rigano S, et al. Temporal sequence of abnormal Doppler changes in the peripheral and central circulatory systems of the severely growth-restricted fetus. Ultrasound Obstet Gynecol, 2002, 19(2):140-146.

8. Turan OM, Turan S, Gungor S, et al. Progression of Doppler abnormalities in intrauterine growth restriction.Ultrasound Obstet Gynecol, 2008,32(2):160-167.

9. Tchirikov M, Schroder HJ, Hecher K. Ductus venosus shunting in the fetal venous circulation: regulatory mechanisms, diagnostic methods and medical importance.Ultrasound Obstet Gynecol, 2006,27(4):452-461.

10. Kiserud T, Ebbing C, Kessler J, et al. Fetal cardiac output, distribution to the placenta and impact of placental compromise.Ultrasound Obstet Gynecol, 2006,28(2):126-136.

11. Soothill PW, Nicolaides KH,Campbell S. Prenatal asphyxia, hyperlacticaemia, hypoglycaemia, and erythroblastosis in growth retarded fetuses.Br Med J (Clin Res Ed), 1987,294(6579):1051-1053.

12. Makikallio K, Vuolteenaho O, Jouppila P, et al. Ultrasonographic and biochemical markers of human fetal cardiac dysfunction in placental insufficiency.Circulation, 2002,105(17):2058-2063.

13. Roza SJ, Steegers EA, Verburg BO, et al. What is spared by fetal brain-sparing? Fetal circulatory redistribution and behavioral problems in the general population.Am J Epidemiol, 2008,168(10):1145-1152.

14. Boito S, Struijk PC, Ursem NT, et al. Fetal brain/liver volume ratio and umbilical volume flow parameters relative to normal and abnormal human development.Ultrasound Obstet Gynecol, 2003,21(3):256-261.

15. Baschat AA, Galan HL, Bhide A, et al. Doppler and biophysical assessment in growth restricted fetuses: distribution of test results. Ultrasound Obstet Gynecol, 2006,27(1):41-47.

16. Tchirikov M, Rybakowski C, Huneke B, et al. Blood flow through the ductus venosus in singleton and multifetal pregnancies and in fetuses with intrauterine growth retardation. Am J Obstet Gynecol, 1998,178(5):943-949.

17. Kessler J, Rasmussen S, Godfrey K, et al. Longitudinal study of umbilical and portal venous blood flow to the fetal liver: low pregnancy weight gain is associated with preferential supply to the fetal left liver lobe. Pediatr Res, 2008,63(3):315-320.

18. Cox LA, Schlabritz-Loutsevitch N, Hubbard GB, et al. Gene expression profile differences in left and right liver lobes from mid-gestation fetal baboons: a cautionary tale. J Physiol, 2006,572(Pt 1):59-66.

19. Kilavuz O, Vetter K, Kiserud T, et al. The left portal vein is the watershed of the fetal venous system. J Perinat Med, 2003,31(2):184-187.

20. Kessler J, Rasmussen S, Kiserud T. The left portal vein as an indicator of watershed in the fetal circulation: development during the second half of pregnancy and a suggested method of evaluation.Ultrasound Obstet Gynecol, 2007,30(5):757-764.

21. Baschat AA , Harman CR. Venous Doppler in the assessment of fetal cardiovascular status. Curr Opin Obstet Gynecol, 2006,18(2):156-163.

22. Hellevik LR, Stergiopulos N, Kiserud T, et al. A mathematical model of umbilical venous pulsation. J Biomech, 2000,33(9):1123-1130.

23. Parker KH , Jones CJ. Forward and backward running waves in the arteries: analysis using the method of characteristics.J Biomech Eng, 1990,112(3):322-326.

24. Hellevik LR, Kiserud T, Irgens F, et al. Mechanical properties of the fetal ductus venosus and umbilical vein. Heart Vessels, 1998,13(4):175-180.

25. Kiserud T. Hemodynamics of the ductus venosus. Eur J Obstet Gynecol Reprod Biol, 1999, 84(2):139-147.

26. Boito S, Struijk PC, Ursem NT, et al. Umbilical venous volume flow in the normally developing and growth-restricted human fetus. Ultrasound Obstet Gynecol, 2002,19(4):344-349.

27. Huisman TW, van den Eijnde SM, Stewart PA, et al. Changes in inferior vena cava blood flow velocity and diameter during breathing movements in the human fetus.Ultrasound Obstet Gynecol, 1993,3(1):26-30.

28. Nyberg MK, Johnsen SL, Rasmussen S, et al. Fetal breathing is associated with increased umbilical blood flow.Ultrasound Obstet Gynecol, 2010,36(6):718-723.

29. Baschat AA, Gembruch U, Harman CR. The sequence of changes in Doppler and biophysical parameters as severe fetal growth restriction worsens.Ultrasound Obstet Gynecol, 2001,18(6):571-577.

30. Skulstad SM, Rasmussen S, Iversen OE, et al. The development of high venous velocity at the fetal umbilical ring during gestational weeks 11-19. Bjog, 2001,108(3):248-253.

31. Figueras F, Fernandez S, Hernandez-Andrade E, et al. Umbilical venous blood flow measurement: accuracy and reproducibility. Ultrasound Obstet Gynecol, 2008,32(4):587-591.

32. Bellotti M, Pennati G, De Gasperi C, et al. Simultaneous measurements of umbilical venous, fetal hepatic, and ductus venosus blood flow in growth-restricted human fetuses. Am J Obstet Gynecol, 2004,190(5):1347-1358.

33. Rizzo G, Capponi A, Cavicchioni O, et al. Low cardiac output to the placenta: an early hemodynamic adaptive mechanism in intrauterine growth restriction.Ultrasound Obstet Gynecol, 2008,32(2):155-159.

34. Rigano S, Bozzo M, Ferrazzi E, et al. Early and persistent reduction in umbilical vein blood flow in the growth-restricted fetus: a longitudinal study.Am J Obstet Gynecol, 2001, 185(4):834-838.

35. Rigano S, Bozzo M, Padoan A, et al. Small size-specific umbilical vein diameter in severe growth restricted fetuses that die in utero. Prenat Diagn, 2008,28(10):908-913.

36. Rizzo GM, Capponi A, Pietrolucci ME, et al. First trimester umbilical vein blood flow in pregnancies with low serum pregnancy-associated plasma protein-a levels: an early predictor of fetal growth restriction.Ultrasound Obstet Gynecol, 2010,36(4):433-438.

37. Wloch A, Sodowski K, Rozmus-Warcholinska W, et al. Doppler study of the peripheral flows in early gestation.J Physiol Pharmacol, 2008,59 (Suppl 4):77-85.

38. Skulstad SM, Kiserud T, Rasmussen S. The effect of vascular constriction on umbilical venous pulsation. Ultrasound Obstet Gynecol, 2004,23(2):126-130.

39. Rychik J. Fetal cardiovascular physiology.Pediatr Cardiol, 2004,25(3):201-209.

40 Kiserud T, Eik-Nes SH, Blaas HG, et al. Ductus venosus blood velocity and the umbilical circulation in the seriously growth-retarded fetus.Ultrasound Obstet Gynecol, 1994,4(2):109-114.

41. Hofstaetter C, Gudmundsson S, Hansmann M.Venous Doppler velocimetry in the surveillance of severely compromised fetuses. Ultrasound Obstet Gynecol, 2002, 20(3):233-239.

42. Johnson P, Sharland G, Allan LD, et al. Umbilical venous pressure in nonimmune hydrops fetalis: correlation with cardiac size.Am J Obstet Gynecol, 1992,167(5):1309-1313.

43. Gudmundsson S, Huhta JC, Wood DC, et al. Venous Doppler ultrasonography in the fetus with nonimmune hydrops.Am J Obstet Gynecol, 1991,164(1 Pt 1):33-37.

44. Ghosh GS, Fu J, Olofsson P, et al. Pulsations in the umbilical vein during labor are associated with increased risk of operative delivery for fetal distress.Ultrasound Obstet Gynecol, 2009,34(2):177-181.

45. Makikallio K, Rasanen J, Makikallio T, et al. Human fetal cardiovascular profile score and neonatal outcome in intrauterine growth restriction.Ultrasound Obstet Gynecol, 2008,31(1):48-54.

46. Cosmi E, Ambrosini G, DAntona D, et al. Doppler, cardiotocography, and biophysical profile changes in growth-restricted fetuses. Obstet Gynecol, 2005,106(6):1240-1245.

47. Turan S, Turan OM, Berg C, et al. Computerized fetal heart rate analysis, Doppler ultrasound and biophysical profile score in the prediction of acid-base status of growth-restricted fetuses.Ultrasound Obstet Gynecol, 2007,30(5):750-756.

48. Kiserud T, Eik-Nes SH, Blaas HG, et al. Ultrasonographic velocimetry of the fetal ductus venosus.Lancet, 1991,338(8780):1412-1414.

49. Ferrazzi E, Bellotti M, Galan H, et al. Doppler investigation in intrauterine growth restriction-from qualitative indices to flow measurements: a review of the experience of a collaborative group.Ann N Y Acad Sci, 2001,943:316-325.

50. Kiserud T, Rasmussen S, Skulstad S. Blood flow and the degree of shunting through the ductus venosus in the human fetus. Am J Obstet Gynecol, 2000,182(1 Pt 1):147-153.

51. Kiserud T, Ozaki T, Nishina H, et al. Effect of NO, phenylephrine, and hypoxemia on ductus venosus diameter in fetal sheep.Am J Physiol Heart Circ Physiol, 2000,279(3):H1166-1171.

52. Kiserud T, Kessler J, Ebbing C, et al. Ductus venosus shunting in growth-restricted fetuses and the effect of umbilical circulatory compromise.Ultrasound Obstet Gynecol, 2006,28(2):143-149.

53. Tchirikov M, Strohner M, Popovic S, et al. Cardiac output following fetoscopic coagulation of major placental vessels in fetal sheep. Ultrasound Obstet Gynecol, 2008,32(7):917-922.

54. Tchirikov M, Strohner M, Scholz A. Cardiac output and blood flow volume redistribution during acute maternal hypoxia in fetal sheep. J Perinat Med, 2010,38:387-392.

55. Kiserud T, Stratford L, Hanson MA. Umbilical flow distribution to the liver and the ductus venosus: an in vitro investigation of the fluid dynamic mechanisms in the fetal sheep.Am J Obstet Gynecol, 1997,77(1):86-90.

56. Tchirikov M, Eisermann K, Rybakowski C, et al. Doppler ultrasound evaluation of ductus venosus blood flow during acute hypoxemia in fetal lambs.Ultrasound Obstet Gynecol, 1998,11(6):426-431.

57. Kessler J, Rasmussen S, Godfrey K, et al. Fetal growth restriction is associated with prioritization of umbilical blood flow to the left hepatic lobe at the expense of the right lobe.Pediatr Res, 2009,66(1):113-117.

58. Haugen G, Kiserud T, Godfrey K, et al. Portal and umbilical venous blood supply to the liver in the human fetus near term.Ultrasound Obstet Gynecol, 2004,24(6):599-605.

59. Tchirikov M, Kertschanska S, Sturenberg HJ,et al. Liver blood perfusion as a possible instrument for fetal growth regulation.Placenta, 2002,23 (Suppl A):S153-158.

60. Tchirikov M, Kertschanska S, Schroder HJ. Obstruction of ductus venosus stimulates cell proliferation in organs of fetal sheep. Placenta, 2001,22(1):24-31.

61. Mavrides E, Moscoso G, Carvalho JS, et al. The human ductus venosus between 13 and 17 weeks of gestation: histological and morphometric studies.Ultrasound Obstet Gynecol, 2002,19(1):39-46.

62. Tchirikov M, Kertschanska S, Schroder HJ. Differential effects of catecholamines on vascular rings from ductus venosus and intrahepatic veins of fetal sheep.J Physiol, 2003,548(Pt 2):519-526.

63. Kessler J, Rasmussen S, Hanson M, et al. Longitudinal reference ranges for ductus venosus flow velocities and waveform indices. Ultrasound Obstet Gynecol, 2006, 28(7):890-898.

64. Hecher K, Ville Y, Snijders R, et al. Doppler studies of the fetal circulation in twin-twin transfusion syndrome.Ultrasound Obstet Gynecol, 1995,5(5):318-324.

65. Schwarze A, Gembruch U, Krapp M, et al. Qualitative venous Doppler flow waveform analysis in preterm intrauterine growth-restricted fetuses with ARED flow in the umbilical artery-correlation with short-term outcome. Ultrasound Obstet Gynecol, 2005, 25(6):573-579.

66. Bilardo CM, Wolf H, Stigter RH, et al. Relationship between monitoring parameters and perinatal outcome in severe, early intrauterine growth restriction. Ultrasound Obstet Gynecol, 2004,23(2):119-125.

67. Martinelli S, Francisco RP, Bittar RE, et al. Hematological indices at birth in relation to arterial and venous Doppler in small-for-gestational-age fetuses. Acta Obstet Gynecol Scand, 2009,88(8):888-893.

68. Carvalho FH, Moron AF, Mattar R, et al. Ductus venosus Doppler velocimetry in the prediction of acidemia at birth: which is the best parameter? Prenat Diagn, 2005,25(13):1212-1216.

69. Makikallio K, Jouppila P, Rasanen J. Retrograde aortic isthmus net blood flow and human fetal cardiac function in placental insufficiency. Ultrasound Obstet Gynecol, 2003,22(4):351-357.

70. Baschat AA, Cosmi E, Bilardo CM, et al. Predictors of neonatal outcome in early-onset placental dysfunction. Obstet Gynecol, 2007,109(2 Pt 1):253-261.

71. Levin ER, Gardner DG, Samson WK. Natriuretic peptides. N Engl J Med, 1998,339(5):321-328.

72. Maiz N, Valencia C, Kagan KO, et al. Ductus venosus Doppler in screening for trisomies 21, 18 and 13 and Turner syndrome at 11-13 weeks of gestation. Ultrasound Obstet Gynecol, 2009,33(5):512-517.

73. Martinez JM, Comas M, Borrell A, et al. Abnormal first-trimester ductus venosus blood flow: a marker of cardiac defects in fetuses with normal karyotype and nuchal translucency. Ultrasound Obstet Gynecol, 2010,35(3):267-272.

74. Rizzo G, Arduini D, Romanini C. Inferior vena cava flow velocity waveforms in appropriate- and small-for-gestational-age fetuses. Am J Obstet Gynecol, 1992,166(4):1271-1280.

75. Saemundsson Y, Johansson C, Wenling S, et al. Hepatic venous Doppler in the evaluation of fetal extrasystole. Ultrasound Obstet Gynecol, 2010, 37:179-183.

76. Kessler J, Rasmussen S, Kiserud T. The fetal portal vein: normal blood flow development during the second half of human pregnancy. Ultrasound Obstet Gynecol, 2007, 30(1):52-60.

77. Jones JN, Gercel-Taylor C, Taylor DD. Altered cord serum lipid levels associated with small for gestational age infants. Obstet Gynecol, 1999, 93(4):527-531.

78. Mari G, Uerpairojkit B, Copel JA. Abdominal venous system in the normal fetus. Obstet Gynecol, 1995,86(5):729-733.

79. Kiserud T, Kilavuz O, Hellevik LR. Venous pulsation in the fetal left portal branch: the effect of pulse and flow direction. Ultrasound Obstet Gynecol, 2003, 21(4):359-364.

80. Hecher K, Campbell S, Snijders R, et al. Reference ranges for fetal venous and atrioventricular blood flow parameters. Ultrasound Obstet Gynecol, 1994,4(5):381-390.

81. Hecher K, Snijders R, Campbell S, et al. Fetal venous, intracardiac, and arterial blood flow measurements in intrauterine growth retardation: relationship with fetal blood gases. Am J Obstet Gynecol, 1995, 173(1):10-15.

82. Figueras F, Benavides A, Del Rio M, et al. Monitoring of fetuses with intrauterine growth restriction: longitudinal changes in ductus venosus and aortic isthmus flow. Ultrasound Obstet Gynecol, 2009,33(1):39-43.

83. Baschat AA, Guclu S, Kush ML, et al. Venous Doppler in the prediction of acid-base status of growth-restricted fetuses with elevated placental blood flow resistance. Am J Obstet Gynecol, 2004,191(1):277-284.

84. Baschat AA, Gembruch U, Weiner CP, et al. Qualitative venous Doppler waveform analysis improves prediction of critical perinatal outcomes in premature growth-restricted fetuses. Ultrasound Obstet Gynecol, 2003,22(3):240-245.

85. Yagel S,Silverman N H, Gembruch U. Fetal Cardiology. Embryology, Genetics, Physiology, Echocardiographic Evaluation, Diagnosis and Perinatal Management of Cardiac Diseases. 2nd ed. I New York: Informa Healthcare USA, Inc.2009:547-559.

第五十二章
胎儿心力衰竭

胎儿充血性心力衰竭定义为不适当的心输出量导致胎儿器官缺乏足够的氧和营养物质的供应，不能维持器官正常的生长发育和功能，引起机体复杂的反应，是很多胎儿疾病的最终状态，导致胎死宫内。胎儿充血性心力衰竭常见的原因主要有：感染、胎儿心律失常、贫血、合并瓣膜反流的先天性心脏病、非心脏异常如膈疝及囊性淋巴管瘤、双胎输血综合征的受血儿、动静脉瘘合并高心输出量等。

随着胎儿医学及超声心动图技术的发展，胎儿超声心动图不仅可以观察胎儿心脏的形态，而且可以对胎儿心脏功能进行评估。

一、胎儿心血管循环解剖

胎儿心血管系统不同于成人，左右心循环系统是平行的。在左右心系统之间有四个连接：卵圆孔、静脉导管、动脉导管和胎盘。由于卵圆孔的存在，左右心房的压力基本相等。由于

动脉导管的存在，左右心室的压力也几乎相等。由于胎儿时期肺循环阻力较高，右心输出量的11%~25%供应肺，肺血流量相对较少，肺静脉回流仅占左心室前负荷的很小一部分。左心室充盈主要依靠来自胎盘的含氧量相对较高的血流，经过脐静脉、静脉导管、下腔静脉、右心房、卵圆孔到左心房，进入左心循环。右心室充盈主要来自身体上部体循环的静脉回流。左心室泵血到主动脉及身体上部，大部分右心泵血输出到肺循环，经过动脉导管、降主动脉、脐动脉到胎盘。因此，左心室后负荷为来自身体上部包括脑的血管阻力，胎儿右心室后负荷为来自身体下部体循环的压力以及胎盘的阻力。心室的负荷受到器官的成熟度、缺氧时大脑及胎盘血管床阻力的变化以及心脏畸形时循环系统适应性改变的影响。

位于胸腔内的下腔静脉内存在分流。从静脉导管和左肝静脉来的血流位于下腔静脉背部偏左，从远端下腔静脉和右肝静脉来的血流位于下

腔静脉腹侧偏右。背侧偏左来的含氧量高的血液流向卵圆孔，进入左心系统循环。腹侧偏右血流与上腔静脉来的血流汇合，到右心房，经过三尖瓣到右心室。右心房内存在分嵴，形成卵圆孔的上缘，起到分流血流的作用。

主动脉峡部是介于左锁骨下动脉起始部与动脉导管和升主动脉的交汇点之间的一段主动脉，是继动脉导管之后，连接胎儿左右心室的动脉。胎儿在出生以后动脉导管闭锁，此时主动脉峡部的血流方向只有一个，即从主动脉弓到降主动脉。但是在孕期，主动脉峡部维持着身体上部（包括脑部）的血液供应及身体下部和胎盘的血液供应之间的平衡。胎儿主动脉峡部的血流量和方向受到左右心室相对收缩性能的影响。因此，主动脉峡部的血流模式反映了两个心室的输出量与后负荷之间的差异。在心室收缩期，左心室射血推动血液向前流动，而右心室射血则起到相反的作用。在心脏舒张期，当心室不射血两个半月瓣都关闭时，主动脉峡部的血流方向主要取决于左右心室后负荷的差别。因此，凡是能增加右心室后负荷（如由于胎盘血供不足引起的胎儿生长受限）或是降低左心室后负荷（如低氧血症）的情况，都可以使主动脉峡部的血流在舒张期反流。主动脉峡部多普勒指标可以了解生长受限胎儿心血管功能受损的情况。有研究发现，因胎盘功能不全导致的生长受限胎儿，在脐动脉及大脑中动脉血流指标改变1~2周后，主动脉峡部血流发生改变，表明缺氧引起的大脑中动脉血流阻力降低影响主动脉峡部的舒张期血流。主动脉峡部舒张期血流反流，造成左心室后负荷增加，经卵圆孔分流的血液减少，导致右房压升高。基础研究显示，胎儿主动脉峡部血流阻力指标的改变处于因胎盘功能不良引起的缺氧和心腔功能失代偿的中间状态。临床研究也报道生长受限胎儿出现脐动脉及大脑中动脉的血流指标异常，主动脉峡部的血流异常发生在静脉导管血流异常之前。

动脉导管连接主肺动脉和降主动脉，将血液输送到胎盘和身体下部。多普勒波形为一个收缩峰和一个低速的舒张波一直持续到下一个心动周期。收缩期血流与心室收缩力有关，舒张期血流与下肢及胎盘的血管阻力有关。当胎儿合并骶尾部畸胎瘤或身体下部动静脉瘘时，动脉导管的舒张期血流增加。

静脉导管来自肝内脐静脉，连接脐静脉和下腔静脉，内径约为脐静脉的1/3，呈"沙漏状"，最窄处内径为1~2mm。静脉导管在调节从胎盘来的含氧量高的血液分配中起着重要作用。正常妊娠时，脐静脉血流的70%~75%供应肝脏，20%~30%经过静脉导管，主要功能是使从脐静脉来的含氧量高的血流加速，肝内脐静脉血流速度为15~17cm/s，静脉导管内血流速度加速到65~75cm/s。含氧量高的血液通过右心房、卵圆孔、左心房，进入左心循环，供应脑部及身体上部。在胎儿缺氧时，脐静脉经静脉导管分流的血液增加，右心输出量/左心输出量比例降低。

二、胎儿心血管系统生理

胎儿心肌在很多方面不同于成人。胎儿心肌约60%由非收缩成分组成，而成人仅占30%。心肌细胞由中胚层细胞分化而来，胎儿期心肌细胞表现为数量增多，成人心肌细胞表现为体积增大。妊娠晚期，90%的胎儿心肌细胞为双核。胰岛素样生长因子-1、血管紧张素、皮质醇等皆可刺激心肌细胞增生，去氧肾上腺素及皮质醇可引起心肌细胞肥大。胎盘功能受损时，胎儿单核心肌细胞的比例增加。胎儿生长受限时心肌细胞凋亡增加，胎儿出生时心肌细胞数量减少。

胎儿心肌细胞的主要能量来源是乳酸，而成熟心肌细胞的主要能量来源是长链脂肪酸。胎儿心肌细胞的舒张特点与成人不同。动物实验显示，胎儿可能由于肌质网功能较差，主要依靠钙-磷交换转移胞浆中的钙，造成钙从肌钙蛋白C中快速转运的过程不同。与成人心肌相比，胎儿心肌较为坚硬，心脏的舒张功能较差。

胎儿超声心动图显示，二尖瓣的附着靠近心底，三尖瓣的附着靠近心尖，左心室比较狭长，右心室比较宽短，左右心室壁的厚度基本相等，造成右心室的径线/厚度比例大于左心室。根据per Laplace's 定律，室壁压与跨壁压及心室径线成正比，与室壁厚度成反比。因此，与左心室相比，右心室对后负荷的变化更加敏感。在系统动脉压增加时，左右心室均受到影响，但右心室受到的影响更加明显。因此，在前后负荷过度增加时，右心室先于左心室出现心肌肥厚，心室扩张，功能失调。

妊娠的不同阶段，胎儿心脏的前后负荷有所不同。中期妊娠，随着胎盘绒毛滋养细胞的侵入，胎盘螺旋动脉的重组，造成胎盘血管阻力较低，右心室后负荷降低。在晚期妊娠，由于肺循环的增加，卵圆孔相对变小，左心室前负荷越来越多来自于肺静脉的回流，经卵圆孔自右向左的分流减少。在分娩后，由于胎盘循环终止，末梢血管阻力突然增加，肺循环血流增加6倍，卵圆孔关闭，动脉导管逐渐关闭，新生儿的心脏负荷会发生显著改变。

胎羊动物模型实验发现，体循环压力负荷增加心脏的大小和重量，主要是右心室心肌细胞的大小和数量增加。双胎输血综合征的受血儿心脏的病理研究也发现心脏重量增加，心肌细胞数量及体积增大。由此表明胎儿心脏对压力负荷的反应表现为心肌细胞增生和肥大。成人心脏压力负荷表现为细胞肥大，细胞核DNA和SC-35（一种RNA剪接因子）增加。核/细胞比例的降低最终导致细胞衰竭，乃至死亡。在胎儿和成人心脏，压力负荷与血管紧张素转换酶（angiotensin converting enzyme, ACE）基因和组织生长因子（tissue growth factor, TGF）β_1 上调有关。这两种因子都是纤维化的调节因子，与细胞退化及死亡有密切关系。纤维化的发生是心脏舒张及收缩功能失调的重要因素，可能引起心律失常。当半月瓣狭窄或闭锁时，胎儿心室壁处于高压状态下（血液反流的平均压力大于100mmHg），常可以观察到心室壁钙化和纤维化，血管紧张素Ⅱ可能在心室功能失代偿中起重要作用。

三、影响胎儿心输出量的因素

心输出量等于每搏心输出量乘以心率。而每搏心输出量由心脏的前后负荷以及心肌的收缩及舒张功能决定。正常胎儿总的心输出量为425~550ml/(kg·min)，整个孕期基本维持不变。

在胎儿时期，右心系统占主导地位，右心室的冠状循环血流量高于左心室的1/3。妊娠32周以前，右心输出量比左心输出量多约13%，妊娠32周以后，右心输出量比左心输出量多约26%。随着妊娠的进展，肺循环血流增加，卵圆孔的改变与肺血流相反，保持右心输出量大于左心。右心输出的血液经过肺动脉、动脉导管，小部分到血管收缩的肺血管床，右心输出的血液还灌注降主动脉、身体下部和胎盘。左心输出量灌注冠状循环和脑部，小部分经过主动脉峡部供应身体下部。

在妊娠的不同阶段，心输出量的分配有所不同。肺的血液灌注占总心输出量的8%~25%，主动脉峡部占10%。脐静脉内为含氧量高的血液，脐静脉进入肝脏后，一部分进入静脉导管，到下腔静脉、右心房、卵圆孔、左心房、左心室，供应头部及身体上部。另一部分血液进入肝脏循环。随着妊娠的进展，经过静脉导管的血流绝对量增加，但体重平均的血流量下降。在妊娠晚期，3/4的脐静脉血流供应肝脏，其余的经过静脉导管。说明到了妊娠晚期，随着胎儿发育的成熟，对肝脏代谢的需要增加。胎盘作为一个储存血液的器官，胎儿的血容量大约是胎儿体重的10%~12%，而成人为7%~8%。在中晚期妊娠，大约占总心输出量的1/3的血液供应胎盘，近足月时，下降到1/5。

成人心脏随着心脏前负荷的增加，心输出量增加的空间较大。在胎儿期，胎儿心肌功能符合 Frank Starling 定律，心脏前负荷增加，心输出量随之增加。但前负荷的增加快速到达一个点后，心输出量的增加很快进入一个平台阶段，不再随着前负荷的增加而增加，胎儿心肌的前负荷储备功能较小。随着舒张末期充盈压的增加，右心室心输出量增加的能力小于左心室。胎儿心输出量不仅受到胎儿心肌内在特点的制约，也受到心脏周围结构压迫的影响。在分娩后，心脏周围组织对心脏的压迫明显减轻，肺血管的阻力下降，左心室前负荷增加，导致心输出量增加一倍。

随着妊娠的进展，胎盘床阻力降低，胎儿心输出量逐渐增加。当病理情况干扰胎盘胎儿血流动力学平衡时，胎儿动脉及静脉系统的功能会发生改变。最常见的病理情况为胎盘功能不足，其他如胎儿心脏畸形、心律失常导致心室舒张末期压力或心房压力升高亦可造成胎儿心血管功能的紊乱。

四、胎儿水肿

胎儿水肿的发生率为 1∶(1 500~4 000)，死亡率为 70%~90%。胎儿水肿定义为异常的液体聚集在 2 个或 2 个以上体腔或软组织，包括胸腔积液、心包积液、腹腔积液及皮肤水肿。在有些病例，还会合并羊水过多及胎盘水肿。

胎儿水肿不是一个疾病的诊断，而是很多疾病的一种非特异性的症状。血液系统疾病、心血管疾病、染色体异常、感染、肺、胃、肠、肾脏、泌尿道异常，代谢性疾病和肿瘤均可引起胎儿水肿的发生。胎儿水肿早期表现为腹水（图 52-1）、胸水（图 52-2）、心包积液（图 52-3），或几个部位同时存在。随着病情的进一步发展，出现皮肤水肿，头皮及腹壁水肿比较常见（图 52-4）。

胎儿腹水的常见病因如下。泌尿道梗阻引起尿液漏入腹膜后或腹膜腔，引起尿性腹水。腹腔内局部淋巴管发育不良会引起乳糜性腹水。肠穿孔发生时，胎粪刺激腹膜，引起腹膜渗出造成腹水。感染包括梅毒、弓形虫、巨细胞病毒、细小病毒 B19、腺病毒等。有些病例，肝炎或肝硬化造成门脉高压从而导致腹水。遗传代谢性疾病包括：α-抗胰蛋白酶缺乏，Gaucher 病等。

胸水的常见原因有局部胸膜淋巴连接异常，

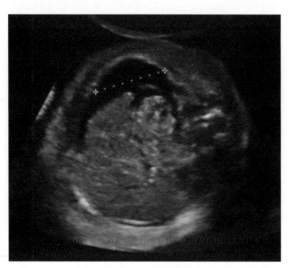

图 52-1　腹腔积液

妊娠 28.5 周，腹腔积液

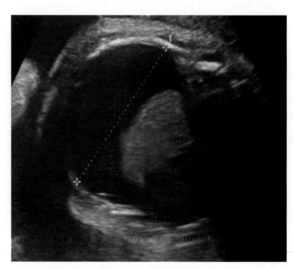

图 52-2　胸腔积液

妊娠 35 周，右侧胸腔积液

胸腔占位性病变的压迫，乳糜胸等。

心包积液中，乳糜性心包积液较常见，局部肿瘤占位也可引起心包积液。

在患有颈部水囊瘤的患儿中（图52-5），约60%存在染色体异常，常见的有45X，21-三体，18-三体，13-三体，颈部水囊瘤可以是单房也可以是多房，多房性颈部水囊瘤比较常见。单房性颈部水囊瘤的预后好于多房性。

胎儿水肿分为免疫性及非免疫性，随着开展免疫预防及胎儿宫内输血治疗Rh溶血，目前非免疫性水肿占胎儿水肿的76%~87%。胎儿围生期死亡率约为70%~90%。

红细胞同种免疫性贫血，当胎儿出现严重的腹水、中度皮肤水肿、胸水及心包积液时，胎儿血红蛋白浓度低于正常值6SD。胎儿贫血时，由于血液黏稠度降低，静脉回心血量增加，心脏前负荷增加，心输出量增加，大脑中动脉峰值流速增加。当胎儿血红蛋白低于正常值4SD时，

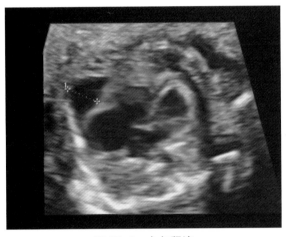

图52-3 心包积液

妊娠23⁺⁴周，右侧心包积液

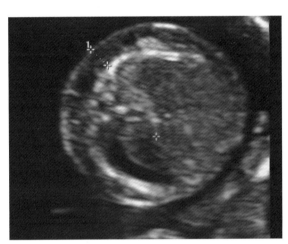

图52-4 皮肤水肿

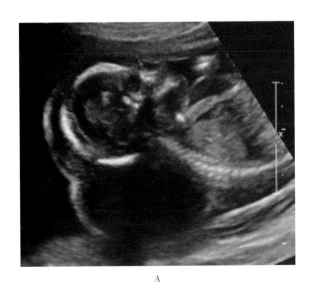

A

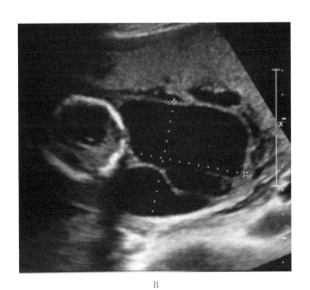

B

图52-5 颈部水囊瘤

妊娠18⁺¹周，颈部水囊瘤，A.矢状切面；B.颈部横切面

大脑中动脉峰值流速至少高于正常值 1.5SD。免疫性贫血引起的胎儿水肿或死亡很少发生在妊娠 17~18 周以前，因为在此阶段胎儿红细胞网状内皮系统不成熟，不能破坏与抗体结合的红细胞。当出现胎儿腹水或大脑中动脉峰值流速高于正常妊娠同孕周 1.5SD 时，可考虑脐血穿刺。

在结构正常的胎儿中，细小病毒 B19 引起的胎儿感染导致的水肿约占非免疫性水肿的 27%。细小病毒 B19 在网织红细胞前体细胞内复制，网织红细胞组织分布有细小病毒 B19 细胞受体——红细胞糖苷酯（血型 P 抗原）。细胞在有丝分裂 S 期对细小病毒 B19 易感。感染引起靶细胞发生溶解，导致贫血、全血细胞减少或出血。细小病毒 B19 引起红细胞前体在晚幼红细胞阶段成熟障碍，同时也造成血小板下降。由于胎儿期大量的细胞处于有丝分裂阶段，所以对细小病毒 B19 易感。P 抗原也存在于胎儿心肌细胞，细小病毒 B19 感染可导致心肌炎。孕早期胎儿感染细小病毒 B19，表现为颈项透明层增厚、心肌炎、胎儿生长受限；感染到了孕中期表现为胸腔积液、腹水、心脏增大、胎儿水肿、胎粪性腹膜炎。在孕晚期或产后，细小病毒 B19 感染表现为骨髓衰竭。其他先天性病毒感染，比如巨细胞病毒、弓形虫、梅毒螺旋体等感染亦会造成胎儿贫血，但程度比细小病毒 B19 轻。

发生胎儿水肿的主要病理原因分为以下几种：高心输出量心力衰竭，低心输出量心力衰竭，淋巴回流紊乱，静脉回流受阻，特发性水肿（比如有些感染的病例）。预后取决于发生胎儿水肿的原因，有无合并其他胎儿异常，孕周以及水肿的严重程度。妊娠晚期发生胎儿非免疫性水肿的预后好于较早发生的病例。

产生胎儿水肿的基本机制是细胞间液的产生与淋巴回流不平衡，可以来自于胎儿心力衰竭、静脉或淋巴回流受阻及血浆渗透压降低。随着妊娠的进展增加胎儿血液内白蛋白浓度较低。

继发于胎儿心血管功能失代偿的胎儿水肿表现为心室舒张末期压力、心房压力及中心静脉压升高，胎儿体静脉搏动与中心静脉压升高有关，右房压力升高时体静脉舒张期血流速度降低，心房收缩时增加舒张末期血液的反流。中心静脉压升高或缺氧时静脉导管开放，中心静脉的搏动传递给脐静脉，脐静脉搏动的模式取决于静脉导管开放的程度。同时，静脉压的升高及动脉压的降低又刺激机体产生一些激素，如利钠多肽，血管紧张素 Ⅱ 等，利钠多肽具有利尿、利钠、扩张血管的作用，血管紧张素 Ⅱ 能够增加体液的聚集。

发现胎儿水肿，首先需要了解发生胎儿水肿的可能病因，是心脏因素、感染因素还是代谢性疾病所致，有时胎儿水肿会是同时多种因素并存所致。可以通过检测孕妇静脉血中特异性抗体、感染指标（比如细小病毒 B19，腺病毒，TORCH 等相关检查）、脐血检查、超声检查及超声心动图检查等以了解胎儿有无结构畸形、有无占位性病变、有无心律失常。可采用多普勒超声检查脐动脉、大脑中动脉、静脉导管、脐静脉等血流指标。使用大脑中动脉峰值流速和静脉导管的血流指标评价非免疫性水肿胎儿有助于了解胎儿发生水肿的原因。但很多情况下，即使在产后，也不能明确病因。预后取决于发生水肿的原因，持续的时间，以及有无造成对中枢神经系统的损害等。

五、正常胎儿心脏功能评价常用的指标

（一）心输出量

心输出量是指单位时间内心室射出的血液量。心输出量 = 每搏心输出量 × 心率。每搏心输出量 = 速度时间积分（velocity time integral，VTI）× 瓣膜口面积。测量心输出量了解心脏功能比较直观，但由于一些因素的影响，造成观察者间以及观察者内差异较大。比如妊娠 20 周时胎

儿主动脉半口直径约为 3mm，0.5mm 的误差就会造成心输出量 17% 的测量误差。采用心输出量来评价心脏功能有时不够客观。在胎儿贫血或合并动静脉瘘时，心输出量增加但存在心脏功能失调。

（二）收缩分数

收缩分数 =（心室舒张末期直径 - 心室收缩末期直径）/ 心室舒张末期直径，或者收缩分数 =（心室舒张末期面积 - 心室收缩末期面积）/ 心室舒张末期面积，反映心脏的收缩功能。心室面积收缩分数与孕周有明显的相关性，随孕周明显增加。收缩分数降低表明心脏收缩功能降低。利用收缩分数了解心脏收缩功能简单易行，但胎儿体位关系及心室形状的不规则，为正确测量带来一定的困难。

（三）房室瓣、半月瓣口的多普勒波形

1. 房室瓣口的血流速度

房室瓣的多普勒波形是双峰形，第一个峰 E 峰（心室早期充盈），反映心室主动舒张。第二个峰 A 峰代表心房收缩，是被动的过程，与心肌纤维的弹性有关。胎儿期 E 峰低于 A 峰，胎儿期心房收缩在心室充盈方面起重要作用。三尖瓣口的血流速率高于二尖瓣口，E/A 比值是心脏前负荷和顺应性的指数。E/A 比值随孕周增加，表明随着孕周的进展，心肌的顺应性增加，心室的充盈越来越依靠心室的主动舒张功能。但在心脏活动受限或严重的双胎输血综合征（twin–twin transfusion syndrome，TTTS)时，房室瓣口的血流波形为单峰形。

2. 半月瓣口的多普勒波形

半月瓣口的血流多普勒波形是单峰形，指标包括峰值流速及加速时间，加速时间是指波形开始到峰顶的时间，用毫秒（ms）表示。半月瓣的峰值流速及加速时间随着孕周而增加，主动脉瓣的峰值流速高于肺动脉瓣。这些指标反映了心室收缩力、动脉压力及后负荷。

（四）Tei 指数

Tei 指数（Tei index）又称心肌做功指数（myocardial performance index，MPI），Tei 指数 =（等容舒张时间 + 等容收缩时间）/ 射血时间。等容收缩时间及射血时间反映心脏收缩功能，等容舒张时间反映心脏舒张功能。故 Tei 指数是一种用于评价心室整体功能的多普勒指标，且不受心室几何形态、二维图像质量、血压及心率的影响。有研究者将 Tei 指数运用于胎儿心脏功能的研究，认为 Tei 指数是一种评价胎儿心脏舒张和收缩功能的有效指标。正常妊娠时，Tei 指数随着孕周的进展下降，妊娠 34 周进入平台期。Tei 指数越高，表明心脏功能失调的程度越严重。Tsutsumi 等研究发现妊娠期胎儿 Tei 指数逐渐降低，表明心肌的成熟性改变。生长受限胎儿及妊娠期糖尿病胎儿孕晚期 Tei 指数高于正常对照组。

（五）组织多普勒成像

心肌组织多普勒成像技术（tissue doppler imaging，TDI）是一种能将心肌室壁运动产生的低频多普勒信号用彩色编码或频谱显示出来，反映心肌运动速度与方向的技术。TDI 最早用于成人心脏了解心肌的功能，将心室壁运动速率量化，检查区域性心肌运动的差别，用于缺血性心脏病、肥厚性心肌病及高血压。有作者已经证实 TDI 有较好的重复性，证实以前被 M 型超声证实的心肌速率梯度的存在。而且，由于 TDI 不依赖于前负荷，在识别区域性心肌功能失调及舒张功能减退方面，舒张早期、晚期心肌速率的比值比房室瓣的 E/A 比值更准确。典型的心室壁 TDI 波形，分为一个收缩波，两个舒张波：一个为舒张早期（Ea），另一个为心房收缩（Aa）。随着妊娠的进展，Ea、Ea/Aa 增加，与房室瓣血流模式相似。胎儿心肌 TDI 速率的变化反映心室舒张功能。脉冲多普勒测量舒张期二尖瓣瓣环速率是检查舒张功能失调的有效指标。

（六）静脉血流多普勒波形

心前静脉主要包括下腔静脉、肺静脉、静脉导管等，这些静脉几乎直接与右心房相连，血流模式反映了心房的压力梯度。典型的波形分为 S 峰（心室收缩），D 波（心室舒张），A 波（心房收缩）。这些静脉的多普勒指数异常反映心脏收缩或舒张功能异常，或心脏负荷异常。

六、异常心室功能

（一）后负荷增加

胎儿生长受限（FGR）的发生率为 3%~10%，发生 FGR 的原因很多，胎盘功能不良是 FGR 发生的常见原因。与正常胎儿相比，FGR 胎儿心脏的前负荷、后负荷、心室顺应性和心肌收缩力都有所改变。心血管血流动力学的异常先于胎心率出现异常以前。由于胎盘阻力增加，右心室后负荷增加。由于脑分流效应，左心室后负荷下降。这些改变导致左心输出量增加，右心输出量减少，以最大限度地保证心、脑等重要脏器的氧和营养物质的供应。Tchirikov 等降低妊娠母羊通气中的氧饱和度造成急性胎羊缺氧，测量胎羊心输出量、脐静脉、脐动脉及静脉导管的血流指标。结果发现，随着胎羊血氧饱和度的降低，静脉导管从脐静脉的分流明显增加，供应胎盘的心输出量减少，右心输出量 / 左心输出量比例降低。与正常妊娠胎儿相比，FGR 胎儿血液的血黏度较高，儿茶酚胺、心钠素及内皮素 I 的浓度较高，进一步增加了胎儿心脏的后负荷。

动物实验用胎儿镜凝结中期妊娠胎羊的胎盘部分大血管，结果显示，胎盘灌注降低，脐静脉血流经静脉导管分流明显增加，使得胎羊心输出量保持不变。Kiserud 等也报道 FGR 胎儿心输出量供应胎盘的血流量降低，以保持相对稳定的心输出量，这种对缺氧的适应性反应随着胎盘功能受损的严重程度而增加。在正常中期，约胎儿

心输出量的 1/3 供应胎盘，妊娠 32 周以后，心输出量的 1/5 供应胎盘，FGR 胎儿体重平均心输出量和正常妊娠胎儿相似，但供应胎盘的部分明显减少，更多的血液在胎儿体内循环。有研究表明，在妊娠 20~24 周，由于胎盘功能不良可导致 FGR，胎儿脐静脉血流量以及心输出量分流到胎盘的比例降低可以出现 FGR 的临床症状，动脉静脉血流指标的改变可发生在出现 FGR 之前。

FGR 胎儿发生心力衰竭时出现心输血量的重新分配，心脏的收缩及舒张功能改变、三尖瓣反流、体循环静脉血流波形异常等。使用胎儿超声心动图评价胎儿心脏功能发现，FGR 胎儿右心室比左心室、舒张功能比收缩功能先受累及。由于血容量减少和充盈降低引起心室前负荷降低。前负荷降低反映在房室瓣的 E/A 比值下降，E/A 比值的下降与整体舒张功能损害及细胞水平的心肌舒张功能失调有关，反映心室的顺应性较差，心室的充盈主要依靠心房的收缩，FGR 胎儿心肌成熟延迟。FGR 胎儿房室瓣口血流减速时间延长也表明舒张功能受损。与正常妊娠胎儿相比，FGR 胎儿主动脉肺动脉瓣口峰值流速降低，左右心室的收缩功能均降低，可能与前负荷降低及右心室后负荷增加有关。脐带穿刺时发现心室射血力降低与酸中毒之间有明显的相关性。

研究 4 月大小的缺氧孕鼠的后代发现，左右心室重量 / 体重比例明显增加，主要是胶原蛋白 I、III 的表达、β/α 肌球蛋白重链比例增加，基质金属蛋白酶 -2 功能降低。心脏舒张功能受损与 FGR 胎儿成年后发生心血管疾病有关。

在胎盘功能不良早期，脐动脉血流首先出现异常，静脉导管血流指标的改变是较晚出现的指标，反映心脏舒张功能受损及酸中毒。有研究纵向观察 FGR 胎儿动脉及静脉血流指标的改变，结果发现，脐动脉和大脑中动脉指标首先出现异常，接下来是主动脉峡部及静脉导管血流指标的改变。提示从胎盘功能不足到胎儿心脏功能受损的病理过程。

（二）前负荷增加

TTTS 发生在 10%~20% 的单绒毛膜囊双羊膜囊单卵双胎。一般认为是胎盘内存在血管吻合支，包括动脉 - 动脉、静脉 - 静脉及动脉 - 静脉吻合支，造成血液由一个胎儿（供血儿）流向另一个胎儿（受血儿），从而导致双胎之间血流动力学的不平衡，影响胎儿心血管功能。

供血儿表现为低血容量，胎儿生长受限，代偿性释放内源性血管活性因子，羊水过少，多普勒指标显示胎盘血管阻力增加。受血儿由于血容量增加，以及由供血儿传递来的血管活性因子的作用，导致胎儿体积较大，水肿及心力衰竭，羊水过多。如果不进行临床干预，胎儿预后差，死亡率可以高达 90%，心血管功能异常是 TTTS 胎儿发病率及死亡的主要原因，神经系统损害亦比较常见。羊水过多可以诱发早产，早产儿又会使婴幼儿发病率及死亡率升高。供血儿脐动脉多普勒血流显示脐动脉舒张期血流降低，搏动指数增加，血管阻力增加。有学者研究产后存活的 TTTS 中的供血儿发现，供血儿的血管顺应性异常。由于宫内 TTTS 的发生对供血儿心血管系统病理生理的影响，可能对成年后发生胎源性成人疾病有一定的影响。

按照 Quintero 分类，将 TTTS 分为 5 期。Ⅰ 期：出现羊水过多或羊水过少。能够观察到供血儿的膀胱，多普勒指标正常。Ⅱ 期：观察不到供血儿的膀胱，没有显示多普勒血流指标的异常。Ⅲ 期：一胎出现多普勒指标的异常，脐动脉舒张期血流缺失或倒置，静脉导管心房收缩波缺失或倒置，或者脐静脉血流出现搏动。Ⅳ 期：腹水，胸水，心包积液，头皮水肿或明显水肿存在。Ⅴ 期：1 个或 2 个胎儿死亡。

TTTS 中受血儿的心血管系统发生更加明显的改变，有研究显示，大部分供血儿的 Tei 指数尚在正常范围内，受血儿心脏 Tei 指数明显高于正常。两者心室收缩射血时间无明显差异，但受血儿的房室瓣关闭到开放的时间明显延长。由于心脏前负荷增加，受血儿发生不同程度的心肌肥厚，心室扩张的程度反而较轻。常常可以观察到房室瓣口血液反流。心脏功能受损的严重程度差别很大，轻者受血儿出现轻度的心室扩张，心室壁增厚。严重者受血儿表现为严重心脏增大，心肌肥厚，瓣膜及心室功能失调，导致胎死宫内。TTTS 胎儿产后受血儿可能发生右心室流出道阻塞，供血儿可能出现动脉异常扩张。心血管系统功能异常是造成 TTTS 胎儿死亡的主要原因，在 TTTS 早期就出现胎儿心血管功能的改变。

有作者通过测量受血儿三尖瓣口血液反流的速度计算右心室腔收缩压，结果发现是正常胎儿的 2~3 倍，右心室功能比左心室首先受累。因为在胎儿时期，右心系统负责大部分的循环灌注，比左心室更容易受到心室负荷改变的影响。右心室舒张末期压力增加，会影响冠脉灌注以及心内膜下血液供应。受血儿发生病理性心肌肥厚不能完全用血容量增加来解释。有研究发现，血管收缩剂内皮素浓度在受血儿中是供血儿的 2 倍。内皮素 -1 对胎儿血管平滑肌细胞是一种有效的血管收缩剂和促有丝分裂因子，刺激胎儿心肌细胞增生，导致受血儿心肌肥厚。内皮素 -1 的升高、心房充盈压力的改变及缺氧，可以刺激心房利钠多肽分泌的增加，引起肾血流增加，多尿，羊水过多，红细胞增多及黏滞性增高。供血儿血容量降低时，肾素血管紧张素系统的功能会上调，血管紧张素 Ⅱ 随胎盘的血管吻合支传递给受血儿。通过外周血管收缩增加心脏后负荷以及血管活性物质的累积对心肌细胞的直接作用造成受血儿心肌肥厚。Guiherme 等报道 1 例妊娠 13.5 周宫内死亡的 TTTS 胎儿，采用免疫组化方法分析肾脏，供血儿中显示肾素分泌，而受血儿中则没有。供血儿中血管紧张素 Ⅱ 受体 Ⅰ 型的表达更明显。

受血儿血管内压力的突然增加导致血管平滑肌收缩，阻力增加。血管内壁厚度增加，发生血管重铸，保持血管壁的压力。血容量增加可能改变基因表达，导致弹性蛋白的沉积以及内皮切应力增加，更进一步加剧了受血儿心脏功能的受损。

TTTS 中受血儿后负荷增加，心肌肥厚性改变亦有较多报道（图 52-6）。主要表现为心胸比例增加，心肌肥厚，心肌运动功能减弱，静脉导管血流异常，房室瓣口反流，右心室流出道阻塞。由于心肌肥厚，心肌变得较硬，顺应性降低，静脉导管心房收缩波下降，反映在房室瓣血流波形上表现为舒张早期（E 峰）下降，心室的充盈主要依靠心房收缩。随着心室舒张功能的下降，房室瓣口舒张早期及舒张晚期两个峰融合。在 TTTS 受血儿，右心功能受影响比左心明显。与正常妊娠胎儿相比，TTTS 中，受血儿的心输出量及 Tei 指数增高，供血儿心输出量及 Tei 指数低于正常对照，表明 TTTS 中，受血儿的心脏舒张功能受损更为明显。有的受血儿表现为心室进行性扩张，心脏收缩功能受损，有的表现为右心室流出道阻塞，肺动脉狭窄。心肌对负荷改变的不同反应可能是由于遗传变异所导致。

供血儿主要表现为胎盘功能不良引起的外周血管血流指标的改变，心脏功能的改变不明显。有研究发现在 Quintero 分期 I 期的 TTTS 中

55% 的受血儿出现明显的心脏功能受损的表现。

如前所述，胎儿心脏前负荷储备功能很差，心脏充盈压增加到一定程度，心输出量不能相应增加，就会发生心力衰竭及水肿。

大的动静脉瘘畸形或胎儿合并骶尾部畸胎瘤时，由于出现低阻力的血液循环，可引起胎儿心脏的前负荷增加。有作者采用多普勒超声连续研究骶尾部畸胎瘤胎儿心输出量发现，胎儿在出现水肿以前，心输出量明显增加。超声监护胎儿骶尾部畸胎瘤大小，及有无出现水肿、心脏增大、脐静脉搏动等指标，对于帮助临床处理，决定分娩时间，减少围生儿发病率及死亡率，改善围生儿预后有着重要的意义。

七、先天性心脏病

大部分先天性心脏病在宫内不发展为心力衰竭，部分先天性心脏病会出现心力衰竭的一些症状。

（一）卵圆孔或动脉导管过早关闭

因为心脏的发生发展需要足够的血液供应，在孕早期，如果胎儿卵圆孔关闭，左心室前负荷下降时，会导致左室发育不良综合征。卵圆孔在

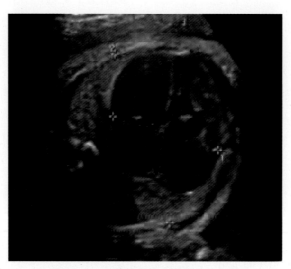

图 52-6　双胎输血综合征受血儿心脏

妊娠 27 周，双胎输血综合征受血儿心脏增大，心胸比例 0.64，
心肌肥厚

中期妊娠时关闭，引起右心系统压力增加，体循环静脉压增加，发生胎儿水肿甚至胎死宫内。动脉导管过早闭合，会引起右心室后负荷增加，体循环静脉压增加，三尖瓣及肺动脉瓣口反流，胎儿水肿，甚至死亡。

（二）肺动脉瓣异常

肺动脉瓣狭窄程度不同，以及有无合并室间隔缺损，对心血管系统以及胎儿出生后临床症状的影响也不同。肺动脉瓣狭窄造成右心室压力增加，血流经过狭窄的肺动脉瓣后加速，在瓣后血流形成湍流，引起肺动脉瓣狭窄后扩张。通过测量瓣口的血流速度来了解瓣口的压力，压力=4×峰值流速^2。若肺动脉狭窄或闭锁合并室间隔缺损，由于血流通过室间隔缺损部位分流，左右心室的压力相等，不会产生右心室壁增厚。例如，法洛四联症胎儿在宫内不表现右心室肥厚。

单纯性肺动脉瓣狭窄合并室间隔缺损，由于持续性右心室后负荷增加，引起右心室室壁肥厚，心内膜回声增强，心室收缩力下降。三尖瓣反流，右心室及右心房增大。肺动脉闭锁合并室间隔完整，由于心室的发育需要足够的血液供应，右心室缺乏足够的血供，表现为不同程度的右心室发育不全及右心室和冠状动脉连接异常。有少数病例也可以表现为右心房及右心室增大。肺动脉瓣闭锁合并完整室间隔，三尖瓣口的反流速度可达4~6m/s，提示右心室的压力相当于体循环压力的3~4倍。右心房扩张很常见，体循环压力升高导致胎儿水肿甚至死亡。

肺动脉瓣闭锁或狭窄合并室间隔完整宫内胎儿，由于左心功能替代右心功能，胎儿不一定发展为心衰，但卵圆孔不受限是必要条件。

Kawazu等分析14例肺动脉瓣狭窄及4例肺动脉瓣闭锁均合并室间隔完整的病例，发现产前胎儿超声心动图测定舒张末期右心室横径/心脏横径的比值是反映预后的有效指标，协助临床医生制订治疗方案。也有根据中期妊娠时三尖瓣的大小及三尖瓣生长的速度来预测肺动脉瓣闭锁合并室间隔完整的胎儿预后。

（三）三尖瓣异常

1. Ebstein 畸形

三尖瓣的位置异常导致Ebstein畸形。后瓣及隔瓣拉长，位于正常瓣环位置的下方，移向心尖，位于流入道和右心室小梁部分连接的下方，前瓣位置正常但形态异常。一部分右心室转变为扩张的"房化右心室"，三尖瓣狭窄及功能不全。Ebstein畸形有时合并房间隔缺损、室间隔缺损、肺动脉瓣闭锁，由于极度扩张的右心房导致胎儿心律失常，室上性心动过速、房颤、房扑比较常见。肺动脉内向前流动的血流量取决于三尖瓣功能不足的严重程度，残留的功能性右心室的大小，有无合并肺动脉闭锁或狭窄。在严重的三尖瓣功能不全，肺动脉的血流来自于动脉导管的反流。

Ebstein畸形胎儿的状况不仅依靠卵圆孔的大小，还依靠左心室的收缩及舒张功能是否能够代偿左心室血流量的增加，由于左心室受压，明显影响左心室功能，导致心脏功能失代偿，发生胎儿水肿。

胎儿预后取决于扩张的右心房对胎肺压迫的程度、三尖瓣异常及三尖瓣口反流的程度，以及合并心脏其他异常的情况。

2. 三尖瓣发育不良

三尖瓣发育不良可以单独存在，也可以合并其他心脏畸形。对于轻度的三尖瓣发育不全，单单使用二维灰阶超声可能会漏诊，因为四腔心切面及流出道切面可以显示正常。彩色超声能够观察到三尖瓣瓣口存在明显的反流，三尖瓣活动受限。三尖瓣发育不良引起右心室充盈压增高，右心室扩张，体静脉压增高，胎儿水肿。同时，由于右室流出道血流量的减少，影响右室流出道的发育。预后取决于病变的严重程度以及有无合并右室流出道异常。单纯三尖瓣发育不良妊娠期预后较好，因为卵圆孔存在，将三尖瓣口反流的血液引流。产后，由于右心室后负荷的降低，三尖瓣口反流的血液会减少。

八、胎儿充血性心力衰竭的诊断及心血管指数

（一）胎儿充血性心力衰竭常见的原因

胎儿充血性心力衰竭常见的原因主要有：心律失常、贫血、伴有瓣膜口血液反流的先天性心脏病、胸腔内占位性病变、TTTS中的受血儿、合并高心输出量的动静脉瘘及感染等。

（二）心血管评分

了解胎儿心力衰竭的严重程度对于临床处理，决定分娩时间非常重要。诊断新生儿充血性心力衰竭主要有以下几点：心脏增大，心率增快，呼吸急促，肝脏肿大。胎儿充血性心力衰竭可以采用心血管评分（cardiovascular profile score，CVPS）来半定量化心力衰竭的严重程度，与胎儿生物物理评分相似。CVPS由5个超声检查指标组成，每项2分，总分10分。5个指标是：水肿、脐静脉血流异常、心脏增大、心脏功能异常、动脉多普勒异常。在胎儿水肿发生以前，任何一个指标的异常都与胎儿预后不良有关。一个指标异常就要减去1~2分。

1. 水肿

出现腹水或胸水或心包积液，减1分。出现皮肤水肿，减2分。

2. 脐静脉或静脉导管血流异常

脐静脉从胎盘携带含氧量高的血液到胎儿，正常孕中期以后，心房搏动沿着下腔静脉、静脉导管传递，由于在静脉导管脐静脉连接处的反射以及脐静脉与静脉导管的声阻抗以及管径相差较大，脐静脉像一个大的水库导致心房收缩波的衰减，脐静脉血流多普勒频谱表现为低速、连续性的波形，没有明显的波动。

脐静脉搏动是胎儿贫血和严重缺氧的特征性表现，搏动分为单相搏动、双相搏动及类似心动周期的三相搏动模式。脐静脉双相以及三相搏动模式提示胎儿宫内窘迫更加严重。有研究显示，当静脉导管心房收缩波低于正常值5th%时，已经出现了脐静脉搏动。胎儿缺氧心力衰竭时，静脉导管的开放，静脉导管脐静脉之间的心房收缩波的反射降低。中心静脉的搏动传递到脐静脉。同时，脐静脉充血，血管壁内压增加，造成脐静脉的顺应性降低；由于肾上腺素的刺激增加了血管壁的张力，进一步促进了脐静脉搏动。有研究者提出根据胎儿水肿时脐静脉有无搏动鉴别胎儿水肿是由于心力衰竭还是由于其他原因比如病毒感染引起。

心前静脉波形呈三相型，反映了整个心动周期中心房压力的改变。静脉导管的血流呈阶段性，分为心室收缩、心室舒张及心房收缩阶段，即使在孕早期，亦均为正向血流。心脏舒张功能受损时会引起心房收缩波下降、缺失或倒置。右心房与静脉血管之间最大的压力梯度发生在心室收缩时，形成心室收缩波（S峰），在此阶段，血液以最高的流速流向心脏。卵圆孔开放，心室被动充盈，形成第二个波峰心室舒张波（D峰）。在心室舒张晚期，血流速度的最低点代表心房收缩（A波）。

与静脉导管相似，下腔静脉的血流波形也表现为阶段性的，但与静脉导管不同处在于心房收缩时下腔静脉血流（A峰）缺失或倒置，S/D比值整个孕期基本恒定，但心房收缩波的速度随孕周的进展逐渐减小。充血性心力衰竭时心室舒张末期压力增加会产生心房收缩波反流，血流速度增加。有研究者在胎盘功能不良的FGR胎儿中的脐静脉、静脉导管和下腔静脉发现，三个静脉中有一个多普勒异常，检出82%的新生儿pH＜0.72（阴性预测值92%），三个静脉多普勒指标都异常时，对胎儿酸中毒诊断的敏感性为84%。静脉导管血流异常与FGR胎儿预后不良的关系最为密切。

在胎儿缺氧时，首先表现为脐动脉血流阻力增加，脑部血管阻力下降，优先保证从静脉导管来的含氧量高的血液供应脑部。随着心血管功能异常进一步加重，出现静脉导管心房收缩波（A波）降低甚至倒置。在一些病理状态下，由于胎儿心脏功能失调所致的静脉异常出现顺序是：下腔静脉心房收缩波增加，静脉导管心房收缩波倒置或缺失，门静脉出现心房搏动，脐静脉出现心房搏动。

体静脉血流搏动增加与体静脉压升高有关，反映心室顺应性和心室舒张末期压力，与反映心脏功能受损的生化指标有关。有研究表明，在胎盘功能不良导致的FGR胎儿中，静脉导管、肝静脉、下腔静脉搏动指数的增加与脐血中的N-端肽前心房利钠肽（N-terminal peptide of proatrial natriuretic peptide，NT-proANP）水平呈明显的相关性，脐血中NT-proANP以及心肌钙蛋白T（cardiac troponin-T，cTnT)均升高的胎儿中，静脉血管的搏动指数增加更加明显。静脉导管、肝静脉及下腔静脉搏动指数的增加是心脏静脉压升高、心肌细胞受损的表现。

出现以下血流指标改变考虑心力衰竭的可能：下腔静脉心房收缩反流增加，静脉导管心房收缩波缺失或倒置，脐静脉血流出现搏动。

在心血管评分中，静脉导管心房收缩波倒置减去1分，脐静脉出现波动减2分。

3. 心胸比例增大

心脏面积/胸腔面积的正常值为0.25~0.35。

开始时心肌肥厚是对缺氧的一种适应性反应，增加心输出量，后来发展到心肌扩张，心力衰竭。其中的机制非常复杂，可能是激活了神经激素的分泌，导致水钠潴留，激活多种基因通道促进细胞肥大，使心室舒张末期体积增加。

Tintu等研究缺氧诱导的鸡胚发现，左心室明显扩张，心脏收缩及舒张功能下降，血管内皮生长因子（vascular endothelial growth factor，VEGF)的表达增加，血管细胞凋亡增加，心脏

肌球蛋白及肌联蛋白下降。在分子水平，糖原累积、基因诱导心钠素以及胶原含量增加，这些物质与发生心肌肥厚及心衰有关。缺氧引起心脏收缩功能受损表现为左心室射血分数下降，同时，心脏收缩能力下降伴随心肌硬度的增加，导致舒张功能下降。

在心脏后负荷增加、三尖瓣反流、卵圆孔开放受限时，首先右心房增大比较明显。当胸腔内存在占位性病变，比如先天性肺囊性腺瘤样病变、膈疝时，心脏相对较小，由于心脏的搏动受限，亦可能导致心力衰竭。

正常心胸比例：面积比 ≤ 0.35，> 0.20；

轻微心脏增大：面积比 ≥ 0.35，≤ 0.5，减1分；

重度心脏增大：面积比 > 0.5，减2分；

心脏偏小：面积比 < 0.2，减2分。

4. 心脏功能异常

（1）收缩分数：收缩分数 =（舒张末期心室内径 – 收缩末期心室内径）/ 舒张末期心室内径，反映心室收缩功能，正常值大于0.28。

缺氧时，胎儿心肌收缩力降低。在增加胎盘床血管阻力的胎羊动脉试验发现，缺氧诱发的代谢性酸中毒降低胎儿心脏的等容收缩速度，降低心肌收缩力。体外实验亦发现缺氧时，心肌纤维的等长张力降低。Hauton研究宫内缺氧的大鼠，发现左心室毛细血管密度明显降低，包括心内膜及心外膜。

（2）瓣膜口反流：在正常妊娠时，由于心脏对后负荷的调节作用出现少量的三尖瓣口反流，发生率约为6.23%，部分收缩期最大反流速度低于2m/s，但二尖瓣、主动脉及肺动脉瓣口无明显反流。在右心室后负荷增加时，会出现三尖瓣反流。瓣膜口血液反流的程度可以用指数"dP/dt"（压力/时间）进行量化。正常值dP/dt > 1000mmHg/s，当dP/dt < 400mmHg/s时，胎儿会出现水肿，乃至死亡。压力 =4 × 峰值流速^2。也可以采用房室瓣及心房的彩色血流图评

价房室瓣口血液反流的严重程度。轻度：反流 < 心房的 1/3；中度：反流 > 心房的 1/3，但小于 2/3；较严重：反流 > 心房的 2/3；严重：心房内充满反流血流。在右心室功能受损时，峰值流速下降，在心室收缩期，右心室压下降，右心房压增加。三尖瓣反流引起静脉导管收缩波的改变，但不会导致心房收缩波倒置。

很多病理情况下由于心脏前后负荷的改变可以出现三尖瓣反流，如 Ebstein 畸形、三尖瓣发育不全、肺动脉闭锁、动脉导管收缩、动脉导管异常、心律失常、非免疫性水肿、充血性心力衰竭等。三尖瓣反流反映右心室负荷的改变。心血管系统功能紊乱时，心室壁压力增加，可能引起心内膜下及三尖瓣乳头肌缺血，出现三尖瓣反流。胎儿发生心律失常时，如室上性心动过速、房室传导阻滞、房室瓣瓣环扩张造成房室瓣功能不足，从而出现房室瓣口反流。彩色超声检查瓣膜口有无反流，使用多普勒超声进一步了解反流的严重程度。

在妊娠 11~14 周，三尖瓣反流在三体征胎儿中比较多见。研究显示：三尖瓣反流出现在 56% 的 21- 三体胎儿；在 18- 三体、13- 三体以及 Turner 综合征胎儿中，发生率约为 33.3%。整倍体胎儿中 1% 的胎儿出现三尖瓣反流。染色体异常的胎儿合并心脏畸形的风险很高。染色体正常胎儿孕早期出现三尖瓣反流时，心脏畸形的风险率增加。在心脏结构正常的胎儿中由于心脏前后负荷的改变引起三尖瓣反流。

正常心室血液充盈分为两个阶段，心室早期充盈及心房收缩。房室瓣瓣口血流多普勒频谱上表现为 E 峰及 A 峰。心室单相充盈被认为是心脏舒张功能受损及心衰的征象之一。但需要与胎心率过快时 E 峰及 A 峰重叠鉴别区别。

出现以下情况瓣膜口反流时，提示胎儿心脏功能失调。

三尖瓣反流定义为非全收缩期反流，持续时间至少 70 毫秒；三尖瓣全收缩期反流；二尖瓣、主动脉瓣或肺动脉瓣反流；瓣膜反流 dP/dt< 400mmHg/s；心室肥厚；心室充盈模式为单相。

三尖瓣反流首先出现，是可逆的，例如，TTTS 激光治疗后，贫血胎儿宫内输血治疗后，三尖瓣反流消失。二尖瓣出现反流，表明左心室压力的增加，提示存在心力衰竭的可能。

（3）心肌肥厚：右心室对后负荷改变比左心室敏感，后负荷增加导致心室壁的肥厚，造成心室顺应性降低，舒张功能受损。在孕晚期，舒张末期室间隔厚度正常值应小于 5mm。很多病理情况可以导致胎儿出现心肌肥厚。TTTS 中的受血儿出现心肌肥厚已经有较多文献报道。妊娠期糖尿病胎儿表现为室间隔增厚为主的不对称性心肌肥厚。在死产胎儿中发现，糖尿病孕妇的胎儿心脏重量明显增加（出生体重校正以后），心室壁增厚，糖尿病孕妇胎儿心脏形态及功能的改变可能会引起胎死宫内。心肌肥厚是指在许多内外因的作用下发生的心肌重建。起初是对压力的一种代偿反应，如果压力持续存在，心肌肥厚会造成心力衰竭或死亡。病理性心肌肥厚包括心肌细胞增大，肌纤维排列紊乱，细胞外基质纤维化，重新激活胎儿转录，降低心脏功能。有学者研究贫血的斑马鱼动物模型发现，在缺氧状态下，心肌细胞增生，肥大。心脏功能的评价如下。

左心室或右心室的收缩分数 < 0.28，减 1 分；

三尖瓣全收缩期反流，减 1 分；

二尖瓣反流，减 1 分；

单相心室充盈，减 2 分；

肺动脉瓣或主动脉瓣反流，减 1 分；

瓣膜反流 dP/dt < 400mmHg/s，减 2 分；

心肌肥厚，减 1 分。

5. 动脉多普勒血流

胎盘绒毛血管的结构决定了脐动脉血流波形，其他影响因素包括胎儿心脏功能、胎心率、血黏度等。当胎盘绒毛交换面积受损到一定程度影响到胎盘血流阻力增加时，将造成脐动脉舒张期血流缺失或倒置。Harrington 等报道脐动脉搏动指数增高的程度与 FGR 的严重程度相关。脐动脉阻力升高反映胎盘功能受损,不能反映胎儿对胎盘功能的不良反应。

胎盘功能不足时胎盘组织内的母胎之间氧和营养物质的交换面积减小,胎盘胎儿之间的物质交换减少,二氧化碳累积。乳酸的氧化代谢降低引起高乳酸血症。另外,胎儿还会出现其他血液及代谢异常,例如:成红细胞血症、血小板减少、低血糖、必需氨基酸缺乏、低胰岛素等。在胎儿缺氧时,出现血流的重新分配,心、脑、肾上腺的血液供应增加,肾脏、胃肠道及身体下部的血流灌注减少,所谓的"脑分流效应",胎儿表现为不匀称型的生长受限,大脑中动脉搏动指数降低,脐动脉搏动指数增高,心脏后负荷增加。但这种脑血管扩张对缺氧的代偿能力有限,胎儿器官会出现缺血性损害。

大脑中动脉搏动指数降低反映了心输出量的重新分配。胎儿心血管系统是一个整体,各个器官之间的功能会相互影响。随着妊娠的进展,胎盘床血管阻力的下降,脐动脉舒张期血流逐渐增加。大脑中动脉血流速度逐渐增加,搏动指数逐渐降低。脐动脉、降主动脉搏动指数增高,当脐动脉舒张期血流逐渐降低,出现缺失甚至倒置时,提示胎儿缺氧进一步加重。有研究显示,FGR 胎儿脐动脉搏动指数与出生后脐动脉血有核红细胞计数呈正相关,大脑中动脉搏动指数呈负相关。

在正常情况下,大脑中动脉舒张期血流速度相对低,搏动指数较高。但在胎儿宫内缺氧时,大脑血管阻力降低,舒张期血流速度增高。在胎儿贫血时,由于血黏度降低,大脑血流量增加,大脑中动脉的峰值流速增加。根据测量胎儿大脑中动脉峰值流速诊断胎儿有无贫血,能够降低 70% 的侵入性检查,并可以作为胎儿宫内输血后的随访。

动脉多普勒指标的改变对心血管评分影响如下。

脐动脉舒张期血流缺失,大脑中动脉搏动指数下降,减 1 分;

脐动脉舒张期血流倒置,减 2 分。

心血管评分系统将反映心脏功能的指标综合起来,对胎儿心脏功能进行半定量评估,有利于心力衰竭胎儿的临床处理。

Wieczorek 等采用心血管评分系统预测胎儿先天性心脏病的预后,结果发现 CVPS ≤ 7 分的胎儿预后明显比 CVPS ≥ 8 分的差。对于新生儿低 Apgar 评分和死亡率,CVPS 敏感性低(分别为 0.25 及 0.27),特异性高(分别为 0.98 及 0.99)。胎儿出现水肿及心脏增大时,与胎儿死亡之间的关系非常密切。FGR 胎儿 CVPS 低的新生儿死亡及脑瘫的发生可能性较大,其中心脏增大、心室单相充盈、三尖瓣全收缩期反流以及体静脉压升高对胎儿预后差的诊断价值比较大。

NT-proANP 的水平反映了心腔的扩张程度,其与静脉压升高有关,高肽水平与心脏功能失调有关。NT-proANP 水平与 FGR 胎儿的 CVPS 呈负相关。CVPS ≤ 6 分的新生儿 NT-proANP 水平明显高于 CVPS 高的新生儿。脐静脉搏动的胎儿 NT-proANP 水平高于无脐静脉搏动胎儿。

九、胎儿心力衰竭的治疗

宫内治疗胎儿心力衰竭主要目的在于缓解心力衰竭症状,延长妊娠时间,减少早产并发症,降低围生儿发病率及死亡率。由于产生胎儿心力衰竭的病因不同,采用的治疗手段亦有所不同。

采用地高辛治疗胎儿心力衰竭一直存在争议。地高辛能够降低儿茶酚胺对充血性心力衰竭的反应,降低心室充盈压。如果心脏后负荷较高,则心肌收缩增加,心肌灌注未改善。胎儿心律失常若不予宫内治疗,死亡率可达 27%~50%。若采用抗心律失常药物治疗,死亡率降到 5%~10%。地高辛作为治疗胎儿室上性心动过速的药物,具有正性肌力作用。亦有使用心得怡(Sotalol)治疗胎儿室上性心动过速。但在合并胎儿水肿心力衰竭时，由于心得怡具有负性肌力作用，可与地高辛合并使用治疗室上性心动过速。Patel 等使用地高辛治疗窦性心率的充血性心力衰竭胎儿，结果发现治疗后胎儿的 CVPS 评分明显增加。

若考虑心力衰竭是由于胎儿贫血导致，测量胎儿大脑中动脉的峰值流速，确定胎儿贫血，可考虑经脐静脉宫内输血。

双胎输血综合征可以采用激光治疗，阻断双胎间胎盘血管吻合支。若其中一胎为无心胎儿，可将无心胎儿的脐带结扎。

若孕妇血液中存在抗 Ro 抗体及抗 La 抗体，抗体在妊娠中期进入胎儿循环，激发房室结及心肌免疫介导的炎症反应，引起房室传导阻滞。严重时，会造成心内膜弹性纤维增生症及扩张型心肌病。抗 Ro/La 抗体阳性的孕妇中，1%~2% 胎儿在妊娠 20~24 周发生房室传导阻滞。当出现胎儿水肿，胎心率小于 55 次 / 分，心脏功能减退时，死亡率很高。有文献报道，采用地塞米松加拟交感神经药物治疗单纯性房室传导阻滞，改善胎儿预后。

胎儿合并骶尾部畸胎瘤时，由于肿瘤内存在动静脉瘘，会造成胎儿水肿、心力衰竭、羊水过多、早产等。胎儿镜可以对骶尾部畸胎瘤进行宫内手术。

十、胎儿心脏疾病的介入治疗

有些先天性心脏病会引起胎儿宫内发生充血性心力衰竭及肺的发育受压。右心病变比如三尖瓣闭锁、严重肺动脉瓣狭窄、肺动脉瓣闭锁合并室间隔完整、严重的房室瓣功能不全、产前卵圆孔关闭、Ebstein 畸形等。宫内介入治疗的目的在于预防发生由于胎儿心力衰竭引起的水肿，改变疾病的自然发展史，延长妊娠时间，使得发育不全的心室有所恢复，重建胎儿肺循环的血管床，创建两心室循环，改善围生儿预后。刚开始开展胎儿宫内瓣膜成形术及房间隔切开术时胎儿

死亡率较高，没有明显改善胎儿预后。随着技术的改进，一些病例取得了较好的效果。但是胎儿宫内心脏手术的效果没有产后好，因为胎儿可能合并其他畸形及染色体异常。胎儿宫内心脏治疗主要包括主动脉瓣或肺动脉瓣瓣膜成形术、卵圆孔关闭或受限时的气囊房间隔造口术、完全性房室传导阻滞的胎儿起搏等方法。胎儿心脏疾病宫内手术后 10%~20% 发生手术引起的死亡，5% 有早产的危险性。所以，宫内治疗前要慎重选择病例，权衡早产及手术的风险。

Tworetzky 等报道 10 例中期妊娠肺动脉瓣闭锁合并完整室间隔及右心发育不全的胎儿宫内介入手术治疗。在超声引导下经皮（或小的腹部切口）心脏穿刺气囊导管扩张肺动脉瓣，6 例手术成功。与肺动脉瓣闭锁合并完整室间隔未行宫内治疗的胎儿相比，三尖瓣瓣环、右心室及肺动脉瓣瓣环手术后明显生长，说明这种技术是可行的，能够宫内介入治疗以增加右心的生长，改善围生儿的预后。对于严重的半月瓣闭锁或狭窄，早期心室减压能够减缓心力衰竭的进一步发展，改善围生儿预后。

肺动脉瓣狭窄或闭锁病情严重程度差别很大，如果胎儿心脏表现为很小的三尖瓣，小的右心室及大的冠状动脉瘘不适合做宫内介入，因为手术不能达到双心室循环。只有膜性肺动脉瓣闭锁适合做宫内瓣膜成形术。

胎儿经食管超声心动图显示心脏图像更为清晰，可以通过不同的血管途径进行瓣膜成形术，但这些技术尚处于试验阶段，因为其比经皮途径损伤更大，手术时间长，增加早产的可能，对孕妇胎儿均有较大的风险。

胎儿心脏疾病的介入性手术对胎儿及孕妇均有较大风险，介入治疗的指征还没有确定，有些设备及技术还有待进一步完善。

（任芸芸）

参考文献

1. Czernik C, Proquitte H, Metze B, et al. Hydrops fetalis - has there been a change in diagnostic spectrum and mortality?J Matern Fetal Neonatal Med, 2010, 24(2):258-263.

2. Rasanen J, Wood DC, Weiner S, et al. Role of the pulmonary circulation in the distribution of human fetal cardiac output during the second half of pregnancy. Circulation, 1996,94(5):1068-1073.

3. Edelstone DI, Rudolph AM. Preferential streaming of ductus venosus blood to the brain and heart in fetal lambs. Am J Physiol, 1979,237(6): H724-729.

4. Fouron JC, Siles A, Montanari L, et al. Feasibility and reliability of Doppler flow recordings in the fetal aortic isthmus: a multicenter evaluation. Ultrasound Obstet Gynecol, 2009,33(6):690-693.

5. Del Rio M, Martinez JM, Figueras F, et al. Doppler assessment of the aortic isthmus and perinatal outcome in preterm fetuses with severe intrauterine growth restriction. Ultrasound Obstet Gynecol, 2008,31(1):41-47.

6. Acharya G. Technical aspects of aortic isthmus Doppler velocimetry in human fetuses. Ultrasound Obstet Gynecol, 2009, 33(6):628-633.

7. Makikallio K, Jouppila P, Rasanen J. Retrograde aortic isthmus net blood flow and human fetal cardiac function in placental insufficiency. Ultrasound Obstet Gynecol, 2003,22(4):351-357.

8. Kennelly MM, Farah N, Turner MJ,et al. Aortic isthmus Doppler velocimetry: role in assessment of preterm fetal growth restriction. Prenat Diagn, 2010,30(5):395-401.

9. Figueras F, Benavides A, Del Rio M, et al. Monitoring of fetuses with intrauterine growth restriction: longitudinal changes in ductus venosus and aortic isthmus flow. Ultrasound Obstet Gynecol, 2009,33(1):39-43.

10. Kiserud T, Eik-Nes SH, Blaas HG, et al. Ultrasonographic velocimetry of the fetal ductus venosus. Lancet, 1991,338(8780):1412-1414.

11. Morrison JL, Botting KJ, Dyer JL, et al. Restriction of placental function alters heart development in the sheep fetus. Am J Physiol Regul Integr Comp Physiol, 2007，293(1):R306-313.

12. Fisher DJ, Heymann MA, Rudolph AM. Myocardial consumption of oxygen and carbohydrates in newborn sheep.Pediatr Res, 1981,15(5):843-846.

13. Mahony L. Calcium homeostasis and control of contractility in the developing heart. Semin Perinatol, 1996,20(6):510-519.

14. Veille JC, Smith N, Zaccaro D. Ventricular filling patterns of the right and left ventricles in normally grown fetuses: a longitudinal follow-up study from early intrauterine life to age 1 year. Am J Obstet Gynecol, 1999,180(4):849-858.

15. Pinson CW, Morton MJ, Thornburg KL. Mild pressure loading alters right ventricular function in fetal sheep. Circ Res, 1991, 68(4):947-957.

16. Barbera A, Giraud GD, Reller MD, et al. Right ventricular systolic pressure load alters myocyte maturation in fetal sheep. Am J Physiol Regul Integr Comp Physiol, 2000,279(4):R1157-1164.

17. Hein S, Arnon E, Kostin S, et al. Progression from compensated hypertrophy to failure in the pressure-overloaded human heart: structural deterioration and compensatory mechanisms.Circulation, 2003,107(7):984-991.

18. Gardiner HM. Response of the fetal heart to changes in load: from hyperplasia to heart failure. Heart, 2005,91(7):871-873.

19. Thornburg KL ,Reller MD. Coronary flow regulation in the fetal sheep.Am J Physiol, 1999,277(5 Pt 2):R1249-1260.

20. Kiserud T, Ebbing C, Kessler J, et al. Fetal cardiac output, distribution to the placenta and impact of placental compromise. Ultrasound Obstet Gynecol, 2006,28(2):126-136.

21. Mielke G ,Benda N. Cardiac output and central distribution of blood flow in the human fetus.Circulation, 2001,103(12):1662-1668.

22. Tchirikov M, Rybakowski C, Huneke B, et al. Blood flow through the ductus venosus in singleton and multifetal pregnancies and in fetuses with intrauterine growth retardation.Am J Obstet Gynecol, 1998,178(5):943-949.

23. Kiserud T ,Acharya G. The fetal circulation.Prenat Diagn, 2004,24(13):1049-1059.

24. Thornburg KL ,Morton MJ. Filling and arterial pressures as determinants of left ventricular stroke volume in fetal lambs.Am J Physiol, 1986,251(5 Pt 2):H961-968.

25. Grant DA. Ventricular constraint in the fetus and newborn. Can J Cardiol, 1999,15(1):95-104.

26. Grant DA ,Walker AM. Pleural and pericardial pressures limit fetal right ventricular output. Circulation, 1996, 94(3):555-561.

27. Hofstaetter C ,Gudmundsson S. Venous Doppler in the evaluation of fetal hydrops. Obstet Gynecol Int, 2010,May 5.

28. Florjanski J, Zimmer M, Pomorski M, et al. Nonimmune hydrops fetalis. Neuro Endocrinol Lett, 2009,30(4):450-452.

29. Quintero RA, Gomez Castro LA, Bermudez C, et al. In utero management of fetal lower urinary tract obstruction with a novel shunt: A landmark development in fetal therapy. J Matern Fetal Neonatal Med, 2009, 23(8):806-812.

30. Adachi Y, Kobayashi Y, Ida H, et al. An autopsy case of fetal Gaucher disease. Acta Paediatr Jpn,1998, 40(4):374-377.

31. Beke A, Joo JG, Csaba A, et al. Incidence of chromosomal abnormalities in the presence of fetal subcutaneous oedema, such as nuchal oedema, cystic hygroma and non-immune hydrops. Fetal Diagn Ther, 2009,25(1):83-92.

32. Bellini C, Hennekam RC, Fulcheri E, et al. Etiology of nonimmune hydrops fetalis: a systematic review. Am J Med Genet A, 2009,149A(5):844-851.

33. Hansmann M, Gembruch U, Bald R. New therapeutic aspects in nonimmune hydrops fetalis based on four hundred and two prenatally diagnosed cases. Fetal Ther, 1989,4(1):29-36.

34. Nicolaides KH, Soothill PW, Clewell WH, et al. Fetal haemoglobin measurement in the assessment of red cell isoimmunisation. Lancet, 1988,1(8594):1073-1075.

35. Scheier M, Hernandez-Andrade E, Carmo A, et al. Prediction of fetal anemia in rhesus disease by measurement of fetal middle cerebral artery peak systolic velocity. Ultrasound Obstet Gynecol, 2004,23(5):432-436.

36. von Kaisenberg CS, Jonat W. Fetal parvovirus B19 infection.Ultrasound Obstet Gynecol, 2001,18(3):280-288.

37. Hernandez-Andrade E, Scheier M, Dezerega V, et al. Fetal middle cerebral artery peak velocity in the investigation of non-immune hydrops. Ultrasound Obstet Gynecol, 2004,23(5):442-445.

38. Williams IA ,Kleinman CS. Is hydrops fetalis a manifestation of fetal pulmonary edema caused by impaired lymphatic drainage?Ultrasound Obstet Gynecol, 2008,31(1):96-99.

39. Hofstaetter C, Gudmundsson S, Hansmann M. Venous Doppler velocimetry in the surveillance of severely compromised fetuses. Ultrasound Obstet Gynecol, 2002, 20(3):233-239.

40. Borna S, Mirzaie F, Hanthoush-Zadeh S, et al. Middle cerebral artery peak systolic velocity and ductus venosus velocity in the investigation of nonimmune hydrops. J Clin Ultrasound, 2009,37(7):385-388.

41. Goldinfeld M, Weiner E, Peleg D, et al. Evaluation of fetal cardiac contractility by two-dimensional ultrasonography.Prenat Diagn, 2004,24(10):799-803.

42. Rychik J, Tian Z, Bebbington M, et al. The twin-twin transfusion syndrome: spectrum of cardiovascular abnormality and development of a cardiovascular score to assess severity of disease. Am J Obstet Gynecol, 2007,197(4): e391-398.

43. Friedman D, Buyon J, Kim M, et al. Fetal cardiac function assessed by Doppler myocardial performance index (Tei Index). Ultrasound Obstet Gynecol, 2003,21(1):33-36.

44. Van Mieghem T, Gucciardo L, Lewi P, et al. Validation of the fetal myocardial performance index in the second and third trimesters of gestation.Ultrasound Obstet Gynecol, 2009,33(1):58-63.

45. Tsutsumi T, Ishii M, Eto G, et al. Serial evaluation for myocardial performance in fetuses and neonates using a new Doppler index. Pediatr Int, 1999,41(6):722-727.

46. Tutschek B, Zimmermann T, Buck T, et al. Fetal tissue Doppler echocardiography: detection rates of cardiac structures and quantitative assessment of the fetal heart. Ultrasound Obstet Gynecol, 2003,21(1):26-32.

47. Abuhamad A. Color and pulsed Doppler in fetal echocardiography.Ultrasound Obstet Gynecol, 2004,24(1):1-9.

48. Ferrazzi E, Bozzo M, Rigano S, et al. Temporal sequence of abnormal Doppler changes in the peripheral and central circulatory systems of the severely growth-restricted fetus. Ultrasound Obstet Gynecol, 2002,19(2):140-146.

49. Makikallio K, Vuolteenaho O, Jouppila P,et al. Ultrasonographic and biochemical markers of human fetal cardiac dysfunction in placental insufficiency.Circulation, 2002,105(17):2058-2063.

50. Tchirikov M, Strohner M, Scholz A. Cardiac output and blood flow volume redistribution during acute maternal hypoxia in fetal sheep.J Perinat Med, 2010,38(4):387-392.

51. Tchirikov M, Strohner M, Popovic S, et al. Cardiac output following fetoscopic coagulation of major placental vessels in fetal sheep. Ultrasound Obstet Gynecol, 2008,32(7):917-922.

52. Rizzo G, Capponi A, Cavicchioni O, et al. Low cardiac output to the placenta: an early hemodynamic adaptive mechanism in intrauterine growth restriction.Ultrasound Obstet Gynecol, 2008,32(2):155-159.

53. Capponi A, Rizzo G, De Angelis C, et al. Atrial natriuretic peptide levels in fetal blood in relation to inferior vena cava velocity waveforms.Obstet Gynecol, 1997,89(2):242-247.

54. Bahtiyar MO,Copel JA. Cardiac changes in the intrauterine growth-restricted fetus.Semin Perinatol, 2008,32(3):190-193.

55. Xu Y, Williams SJ, O'Brien D, et al. Hypoxia or nutrient restriction during pregnancy in rats leads to progressive cardiac remodeling and impairs postischemic recovery in adult male offspring. FASEB J, 2006,20: 1251-1253.

56. Hecher K, Snijders R, Campbell S, et al. Fetal venous, intracardiac, and arterial blood flow measurements in intrauterine growth retardation: relationship with fetal blood gases. Am J Obstet Gynecol, 1995,173(1):10-15.

57. Bensouda B, Fouron JC, Raboisson MJ, et al. Relevance of measuring diastolic time intervals in the ductus venosus during the early stages of twin-twin transfusion syndrome.Ultrasound Obstet Gynecol, 2007,30(7):983-987.

58. Rossi AC,D'Addario V. Twin-twin transfusion syndrome.Minerva Ginecol, 2009,61(2):153-165.

59. Stirnemann JJ, Mougeot M, Proulx F, et al. Profiling fetal cardiac function in twin-twin transfusion syndrome.Ultrasound Obstet Gynecol, 2010,35(1):19-27.

60. Banek CS, Hecher K, Hackeloer BJ, et al. Long-term neurodevelopmental outcome after intrauterine laser treatment for severe twin-twin transfusion syndrome. Am J Obstet Gynecol, 2003,188(4):876-880.

61. Cheung YF, Taylor MJ, Fisk NM, et al. Fetal origins of reduced arterial distensibility in the donor twin in twin-twin transfusion syndrome. Lancet, 2000,355(9210):1157-1158.

62. Quintero RA, Morales WJ, Allen MH, et al. Staging of twin-twin transfusion syndrome.J Perinatol, 1999,19(8 Pt 1):550-555.

63. Fesslova V, Villa L, Nava S, et al. Fetal and neonatal echocardiographic findings in twin-twin transfusion syndrome.Am J Obstet Gynecol, 1998,179(4):1056-1062.

64. Gardiner HM, Taylor MJ, Karatza A,et al. Twin-twin transfusion syndrome: the influence of intrauterine laser photocoagulation on arterial distensibility in childhood. Circulation, 2003,107(14):1906-1911.

65. Rychik J. Fetal cardiovascular physiology.Pediatr Cardiol, 2004,25(3):201-209.

66. Raboisson MJ, Fouron JC, Lamoureux J, et al. Early intertwin differences in myocardial performance during the twin-to-twin transfusion syndrome.Circulation, 2004,110(19):3043-3048.

67. Guilherme R, Patrier S, Gubler MC, et al. Very early twin-to-twin transfusion syndrome and discordant activation of the renin-angiotensin system.Placenta, 2009,30(8):731-734.

68. Durier S, Fassot C, Laurent S, et al. Physiological genomics of human arteries: quantitative relationship between gene expression and arterial stiffness.Circulation, 2003,108(15):1845-1851.

69. Barrea C, Alkazaleh F, Ryan G, et al. Prenatal cardiovascular manifestations in the twin-to-twin transfusion syndrome recipients and the impact of therapeutic amnioreduction .Am J Obstet Gynecol, 2005,192(3):892-902.

70. Barrea C, Hornberger LK, Alkazaleh F, et al. Impact of selective laser ablation of placental anastomoses on the cardiovascular pathology of the recipient twin in severe twin-twin transfusion syndrome.Am J Obstet Gynecol, 2006,195(5):1388-1395.

71. Szwast A, Tian Z, McCann M, et al. Impact of altered loading conditions on ventricular performance in fetuses with congenital cystic adenomatoid malformation and twin-twin transfusion syndrome.Ultrasound Obstet Gynecol, 2007,30(1):40-46.

72. Schmidt KG, Silverman NH, Harison MR, et al. High-output cardiac failure in fetuses with large sacrococcygeal teratoma: diagnosis by echocardiography and Doppler ultrasound.J Pediatr, 1989,114(6):1023-1028.

73. Neubert S, Trautmann K, Tanner B, et al. Sonographic prognostic factors in prenatal diagnosis of SCT.Fetal Diagn Ther, 2004,19(4):319-326.

74. Berg C, Kremer C, Geipel A, et al. Ductus venosus blood flow alterations in fetuses with obstructive lesions of the right heart. Ultrasound Obstet Gynecol, 2006,28(2):137-142.

75. Kawazu Y, Inamura N, Kayatani F. Prediction of therapeutic strategy and outcome for antenatally diagnosed pulmonary atresia/stenosis with intact ventricular septum.Circ J, 2008,72(9):1471-1475.

76. Salvin JW, McElhinney DB, Colan SD, et al. Fetal tricuspid valve size and growth as predictors of outcome in pulmonary atresia with intact ventricular septum.Pediatrics, 2006,118(2):e415-420.

77. Roberson DA,Silverman NH. Ebstein's anomaly: echocardiographic and clinical features in the fetus and neonate.J Am Coll Cardiol, 1989,14(5):1300-1307.

78. Nathan AT, Marino BS, Dominguez T, et al. Tricuspid valve dysplasia with severe tricuspid regurgitation: fetal pulmonary artery size predicts lung viability in the presence of small lung volumes.Fetal Diagn Ther, 2010,27(2):101-105.

79. Fesslova V, Bagozzi DC, Bellotti M, et al. Fetal hydrops due to right ventricular and tricuspid valve dysplasia. A case report.G Ital Cardiol, 1994,24(1):41-45.

80. Oberhoffer R, Cook AC, Lang D, et al. Correlation between echocardiographic and morphological investigations of lesions of the tricuspid valve diagnosed during fetal life. Br Heart J, 1992,68(6):580-585.

81. Falkensammer CB, Paul J, Huhta JC. Fetal congestive heart failure: correlation of Tei-index and Cardiovascular-score.J Perinat Med, 2001,29(5):390-398.

82. Manning FA, Harman CR, Morrison I, et al. Fetal assessment based on fetal biophysical profile scoring. Ⅳ.An analysis of perinatal morbidity and mortality. Am J Obstet Gynecol, 1990,162(3):703-709.

83. Johnson P, Sharland G, Allan LD, et al. Umbilical venous pressure in nonimmune hydrops fetalis: correlation with cardiac size. Am J Obstet Gynecol, 1992,167(5):1309-1313.

84. Gudmundsson S, Huhta JC, Wood DC, et al. Venous Doppler ultrasonography in the fetus with nonimmune hydrops.Am J Obstet Gynecol, 1991,164(1 Pt 1):33-37.

85. Baschat AA, Guclu S, Kush ML, et al. Venous Doppler in the prediction of acid-base status of growth-restricted fetuses with elevated placental blood flow resistance.Am J Obstet Gynecol, 2004,191(1):277-284.

86. Schwarze A, Gembruch U, Krapp M, et al. Qualitative venous Doppler flow waveform analysis in preterm intrauterine growth-restricted fetuses with ARED flow in the umbilical artery-correlation with short-term outcome. Ultrasound Obstet Gynecol, 2005,25(6):573-579.

87. Rohini A, Agrawal N, Koyani CN, et al. Molecular targets and regulators of cardiac hypertrophy.Pharmacol Res, 2010,61(4):269-280.

88. Nadal-Ginard B, Kajstura J, Leri A, et al. Myocyte death, growth, and regeneration in cardiac hypertrophy and failure. Circ Res, 2003,92(2):139-150.

89. Tintu A, Rouwet E, Verlohren S, et al. Hypoxia induces dilated cardiomyopathy in the chick embryo: mechanism, intervention, and long-term consequences.PLoS One, 2009,4(4):e51-55.

90. Gupta S, Das B,Sen S. Cardiac hypertrophy: mechanisms and therapeutic opportunities.Antioxid Redox Signal, 2007,9(6):623-652.

91. Katz AM,Zile MR. New molecular mechanism in diastolic heart failure.Circulation, 2006,113(16):1922-1925.

92. Tintu AN, Noble FA, Rouwet EV. Hypoxia disturbs fetal hemodynamics and growth.Endothelium, 2007,14(6):353-360.

93. Acharya G, Rasanen J, Makikallio K, et al. Metabolic acidosis decreases fetal myocardial isovolumic velocities in a chronic sheep model of increased placental vascular resistance.Am J Physiol Heart Circ Physiol, 2008,294(1):H498-504.

94. Hauton D,Ousley V. Prenatal hypoxia induces increased cardiac contractility on a background of decreased capillary density.BMC Cardiovasc Disord, 2009,9:1.

95. Gembruch U,Smrcek JM. The prevalence and clinical significance of tricuspid valve regurgitation in normally grown fetuses and those with intrauterine growth retardation.Ultrasound Obstet Gynecol, 1997,9(6):374-382.

96. Gembruch U, Redel DA, Bald R, et al. Longitudinal study in 18 cases of fetal supraventricular tachycardia: Doppler echocardiographic findings and pathophysiologic implications. Am Heart J, 1993,125(5 Pt 1):1290-1301.

97. Kagan KO, Valencia C, Livanos P, et al. Tricuspid regurgitation in screening for trisomies 21, 18 and 13 and Turner syndrome at 11+0 to 13+6 weeks of gestation. Ultrasound Obstet Gynecol, 2009,33(1):18-22.

98. Falcon O, Faiola S, Huggon I, et al. Fetal tricuspid regurgitation at the 11 + 0 to 13 + 6-week scan: association with chromosomal defects and reproducibility of the method.Ultrasound Obstet Gynecol, 2006,27(6):609-612.

99. Van Mieghem T, Klaritsch P, Done E, et al. Assessment of fetal cardiac function before and after therapy for twin-to-twin transfusion syndrome. Am J Obstet Gynecol, 2009, 200(4):400, e401-407.

100. Karatza AA, Wolfenden JL, Taylor MJ, et al. Influence of twin-twin transfusion syndrome on fetal cardiovascular structure and function: prospective case-control study of 136 monochorionic twin pregnancies. Heart, 2002,88(3):271-277.

101. Russell NE, Holloway P, Quinn S, et al. Cardiomyopathy and cardiomegaly in stillborn infants of diabetic mothers.Pediatr Dev Pathol, 2008,11(1):10-14.

102. Ahmad F, Seidman JG, Seidman CE. The genetic basis for cardiac remodeling. Annu Rev Genomics Hum Genet, 2005,6:185-216

103. Sun X, Hoage T, Bai P, et al. Cardiac hypertrophy involves both myocyte hypertrophy and hyperplasia in anemic zebrafish. PLoS One, 2009, 4(8):e6596.

104. Harrington K, Thompson MO, Carpenter RG, et al. Doppler fetal circulation in pregnancies complicated by pre-eclampsia or delivery of a small for gestational age baby: 2 Longitudinal analysis.Br J Obstet Gynaecol, 1999,106(5):453-466.

105. Roza SJ, Steegers EA, Verburg BO, et al. What is spared by fetal brain-sparing? Fetal circulatory redistribution and behavioral

problems in the general population. Am J Epidemiol, 2008,168(10):1145-1152.

106. Iacovidou N, Briana DD, Boutsikou M, et al. Cord blood ischemia-modified albumin levels in normal and intrauterine growth restricted pregnancies.Mediators Inflamm, 2008:523081.

107. Martinelli S, Francisco RP, Bittar RE, et al. Hematological indices at birth in relation to arterial and venous Doppler in small-for-gestational-age fetuses.Acta Obstet Gynecol Scand, 2009,88(8):888-893.

108. Mari G. Middle cerebral artery peak systolic velocity for the diagnosis of fetal anemia: the untold story.Ultrasound Obstet Gynecol, 2005,25(4):323-330.

109. Wieczorek A, Hernandez-Robles J, Ewing L, et al. Prediction of outcome of fetal congenital heart disease using a cardiovascular profile score. Ultrasound Obstet Gynecol, 2008,31(3):284-288.

110. Makikallio K, Rasanen J, Makikallio T, et al. Human fetal cardiovascular profile score and neonatal outcome in intrauterine growth restriction.Ultrasound Obstet Gynecol, 2008, 31(1):48-54.

111. Strasburger JF, Cheulkar B, Wichman HJ. Perinatal arrhythmias: diagnosis and management. Clin Perinatol, 2007,34(4):627-652, vii-viii.

112. Suri V, Keepanaseril A, Aggarwal N, et al. Prenatal management with digoxin and sotalol combination for fetal supraventricular tachycardia: Case report and review of literature.Indian J Med Sci, 2009,63(9):411-414.

113. Patel D, Cuneo B, Viesca R, et al. Digoxin for the treatment of fetal congestive heart failure with sinus rhythm assessed by cardiovascular profile score.J Matern Fetal Neonatal Med, 2008,21(7):477-482.

114. Nield LE, Silverman ED, Taylor GP, et al. Maternal anti-Ro and anti-La antibody-associated endocardial fibroelastosis.Circulation, 2002,105(7):843-848.

115. Gladman G, Silverman ED, Yuk L, et al. Fetal echocardiographic screening of pregnancies of mothers with anti-Ro and/or anti-La antibodies.Am J Perinatol, 2002,19(2):73-80.

116. Jaeggi ET, Fouron JC, Silverman ED, et al. Transplacental fetal treatment improves the outcome of prenatally diagnosed complete atrioventricular block without structural heart disease.Circulation, 2004,110(12):1542-1548.

117. Peiro JL, Carreras E, Guillen G, et al. Therapeutic indications of fetoscopy: a 5-year institutional experience.J Laparoendosc Adv Surg Tech A, 2009,19(2):229-236.

118. Viesca R,Huhta JC. Update in fetal cardiac intervention.Curr Treat Options Cardiovasc Med, 2006,8(5):379-386.

119. Tworetzky W, McElhinney DB, Marx GR, et al. In utero valvuloplasty for pulmonary atresia with hypoplastic right ventricle: techniques and outcomes. Pediatrics, 2009, 124(3):e510-518.

120. Gardiner HM. The case for fetal cardiac intervention.Heart, 2009,95(20):1648-1652.

121. Yagel S,Silverman NH, Gembruch U. Fetal Cardiology: Embryology, Genetics, Physiology, Echocardiographic Evaluation, Diagnosis and Perinatal Management of Cardiac Diseases. 2nd ed. New York: Informa Healthcare USA, Inc. 2008, 561-576.

第五十三章
双胎输血综合征
对胎儿心血管系统的影响

第一节 >>> 双胎输血综合征的病理生理改变

一、双胎输血综合征简介

双胎输血综合征（twin-twin transfusion syndrome, TTTS）由德国医生 Schatz 于 1882 年首次报道，主要发生于单绒毛膜囊双胎，表现为双胎中一个面色红润且体重明显大于正常，另一个面色苍白且体重低于正常。其实，早在西方的《圣经》及 17 世纪的荷兰画作里，就已经出现过与双胎输血综合征类似的描述。

2005 年美国 National Center for Health Statistics 资料显示：在当年 4 138 349 例分娩中，多胎妊娠的发生率为 3.4%（1∶30），共 139 816 例。其中，双胎输血综合征共 4 568 例（0.11%）。近 20 年来，随着辅助生殖技术的蓬勃发展，多胎妊娠及双胎输血综合征的发生率均呈上升趋势。

二、双胎输血综合征的分型及病因

双胎输血综合征主要发生于单绒毛膜囊双羊膜囊双胎，也可发生于单绒毛膜囊单羊膜囊双胎，在十分罕见的情况下亦可见于双绒毛膜囊双胎。由于两个胎儿循环之间发生单向的灌注，导致两个胎儿分别呈现出"受血儿"和"供血儿"的特点，并引起一系列的病理生理改变，其中供血儿表现为血容量减少、尿量减少、羊水减少及胎盘阻力增加；受血儿表现为血容量增多、尿量增多及羊水增多。

临床上，双胎输血综合征可分为急性双胎输血综合征和慢性双胎输血综合征。急性双胎输血综合征相当罕见，主要见于分娩时脐带受压或血管前置并发生破裂后影响到双胎之一血压或血容量的突然变化。由于临产时可通过胎盘绒毛膜板的静脉 - 静脉吻合发生急性血流转换，尽管出生时两个胎儿体重相近，但是出生后可出现一胎贫血，而另一胎红细胞增多症。慢性双胎输血综合征即临床上见到的大多数发生在孕15~26周的双胎输血综合征。

双胎输血综合征的发生机制目前尚未完全阐明。结合对胎盘的病理研究和胎儿镜下对胎盘的观察结果，多数研究认为，位于双胎共用胎盘深部的单向的动脉 - 静脉吻合增多，位于胎盘表面"保护性"的双向的动脉 - 动脉吻合减少，是引起双胎输血综合征的主要原因。胎盘血管吻合的内径和数目、双胎占有胎盘面积的不均衡、脐带边缘性附着或帆状胎盘等，也被认为是引起双胎输血综合征的重要因素。

三、双胎输血综合征的病理生理改变

由于供血儿将一部分血液输送给受血儿，自身血容量降低导致肾血流减少，从而激活肾素 - 血管紧张素系统，同时促进抗利尿激素分泌。而受血儿由于血容量增加导致肾血流增加，抑制了肾素 - 血管紧张素系统的分泌。但是，供血儿体内产生的肾素 - 血管紧张素可通过胎盘血管吻合进入受血儿体内，使受血儿体内肾素水平明显升高。此外，还有内皮素 -1（endothelin-1）、心房利钠多肽（ANPs）、脑利钠肽（BNPs）等多种激素参与双胎输血综合征病程的发展演变。

在血容量分别发生改变及多种血管活性物质的影响下，受血儿及供血儿表现出不同的特征。供血儿表现为低血容量、低氧血症、酸中毒、尿量减少、羊水减少、胎盘功能下降、宫内生长迟缓（IUGR）及心功能减退。而受血儿表现为

血容量增多、尿量增多及羊水增多。此外，受血儿在前负荷和后负荷均增加的状况下，出现心脏扩大和心肌肥厚。孕晚期，受血儿与供血儿均可发生水肿甚至宫内死亡。

据报道，发生在28周以前未经治疗的双胎输血综合征，围生期死亡率高达90%~100%。27%的存活儿有不同程度的神经系统后遗症。

四、双胎输血综合征的产前诊断标准

以往产后诊断双胎输血综合征的标准为：①两胎儿出生后体重相差大于20%；②产后两新生儿血红蛋白相差大于5g/dl；③产后胎盘检查确定为单绒毛膜囊双胎，单个胎盘。由此衍生而来的产前超声诊断标准为：①两胎儿性别相同，一个胎盘，无双胎峰，分隔膜薄；②两胎儿体重相差大于20%；③一胎羊水过少而另一胎羊水过多。

但是临床发现，仅有20%左右的双胎输血综合征胎儿符合上述体重差异及血红蛋白差异的标准，多数双胎输血综合征双胎在孕中期血红蛋白无明显差异。此外，急性双胎输血综合征不完全符合上述诊断标准。

Quintero等于1999年提出了双胎输血综合征的分级标准，成为目前临床上普遍采用的产前诊断双胎输血综合征并判断其严重程度的标准。他们按照双胎不同的超声表现，将双胎输血综合征分为5级：Ⅰ级，一胎儿羊水多、另一胎儿羊水少；Ⅱ级，在Ⅰ级的基础上一胎儿膀胱增大、另一胎儿膀胱显示不清；Ⅲ级，在Ⅱ级的基础上出现胎儿静脉导管、脐静脉或脐动脉的血流频谱异常；Ⅳ级，任一胎儿出现水肿，表现为两个以上的体腔出现积液（如胸腔、腹腔、心包腔或皮下组织水肿）；Ⅴ级，任一胎儿宫内死亡。

第二节 >>> 双胎输血综合征受血儿的心血管改变

随着对双胎输血综合征研究的逐渐深入，胎儿心功能的改变引起了广泛的关注，胎儿心脏形态与功能的变化被认为可真实反映双胎输血综合征病情的发展。特别是受血儿前负荷和后负荷均增加，引起了心脏扩大、心肌肥厚、心脏收缩及舒张功能异常等多个特征性的改变。应用二维超声、彩色多普勒及频谱多普勒超声、二维应变成像等多种方法可敏感的反映胎儿心脏功能的异常。

一、超声评价双胎输血综合征受血儿心脏功能

脐静脉、静脉导管、下腔静脉及肝静脉血流频谱可间接反映胎儿心脏舒张功能的变化，已被广泛用于受血儿心功能的评价。Russell 等分析了 65 例脐静脉呈"搏动"征的双胎输血综合征胎儿，其中 63 例为受血儿，2 例为供血儿。他们应用自动包络功能计算了脐静脉频谱的阻力指数（UVRI）后，认为 UVRI 随病情严重程度增加而增加，UVRI > 0.15 可作为确认脐静脉"搏动"征的客观指标。目前，脐静脉搏动征、静脉导管 A 波反向已成为判断受血儿心脏舒张功能减退的敏感指标。

心胸面积比、心肌厚度、心室短轴缩短率、房室瓣血流频谱 E/A 比值及心输出量等指标为直接评价受血儿心脏结构和功能提供了重要的依据。Michelfelder 等研究了 42 例双胎输血综合征胎儿的心脏结构和功能，发现供血儿心脏基本正常，但是受血儿心脏表现为心肌肥厚、房室瓣反流、心脏收缩功能下降、心脏扩大等，其中前三者与 Quintero 分级无相关性，但是心脏扩大和严重的收缩功能下降（心室短轴缩短率小

于 20%）多见于 Quintero 分级 III 级以上的双胎输血综合征病例。Barrea 等的研究结果与上述结果相近，并发现受血儿心肌肥厚、右心收缩及舒张功能减退随病情发展而逐渐加重。Szwast 等计算了 22 例双胎输血综合征双胎的总心输出量（CCO），发现双胎输血综合征受血儿 CCO 高于正常胎儿，但供血儿 CCO 低于正常胎儿。

心肌做功指数（MPI）不受几何形态限制，可反映心脏整体的收缩及舒张功能，已开始用于双胎输血综合征的研究。Raboisson 等分析了 21 例双胎输血综合征胎儿和 11 例宫内生长迟缓胎儿的超声心动图后认为，受血儿 MPI 明显高于供血儿，如果以两胎儿左心室 MPI 之差大于 0.09 及右心室 MPI 之差大于 0.05 作为标准诊断双胎输血综合征，敏感度达 75%，假阳性率为 9%。他认为，受血儿 MPI 增高是由于等容舒张期增加所致，反映了早期出现的心肌舒张功能异常。在 Szwast 等的研究中，双胎输血综合征受血儿 CCO 明显高于正常胎儿及供血儿，左、右心室 MPI 均明显高于正常，也说明受血儿前负荷增加、心室收缩功能增强，但是心脏舒张功能减退。可见，舒张功能减退可能是受血儿较早出现的心脏改变。

此外，Rychik 等提出了双胎输血综合征双胎心血管评分，按照不同严重程度对受血儿的心脏大小、心肌厚度、心脏收缩功能、房室瓣舒张期频谱形态（单峰/双峰）、房室瓣反流、静脉导管频谱、脐静脉频谱、右心室流出道梗阻情况、肺动脉瓣反流及供血儿的脐动脉频谱进行量化评价（图 53-1～图 53-3），总分（0~20 分）越高则表明胎儿心功能受损越严重，使双胎输血综合征胎儿的心功能评价更加客观和全面。

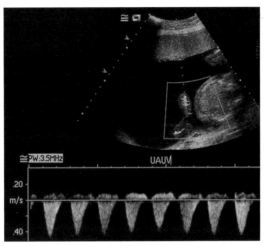

图 53-1　受血儿脐静脉频谱

显示受血儿脐静脉频谱呈"搏动"征

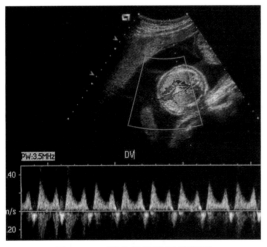

图 53-2　受血儿静脉导管频谱

显示为受血儿静脉导管 A 波反向

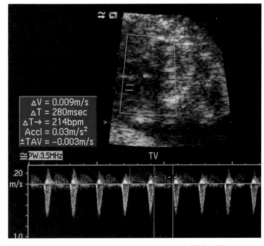

图 53-3　受血儿三尖瓣舒张期频谱

显示受血儿三尖瓣舒张期血流频谱呈单峰

二、双胎输血综合征受血儿心脏改变的生物力学机制研究

二维应变成像是一种应用组织斑点追踪技术的成像方法，已开始用于胎儿心肌运动的研究。Di Salvo 等研究了 100 例正常胎儿，认为心脏不同节段纵向收缩期峰值应变基本一致。Younoszai 等和 Peng 等的研究结果与 Di Salvo 相似，并认为正常胎儿心肌应变不随孕周增加而发生改变。Barker 等研究了多种病理改变下胎儿心脏应变的改变状况，认为绝大多数表现为应变绝对值减少，但是也有 1 例主动脉狭窄的胎儿表现为应变绝对值增加。

近期的研究显示，正常单绒毛膜囊双胎胎儿右心游离壁、室间隔与平均心肌应变基本一致，但是双胎输血综合征受血儿的室间隔、右心游离壁及平均纵向收缩期峰值应变明显低于供血儿和正常对照组双胎。这些改变可能早于心室短轴缩短率的出现，并与心肌厚度呈正相关。Van Mieghem 等研究了 52 例双胎输血综合征后发现，受血儿羊水中肌钙蛋白 T（cTnT）与脑利钠肽的浓度明显高于正常对照组，其中前者升高是由于心肌受损引起，而后者升高是由于心腔扩大引起。由此可见，二维应变成像可用于早期发现双胎输血综合征受血儿发生的心肌功能异常。

三、受血儿获得性先天性心脏病

临床研究发现，双胎输血综合征受血儿可出现心肌肥厚特别是右心室肥厚，部分胎儿可进一步发展为右心室流出道梗阻甚至肺动脉狭窄或闭锁（多为功能性改变），这种特殊类型胎儿的获得性先天性心脏病正逐渐引起研究者的关注。Lougheed 等报道了双胎输血综合征中合并受血儿右心室流出道梗阻的发生率为 9.6%（7∶73），其中胎儿期发现 4 例，新生儿期发现 2 例，出生后 2 年发现 1 例；7 例右心室流出道梗阻中 2 例肺动脉瓣下型、4 例肺动脉瓣型、1 例混合型。心肌肥厚、右心收缩及舒张功能减退导致右心室流出道血流减少、严重的三尖瓣反流被认为是导致受血儿右心室流出道梗阻的重要原因，基因的差异则被认为可以解释为何仅有少部分受血儿发展为右心室流出道梗阻。

第三节 >>> 双胎输血综合征激光治疗后的心血管改变

目前，双胎输血综合征的宫内治疗方法主要有羊水减量、羊膜切开术、选择性毁胎术和胎儿镜下激光凝固胎盘吻合血管术。其中，激光凝固术被认为是针对病因的一种有效的治疗方法。

Habli 等研究了 65 例双胎输血综合征宫内激光治疗术后 2~13 天受血儿的心功能状况，发现其脐静脉及静脉导管血流频谱较治疗前明显好转。另外，左心 MPI 较治疗前减少 10% 以上的受血儿预后明显好于其他胎儿。Van Mieghem 等分析比较了 39 例双胎输血综合征激光治疗前后的心血管功能变化，发现术后 48 小时内，受血儿的心功能明显改善，右心室 MPI 明显下降，三尖瓣反流明显减少，但是供血儿的静脉导管出现 A 波反向，三尖瓣反流也明显增多。术后 4 周后，受血儿 MPI 恢复至正常水平。由此可见，激光凝固胎盘吻合血管后，双胎输血综合征的病理生理改变被有效阻断，受血儿的心功能得到明显改善，但是供血儿舒张功能较治疗前有所下降。

Ishii 等应用频谱多普勒计算并比较了 41 例双胎输血综合征双胎的脐静脉血流量，发现受血儿血流量为 111.2ml/min，明显高于供血儿的血

流量 44.8ml/min；在宫内激光治疗术后 24 小时，受血儿血流量下降至 93.1ml/min，而供血儿血流量上升至 70.7ml/min。Yamamoto 等提出计算受血儿与供血儿的脐静脉血流量比值，如以该比值在激光治疗后下降小于 30% 为标准，可预测 66% 的术后复发。上述计算方法可为激光治疗的疗效提供客观的评价标准。

（陈欣林 赵 胜）

◈ 参考文献

1. Quintero RA, Morales WJ, Allen MH, et al. Staging of twin-twin transfusion syndrome. J Perinatol, 1999, 19:550-555.

2. Ville Y. Twin-to-twin transfusion syndrome: time to forget the Quintero staging system? Ultrasound Obstet Gynecol, 2007, 30:924-927.

3. Fisk NM, Duncombe GJ, Sullivan MH. The basic and clinical science of twin-twin transfusion syndrome. Placenta, 2009, 30:379-390.

4. Lopriore E, Middeldorp JM, Oepkes D, et al. Twin anemia-polycythemia sequence in two monochorionic twin pairs without oligo-polyhydramnios sequence. Placenta, 2007, 28:47-51.

5. Russell Z, Quintero RA, Kontopoulos EV. What is the definition of pulsatile umbilical venous flow in twin-twin transfusion syndrome? Am J Obstet Gynecol, 2008, 199:634.e1-4.

6. Michelfelder E, Gottliebson W, Border W, et al. Early manifestations and spectrum of recipient twin cardiomyopathy in twin-twin transfusion syndrome: relation to Quintero stage. Ultrasound Obstet Gynecol, 2007, 30:965-971.

7. Barrea C, Alkazaleh F, Ryan G, et al. Prenatal cardiovascular manifestations in the twin-to-twin transfusion syndrome recipients and the impact of therapeutic amnioreduction. Am J Obstet Gynecol, 2005, 192:892-902.

8. Szwast A, Tian Z, McCann M, et al. Impact of altered loading conditions on ventricular performance in fetuses with congenital cystic adenomatoid malformation and twin-twin transfusion syndrome. Ultrasound Obstet Gynecol, 2007, 30:40-46.

9. Sueters M, Middeldorp JM, Lopriore E, et al. Fetal cardiac output in monochorionic twins. Ultrasound Obstet Gynecol, 2008, 32:807-812.

10. Raboisson MJ, Fouron JC, Lamoureux J, et al. Early intertwin differences in myocardial performance during the twin-to-twin transfusion syndrome. Circulation, 2004, 110:3043-3048.

11.Rychik J, Tian Z, Bebbington M, et al. The twin-twin transfusion syndrome: spectrum of cardiovascular abnormality and development of a cardiovascular score to assess severity of disease. Am J Obstet Gynecol, 2007, 197:392.e1-8.

12.Zhao S, Deng YB, Chen XL, et al. Assessment of right ventricular function in recipient twin of twin to twin transfusion syndrome with speckle tracking echocardiography. Ultrasound Med Biol, 2012, 38(9):1502-1507.

第五十四章
母亲疾病与治疗
对胎儿心血管的影响

妊娠是母体和胎儿和谐共存、互相作用的过程，母胎相互作用（fetomaternal interactions）在胎儿宫内生长发育的整个过程中扮演了重要的角色。与母体健康相关的各种因素均可能影响胎儿各器官的正常生长发育，包括器官正常形态的形成、功能的发育及对全身状况的影响。作为人体最重要的器官之一，胎儿心血管系统的发育通常发生在妊娠的第2~8周，在此期间及母体怀孕前3个月，母体所患多种疾病和各种药物、物理治疗均可能对胎儿心血管发育产生影响，并由此导致先天性心脏病（以下简称先心病）的发生。而此后妊娠时期母体的疾病和治疗亦可能影响心脏传导系统的发育以及心血管系统的正常功能。在本章将对母亲所患疾病和治疗对胎儿心血管系统发育的影响做一回顾。

第一节 >>> 母亲遗传性疾病

一、基因遗传性先心病

对先心病发病机制的研究表明，它是由环境和遗传共同作用的结果。85%~90%的先心病为多基因致病，表现为单纯的心血管系统畸形而无其他器官系统畸形，10%~15%为单基因致病，除心血管畸形外还伴有其他一些器官系统的异常，临床上往往表现为综合征。与心脏发育相关基因的异常表达和调控可影响胚胎心脏的早期发育，并由此产生先心病。一些母代基因异常有遗传至后代的倾向，使得后代同样发生先心病，且先心病的类型与母代相似。但如果母代先心病是由孕期环境因素暴露所致，则不具遗传性，其后代发生先心病的概率与普通人群相似。文献报道母亲患先心病时其后代再患先心病的概率为2%~4%，高于正常人群3~5倍，对于某些类型的先心病可达4%~18%；而父亲患先心病时其后代再患先心病的几率明显小于母亲，大约为1%~3%（表54-1）。目前研究已知的与常见先心病相关的基因如表54-2所示。

表54-1 双亲之一患先天性心脏病的子代再发率

缺损类型	来自母亲发病率（%）	来自父亲发病率（%）
主动脉狭窄	13~18	3.0
房间隔缺损	4~4.5	1.5
房室共道（完全性房室隔缺损）	14	1
主动脉弓缩窄	4	2
动脉导管未闭	3.5~4	2.5
肺动脉狭窄	4.0~6.5	2
法洛四联症	6~10	1.5
室间隔缺损	6	2

〔引自文献 Nora JJ, Nora AH. Am J Cardiol, 1987, 59(3):459-463.〕

表54-2 与常见心血管畸形相关的基因

心血管畸形种类	相关基因	染色体定位
家族遗传性先心病（如房间隔缺损，房室传导阻滞）	NKX2.5 (CSX)	5q34~q35
完全性大动脉换位，右心室双出口	CFC1	2q21
完全性大动脉换位	PROSIT240	12q24
法洛四联症	ZEPM2/FOG2	8q23
	NKX2.5	5q34~q35
	JAG1	20q12
房室间隔缺损	CRELD1	3q21
房间隔缺损，室间隔缺损	GATA4	8q23
内脏反位	ZIC3	Xq26
	CFC1	2q21
	ACVR2B	3p21.3~p22
	LEFTYA	1q42.1
主动脉瓣上狭窄	ELN	7q11

（引自文献 Pierpont ME, Basson CT, Benson DW, et al. Genetic basis for congenital heart defects: current knowledge, a scientific statement from the american heart association congenital cardiac defects committee, council on cardiovascular disease in the young. Circulation, 2007, 115: 3015-3038.）

二、染色体异常相关先心病

人类染色体数目和结构的改变可引起临床上多种综合征表现，其中至少30%伴有先天性心血管畸形，某些类型的染色体异常甚至可100%伴有心血管畸形，例如18-三体综合征。既往文献表明，在先心病儿童中检出染色体异常的比例为8%~13%，随着目前分子遗传学实验技术的发展，这一数字还可能增加；而在产前超声诊断出先心病的胎儿中，有高达40%的比例伴有染色体异常。染色体异常具有家族聚集性，可通过显性、隐性或选择性性别遗传，因此母亲染色体异常可导致胎儿出现相同改变，并可能出现包括心血管畸形在内的各种异常表型。人类与先心病相关的常见染色体异常综合征如表54-3所示。

表 54-3　与先心病相关的常见染色体异常病

染色体异常	主要表征	伴先心病比例	先心病种类
4p 缺失 (Wolf-Hirschhorn 综合征)	小头畸形，眼距宽，鼻梁塌，口角下斜，小下颌，耳前赘皮，躯干、指趾长，严重精神智力发育迟缓，癫痫，1/3 于婴儿期死亡	50%~65%	房间隔缺损，室间隔缺损，动脉导管未闭，持续左上腔静脉，主动脉瓣闭锁，右位心，法洛四联症，三尖瓣闭锁
5p 缺失（猫叫综合征）	猫样叫，产前、出生后生长发育迟缓，圆脸，眼距宽，内眦赘皮，通贯手，严重精神智力发育迟缓，可长期存活	30%~60%	室间隔缺损，房间隔缺损，动脉导管未闭
7q11.23 缺失（Williams-Beuren 综合征）	婴儿期高钙血症，骨骼和肾脏发育异常，认知缺陷，"社交型"人格，小精灵面容	53%~85%	主动脉瓣上狭窄，肺动脉狭窄，周围肺动脉狭窄
8- 三体镶嵌	骨骼、脊柱发育异常，眼距宽，鼻梁塌，小下颌，上腭弓高，隐睾，肾脏异常，可长期生存	25%	室间隔缺损，动脉导管未闭，主动脉弓缩窄，肺动脉狭窄，完全性肺静脉异位连接，动脉单干
8p 缺失综合征	小头畸形，生长发育迟缓，精神智力发育迟缓，眼窝深陷，耳部异常，小下颌，男性生殖器异常，可长期生存	50%~75%	房室间隔缺损，肺动脉狭窄，室间隔缺损，法洛四联症
9- 三体综合征	严重产前、出生后生长发育迟缓，小头畸形，眼窝深陷，低位耳，严重精神智力发育迟缓，2/3 于婴儿期死亡	65%~80%	动脉导管未闭，持续左上腔静脉，室间隔缺损，法洛四联症伴肺动脉闭锁，右室双出口
10p 缺失综合征	额部隆起，睑裂下斜，小型低位耳，小下颌，唇腭裂，颈短，泌尿生殖道异常，上肢畸形	50%	二叶式主动脉瓣，房间隔缺损，室间隔缺损，动脉导管未闭，肺动脉狭窄，主动脉弓缩窄，动脉单干
11q 缺失综合征（Jacobsen 综合征）	生长发育迟缓，精神智力发育迟缓，血小板减少、功能不全，眼距宽，斜视，鼻梁宽，上唇薄，前额突起		左心发育不良综合征，主动脉瓣狭窄，室间隔缺损，主动脉弓缩窄，Shone 综合征
13- 三体综合征（Patau 综合征）	多指趾，唇腭裂，头皮缺损，小眼或无眼，虹膜缺损，前脑无裂畸形，小头，耳聋，极重度精神发育迟缓，肋骨异常，脐膨出，肾脏异常，尿道下裂，隐睾，子宫畸形，80% 于婴儿期死亡	80%	房间隔缺损，室间隔缺损，动脉导管未闭，左心发育不良综合征，心房异构，心脏一侧畸形
18- 三体综合征（Edwards 综合征）	宫内发育迟缓，羊水过多，小下颌，胸骨短，血液高渗，平足，重叠指趾，气管食管瘘，先天性膈疝，脐膨出，肾脏异常，胆道闭锁，极重度精神发育迟缓，90% 于婴儿期死亡	90%~100%	房间隔缺损，室间隔缺损，动脉导管未闭，法洛四联症，右室双出口，完全性大动脉转位，主动脉弓缩窄，二叶式主动脉瓣、肺动脉瓣，多瓣膜结节性发育不良
20p12 缺失综合征（Alagille 综合征）	胆道闭锁，胆汁淤积，骨骼和眼异常，前额宽，眼距宽，腭部发育不良	85%~94%	周围肺动脉闭锁和发育不良，法洛四联症，肺动脉狭窄，左半心异常和间隔缺损少见
21- 三体综合征（Down 综合征）	肌张力低，内眦赘皮，通贯手，第五指趾弯曲，指趾短，不同程度的精神智力发育迟缓	40%~50%	房室间隔缺损，室间隔缺损，房间隔缺损，（法洛四联症和完全性大动脉换位较少见）
22q11 缺失综合征（Digeorge 综合征）	小下颌，后低旋转耳位，鱼嘴，胸腺和甲状旁腺发育不全，低钙血症，喂养、语言、认知和行为异常，免疫缺陷，腭部、骨骼、肾脏异常	75%	B 型主动脉弓离断，动脉单干，单纯主动脉弓畸形，法洛四联症，室间隔缺损
X 单体 (45，X)（Turner 综合征）	四肢淋巴水肿，两乳头距离宽，发育不全，颈蹼，原发性闭经，身材矮小，智力正常	25%~35%	主动脉弓缩窄，二叶式主动脉瓣，主动脉瓣狭窄，左心发育不良综合征，主动脉夹层
Klinefelte 征 (47,XXY)	通常无异常表型，身材高，睾丸小，青春期延迟，精神和行为问题常见，不同程度的精神发育迟缓	50%	二尖瓣脱垂，静脉血栓，动脉导管未闭，房间隔缺损

（引自文献 Pierpont ME, Basson CT, Benson DW, et al. Genetic basis for congenital heart defects: current knowledge, a scientific statement from the american heart association congenital cardiac defects committee, council on cardiovascular disease in the young. Circulation, 2007, 115: 3015-3038.）

第二节 >>> 母亲感染性疾病

一、母亲妊娠期发热

各种原因引起的母亲妊娠期发热对胎儿有着不同程度的危害。临床研究和动物实验均表明，母亲妊娠期发热可造成胚胎早期流产和死亡，胚胎发育迟缓。而在胎儿各器官发育的关键时期母亲发热可导致器官发育缺陷，不同的器官发育缺陷对母体发热的易感性不同。

在胎儿心脏发育的关键时期——妊娠前3个月，母亲发热可使得胎儿发生心血管畸形的危险明显升高。研究已发现一些特定类型的心血管畸形与母亲妊娠早期发热明显关联，包括许多左心和右心阻塞性先心病，如肺动脉狭窄、三尖瓣闭锁、圆锥干畸形、完全性大动脉换位、左房发育不良综合征、主动脉弓缩窄、房间隔缺损、室间隔缺损等。关于母体发热导致胎儿心血管畸形的机制尚不明确，一个可能的假设是细胞凋亡。由于细胞凋亡参与了器官形态的发育，例如心室流出道的形成，发热可能导致细胞凋亡程序的改变，阻碍了心脏发育相关基因的正常活性，从而导致心脏畸形的发生。另一个可能机制是感染因素的直接作用，如一些导致发热的病毒、特殊病原体等。有研究表明，妊娠期由流行性感冒导致的母亲发热是后代心血管畸形的危险因素。

还有研究表明，妊娠早期母体暴露于较高的环境温度时，如工作环境温度高、洗蒸汽浴等，其后代发生心血管畸形的危险度无明显升高。

二、病毒感染性疾病

母亲妊娠期发生感染性疾病时，各类病原体可能通过胎盘影响胎儿各器官形态和功能的发育。这种影响的程度取决于病原体的种类，感染发生的时间以及母体的免疫功能状态。其中，一些病原体在妊娠前3个月感染母体时可导致胎儿心血管畸形的发生，如风疹病毒、柯萨奇病毒、弓形虫、流感病毒等；如病毒感染导致胎儿发生宫内心肌炎，则可能进一步影响心血管功能并导致之前发育正常的心脏形态开始出现异常。

（一）风疹病毒感染

风疹病毒是一种常见的上呼吸道感染病毒，人群对其普遍易感，尤其是2~8岁的儿童和妊娠期妇女。在风疹疫苗广泛应用前，世界各地呈现每4~7年周期性流行的趋势。孕期风疹病毒感染是人们最先认识到的与后代发生心血管畸形相关联的母体感染性疾病。妊娠早期感染风疹可使胎儿流产的危险度升高50%，妊娠16~19周前感染可致胎儿发生各种先天性畸形，并且感染越早，对胎儿的损害和致畸性越大。心血管系统畸形通常发生在母体孕早期感染的胎儿中，占此期所有被感染胎儿的2/3。

文献报道我国各地妊娠期妇女风疹病毒抗体IgG的阳性率为76%~98%，个别地区可达100%；病毒抗体IgM的阳性率为0.69%~7.4%。说明大部分妊娠妇女既往曾感染过，具有持久免疫力，尽管有3%~10%可能发生再感染，但对胎儿的危害已明显减小。不同检测方法的结果略有不同。妊娠期感染风疹病毒母亲的胎儿和新生儿临床上可出现多种症状和体征，包括胎儿流产、低出生体重、心血管系统畸形、中枢性耳聋、视网膜病、小眼、言语智力发育迟缓，新生儿期可出现暂时性血小板减少性紫癜、肝脾肿大、脑膜脑炎等，远期还可出现迟发型间质性肺炎、慢性腹泻、胰岛素依赖性糖尿病等，称为先天性风疹综合征。风疹病毒相关的心血管畸形包括动脉导管未闭、肺动脉主干及分支狭窄、肺静脉狭窄、室间隔缺损、房间隔缺损、主动脉弓缩窄、法洛四联症等。一些胎儿可能发生宫内心肌炎，并出现胎儿水肿、肝脾增大、宫内发育迟缓等征象。

（二）流行性感冒病毒感染

上呼吸道感染是母亲妊娠期最常见的感染性疾病，其病原之一是流行性感冒病毒。动物学实验曾显示在鸡胚发育的关键时期感染流感病毒可导致鸡胚心脏畸形的发生率明显升高。人群中进行的较多研究亦表明孕期母亲患流行性感冒和后代发生心血管系统畸形、中枢神经系统畸形、唇腭裂、生殖系统畸形等发育异常之间存在关联。然而，一方面由于孕期对流感病毒的血清学监测并不普及，诊断多依赖临床表现，另一方面关于流感病毒感染与后代发生心血管畸形之间的关联强度较弱，因此关于该病毒对胎儿心血管系统发育的直接影响目前尚无定论。

（三）柯萨奇病毒感染

柯萨奇病毒感染是引起成人和儿童病毒性心肌炎的主要原因，可引起扩张性心肌病。妊娠期母亲感染此病毒对胎儿的心血管系统亦有危害。文献报道，妊娠早期感染柯萨奇病毒 3 型和 4 型的孕妇后代中先天性心脏病的发生率明显高于正常孕妇，该病毒感染相关的先天性心脏病种类包括动脉导管未闭，室间隔缺损等。妊娠各期母体柯萨奇病毒感染亦可致胎儿发生宫内心肌炎，进一步导致胎儿心力衰竭，从而出现非免疫性水肿的表现。国内亦有文献报道在柯萨奇病毒阳性孕妇的胎儿中发生全心扩大伴心律失常，新生儿发生先天性心脏病。

（四）巨细胞病毒感染

巨细胞病毒感染也是一种常见的先天性感染，在发达国家中母亲妊娠期感染率为 0.5%~2%，我国文献报道妊娠期妇女中该病毒抗体 IgM 阳性率为 0.5%~3.5%，IgG 阳性率则为 70%~96%，表明大部分育龄妇女既往曾感染巨细胞病毒。既往感染后产生的母体免疫力对胎儿的保护作用受母胎垂直传播率的影响，这些孕妇再次感染后导致胎儿先天性巨细胞病毒感染的发生率不到 1%。与之对比，妊娠期首次感染该病毒的孕妇的胎儿发生先天性感染的概率高达 30%~40%。

胎儿先天性巨细胞病毒感染可累及多个器官和系统，包括头、眼、耳、肝脾、胆道、肺部、脑和智力发育等。尽管国内外均有报道在先心病患儿的血清和组织中巨细胞病毒抗体 IgG 阳性的检出率高于对照组，但其导致胎儿心血管畸形的发生率不到 5%。也有一些报道妊娠期感染该病毒可导致胎儿出现室上性心动过速、传导阻滞、心肌炎和心肌病。

（五）人类免疫缺陷病毒（HIV）感染

HIV 是感染后果最严重的病毒之一，由于其严重破坏人体的免疫系统，导致免疫缺陷，使得发生各种重症感染和机会性感染的机会升高，临床上病变广泛累及多器官系统，称为人类获得性免疫缺陷综合征（AIDS），即艾滋病。

我国自 1985 年发现第 1 例输入性艾滋病患者以来，艾滋病疫情呈快速上升趋势，感染对象已由高危人群向一般人群扩散，而女性感染者人数也在不断增加。据文献报道 4 岁以下感染艾滋病的儿童中 95% 是由母婴垂直传播而感染，我国卫生部的统计资料显示，目前全国艾滋病的母婴传播比例已较 20 世纪明显增加。因此，HIV 感染妇女的妊娠和分娩日渐成为围产医学中必须重视的一个问题。

HIV 感染的儿童中心脏疾病的发生是很常见的，包括充血性心力衰竭，严重心律失常，心搏骤停等，由此导致的死亡亦明显高于正常儿童。而 HIV 感染的母亲在妊娠和分娩过程中，可通过母婴垂直传播影响胎儿，阻碍胎儿正常的生长发育，甚至导致胎儿先天性感染 HIV。对

HIV 感染母亲妊娠的前瞻性研究表明，感染母亲的后代中先心病的发生率为 6.5%~9.2%，远高于正常孕妇分娩的后代，并且出生后证实同样感染了 HIV 的和未感染 HIV 的后代之间先心病的发生率无明显差异；这些先心病的类型包括房间隔缺损、室间隔缺损、动脉导管未闭、肺动脉狭窄、二叶主动脉瓣、冠状动静脉瘘等，复杂性发绀型先心病的发生比例较小，在一部分胎儿中还可见二、三尖瓣反流。对于 HIV 感染母亲的胎儿的心脏大小和血流动力学测量还显示，这些胎儿的左、右心室壁较厚，缩短分数较小，主、肺动脉峰速度较高，二、三尖瓣 E/A 比值较小，脐动脉 S/D 比值较高。而进一步对 HIV 感染母亲分娩的小儿出生后 4 个月到 5 岁的长期随访发现，不论这些小儿生后有无感染 HIV，他们的心率普遍高于正常小儿，左心室质量增加，而左心室缩短分数降低。这也反映出宫内母体环境因素对小儿心血管系统的出生后远期影响。

（六）细小病毒 B19 感染

细小病毒 B19 是近年来研究较多的与人类疾病密切相关的一种病毒，也是细小病毒属中唯一导致人类疾病的一种。在成人和儿童中它可导致血液系统疾病、神经系统异常、肝炎、心肌炎、血管炎、传染性红斑、关节病以及无症状感染等各种临床表现。文献报道该病毒在妊娠妇女中的感染率为 1%~5%，而垂直传播率可达 33%。妊娠早中期母亲感染细小病毒 B19 可使得胎儿发生不良预后的危险明显增加，包括胎儿宫内死亡、流产、各种先天性畸形、胎儿贫血、非免疫性水肿等。

一方面，妊娠期母亲感染细小病毒 B19 可通过胎盘影响胎儿，感染了胎儿的红系祖细胞，使得红细胞半衰期缩短，造成严重的胎儿贫血；贫血导致胎儿发生高输出量性心力衰竭，从而临床上出现非免疫性水肿的表现。而另一方面，由于与细小病毒 B19 感染相关的特异细胞受体 P 抗原大量表达于胎儿心肌细胞上，可诱导该病毒感染心肌细胞，导致胎儿发生宫内心肌炎，进一步加重了胎儿心力衰竭。妊娠期被感染母亲的胎儿还表现为各种先天性发育异常，文献报道的有先天性脑积水，脑白质钙化，肠管回声增强，胎粪性腹膜炎，以及肝、脾钙化和眼部畸形等。有少量文献报道在被感染胎儿中发生了先天性心血管发育畸形，类型包括肌部室间隔缺损，三尖瓣下移畸形等，国内学者也曾报道在一部分先天性心脏病患者的血清和组织中检测到细小病毒 B19 的表达，提示该病毒的宫内感染可能与先心病的发生相关。但目前对于该病毒感染是否为妊娠期一个明确的致畸因素尚无明确定论。

（七）其他病毒感染

单纯疱疹病毒是宫内感染最常见的病毒之一。文献报道母亲妊娠早期感染该病毒可导致死胎、胎儿流产、早产、神经系统异常、眼部异常、发育迟缓等不良预后的产生。然而对于该病毒感染对胎儿心血管系统发育的影响，目前研究并不多，亦无定论。

流行性腮腺炎病毒感染在妊娠期并不常见，它对于胎儿心血管系统发育的影响报道也不多。曾有研究对患心内膜弹性纤维增生症的患者进行尸解，发现心肌组织中腮腺炎病毒的表达特异性升高，提示该病毒感染可能是心内膜弹性纤维增生症产生的原因之一，但尚缺乏它们之间关联性的直接证据。

水痘-带状疱疹病毒也是妊娠期母亲病毒感染的病原体之一。据报道当母亲感染该病毒时可累及 25% 的胎儿发生先天性感染，而当感染发生在妊娠 20 周之前时仅有 2% 的胎儿会发生先天性水痘综合征。该综合征临床表现包括皮肤、四肢、眼、神经系统等器官发育异常。关于其对胎儿心血管系统的影响目前尚无相关报道。

三、特殊病原体感染

（一）弓形虫感染

弓形虫是最常见的寄生虫之一，也是宫内感染的一种常见病原体，它可在几乎所有的温血动物身上发现，而猫是它的最终宿主。国外文献报道弓形虫在自然界很多种属生物、包括人类中的感染率可达30%~40%，妇女妊娠期原发感染率为0.1%~1%，国内研究报道妊娠期妇女中抗体阳性率为1%~4%。母亲妊娠期感染弓形虫后通过垂直传播传给胎儿的概率很高，文献报道人类中垂直传播率为19%~40%，多发生在妊娠早中期感染，严重感染和死胎往往发生在妊娠中期感染，而妊娠晚期感染对胎儿的影响很小。在绵羊和小鼠中垂直传播率分别可达66%和75%。妊娠期感染对胎儿和新生儿的影响与感染时期、孕妇自身遗传体质和虫体遗传体质等各方面因素相关。

大量研究已证实，母亲妊娠期感染弓形虫后可导致胎儿发生死产、流产、眼、耳、视力、听力、神经系统、消化系统、血液系统、皮肤、智力等各器官系统发育异常和迟缓。有少量报道妊娠期弓形虫感染可导致胎儿发生先天性心血管畸形，多为多器官累及的表现之一，国内有研究发现先心病患者心肌组织中弓形虫基因的表达明显升高。弓形虫感染后发生胎儿心力衰竭、水肿

及新生儿心肌炎亦有个别报道。但总体上其对胎儿心血管系统发育的影响不是主要的。

（二）梅毒螺旋体感染

梅毒是由梅毒螺旋体感染引起的一种性传播疾病。全世界每年有1200万人新感染梅毒，其中妊娠期妇女达200万。随着性传播疾病的发生率越来越高，梅毒的发病率亦呈逐年上升趋势，至2007年已位居我国传染性疾病的第三位，其中妊娠合并梅毒的孕妇亦越来越多。

母亲感染梅毒对胎儿的危害是很严重的。母亲早期或二期梅毒如不治疗，胎儿几乎100%被感染，死产、流产、早产的发生率均明显升高，晚期梅毒母亲胎儿的感染率为30%，先天性梅毒的发生率升高。而由于梅毒螺旋体通常在妊娠16周以后经胎盘传给胎儿，因此在16周之前进行有效治疗可预防其对胎儿的垂直传播。

成人梅毒常累及皮肤、心血管和神经系统，先天性梅毒则常累及皮肤、眼、听力、神经系统、消化系统、智力等。在荷兰猪中进行的动物实验曾表明，心脏是梅毒螺旋体的靶器官之一，但目前关于母亲感染梅毒对胎儿心血管系统先天性发育影响的报道并不多。有个别报道梅毒感染母亲的新生儿中发生室间隔缺损，以及出现通过心肌酶谱升高进行心肌损害的诊断。因此妊娠期感染梅毒对胎儿心血管系统的影响尚待更多研究。

第三节 >>> 母亲自身免疫性疾病

自身免疫性疾病是由于机体对自身抗原产生免疫反应形成抗体、免疫复合物、自身反应性T淋巴细胞等造成机体损伤的一组疾病的总称。根据其累及机体的范围进行分类，当自身抗体与某个特定细胞性抗原结合时病变仅局限于某一器官，而当机体发生过度免疫反应时免疫复合物形

成、沉积于全身各敏感组织中，诱导全身性炎性反应，从而产生系统性病变。结缔组织是最常累及的部位，因此该病通常也称为结缔组织病，主要包括系统性红斑狼疮、类风湿关节炎、系统性硬化、硬皮病等。

自身免疫性疾病主要发生在 20~40 岁的青年女性中，而这正是妇女生育的主要年龄段。妊娠可能加重原有疾病的病情，原发疾病及其治疗亦可能增加妊娠的风险，因此妊娠合并自身免疫性疾病是产科较为关注的一个问题。

一、系统性红斑狼疮

系统性红斑狼疮（SLE）是最常见的一种弥散性结缔组织病，在育龄期妇女中的发病率约为 1/1 000。国外报道通过怀孕前诊断评估、妊娠期严密监测和有效预防性治疗，SLE 母亲中分娩出健康活产婴儿的概率可达 65%~85%。当妊娠期 SLE 活动性强时母体和胎儿发生并发症的风险均明显升高，胎儿可能发生流产、死产、宫内发育迟缓、新生儿死亡等不良预后，并与母亲蛋白尿、血小板减少、高血压和抗磷脂综合征等危险因素相关。

大量研究已证实，SLE 母亲的血清抗 SSA/Ro 和 SSB/La 抗体阳性与胎儿出生后发生新生儿狼疮综合征相关。该病可累及新生儿皮肤、肝脏、血液系统等，而最主要也是最严重的表现是先天性心脏传导阻滞（congenital heart block，CHB）。文献报道 CHB 在抗体阳性的 SLE 母亲后代中的发生率为 2%~3%，而当之前已分娩过 CHB 小儿的母亲再次怀孕时，再次分娩 CHB 小儿的风险可增加 10 倍。CHB 对胎儿和新生儿的危害很大，宫内可发生胎儿水肿、死亡，出生后有 12%~41% 的新生儿可能在一岁以内死亡，存活的小儿中有 60% 需要安装起搏器。CHB 的产生可能是由于 SLE 母亲体内的 IgG 抗体经胎盘传递给胎儿、作用于胎儿心脏传导系统所致，通常在妊娠 16~24 周被检测到。在 10%~20% 的胎儿中可同时发生心内膜炎和心肌炎，还有文献报道受累胎儿出生后经较长时间后可发展为心内膜弹性纤维增生症。目前尚无母亲妊娠合并 SLE 与后代发生先天性心脏结构畸形之间的关联性研究报道。

二、类风湿关节炎

类风湿关节炎是以累及关节为主的一种全身性慢性炎性病，在育龄妇女中的发病率约为 1/2 000，在结缔组织病中仅次于 SLE。该病本身对妊娠母体和胎儿的不良影响较 SLE 小，文献报道除了当妊娠期病变活动时可能导致一部分患儿为低出生体重儿外，胎儿不良预后甚至死亡的发生率无明显升高。而通常类风湿关节炎母亲的血清中不会出现抗 SSA/Ro 和 SSB/La 抗体阳性，因此亦无胎儿发生 CHB 的报道。但同时，妊娠期对该病的治疗用药可能对胎儿产生不良影响。与胎儿心血管系统相关的是非甾体类抗炎药，文献报道妊娠 32 周以前使用该药是安全的，32 周以后应用则可能导致胎儿动脉导管的提前关闭，因此需谨慎用药。

三、其他结缔组织疾病

其他一些结缔组织病的发病率很低，合并妊娠的情况更少见。对系统性硬化患者的研究表明，通过怀孕前仔细计划、孕期严密监测和合理治疗，这些孕妇的胎儿流产率和新生儿存活率等可与正常妊娠孕妇接近，只是早产儿和足月小样儿的发生率较正常妊娠升高。更突出的问题是孕期用药，当这类病变在孕期活动时必须应用一些药物治疗，如血管紧张素转化酶抑制剂（ACEI），而该药可能造成胎儿先天性发育畸形，包括心血管发育异常，因此在临床处理中比较矛盾和棘手。干燥综合征也是一种少见的结缔组织病，常与其他结缔组织病同时存在，包括类风湿关节炎、SLE、硬皮病等，由于该病患者的血清中可有抗 SSA/Ro 和 SSB/La 抗体阳性，因此后代亦有发生新生儿狼疮综合征并出现 CHB 的危险，需同 SLE 一样引起注意。其他如皮肌炎、多发性肌炎等合并妊娠更为罕见，相关研究也少，但这些疾病本身对胎儿心血管系统的影响都不大，只是孕期治疗的药物可能对胎儿发育产生不良反应，是产科处理中的一个难题。

第四节 >>> 母亲内分泌代谢性疾病

本节内容详见本书第五十七章：妊娠代谢疾病与胎儿心脏异常。

第五节 >>> 妊娠期母亲药物治疗对胎儿心血管的影响

妊娠期母体疾病可影响胎儿心血管系统发育，而同时，对母体所患疾病进行的各种治疗作为胎儿宫内生长的环境因子亦可对胎儿心血管系统产生作用，在所有胎儿先天性畸形中有大约2%是由于这些药物和环境因素所致。

一、抗感染药物

（一）抗生素

妊娠期许多常用抗生素经母体给药后，可完全或不完全通过胎盘，在脐血内形成一定血药浓度，直接作用于胎儿，一方面可发挥治疗作用，另一方面可能对胎儿产生不良反应。这些不良反应包括对胎儿器官发育的致畸作用，以及对胎儿器官功能的毒性效应等。也有文献报道孕期应用抗生素治疗母亲的新生儿平均出生体重小于未应用过抗生素治疗母亲的新生儿。

1. 青霉素类

青霉素类抗生素是妊娠期应用最为广泛的抗生素，也是目前大多数研究认为比较安全的一类抗生素。该类抗生素包含了很多具体种类，具有不同的化学结构，对胎儿可能产生的作用也不同。很早以前曾有报道母亲妊娠期应用氨苄青霉素（氨苄西林）与后代先天性心脏病（先天性尤其是完全性大动脉换位）的发生相关联，但后来一些研究发现妊娠期使用氨苄西林与后代发生先天性心脏病之间无关联，仅有报道在妊娠2~3个月时应用该药与后代发生唇腭裂相关。对青霉素类药物的研究还包括了青霉素 G（盘尼西林）、苯氧甲基青霉素、苯唑青霉素（新青霉素）、安美汀（阿莫西林 + 克拉维酸钾）等，均未发现孕期用药可导致胎儿心血管系统发育畸形的风险升高。由于这类药物对胎儿相对安全，美国食品药品监督局（FDA）将其定为妊娠期药物 B 级。

2. 头孢菌素类

头孢菌素也是目前常用的抗生素种类之一。国外研究表明，母亲在妊娠早期口服先锋Ⅵ号或静脉用头孢呋辛其后代发生各类出生缺陷的危险无明显升高，其中也包括心血管畸形。但对于三代或更高级头孢菌素妊娠期用药的安全性，尚无相关报道。

3. 大环内酯类

对孕期使用大环内酯类药物的研究主要集中于口服琥乙红霉素。一些文献报道妊娠早期使用该药与后代发生各类出生缺陷并无明显关联，但在一项来自瑞典的对母亲孕早期用药和后代发生先心病关联的研究中，大环内酯类药物是唯一显示存在关联的抗生素药，其中主要为琥乙红霉素，它与婴儿心内膜垫缺失和主动脉弓缩窄的发生相关。此外，无味红霉素以及一些较新的更高级的大环内酯类抗生素可能对胎儿有潜在的致畸效应，因此这类药物在孕期不作为孕妇的首选用药。

4. 甲硝唑

甲硝唑是广泛应用于妇女阴道滴虫病、细菌性阴道炎的一种抗菌药。一方面，尽管曾有文献报道妊娠期母亲使用该药使得后代发生心脏流出道畸形和膜周部室间隔缺损的危险度明显升高，但之后的相关研究均报道孕早期应用甲硝唑与后代发生各类先天性畸形无明显关联，其中也包括心血管畸形。甲硝唑在美国 FDA 妊娠期药物分级中为 B 级，总体上为一相对安全的妊娠期药物。而另一方面，由于该药抗菌的分子特性，人们担心它可能有致癌和致突变的潜在危险。美国一项长达 5 年的大样本前瞻性研究曾报道，孕期使用过甲硝唑的母亲其小儿在出生后 5 年内发生神经母细胞瘤的危险增加，其他恶性肿瘤如白血病、中枢神经系统肿瘤的发生与甲硝唑使用无关。

5. 磺胺类

磺胺类药物对胎儿的影响已有较多研究。据报道母亲孕期服用磺胺类药物可造成胎儿发生各类先天性畸形的危险度明显上升，如无脑儿、肢体缺陷、膈疝、鼻后孔闭锁等，亦可影响胎儿心血管系统的正常发育，与室间隔缺损、左心发育不良综合征、主动脉弓缩窄等先心病的发生相关。因此，该药在妊娠期应尽量避免使用。

6. 氟喹诺酮类

该类药物包括氟哌酸、氧氟沙星等，是临床上较常用的一类抗生素。动物实验和人群研究均未发现孕期该药暴露对胎儿的致畸效应，胎儿发生各类先天性畸形的危险无明显升高，其中亦包括心血管系统畸形。

7. 呋喃妥因

呋喃妥因是妊娠期治疗尿路感染的常用药物。该药一个很重要的不良反应是可导致溶血性贫血，近足月的孕妇不宜服用，以免胎儿发生溶血危象。尽管动物实验和既往的一些人群研究未发现妊娠期该药对胎儿生长发育的明显影响，但最近一项来自美国的研究表明妊娠早期母亲用该药可导致后代发生眼、口唇和心血管先天性畸形的危险增加，后者类型包括左心发育不良综合征和房间隔缺损。

8. 氨基糖苷类

该类抗生素包括庆大霉素、链霉素、妥布霉素、新霉素等，动物和人群研究表明妊娠期应用该类药物可造成胎儿肾脏和耳毒性。而其对胎儿心血管系统的影响，有研究表明妊娠早期母亲应用庆大霉素和新霉素未导致胎儿发生各类先天性出生缺陷的危险升高，但由于相关研究不多，因此尚无明确结论。

9. 四环素类

四环素类抗生素目前已不常用，它的一个最常见的不良反应是引起牙齿色素沉积。动物实验表明该类抗生素对胚胎有致畸效应，人群研究亦报道母亲孕早期口服该药与后代发生神经管畸形、唇裂和心血管系统畸形相关，涉及的先天性心脏病包括了房间隔缺损、室间隔缺损、大动脉换位、心内膜垫缺失等各种类型。

（二）抗病毒药

研究表明，通过对 HIV 病毒阳性的孕妇在妊娠期给予药物治疗，可将病毒的垂直传播率降至 2% 以下。目前常用的抗逆转录病毒药有齐多夫定、核苷类和非核苷类逆转录酶抑制剂等，孕妇往往需要在整个妊娠期应用该药物，这使得胎儿暴露在该药物影响之下。国外对于齐多夫定安全性的研究表明，妊娠期总体暴露于该药的胎儿中包括心血管系统在内的主要先天性畸形的发生率明显升高，但是单纯孕早期暴露与致畸效应并无明显关联。对于逆转录酶抑制剂的研究表明，孕早期单用该药与后代发生先天性畸形无明显关联，但当孕早期同时使用了该药和叶酸拮抗剂时，后代出现先天性畸形的危险度明显上升。可见这些抗病毒药对胎儿有一定致畸效应，而其作用机制和安全性尚待进一步探索。

（三）抗真菌药

根据真菌感染的部位可分为浅表性感染或全身性感染，抗真菌药的使用亦分为局部用药和全身用药。妊娠期孕妇局部使用抗真菌药往往是安全有效的，研究表明患念珠菌阴道炎和阴道滴虫病的孕妇妊娠早期使用经阴道抗真菌药后，后代发生各类先天性畸形的危险无明显升高，包括心血管系统畸形。妊娠期需要使用全身性抗真菌药的情况并不多见。分别有文献报道母亲于妊娠早期口服过氟康唑、伊曲康唑和制霉素后，其后代发生各类先天性畸形的危险无明显上升。但有文献指出，当孕早期口服氟康唑平均剂量为200mg/d时后代发生先天性畸形的风险无升高，但当平均剂量达到400~800mg/d时，包括先天性心脏病在内的一些先天性畸形的发生率明显增加。因此，目前观点认为唑类抗真菌药对胎儿具有一定的剂量依赖的致畸效应。其他抗真菌药如酮康唑、伏立康唑、灰黄霉素、氟胞嘧啶等均已知对胎儿均有严重致畸风险，因此在妊娠期是禁用的。

二、激素类药物

妊娠期妇女可能接触到的性激素类药物主要有雌激素和黄体酮、甲羟孕酮等孕激素。很早就有研究发现母亲妊娠期使用性激素可能与后代发生先天性心血管畸形相关，之后陆续有相关研究提出同样发现。但由于这些研究中例数有限，将所有性激素使用归为一组进行分析时可发现相关性，而将各类性激素分组分析时相关性明显减弱，并且未对孕期激素暴露的具体时间与胚胎心血管系统发育的关键时段相对应，因此尚不能归纳出性激素药物暴露与心血管系统畸形发生的因果关系。最近来自德国的一项30年的病例分析研究亦显示，尚无足够证据证实妊娠早期6-去氢逆孕酮的作用与各类出生缺陷之间的关联，其中包括心血管系统畸形。另一项来自巴西的20

年病例分析研究显示，母亲妊娠21~28周使用激素药物与后代发生某些先天性畸形相关，包括小头、脊髓脊膜膨出、并指（趾）、足畸形等，但未提及心血管系统畸形。

妊娠期局部用激素更为常见，如孕妇皮炎、湿疹时外用皮质激素类药，过敏性鼻炎、哮喘发作时经鼻或经口吸入皮质激素。已有较多大样本量人群研究表明，孕妇局部使用皮质激素是安全的，孕期使用不会导致后代发生早产、死产、低出生体重及各类先天性出生缺陷的危险升高，包括各类心血管畸形。

三、循环系统用药

（一）血管紧张素转换酶抑制剂（ACEI）

ACEI自面世以来，已被广泛用于高血压的治疗中。然而已有较多文献报道，孕妇在妊娠中晚期使用该药可导致胎儿一系列不良后果的发生，包括低血压、肾脏发育不良、无尿或少尿、羊水过少、宫内发育迟缓、肺发育不良、生后动脉导管持续未闭、颅骨骨化不全甚至宫内死亡。因此该药在妊娠中晚期是禁用的。2006年美国的一项对15年里近30 000名孕妇的研究进一步表明，妊娠早期使用ACEI的胎儿发生主要器官先天性畸形的危险较未暴露胎儿升高2.7倍，其中心血管系统和中枢神经系统畸形各升高3.7倍和4.4倍，而妊娠早期暴露于其他降血压药物的胎儿发生先天性畸形的危险则无明显升高。因此孕早期使用ACEI类药物同样不安全。整个妊娠期该药都应避免使用。

（二）拟交感神经类药物

拟交感神经类药物根据其作用受体不同分为α和β肾上腺素受体激动剂，或可同时作用于两种受体。α肾上腺素受体激动剂主要作用于外周血管，可引起血管收缩，外周阻力增加。有该类作用的药物包括麻黄碱、右旋麻黄碱、肾上腺素、去氧肾上腺素等。动物实验表明暴露于该类药物与出血、心血管系统和肢体畸形相关。早前有人群研究报道妊娠早期使用去氧肾上腺素使婴儿发生先心病的危险轻度升高，但之后的其他研究并未发现两者间有明显关联。由于该类药物的血管收缩作用，在妊娠早期使用可能导致胎儿与血管破裂相关的畸形发生，已有文献报道妊娠早期使用该类药可导致一些特定出生缺陷的危险轻度升高，包括腹裂、肠道闭锁和一侧身体矮小。

β肾上腺素受体激动剂可通过胎盘，对胎儿心血管系统产生作用，最常见的影响是导致胎儿心动过速和快速性心律失常，亦与胎儿水肿、死胎和新生儿心力衰竭、心肌缺血和新生儿死亡相关。还有文献报道母亲较长期使用该药可影响胎儿心肌发育，出现暂时性室间隔增厚现象，该类药导致的心肌毒性可能与心肌细胞内钙增加导致细胞兴奋性增高、坏死有关。但之后在大鼠中进行的动物实验尚未证实此心肌改变。此外，在兔中进行的实验表明该类药物对胚胎无致畸性。

（三）硫酸镁

硫酸镁可抑制外周血管和子宫平滑肌收缩，在产科临床被广泛应用于治疗孕妇妊娠期高血压以及抑制宫缩和防治早产。硫酸镁对胎儿心血管系统的影响主要为对胎儿心律和心率的不良效应。有研究表明母亲应用硫酸镁可导致胎儿心率基线降低、心率变异性降低，在用药后3小时内最为明显，胎龄越小上述不良效应越易发生。但这些反应可能是暂时的，亦不能作为胎儿窘迫的一个征象。另一项围绕胎龄26~34周的胎儿生物学活动的研究则表明，孕妇使用硫酸镁前后胎儿非应激试验（NST）无反应的比例从0上升到50%，有持续呼吸样运动的胎儿则从95%下降至18%。

四、非甾体类抗炎药

非甾体类抗炎药（NSAID）是一类具有解热、镇痛、抗炎、抗风湿作用的药物，作用机制均为通过抑制环氧化酶的活性，抑制花生四烯酸最终生成前列腺素、前列环素和血栓素 A_2。该类药种类很多，常用的如乙酰水杨酸（阿司匹林），吲哚美辛（消炎痛），布洛芬，双氯芬酸（扶他林），吡氧噻嗪（炎痛喜康）等。

NSAID对胚胎心血管系统具有一定致畸性。来自瑞典的一项对2 557名婴儿的研究表明，母亲妊娠期使用NSAID后胎儿发生先天性畸形的危险仅轻度升高，但其中发生心血管畸形的危险度升高近2倍。另一项来自美国的先心病危险因素的经典研究表明，妊娠期母亲使用过布洛芬与后代发生先心病相关联，这些先心病类型包括伴室间隔完整的完全性大动脉换位，Down's综合征合并房室间隔缺损，以及膜周部室间隔缺损等。在大鼠中进行的动物实验亦表明，在大鼠胚胎心血管发育的关键时期暴露于布洛芬和阿司匹林可诱导发生室间隔缺损。

由于NSAID的作用机制可抑制前列腺素生成，而前列腺素是宫内保持胎儿动脉导管开放的重要物质，因此该类药物对胎儿心血管系统的另一个重要影响是可引起宫内动脉导管收缩并提前关闭，并可进一步导致右心室肥厚。研究表明妊娠晚期暴露于NSAID的胎儿发生动脉导管提前关闭的危险较未暴露于NSAID的胎儿升高15倍，即使只是短期使用。文献提及的该类药物有吲哚美辛、酮洛芬（酮基布洛芬）、扶他林、萘普生和舒林酸等。皮质激素和吲哚美辛合用时对胎儿动脉导管收缩的发生率和严重程度还具有协同增强效应，应注意避免合用。胎儿如发生宫内动脉导管提前关闭，早产往往不可避免，因此当孕妇需要使用该类药物时，应限制在妊娠32周以后使用。用药后需定期进行胎儿超声心动图监测，以早期发现动脉导管收缩或关闭征象。

五、神经精神疾病药物

（一）抗癫痫药

怀孕前持续用药的癫痫妇女怀孕后往往仍需继续用药，从而使胎儿宫内暴露于抗癫痫药作用中，国外文献报道此类胎儿比例约为 1/250。常用的抗癫痫药有丙戊酸钠、卡马西平、苯妥英等。文献报道妊娠合并癫痫可能导致早产、死产、胎膜早破、羊水过多、剖宫产率升高、小于胎龄儿、新生儿低 Apgar 评分等不良预后的发生率升高。母亲孕期服用抗癫痫药的胎儿中先天性畸形的发生率较正常妊娠胎儿升高 2~3 倍，但总体来说仍有超过 90% 的癫痫孕妇可顺利渡过妊娠过程，并分娩出无出生缺陷的新生儿。

孕期使用苯妥因和海因（乙内酰脲）可引起胎儿海因综合征，表现为多器官系统畸形，心血管畸形也是其中一个常见的表现，类型包括房间隔缺损、室间隔缺损、动脉导管未闭和主动脉弓缩窄等。苯妥因作为一种离子通道阻滞剂，还可能造成胎儿心动过缓、血流动力学改变和低氧损害。丙戊酸钠和卡马西平暴露亦与胎儿发生心血管畸形、神经管畸形等相关，而孕前 1 个月和孕早期服用叶酸可拮抗其致畸性，对胎儿具有保护作用。

值得注意的是，对于妊娠合并癫痫对胎儿的致畸作用究竟是由于抗癫痫药还是癫痫疾病本身作用，目前仍有争论。

（二）镇静安眠药

苯巴比妥是常用的镇静安眠药之一。动物实验结果表明苯巴比妥暴露可诱导胚胎大鼠发生心血管系统畸形，包括室间隔缺损、主动脉骑跨、右心室双出口和大动脉转位。来自美国的一项包括 5 年数据的人群研究亦显示产前暴露于苯巴比妥的作用下与胎儿发生主要器官畸形相关，其中主要为心血管系统畸形，类型有主动脉弓缩窄、

肺动脉闭锁、膜周部室间隔缺损和法洛四联症。另外，有病例报道妊娠期使用了甲基巴比妥的孕妇分娩出多发畸形的新生儿，临床表现包括脊柱裂、双足畸形、尿道下裂以及室间隔缺损。而对妊娠期偶尔使用异戊巴比妥治疗的孕妇的研究表明，心血管畸形发生的危险升高约 2.6 倍。

关于地西泮（安定）对胎儿心血管系统的致畸性则无统一结果。曾有文献报道妊娠早期暴露于地西泮的作用下与后代发生心血管畸形之间有关联，但并未被后来的相关研究证实。匈牙利研究者曾对因企图自杀而服用大剂量镇静安眠药的孕妇进行随访研究，结果显示妊娠期服用大剂量地西泮、硝基安定、去氧安定、阿普唑仑、甲丙氨酯、格鲁米特、利眠宁等药物并未造成后代先天性畸形的发生率升高，但由于暴露于药物作用下的时间并非全都是器官发育的关键时段，因此尚不能得出因果关系的确切结论。

作为镇静剂的一种，沙利度胺（反应停）是为医学界带来巨大影响的一个药物。在 20 世纪 50~60 年代，反应停作为镇静剂进入欧洲市场，但随后有 20 多个国家的孕妇因妊娠剧吐或癫痫使用反应停后导致胎儿出现多发畸形，主要表现包括肢体短缺（"海豹儿"）、心血管畸形和胃肠道异常等。在这次著名的"反应停事件"后，妊娠期药物对胎儿的致畸作用日益为人们重视。反应停导致的胎儿心血管畸形包括室间隔缺损、房间隔缺损、复杂圆锥干畸形等。目前该药在妊娠期是禁用的。

（三）抗精神障碍类药

抑郁症在妊娠妇女中的发病率为 2%~3%，主要治疗药物包括选择性 5- 羟色胺再吸收抑制剂（SSRI）和三环类抗抑郁药，前者如氟西汀（百忧解）、帕罗西汀，后者如阿米替林、氯米帕明、多塞平等。文献报道妊娠晚期暴露于 SSRI 作用下的新生儿中有 30% 可出现相关临床症状，包括神经行为异常、呼吸系统、胃肠道、躯体症

状、内分泌代谢紊乱等。近年来人群研究发现，宫内 SSRI 暴露与新生儿发生持续性肺动脉高压相关；在之后报道的动物实验中，孕鼠服用百忧解后诱导胎鼠出现了肺动脉高压，从而证实了这一发现。妊娠晚期暴露于三环类抗抑郁药亦与新生儿发生呼吸窘迫、内分泌代谢紊乱和体温调节障碍的危险升高相关联。瑞典一项抗抑郁药对胎儿心血管发育的致畸性研究表明，妊娠早期应用氯米帕明和帕罗西汀的母亲后代发生心血管畸形的危险升高，其中影响最显著的先天性心脏病类型是房间隔和室间隔缺损，其他观察到的类型还包括大血管换位、法洛四联症、左心发育不良综合征和完全性肺静脉异位连接等。

锂制剂具有抗躁狂和轻度抗抑郁作用，常用于治疗双向精神障碍。很早就有一些研究表明妊娠早期母亲应用碳酸锂导致后代发生先天性心血管畸形的危险升高，其中主要类型为三尖瓣下移畸形（Ebstein 畸形）。然而，在后来发表的所有关于妊娠期暴露于锂剂作用下的前瞻性研究和关于 Ebstein 畸形危险因素的病例对照研究中，均未显示暴露于锂剂作用下和后代发生心血管畸形两者之间的明显关联。因此该药在妊娠期有治疗指征的情况下是可以使用的。

六、化疗药物

由于抗肿瘤药和免疫抑制剂对机体明显的不良反应，通常需要应用这些药物治疗的妇女暂时不会考虑怀孕，这些药物在妊娠期使用的情况也比较少见。动物实验和人群研究表明大多数的抗肿瘤药对胎儿有害，可造成胎儿早产、宫内发育迟缓和低出生体重的发生率增加。致畸性研究表明，妊娠早期应用这些药物可能造成胎儿发生各类先天性畸形的危险升高，其中亦包括心血管系统畸形。对抗肿瘤药的人群研究显示了各类药物对胎儿心血管发育的影响，如妊娠早期母亲使用环磷酰胺后胎儿可出现单根左冠状动脉和血管瘤，产前暴露于硫唑嘌呤作用下的婴儿可发生肺动脉狭窄和房间隔缺损。在一项对母亲在儿童和青少年期接受过更生霉素治疗的研究显示，她们的后代中先天性心脏病的发生率达到了 10%。另外值得注意的是，当妊娠期联合应用这些抗肿瘤药物或免疫抑制剂、或者药物治疗与其他治疗方式如放射治疗联合使用时，对胎儿的致畸效应更明显，产生的畸形种类也更多。

七、其他

β-顺式维甲酸曾广泛应用在育龄期妇女中治疗囊肿性痤疮。然而之后的大量研究表明，妊娠早期妇女应用该药可导致胎儿发生自发流产和出生缺陷的危险明显升高，其中报道最多的严重器官畸形为中枢神经系统和心血管系统畸形，先天性心脏病类型有大动脉换位、动脉单干及其他主动脉畸形等。目前该药在妊娠期是禁用的。

本章回顾了母亲妊娠期各类疾病和药物暴露对胎儿心血管系统的影响，在这些对胎儿心血管发育有致畸效应的因素中有些是已明确关联的，有些是潜在的危险因素。无论如何，当母亲妊娠期合并这些疾病或药物暴露时，应提高警惕，通过胎儿超声心动图对胎儿心脏结构和功能进行检测，以早期发现心脏异常并考虑下一步妊娠决策。

（储　晨）

⊘ 参考文献

1. Pierpont ME, Basson CT, Benson DW, et al. Genetic basis for congenital heart defects: current knowledge, a scientific statement from the american heart association congenital cardiac defects committee, council on cardiovascular disease in the young. Circulation, 2007, 115: 3015-3038.

2. Loffredo CA. Epidemiology of cardiovascular malformations: prevalence and risk factors. Am J Med Genet (Semin Med Genet), 2000,97: 319-325.

3. Wolf M, Basson CT. The molecular genetics of congenital heart disease: a review of recent developments. Curr Opin Cardiol, 2010, 25:192-197.

4. Yagel S, Silverman NH, Gembruch U. Fetal Cardiology. The 2nd ed. New York: Informa Healthcare USA, Inc. 2009.

5. 刘凯波 . 先天性心脏病病因研究进展 . 中国优生与遗传杂志 ,2006,14(9):7-8.

6. Edwards MJ. Review: hyperthermia and fever during pregnancy. Birth Defects Res, 2006, 76(7): 507-516.

7. Jenkins JK, Correa A, Feinstein JA, et al. Noninherited risk factors and congenital cardiovascular defects: current knowledge, a scientific statement from the American Heart Association Council on cardiovascular disease in the young. Circulation, 2007, 115: 2995-3014.

8. Botto LD, Lynberg MC, Erickson JD. Congenital heart defects, maternal febrile illness, and multivitamin use: a population-based study. Epidemiology, 2001, 12(5): 485-490.

9. Tikkanen J, Heinonen OP. Maternal hyperthermia during pregnancy and cardiovascular malformations in the offspring. Eur J Epidemiol, 1991, 7(6): 628-635.

10. Cutts FT, Robertson SE, Diaz-Ortega JL, et al. Control of rubella and congenital rubella syndrome (CRS) in developing countries, part 1: burden of disease from CRS. WHO Bulletin OMS, 1997,75 (1): 55-68.

11. Ayres NA. Fetal Echocardiography: Who needs it? Cardiol Rev, 1998,6(3): 156-167.

12. 宋艳艳，王志玉，薛付忠，等 . 山东省正常人群风疹病毒 IgG 的检测 . 中国公共卫生 ,2005,21(12):1470-1471.

13. 崔君兆 . 中国 TORCH 研究进展 . 中华流行病学杂志 ,2001,22(6):462-464.

14. 郑飞云，杜季梅，胡燕 . 妊娠期风疹病毒感染对孕妇及胎儿的影响 . 中华妇产科杂志 ,2002,37(7):391-394.

15. Reyhani F, Nazarian I, Shakibi J. The effects of two strains of influenza virus on cardiac development in the chick embryo. JPN Heart J, 1983, 24(4): 607-614.

16. MacKenzie JS, Houghton M. Influenza infections during pregnancy: association with congenital malformations and with subsequent neoplasms in children, and potential hazards of live virus vaccines. Bacteriol Rev, 1974, 38(4): 356-370.

17. Zhang J, Cai WW. Association of the common cold in the first trimester of pregnancy with birth defects. Pediatrics, 1993,92(4): 559-563.

18. Acs N, Bánhidy F, Puhó E, et al. Maternal influenza during pregnancy and risk of congenital abnormalities in offspring. Birth Defects Res A Clin Mol Teratol, 2005, 73(12): 989-996.

19. Brown GC, Evans TN. Serologic evidence of Coxsackievirus etiology of congenital heart disease. JAMA, 1967,199(3): 183-187.

20. Rosenberg HS. Cardiovascular effects of congenital infections. Am J Cardiovasc Pathol, 1987,1(2): 147-156.

21. 林建华，蒋国静，腾银成，等 . 孕期柯萨奇病毒 B 型感染对母儿的影响 . 上海医学 ,2005,28(9):750-753.

22. Bhatia P, Narang A, Minz RW.Neonatal cytomegalovirus infection: diagnostic modalities available for early disease detection. Indian J Pediatr, 2010,77(1): 77-79.

23. Zalel Y, Gilboa Y, Berkenshtat M, et al. Secondary cytomegalovirus infection can cause severe fetal sequelae despite maternal preconceptional immunity. Ultrasound Obstet Gynecol, 2008, 31(4): 417-420.

24. 国务院防治艾滋病工作委员会办公室、联合国中国艾滋病专题组 . 中国艾滋病防治联合评估报告 (2004), 2005.

25. Luginbuhl LM, Orav EJ, McIntosh K, et al. Cardiac morbidity and related mortality in children with HIV infection. JAMA, 1993, 269(22): 2869-2875.

26. Hornberger LK, Lipshultz SE, Easley KA, et al. Cardiac structure and function in fetuses of mothers infected with HIV: the prospective P^2C^2HIV multicenter study. Am Heart J, 2000, 140(4): 575-584.

27. Lai WW, Lipshultz SE, Easley KA,et al. Prevalence of congenital cardiovascular malformations in children of human immunodeficiency virus-infected women: the prospective P^2C^2 HIV Multicenter Study. P^2C^2 HIV Study Group, National Heart, Lung, and Blood Institute, Bethesda, Maryland. J Am Coll Cardiol, 1998,32(6): 1749-1755.

28.Lipshultz SE, Easley KA, Orav EJ, et al. Cardiovascular status of infants and children of women infected with HIV-1 (P^2C^2 HIV): a cohort study. Lancet, 2002, 360(9330): 68-73.

29.Ergaz Z, Ornoy A. Parvovirus B19 in pregnancy. Reprod Toxicol, 2006,21(4): 421-435.

30.Wang X, Zhang G, Liu F. Prevalence of human parvovirus B19 DNA in cardiac tissues of patients with congenital heart diseases indicated by nested PCR and in situ hybridization. J Clin Virol, 2004,31(1): 20-24.

31.Rawlinson WD, Hall B, Jones CA, et al. Viruses and other infections in stillbirth: what is the evidence and what should we be doing? Pathology, 2008,40(2): 149-160.

32. 李永红 , 仇小强 . 宫内感染与先天性心脏病 . 河南预防医学杂志 ,2005,16(3):182-184.

33.Ni J, Bowles NE, Kim YH, et al. Viral infection of the myocardium in endocardial fibroelastosis. Molecular evidence for the role of mumps virus as an etiologic agent. Circulation, 1997, 95(1): 133-139.

34.Hide G, Morley EK, Hughes JM, et al. Evidence for high levels of vertical transmission in Toxoplasma gondii. Parasitology, 2009, 136(14): 1877-1885.

35.McLeod R, Kieffer F, Sautter M, et al. Why prevent, diagnose and treat congenital toxoplasmosis? Mem Inst Oswaldo Cruz, Rio de Janeiro, 2009,104(2): 320-344.

36. 吴春涛 , 陈立华 , 刘苏 , 等 . 先天性心脏病与弓形虫、风疹病毒、巨细胞病毒及单纯疱疹病毒感染的关系 . 中国全科医学 ,2009, 12:852-854.

37.Simms I, Broutet N. Congenital syphilis re-emerging. J Dtsch Dermatol Ges, 2008, 6(4): 269-272.

38.Di Mario S, Say L, Lincetto O. Risk factors for stillbirth in developing countries: a systematic review of the literature. Sex Transm Dis, 2007, 34(7 Suppl): 11-21.

39. 张岩 , 董悦 . 妊娠期梅毒及先天性梅毒 . 中国医刊 ,2008, 43(5):13-15.

40. Wicher K, Abbruscato F, Wicher V, et al. Target organs of infection in guinea pigs with acquired congenital syphilis. Infect Immun, 1996,64(8): 3174-3179.

41.Vásquez-Manzanilla O, Dickson-Gonzalez SM, Rodriguez-Morales AJ.Congenital syphilis and ventricular septal defect. J Trop Pediatr, 2009, 55(1): 63.

42. Mecacci F, Pieralli A, Bianchi B, et al. The impact of autoimmune disorders and adverse pregnancy outcome. Semin Perinatol, 2007, 31: 223-226.

43.Keeling SO, Oswald AE. Pregnancy and rheumatic disease: "by the book" or "by the doc". Clin Rheumatol, 2009, 28: 1-9.

44.Parke A. Drug exposure, pregnancy outcome and fetal and childhood development occurring in the offspring of mothers with systemic lupus erythematosus and other chronic autoimmune diseases. Lupus, 2006,15: 808-813.

45.Buyon JP, Clancy RM, Friedman DM. Autoimmune associated congenital heart block: integration of clinical and research clues in the management of the maternal／foetal dyad at risk. J Intern Med, 2009,265: 653-662.

46.Buyon JP, Clancy RM. Dying right to live longer: positing apoptosis as a link between maternal autoantibodies and congenital heart block. Lupus, 2008, 17: 86-90.

47.Sukenik-Halevy R, Sukenik S. Pregnancy and rheumatoid arthritis-rheumatic, obstetric and gynecologic aspects. Harefuah, 2007,146(4): 301-305,316.

48.Miniati I, Guiducci S, Mecacci F, et al. Pregnancy in systemic sclerosis. Rheumatology, 2008,47: 16-18.

49. Pacifici GM. Placental transfer of antibiotics administered to the mother: a review. Int J Clin Pharmacol Ther, 2006,44(2): 57-63.

50.Jungmann EM, Mercey D, DeRuiter A, et al. Is first trimester exposure to the combination of antiretroviral therapy and folate antagonists a risk factor for congenital abnormalities? Sex Transm Inf, 2001,77:441-443.

51.Beraa E, McCausland K, Nonkwelo R, et al. Birth defects following exposure to efavirenz-based antiretroviral therapy during pregnancy: a study at a regional South African hospital. AIDS, 2010,24: 283-289.

52.Czeizel AE, Rockenbauer M, Olsen J. Use of antibiotics during pregnancy. Eur J Obstet Gynecol Reprod Biol, 1998, 81(1): 1-8.

53.Rothman KJ, Fyler DC, Goldblatt A, et al. Exogenous hormones and other drug exposures of children with congenital heart disease. Am J Epidemiol, 1979, 109: 433-439.

54.Czeizel AE, Rockenbauer M, Srensen HT, et al. A population-based case-control teratologic study of ampicillin treatment during pregnancy. Am J Obstet Gynecol, 2001,185(1): 140-147.

55. Czeizel AE, Rockenbauer M, Srensen HT, et al.Teratogenic evaluation of oxacillin. Scand J Infect Dis, 1999,31(3): 311-312.

56.Czeizel AE, Rockenbauer M, Olsen J, et al. Oral phenoxymethylpenicillin treatment during pregnancy, Results of a population-based Hungarian case-control study. Arch Gynecol Obstet, 2000,263(4): 178-181.

57.Czeizel AE, Rockenbauer M, Srensen HT, et al. Augmentin treatment during pregnancy and the prevalence of congenital abnormalities: a population-based case-control teratologic study. Eur J Obstet Gynecol Reprod Biol, 2001, 97(2): 188-192.

58.Berkovitch M, Segal-Socher I, Greenberg R, et al. First trimester exposure to cefuroxime: a prospective cohort study. Br J Clin Pharmacol, 2000,50(2): 161-165.

59. Czeizel AE, Rockenbauer M, Sørensen HT, et al. Use of cephalosporins during pregnancy and in the presence of congenital abnormalities: a population-based, case-control study. Am J Obstet Gynecol, 2001,184(6): 1289-1296.

60.Crider KS, Cleves MA, Reefhuis J, et al. Antibacterial medication use during pregnancy and risk of birth defects: National Birth Defects Prevention Study. Arch Pediatr Adolesc Med, 2009, 163(11): 78-85.

61. Czeizel AE, Rockenbauer M, Sørensen HT, et al.A population-based case-control teratologic study of oral erythromycin treatment during pregnancy. Reprod Toxicol, 1999,13(6): 531-536.

62.Källén BA, Otterblad Olausson P. Maternal drug use in early pregnancy and infant cardiovascular defect. Reprod Toxicol, 2003, 17(3): 255-261.

63.Nardiello S, Pizzella T, Ariviello R. Risks of antibacterial agents in pregnancy. Infez Med, 2002, 10(1): 8-15.

64.Burtin P, Taddio A, Ariburnu O, et al. Safety of metronidazole in pregnancy: a meta-analysis. Am J Obstet Gynecol, 1995, 172(2 Pt 1): 525-529.

65.Piper JM, Mitchel EF, Ray WA.Prenatal use of metronidazole and birth defects: no association. Obstet Gynecol, 1993,82(3): 348-352.

66.Thapa PB, Whitlock JA, Brockman Worrell KG, et al. Prenatal exposure to metronidazole and risk of childhood cancer: a retrospective cohort study of children younger than 5 years. Cancer, 1998, 83(7): 1461-1468.

67.Czeizel AE, Puhó E, Sørensen HT, et al. Possible association between different congenital abnormalities and use of different sulfonamides during pregnancy. Congenit Anom, 2004, 44(2): 79-86.

68. Loebstein R, Addis A, Ho E, et al. Pregnancy outcome following gestational exposure to fluoroquinolones: a multicenter prospective controlled study. Antimicrob Agents Chemother, 1998, 42(6): 1336-1339.

69. Guzmán A, García C, Marín AP, et al.Developmental toxicity studies of the quinolone antibacterial agent irloxacin in rats and rabbits. Arzneimittel-forschung, 2003, 53(2):121-125.

70.Schaefer C, Amoura-Elefant E, Vial T, et al. Pregnancy outcome after prenatal quinolone exposure, evaluation of a case registry of the European network of Teratology Information Services (ENTIS). Eur J Obstet Gynecol Reprod Biol, 1996,69(2): 83-89.

71.Cimolai N, Cimolai T. Nitrofurantoin and pregnancy. CMAJ, 2007,176(13): 1860-1861.

72.Czeizel AE, Rockenbauer M, Olsen J, et al. A teratological study of aminoglycoside antibiotic treatment during pregnancy. Scand J Infect Dis, 2000,32(3): 309-313.

73.Czeizel AE, Rockenbauer M. A population-based case-control teratologic study of oral oxytetracycline treatment during pregnancy. Eur J Obstet Gynecol Reprod Biol, 2000, 88(1): 27-33.

74.Newschaffer CJ, Cocroft J, Anderson CE, et al. Prenatal zidovudine use and congenital anomalies in a medicaid population. J Acquir Immune Defic Syndr, 2000, 24(3): 249-256.

75. Jungmann EM, Mercey D, DeRuiter A, et al. Is first trimester exposure to the combination of antiretroviral therapy and folate antagonists a risk factor for congenital abnormalities? Sex Transm Inf, 2001, 77: 441-443.

76. Bera E, McCausland K, Nonkwelo R, et al. Birth defects following exposure to efavirenz-based antiretroviral therapy during pregnancy: a study at a regional South African hospital. AIDS, 2010,24: 283-289.

77.Czeizel AE, Kazy Z, Vargha P. A case-control teratological study of vaginal natamycin treatment during pregnancy. Reprod Toxicol, 2003, 17(4): 387-391.

78.Moudgal VV, Sobel JD. Antifungal drugs in pregnancy: a review. Expert Opin Drug Saf, 2003, 2(5): 475-483.

79.De Santis M, Di Gianantonio E, Cesari E, et al. First-trimester itraconazole exposure and pregnancy outcome: a prospective cohort study of women contacting teratology information services in Italy. Drug Saf, 2009,32(3): 239-244.

80.Czeizel AE, Kazy Z, Puhó E. A population-based case-control teratological study of oral nystatin treatment during pregnancy. Scand J Infect Dis,2003,35(11-12): 830-835.

81.Brent RL. Nongenital malformations following exposure to progestational drugs: the last chapter of an erroneous allegation. Birth

Defects Res A Clin Mol Teratol, 2005, 73(11): 906-918.

82.Dal Pizzol Tda S, Sanseverino MT, Mengue SS. Exposure to misoprostol and hormones during pregnancy and risk of congenital anomalies. Cad Saude Publica, 2008,24(6): 1447-1453.

83.Queisser-Luft A. Dydrogesterone use during pregnancy: Overview of birth defects reported since 1977. Early Hum Dev, 2009, 85(6): 375-377.

84.Gluck PA, Gluck JC.A review of pregnancy outcomes after exposure to orally inhaled or intranasal budesonide. Curr Med Res Opin, 2005, 21(7): 1075-1084.

85.Christensson C, Thorén A, Lindberg B. Safety of inhaled budesonide: clinical manifestations of systemic corticosteroid-related adverse effects. Drug Saf, 2008,31(11): 965-988.

86. Chi CC, Wang SH, Kirtschig G, et al.Systematic review of the safety of topical corticosteroids in pregnancy. J Am Acad Dermatol, 2010,62(4): 694-705.

87.Srensen AM, Christensen S, Jonassen TE, et al. Teratogenic effects of ACE-inhibitors and angiotensin II receptor antagonists. Ugeskr Laeger, 1998, 160(10): 1460-1464.

88.Cooper WO, Hernandez-Diaz S, Arbogast PG, et al. Major congenital malformations after first-trimester exposure to ACE inhibitors. N Engl J Med, 2006,354(23): 2443-2451.

89. Cooper WO. Clinical implications of increased congenital malformations after first trimester exposures to angiotensin-converting enzyme inhibitors. J Cardiovasc Nurs, 2008, 23(1): 20-24.

90.Werler MM. Teratogen update: pseudoephedrine. Birth Defects Res A Clin Mol Teratol, 2006,76(6): 445-452.

91.Rhodes MC, Nyska A, Seidler FJ, et al. Does terbutaline damage the developing heart? Birth Defects Res B Dev Reprod Toxicol, 2003, 68(6): 449-455.

92.Matsuo A, Kast A, Tsunenari Y. Teratology study with orciprenaline sulfate in rabbits. Arzneimittelforschung, 1982,32(8): 808-810.

93.Hallak M, Martinez-Poyer J, Kruger Ml, et al.The effect of magnesium sulfate on fetal heart rate parameters: a randomized, placebo-controlled trial. Am J Obstet Gynecol, 1999,181(5 Pt 1): 1122-1127.

94.Wright JW, Ridgway LE, Wright BD, et al. Effect of MgSO$_4$ on heart rate monitoring in the preterm fetus. J Reprod Med, 1996, 41(8): 605-608.

95.Peaceman AM, Meyer BA, Thorp JA, et al. The effect of magnesium sulfate tocolysis on the fetal biophysical profile. Am J Obstet Gynecol, 1989,161(3): 771-774.

96. Ericson A, Källén BA. Nonsteroidal anti-inflammatory drugs in early pregnancy. Reprod Toxicol, 2001, 15(4): 371-375.

97. Wilson PD, Loffredo CA, Correa-Villaseñor A, et al. Attributable fraction for cardiac malformations. Am J Epidemiol, 1998, 148(5): 414-423.

98.Cappon GD, Fleeman TL, Cook JC, et al. Combined treatment potentiates the developmental toxicity of ibuprofen and acetazolamide in rats. Drug Chem Toxicol, 2005, 28(4): 409-421.

99. Koren G, Florescu A, Costei AM, et al.Nonsteroidal antiinflammatory drugs during third trimester and the risk of premature closure of the ductus arteriosus: a meta-analysis. Ann Pharmacother, 2006,40(5): 824-829.

100.Taubll E, Gjerstad L, Henriksen T, et al. Pregnancy and birth in women with epilepsy. Tidsskr Nor Laegeforen, 2003, 123(12): 1695-1697.

101. Tamer SK, Misra S, Jaiswal S.The offspring of epileptic mother. Indian J Pediatr, 1996, 63(4): 523-531.

102.Lindhout D, Omtzigt JG. Pregnancy and the risk of teratogenicity. Epilepsia, 1992,33(Suppl 4): 41-48.

103.Okuda H, Nagao T. Cardiovascular malformations induced by prenatal exposure to phenobarbital in rats. Congenit Anom (Kyoto), 2006,46(2): 97-104.

104.Holmes LB, Wyszynski DF, Lieberman E. The AED (antiepileptic drug) pregnancy registry: a 6-year experience. Arch Neurol, 2004, 61(5): 673-678.

105.Aksamija A, Habek D, Stanojevi'c M, et al.Fetal malformations associated with the use of methylphenobarbital and carbamazepine during pregnancy. Two case reports and review of the literature. Fetal Diagn Ther, 2009, 25(1): 79-82.

106.Gidai J, Acs N, Bánhidy F, et al. No association found between use of very large doses of diazepam by 112 pregnant women for a suicide attempt and congenital abnormalities in their offspring. Toxicol Ind Health, 2008, 24(1-2): 29-39.

107. Gidai J, Acs N, Bánhidy F, et al. Congenital abnormalities in children of 43 pregnant women who attempted suicide with large doses of nitrazepam. Pharmacoepidemiol Drug Saf, 2010, 19(2): 175-182.

108. Rosenbach M, Werth VP.Dermatologic therapeutics: thalidomide. A practical guide. Dermatol Ther, 2007,20(4): 175-186.

109. Belik J. Fetal and neonatal effects of maternal drug treatment for depression. Semin Perinatol, 2008, 32(5): 350-354.

110.Källén B, Otterblad Olausson P. Antidepressant drugs during pregnancy and infant congenital heart defect. Reprod Toxicol, 2006, 21(3): 221-222.

111.Davis RL, Rubanowice D, McPhillips H, et al. Risks of congenital malformations and perinatal events among infants exposed to antidepressant medications during pregnancy. Pharmacoepidemiol Drug Saf, 2007,16(10): 1086-1094.

112.Yacobi S, Ornoy A. Is lithium a real teratogen? What can we conclude from the prospective versus retrospective studies? A review. Isr J Psychiatry Relat Sci, 2008,45(2): 95-106.

113.Matalon ST, Ornoy A, Lishner M. Review of the potential effects of three commonly used antineoplastic and immunosuppressive drugs (cyclophosphamide, azathioprine, doxorubicin on the embryo and placenta). Reprod Toxicol, 2004, 18(2): 219-230.

114.Green DM, Zevon MA, Lowrie G, et al. Congenital anomalies in children of patients who received chemotherapy for cancer in childhood and adolescence. N Engl J Med, 1991, 325(3): 141-146.

115.Stern RS, Rosa F, Baum C. Isotretinoin and pregnancy. J Am Acad Dermatol, 1984,10(5 Pt 1): 851-854.

第五十五章
胎儿遗传学检测技术及应用现状

胎儿遗传学检查是目前产前检查的主要项目之一，是细胞遗传学、分子遗传学、生物化学和临床医学实践紧密结合的一门学科，它通过有创性及无创性的检查方法，获取胚胎或胎儿信息并对这些信息进行分析，最终诊断胚胎或胎儿是否患有某种疾病。胎儿遗传学检查的范畴包括：染色体病、单基因病、多基因病等遗传性疾病以及各种环境致畸因子所致的先天畸形等。

胎儿遗传学检查包括临床及实验室两大部分，涉及影像学技术、生化技术、基因诊断以及细胞遗传学诊断等方面。在尽可能保证母儿安全的前提下，通过不同的产前诊断技术获取胚胎或胎儿信息，并对这些信息通过一系列的实验室技术和方法进行分析，从而对染色体病、基因病以及先天性代谢性疾病等进行产前诊断。胎儿的信息可以来源于：绒毛、羊水（细胞、液）、胎血、胚胎或胎儿组织等。

一、有创性诊断技术

有创性产前诊断技术包括妊娠早期绒毛活检技术、妊娠早中期胚胎（胎儿）镜检查技术、妊娠中期羊膜腔穿刺取样技术、妊娠中晚期脐静脉穿刺胎血取样技术等。通过有创性诊断技术获取胚胎或胎儿信息，然后进行各种遗传学检测。

（一）胚胎或胎儿信息来源

1. 妊娠早期（7~11 周）绒毛活检技术

通常在 B 超引导下经腹部或经宫颈进行绒毛活检（CVS），可以较早获取胚胎信息进行产前诊断；而且从绒毛提取 DNA 量多质优，成功率高；即使不成功，也有足够的时间在妊娠中期进行其他的产前诊断检查。但有发生流产、畸形足和嵌合体的风险。经宫颈绒毛活检比经腹部绒毛活检所要求的技术更高，在获取标本时更容易失败，而且更容易发生嵌合体。因此，目前临床上推荐采用经腹部绒毛活检。

2. 妊娠早中期胚胎（胎儿）镜检查技术

国外最早在妊娠 7 周可进行胚胎镜检查，而胎儿镜检查通常在孕 18~22 周进行。利用细小的纤维内镜进入羊膜腔，直视下了解胚胎（胎儿）外观有无异常（如皮肤、颌面、肢体、神经管畸形等），并可进行胎儿组织活检以及脐血穿刺采集胎血等。但胎儿死亡率高达 4%~8%，再加上其视野有限，因此胚胎（胎儿）镜在临床诊断胚胎或胎儿异常时受到限制。

3. 孕中期羊膜腔穿刺取样技术

羊膜腔穿刺术早在 20 世纪中期即用于胎儿疾病的诊断。1966 年，Steele 和 Breg 进行羊水细胞培养及胎儿核型分析成功后，通过羊膜腔穿刺术获取羊水成为产前诊断染色体病、基因缺陷及代谢性疾病等最常用的方法之一，也是目前最常用的侵袭性产前诊断技术。操作时在超声引导下，用一根细长穿刺针进入羊膜腔，抽取 25ml 羊水，操作过程简单。因遗传性疾病行羊膜腔穿刺术多在孕 15~20 周时进行，该期羊水大约为 180~200ml，且羊水中胎儿脱落细胞比例高，是羊膜腔穿刺的最佳时期。

4. 妊娠中晚期脐静脉穿刺胎血取样技术

超声引导下经母腹行脐静脉穿刺术是目前产前诊断的主要技术之一，相比于妊娠早期的绒毛取样和妊娠中晚期的羊水细胞培养，通过脐静脉穿刺术获取胎儿的血标本，在进行宫内诊断和宫内治疗以及胎儿生物参数测定等方面应用范围比前者更为广泛。然而，脐静脉穿刺术是一种侵入性操作，可引起流产、胎死宫内、胎盘早剥等并发症。最佳的手术时间为妊娠 22~30 周，因该时期内脐血管直径相对较大，血管胶质较少，羊水量适中，容易取到脐血；穿刺部位为游离段脐带最佳。胎儿心动过缓是脐静脉穿刺术的主要并发症。若胎心小于 120 次 / 分系胎儿心动过缓，应立即停止脐带穿刺，并相应处理。经母腹行胎儿脐静脉穿刺获取胎儿血这一方法从妊娠 18 周至足月范围取样，除可对胎儿进行快速核型分析

外还可进行多方面检测的分析。对妊娠期的某些并发症如羊水过少、羊水过多、胎儿宫内生长迟缓、特发性血小板减少性紫癜、母儿血型不合、胎儿解剖畸形等，通过脐血管穿刺可快速获知胎儿正常与否，因此脐血管穿刺为胎儿宫内诊断和治疗提供了更广阔的前景。

目前认为，羊膜腔穿刺引起的并发症及技术难度相对较小，在妊娠中期行羊膜腔穿刺是宫内产前诊断标本采集的最安全方法。而脐静脉穿刺，由于可以获取纯胎儿血，对快速进行胎儿染色体核型分析、基因分析、胎儿血液病及 TORCH 感染等的诊断，是其他方法无法比拟的，但穿刺时间应控制在 15~20 分钟内，穿刺次数不应多于 4 次。

（二）遗传学检测方法

1. 染色体病诊断

胎儿染色体异常可以表现为无任何结构和形态异常，但大多数某种特定的染色体异常通常与某种或几种结构异常相关。心脏结构异常是胎儿染色体异常的重要标志。羊水中漂浮的细胞主要来源于羊膜及脐带的表层细胞及胎儿体表的脱屑细胞，对羊水细胞进行培养并进行染色体核型分析可诊断染色体数目或结构异常。常见的染色体异常有 X、Y、13、18、21 号染色体的数目异常，染色体结构异常仅占极少数。

染色体数目异常的诊断有两种途径：用传统的染色体计数及用荧光 PCR 进行多态位点定量分析。传统的染色体计数具有许多局限性，如取材时间有限，培养耗时长（10~14 天），技术稳定性差，尤其是对染色体的嵌合现象很难做出解释，这是因为中期分裂象的数目较少，不能提供足够的分析信息。荧光原位杂交（fluorescent in situ hybridization，FISH）技术，将分子生物学和细胞遗传学技术相结合，可以很好地克服上述局限性，将其应用于未培养的羊水间期细胞，并可于妊娠 16 周以后的任何时间，分析大量的

细胞以获得足够的信息，同时可于羊膜腔穿刺后24小时内快速明确有无胎儿染色体数目异常。主要用来诊断非整倍体，特别是13、18、21、X和Y染色体的数目异常。用双色、多色探针可以在单细胞水平诊断染色体数目畸变。既可以用不同的探针同步杂交单一细胞核，也可用重复杂交同一细胞核的方法完成诊断。

染色体结构异常如相互易位等复杂畸变，用常规FISH方法不易诊断。因此人们用早熟染色体凝集技术将间期细胞核转换成中期细胞核，然后分析其染色体数目及结构有无异常，以达到诊断目的，但核转变技术要求高、耗时、易受制备因素的影响，不能应用于临床。比较基因组杂交（comparative genomic hybridization，CGH）是另一种很有希望的诊断染色体异常的技术。用全基因组扩增（whole genome amplification，WGA）方法获取基因组DNA，然后用杂交技术结合计算机分析可诊断任何超过20Mb的染色体区域的拷贝数有无异常，从而诊断染色体结构异常。影响CGH的主要因素是如何得到足够的DNA，一般要求100ng~1μgDNA，大约相当1万个细胞所含的DNA量。而且用WGA获取足够数量DNA的同时，还要确保得到的DNA是准确的复制品。制约CGH临床应用的另一因素是诊断时间必须缩短，目前的诊断时间是7天左右，尚不能满足一些临床快速诊断的需要。

2. 基因病诊断

目前可诊断的单基因病包括地中海贫血、纤维囊性化、脆性X综合征、苯丙酮尿症、甲型血友病、乙型血友病、性别发育异常以及和性连锁遗传病有关的性别诊断等，可诊断的病种数目在不断增加。所用的方法主要是基于聚合酶联反应（PCR）技术的DNA分析，通过检测单细胞靶基因的数目及结构有无异常加以诊断。常规的PCR技术易受实验条件的影响，从20世纪90年代后期开始，荧光PCR，多重PCR，巢式PCR技术等技术的发展，有效地提高了诊断率。

使用PCR基因扩增法联合单链构型多态性分析（SSCP）、变性梯度凝胶电泳（DGGE）、限制性片段长度多态性分析（RFCP）、等位基因特异性寡核苷酸（ASO）斑点杂交、差异PCR或PCR直接序列测定等技术可以很方便地检出单个基因突变，而且准确性可达95%以上。

在基因病诊断以及染色体病诊断的过程中，主要的限制因素之一是如何获取足够满足诊断需求的DNA。解决的途径主要靠全基因组扩增。WGA目前常用的方法有两种：简并寡核苷酸引物PCR（degenerated oligonucleotide primed PCR，DOP-PCR）法及扩增前引物延伸法（primer exteion preamplification，PEP）。用WGA法能够无选择偏见地扩增整个基因组。从理论上讲，任何基因都能从WGA的产物中检测出来，同时也可将信息保存起来。目前，WGA尚未广泛用于临床，但是对多基因病诊断的要求及比较基因组杂交技术的发展，势必要求WGA技术不断地完善，并推动其临床应用。

利用多重PCR、CGH、WGA，以及间期核转换技术，人们已经能够诊断涉及不同位点的突变以及全染色体核型分析。但是，这方面的诊断仍受到一定限制。目前，国外一些研究中心正在探索DNA芯片技术在胎儿遗传学检测领域的应用前景。利用这种技术，可以同时分析单一细胞内上千种基因突变，能够极大地提高诊断效率。在不远的将来，单细胞将可能有效地用于诊断多个突变或染色体组核型分析。

3. 先天性代谢疾病

通过羊水中蛋白质、酶和代谢产物的测定，可诊断因遗传基因突变引起的某种蛋白质或酶的异常。测定羊水中甲胎蛋白(AFP)，对诊断开放性神经管畸形、腹壁缺陷、先天性食管闭锁、十二指肠闭锁及AFP升高有关的畸形有意义。另外对痛风、瓜氨酸血症、L-2-羟基谷酰胺尿酸血症都可以进行检测。

4.胎儿血型诊断

取羊水检查血型物质，可预测胎儿血型，但此方法仅适用于怀疑 ABO 血型不合的大部分孕妇。因为约有 20% 孕妇为非分泌型，羊水中无血型物质。血型物质测定和血型抗体效价测定，为临床治疗母婴血型不合和新生儿溶血病提供证据。从母婴血型不合的临床结局看，ABO 母婴血型不合所致的新生儿溶血病，病情较轻、危害性小；而 Rh 母婴血型不合虽然少见，但胎儿溶血病发生率高，且往往病情严重，常常导致胎儿宫内死亡。胎儿重症溶血时，羊水胆红素增高，利用分光光度计测 450am 处的光密度，羊水胆红素水平 8.55mol/L 为警戒线，若 >17.10mol/L，应视为危险，需考虑终止妊娠。

5.宫内感染的检测

胎儿宫内感染泛指可以导致胎儿先天畸形的病原体，除过去常指的 TORCH（弓形虫、风疹病毒、巨细胞病毒、单纯疱疹病毒 I 型及 II 型）外，还包括乙肝病毒、人类免疫缺陷病毒、细小病毒 B19、梅毒螺旋体、柯萨奇病毒等。这类病原体可以导致胎儿多器官的损伤及畸形，以及胎儿体格发育障碍、语言障碍和听力障碍等，还可以导致孕妇发生不良的孕产史（如流产、死胎、死产及围产儿死亡等）。以往这些病原体感染主要靠培养法进行诊断，比较困难，基本不能在临床中推广。PCR 基因扩增法因其高敏感性、高特异性非常适合这些疾病诊断及疗效跟踪，是最值得推荐的检验方法。另外还可通过检测羊水中特异性抗体进行诊断。

二、无创性检测方法

1.胎儿超声多普勒检查技术

胎儿畸形是由胚胎发育异常引起的，胎儿的各个部分均可发生，所以畸形类型多，范围广。随着超声技术的迅速发展以及新型超声诊断仪分辨力的提高，超声作为一项重要的无创伤技术，在产前诊断胎儿遗传性疾病中显示出独特的优越

性。中晚期妊娠超声可检测胎儿在母体发育成长过程，观察胎儿在宫内发育成熟情况；对胎儿在宫内缺氧、发育迟缓、发育畸形，能给以及时准确的治疗，对巨大胎儿、脑积水、椎管畸形、唇裂、消化道闭锁、联体胎儿等各种在 B 超下见到异常情况，可终止妊娠，降低残疾儿出生数量。新近有学者对胎儿期恶性、严重病变，如严重的骶尾部肿瘤、影响肺发育的胸腔巨大肿瘤，可在产前施行手术干预，提高胎儿生后生存率和生活质量。

绝大多数的胎儿畸形是各种致畸因素及遗传基因相互作用的结果。由于妊娠 18~22 周羊水比较充分，胎动相对也较多，能充分显示其结构，因此为最佳判断期，大部分的畸形可被探查得以诊断。至妊娠晚期羊水量减少，胎儿的活动减慢，加之某些肢体部位容易被遮挡不易判断。

但是，超声也会漏诊部分胎儿畸形。原因与以下因素有关：检查者经验、手法、仪器质量、最佳检查时间、胎儿自身发育情况以及胎位等。超声检查的基础是胎儿的解剖学异常，超声对于严重胎儿畸形的诊断不容易漏诊，但对于小房缺、小室缺、冠状动脉异常、肺动静脉瘘、肺动脉分支缺如、右心室流出道狭窄（早期）、左右眼裂大小不对称等畸形超声难以识别，这些畸形的漏诊率比较高。因此为了提高超声对胎儿畸形的检出率，减少漏诊率，检查医师在检查时必须注意：①当遇到羊水增多、羊水少时要考虑有无胎儿畸形。②如发现胎儿胸腹腔积液时，要注意是否与母儿 ABO 溶血有关。③胎盘厚度。通常胎盘厚度 2.5cm，胎盘厚度过小时要注意有无胎儿生长迟缓、染色体异常及宫内感染等；若胎盘厚度大于 5cm，要注意孕妇有无糖尿病与贫血以及胎盘出血、水肿等。

超声检查是否对胎儿有影响、多次彩超检查是否会增加胎儿畸形的发生率等问题一直备受关注。随着超声检查的规范化操作，输出强度的控制以及对于产前进行超声检查的人群进行长期

随访，没有发现常见病发生率的增高，从而提示超声检查在阈值范围内，是一种安全有效的检查方法。

2. 孕妇外周血中获取胎儿 DNA 技术

孕妇血浆中胎儿游离 DNA 的发现为无创性产前诊断开辟了一个新的途径。随着分子生物学技术的不断发展，近年来有关孕妇血浆中母体及胎儿游离 DNA 分子片段大小的分布及其特点，胎儿游离 DNA 检测技术的进一步优化及非性别依赖性的多肽性胎儿 DNA 标记物的发现，为胎儿游离 DNA 在无创性产前诊断中的应用奠定了坚实的基础。现已明确，从孕妇外周血中获取胎儿 DNA，可用于产前诊断 21- 三体综合征、β- 地中海贫血、先天性肾上腺增生、软骨发育不良、RH 溶血等疾病；以及妊娠相关性疾病，如子痫前期、早产等。虽然目前有关这方面的研究还远远不成熟，但随着人类对孕妇外周血中胎儿 DNA 生物特性的认识以及检测技术的不断完善，孕妇外周血中胎儿 DNA 的检测技术必将在无创性产前诊断中发挥越来越重要的作用。

（刘 芳）

参考文献

1.Garg V, Srivastava D.Genetic Underpinnings of Cardiogenesis and Congenital Heart Disease. //Runge M S, Patterson C. Contemporary Cardiology: Principles of Molecular Cardiology. Totowa: Humana Press ,2005.

2.Garg V. Insights into the genetic basis of congenital heart disease. Cell Mol. Life Sci, 2006,63: 1141-1148

3. 俞镔 , Ronald JA Trent. 遗传学 DNA 检测应用现状和展望 . 中国当代儿科杂志 ,2004,6（5）:447-450.

4.Brugada GS , Andelfinger G. Clinical Genetics in Congenital Heart Disease. // Brugada R,Brugada J, BrugadaP., Clinical Approach to Sudden Cardiac Death Syndromes. London:Springer,2010.

5. 王文博 , 张毅 , 孙树汉 . 孕妇外周血中胎儿游离 DNA 在产前诊断中的应用 . 第二军医大学学报 , 2009,30(4):442-445.

第五十六章
母亲妊娠心血管疾病及对胎儿的影响

第一节 >>> 母亲妊娠心血管疾病的流行病学资料

母亲妊娠心血管疾病是产科临床中并不少见的一类高危妊娠，广义上包括孕妇妊娠合并既往已有的或合并妊娠时首次出现和发现的心血管系统疾病，亦称妊娠合并心脏病。

据文献统计，我国妊娠心血管疾病在整个妊娠人群中的发生率为0.71%~3.91%，各地报道略有不同。上海市妊娠合并心脏病研究协作组曾对上海市10所教学医院1981~1995年间妊娠合并心血管疾病孕妇的资料分析发现，15年的发生率有显著差异，20世纪80年代后期最低，90年代显著回升。近年来没有发生率变化趋势的相关数据。国外报道该病的发生率为0.65%~3%，与我国大致接近。

母亲妊娠心血管疾病的类型包括先天性心脏病、风湿性心脏病、心律失常、心肌病、冠心病、高血压心脏病等各种类型，其中最常见的是风湿性心脏病和先天性心脏病。随着成人心脏病病种的变迁，妊娠心血管疾病各种类型的构成比也在发生变化。国内一项对北京一家三级产科医院1973~2002年间孕妇资料的分析显示，近年来妊娠心脏病的种类主要为先天性心脏病和心脏瓣膜关闭不全，3个10年组比较，风湿性心脏病与先天性心脏病的比例已由最初的4∶1降至后来的1∶2.24。另一项来自温州的10年资料分析也显示，两者比例从前5年的1∶1.63降至后5年的1∶2.95。除了这两类心脏病外，也有其他少量研究资料显示心律失常和心肌炎占了妊娠心脏病的首要病种。国外报道该病的主要病种亦为先天性心脏病和风湿性心脏病，且近年来风湿病的比例明显减少。然而在亚洲、非洲一些发展中国家，风湿性心脏病仍然是妊娠心脏病的主要类型。

妊娠期间，母体心脏为满足妊娠的生理需求而产生了一系列血流动力学变化。在正常妊娠妇女中，其心脏功能可以适应这一变化。而在合并心血管疾病的孕妇中，会进一步加重其心脏负担并导致心力衰竭，从而可能影响母体和胎儿的预后，甚至导致死亡。我国文献报道该病的孕妇死亡率为 0.56%~1.32%，围生期新生儿死亡率为 1.3% ~ 3.1%。国外报道该病的孕妇死亡率为 3%~15%，各国文献中的数据相差较大，围生期新生儿死亡率为 1%~4.2%。孕妇妊娠期的心功能状况与母体和胎儿的预后密切相关。国内外研究均表明，按纽约心脏病协会（NYHA）的心功能分级法，NYHA Ⅲ 至 Ⅳ 级的孕妇与 Ⅰ、Ⅱ 级的孕妇母儿预后有明显差异，前者较后者孕妇死亡率明显升高，分娩时的剖宫产率升高，早产儿、低出生体重儿和围生儿死亡率均明显升高。因此，各文献报道中孕妇人群心功能状况的不同，可能造成该病孕妇死亡率的差异。

第二节 >>> 妊娠期和围生期母体血流动力学变化

一、妊娠期

在妊娠过程中，母体、肺循环的血管阻力下降，循环平均充盈压下降，使得心脏的前、后负荷降低。前负荷的降低激活了容量维持系统，导致了血浆容量的扩张；后负荷的降低一方面通过增加心室搏出量而提高了心输出量，另一方面则由于动脉充盈压的降低触发了血管加压素的非渗透性释放，使得体内水分潴留、血液稀释。由于这一机制，妊娠母体从妊娠第 5~6 周开始进入高代谢状态，表现为血容量增加，相对贫血，心室搏出量和心输出量增加。妊娠前 3 个月，心输出量可较孕前正常水平提高约 30%，主要由于心室搏出量的增加；至 24~28 周时，心输出量升至最高峰，较正常水平高约 40%，并达平台期，此期为心室搏出量和心率共同增加的结果；最后至妊娠晚期时，由于心率升高致心搏量代偿性下降，心输出量再次轻度下降 10%~20%。在此期间，母体收缩压和舒张压亦出现轻度降低，至妊娠 20 周时达最低点，较孕前正常水平低约 10mmHg，再至分娩前逐渐恢复至正常。

以上变化导致了妊娠期母体心脏负担的加重，而妊娠期随着子宫体积的逐渐增加，膈肌上升，迫使心脏向左、上移位，大血管扭曲，进一步增加了心脏的负担。对于无心血管疾病和心功能正常的孕妇，心脏可以适应这种变化。但对于有心血管疾病和孕前心功能异常的孕妇，无法耐受妊娠期心脏负担的加重，可使原先无症状的孕妇出现症状，症状轻的孕妇进一步加重，导致心功能的恶化，甚至出现明显的心力衰竭，危害母儿的安全。

二、分娩期

产妇分娩时，尤其在第二产程，由于子宫收缩和产妇屏气，使得腹压增加和肺循环压力增高，回心血量急剧增加，可导致心室搏出量和心输出量进一步增加，收缩压和舒张压升高。胎儿娩出后，腹腔压力下降，大量血液滞留于内脏，回心血量减少。而当胎盘娩出后，大量胎盘循环的血液回流，又使得回心血量再次急剧增加。

这种分娩过程中血流动力学的反复变化对合并心血管系统疾病的孕妇又是一个考验，易诱发急性心力衰竭。回心血量的急剧增加可导致左房压力升高，诱发肺水肿。而对于那些患有左、右心间分流型先天性心脏病的孕妇，回心血量的增加使得右心压力升高，可致心内右向左分流，临床上出现发绀。

三、产褥期

分娩后一段时间内，由于子宫腔压力下降、子宫血液回流，组织内过多水分回流，使得回心血量增加，母体心输出量仍处于较高水平，一般持续至产后 2 周左右逐渐恢复正常。合并心血管疾病、心功能异常的孕妇在此期心脏负担仍重，仍有发生急性心力衰竭的危险。

正是由于妊娠期和围生期母体血流动力学发生的一系列生理变化，使得合并心血管疾病孕妇的妊娠过程较正常孕妇风险增大，其中妊娠 28～32 周、分娩期和产褥期的前 3 天是最危险的时期，此期孕妇最易发生心力衰竭，从而威胁到母体和胎儿的安全。

第三节 >>> 母亲妊娠心血管疾病的诊断、评估和综合临床策略

一、母亲妊娠心血管疾病的诊断

大多数的妊娠心血管疾病在怀孕前即发病和发现，因此对于患有心血管疾病的母亲，对其疾病的全面诊断和评估应当在其准备怀孕前即开始。一套完整的心血管系统检查包括该妇女的详细病史，生活危险因素评价，临床症状，体格检查，实验室辅助检查等。

（一）病史

详细采集既往患心血管系统疾病的情况，包括诊断年份，当时起病的症状、体征，检查结果，确诊时间，治疗措施，用药情况，是否进行心导管检查、介入或手术治疗，疾病恢复情况，恢复期检查结果和治疗措施，有无长期用药，有无长期随访及随访情况记录等。

（二）生活危险因素评价

询问生活中与心血管系统疾病发病相关的危险因素，包括心血管系统疾病家族史，准孕妇和其丈夫的年龄，生活地点，从事职业，居住环境，膳食喜好，不良嗜好，身体其他器官系统疾病情况等。记录重要的阳性和阴性发现。

（三）临床症状

成年心血管疾病患者临床上可表现为进行性的气促、心悸、胸痛、疲劳、端坐呼吸、阵发性夜间呼吸困难等，部分先天性心脏病或术后患者、严重心功能不全患者还可表现为发绀。

妊娠前和妊娠期间，为了评价孕妇的心功能状况，应根据其活动耐量情况对其进行心功能分级，目前最常用的是纽约心脏病协会（NYHA）心功能分级法。

Ⅰ级：患有心脏病，但日常活动量不受限制，一般活动不引起疲乏、心悸、呼吸困难或心绞痛。

Ⅱ级：心脏病患者的体力活动受到轻度的限制。休息时无自觉症状，但平时一般活动下可出现疲乏、心悸、呼吸困难或心绞痛。

Ⅲ级：心脏病患者体力活动明显受限，小于平时一般活动即可引起上述症状。

Ⅳ级：心脏病患者不能从事任何体力活动，休息状态下也出现心力衰竭的症状，体力活动后加重。

（四）体格检查

对患心血管疾病孕妇详细的体格检查应包括一般生命体征测量、视诊、触诊、叩诊、听诊等多个方面。生命体征测量包括脉搏、血压、呼吸、心率、经皮氧饱和度等。视诊除了观察孕妇的一般临床症状外，还应注意有无颈静脉怒张、杵状指、毛细血管搏动征等特有体征。触诊可感

知脉搏、皮肤温度、有无水肿、心前区有无震颤、肝脾有无肿大等体征。心脏听诊的内容包括心率、心律、正常心音、额外心音、杂音、摩擦音等，肺部听诊则应留意有无细湿啰音等可能提示心力衰竭的体征。

（五）辅助检查

心血管疾病的辅助检查一般包括 12 导联心电图，超声心动图（二维＋多普勒），心律失常孕妇可做 24 小时动态心电图检查。怀孕前心脏检查还包括胸部 X 线片、心血管 CT、磁共振等，对某些类型的心血管疾病，如先天性心脏病和冠状动脉疾病，怀孕前可做心导管检查、介入治疗

或手术治疗。由于这几项检查均为放射性，对胎儿可能造成伤害，因此妊娠期不宜进行，尤其在早孕期。

对于怀孕前即诊断出心血管疾病的母亲，孕前的全面诊断对以后的顺利妊娠和分娩是十分必要的。而对于怀孕前未发现或怀孕后方出现心血管疾病的母亲，早期识别和诊断更为重要。因此产科临床医师应掌握心血管疾病的常见表现，学会识别正常的妊娠期反应和异常的心血管疾病症状，重视并及时发现孕妇的异常症状，尽早诊断并采取措施，最大限度避免或减轻以后可能出现的母儿问题。表 56-1 列出了妊娠期心血管疾病的相关症状和体征，供读者参考。

表 56-1　妊娠期心血管疾病的表现

正常表现	异常表现	心电图表现	超声心动图表现
疲乏	晕厥	窦性心动过速	左心室舒张期内径中度增大，射血分数正常
呼吸困难	阵发性夜间呼吸困难	房性或室性早搏	功能性三尖瓣或二尖瓣反流
偶尔发作的心悸	心动过速，>120 次 / 分	电轴右偏或左偏	少量心包积液
收缩期杂音（I/ Ⅵ ～ Ⅱ/ Ⅵ级）	持续心律失常	ST 段压低	
颈静脉搏动	静息状态下气促	T 波改变	
四肢末端水肿	颈静脉怒张		
第一心音响亮，广泛并分裂	奔马律		
	收缩期杂音（Ⅳ/ Ⅵ ～ Ⅵ/ Ⅵ级）		
	舒张期杂音		
	胸痛		
	咯血		
	发绀		

〔引自文献 Arafeh JM, Baird SM. Cardiac Disease in Pregnancy. Crit Care Nurs Q, 2006,29(1): 32-52. 〕

二、母亲妊娠心血管疾病的危险度评价

不同类型和严重程度的心血管疾病对妊娠、分娩和母儿预后的影响不同，因此在对心血管疾病做出诊断后，应对其危险度进行评价，以预先评估妊娠和分娩的相关风险，为接下来的临床决策提供依据。已有大量研究对合并心血管疾病妊娠中母体和胎儿发生不良事件的危险因素进行了分析，目前的研究结果如下所述。

母亲发生不良事件的危险因素有：各种心血管疾病导致的肺动脉高压，可使孕妇死亡率提高至 50%；各种心血管疾病导致的发绀；先天性或风湿性心脏病导致的左心室流出道梗阻，孕妇可发生肺充血甚至心源性休克；心力衰竭；严重心律失常；血栓形成；严重妊娠期高血压疾病等。

胎儿和新生儿不良事件的危险因素有：孕妇心功能分级大于 Ⅱ 级或发绀（经皮氧饱和度 <90%）；

孕妇左心室流出道梗阻；孕妇妊娠期吸烟；多胎妊娠；孕妇妊娠期使用抗凝药物等。研究表明，伴上述危险因素时胎儿和新生儿死亡率是正常情况下的 4 倍。

国外相关研究者对妊娠合并心血管疾病的危险度进行了分级，可对孕妇和胎儿发生不良事件的风险进行大致预测，供国内医师参考（表 56-2，表 56-3）。

表 56-2　妊娠心脏病危险指数

危险因素	定义	分值
心功能分级	NYHA-Ⅲ级，NYHA-Ⅳ级，发绀	1
既往心血管事件史	心力衰竭，暂时性缺血发作（TIA），卒中，心律失常	1
左心梗阻性病变	二尖瓣面积 $<2cm^2$，主动脉瓣面积 $<1.5cm^2$，流出道最大压差 >30mmHg	1
左心室收缩功能不全	射血分数 <40%	1
总分		

注：该评分可预测妊娠期心血管不良事件的风险率。0 分：4%~10%，1 分：25%~30%，2 分以上：>60%。（引自文献 Yagel S, Silverman NH, Gembruch U. Fetal Cardiology. The 2nd ed. New York: Informa Healthcare USA, Inc. 2009.727.）

表 56-3　妊娠心脏病危险因素分级

轻微/低度危险因素	中度危险因素	重度/主要危险因素
·小型左向右分流（房间隔缺损，室间隔缺损，动脉导管未闭）	·发绀型先天性心脏病未手术或姑息手术后（如未修补的法洛四联症）	·马方综合征，主动脉根部扩张 ·有合并畸形的主动脉弓缩窄
·轻-中度肺动脉或三尖瓣病变	·大型左向右分流	·肺动脉高压
·缺损修补后无残留心功能不全（如法洛四联症术后）	·瓣膜反流，心室收缩功能正常	·重度主动脉瓣或二尖瓣狭窄
·生物瓣膜	·单纯主动脉弓缩窄	·射血分数 <35%
·二尖瓣狭窄，NYHA-Ⅰ级和Ⅱ级	·主动脉瓣狭窄或二尖瓣狭窄，NYHA-Ⅲ级和Ⅳ级	·NYHA-Ⅲ级或Ⅳ级临床表现
·马方综合征，主动脉根部正常	·机械瓣或人工瓣膜，二尖瓣狭窄伴房颤	·围生期心肌病史，有残留心室功能不全
·二叶主动脉瓣，无狭窄	·重度肺动脉狭窄	
·单发二尖瓣脱垂，无明显反流	·中度-重度心室功能不全，既往心肌梗死史	
	·围生期心肌病史，无残留心室功能不全	

〔引自文献 Dobbenga-Rhodes YA, Prive AM. Assessment and evaluation of the woman with cardiac disease during pregnancy. J Perinat Neonat Nurs, 2006, 20(4): 295-302.〕

三、妊娠前评估

对于患心血管系统疾病的育龄期妇女，应尽早开始孕前咨询和身体状况评价，为受孕和妊娠做好准备。妊娠合并危险度较低的心血管疾病和良好的心功能状况时，通过严密的孕期监测和设计合理的个体化妊娠方案，多数孕妇可以成功妊娠和分娩出健康后代。但当合并高危险度的心血管疾病、心功能状况较差时，孕妇和胎儿发生不良事件的风险均大大提高，妊娠失败的可能性极大。对这类患者，应及早告知其妊娠的相关风险，仔细考虑是否妊娠，尽可能避免妊娠，减少不必要的伤害。

而对于一些有家族遗传倾向的心血管疾病，例如单基因遗传先天性心脏病，其后代遗传概率较高。这类育龄期妇女在准备怀孕前还应进行遗传学咨询，通过家族史、染色体检查、疾病诊断等各方面，综合估测其后代患相似心血管疾病的可能性，仔细考虑后决定是否妊娠。

国外学者曾提出以下应避免妊娠的几类心血管疾病：

（1）重度肺动脉高压（超过体循环压力的75%）。

（2）艾森曼格综合征。

（3）严重梗阻性心脏病（建议干预后再考虑怀孕）。

（4）马方综合征，主动脉根部直径大于等于4cm。

（5）重度发绀。

（6）充血性心力衰竭，心功能 NYHA-Ⅲ级和Ⅳ级。

（7）既往有围生期心肌病、严重心力衰竭史，或残留左心室功能不全。

四、妊娠期和分娩期综合处理策略

合并心血管疾病的孕妇妊娠开始后，应对其进行积极的整体状况和心血管系统功能评估和监测，制定个体化的妊娠期保健方案。对于患低危险度心血管疾病的孕妇，应定期到专业医疗机构检查、评估，而对于患中、高危险度心血管疾病的孕妇，建议选择三级围生诊治中心进行妊娠期诊治和分娩。

值得注意的是，对合并心血管疾病孕妇的妊娠、分娩及分娩后的临床处理决策，应当是一个多学科团队合作制定开展的。这个多学科团队包括了经验丰富的产科医师、新生儿医师、心脏内外科医师、麻醉师以及产科和新生儿科的专业护理师。

第四节 >>> 各类妊娠心血管疾病及对胎儿的影响

一、先天性心脏病

先天性心脏病（以下简称先心病）是心血管疾病中的一个重要类型。该病中的部分较轻类型不经纠治可活至成年，或至成年方发现，而随着临床诊治技术的提高，越来越多的复杂或严重先心病也可在出生后早期诊断和治疗，大大延长了患者的生存时间。因此，目前妊娠合并先心病已占到妊娠心血管疾病的首位。

（一）左向右分流型先心病

1. 房间隔缺损

房间隔缺损是最常见的妊娠合并的先心病。一部分患中小型缺损的妇女平时无明显症状，甚至可能至妊娠期方发现患该病。房间隔缺损未导致阻力性肺动脉高压的、或已行修补术，后者通常可以较好地耐受妊娠和分娩过程。但当未修补

的房间隔缺损合并房性心律失常或肺动脉高压时，妊娠期病变可能进展，因此需要超声心动图定期随访监测。另外，当孕妇咳嗽、做 Valsalva 动作（乏式动作）、分娩时用力等引起胸腔压力升高时，未修补的房间隔缺损存在右向左分流的潜在风险，而妊娠期血液处于高凝状态，使得孕妇发生异常栓塞的危险升高，即静脉血栓通过房间隔缺损进入体循环，导致体循环栓塞。为此，有专家建议在早孕期后预防性应用肝素或小剂量阿司匹林来预防这种情况的发生。当然，如果在妊娠前已诊断房间隔缺损并有生育后代的家庭计划，建议在受孕前尽早通过导管介入或手术治疗纠治畸形，以确保成功妊娠和分娩。

2. 室间隔缺损和动脉导管未闭

这两种先心病合并妊娠在临床上也不少见。对于妊娠前已行修补术的，或小型左向右分流、

无肺动脉阻力升高和心功能不全的孕妇，通常可以较好地耐受妊娠和分娩过程。而中-大型的左向右分流至成人期往往导致阻力性肺动脉高压和艾森曼格综合征，在妊娠期症状会进一步加重，使得妊娠和分娩的风险大大提高。与房间隔缺损不同的是，由于在室间隔缺损和动脉导管未闭中的分流两侧压差较大，通常不会发生异常栓塞，但需警惕发生感染性心内膜炎，故需预防性应用抗生素，并进行定期的超声心动图随访监测。

（二）瓣膜疾病

1. 肺动脉瓣狭窄

经过纠治的肺动脉狭窄或狭窄程度为轻度、妊娠前无明显临床症状的孕妇，通常可以较好地耐受妊娠和分娩过程，母亲和胎儿的预后均良好。严重的肺动脉瓣狭窄在孕期可能出现右心室衰竭、房性心律失常和三尖瓣反流等情况，胎儿发生早产和宫内发育迟缓的风险升高。但也有文献报道，与二尖瓣狭窄和主动脉狭窄相比，肺动脉瓣狭窄的严重程度并不会影响胎儿和母亲的预后。尽管如此，目前的观点仍建议当右心室-肺动脉压差大于 50mmHg 或有临床症状时，在孕前行心导管球囊扩张术，畸形纠治后再考虑怀孕。而在畸形未纠治妊娠的情况下，当妊娠期无临床症状或症状轻微时，不建议行心导管介入治疗；但当临床症状明显必须干预时，可于妊娠期行心导管囊扩张术。但该操作必须在胎儿器官发育的关键时期——妊娠 3 个月以后进行，操作时注意遮挡孕妇腹部和盆腔，使用尽可能低的放射剂量，或在经食管超声引导下进行。

2. 主动脉瓣狭窄

主动脉瓣狭窄可以是先天性发育异常，也可以由后天性风湿性心脏病引起。先天性主动脉瓣狭窄中最常见的是二叶主动脉瓣。轻度的主动脉瓣狭窄、临床上无明显症状的孕妇一般可以良好地耐受妊娠和分娩过程，而对狭窄程度严重、临床上有症状的孕妇来说，不仅孕妇围生

期死亡率明显升高，胎儿发生早产、低出生体重、宫内发育迟缓和围生期死亡的风险也同时升高。有文献列出满足以下条件的孕妇能良好耐受妊娠：①怀孕前跨瓣压差峰值 <80mmHg，平均值 <50mmHg；②左心室功能正常；③无临床症状；④活动平板试验中无 ST 段改变和心律失常，血流变化正常。还有文献报道，主动脉瓣口面积 $<0.5cm^2$、跨瓣压差 >60mmHg 的孕妇有发生急性左心衰的危险。由于主动脉瓣口的血流特点，超声心动图中通过测瓣口流速可能高估跨瓣压差，因此有文献指出瓣口面积较跨瓣压差能更好地反映狭窄的严重程度。

严重主动脉瓣狭窄的孕妇建议在怀孕前行球囊瓣膜成形术或瓣膜置换术纠治畸形。妊娠期孕妇若出现明显临床症状，轻中度狭窄以内科保守治疗为主，应注意休息，可应用 β 受体阻滞剂，也有文献推荐使用利尿剂；而严重狭窄可考虑行妊娠期主动脉瓣置换术，但文献报道该治疗导致的孕妇死亡率为 6%~11%，胎儿死亡率达 30%，因此需仔细评估后决定。对于胎儿分娩条件已较成熟的，也可考虑分娩后立即行主动脉瓣膜成形术或置换术，不过值得注意的是，该方法易导致产妇严重的主动脉关闭不全和反流。

3. 二尖瓣狭窄

由风湿性心脏病导致的二尖瓣狭窄远多于先天性发育异常，但两者血流动力学改变和处理原则基本相同，详见风湿性心脏病一节。

4. 二尖瓣反流

妊娠期由于体循环阻力下降，左心后负荷降低，使得二尖瓣反流的程度减轻，因此二尖瓣反流对妊娠的影响较二尖瓣狭窄轻。轻中度的二尖瓣反流孕妇可良好耐受妊娠和分娩过程，若无临床症状，不需特别治疗。重度反流孕妇如出现明显心功能不全症状时，可使用利尿剂和血管扩张剂，后者包括硝酸盐类、肼屈嗪和钙离子拮抗剂，而血管紧张素转换酶抑制剂（ACEI）和血管紧张素受体拮抗剂在妊娠期是禁用的。若非严

重的心功能不全症状药物治疗无法缓解，尽量避免在妊娠期行二尖瓣修补或置换手术，因为其有较高的风险导致胎儿宫内死亡。

5. 主动脉反流

同二尖瓣反流相似，妊娠期由于体循环阻力下降，左心后负荷降低，而同时心率加快使得心室舒张期缩短，均可减轻主动脉反流的程度。无左心功能不全的主动脉反流孕妇通常可良好耐受妊娠和分娩过程。对于严重的主动脉反流、左心功能不全临床上出现症状的孕妇，同样可应用利尿剂、硝酸盐类、肼屈嗪等药物治疗，定期的超声血流动力学监测是很必要的。而由于合并了很高的风险易导致胎儿宫内死亡，同样应避免在妊娠期行主动脉瓣手术治疗。

对于怀孕前诊断出的严重二尖瓣反流或主动脉反流患者，如心功能正常、临床上无明显症状，一般不需要在准备怀孕前行预防性瓣膜手术。

（三）主动脉弓缩窄

主动脉弓缩窄患者建议在怀孕前行手术纠治。纠治过的孕妇妊娠和分娩的风险通常较小，但需在准备怀孕前行磁共振或 CT 检查，排除在手术纠治处是否有动脉瘤形成。未经纠治的主动脉弓缩窄孕妇妊娠风险明显升高，文献报道有 3% 的孕妇死亡率，当合并其他心脏畸形时更高，最主要的死因是发生在妊娠晚期的主动脉破裂。未经纠治的主动脉弓缩窄或纠治后有残余压差的孕妇发生妊娠期高血压的风险均明显高于正常妊娠的孕妇，并且在前者中血压可能很难控制，而骤然升高的血压正是发生主动脉破裂的危险因素。目前推荐的一线降血压药是 β 受体阻滞剂，目标是不论缩窄纠治处有无残留压差，孕妇血压均应控制在 130/80mmHg 以下。但需注意的是，当血压过度降低时会使得远端血流向缩窄处回流，可能影响胎盘血流灌注，甚至导致胎儿死亡。另外，由于妊娠期和产褥期易发生主动脉剥离，故不推荐在此期行

缩窄处血管成形术或支架植入术。

（四）发绀型先心病

对未经过根治手术的或仅做过姑息手术的发绀型先心病患者来说，妊娠和分娩的风险是很大的，母亲和胎儿可能发生各种不良预后。妊娠风险主要取决于母体的氧饱和度和继发升高的血细胞比容和血红蛋白水平。而在右向左分流导致的发绀型先心病中，妊娠期由于右心容量负荷增加，同时体循环阻力下降使得左心后负荷降低，导致右向左分流增加，可进一步加重发绀的程度和孕妇的临床症状。母亲妊娠期氧饱和度降低可导致胎儿生长发育迟缓，甚至死亡。曾有研究表明，当母亲氧饱和度在 90% 以上时，胎儿存活率为 92%，氧饱和度在 85%~90% 时，存活率降至 45%，而当氧饱和度在 85% 以下时，胎儿存活率仅为 12%。而当母亲血红蛋白水平分别为 ≤ 160g/L、170~190g/L 和 ≥ 200g/L 时，胎儿存活率分别为 71%、45% 和 8%。在这些活产婴儿中，还有相当的比例是早产儿和低出生体重儿。发绀继发的血细胞比容升高和妊娠期血液高凝状态也可导致母体异常栓塞的发生，并且由于发绀会同时合并出血倾向，因此不常规应用抗凝剂。

由于发绀型先心病对母体和胎儿预后造成的严重影响，强烈建议这类患者在先心病手术纠治、临床上发绀消失后再考虑怀孕。

1. 法洛四联症及其他右心室流出道梗阻型先心病手术后

右心室流出道梗阻型先心病中最常见的是法洛四联症。这类患者在经过根治手术解除梗阻后，临床上发绀症状消失、无残余梗阻、心功能良好的情况下，通常可顺利耐受妊娠和分娩过程，孕妇和胎儿发生不良预后的风险均较小。但曾有一项来自美国的研究报道，在法洛四联症术后的孕妇中胎儿流产率为 27%，高于正常孕妇人群。近期一项来自丹麦的研究则显示，胎儿的自发流产率为 15%。这两项研究还提到这些

法洛四联症患者的后代再患先心病的比例分别为6%和9.8%，明显高于正常人群。因此，对于法洛四联症患者准备怀孕前，不仅要对其临床表现、心功能状况进行评估，还应进行专门的遗传咨询，患者需对其后代可能再患先心病的风险有充分了解和准备。

2. 完全性和纠正性大动脉换位

完全性大动脉换位患者既往多采用心房内调转手术治疗，包括 Mustard 或 Senning 手术，该术式使得右心室承受体循环压力，易发生心力衰竭。这些患者术后如怀孕，妊娠期体循环心室的功能可能进一步下降，而同时心房内手术瘢痕可能导致心律失常，使得妊娠期孕妇和胎儿的风险均明显升高。据文献报道，这类孕妇和胎儿发生的并发症包括明显的室上性心律失常、血栓栓塞、妊娠期高血压、胎膜早破、早产、甚至孕妇和胎儿死亡。有人提出，满足以下条件时妊娠风险较小：妊娠前心功能状况尚可（NYHA Ⅰ级或Ⅱ级），静脉回路通畅，体循环心室射血分数大于40%。

近几十年来随着先心病治疗手段的进展，大动脉调转术（Switch 手术）基本取代了完全性大动脉换位患者既往的手术方法。该术式保留了左、右心室的原始功能，在妊娠期发生心力衰竭和各种并发症的风险降低。已有文献报道了 Switch 手术后患者的成功妊娠和分娩，但需注意的是，应在怀孕前对患者的心功能状况、有无心肌缺血、瓣膜功能以及有无主动脉瓣上狭窄等进行评估，妊娠期更需严密监测孕妇和胎儿的临床状况。

纠正性大动脉换位中，心房-心室连接和心室-大动脉连接均不一致，形态学右心室面对体循环的阻力，而形态学左心室面对肺循环的阻力。妊娠期母体循环负担的加重可能影响两心室的功能，使得妊娠风险升高。有研究对这类患者妊娠结局进行了分析，结果表明大部分孕妇可耐受妊娠和分娩过程。文献报道的活产胎儿率为60%~83%，流产率为18%~27%，妊娠期心血管并发症主要是充血性心力衰竭和进行性发绀，其中发绀是导致流产的最重要的危险因素，没有孕妇死亡的报道。

3. 先心病 Fontan 术后

Fontan 手术是目前发绀型复杂先心病中应用较多的一种根治手术，如单心室、三尖瓣闭锁等。随着这一手术方法的发展成熟，成功接受治疗和随访的患者可存活至成年，面临生育问题。1991 年美国医师报道了首例三尖瓣闭锁 Fontan 术后患者的妊娠，该患者最终于孕 25 周时难免早产，新生儿出生体重 620g，于出生后 72 小时死亡。之后世界各地有不少关于各类复杂先心病 Fontan 术后患者妊娠的报道。据文献报道，成功接受了 Fontan 手术、心功能良好的患者总体上可耐受妊娠过程，但胎儿存活率仅为 40%~45%，流产率达 33%~50%，最终分娩的新生儿大多为早产儿和低出生体重儿。妊娠期间孕妇还可能发生各种并发症，包括心室功能衰竭，严重室上性心律失常如房扑、房颤、室上性心动过速，妊娠期高血压，外周水肿，肝肿大，腹水等，但没有孕妇死亡的报道。此外，还有文献提到这类患者出现原发性闭经和月经紊乱的情况较多，因此生育力普遍低于正常育龄期妇女。

从目前 Fontan 手术后妊娠结局的总体情况看，仍建议这类患者尽量避免怀孕。如欲怀孕，应在孕前对患者活动耐量和心功能状况进行仔细评估，并告知其妊娠中母亲和胎儿面临的风险，慎重考虑后决定。

（五）肺动脉高压（包括艾森曼格综合征）

肺动脉高压的定义是安静状态下肺动脉收缩压≥30mmHg，平均压≥25mmHg，它的病因包括原发性和继发性。继发性肺动脉高压是由于心脏、肺部、肝脏等各系统疾病及药物作用、感染等各种原因导致的，其中常见的原因有：左向右分流型先心病如房间隔缺损、室间隔缺损和动脉导管未闭长期进展，肺动脉压力逐渐升高，可产生右向左分流，临床上出现发绀，导致艾森曼格综合征；另外风湿性心脏病二尖瓣狭窄、慢性阻塞性肺病、肺栓塞、肝硬化、门脉高压等也可导致肺动脉高压。原发性肺动脉高压是除外各种继发性原因后、发病原因不明时诊断。对育龄期妇女妊娠合并疾病来说，最常见的原因是先心病和风心病导致的继发性肺动脉高压。

妊娠期母体会发生一系列的改变，其中心输出量增加30%~50%，血容量扩张40%~50%，氧耗量增加20%。肺动脉高压的孕妇右心室功能储备低于正常，妊娠期的生理改变进一步加重了右心室负担，可使得右心室功能逐步恶化直至衰竭。而在患艾森曼格综合征的孕妇中，妊娠期体循环阻力的降低还可进一步增加右向左分流的血量，从而加重发绀。因此，肺动脉高压合并妊娠的风险是极大的。文献报道这类孕妇妊娠期死亡率达30%~60%，且多发生在围生期和分娩后一周内。曾有研究提出在分娩前行吸氧和肝素治疗，分娩后48小时给予华法林治疗可将孕妇死亡率降低至23%。

胎儿发生不良预后风险同样很大。据各篇文献报道，胎儿存活率仅为60%，自发流产率和发育迟缓的比例为30%，围生期死亡率可达28%。曾有一篇总结了20年相关文献的系统综述显示，存活胎儿的足月产率不到50%，其中小于32周出生的占20%~22%，而新生儿出生以后存活率为87%~89%。

由于肺动脉高压合并妊娠存在较高风险引发母体和胎儿的一系列不良预后，因此在准备怀孕前应进行仔细评估和咨询。无论从母亲还是胎儿健康的角度出发，均建议这类孕妇避免怀孕和妊娠。

二、风湿性心脏病

风湿性心脏病最常累及的部位是心脏瓣膜，其中最常见的是二尖瓣，可导致二尖瓣狭窄和关闭不全。亦有一小部分二尖瓣狭窄是由瓣膜先天发育异常所致。正常成人的二尖瓣瓣口面积为4~6cm²，当瓣口面积1.5~3cm²时为轻度狭窄，1~1.5cm²时为中度狭窄，≤1cm²时为重度狭窄。二尖瓣狭窄使得左心房与左心室之间产生压差，影响了左心正常血流，从而引起临床症状。而瓣口狭窄的程度与患者的临床症状、心功能分级直接相关。

二尖瓣狭窄是妊娠合并心脏病中最常见的瓣膜疾病。妊娠期由于孕妇心室搏出量、心输出量增加，心率增快，可使得二尖瓣口狭窄的程度进一步加重，致左心房压力上升，从而导致一系列临床症状的进展和恶化，包括呼吸困难、端坐呼吸、夜间阵发性呼吸困难、活动耐量下降、肺水肿等。左心房压力升高和内径增大也可引起房性心律失常，进而增加心室率，导致血流动力学和临床症状的进一步恶化。由于左心房增大和妊娠期血液高凝状态，一些孕妇还可能出现左心房血栓形成。因此，二尖瓣狭窄的患者妊娠存在较大的风险。文献报道这类患者妊娠期出现心脏并发症的比例为35%~74%，在Silversides等人的研究中，轻度、中度和重度二尖瓣狭窄孕妇发生并发症的比例分别为26%、38%和67%。几乎所有文献均提到，中重度狭窄的孕妇发生并发症的危险明显大于轻度狭窄孕妇，孕妇发生并发症的危险度与二尖瓣狭窄的程度和怀孕前的心功能状况密切相关。孕妇妊娠期死亡率据报道为5%~7%，通常发生在重度狭窄、怀孕前心功能Ⅲ~Ⅳ级的孕妇中。

母亲二尖瓣狭窄对胎儿同样有严重的影响，其中中重度狭窄对胎儿的危险更大。综合文献报道的数据，轻度、中度和重度狭窄孕妇的胎儿发生早产的比例分别为14%、28%和33%~44%，中度和重度狭窄妊娠中宫内发育迟缓胎儿的比例分别为27%和33%，而胎儿和新生儿死亡率为4%~31%。

对于二尖瓣狭窄的孕妇妊娠期有明显症状

的，应予药物治疗，目的是降低心率和左心房压力。推荐应用 β 受体阻滞剂，肺充血明显可加祥利尿剂。当药物治疗效果不明显、瓣口面积小于 $1.2cm^2$、无瓣膜钙化时可考虑二尖瓣有创性干预治疗。妊娠期行开放性二尖瓣手术有 30% 的风险导致胎儿死亡，而经皮导管二尖瓣球囊扩张术更为有效和安全，相对而言是妊娠期干预的更好选择。

风湿性心脏病导致的二尖瓣反流、主动脉瓣狭窄、主动脉反流合并妊娠见本节"瓣膜疾病"。

三、主动脉扩张（包括马方综合征）

可表现为主动脉根部或升主动脉扩张的心血管疾病有家族性胸腔动脉瘤、先天性二叶式主动脉瓣、法洛四联症等先心病主动脉根部手术术后等，其中最多见的是马方综合征，这是一种累及心血管、骨骼肌、眼的全身性结缔组织疾病，常发生的心脏问题是二尖瓣脱垂和反流，但是妊娠合并该病的最主要问题是主动脉根部扩张和动脉瘤。

在妊娠期尤其是妊娠晚期和分娩后早期，是母体血流动力学对主动脉壁应力最高的时期，此时母体原有的主动脉扩张会进一步加重，发生主动脉夹层甚至破裂，可导致心肌、肾、脑、肢体等终末器官供血不足，临床上出现严重的胸痛、肩部放射痛，严重时可出现心包积血、填塞，导致急性心力衰竭，甚至危及生命。文献报道发生了主动脉夹层的孕妇妊娠期死亡率可达 50%。发生主动脉夹层的危险度与主动脉根部直径密切相关，直径小于 4cm 时妊娠期危险较低，而当直径大于 4.2~4.5cm 时妊娠期发生主动脉夹层的风险明显升高。此外，马方综合征的孕妇中胎盘位置异常、宫颈功能不全和产后出血的发生率亦高于正常孕妇。

主动脉扩张的母亲妊娠亦可导致胎儿的一系列不良预后。据文献报道胎儿自发流产的发生率为 20% 左右，早产发生率为 12%~15%，胎膜早破的发生率为 5%，而胎儿和新生儿死亡率可达 7%~22%。

主动脉扩张的患者在准备怀孕前需进行超声心动图评估，主动脉根部直径大于 4.5cm 的患者应在怀孕前行选择性主动脉根部置换术。对于已经怀孕的患者，建议妊娠期全程服用 β 受体阻滞剂，出现妊娠期高血压时积极控制，以减少主动脉夹层发生的危险。应每个月复查一次超声心动图，连续监测主动脉扩张的进展情况。当主动脉根部直径扩张大于 5~5.5cm 并进行性进展时，即使无明显临床症状，亦可考虑妊娠期行选择性主动脉根部置换术。由于孕早期母体体外循环可造成胎儿先天性畸形的发生，因此妊娠中晚期行该手术更为安全。对于发育已近成熟的胎儿，如妊娠 32 周以后，可考虑先行剖宫产术分娩随即行主动脉手术治疗。一旦发生了主动脉夹层破裂行急诊修补手术，术后胎儿的预后是很差的。

另外，由于马方综合征为常染色体显性遗传病，其后代再患该病的风险可达 50%。因此在准备怀孕前还应进行遗传学咨询，在了解了该病的遗传风险、慎重考虑后再怀孕。

四、心肌病

（一）围生期心肌病

围生期心肌病是特发于既往无心脏病史的孕妇的围生期、不明原因的、类似扩张性心肌病表现的一种妊娠期特有心脏病，多发生于分娩前 1 个月和分娩后 5 个月内。该病应在排除了原发性心肌病和其他已知原因继发的心肌病后诊断，诊断标准见表 56-4。

表 56-4　围生期心肌病的诊断标准

诊断标准（下列 4 项均应满足）
（1）发生于妊娠最后 1 个月或分娩后 5 个月的心力衰竭
（2）无心衰的明确病因
（3）直至妊娠最后一个月前尚无心脏疾病
（4）心超检测左心室收缩功能不全：左心室射血分数 <45% 和（或）缩短分数 <30%，左心室舒张末期内径 >2.7cm/m² 体表面积

（引自文献 Van Mook WN, Peeters L. Severe cardiac disease in pregnancy, part Ⅱ : impact of congenital and acquired cardiac diseases during pregnancy. Curr Opin Crit Care, 2005,11:435-448. ）

围生期心肌病是一种相对少见的妊娠合并心脏病，根据美国学者总结了 33 年所有相关文献发表的一篇系统综述显示，该病报道的发病率在 1/1 485~1/15 000 不等，而较为公认的估计发病率为 1/3 000~1/4 000 活产婴儿，近年来有上升趋势。有大量研究对围生期心肌病的病因和发病机制提出了各种可能的解释，但至今尚无明确统一的结论，这些因素包括病毒感染，母体对妊娠的异常免疫应答，对妊娠期血流动力学应激的异常反应，加速的心肌凋亡，细胞因子诱导的炎症反应，营养不良如硒缺乏，遗传因素，催乳素过度分泌，激素功能异常，肾上腺素效应亢进和心肌缺血等。而该病的危险因素包括非白种人，高龄孕妇，经产妇，孕妇社会经济条件差，多胎妊娠和长期应用保胎药等。

围生期心肌病的临床表现与心力衰竭的一般表现是相似的。由于正常孕妇妊娠晚期和分娩后早期亦可能出现呼吸困难、疲劳、下肢水肿等与心力衰竭早期相似的症状，因此对该病的早期诊断比较困难，也因此可能低估该病的实际发病率。当出现以下临床表现时应提高警觉，考虑该妊娠妇女是否有心力衰竭，并与正常妊娠反应鉴别，包括阵发性夜间呼吸困难，胸痛，异常咳嗽，颈静脉怒张，由于房室瓣反流而新出现的心脏杂音，肺部湿啰音等。文献报道的该病临床表现还包括咯血、腹痛，以及发生于分娩期的肺栓塞和羊水栓塞。辅助检查包括超声心动图、心电图和胸片检查，结合临床表现后诊断。应注意除外妊娠前已诊断的各种原发性心肌病和已明确疾病原因导致的心功能不全。

目前对于围生期心肌病尚无指南化的治疗方案。通常应用的治疗方法与一般心力衰竭相同，包括限制活动、限盐限液、地高辛、利尿剂和血管扩张剂。血管扩张剂类药物在妊娠期可用肼屈嗪、硝酸盐类和阿洛地平等。由于会导致新生儿产后肾衰竭和死亡，血管紧张素转换酶抑制剂在妊娠期禁用，但在产后为首选用药，且不会影响产妇母乳喂养。地高辛可作为正性肌力药物使用，当出现房性心律失常时亦可应用。胺碘酮和维拉帕米等抗心律失常药可能导致胎儿甲状腺功能减低、早产、心动过缓、传导阻滞等，故应避免使用。β 受体阻滞剂在该病中的作用尚无明确结论。近年来有人报道应用大剂量静脉免疫球蛋白（2g/kg）可显著提高孕妇的左心室收缩功能，可能是通过抑制了该病的异常免疫应答发挥作用。对于心功能进行性恶化、有生命危险的孕妇，可考虑应用左心室或双心室辅助装置给予支持，等待日后做心脏移植，有文献报道这类孕妇心脏移植后两年生存率可达 88%。

围生期心肌病妇女的预后取决于该病诊断时的左心室射血分数、左心室舒张末容积，对药物治疗的反应以及妊娠后 6 个月内左心室功能的恢复情况。文献报道的该病妊娠期妇女死亡率为 18%~56%，其中将近一半的死亡发生在分娩后前 3 个月内，在心功能衰竭迟迟不能恢复的患者中死亡率可高达 85%。死亡原因有慢性充血性心力衰竭、致死性心律失常、血栓栓塞并发症等。由于该病通常发生在妊娠最后一个月或分娩以后，此时胎儿一般已发育成熟或近成熟，因此可在治疗开始前先将胎儿安全分娩出来。

围生期心肌病孕妇面临的另一个重要问题是下一次妊娠。目前国际上对于这些孕妇今后能否再次妊娠并无统一意见。有研究表明首次妊娠患围生期心肌病的妇女在下次妊娠时有一半的比例再次发生左心室功能不全和进行性心力衰竭。还有研究发现，前次妊娠时患该病的妇女不论心室功能有无恢复正常，在下次妊娠时左心室射血分数均较妊娠前明显降低；而在前次妊娠后左心室功能恢复正常和未恢复正常的妇女中，下次妊娠时明显心力衰竭症状的发生率分别为21%和44%，妊娠期妇女死亡率分别为0和19%，早产儿的发生率分别为37%和11%。可见前次妊娠后母体心功能的恢复情况对下次妊娠十分重要，而再次妊娠对胎儿亦会有一定的影响。因此，首次妊娠患围生期心肌病的妇女应尽可能避免再次妊娠，对于已经妊娠的妇女，应选择去有诊治高危妊娠丰富经验的三级围产中心监测和就诊。当然，在中国由于大多数家庭实行计划生育政策，除非前次妊娠胎儿出现了不良预后，一般不会面临患者再次妊娠的问题。

（二）扩张型心肌病

原发性扩张型心肌病患者在心功能未恢复至正常、左心室仍明显扩张时不建议妊娠，因此该病合并妊娠的发生率很低，有文献报道仅为（5~8）/10万。妊娠合并扩张型心肌病的临床表现和一般抗心力衰竭治疗原则与围生期心肌病相似。而由于妊娠期妇女在妊娠前即患该病，因此在妊娠早中期即出现明显临床症状，对这类妊娠期妇女的最佳处理原则是应用药物治疗直至胎儿发育相对成熟时分娩，通常至妊娠32周以后。与围生期心肌病相比，该病合并妊娠的妇女和胎儿预后均极差，发生妊娠期妇女围生期死亡、胎

儿早产和围生期死亡的风险很高。有文献建议当妊娠期妇女左心室射血分数小于50%或左心室明显扩张时，不论处于妊娠何时期，都应立即终止妊娠。

（三）肥厚型心肌病

原发性肥厚型心肌病是一种遗传性心脏病，主要表现为左室壁和室间隔肥厚、左心室容积减少和左心室顺应性下降。大多数的肥厚型心肌病妊娠期妇女可耐受妊娠和分娩过程，胎儿预后也较乐观，妊娠期临床症状的轻重与妊娠前患者的心功能水平相关。有文献报道，在该病合并妊娠的妇女中15%出现了明显临床症状，其中妊娠前无症状的和有症状的妊娠期妇女发生率分别为4%和42%，有左心室流出道梗阻的和无梗阻的妊娠期妇女发生率分别为25%和11%，总体妊娠期妇女死亡率仅为1%。在妊娠前心功能状况良好的前提下，妊娠期出现临床症状进展、心房颤动和晕厥的情况并不多见。有症状的患者从妊娠前即应开始治疗，主要措施为应用β受体阻滞剂控制心率，房颤患者应加用抗凝剂治疗。

值得注意的是，由于该病具有家族遗传性，在育龄期患者准备妊娠前应进行专业的遗传咨询，明确后代可能再患该病的风险，仔细考虑后决定。

五、心律失常

妊娠和分娩期由于激素对母体心脏的直接电生理效应、心脏自律性的改变、血流动力学的变化、低血钾以及潜在的心脏疾病等原因，可使得妊娠前即存在的心律失常发作频率增加，对血流动力学的影响加重，亦可导致新的心律失常发生。

妊娠期心律失常最常见的类型是房性和室性早搏，通常为良性；而阵发性室上性心动过速和快速性室性心律失常较少见。一些心脏传导系统异常导致的室上性心律失常，如经典预激综合征——WPW综合征、房室结折返性心动过速，

可能在妊娠期首次发作室上性心动过速，或者在妊娠前发作过、而妊娠期发作频率明显增加。心房扑动、心房颤动等严重房性心律失常尽管在妊娠期较少见，但往往继发于先天性心脏结构异常或其他原因，包括一些复杂先心病、心脏瓣膜疾病、母体代谢异常如甲状腺功能亢进、电解质紊乱等。室性心动过速在妊娠期不常见，有研究显示妊娠期新发的室性心动过速不一定合并先天性心脏结构异常，这类妊娠期妇女大多是由于妊娠期生理和心理应激导致了心律失常的发生。妊娠期妇女严重的心律失常可造成母体血流动力学紊乱和低血压，进一步影响胎儿血流，从而可导致胎儿不良预后的发生。

与妊娠期相比，妊娠期妇女阵痛分娩时心律失常对母体和胎儿的影响更大。曾有研究发现，几乎所有的妊娠期妇女在阵痛分娩时均存在不同程度的心律失常，包括房性早搏、室性早搏，窦房结停搏，游走性房性节律，窦性心动过速和阵发性室性心动过速。

先天性长 Q-T 间期综合征是妊娠合并心律失常中比较特殊的一种，其特征为心电图中 Q-T 间期延长，由此可导致尖端扭转型室速。由于妊娠期妇女心率增快，使得延长的 Q-T 间期相对性缩短，反而起了保护作用；分娩以后心率下降，Q-T 间期相对性延长，同时产妇由于产后应激增高和休息不足，使得尖端扭转型室速的发生率反而升高。因此该病导致的母体恶性心律失常通常发生在产后，而不会对胎儿有明显不良影响。

对于妊娠合并心律失常妇女的处理原则与非妊娠妇女相似，但必须同时考虑抗心律失常治疗对胎儿的不良影响。一些良性的心律失常如房性早搏、室性早搏通常不需要药物治疗，但应去除母体可能的诱发因素，包括吸烟、饮酒和接触咖啡因等。对于有明显症状的心律失常或合并心室肥厚、心脏瓣膜疾病和心功能不全时应考虑药物治疗。妊娠期心律失常的药物治疗应遵循几个原则：尽可能选用数量最少的有效剂量最小的药物；选择有长期安全性随访的并且既往对该患者安全的药物作为一线用药；尽可能避免在妊娠早期应用抗心律失常药物，因为可能导致胎儿先天性发育畸形。一些常用抗心律失常药物对母体和胎儿的可能影响见表 56-5。

对于一些造成母体和胎儿血流动力学不稳定状态的严重快速性心律失常，可考虑同步直流电复律治疗。文献报道妊娠期可安全进行该治疗，应用于妊娠期妇女中的安全电流为不超过 300J，同时应在治疗中和治疗后即刻严密监测胎儿有无不良反应。

而为了预防发生致死性的室性心律失常，植入式复律除颤仪（ICD）同样可考虑应用。文献报道妊娠期应用 ICD 发生并发症的风险无明显升高，母体和胎儿预后均良好；而对于妊娠前即应用 ICD 治疗的育龄期妇女，除非由于基础心脏疾病不能妊娠，否则可考虑妊娠。但有研究指出，有创性电生理治疗会使胎儿暴露于射线风险中，妊娠早期暴露可导致胎儿先天性畸形和智力发育迟缓，妊娠中期暴露可与以后儿童期恶性肿瘤的发生相关。近年来有文献报道成功在经食管超声心动图引导下放置电生理装置，可避免射线对胎儿的损害。

表 56-5　常用抗心律失常药物在妊娠期的应用情况和对母儿的可能影响

按作用机制分类	药物名称	FDA 妊娠期分级[1]	对母儿可能的不良作用	哺乳期喂养安全性
Ia 类	普鲁卡因胺	C	无相关报道	可进入乳汁 APP[2] 允许在长期监测婴儿不良反应下应用
	奎尼丁	C	妊娠期妇女和胎儿血小板减少，中毒剂量可致胎儿早产，前庭蜗神经损害	可进入乳汁 APP 允许使用，但应慎用
Ib 类	利多卡因	B	血浓度过高可致妊娠期妇女中枢神经系统抑制，心动过缓，动物实验中无致畸效应	可进入乳汁 APP 允许使用
	美西律	C	胎儿心动过缓，低出生体重，低 Apgar 评分，新生儿低血糖，心动过缓和甲亢	可进入乳汁 APP 允许使用
Ic 类	氟卡尼	C		可进入乳汁 APP 允许使用
	普罗帕酮	C	无足够相关研究	可进入乳汁
II 类	普萘洛尔	C	无胎儿畸形，可致宫内发育迟缓，新生儿低血糖，一部分新生儿可能呼吸抑制	
	美托洛尔	B	无胎儿畸形，可能致新生儿心动过缓	
III 类	胺碘酮	D	可导致胎儿先天性甲状腺肿，甲亢，甲减，先天性畸形，生长发育迟缓，早产	可进入乳汁 APP 不推荐使用
	索他洛尔	B	可导致心动过缓，低血压，子宫收缩胎儿宫内发育迟缓，早产，高胆红素血症，低血糖	可进入乳汁 APP 允许使用 长期使用需监测婴儿 β 受体阻断症状
IV 类	地尔硫草	C	胎儿心动过缓和传导阻滞，小动物实验中有胚胎畸形	可进入乳汁 APP 允许使用
	维拉帕米	C	可通过胎盘，致胎儿传导阻滞和保胎作用	可进入乳汁 APP 允许使用
V 其他	地高辛	C	产程加速，低出生体重	可进入乳汁 APP 允许使用

注：[1] 美国食品药品监督局（FDA）药物妊娠期分级。分级 A：对照试验显示无危害。大量对妊娠妇女的设计良好的对照研究均未显示在妊娠任何阶段对胎儿有害。分级 B：无对人类有害的证据。尽管动物实验中发现负面影响，大量对妊娠妇女的设计良好的对照研究未显示胎儿畸形的风险升高；或者尽管缺乏人类研究的足够证据，动物实验证实无胚胎风险。对胎儿损害的风险很小但仍有可能。分级 C：不能排除风险。缺乏足够的对照设计良好的人类研究，动物实验显示对胎儿有害或动物实验的证据亦缺乏。妊娠期应用该药可能对胎儿有害，但益处大于风险。分级 D：有产生危害的阳性证据。人类研究显示胎儿损害的证据。然而，潜在的益处仍大于风险。分级 X：妊娠期禁用。动物实验和人类研究均显示对胎儿有害，不论如何危害都大于可能的益处。

[2] APP—American Academy of Pediatrics，美国儿科协会。（引自文献 Van Mook WN, Peeters L. Severe cardiac disease in pregnancy, part II : impact of congenital and acquired cardiac diseases during pregnancy. Curr Opin Crit Care, 2005,11:435–448. Kron J, Conti JB. Arrhythmias in the pregnant patient: current concepts in evaluation and management. J Interv Card Electrophysiol, 2007,19: 95–107.）

六、缺血性心脏病

妊娠合并缺血性心脏病并不常见，文献报道发生率仅为 1/35 000~1/10 000，在妊娠期各阶段均可能发生，而妊娠晚期、围分娩期（分娩前后 24 小时内）和产后（分娩 24 小时以后至 3 个月）发病最为多见。妊娠期发生缺血性心脏病的危险因素有妊娠妇女年龄超过 30 岁，多次妊娠，糖尿病，妊娠期高血压（包括子痫、重度子痫前期和慢性高血压），高血脂，产后感染，孕妇吸烟，有心肌梗死家族史等。有研究显示产褥期发病的妊娠妇女较妊娠晚期和围分娩期发病的妊娠妇女年轻。

尽管该病发生率不高，但它对母体和胎儿的预后有明显影响。文献报道该病导致的母亲死亡率为 5.1%~38%，而当急性心肌梗死发生后 2 周内分娩时，死亡率可达 45%。胎儿死亡率为 9%，多数由于母亲死亡而导致。

导致妊娠合并缺血性心脏病发生的病因有多种。最多见的是伴有或不伴血栓形成的冠状动脉粥样硬化，可占到 40%，其中产前（分娩前 24

小时之前）比围分娩期和产后发病更多。冠状动脉剥离在非妊娠人群急性心肌梗死中并不常见，但在妊娠妇女急性心肌梗死中占16%~27%，是围分娩期发病的首要原因，可占该期发病总数的50%，较产前和产后发病多见。冠状动脉剥离的发生机制尚无明确结论，文献报道有78%的发病妊娠期妇女并无冠状动脉疾病的危险因素。妊娠期血流动力学改变对动脉壁应力的影响可能是诱发因素，由于该病常累及多根血管，因此是一广泛性而非局限性疾病。在13%~47%的心肌梗死妊娠期妇女检查中并未发现冠状动脉阳性病变，这部分妊娠期妇女可能发生了冠状动脉暂时性痉挛，导致该病的原因可能有对血管紧张素Ⅱ和去甲肾上腺素的血管反应性增强，仰卧位时子宫血流灌注降低使得肾素和血管紧张素生成增多，产后出血时使用麦角新碱等。无动脉粥样硬化基础的冠状动脉血栓形成占妊娠合并缺血性心脏病的8%，可能与妊娠期母体血液高凝状态有关，有报道吸烟可进一步增加血栓形成的危险。其他一些少见的妊娠期缺血性心脏病还包括冠状动脉畸形，川崎病，血管炎，滥用可卡因，嗜铬细胞瘤，镰状细胞病，血管胶原病等。

妊娠期缺血性心脏病的诊断依据包括临床症状，体征，心电图，血清标志物如心肌酶谱和肌钙蛋白，超声心动图等。活动应激试验可用于诊断妊娠期妇女心肌缺血和危险度分级，当患病妇女进行中重强度活动时可出现胎儿心动过缓、胎心变异率降低和胎动减少，从而协助诊断。冠状动脉造影对诊断冠状动脉病变很有效，但妊娠期必须考虑对胎儿的危害。已有大量研究证实妊娠期暴露于射线中与胎儿各种发育畸形相关，尤其在妊娠早期，因此需权衡利弊后决定。

该病的治疗与一般缺血性心脏病的治疗方法相似，但必须同时考虑对妊娠妇女和胎儿的影响。药物治疗包括β受体阻滞剂，硝酸盐类，小剂量阿司匹林，低分子量肝素，溶栓剂等。手术治疗包括经导管支架植入和冠状动脉成形手术等，已有文献报道了在妊娠期妇女中的成功病例。介入治疗中必须考虑胎儿暴露于射线中的问题，目前可接受的对胎儿的暴露剂量为小于5拉特（rad），当大于15拉特时致畸风险将明显升高。

既往发生过冠状动脉疾病不是妊娠的禁忌证，但应在妊娠前进行全面的评估和治疗。据文献报道这类妇女妊娠期间再出现心脏病相关症状的比例为20%~50%，症状包括充血性心力衰竭和不稳定型心绞痛，但尚无妊娠期妇女死亡的报道。

（储 晨）

✅ 参考文献

1. 上海市妊娠合并心脏病研究协作组.上海市15年妊娠合并心脏病的临床资料分析.中华妇产科杂志,1997,32(6):336-340.

2. 王金仙，林峰，李上共，等.妊娠合并心脏病10年临床分析.中国实用妇科与产科杂志,2000,16(4):241-242.

3. 薛晴，刘玉洁，赵瑞琳，等.妊娠合并心脏病553例临床分析.中国实用妇科与产科杂志,2005,21(10):608-610.

4. Siu SC, Sermer M, Colman JM, et al. Prospective multicenter study of pregnancy outcomes in women with heart disease. Circulation, 2001,104:515-521.

5.Madazli R, Sal V, Cift T, et al. Pregnancy outcomes in women with heart disease. Arch Gynecol Obstet, 2010, 281:29-34.

6.Naidoo DP, Desai DK, Moodley J. Maternal deaths due to pre-existing cardiac disease. Cardiovasc J South Afr, 2002,13:17-20.

7. McFaul PB, Dornan JC, Lamki H, et al. Pregnancy complicated by maternal heart disease. A review of 519 women. Br J Obstet Gynaecol, 1988,95(9):861-867.

8. 林建华，林其德，洪素英，等.妊娠合并心脏病266例临床分析.中华妇产科杂志,2000, 35(6):338-341.

9. 王妍，杨孜，张龑，等.455例妊娠合并心脏病患者不同心功能状况对妊娠结局的影响.中国妇产科临床杂志,2009,10(6):430-432.

10. 丁书芳，王以新，刘晴，等 . 妊娠合并心脏病对母婴预后影响的临床分析 . 心肺血管病杂志 ,2009, 28（6）:395-397.

11.Arafeh JM, Baird SM. Cardiac Disease in Pregnancy. Crit Care Nurs Q, 2006,29(1): 32-52.

12.Van Mook WN, Peeters L. Severe cardiac disease in pregnancy, part Ⅰ: hemodynamic changes and complaints during pregnancy, and general management of cardiac disease in pregnancy. Curr Opin Crit Care, 2005, 11:430-434.

13.Head CE, Thorne SA. Congenital heart disease in pregnancy. Postgrad Med J, 2005,81(955):292-298.

14. 盖铭英 . 妊娠合并心脏病 . 中国现代医学 ,2002,8(4):45-48.

15. 王敬云，谷健，王雅娟 . 妊娠合并先天性心血管疾病 . 中国实用妇科与产科杂志 ,2000, 16(7):388-390.

16. 林其德 . 风湿性心脏病与妊娠 . 中国实用妇科与产科杂志 ,2000, 16(7):387-388.

17.Dobbenga-Rhodes YA, Prive AM. Assessment and evaluation of the woman with cardiac disease during pregnancy. J Perinat Neonat Nurs, 2006,20(4): 295-302.

18. Karamermer Y, Roos-Hesselink JW. Pregnancy and adult congenital heart disease. Expert Rev Cardiovasc Ther, 2007,5(5): 859-869.

19. 陆再英，钟南山 . 内科学 . 第 7 版 . 北京：人民卫生出版社 ,2008.

20.Siu SC, Sermer M, Harrison DA, et al. Risk and predictors forpregnancy-related complications in women with heart disease. Circulation, 1997,96: 2789-2794.

21. Yagel S, Silverman NH, Gembruch U. Fetal Cardiology. The 2nd ed. New York: Informa Healthcare USA, Inc. 2009.

22. 徐洪，臧旺福 . 成人先天性心脏病和妊娠 . 国际心血管病杂志 ,2010, 37(1):38-40.

23.Ray P, Murphy GJ, Shutt LE. Recognition and management of maternal cardiac disease in pregnancy. Br J Anaesth, 2004, 93(3): 428-439.

24.Davies GA, Herbert WN. Assessment and management of cardiac disease in pregnancy. J Obstet Gynaecol Can, 2007, 29(4): 331-336.

25.Van Mook WN, Peeters L. Severe cardiac disease in pregnancy, part Ⅱ: impact of congenital and acquired cardiac diseases during pregnancy. Curr Opin Crit Care, 2005,11:435-448.

26. Elkayam U, Bitar F. Valvular Heart Disease and Pregnancy Part Ⅰ: native Valves. J Am Coll Cardiol, 2005,46(2): 223-230.

27.Weiss BM, von Segesser LK, Alon E, et al. Outcome of cardiovascular surgery and pregnancy: a systematic review of the period 1984-1996. Am J Obstet Gynecol, 1998, 179: 1643-1653.

28.Presbitero P, Somerville J, Stone S, et al. Pregnancy in cyanotic congenital heart disease. Outcome of mother and fetus. Circulation, 1994, 89: 2673-2676.

29.Veldtman GR, Connolly HM, Grogan M, et al. Outcomes of pregnancy in women with tetralogy of Fallot. J Am Coll Cardiol, 2004,44(1): 174-180.

30.Pedersen LM, Pedersen TA, Ravn HB, et al. Outcomes of pregnancy in women with tetralogy of Fallot. Cardiol Young, 2008, 18(4):423-429.

31.Ploeg M, Drenthen W, van Dijk A, et al. Successful pregnancy after an arterial switch procedure for complete transposition of the great arteries. Br J Obstet Gynecol, 2006,113:243-244.

32.Connolly HM, Grogan M, Warnes CA. Pregnancy among women with congenitally corrected transposition of great arteries. J Am Coll Cardiol, 1999, 33(6): 1692-1695.

33. Therrien J, Barnes I, Somerville J. Outcome of pregnancy in patients with congenitally corrected transposition of the great arteries. Am J Cardiol, 1999, 84(7): 820-824.

34.Hess DB, Hess LW, Heath BJ, et al. Pregnancy after Fontan repair of tricuspid atresia. South Med J, 1991, 84(4):532-534.

35.Hoare JV, Radford D. Pregnancy after fontan repair of complex congenital heart disease. Aust N Z J Obstet Gynaecol, 2001,41(4):464-468.

36.Drenthen W, Pieper PG, Roos-Hesselink JW, et al.Pregnancy and delivery in women after Fontan palliation. Heart, 2006,92(9):1290-1294.

37. Canobbio MM, Mair DD, van der Velde M, et al. Pregnancy outcomes after the Fontan repair. J Am Coll Cardiol, 1996, 28:763-767.

38. 张志玲，林建华 . 妊娠合并心脏病伴肺动脉高压的研究进展 . 现代妇产科进展 ,2008,17（9）:701-703.

39.Avila WS, Grinberg M, Snitcowsky R, et al. Maternal and fetal outcome in pregnant women with Eisenmenger's syndrome. Eur Heart J, 1995, 16(4): 460-464.

40.Weiss BM, Zemp L, Seifert B, et al. Outcome of pulmonary vascular disease in pregnancy: a systematic overview from 1978 through 1996. J Am Coll Cardiol, 1998, 31(7): 1650-1657.

41.Hameed A, Akhter MW, Bitar F, et al. Left atrial thrombosis in pregnant women with mitral stenosis and sinus rhythm. Am J Obstet Gynecol, 2005,193(2): 501-504.

42. Silversides CK, Colman JM, Sermer M, et al. Cardiac risk in pregnant women with rheumatic mitral stenosis. Am J Cardiol, 2003, 91(11): 1382-1385.

43.Sawhney H, Aggarwal N, Suri V, et al. Maternal and perinatal outcome in rheumatic heart disease. Int J Gynaecol Obstet, 2003,80(1): 9-14.

44. Hameed A, Karaalp IS, Tummala PP, et al. The effect of valvular heart disease on maternal and fetal outcome of pregnancy. J Am Coll Cardiol, 2001,37(3): 893-899.

45. Lalchandania S, Wingfieldb M. Pregnancy in women with Marfan's Syndrome. Eur J Obstet Gynecol Reprod Biol, 2003,110(2): 125-130.

46. Pearson GD, Veille JC, Rahimtoola S, et al. Peripartum cardiomyopathy: National Heart, Lung, and Blood Institute and Office of Rare Diseases (National Institutes of Health) workshop recommendations and review. JAMA, 2000,283(9):1183-1188.

47.Ntusi NB, Mayosi BM. Aetiology and risk factors of peripartum cardiomyopathy: a systematic review. Int J Cardiol,2009, 131(2):168-179.

48. Keogh A, Macdonald P, Spratt P, et al.Outcome in peripartum cardiomyopathy after heart transplantation. J Heart Lung Transplant, 1994,13(2): 202-207.

49.Elkayam U, Tummala PP, Rao K, et al. Maternal and fetal outcomes of subsequent pregnancies in women with peripartum cardiomyopathy. N Engl J Med, 2001, 344(21): 1567-1571.

50. Felker GM, Thompson RE, Hare JM, et al. Underlying causes and long-term survival in patients with initially unexplained cardiomyopathy. N Engl J Med, 2000, 342: 1077-1084.

51. Kozelj M, Novak-Antolic Z, Noc M, et al. Idiopathic dilated cardiomyopathy in pregnancy. Acta Obstet Gynecol Scand, 2003, 82(4): 389-390.

52.Autore C, Conte MR, Piccininno M, et al.Risk associated with pregnancy in hypertrophic cardiomyopathy. J Am Coll Cardiol, 2002,40: 1864-1869.

53.Gowda RM, Khan IA, Mehta NJ, et al. Cardiac arrhythmias in pregnancy: clinical and therapeutic considerations. Int J Cardiol, 2003,88(2-3):129-133.

54. Wolbrette D, Patel H. Arrhythmias and women. Curr Opin Cardiol, 1999, 14(1): 36-43.

55. Kron J, Conti JB. Arrhythmias in the pregnant patient: current concepts in evaluation and management. J Interv Card Electrophysiol, 2007,19: 95-107.

56.Abello M, Peinado R, Merino JL, et al. Cardioverter defibrillator implantation in a pregnant woman guided with transesophagealechoc ardiography. Pacing and Clinical Electrophysiology, 2003,26(9): 1913-1914.

57.Hankins GD, Wendel GD Jr, Leveno KJ, et al. Myocardial infarction during pregnancy: a review. Obstet Gynecol, 1985,65:139-146.

58.Roth A, Elkayam U.Acute Myocardial Infarction Associated With Pregnancy. J Am Coll Cardiol, 2008,52(3):171-180.

59. Poh CL, Lee CH. Acute Myocardial Infarction in Pregnant Women. Ann Acad Med, 2010,39(3): 247-253.

第五十七章
妊娠代谢疾病与胎儿心脏异常

内分泌代谢系统疾病是一类常见的妊娠合并疾病，包括妊娠糖尿病，甲状腺功能异常，苯丙酮尿症等。在器官发育的妊娠早期或妊娠晚期母体内分泌代谢系统疾病均可能影响胎儿心脏，导致胎儿心脏结构、功能和心律等异常，而这些影响的具体类型和程度取决于疾病的病种和妊娠期暴露于这些疾病的时间。本章将对妊娠期这类疾病中的主要病种及对胎儿心脏的影响做一回顾。

第一节 >>> 糖尿病

糖尿病是最常见的妊娠期妇女内分泌代谢疾病，也是研究最多的妊娠期妇女合并疾病之一，在所有妊娠中占 3%~10%。根据血糖升高发生的时间和妊娠期妇女既往病史，该病可分为妊娠合并糖尿病和妊娠期糖尿病。妊娠合并糖尿病是指妊娠期妇女在妊娠前即发现并确诊的糖尿病，在所有妊娠糖尿病中占约 20%；其中大部分为 1 型，即胰岛素依赖型糖尿病；其余为 2 型，即非胰岛素依赖型糖尿病，根据是否合并血管病变可进一步对疾病严重程度进行分级。妊娠期糖尿病（gestational diabetes mellitus, GDM）是指妊娠后首次发现、发病并诊断的糖尿病，在妊娠前未发现糖尿病的征象和依据，约占所有妊娠糖尿病的 80%。值得注意的是，妊娠期糖尿病中有 20%~30% 可能为妊娠前即有、但未能发现和诊断的妊娠前糖尿病。

妊娠糖尿病可造成胎儿一系列不良预后的发生，如巨大儿、早产、宫内发育迟缓、胎儿畸形等，可造成新生儿呼吸窘迫综合征发生率增加、低血糖、低钙和低镁血症等，其中人们较为关注的一个重要方面是该病对胎儿心血管系统发育的影响，其可造成胎儿心血管结构和功能的异常。

一、先天性心脏病

已有大量研究表明，妊娠合并糖尿病与后代发生先天性心脏病（以下简称先心病）之间具有明显关联。而由于妊娠期糖尿病通常发生在妊娠中晚期，而较少发生于心脏发育的关键时期——妊娠早期，因此对胎儿心血管结构发育的影响较小。文献报道妊娠合并糖尿病妇女的后代中先心病的发生率为3%~8.5%，与正常妊娠妇女比较后代发生先心病的相对危险度为2.5~11。先心病发生的类型包括心脏偏侧和环化异常，大动脉换位，不伴染色体异常的房室间隔缺损，圆锥干和流出道畸形如右心室双出口、法洛四联症、动脉单干，左心发育不良综合征，室间隔缺损，动脉导管未闭等。糖尿病通常在妊娠7周之前影响心脏发育并导致畸形的发生。有研究指出，与妊娠糖尿病关联强度最高的先心病多为心脏早期发育异常类型的先心病，即心脏基本形态缺陷，如偏侧和环化异常、心室流出道畸形而大血管发育相对正常、完全性房室间隔缺损等。而对于一些心脏晚期发育异常类型的先心病，如继发性梗阻、心内心外分流型先心病（如间隔缺损）等，则与妊娠糖尿病的关联强度相对较弱。

糖尿病对胎儿心血管发育的影响与母体血糖水平和控制情况相关。研究表明，妊娠前经过治疗并控制良好的糖尿病妊娠期妇女的后代中各类先天性畸形的发生率仅为未接受过治疗的糖尿病妊娠期妇女的1/3，其中亦包括心血管畸形。对糖尿病妊娠期妇女糖化血红蛋白水平的研究表明，妊娠期糖化血红蛋白水平正常妊娠期妇女的后代中无一发生先天性心血管畸形。但目前研究尚无定论糖尿病妊娠期妇女的糖化血红蛋白水平达到多少是行胎儿超声心动图检查的指征，文献建议所有初始糖化血红蛋白水平大于6.1%的妊娠期妇女都应在妊娠中期接受详细胎儿超声心动图检查，以早期检出可能发生的胎儿心血管畸形。

妊娠糖尿病影响胎儿心血管发育的机制可能是多因素的，研究者们提出了各种假说。异常的血糖水平可能干扰了胚胎发育的调节基因，导致胚胎细胞异常凋亡程序；高血糖直接影响了心脏发育中关键的神经嵴细胞的增殖分化；高血糖抑制了机体糖酵解，可能干扰胚胎发育所需能量的生成过程；代谢异常所致的氧化应激和自由基生成可能具有致畸性；糖尿病机体中的血浆渗透压、酮体、氨基酸、脂肪酸水平异常等亦可能具有部分致畸作用。

二、心肌肥厚和心功能异常

妊娠糖尿病除了可影响胎儿心血管系统结构的正常发育外，在妊娠中晚期还可导致心肌肥厚并影响心脏的正常功能，这一影响在妊娠合并糖尿病和妊娠期糖尿病的妇女中均可能发生。母体高血糖通过胎盘，促使胎儿胰岛 β 细胞肥大增生，分泌大量免疫活性胰岛素，活化氨基酸转移系统，促进蛋白、脂肪合成，刺激了胎儿生长发育，致巨大儿、宫内窘迫、羊水过多等并发症的发生；同时高血糖和高胰岛素血症作用于胎儿心脏，造成心肌细胞肥大增生，导致心脏解剖和功能发生类似于肥厚性心肌病的一系列改变，并因此影响胎儿的整体生理状况。

（一）胎儿期心脏改变

国内外均有文献报道，通过胎儿超声心动图检查妊娠糖尿病妇女的胎儿在妊娠中晚期出现了左心室、右心室游离壁和室间隔的增厚，其中以室间隔的增厚最为显著，心室内径改变不明显。妊娠糖尿病妇女死产儿的心肌肥大发生率和心脏重量均明显大于非糖尿病妇女的大于胎龄和适于胎龄死产儿，可见心肌肥大在妊娠糖尿病妇女的死产儿中较普遍，可能是导致胎儿死亡的一个危险因素。糖尿病对胎儿心肌肥大的影响程度可能与母体高血糖严重程度相关，文献报道胎儿心肌厚度与母体糖化血红蛋白的水平呈正相关，但在母体血糖控制良好的胎儿中仍可出现心肌肥大的征象，亦无法完全避免胎儿加速的生长发育。此外，尽管在妊娠合并糖尿病和妊娠期糖尿病妇女中均可出现胎儿心肌肥大的表现，据文献报道前者对胎儿心肌改变的作用较后者更大。复旦大学附属儿科医院曾与复旦大学附属妇产科医院联合开展了对妊娠期糖尿病妇女胎儿心脏的评价研究，结果显示胎儿左、右心室壁和室间隔均出现肥厚，室间隔最为明显，而血糖控制不佳妊娠期妇女的胎儿心室壁增厚较控制良好的妊娠期妇女更为显著（图 57-1）。

由于妊娠糖尿病妇女的胎儿出现了心肌肥大、心室壁增厚，从而导致心功能发生一系列相应的改变。糖尿病妊娠下的高代谢状态使得胎儿主动脉、肺动脉峰速度和左、右心室搏出量及心输出量增加。而左心室缩短分数和射血分数的变化，有文献报道无明显差异；亦有文献报道高于正常，认为这可能由于心肌肥厚导致的心室收缩功能增强。此外在糖尿病妊娠中，高胰岛素血症使得胎儿处于高代谢、耗氧增加和相对缺氧状态，在此情况下产生血流重分布，更多的血被分配到左心以供应胎儿脑部发育，因此左心输出量所占比重可能增加，右心与左心输出量比值出现和正常胎儿不同的变化趋势。有文献报道妊娠合并 1 型糖尿病妇女的胎儿中左心、右心输出量比

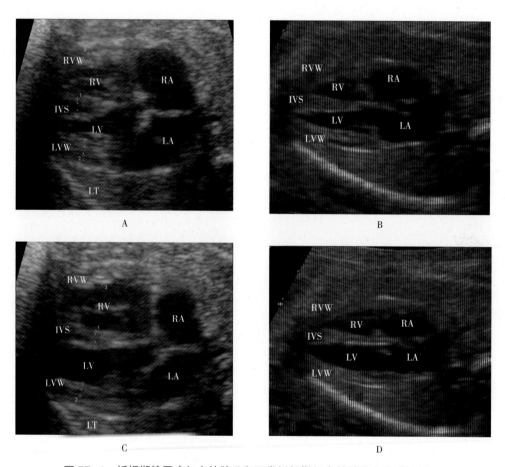

图 57-1　妊娠期糖尿病妇女的胎儿和正常妊娠期妇女的胎儿心室壁比较图

A. 妊娠期糖尿病组胎儿的收缩期心脏；B. 正常胎儿的收缩期心脏；C. 妊娠期糖尿病组胎儿的舒张期心脏；D. 正常胎儿的舒张期心脏。A、B、C、D 均为胎儿侧面四腔心平面图像，A 和 C 分别可见妊娠期糖尿病胎儿的收缩期和舒张期室壁，B 和 D 分别可见正常胎儿的收缩期和舒张期室壁。可见妊娠期糖尿病胎儿的室壁明显增厚，以室间隔更为显著。LA—左心房，RA—右心房，LV—左心室，RV—右心室，LVW—左心室壁，IVS—室间隔，RVW—右心室壁

值在妊娠期无明显变化，而正常组胎儿该比值随孕周增加是降低的。研究显示，妊娠期糖尿病妇女胎儿的左心室血流变化早于右心室，右心、左心输出量比值在妊娠期无明显变化，而正常组比值随孕周增加呈上升趋势。

心肌肥大导致胎儿心脏舒张功能的损害更为显著。已有较多研究显示妊娠糖尿病妇女的胎儿妊娠晚期超声心动图检查中二、三尖瓣口血流 E/A 比值下降，表明左、右心室舒张功能受损，其中心室主动松弛功能和心室顺应性的下降均存在。左心房缩短分数是超声心动中反映左心房壁活动性的指标，在评价成人肥厚型心肌病的左心室舒张功能时甚至优于房室瓣血流频谱，因此亦有研究者用该指标评价妊娠糖尿病妇女胎儿的心室舒张功能，显示左心房缩短分数在妊娠晚期明显降低，从而反映了左心室顺应性的下降。研究结果显示，妊娠期糖尿病妇女的胎儿左、右心室舒张功能分别自妊娠晚期和妊娠中期起下降，左心室主要表现为顺应性的降低，并与左心室壁和室间隔厚度相关。

近年来，一种新的超声指标——心肌做功指数 (myocardial performance index, MPI)，亦称 Tei 指数 (Tei index)，被应用于评价心室的整体功能。该指标的定义为：（等容收缩时间 + 等容舒张时间）/ 射血时间。在成人和儿童中进行的大量研究表明该指标是评价心室整体功能的一项敏感、准确、重复性好的超声指标，因此近年来被应用于胎儿心功能的评价中（图 57-2）。对妊娠期糖尿病妇女胎儿的研究显示，妊娠晚期这些胎儿左、右心室 Tei 指数升高，反映了心室整体功能的受损。研究显示，妊娠期糖尿病妇女的胎儿左、右心室 Tei 指数在妊娠晚期升高，其中血糖控制不佳妊娠妇女的胎儿 Tei 指数较控制良好妊娠妇女的胎儿变化更早。此外香港的一项研究显示，妊娠期糖耐量受损（gestational impaired glucose tolerance, GIGT）妇女的胎儿左、右心室 Tei 指数在妊娠 34 周以后反而降低，这可能反映了胎儿心功能的储备，是胎儿心脏对妊娠期糖尿病的适应反应。

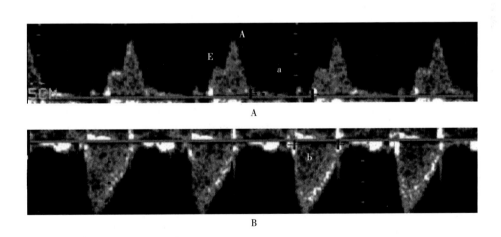

图 57-2 胎儿心室 Tei 指数的测量

A. 胎儿心脏房室瓣口脉冲多普勒血流频谱，E 峰和 A 峰分别代表心室舒张早期和舒张晚期血流，测量键所示为前一次 A 峰结束到下一次 E 峰开始之间的时间间期 (a)。B. 胎儿心脏大动脉瓣口脉冲多普勒血流频谱，测量键所示为心室射血时间（b）。Tei 指数 =（等容收缩时间 + 等容舒张时间)/ 射血时间 =（a– b）/ b〔引自文献储晨，桂永浩，施立晔，等. 用脉冲多普勒 Tei 指数评价正常胎儿心功能的价值探讨. 中国实用儿科杂志, 2008, 23(5):356–358.〕

目前评价妊娠期糖尿病胎儿心功能的主要手段是胎儿超声心动图检查。除此之外，一些血清学指标的变化亦被用于评价胎儿心功能。脑钠肽（brain natriuretic peptide, BNP）是近年来受关注较多的一个心血管系统调节因子，成人和儿童的研究表明血浆脑钠肽水平可敏感、准确地评价心功能状况；它也是心脏发育过程中的一个重要因子，在妊娠期的表达峰值和心脏发育关键点相一致，并和心脏发育信号通路间存在交互作用。国外文献报道，妊娠合并 1 型糖尿病妇女的胎儿脐血中脑钠肽和 N 末端 - 前脑钠肽（NT-proBNP）水平升高。研究亦显示，妊娠期糖尿病妇女的胎儿脐血脑钠肽水平高于正常胎儿，并与妊娠晚期胎儿超声心动图指标相关联，在血糖控制不佳妊娠妇女的胎儿脐血中变化更为显著。

（二）出生后心脏变化

与真正的肥厚型心肌病不同的是，妊娠期糖尿病妇女的胎儿在妊娠晚期表现出的心肌肥大是可逆的。对妊娠期糖尿病妇女的胎儿的超声心动随访发现出生后心肌肥大逐渐恢复，在 1 岁以内可恢复至正常。这是由于出生后脱离了母体高血糖环境，胰岛素水平渐恢复正常，对心肌肥大的刺激因素消失所致。对妊娠期糖尿病妇女的胎儿进行出生后的超声心动图随访研究结果显示，在生后 2~3 个月龄时室壁厚度已渐恢复正常，仅大于胎龄儿的左心室壁厚度仍大于正常同龄婴儿。

出生后随着心肌肥大的恢复，心室功能亦可能随之好转。文献报道妊娠期糖尿病妇女的后代在出生后早期心室舒张功能仍低于正常新生儿，但在血糖控制良好的产妇的新生儿中心室舒张功能已与正常新生儿无明显差别。有报道妊娠期糖尿病妇女胎儿的心室舒张功能和整体功能在出生后 2~3 个月龄时均已明显好转，仅见左心室顺应性略低于正常婴儿，心脏高血流动力状态已缓解。可见妊娠糖尿病对胎儿心肌肥大和心功能的影响如在妊娠和分娩期能顺利渡过，胎儿往往预后良好。

第二节 >>> 甲状腺功能异常

甲状腺疾病是育龄期妇女常见的内分泌代谢疾病之一，多为自身免疫性因素引起。包括各类甲状腺肿、甲状腺炎、甲状腺瘤等，通常可导致甲状腺功能亢进或减退。

妊娠合并甲状腺功能亢进或减退均占所有妊娠的 1%~2%，对妊娠母体和胎儿预后均可造成不良影响，可导致妊娠妇女发生妊娠期高血压、充血性心力衰竭、甲状腺功能亢进危象、早产、流产等，胎儿可发生早产、死产、流产、宫内发育迟缓、小于胎龄儿等，甲状腺功能减退还可影响胎儿神经系统发育，造成智力水平降低。妊娠合并甲状腺功能亢进的妇女由于血清存在甲状腺自身抗体，如促甲状腺素受体抗体（TRAb），以及妊娠期服用抗甲状腺药物，均可通过胎盘进入胎儿循环，从而导致胎儿和新生儿甲状腺功能异常。

妊娠合并甲状腺功能异常对胎儿心血管结构发育的影响目前尚无报道，研究主要集中在胎儿甲状腺功能亢进对自身心血管系统的影响。胎儿心动过速是最常见的一个症状，通常大于 160 次 / 分，胎心率波形描记显示为 170~180 次 / 分的稳定基线，并具中度变异性，除了基线上移外波形基本正常。胎儿心动过速可作为可疑妊娠期妇女甲状腺功能异常的征象之一，还有研究提出，它与胎儿甲状腺彩色多普勒超声显像、骨成熟延迟、胎动情况等综合考虑可预测胎儿的甲状腺功能状况。动物实验表明人工诱导胎羊出现甲状腺功能亢进时与胎心率同时变化的还有心输出量的增加，包括脐血流、冠状动脉和肺动脉血流均增加，以及胎羊氧耗量相应增加，机体处于高代谢状态中。胎儿心脏扩大、心功能衰竭和非免疫性水肿亦分别有报道。胎儿心力衰竭是宫内死亡的一个常见原因，而非免疫性水肿可通过丙基硫氧嘧啶治疗。

曾有文献从分子水平研究了母鼠妊娠合并甲状腺功能异常时对胎鼠和新生鼠代谢状态的影响。研究显示甲减母鼠的后代出现了宫内发育迟缓，心肌线粒体蛋白、游离脂肪酸氧化降低，妊娠晚期心肌糖代谢降低；随后尽管心肌糖储备降低，但糖代谢反而升高。而甲状腺功能亢进母鼠的后代则表现出生长发育刺激，心肌游离脂肪酸氧化升高，妊娠期心肌糖代谢增加。

第三节 >>> 苯丙酮尿症

苯丙酮尿症（phenylketonuria, PKU）是一种常染色体隐性遗传性疾病，由于苯丙氨酸羟化酶缺陷，使得苯丙氨酸无法转变成酪氨酸，导致苯丙氨酸及酮酸在机体内蓄积并从尿液排出，临床上表现为惊厥、智力低下、脑电图异常、色素减少、鼠尿等症状。

已有大量研究表明妊娠合并未治疗的苯丙酮尿症对胎儿具有致畸性，可导致胎儿发生"母体苯丙酮尿综合征"（Maternal phenylketonuria syndrome），临床表现包括小头畸形、先天性心脏病、宫内发育迟缓、低出生体重以及以后的智力发育迟滞等（图57-3）。有研究指出当母体血清苯丙氨酸浓度≥20mg/dl时后代小头畸形和智力发育迟滞的发生率甚至可达到90%~95%。苯丙酮尿症对胎儿致畸的机制尚不明确，可能的原因包括苯丙氨酸对跨胎盘氨基酸转运的抑制、苯丙氨酸的直接毒性及苯丙氨酸在胎儿特定器官的代谢等。

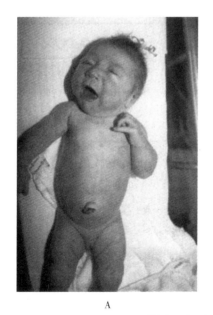
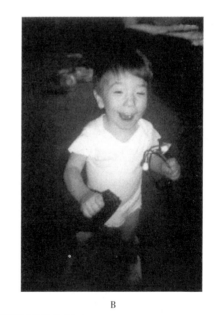

A   B

图 57-3　母体苯丙酮尿综合征

A. 为一妊娠晚期开始治疗且控制差的苯丙酮尿症孕妇的新生儿，表现为小头畸形和宫内发育迟缓；B. 为一未经治疗的苯丙酮尿症妇女的2岁孩子，表现为小头畸形，智力发育迟滞和过度活跃〔引自文献 Levy HL, Ghavami M. Maternal Phenglketonuria：a metabolic teratogen. Teratology, 1996, 53(3): 176–184.〕

血清苯丙氨酸浓度正常值为 <2mg/dl，文献报道当未治疗的妇女妊娠早期血清苯丙氨酸浓度大于 6~10mg/dl 时后代中先心病的发生率为 7.5%，而当浓度大于 15mg/dl 时后代先心病的发生率可达 15% 左右，较正常妊娠妇女的胎儿升高 10~15 倍。相关的先心病类型包括主动脉弓缩窄、左心发育不良综合征、法洛四联症、动脉导管未闭、房间隔缺损、室间隔缺损等。一个由美国、加拿大和德国的 78 家内分泌和围产临床中心组成的国际苯丙酮尿症协作组曾进行过一项长达数年的前瞻性研究，结果显示至妊娠第 8 周尚未治疗的苯丙酮尿症妊娠妇女血清苯丙氨酸浓度大于 15mg/dl 时后代先心病的发生率为 14%，而对照组的发生率为 1%，在非苯丙酮尿症的血清苯丙氨酸轻度升高的妊娠妇女中，后代先心病的发生率为 2%；在先心病类型中较特异的是主动脉弓缩窄和左心发育不良综合征。该协作组对这些研究对象进行了跟踪随访，几年后发表的文献报道，至 4 岁时总体有 30% 的儿童表现出社交和行为问题，而在至妊娠第 20 周尚未治疗的妇女的后代中，47% 表现出认知障碍。

对于患苯丙酮尿症的育龄期妇女，在妊娠前和妊娠期尽早开始低苯丙氨酸饮食治疗可降低血清苯丙氨酸浓度，并降低后代发生各种不良预后的风险。研究表明妊娠早期母体血清苯丙氨酸浓度明显降低时后代先心病的发生率随之明显下降，妊娠妇女分别自妊娠前、妊娠 0~10 周、妊娠 10~20 周和妊娠 20 周以后开始特殊饮食治疗其后代中先心病的发生率分别为 0、4%、14% 和 13%。另一项对苯丙酮尿症孕妇营养状况的研究表明，妊娠前体重低、妊娠期体重增加少、蛋白质摄入少和铁摄入高也是后代发生不良预后的危险因素，而妊娠早期充足的蛋白质和维生素摄入是预防后代发生先心病的保护因素。

因此，已知患苯丙酮尿症的育龄期妇女应对该病有充分认识，并对妊娠和分娩做好充分准备。在妊娠前至少 3 个月开始低苯丙氨酸饮食治疗，妊娠期监测血清苯丙氨酸浓度，以尽可能减少后代发生不良预后的危险。而产科、内分泌科、儿科医生的多学科合作对这类患者的妊娠前准备、妊娠和分娩亦十分重要。

第四节 >>> 肥胖症

伴随着现代生活方式的改变，患肥胖症、体重超标的育龄期妇女越来越多。肥胖妇女妊娠可导致母体和胎儿各种并发症的发生率增加，如妊娠期高血压病、妊娠期糖尿病、巨大儿、宫内发育迟缓等。

关于妊娠期妇女肥胖症对胎儿心血管发育的影响目前报道不一。有文献报道妊娠期妇女肥胖、体重指数大于 26kg/m^2 时胎儿发生心脏大血管畸形的危险升高；另一项对非裔美国妇女的研究显示，非糖尿病的肥胖妇女的后代发生先心病的危险度是非糖尿病非肥胖妇女的 6.5 倍，先心病类型包括法洛四联症、左心发育不良综合征、大血管换位、右心室双出口等。但其他一些研究中并未发现妊娠期妇女肥胖与后代发生先心病之间的关联。由于肥胖症是一种与多因素相关的代谢紊乱疾病，机体营养状况、合并其他疾病如 2 型糖尿病、服用药物等均可能对其造成影响，因此对其致畸性的研究易受其他混杂因素的影响，从而较难得出准确的结论。尚需要设计良好的研究进一步证实其对胎儿心血管发育的影响，而这种关联一旦证实，即可通过妊娠前治疗肥胖、控制体重来减少后代发生心血管畸形的危险。

（储 晨）

参考文献

1.Small M, Copel JA. Indications for fetal echocardiography. Pediatr Cardiol, 2004,25(3): 210-222.

2.Maresh M. Diabetes in pregnancy. Curr Opin Obstet Gynecol, 2001,13(2): 103-107.

3. 丰有吉，沈铿.妇产科学.北京：人民卫生出版社,2005.

4.Jenkins JK, Correa A, Feinstein JA, et al. Noninherited risk factors and congenital cardiovascular defects: Current knowledge, A scientific statement from the American Heart Association Council on cardiovascular disease in the young. Circulation, 2007, 115: 2995-3014.

5.Loffredo CA. Epidemiology of cardiovascular malformations: prevalence and risk factors. Am J Med Genet (Semin Med Genet), 2000,97: 319-325.

6.Kuciene R, Dulskiene V. Selected environmental risk factors and congenital heart defects. Medicina (Kaunas), 2008, 44(11): 827-832.

7.Wren C, Birrell G, Hawthorne G. Cardiovascular malformations in infants of diabetic mothers. Heart, 2003, 89(10): 1217-1220.

8.Yagel S, Silverman NH, Gembruch U. Fetal Cardiology. The 2nd ed. New York: Informa Healthcare USA, Inc. 2009.

9.Ray JG, O'Brien TE, Chan WS. Preconception care and the risk of congenital anomalies in the offspring of women with diabetes mellitus: a meta-analysis. QJM, 2001, 94(8): 435-444.

10.Shields LE, Gan EA, Murphy HF, et al. The prognostic value ofhemoglobin A1c in predicting fetal heart disease in diabetic pregnancies. Obstet Gynecol, 1993, 81(6): 954-957.

11.Morriss FH Jr. Infants of diabetic mothers. Fetal and neonatal pathophysiology. Perspect Pediatr Pathol, 1984,8(3): 223-234.

12.Veille JC, Sivakoff M, Hanson R, et al. Interventricular septal thickness in fetuses of diabetic mothers. Obstet Gynecol, 1992,79(1): 51-54.

13.Gandhi A, Zhang XY, Maidman JE.Fetal cardiac hypertrophy and cardiac function in diabetic pregnancies. Am J Obstet Gynecol, 1995,173(4): 1132-1136.

14.Sardesai MG, Gray AA, Michael MJ, et al. Fatal hypertrophic cardiomyopathy in the fetus of a woman with diabetes. Obstet Gynecol, 2001, 98: 925-927.

15.Russell NE, Holloway P, Quinn S, et al. Cardiomyopathy and cardiomegaly in stillborn infants of diabetic mothers. Pediatr Dev Pathol, 2008, 11(1): 10-14.

16.Jaeggi ET, Fouron JC, Proulx F. Fetal cardiac performance in uncomplicated and well-controlled maternal type I diabetes. Ultrasound Obstet Gynecol, 2001, 17: 311-315.

17.Ullmo S, Vial Y, Di Bernardo S, et al.Pathologic ventricular hypertrophy in the offspring of diabetic mothers: a retrospective study. Eur Heart J, 2007,28(11): 1319-1325.

18.Chu C, Gui YH, Ren YY, et al. The Impacts of Maternal Gestational Diabetes Mellitus (GDM) on Fetal Hearts. Biomed Environ Sci, 2012, 25(1): 15-22.

19. 郑春华，刘豫阳，常才，等.应用多普勒超声心动图测定糖尿病孕妇胎儿心功能的研究.中华妇产科杂志,1998,33(11):658-660.

20. 陆永萍，朱昆生，倪秋杰，等.组织多普勒技术对糖尿病妊娠胎儿心功能的评价.中国超声诊断杂志,2005,6(12):918-920.

21.Lisowski LA, Verheijen PM, De Smedt MM, et al. Altered fetal circulation in type-1 diabetic pregnancies. Ultrasound Obstet Gynecol, 2003, 21(4): 365-369.

22.Tsyvian P, Malkin K, Artemieva O, et al. Assessment of left ventricular filling in normally grown fetuses, growth-restricted fetuses and fetuses of diabetic mothers. Ultrasound Obstet Gynecol, 1998, 12(1): 33-38.

23.Weiner Z, Zloczower M, Lerner A, et al. Cardiac compliance in fetuses of diabetic women. Obstet & Gynecol, 1999, 93(6): 948-951.

24.Miyake T. Doppler echocardiographic studies of diastolic cardiac function in the human fetal heart. Kurume Med J, 2001,48(1): 59-64.

25.Briguori C, Betocchi S, Losi MA, et al. Noninvasive evaluation of left ventricular diastolic function in hypertrophic cardiomyopathy. Am J Cardiol, 1998,81: 180-187.

26.Zielinsky P, Satler F, Luchese S, et al. Study of global left atrial shortening in fetuses of diabetic mothers. Arq Bras Cardiol, 2004, 83(6): 470-475.

27.Tei C. New non-invasive index for combined systolic and diastolic ventricular function. J Cardiol, 1995, 26:135-136.

28. 储晨，桂永浩.Tei 指数在小儿心功能评价中的临床应用.国际心血管病杂志,2007, 34（5）:350-353.

29. 储晨，桂永浩，施立晔，等.用脉冲多普勒 Tei 指数评价正常胎儿心功能的价值探讨.中国实用儿科杂志,2008,23(5):356-358.

30.Tsutsumi T, Ishii M, Eto G, et al. Serial evaluation for myocardial performance in fetuses and neonates using a new Doppler index. Pediatr Intern, 1999,41: 722-727.

31.Ichizuka K, Matsuoka R, Hasegawa J, et al.The Tei index for evaluation of fetal myocardial performance in sick fetuses. Early Hum Dev, 2005, 81: 273-279.

32.Russell NE, Foley M, Kinsley BT, et al. Effect of pregestational diabetes mellitus on fetal cardiac function and structure. Am J Obstet Gynecol, 2008,199(3): 312.e1-7.

33. 陆永萍, 邓又斌, 刘娅妮, 等. 组织多普勒技术评价妊娠期糖尿病胎儿心脏做功指数. 中国医学影像技术,2005,21(11):1735-1737.

34.Wong Ml, Wong WHS, Cheung YF. Fetal myocardial performance in pregnancies complicated by gestational impaired glucose tolerance. Ultrasound Obstet Gynecol, 2007,29: 395-400.

35.Halse KG, Lindegaard M LS, Goetze JP, et al. Increased plasma pro-B-type natriuretic peptide in infants of women with type 1 diabetes. Clin Chem, 2005,51(12): 2296-2302.

36.Girsen A, Ala-Kopsala M, Mäkikallio K, et al.Increased fetal cardiacnatriuretic peptide secretion in type-1 diabetic pregnancies. Acta Obstet Gynecol Scand, 2008, 87(3):307-312.

37. 储晨, 桂永浩, 任芸芸. 测定脐血脑钠肽对血糖异常孕妇的胎儿心功能评价. 中国当代儿科杂志,2009,11(10):805-808.

38.Dawid G, Horodnicka J, Czeszynska M, et al.A prospective Echocardiography Evaluation in infants of diabetic mothers during the first year of life. Intern Pediatr Res Foundation, 2005, 58(2): 367.

39.Koz'ak-B'ar'any A, Jokinen E, Kero P, et al. Impaired left ventricular diastolic function in newborn infants of mothers with pregestational or gestational diabetes with good glycemic control. Early Human Development, 2004, 77: 13-22.

40. 吴伟晴, 吴本清, 梁海南. 糖尿病母亲婴儿的心功能研究. 医学理论与实践,2004,17（6）:626-627.

41.Weber HS, Botti JJ, Baylen BG. Sequential longitudinal evaluation of cardiac growth and ventricular diastolic filling in fetuses of well controlled diabetic mothers. Pediatr Cardiol, 1994,15(4): 184-189.

42. 储晨, 桂永浩, 任芸芸, 等. 母亲妊娠期糖尿病对胎儿和婴儿心功能的影响. 中华围产医学杂志,2010,13（6）:456-462.

43.Mestman JH. Hyperthyroidism in Pregnancy. Clinical Obstetrics and Gynecology, 1997, 40(1): 45-64.

44.Zuppa AA, Perrone S, Sindico P, et al. Fetal and neonatal outcomes in infants of mothers with TSH receptor antibody positivity in pregnancy. Pediatr Med Chir, 2009,31(2): 72-77.

45.Zhang YL, Liu JT, Gao JS, et al. Influential and prognostic factors of small for gestational age infants. Chin Med J, 2009,122(4): 386-389.

46. 牛亚明, 王虹虹, 崔钊. 妊娠合并甲状腺功能异常对胎儿影响的研究. 国外医学妇幼保健分册,2005,16（4）:209-210.

47.Maxwell KD, Kearney KK, Johnson JW, et al. Fetal tachycardia associated with intrauterine fetal thyrotoxicosis. Obstet Gynecol, 1980,55(3 Suppl): 18S-22S.

48.Towers CV, Thomas S, Steiger RM.The fetal heart monitor tracing in pregnancies complicated by fetal thyrotoxicosis. Am J Perinatol, 2009, 26(5): 373-377.

49.Philippe HJ, Perdu M, Couderc S, et al.Isolated fetal tachycardia, a diagnostic event of Basedow's disease. Apropos of a case. J Gynecol Obstet Biol Reprod (Paris), 1994, 23(4): 432-434.

50.Huel C, Guibourdenche J, Vuillard E, et al. Use of ultrasound to distinguish between fetal hyperthyroidism and hypothyroidism on discovery of a goiter. Ultrasound Obstet Gynecol, 2009, 33(4): 412-420.

51.Lorijn RH, Nelson JC, Longo LD. Induced fetal hyperthyroidism: cardiac output and oxygen consumption. Am J Physiol, 1980,239(3): H302-307.

52.Kumar R, Chaudhuri BN.Altered maternal thyroid function: fetal and neonatal myocardial metabolism. Biol Neonate, 1990,57(5): 300-312.

53.Levy HL, Ghavami M. Maternal phenylketonuria: a metabolic teratogen. Teratology, 1996,53(3): 176-184.

54.Lenke RR, Levy HL. Maternal phenylketonuria and hyperphenylalaninemia. An international survey of the outcome of untreated and treated pregnancies. N Engl J Med, 1980, 303(21): 1202-1208.

55.Platt LD, Koch R, Hanley WB, et al. The international study of pregnancy outcome in women with maternal phenylketonuria: report of a 12 year study. Am J Obstet Gynecol, 2000,182(2): 326-333.

56.Levy HL, Guldberg P, Güttler F, et al. Congenital heart disease in maternal phenylketonuria: report from the Maternal PKU Collaborative Study. Pediatr Res, 2001, 49(5): 636-642.

57.Waisbren SE, Hanley W, Levy HL, et al.Outcome at age 4 years in offspring of women with maternal phenylketonuria: the Maternal PKU Collaborative Study. JAMA, 2000, 283(6): 756-762.

58.Rouse B, Azen C. Effect of high maternal blood phenylalanine on offspring congenital anomalies and developmental outcome at ages 4 and 6 years: the importance of strict dietary control preconception and throughout pregnancy. J Pediatr, 2004,144(2): 235-239.

59.Matalon KM, Acosta PB, Azen C. Role of nutrition in pregnancy with phenylketonuria and birth defects. Pediatrics, 2003, 112(6 Pt 2): 1534-1536.

60.Didycz B, Domagala L, Pietrzyk JJ. The maternal phenylketonuria syndrom-still current problem. Przegl Lek, 2009,66(1-2): 4-10.

61.Waller DK, Mills JL, Simpson JL, et al. Are obese women at higher risk for producing malformed offspring? Am J Obstet Gynecol, 1994,170(2): 541-548.

62.Mikhail LN, Walker CK, Mittendorf R. Association between maternal obesity and fetal cardiac malformations in African Americans. J Natl Med Assoc, 2002, 94(8): 695-700.

第五十八章
新生儿心肌炎

新生儿心肌炎是新生儿时期由多种因素引起的心肌炎性渗出和心肌纤维变性、溶解和坏死，导致不同程度的心肌功能障碍和全身症状的疾病，因其较难在早期发现而常常被延误治疗，病死率高，故应引起重视。

一、流行病学

由于其临床表现多样化及缺乏高敏感性与特异性确诊手段，诊断较为困难，因此较难统计到精确的发病率。据报道，心肌炎在总体人群中的发病率约为 1/100 000 至 1/10 000。但回顾性及前瞻性研究均显示，在猝死儿童的尸检病例中，2/5 的患儿可以找到确切或可疑心肌炎依据。许多学者认为，婴儿和年幼儿可能更易发生心肌炎，因为此年龄段肠道病毒及腺病毒感染率更高。

二、自然病程

心肌炎的病程各不相同，主要取决于其不同的临床表现。大多数患儿可以完全恢复，即使临床表现可能类似急性心肌梗死。部分患儿临床表现为轻度左心室收缩功能障碍可在几周至数月内改善。重度左心功能不全患儿（包括射血分数小于 35%，左心室舒张末期直径大于 60mm）中约 1/4 需要心脏移植，1/2 发展为慢性扩张性心肌病，其余可能会自然康复。

儿童病毒性心肌炎的存活率为 70%~100%，其中约 2/3 可完全康复。虽然婴幼儿心肌炎预后良好，但是肠道病毒感染引起的新生儿心肌炎死亡率高，文献所报道的死亡率高达 32%，并且存活患儿中约有 38% 并发有严重的心脏后遗症。因此，新生儿心肌炎存在更高的风险。

三、病因

心肌炎通常是由感染所致，以病毒感染最多见，亦可由其他病原感染引起，例如细菌和真菌感染；一些非感染性因素，比如自身免疫性疾病或毒素等也可导致心肌炎的发生（表 58-1）。

表 58-1 新生儿心肌炎感染的常见病因

感染性		免疫相关		毒素
病毒	腺病毒	自身抗原	变应性肉芽肿性血管炎	蒽环类药物
	柯萨奇病毒		炎症性肠病	可卡因
	丙型肝炎病毒		巨细胞性心肌炎	白介素 -2
	HIV		结节病	乙醇
细菌	分枝杆菌		系统性红斑狼疮	重金属
	链球菌		甲状腺功能亢进	
	肺炎支原体		多发性大动脉炎	
	梅毒螺旋体		Wegener 肉芽肿病	
真菌	曲霉菌属	超敏反应	磺胺类药物	
	念珠菌属		头孢菌素	
	球孢子菌属		利尿剂	
	组织胞浆菌属		三环类抗抑郁药	
原生动物	锥虫		多巴酚丁胺	
寄生虫	血吸虫			
	钩虫			

在病毒性心肌炎的致病原中，柯萨奇 B 病毒曾经被认为是最为常见的，目前已分离到 B3、B4、B5 等亚型。近年来，在约 2/5 的急性病毒性心肌炎的儿童患者中，运用聚合酶链式反应（PCR）技术在心肌组织标本中检测到了腺病毒DNA。有研究显示，无论是在儿童还是成年病毒性心肌炎患者中，腺病毒感染较肠道病毒更为多见。柯萨奇病毒与腺病毒享有共同的细胞受体。

其他少见的致病原如巨细胞病毒感染后引起的心肌炎，因其可渗入心肌组织致使心肌细胞发生坏死而导致很高的病死率；细小病毒 B19感染较为常见，可引起传染性红斑。目前有报道显示细小病毒感染与心肌炎相关，在存在心肌组织炎性改变或左心功能不全的成年患者中，约1/10 病例可在心内膜心肌活检标本检测到该病毒 DNA，目前亦有报道细小病毒心肌炎导致儿童猝死。其他与儿童心肌炎相关的病毒还包括丙型肝炎病毒和单纯疱疹病毒。此外，HIV 病毒感染可导致心肌炎与左心室功能不全。

引起心肌炎的病毒感染可以发生在妊娠期、围生期或者出生后。新生儿发生的心肌炎暴发流行，通常为柯萨奇病毒或埃可病毒，大多病情严重，死亡率高，在新生儿的粪便中可检测到病原。柯萨奇 B 病毒被证明在妊娠晚期可通过胎盘传递，并有母体感染导致新生儿心肌炎暴发的报道。风疹病毒、水痘病毒感染大多由妊娠期宫内感染所致。

四、病理

其发病机制至今尚未明确。目前认为心肌炎早期是病原体直接侵犯心肌所致，而晚期多由免疫因素所致。

心肌炎的临床预后取决于心肌受损的范围和程度。组织学研究显示患者的心脏扩大、外观苍白、心肌软弛，光镜下可见不同程度的间质性心肌炎表现，心肌内淋巴细胞、单核细胞、嗜酸性粒细胞及中性粒细胞广泛浸润，密集呈斑点状，亦可呈分散分布，后期常出现心肌局限性退行性变及坏死。心肌坏死的程度和范围随炎性反应的类型不同而出现很大差异。在疾病的后期，部分坏死的心肌组织可能最终会被瘢痕组织替代，心脏呈现间质性纤维化。

1986 年提出的 Dallas 诊断标准曾制定了心肌炎组织学上的定义及分类，对心肌炎做了如下定义：心肌组织有炎性细胞浸润和心肌细胞损伤，包括心肌细胞的坏死和（或）退行性变，但非缺血性损害所致。病变共分为四种：活动性心肌炎表现为心肌损伤与炎性细胞浸润并存；可疑心肌炎为仅表现为炎性细胞浸润，无心肌细胞损伤；慢性心肌炎则定义为再次心肌活检仍证实存在有活动性心肌炎；心肌炎恢复期定义为再次心肌活检证实炎性细胞浸润减轻或消失，存在结缔组织愈合的征象。

虽然该标准曾被广泛运用，但是目前来看存在很大的局限性，且敏感性与特异性均较低。目前的研究数据显示，在临床诊断中，应联合运用免疫组化及病毒学技术与传统的心肌组织学标准可提高病毒性心肌炎诊断的准确性。

五、临床表现

新生儿心肌炎轻重不一，且变化多样，多数在出生后一周内出现症状，如出生后 48 小时内发病，则提示宫内感染。有报道称，婴儿通常比年长儿及成人更易表现为急性暴发性心肌炎，因此需要在早期给予及时的循环和呼吸支持。如果患儿得到及时的治疗，其心室功能有望完全恢复。

临床症状以新生儿心功能不全为主，主要表现为呼吸急促和心动过速、肺部啰音、肝脏增大，少尿或无尿，肌张力低下，毛细血管回流延迟等；与成人不同的是，新生儿很少出现水肿。

此外，可有多项非特异性临床症状与体征，如喂养困难、面色苍白、多汗、脉弱、体温不升或发热、咳嗽、奶量少、嗜睡、呕吐、腹泻、皮疹或黄疸等，重者可出现呼吸窘迫或发绀。体温正常下可出现心动过速、奔马律、心音低钝或者出现心前区杂音。

另有部分患儿偶伴有神经系统症状，如惊厥、昏迷等，脑脊液呈无菌性脑膜炎改变等。

六、辅助检查

（一）X 线检查

心脏扩大，X 线透视下可见心搏减弱，重者出现肺水肿表现。

（二）心电图

常见的心电图表现为非特异性 ST 段或 T 波改变，病理性 Q 波，T 波倒置和 QRS 波低电压。极少数患者出现类似成人心肌梗死的心电图特征，主要为 I、II、aVF、V$_5$、V$_6$ 等导联 ST 段下降，T 波低平、倒置、双向，重者 ST 段抬高呈单向曲线并伴有深 Q 波。心肌炎可导致房室传导阻滞和室性心律失常，包括频发室性早搏或持续性室速。少数患者可仅表现为窦性心动过速。

（三）超声心动图

表现多样化，缺乏特异性。绝大多数患者均存在不同程度超声心动图检查异常。左心室收缩功能降低伴短轴缩短率及射血分数下降最为常见，局部室壁运动异常伴功能性二尖瓣反流、心脏扩大、心包积液也并不少见。左、右心室内可发现血栓形成。对于新生儿，超声心动图应首先除外冠状动脉畸形，尤其是左冠状动脉起源于肺动脉以及左半心梗阻型病变，其临床表现可与心肌炎相似。

（四）心脏生物标记

新生儿期心肌同工酶（CK-MB）不仅产生于心肌细胞，还同时来源于骨骼肌，并且以后者所占比重更大，因此其敏感性与特异性均不如肌钙蛋白，并不推荐作为新生儿期心肌损伤的生物学指标。在肌钙蛋白家族中，虽然肌钙蛋白I（cTnI）与肌钙蛋白T（cTnT）均存在于心肌细胞中，但在胚胎发育时期，后者同时也在骨骼肌中表达。当机体遭受损伤时，骨骼肌可重新生成cTnT。因此，以cTnI对于诊断心肌损伤特异性更高。cTnI对于新生儿心肌损害有着宽广的诊断时间窗，在心肌细胞损伤后数小时cTnI即可增高，并可维持至损伤后10天左右。但目前国内尚缺乏上述指标的新生儿正常值，故不适用于临床筛查。

（五）心内膜心肌活检

尽管Dallas诊断标准具有不少局限性，但通过心导管技术进行右心室心内膜心肌活检依然被认为是诊断心肌炎的金标准，但在新生儿中，除患儿死亡后进行尸检，并未见心内膜心肌活检临床应用的报道。

（六）病毒PCR检测

运用PCR技术可以成功而快速地在血液中检测病毒基因序列，从而确定病原。或者依赖鼻咽部拭子或粪便的病毒培养，以及血清病毒抗体的测定等方法以明确感染源。但这些方法相对于PCR技术而言耗时长，诊断率低。

（七）磁共振成像（MRI）

尽管关于MRI在儿童心肌炎中的诊断价值尚缺乏研究，但成人中的研究证实心脏MRI已经逐步成为诊断心肌炎的一项非常重要的非侵袭性检测方法。检查主要包括心脏功能、结构异常及心肌炎症的组织学特点，包括细胞及细胞外周水肿，并且可以对疾病的预后提供参考。

七、治疗

新生儿急性心肌炎可以出现心功能不全的症状、体征和（或）心律失常，病程往往是暴发性和致命性的，当然，如果患儿得到及时的治疗，其心室功能有望完全恢复。对于病毒性心肌炎，目前尚无特效的治疗方法。治疗目的与手段主要是保护心肌、改善心功能不全、纠正心律失常等支持与对症疗法。

（一）保持安静

避免对患儿过度体检及护理操作，尽量减少刺激，保证其休息。

（二）支持治疗

支持治疗有供氧，使用利尿剂、强心剂，减轻后负荷，机械通气等。重症病例可以考虑使用体外膜肺氧合（ECMO）或者心室辅助装置来支持心肌功能。使用洋地黄药物时需要密切心电监护，警惕可能出现的异位节律或者传导阻滞。

（三）给予自由基清除剂

急性期给予大剂量维生素C治疗，剂量为100~200mg/kg，缓慢静注，每天1~2次，2~4周为一个疗程。

（四）改善心肌代谢

可给予1，6-二磷酸果糖等药物以营养心肌并改善心肌代谢。

（五）静脉予以丙种球蛋白

国内仍有学者主张在疾病早期使用，但国外有学者在成人患者中进行双盲对照研究，未能提供证据证实运用静脉丙种球蛋白可降低疾病的死亡率和提高左心室射血分数，目前尚无儿童方面的临床随机对照试验，故目前未将其列入常规治疗。

（六）免疫抑制剂

主要是激素，但目前仍有争议，仅运用于重症患者。

（七）改善心功能不全

只要血压能维持在正常范围，重要脏器血供能够得到维持，尽可能避免使用正性肌力药物，以减少心肌的负荷。必要时，可以使用洋地黄类药物，但应谨慎使用以防洋地黄中毒而引起心律失常。

（八）纠正心律失常

对于无血流动力学变化的心律失常，一般不予治疗。如心律失常影响心输出量，则需积极处理。

（吴 琳）

参考文献

1.Kyto V, Saraste A, Voipio-Pulkki LM, et al. Incidence of fatal myocarditis: a population-based study in Finland. Am J Epidemiol,2007,165:570-574.

2.Robert H Anderson, Edward J Baker , Fergus J McCartney,et al. Paediatric Cardiology .3rd ed.Churchill Livingstone, 2009. 1016-1019.

3.Freund MW, Kleinveld G, Krediet TG, et al. Prognosis for neonates with enterovirus myocarditis. Arch Dis Child Fetal Neonatal Ed, 2010,95: 206-212.

4.Giovanni Nigro,Vittoria Bastianon,Vincenzo Colloridi,et al.Human parvovirus B19 infection in infancy associated with acute and chronic lymphocytic myocarditis and high cytokine levels: report of 3 cases and review.Clinical Infectious Diseases,2000,31:65-69.

5.Ornoy A, Tenenbaum A. Pregnancy outcome following infections by coxackie, echo, measles, mumps, hepatitis, polio and encephalitis viruses. Reproductive Toxicology, 2006, 21: 446-457.

6.Lori A Blauwet, Leslie T Cooper. Myocarditis.Progress in cardiovascular diseases, 2010,52:274-288.

7. 邵肖梅 . 实用新生儿学 . 第 4 版 . 北京：人民卫生出版社 ,2011. 561-563.

8.Amabile N, Fraisse A, Bouvenot J, et al. Outcome of acute fulminant myocarditis in children. Heart (British Cardiac Society) , 2006,92:1269-1273.

9.John P.Cloherty. Manual of neonatal care, 6th ed. Lippincott Williams & Wilkins ,2010.422.

10.Lde Vetten,Klasien A Bergman,Nynke J Elzenga,et al. Neonatal myocardial infarction or myocarditis.Pediatr Cardiol,2011,32:492-497.

11.Almeida CM, Carrapato MR, Pinto F, et al. Biochemical markers of neonatal myocardial dysfunction. Bio J Matern Fetal Neonatal Med. 2011, 24(4):568-573.

12.Gutberlet M, Spors B, Thoma T, et al.Suspected chronic myocarditis at cardiac MR: diagnostic accuracy and association with immunohistologically detected inflammation and viral persistence.Radiology, 2008,246:401-409.

第五十九章
新生儿心肺复苏

根据世界卫生组织 1995 年统计，全世界每年 500 万死亡的新生儿中约有 19% 死亡原因为出生时窒息，其中许多患儿未得到正确的复苏。在我国，窒息已成为新生儿死亡及脑瘫或智力障碍的第二位原因；在经济发达的城市，由于新生儿感染情况控制较好，窒息成为新生儿死亡的第一位原因。

大部分新生儿在出生时都可以顺利地经历从宫内到宫外的过渡，其中约 10% 的新生儿出生时需要一些帮助才能开始自主呼吸，仅 1% 的新生儿出生时需要进一步积极的复苏手段才能存活。窒息新生儿出生的最初几分钟内如何对其进行正确处理十分关键。

新生儿复苏的原则和成人及婴儿复苏相似，即包括确保呼吸道通畅，保证患儿有足够的通气及必要时加以辅助呼吸支持，以及保证患儿有充分的循环。对于新生儿而言，身体是潮湿的，热量损失很大，保持体温也非常重要。图 59-1 显示了复苏步骤和复苏的新生儿之间的关系，倒置的三角形的顶端是所有新生儿都需要的复苏步骤，底部是少数新生儿需要的步骤。

新生儿是否需要复苏取决于以下四个快速评估内容：① 是否足月产？②羊水是否有污染？③是否有呼吸或哭声？④肌张力是否正常？如以上四个问题的回答均为"是"，则该新生儿不需要复苏，可将新生儿擦干，保持体温并置于母亲胸

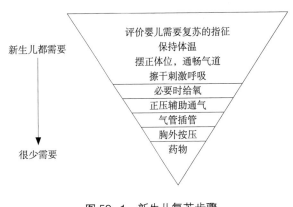

图 59-1　新生儿复苏步骤

前，但需要继续观察呼吸、皮肤及肢体活动情况。

　　如有任何一项回答为"否"，需要依次开始以下四个步骤的复苏：① 初步复苏。包括保温、摆正体位、通畅气道、擦干身体。② 人工呼吸。

③ 胸外按压。④ 用药。肾上腺素或液体扩容。每个步骤需要 30 秒内完成，并进行生命体征评估（呼吸、心率、皮肤），根据评估情况决定是否进入下一个复苏步骤（图 59-2）。

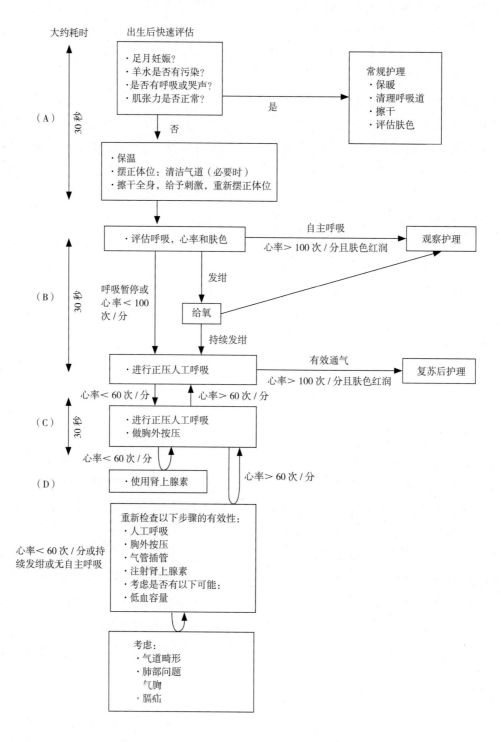

图 59-2　新生儿复苏流程

一、新生儿复苏前准备

（一）新生儿需要复苏的相关危险因素

产前因素：妊娠妇女患有糖尿病、妊娠期高血压疾病、慢性高血压、妊娠妇女有重要脏器器质性疾病（心、肺、肾、甲状腺或神经系统疾病等）、既往有死胎死产史、妊娠中晚期阴道出血、妊娠期妇女感染、羊水过多或过少、过期妊娠、多胎妊娠、胎儿大小与孕周不符合、妊娠期妇女吸毒、妊娠期妇女用药、胎儿畸形或异常、胎动渐弱、无产前检查、年龄小于16岁或大于35岁等。

产时因素：选择性或急诊剖宫产、胎先露异常、早产、胎膜早破超过18小时、滞产（超过24小时）、第二产程延长（超过2小时）、巨大儿、持续胎儿心动过缓、急产、产妇使用全身麻醉剂、子宫收缩异常、分娩前4小时用过麻醉药品、羊水胎粪严重污染、脐带脱垂、胎盘早剥、前置胎盘、明显的产时出血等。

（二）器材与设备

新生儿复苏有时是突如其来、难以预测的。因此，产房与新生儿重症监护室（NICU）需要定期检查复苏设备，确保各类设备随时处于"待命"状态。暖箱应随时保持预热状态，备好预热的毛巾或毯子，以及复苏药物，检查各类器材及设备，检查复苏气囊及面罩是否功能良好、大小合适，喉镜电池及型号是否齐全。复苏人员应熟悉抢救车内药物及器材的位置。

（三）人员

新生儿分娩时应该至少有一位医务人员能立即到场，其应能够胜任复苏的所有步骤，包括气管插管，心外按压，用药等。对于分娩有高度危险性的新生儿或NICU内的新生儿复苏时，仅有一个人是不够的。

需要有"复苏团队"的概念，包括一个团队的领导者及数个各有明确分工的成员。领导者需要具备完整的复苏技能，并在团队中起到指导作用。如产妇生产多胎，则每个新生儿都需要有一个团队予以复苏。

二、初步复苏

（一）保持体温

将新生儿置于热辐射台上，以便于复苏小组进行操作。用毛巾或毯子将新生儿擦干后不要将它盖在新生儿身上，应使身体暴露以便观察。对于极低出生体重儿（<1500g），使用传统措施可能仍会发生低温，可考虑在置于辐射热源下同时用透明、防止散热的薄塑料膜盖覆盖患儿，并密切监测温度，避免发生体温过高。在使用上述措施时应在不影响其他复苏措施如气管插管、胸外按压、开放静脉通路的前提下进行。

（二）摆正体位

新生儿应处于仰卧位，颈部轻度后仰，使其咽后壁、喉和气管成直线，使空气通畅进出。应注意不要使颈部过度伸展或过度屈曲，这两种情况都会阻碍气体进入。当新生儿因头部变形、水肿或早产导致枕部增大时，可在新生儿肩胛下垫一折叠毯子或毛巾以保持颈部轻度后仰体位。

（三）清理呼吸道

清理气道可使空气无阻碍地进入气道，同时吸引动作本身还提供一定程度的触觉刺激，这种刺激可诱发新生儿呼吸。

无胎粪的情况下，口鼻内的分泌物可用毛巾擦去或用吸引球囊吸引。新生儿口内若有黏稠分泌物，要将其头部转向一侧，使分泌物积于口腔内以便吸出。使用壁式或泵吸引器时，应将负压设置为100mmHg左右。在新生儿建立呼吸之前，应吸出口腔和鼻腔中的黏液，否则黏液可能被吸入气管或肺内；以"先口后鼻"的顺序进行吸引。吸引口腔时特别需要注意，刺激咽后壁时会引起迷走神经反应，导致严重的心动过缓和呼吸暂停。吸引过程中如出现心动过缓，应立即停止吸引，重新评估患儿状况。

如果新生儿出生时羊水有胎粪污染，但呼吸正常，肌张力正常，心率 >100 次 / 分，则处理方法与羊水无胎粪污染时相同。

如果新生儿出生时羊水有胎粪污染，且呼吸异常，肌张力差，心率 <100 次 / 分，应在呼吸建立之前直接对气道进行清理，以减少发生胎粪吸入综合征的可能。具体的操作方法如下：

（1）插入喉镜，用吸管清洁口腔或后咽部，直至看清楚声门。

（2）将气管导管插入气管。

（3）将气管导管经胎粪吸引管与吸引器相连。

（4）慢慢退出导管时进行吸引。

（5）必要时重复操作，直至无胎粪吸出。

目前在分娩时已不再推荐挤压胸部，将手指插入婴儿口中等措施以防止吸入胎粪，因这些措施可能对新生儿造成伤害。

（四）擦干全身，刺激呼吸，重新摆正体位

擦干全身的动作本身已能提供刺激，促使新生儿开始自主呼吸。如果有两名医护人员在场，清理气道和擦干身体可分别由两人操作并同时进行。擦干身体与头部还能减少热量损失，用一些预热、吸水性好的毛巾或毯子擦干大部分羊水，然后拿走潮湿的毛巾，再用干净的预热毛巾继续擦干并刺激身体，擦干身体的过程中及擦干以后都应保持新生儿头颈稍后仰的体位，保持其呼吸道通畅状态。

一般而言，对于大多数新生儿，擦干身体及清理呼吸道都足以诱发呼吸。但如新生儿呼吸仍不活跃，可短暂提供额外的触觉刺激以诱发呼吸。有两种安全而适宜的方法可供选择：①拍打

或弹足底。②轻柔摩擦新生儿背部、躯干或四肢。如新生儿处于原发性呼吸暂停，轻微的刺激即能诱发呼吸；如处于继发性呼吸暂停，再多的刺激也无用。因此，用力或过度刺激非但无用，而且可能造成伤害。

（五）新生儿的评估

对于新生儿的生命体征评估主要有三个方面：呼吸、心率、肤色。经过刺激后，新生儿应该有正常的胸廓起伏，呼吸加快、加深。心率应大于 100 次 / 分。监测心率的最简单方法是触摸新生儿脐动脉脉搏，如无法感触脉搏，可用听诊器听诊胸部左侧心跳，一般可数 6 秒的心跳次数，即可快速估算心率。新生儿应当由中心部位的皮肤颜色来评价有无缺氧。低氧所引起的口唇发绀、舌及躯干部位的青紫，称为中心性发绀。仅有手和脚呈青紫色为周围性发绀，其可能会持续较长的时间，一般不提示新生儿血氧水平低。只有中心性发绀才需要干预。如果对新生儿的评估结果有异常，则应进入下一个环节的复苏。

三、人工呼吸

（一）常压给氧

新生儿如存在自主呼吸，心率大于 100 次 / 分，但存在中心性发绀时应考虑予常压给氧。常压给氧是指将氧经鼻导管输送到新生儿的鼻孔，使其吸入富氧气体。短期内给氧可考虑经氧气面罩、氧气管、气流充气式气囊面罩等方式给氧。应将面罩尽可能接近新生儿面部以提供尽可能高浓度的氧。到达新生儿鼻腔的氧浓度取决于 100% 的氧气流量，一般选择 5L/min。新生儿一旦经复苏状态稳定后，应根据血气分析及经皮血氧饱和度来调节氧流量。许多证据显示新生儿易造成高氧损伤，长期给氧应避免输送高流量以及未加湿化的氧气。吸氧后新生儿若无中心性发绀，呼吸室内空气能保持红润者可考虑停止供氧并继续观

察，或根据血气分析和 SpO_2 结果调整氧浓度。

（二）正压通气

新生儿在给予常压吸氧后仍有持续性青紫，或在初步复苏再评估时发现呼吸暂停或心率小于 100 次 / 分时，应给予人工正压通气。

（1）摆正新生儿体位呈头颈部稍后仰体位，以维持气道开放。

（2）选择大小合适的面罩，面罩应覆盖口、鼻及下颏的尖部。

（3）叩紧面罩，通常用拇指、示指环状压住面罩边缘，而用环指和小指将下颏上推确保气管通畅，注意不要在面部用力下压面罩，不要将手指放在新生儿眼睛上。

（4）复苏初始阶段，以每分钟 40~60 次的频率进行通气。

（5）操作者应在新生儿头侧或侧面，以便有效操作并能对其胸腹部进行观察。

正压人工通气时应注意避免过度通气，许多证据都提示这对新生儿是有害的。心率迅速上升以及继之而来的肤色与肌张力改善是达到足够通气的最好指征。如果无改善，则应观察每次正压通气时胸廓的运动，若患儿表现为很深的呼吸，则代表压力过大。同时应用听诊器听胸廓两侧的呼吸音，有效的通气可闻及双侧对称、清晰的呼吸音。对于出生后无自主呼吸的新生儿，开始的几次通气要予以适当的较高压力，以迅速建立肺的气体容积。

正压人工呼吸时是否需要给氧，是一个仍然存在争议的问题。近年来，有文献报道予以 100% 氧对呼吸生理、脑循环存在潜在不利影响。有几项人体研究结果显示用空气复苏与用 100% 氧气复苏相比较前者病死率低，且未发现有害的证据。虽然其中有些研究方法仍值得商榷，但临床医生应注意过度用氧可引起潜在的氧损伤，尤

其对早产儿。不同的国家与地区有不同的新生儿复苏指南，美国 NRP 项目仍推荐人工正压通气时使用 100% 氧，而其他一些地区，如加拿大等，推荐首先使用空气正压通气，复苏 90 秒后无改善才使用 100% 氧。临床医生可根据实际情况进行选择，可通过经皮血氧饱和度仪监测氧饱和度来指导选择使用不同浓度的氧。

气囊面罩正压通气数分钟后，应考虑留置胃管以排出胃内过多的气体，避免胃膨胀向上压迫膈肌阻碍肺的膨胀。

正压人工通气 30 秒后，应予再评估。若患儿心率增加，肤色改善，自主呼吸存在，肌张力改善，则代表正压通气有效。当心率稳定在 100 次 / 分以上，应逐渐减少辅助通气的频率和压力，直到有效自主呼吸出现。若肤色逐渐好转，应逐渐减少给氧，直至停氧。若心率在 60~100 次 / 分，则继续予正压通气，并每 30 秒进行一次评估，直至好转。如心率仍小于 60 次 / 分，肤色与肌张力不改善，请检查正压通气操作是否正确：面罩与面部是否密闭，气道有否阻塞，压力是否合适。如以上均正确无误，需要进入胸外按压的复苏环节。

（三）气管插管

气管插管适应证：羊水胎粪污染，患儿反应差无活力需吸出气道内胎粪；气囊面罩正压通气无效；需要进行胸外按压；需要进行气管内给药；以及一些特殊情况，如极低出生体重儿、先天性膈疝患儿。

气管插管前设备：准备好喉镜及选择合适的镜片大小（1 号镜片用于足月儿，0 号镜片用于早产儿），选择合适粗细的气管导管（表 59-1），准备好金属导管芯、胎粪吸引管、听诊器、吸引器及吸引管、氧气源以及人工正压通气装置。根据体重选择合适的气管导管。

表 59-1 气管插管导管与体重的关系表

导管内径（mm）	新生儿体重（g）	妊娠周数（w）
2.5	<1 000	<28
3.0	1 000~2 000	28~34
3.5	2 000~3 000	34~38
4.0	>3 000	>38

气管插管的操作步骤：

（1）保持患儿头部轻度后仰体位，在操作过程中予常压给氧。

（2）喉镜镜片沿舌面右侧滑入，将舌推至口腔左侧，推进镜片直至尖端超过舌根。

（3）轻轻提起整个镜片，注意不要仅提起镜片尖端。

（4）寻找解剖标记物（声带），必要时吸引分泌物以暴露视野。

（5）插入气管导管直至声带线达到声门水平。

（6）撤出喉镜及金属芯时应注意固定导管位置。

（7）确认导管位置。

插管后评估以下情况提示气管插管在正确位置：

（1）生命体征改善（心率、肤色、反应情况）。

（2）CO_2 检测器确认呼出 CO_2 存在。

（3）两肺可闻及呼吸音，胃部无声音；通气时胸廓运动，无胃部扩张。

（4）呼气时管壁内有雾气。

（5）插管末端与口唇距离（cm）一般为新生儿体重（kg）数加 6。

（6）直接看到导管穿过声带。

（7）摄片确认导管位置无误。

四、胸外按压

30 秒有效正压人工通气后，再评估心率仍小于 60 次，需要做胸外按压。按压时需有节奏地有效胸外挤压心脏，同时继续 100% 氧对肺部进行通气，直至心肌得到充分供氧恢复正常功能。有效的胸外按压可暂时维持心脏泵血功能，保证身体重要器官的血液循环和供应。胸外按压的方法有两种：

（一）拇指法

双手握住患儿胸部，两拇指置于胸骨上，其余手指托患儿背后。拇指第 1 节应弯曲，垂直按压在胸骨下 1/3 处。如患儿体型小时，两拇指可重叠放置。当患儿体型太大而操作者的手太小时，拇指法则无法有效地执行。

（二）双指法

用一只手的中指加示指或中指加环指，用指尖按压胸骨。按压时患儿背部需放置硬垫，无硬垫时可用另一只手支撑患儿背部。双指法与拇指法相比易疲劳，但不受患儿体型与操作者双手大小的限制，同时不影响经脐血管给药。

胸外按压位置应位于乳线之下，剑突之上，胸骨下 1/3 处，每次按压深度为使胸廓前后径下陷 1/3，按压后使胸廓完全回弹，使心脏充盈完全。按压需快速，每次下压时间应比放松时间短。两次按压之间双指或拇指不应离开胸部，以免浪费时间重新定位。

心肺复苏过程中，通气与按压两个动作须配合好，避免同时进行，每 3 次胸外按压后正压人工呼吸 1 次，共计每分钟 30 次正压人工呼吸和 90 次胸外按压，每 2 秒钟完成一个周期。胸外按压者应边按压边大声数"1-2-3 —呼吸……"，人工呼吸者在"呼吸"时挤压气囊，在"1"时放松，呼气发生在下一次按压的下压过程中。数节奏有助于整个过程协调有序地进行。需要注意，按压与通气配合时，每分钟通气为30次，而不是之前的40~60次/分。

30秒胸外按压与人工通气后，需再次评估心率。如心率＞100次/分，则停止按压，此时新生儿若开始自主呼吸，可慢慢撤去人工通气；如心率＞60次/分，则停止按压，以每分钟40~60次的频率继续人工通气。若此时患儿心率仍持续＜60次/分，在已确保胸外按压与人工通气操作正确无误的前提下，应考虑气管插管辅助呼吸，建立静脉通路，给予肾上腺素。

五、药物使用

这里提到的复苏药物主要是指肾上腺素及扩容剂。

（一）给药途径

1. 脐静脉

是新生儿最快速、最直接的静脉通路。如预计新生儿可能对早期复苏无反应，复苏小组的一名成员应负责放置脐静脉导管，其他人员继续复苏的步骤。尽管建立静脉通路需要时间，但静脉给药是最可靠的途径。

2. 气管内

气管内给药是气管插管的患儿给予肾上腺素最快的途径，药物会被肺部吸收进入血管，但药物经肺部吸收后发生作用的时间较长且气管内给药需要较大剂量。目前仍推荐静脉途径为给药的最佳途径。

3. 骨髓内

若医疗人员对脐静脉插管经验有限及静脉通路难以建立的情况下，可考虑骨髓通路（intraosseous access, IO）内给药。其已广泛用于婴儿、儿童的复苏，但在新生儿中的应用仍缺乏相关资料。在无法快速获得静脉通路的情况下，IO可能是最好的替代给药途径。

（二）肾上腺素

有效的正压人工通气30秒及胸外按压配合正压人工呼吸后心率仍在60次/分以下，是使用肾上腺素的指征。推荐新生儿肾上腺素标准剂量是1:10 000溶液0.1~0.3ml/kg（相当于0.01~0.03mg/kg），经静脉快速给药，给药后再予以生理盐水0.5~1ml经静脉推注，确保药物全部经静脉进入血液而并非留滞于静脉通路中。以前曾提出在给予标准剂量肾上腺素无作用时给予大剂量肾上腺素。但没有证据证明给予大剂量肾上腺素能有较好的预后，反而有证据显示较大剂量的肾上腺素能致脑和心脏损害。当经气管内给药时，仍使用1:10 000的溶液，但可考虑予较大剂量（0.3~1ml/kg，或0.03~0.1mg/kg），并在给药后予以几次正压通气，使药物在肺内的分布更广泛而利于吸收。经骨髓腔给药与静脉给药的剂量相同。

给予肾上腺素后，继续监测新生儿心率，同时进行胸外按压与人工正压通气，如30秒后心率仍小于60次/分，可每间隔3~5分钟重复应用相同剂量的肾上腺素。与此同时，应反复检查正压通气、气管插管、胸外按压等复苏措施的有效性。

（三）扩容剂

患儿出现以下情况应考虑给予扩容剂：患儿对复苏反应不良、呈现休克征象（包括肤色苍白、脉搏微弱、持续心动过缓等）及合并有胎儿期失血情况的病史（广泛阴道出血、胎盘早剥、前置胎盘及双胎输血综合征等）。

可用于紧急使用的扩容剂包括生理盐水、乳酸林格液等。剂量为10ml/kg，可根据情况再次追加，给药途径可通过静脉或骨髓内。窒息新生儿如扩容速度不当可能造成颅内出血，一般每次扩容速度以5~10分钟为宜。

复苏过程中不提倡常规使用纳洛酮与碳酸

氢钠。对于无呼吸的患儿不首选纳洛酮，而应首先选择正压通气。使用纳洛酮必须同时满足两个条件：①分娩前4小时母亲曾使用麻醉剂。②正压人工呼吸使心率和肤色恢复正常但仍持续存在呼吸抑制。纳洛酮剂量为0.1mg/kg（1mg/ml），首选静脉给药。母亲使用其他药物如硫酸镁、非麻醉剂镇痛药以及分娩时全麻也可使新生儿呼吸抑制，此时使用纳洛酮无效。

碳酸氢钠确实有助于纠正代谢性酸中毒，但必须在保证肺充分通气的情况下才考虑使用。因为碳酸氢钠会产生 CO_2，需要有足够的通气才能将 CO_2 排出。常用剂量是 2mmol/kg，或根据血气分析情况进行应用。

六、复苏中的特殊情况

大部分新生儿对复苏的反应较好，如正压人工呼吸不能使肺部得到充分通气，应考虑气道的一些特殊情况，几乎所有无法成功复苏的病例都是通气问题造成的。若正压人工通气有效，但是患儿却持续发绀或心动过缓，应考虑先天性心脏病可能，这类患儿很少在出生后立即发病（表59-2）。

表59-2　新生儿窒息复苏的特殊情况

情　况	病史／临床症状	措　施
气道机械性阻塞		
胎粪或黏液阻塞	羊水胎粪污染，胸廓运动不良	气管导管吸胎粪／正压人工呼吸
后鼻孔闭锁	哭时红润，安静时发绀	口腔气道，气管插管
咽部气道畸形（Robin综合征）	舌后坠进入咽喉上方将其堵塞，空气进入困难	俯卧体位，后鼻咽插管或喉罩气道
肺功能损害		
气胸	呼吸困难，双肺呼吸音不对称	胸腔穿刺术
	持续发绀／心动过缓	
胸腔积液	呼吸音减低	立即插管
	持续发绀／心动过缓	胸腔穿刺术，引流放液
先天性膈疝	双肺呼吸音不对称	气管插管，插入胃管
	持续发绀／心动过缓，舟状腹	
心脏功能损害		
先天性心脏病	持续发绀／心动过缓	诊断评价
胎儿失血／母亲出血	苍白；对复苏反应不良	扩容，可能包括输血

七、复苏后监护

接受复苏的患儿在生命体征恢复正常后仍有再恶化的可能，一旦足够的通气和循环建立，应继续监护患儿或转移到NICU。

复苏后的患儿可能有多脏器损害的危险，应继续监护。包括：①体温管理。②生命体征监护。③并发症防治。继续监测维持内环境稳定，监测项目包括：氧饱和度、心率、血压、血细胞压积、血糖、血气分析及血电解质等；并对各个脏器进行评估，若发生多脏器功能不全应立即进行早期干预。

八、早产儿的复苏

当发生早产时，胎儿必须克服许多额外的挑战才能够完成从宫内到宫外的转变过程。早产儿有发生各种并发症的风险，复苏的风险较高。因此，估计会有早产发生时需要做额外的准备。

（一）额外的训练有素的技术人员

早产儿发生呼吸暂停的可能较大，插管的概率比足月儿大得多。因此特别需要一些能熟练插管的人员。

（二）额外维持体温的措施

早产儿皮肤薄，相对体重来说体表面积大，脂肪少，使他们更容易丢失热量。在复苏时除了使用辐射抢救台之外，还可使用透明聚乙烯袋和便携式加热垫。复苏后使用暖箱来维持体温。

（三）空气压缩机、空气混合器、经皮氧饱和度监护仪

早产儿易受到高氧损伤，在复苏中以及复苏后应用血氧饱和度监护仪使血氧饱和度维持在85%~95%。辅助通气时沿用与足月儿相同的原则，但是应采用能达到治疗目的的最小吸气压力。持续发绀或血氧饱和度低时可考虑使用持续气道正压（CPAP）通气，并预防性应用肺表面活性物质。

（四）尽可能减少脑损伤

早产儿胎龄小于32周时，脑组织生发层基质内的毛细血管网容易破裂，造成脑室内出血。为最大限度避免脑损伤，复苏时应注意轻柔地对待早产儿。应避免过度通气或过高的CPAP，应根据经皮氧饱和度和血气分析结果来调节通气与氧浓度。另外早产儿的输液速度不宜过快。

（五）早产儿复苏后监护

包括监测和控制血糖，监测氧合状态与通气。及时发现与处理呼吸暂停、心动过缓及血氧饱和度下降。早产儿可考虑推迟肠内喂养并警惕感染发生。

九、中止复苏

经过完全而充分的复苏努力后患儿若仍无自主心率，再继续进行复苏意义不大。通常患儿的父母被认为是最佳的决策代理人。父母为了完成这一角色，他们需要获得每一项治疗的风险和益处的准确信息。医疗机构是否中止复苏应参考相关法律规定。

（陆国平）

◎参考文献

1. 新生儿心肺复苏和心血管护理指南 .Circulation, 2005, 112.

2. American Academy of Pediatrics.Neonatal Resuscitation. American Academy of Pediatrics, 2005.

3.Mark, Ralston, Mary Fran Hazinski, Arno L, et al. Pediatric advanced life support manual. American Heart Association, 2005.

4.American Academy of Pediatrics, American College of Obstetricians and Gynecologists. Guidelines for perinatal care, 5th ed. American Academy of Pediatrics, 2002.

第六十章
新生儿体外膜肺技术

体外膜肺技术（extracorporeal membrane oxygenation，ECMO）是从心脏手术体外循环发展而来，成为体外生命支持系统 (extracorporeal life support，ECLS) 的重要部分，与连续血液净化、肝脏血浆交换系统（人工肝）等组成多器官功能不全支持系统，是抢救垂危患者生命的新技术。ECMO 技术能在一定时间内利用膜肺部分替代人体肺换气功能，动力泵替代心脏泵血功能，缓解人体心肺负担，心肺处于相对休息状态，使病变肺能够争取时间恢复。

ECMO 技术在新生儿危重症救治中显示出非常优秀的救治价值，成为新生儿急性肺损伤的标准救治手段。虽然近年由于一氧化氮（NO）吸入、表面活性物质治疗、高频通气技术等的推广使用，需要使用 ECMO 技术的新生儿危重症病例有所减少，但在年长儿童和成人危重症的应用得到了更多的关注。随着抗凝技术、膜肺工艺的改进，ECMO 技术成功率得到提高，并发症明显降低。ECMO 技术的开展可以代表一个医院、一个地区、一个国家的危重症急救水平。国内由于技术和资金等原因，ECMO 技术的应用还处于起步阶段。

一、ECMO 发展史和流行病学

ECMO 技术来源于为心脏外科手术实施的体外循环。其发展与氧合器（膜肺）的改进、抗凝技术的发展密切相关，为急救和危重症基础开拓了新的里程碑。

1953 年 Gibbon 成功把鼓泡式氧合器应用于体外循环心脏直视手术；20 世纪 60 年代末有人尝试用体外心肺支持技术治疗呼吸衰竭，并提出 ECMO 的概念。20 世纪 70 年代末和 80 年代初，根据生物肺肺泡气体交换的原理制成的气体交换能力强、生物相容性好的膜式氧合器（主要是纤维膜肺）逐渐在临床普及使用，稳定性和安全性良好，可长时间提供体外氧合。1972 年 Hill 等首次采用 ECMO 技术成功救治了一位合并呼吸衰竭的复合伤患者。1976 年 Bartlett 等在哥本哈根会议上报道了首例新生儿胎粪吸入性肺炎、急性肺损伤应用 ECMO 治疗并存活的案例；此后一些医院相继开展 ECMO 技术，但成功率较低。

新生儿呼吸衰竭具有很高的病死率，随着 ECMO 临床应用报道成功的病例逐渐增多，20 世纪 80 年代 ECMO 在新生儿领域再一次受到了关注，各地也逐步建立了 ECMO 中心，治疗病例中新生儿占了主要部分，且疗效最佳。1993 年 Zwushenberrger 等对 5 000 例采用 ECMO 治疗的呼吸衰竭患儿进行了调查，发现其生存率为 82%，而常规治疗病死率为 80%，这个调查对 ECMO 发展具有重要意义。既往的临床经验显示 ECMO 对成人肺损伤的疗效尚存在争议，对新生儿的疗效优于成人；对呼吸衰竭疗效优于心力衰竭。随着氧合器工艺、肝素涂抹技术等 ECMO 工艺的不断发展，成人使用 ECMO 的疗效正在不断提高，已经被普遍认为是一项安全有效的维持生命的临时救治手段。

据体外生命支持组织 (extracorporeal life support organization，ELSO) 报告，至 2008 年，已有 3 万多例儿童因为呼吸系统、心脏系统及其他原因而接受 ECMO 支持治疗。据 ELSO 统计，成人和婴幼儿循环辅助的生存率分别为 32%、45%，其中心脏术后出现心源性休克予以心肺辅助治疗后，患儿出院生存率为 24%~36%。作为小儿心脏辅助为数不多的有效措施，ECMO 随着新生儿和婴幼儿复杂先天性心脏病手术的开展，得到较广泛的应用，但在高危患儿中仍有较高的并发症和病死率。目前采用 ECMO 救治儿童呼吸衰竭 200 例 / 年（存活率 56%），成人呼吸衰竭 100 例 / 年（存活率 53%），心脏病存活率 33%~43%，心脏骤停用 ECMO 复苏在 600 例中总存活率达 40%。

在新生儿领域，至今为止的相关研究已经表明 ECMO 可显著降低新生儿急性肺损伤及急性呼吸衰竭的死亡率，并且已经成为了危重新生儿急性肺损伤的标准治疗手段。ECMO 治疗最常见的疾病有胎粪吸入综合征 (MAS)、新生儿持续性肺高压 (PPHN)、先天性膈疝 (CDH)、败血病以及心功能不全等。现在虽然使用了新的临床救治技术如 NO 吸入、高频通气等，但这些技术需要依赖肺本身尚存的有效气体交换，严重障碍时这些技术无法起作用，且增加了呼吸机相关肺损伤；而 ECMO 技术是一种体外替代治疗手段，不需要依赖肺本身功能。

二、ECMO 技术原理与类型

ECMO 本质上是一种中短期体外循环支持技术。通过不同的循环转流方式，可以起到呼吸支持或呼吸循环同时支持的作用。其工作原理简单地说就是把静脉血液在血泵的驱动下引出，引流至离心泵（或滚压泵＋储血罐），在体外（膜肺、氧合器）对血液进行氧合、排出二氧化碳并加温处理，再把携氧血液回输到机体，在此过程中大部分静脉血进行了体外氧合。如果氧合血回输到静脉系统（右心系统），则起到了纠正低氧血症的作用，使肺部得到休息，有利于肺部病变恢复；如果氧合血回输到动脉系统（主动脉），则可减少左心室的充盈和射血，降低循环衰竭患者的肺动脉高压和右心室负荷，使心脏得到休息，对双侧心室的功能恢复均有益。ECMO 对循环、呼吸功能均能提供较长时间的有效辅助，使心肺得到充分的休息，保证全身氧供，维持机体内环境和血流动力学的相对稳定。若心脏和（或）肺存在可逆性病变，ECMO 可用于难治性呼吸衰竭或心力衰竭；若为不可逆病变，ECMO 可暂时替代其心肺功能并过渡到心肺移植。ECMO 支持治疗几乎完全代替了肺的做功和近 80% 的心脏做功，其使用对象是任何需要暂时性心肺支持的患者。

根据管路的连接方式不同，ECMO 主要可以分为两种方式（图 60-1，图 60-2）：V-V 转流（静脉 - 静脉体外氧合，V-V ECMO 模式），与 V-A 转流（静脉 - 动脉体外氧合，V-A ECMO 模式）。新近提出 A-V 转流。V-V 转流方法为肺替代方式，V-A 转流为心肺联合替代方式，A-V

方式主要用于排除 CO_2。ECMO 方式可参照病因、病情进行选择，病程中可不断更改，如因心肺功能衰竭先选择 V-A 方法，心功能恢复后可转为 V-V 模式。

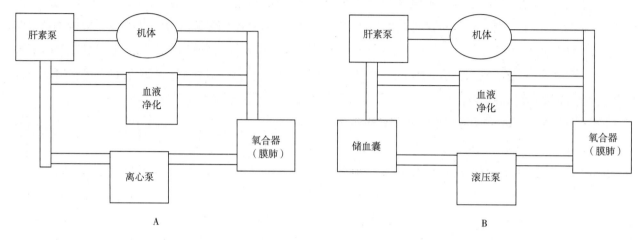

图 60-1　ECMO 模式图

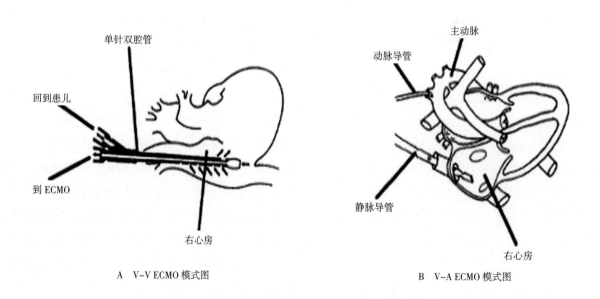

A　V-V ECMO 模式图　　　　B　V-A ECMO 模式图

图 60-2　V-V ECMO 与 V-A ECMO 转流模式图

（一）V-V 转流

是经深静脉导管将静脉血引出，经氧合器进行氧合并排出二氧化碳，加温后再通过血泵泵入另一静脉。该方式通过体外氧合器，静脉血进行了部分氧合，再回到右心房，在流经肺之前血液已完成部分气体交换。V-V 转流可应用于各年龄阶段急性呼吸衰竭的救治。

V-V 转流只对静脉血进行部分氧合和排出 CO_2，起到替代肺交换功能的作用，可有利于降低呼吸机参数，减少呼吸机的气压伤；V-V ECMO 不能直接提供循环支持，也不改变右心前负荷，适合于单纯肺功能受损，而不适用于合并有心血管功能不全和由心脏原因导致的呼吸问题；但 V-V ECMO 运行时的氧合血可减低肺动脉压力，扩张肺动脉以降低右心后负荷，可提供部分右心支持；心室混合静脉血血氧的增加，可改善冠状动脉血的氧合，改善心肌代谢，有助于血管活性药物的迅速减量。

V-V 转流只有部分血液在氧合器中得到氧合，管道在右心房存在重复循环现象（部分血液经过 ECMO 回血管路泵入静脉后又被吸入 ECMO 出血管路），效率低于 V-A 模式，故只可部分代替肺功能。但 V-V ECMO 对血液和机体的影响较小，并避免了颈总动脉插管及其相关的栓塞等严重并发症，保持患儿的搏动血流，肺循环血流灌注正常。

V-V ECMO 导管方式：①右心房引流（颈内静脉导管），回输入股静脉。②股静脉和（或）头静脉引流，回输入颈内静脉。③单针双腔管（double lumen,DL）置管（DL V-V ECMO）。大龄儿童常采用颈内静脉 - 股静脉方式，由颈内静脉引出（内径较大插管）、股静脉（内径较小插管）回输的引流量较大；股静脉引出、颈内静脉回输的方式可明显减少再循环量，目前在儿童和成人病例中更多被采用。

新生儿股静脉较细，V-V ECMO 一般采用从颈内静脉将单针双腔管置入右心房中部，但有时引流量稍不足，解决的一个办法是同时向颈内静脉头侧方向插入 1 根单腔管，可增加引流量 1/3~1/2，并有利于减轻脑水肿。DLV 插管顶端应低于右心房 1/3 处，新生儿和婴幼儿胸片上插管顶端位置应在横膈上 1.0cm。由于 ECMO 后肺部体积可相对缩小致横膈上抬，故颈内静脉插管位置应随时加以调整。体重较小的新生儿、婴幼儿由于血管细小、插管困难，此时也可采用 V-A ECMO 方式代替 V-V ECMO 方式。

（二）V-A 转流

是经深静脉置管或至右心房将静脉血引出，经氧合器氧合并排除 CO_2 后直接泵入主动脉进行灌注的模式。该方式既保证了氧供，又保证了动脉系统的血液供应。V-A 转流通过静脉血氧合后，可以达到较高的血氧饱和度，氧合血绕过肺血管系统和左半心直接进入主动脉供应全身，故同时替代心肺功能，适用于呼吸衰竭合并心力衰竭或心脏停跳的病例，以及心力衰竭病例。

V-A 方式的优点是可同时提供心肺支持，使心肺同时得到休息。但 V-A 模式干扰了正常的心脏搏动泵血方式，并对冠状动脉、上肢和脑的血液供应可能不足，而引起脑、肺、心肌的损害，易发生冠状动脉供血不良及急慢性神经系统后遗症，如颅内出血、脑性瘫痪等。另外气栓的发生率较高，栓子较易进入脑部，且结束 ECMO 后需要结扎右颈总动脉，容易发生血管重构畸形。V-A 转流 ECMO 管路是与心肺并联的管路，动脉血液由转流而来的氧合血液和心脏搏动产生的部分血液组成，心脏后负荷增加，而流经肺血量减少。

成人或 20kg 以上儿童一般采用股动静脉进行转流；新生儿及婴幼儿股动静脉偏细，一般选择颈动静脉置管转流（右侧颈内静脉和颈总动脉置管）（图 60-3）；先天性心脏病患儿可在开胸状态下将动静脉插管置入右心室和主动脉弓部。

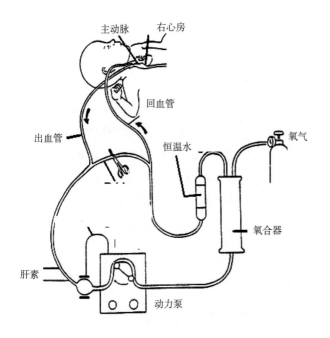

图 60-3　婴幼儿 ECMO 模式图

（三）A-V ECMO

是一种新 ECMO 方式，利用动 - 静脉压差推动血液从动脉经低阻力膜肺回流到静脉，该模式不通过血泵，血流量大小取决于管道直径和平均动脉压。A-V ECMO 主要用于清除血液中的 CO_2，而对 O_2 交换意义较小。A-V ECMO 避免了机械泵相关并发症，但动脉置管并发症增多，心脏负荷增加（相当于动静脉短路）。适应证为急性呼吸衰竭伴高碳酸血症、须行保护性肺通气又要避免高 CO_2 分压的急性呼吸窘迫综合征（ARDS），禁忌证包括心力衰竭、休克和外周动脉阻塞性疾病。

ECMO 虽然从体外循环（CPB）延伸而来，但两者已经出现明显的不同：① CPB 为开胸手术，建立复杂，要求高；而 ECMO 一般不行开胸手术，操作简便快速，易建立。② ECMO 管路密闭，无储血瓶装置（排气装置）；CPB 是开放式管路。③ ECMO 采用肝素涂层技术，转流期间血液不停止，全血活化凝血时间（ACT）要求 120~180 秒；而体外循环要求 ACT ≥ 480

秒；④ CPB 一般用于外科手术中维持心肺功能，时间不超过 8 小时，ECMO 维持时间可达 1~2 周。

三、ECMO 构造

实施 ECMO 需要特殊的设备，国内目前主要有 Meditronic 公司、JOSTRA 公司等。ECMO 设备有主要部件和外部设备。包括了血管导管、动力泵（即人工心脏，滚压泵或离心泵）、氧合器（人工肺、膜肺）、恒温水箱、供氧管、各类连接管及各类监测系统。系统的部分材料为一次性耗材，组成套包；固定部分绑定存放，便于临床应用。所有设备可合并放置在台车上，可移动，提高了应急能力。新生儿 ECMO 常采用经典的 ECMO 装置，主要组成有离心泵、膜肺、热交换器、管道及插管、各种监测设施等。

（一）主要部件

1. 氧合器及热交换器

是完成 ECMO 系统血液氧合的中心部件，又叫人工肺，具有氧合、变温、储血、过滤、回血等功能，主要作用是将含氧量低的静脉血经过氧合后成为含氧量高的动脉血。氧合器从 1955 年被改进的卷筒硅橡胶膜式氧合器到 20 世纪 70 年代末 80 年代初的中空纤维膜式氧合器，有了长足的发展，以日本 Terumo 公司的 Capioxm 膜肺和美国 Meditronics、Sams 等公司的新型中空纤维膜式人工膜为代表，其特点是管外走血，管内走气。现有 ECMO 氧合器均为膜式，有硅胶膜型与中空纤维型两种（表 60-1）。硅胶膜型膜肺为无孔型膜式氧合器，气体和血液完全隔离，以分子扩散方式进行交换，不会发生气栓和血浆渗漏，相容性好，血液成分破坏小，适合长时间运行；但氧合能力有限，排气困难，膜面积大（增加氧合能力），工艺复杂，价格较贵；目前市场上提供的主要为 Meditronic 公司的无孔卷筒式膜式氧合器。硅胶膜型膜肺长时间转流后氧合器内可能有血栓形成，导致氧合变差、CO_2

排除减少、血流阻力增加，以及硅胶膜撕裂。硅胶膜撕裂可导致血液成分进入气相，可能使氧合器后 PaO_2 小于200mmHg或氧合器前的循环阻力大于400mmHg，需要更换氧合器。

中空纤维型膜肺采用内置中空纤维（1.6万~3.0万根），气体行走于中空纤维内，血液行走于中空纤维外，血液在微孔处形成蛋白薄膜，加速了气体交换；该膜易排气，安装简便，为急救首选ECMO套包；但很快（2~3日）即可出现血浆渗漏，血液成分破坏相对大。

血液通过氧合器后须加温至35~36℃后再进行回输。现有的ECMO带有恒温水箱，循环水温由血流出口处的温度传感器检测并可进行反馈调节。血液进入热交换器后通过密封金属管壁与水进行热交换，或氧合及热交换同时在一个容器中进行，血液、纯氧、水同时分别沿空间"X、Y、Z轴"方向进入交换腔，血液透过聚丙烯膜与氧进行交换，通过聚乙烯毛细纤维管与水进行热交换。

膜肺氧合器融氧合、变温为一体，预充量小，一般为250~350ml，减少了体外循环转流总容量，故对于自身血液容量较小的婴幼儿先心患儿特别适合。

表60-1 中空纤维膜式氧合器与无孔卷筒式氧合器（硅胶膜氧合器）比较

	中空纤维膜式氧合器	无孔卷筒式氧合器
体积	小巧	稍大
排气	容易	不易
材料	中空纤维	硅胶膜
预充量	小	大
肝素抗凝	可行	不可行
液体渗漏	易发生	不易发生
形成蛋白膜	易形成，影响交换	不易形成，交换稳定
长时间使用	不合适	合适

（引自文献龙村.ECMO手册.北京：人民卫生出版社，2007.1.）

2.动力泵

动力泵是形成动力从静脉抽吸并向管道输送血液的装置，即人工心脏。临床上主要有两种类型的动力泵：滚压泵和离心泵，离心泵逐渐有取代滚压泵的趋势。

离心泵通过控制泵体驱动泵头的离心叶片，利用圆周运动产生离心力连续抽取患者的静脉血，并将血液泵入体外循环管道。离心泵由操纵仪、泵体、一次性泵头组成，操纵仪联接流量探测器。离心泵与滚压泵相比有三个优点：①对后负荷压力敏感。若出现管道梗阻，泵流量自动减少，泵压力降低，不会因压力骤升而致动脉管道崩裂。②若气体进入泵管，气体将汇集在泵头中心部低压区（泵头周边部为高压区），气体量较大时则血流停止，气体不会进入动脉管道。③对血液的破坏比滚压泵轻。但当前负荷增加或后负荷降低时，泵流量会升高。在泵速不变情况下，流量可随全身血管阻力而变化，故采用电磁流量探头或超声流量探头来精确监测回血端流量。急救时可首选离心泵作为动力泵，其安装、移动、管理都方便；血液破坏小；合理的负压范围内有抽吸作用，可解决低流量问题；且新一代的离心泵对于对小儿的低流量也易操控。

滚压泵是通过滚压头循环挤压置于弧形滚压槽内的泵管，推动泵管内血液单向注入氧合器，形成持续血流，需与储血囊（血囊控制装置）合用。通过调节转速达到优良稳定的血液低流速，并产生动脉压，完成恒流和搏动灌注。滚压泵的流量决定于泵头的转速和每转排空容积。泵管采用聚氯乙烯管，一般4~5天后需要更换。滚压泵通过调节泵头松紧控制泵管被挤压程度，一般应小于100cmH$_2$O，每分钟水柱落差小于1cm为合适，过松或过紧均可造成血细胞破坏而溶血。因滚压泵通常不限压，压力过高时可造成泵管破裂而产生气栓，因此须安装压力监测组件。滚压泵联合应用硅胶膜氧合器可用于需较长时间ECMO的病例。使用时须连接静脉储血器，并保障良好的血流动力学特性，能感应突发性的静脉反流，尽量减少低血流量时血栓发生的可能性，同时可应用气孔设计以有利于空气清除和输药。由于滚压泵易发生微栓脱落、塑料管弹性差、滚压泵不易移动、管理困难等，一般不作为急救移动ECMO泵使用。

3. 管路

ECMO管路材料包括两部分，分别为插管系统和循环管路系统。

ECMO插管分为单腔静脉插管、双腔静脉插管、动脉插管。静脉插管引流量与插管阻力有关，而插管阻力与插管长度及插管半径有关，尽可能增大插管的内径、缩短插管长度是降低阻力的途径，但需要保证管壁有一定的厚度，否则容易发生泵扭曲或高压下崩裂。静脉插管前端具有侧孔、端孔，便于增加重力吸引和虹吸作用，避免管壁吸壁而引流不畅。动脉插管系回流管路，故只需要一个端孔即可，同样为防止薄壁插管扭曲，工艺上可设计带有钢丝缠绕的动脉插管。双腔静脉插管用于V-V ECMO，其壁薄，内含两个腔，分别进行引流和回流，双腔管外壁较粗，在新生儿、婴幼儿中使用受限，新生儿通常采用12F及14F的双腔插管（图60-4）。

ECMO体外管路系统包括静脉引流管、动脉灌注管。管路不宜过长，否则易发生扭曲和水分散失；但管径过小则血流快、阻力和压差大、血液破坏大，危险性相应增大。静脉引流管应

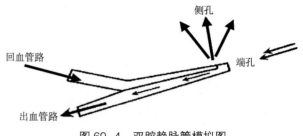

图60-4　双腔静脉管模拟图

与氧合器出入口直径一致，年龄稍大的儿童采用6.35~9.525mm（1/4~3/8英寸）管路〔成人采用9.525~12.7mm（3/8~1/2英寸）管路〕。动脉管路可选择1/4、3/8或1/2英寸管路。静脉引流和回血管道之间有一备用短路，用于紧急脱离ECMO时的备用，也可连接连续血液净化等设备。现在采用的肝素涂抹管腔内径技术（HCS）减少了全身肝素的不良反应，改善了生物相容性并减轻了炎症反应。

4. 恒温水箱

进行ECMO时，血液在体外管路转流过程中会损失大量热量，故血液需要重新复温后再进行回输。膜式氧合器外的变温装置由电脑控制，具有自动制冷、加温等温控作用，可以进行复温、降温处理。

（二）外围监测系统

外围监测系统包括在线血氧含量/血氧饱和度、气泡探测、在线压力监测，以及患者连续心电图监测、中心静脉压监测、有创动脉压监测、体温监测等。同时应进行血气分析和电解质监测，保障内环境稳定。为保障循环管路的低凝状态并确保肝素抗凝过程和鱼精蛋白使用的安全，需要监测活化凝血时间（activated coagulation time, ACT），该监测设备可床旁使用，快速进行监测，目前通常应用的为Meditronic公司生产。转流过程中，需要连续监测回血端和出血端的血氧饱和度；并进行血细胞比容的间断监测，还可以进行游离血红蛋白的测定以监测红细胞的破坏程度。还应对泵前、后压进行持续监测，

滚压泵泵压应小于 280mmHg，泵压过高可致管路崩开、破裂、空气进入等，注意是否存在动脉管扭曲、血管钳未打开等情况。ECMO 运转过程是一个不允许停顿的连续过程，必须保持不间断供电，应配置外接交流电源和应急电池电源。Meditronic 等公司的 ECMO 设备配置有手动泵座，紧急情况下可通过手柄摇动产生电源，维持泵的运转。目前使用广泛的 Medtmnic Carmeda ECMO 系统（美国 Meditronic 公司生产），主要由离心泵、变温水箱和有肝素涂抹的氧合器和管道等组成。主要仪器为连续静脉血氧饱和度及血细胞比容监测仪、活化凝血时间测定仪。

四、ECMO 的实施

建立 ECMO 治疗前首先应详细了解患儿的病情和相关病史资料，并需要获得家属的知情同意。ECMO 的建立和实施不同于连续血液净化、人工肝等技术，其替代的是心、肺功能，所以实施过程中无法暂停，是一个整体连续的过程。良好、合作的团队工作是必须的，而团队人员需要接受 ECMO 的专业培训并具有足够的实施经验。

（一）ECMO 插管

新生儿、婴幼儿可以采用全身镇静镇痛或采用局部麻醉。V-V ECMO 技术静脉置管可选择：①双腔管，插入右心房。②右心房 - 股静脉分别单腔插管。V-A ECMO 技术可选择：①右心房 - 升主动脉插管。②股动静脉插管。③颈内静脉 - 颈总动脉插管。新生儿、婴幼儿一般可选择上腔静脉 - 右心房置入双腔静脉管（DL V-V ECMO）、右颈内静脉 - 颈总动脉置单腔管（V-A ECMO）。右颈内静脉插管一般插管至右心房，颈总动脉插管插至右头臂干。单腔插管对新生儿、婴幼儿静脉插管选择 12~14F 导管，动脉选择 10F 导管；双腔静脉插管目前最细为 12F，较小的婴幼儿和新生儿插管较困难。20kg 以上的儿童插管时选择与成人相同的型号。

ECMO 置管可进行直视下置管，行纵切口、横切口，经皮穿刺置管；也可手术中置管（中心血管置管、外周血管置管）。非心脏手术病例一般采用血管切开插管技术或半切开插管术。动脉置管需要结扎颈总动脉头侧端，防止左侧的血液回流到右颈总动脉和血栓进入脑部引起梗死。大龄儿童及成人可选择经皮穿刺技术，在超声引导定位下进行更佳。新生儿置管一般通过切开方式。

由于 ECMO 插管粗、血管裂口大，插管的拔除应切开皮肤（包括穿刺插管）并进行缝合止血。新生儿颈内静脉拔管后可结扎，但可能导致脑水肿、脑萎缩等脑部并发症；有条件者可采用荷包线或心包片修补静脉。大龄儿童股静脉拔管不能结扎。动脉拔管前需先肝素化机体，ACT > 400 秒，拔管时需要阻断钳；有条件者可应用动脉壁修补术。

静脉插管可出现插管困难、静脉破裂、胸腔内静脉穿孔、近端静脉插管脱落至纵隔中、静脉引流不畅等情况。新生儿由于静脉过细，机体容量较少，插管相对较粗，故插管较困难，并容易出现静脉破裂，此时应快速使用阻断钳控制出血；采用导丝导引、静脉套带等皆有助于插管，必要时可改用中心插管。新生儿容易发生颈内静脉引流不畅，其与管路扭曲、插管位置不良、容量不足等有关，应行 X 线拍片以确定并调整置管位置，定期记录置管方位以早期发现移位。引流不畅可引起新生儿、婴幼儿颅内压增高，增加神经系统并发症。肢体动脉系统插管可发生远端肢体缺血，新生儿插管可发生血栓。

（二）ECMO 设备选择与安装

ECMO 设备及相关材料包括：离心泵、流量探头、氧合器、氧合器支架、UPS 电源、空氧混合器、ACT 监测仪、氧饱和度监测仪及高压氧气。目前各家公司均提供 ECMO 耗材包，操作者只需要根据套包连接要求进行置管操作与连接即可。以 Meditronic 公司套包（离心泵 +

中空纤维氧合器）进行操作与连接为例：①置静脉管和（或）动脉插管。②检查套包是否有效、有否破损等。③连接静脉回流管、离心泵入口端（均为蓝色保护帽）和流量探测器。④在静脉回血管接近桥处连接血氧饱和度探头，并连接血氧饱和度监测仪，也可采用血气分析法监测血氧饱和度；同时再连接三通管进行测压，以监测静脉端的负压。⑤在离心泵入口端连接三通管进行测压，测压管联至监护仪或仪器后部测压端口。⑥连接膜肺前后部位的样本采集管。⑦连接氧合器内循环管路，连接过滤后的氧气输送管和 CO_2 管；⑧安装离心杯至离心机。⑨固定膜肺，并连接各接口。⑩流量校零和压力校零。

（三）ECMO 预充

预充 ECMO 循环首先进行排气预充。再用约 2 个单位红细胞和 100ml 冰冻血浆取代循环管道中预充的晶体，并将预充液初始的 pH 值、氧含量及 CO_2 含量等指标校正至生理值。预充完毕，放开所有的管道钳，接上氧气管并将水箱温度设定在 38℃，系统自我循环 10 分钟，再抽血做血气分析，根据血气分析结果加入适量的碳酸氢钠以校正酸碱平衡。如果预充液是酸性的，会使患儿的情况恶化；如果预充液中 CO_2 含量太低，会引起新生儿代谢等问题。用热交换器将预充液的温度加热至正常体温。在启动 ECMO 前预充液必须与体液生理相容以提供最大限度的支持并防止患儿的情况变差。

（四）ECMO 参数设置

启动 ECMO 前应完成管路监测和预充，先打开静脉管路钳，转动流量开关使转速达到每分钟 1000 次以上，打开动脉管路钳，便可运转 ECMO。观察血流方向和流量，打开气体流量（1~3L/min，FiO_2 80%）观察静脉和动脉血液颜色，以及各压力读数。新生儿与婴幼儿初始参数设置如下。

1. 流量

初始设置应相对较高，以尽快进行氧合，补偿氧债，改善循环，增加组织氧供，使心肺尽快得到休息。临床应达到脉搏次数增加、静脉血氧饱和度提高、末梢循环改善、有尿排出、血乳酸下降、酸中毒减轻等征象。新生儿平均动脉压 40~60mmHg 以上，中心静脉压 5~12mmHg，左心房压 5~15mmHg，$SvO_2 > 75\%$。新生儿流量设置为 100~150ml/（kg·min），在儿童为 80~120ml/（kg·min）。若 V-V 模式则应增加约 20% 流量。一般设置为上述水平的 1/2~2/3。生命指征稳定后，流量逐渐下降至心输出量的 80%，当流量小于 10ml/（kg·min）时可考虑停机。ECMO 运行时，若流量发生改变，要注意流量的改变原因，包括流量计显示不稳（容量改变、咳嗽等因素）、静脉管路抖动（静脉管路负压小于 30mmHg、容量不足、插管位置不当、转速过高、管路扭曲、患儿烦躁等）；如管路未抖动而血流量下降，则要考虑动脉管路和膜肺的问题。流量越高对血液有形成分破坏越大，应监测游离血红蛋白，并观察是否出现血红蛋白尿。ECMO 运行时，应维持血细胞比容在 40% 以上，血小板计数在 $100 \times 10^9/L$ 以上。

2. 气体

通过空氧混合器调节氧气流量和氧浓度。开始时膜肺氧浓度调至 60%~80% 以上，气体：血流量 =（0.5~0.8）∶1，使动脉血氧饱和度 >98%，静脉血氧饱和度 >65%。如果血氧饱和度低于上述值，应检查是否有流量过低、温度过高等，并进行调高氧浓度等相应处理。一般采用 V-V 模式时 FiO_2：60%，气体：血流量 = 2∶1（中空纤维膜），硅胶膜时流量 10L/min；V-A 模式时 FiO_2：60%，气体：血流量 = 1∶1。待 ECMO 运行稳定时膜肺氧浓度可调至 40%~50%。采用 V-A 模式如不使用呼吸机时可根据灌注流量大小、混合静脉血氧饱和度、氧分压等进行氧浓度调节；使用呼吸机时则根据综合呼吸机指标，血气分析等调节氧浓度；V-V 模式时依据肺功能损伤程度、呼吸机参数、混合静脉血氧饱和度、氧分压、二氧化碳分压及膜肺功能状况等调节流量和氧浓度。机械通气参数建议为：新生儿 PIP 20~30cmH$_2$O，Vi/Vt：4~8，PEEP5~15cmH$_2$O，RR：5~10 次 / 分，Ti：0.5，FiO$_2$：30%。采用 V-A ECMO 模式时，混合静脉血氧饱和度应达 75% 左右，采用 V-V ECMO 模式时，混合静脉血氧饱和度达 80%~85%。混合静脉血氧饱和度若过高，可能存在流量大、膜肺氧浓度高、呼吸机氧浓度高、体温过低、重复循环或自身肺功能恢复等因素；若过低可能存在流量小、膜肺氧浓度低、呼吸机氧浓度低、体温过高、血色素低、肺功能恶化或膜肺功能不佳等因素。

3. 抗凝

肝素抗凝首剂 50~100U/kg，预充液内肝素的浓度为 5mg/500ml，持续滴注肝素剂量为 20~60U/（kg·h）。如无活动性出血，ACT 维持在 180~200 秒；如有活动性出血，ACT 维持在 130~160 秒。辅助流量减低时或有肉眼血栓、血块时应维持 ACT 在高限水平，高流量辅助、脏器出血或胸腔引流进行性增多时，应维持 ACT 在低限水平。肝素涂抹表面（HCS）技术系在管路内壁结合肝素而保留抗凝活性，目前常用的有 Carmeda 涂抹。HCS 技术对 ECMO 技术有强大的促进作用，血液在低 ACT 水平不在管路产生血栓，减少了肝素用量、减轻炎症反应，并保护血小板及凝血因子，因此减少了 ECMO 并发症延长支持时间。运行 ECMO 时应动态监测血小板数量，应维持血小板在 100×10^9/L 以上。

（五）ECMO 管理

ECMO 管理的目的是提供有效的心肺辅助，延长膜肺寿命，延长血泵使用寿命，减少并发症，加快患者恢复，降低患者治疗费用。

1. 凝血管理

ACT 应维持在 160~200 秒。初期 ACT 每小时都要进行监测，稳定后每 3 小时监测 1 次，有条件者可采用血栓弹力图进行监测。血小板若小于 75×10^9/L 可考虑输注血小板；纤维蛋白原应大于 150g/L，必要时可补充新鲜血浆或冷沉淀物。若此时 ECMO 管路出现血凝块、膜肺前压上升，DIC 指标升高等应警惕 DIC 发生。应用氨基己酸可减少 ECMO 出血并发症。新生儿 HCT 应维持在大于 40%，若小于 35% 应输注红细胞。

2. 药物管理

ECMO 运行期间，药物均通过静脉给予。影响药物动力学的因素有：机体原发疾病、循环总容量、血浆蛋白水平及其结合程度、药物表观分布容积、肝肾功能及 ECMO 使用后设备表面吸附与被弥散等。血管活性药物应初期采用静脉持续大剂量给予，ECMO 运行后应逐渐降低药物输注速度或停用，一般先减量降低去甲肾上腺素，然后是肾上腺素，然后再考虑减量多巴胺与多巴酚丁胺。撤除 ECMO 以前，可适当提高血管活性药物浓度，如果患儿需要较大剂量多巴胺或肾上腺素（中剂量以上），应延长 ECMO 时间。血制品（包括血小板）的输注应从回血端输入，避免加重氧合器内凝血。还应及时补充白蛋白。ECMO 期间会存在红细胞破坏，婴幼儿血细胞比容若低于 35% 应给予输注红细胞（保证在 35%~45%）。

3. 水电解质与酸碱紊乱

ECMO 由于存在原发疾病及运行期间大量液体输注和排出，可发生各种类型的电解质异常，包括低钠血症、高钠血症，低钾血症、高钾血症，以及血镁和血钙的异常，同时要注意机体的液体出入量。要反复进行监测，并根据原因进行纠正。一般凝血功能每 1~2 小时检测一次，稳定后可每 4~6 小时监测一次。电解质、血常规等可每 4~6 小时监测一次，稳定后每天监测一次。肝肾功能、心脏超声、胸片等应每天随访。血培养等建议每 3 天监测一次。在进行 ECMO 期间，由于麻醉、氧合器使用、机械通气、外源性酸性物质（如库血）输注等，可发生代谢性酸中毒等，可通过调整呼吸机参数和 ECMO 流量等加以调节。

4. 呼吸管理

每 6~8 小时监测患儿血气、脉搏及混合静脉血氧饱和度、ECMO 通气指标、ECMO 运行中入肺气体的压力等。注意当体位改变、封闭式吸痰等任何操作时均须保持血管导管与头和身体在一条直线。如有肺出血则应降低 ACT 值。每天复查胸片以了解 ECMO 插管、气管插管位置并评价肺部病变情况。注意 ECMO 运行前 24 小时可有胸片显示肺部情况恶化，常与呼吸机设置无关，应用利尿剂可改善。ECMO 一旦达到期望的流量，即可调低呼吸机参数，以避免进一步的肺损伤。新生儿与婴幼儿低条件通气设定：PIP 20~25cmH$_2$O，PEEP 5cmH$_2$O，频率 10 次 / 分，吸气时间 0.5 秒，FiO$_2$ 40%；若最大泵流量时仍处于低氧状态，则可临时提高通气设置或将 V-V ECMO 转为 V-A ECMO 进行完全心、肺支持。病情改善后可逐渐降低泵流量，并增加呼吸机设置。如果 FiO$_2$ < 40%，PIP < 28cmH$_2$O，PEEP < 5cmH$_2$O，呼吸 < 30 次 / 分，SaO$_2$ > 93%，就可考虑撤离 ECMO。

5. 循环监测

ECMO 期间须定期随访心电图；监测心律、心率、血流动力学指标；观察末梢循环状态。若肢体肿胀、发绀、僵硬、冷白则提示有肢体栓塞。监测 ECMO 总流量及各路分流流量。良好的灌注状态包括正常的 pH 值、乳酸值、混合静脉血氧饱和度（SvO$_2$）及稳定正常的器官功能。

6. 容量管理

ECMO 时应细致记录液体平衡情况。容量损失包括体热散失、氧合器丢失、尿、粪、机械通气、各类引流管丢失及血标本的抽取等。ECMO 运行时成熟新生儿液体散失约 110ml/（kg·d），氧合器水分丢失为 2ml/（m^2·h）〔3kg 的新生儿约每日 13ml/（kg·d）〕。ECMO 运行时新生儿前 3 天往往存在液体向第三间隙外渗，3 天后若病情好转则这些外渗的体液回输到循环系统（自体输液），尿量增加，水肿减轻。故应注意患儿液体量的改变。如液量过多并有肾功能不全，或先天性心脏病手术后机体大量液体积聚，可在回路中加用超滤（SCUF）或透析技术去除过多的水分，以及纠正电解质紊乱。

7. 营养管理

新生儿、儿童在 ECMO 支持下的能量需要量如下：0~3 岁约 377kJ（90 kcal）/（kg·d），3~6 岁约 335kJ（80kcal）/（kg·d）。蛋白质需要量的估计值：0~2 岁为 2.0~3.0g/（kg·d）；2~13 岁为 1.5~2.0g/（kg·d）。可适当补充人血白蛋白维持胶体渗透压。新生儿胃肠外营养（TPN）建议由 60% 的碳水化合物和 40% 的脂肪构成，并采用中链脂肪酸，保证电解质和微量元素的供给，若肠道条件允许应尽量通过胃肠道给予。

8. ECMO 新生儿镇静

新生儿可以不需要镇静，但是若新生儿躁动明显及对于婴幼儿，可给予适量镇静以减轻患儿的恐惧、焦虑、烦躁、抑郁，充分配合治疗；为减少氧耗，常可使用咪唑安定等药物维持。丙泊酚（Propofol）不可用于 ECMO 期间的镇静剂使用，因为它含有脂肪成分，易引起血浆渗漏。

9. 管路和膜肺管理

应进行管路的压力监测，静脉管路负压一般以不超过 30mmHg 为原则，并应满足转速、流量稳定和无管路抖动等条件。应间断监测膜肺出入口压力，尤其在膜肺内有凝血时及流量变化大时。膜肺如果出现严重溶血、氧合能力明显下降、严重凝血影响灌注流量、血浆渗漏、血栓形成等应立即更换。ECMO 系统运行 120 小时后须更换。

（六）ECMO 撤除

当患者 X 线胸片提示肺部状况明显改善、肺顺应性改善、机械通气达到 $FiO_2 < 50\%$，$PEEP < 6cmH_2O$，血气分析结果和水电解质等内环境系统指标正常、血流动力学稳定、血管活性药用量不大、终末器官灌注良好、临床表现和超声心动图证实心脏功能基本恢复并且有一定储备能力、流量已减至 $30\sim50ml/(kg\cdot min)$ 且患儿能耐受这种低流量时可考虑撤机，整个撤机过程需要 12~24 小时。

ECMO 撤机是一个逐渐降低 ECMO 支持的过程。每次减少辅助流量的 5%~10%（小婴儿、新生儿流量每分钟减少 10ml），每减一次流量需要观察 1~2 小时，当流量降至正常流量的 10%~25% 时，仍能够维持血流动力学稳定，即可终止 ECMO。也可采用试撤离法：V-A ECMO 模式先阻断动静脉插管通路，开放 ECMO 桥，流量减至 0.5L/min，观察 10~15 分钟停机撤离；V-V ECMO 模式保持流量不变，关闭氧合器气体并封闭气体出口停止氧合。撤机过程中，流量不要低于 200ml，以免血栓形成。撤机时应适当提高 ACT 值（动脉提高到 > 400 秒），加强监测次数。注意撤机后可能存在再次进行 ECMO 的可能。撤离 ECMO 后要用适当的低通气设置辅助呼吸。

停止 ECMO 治疗的指征。①主要指征：受损的心、肺功能恢复正常；②一个或多个器官不可逆的功能障碍；③辅助时间 ≥ 10 天，但固有器官功能仍未恢复。

五、新生儿 ECMO

ECMO 技术是首先在新生儿病例中获得成功并广泛开展的。新生儿 ECMO 是一种中短期心肺辅助技术，任何需要暂时性心肺支持的病例，均可实施 ECMO。根据每年体外生命支持组织（ELSO）的统计，虽然近年实施 ECMO 的新生儿病例较以往有所下降，但病例数和疗效均明显高于成人，技术上也相对成熟，危重症新生儿存活率由 20% 上升到 80%，而成人存活率为 50%。ECMO 对于下列病例均有治疗作用：①可逆的心肺功能损害，预期在 2~3 周可恢复。②急性呼吸衰竭患者经高浓度吸氧、机械通气和呼气末正压通气（PEEP）治疗后，仍有肺内右向左分流及低氧血症。③循环衰竭：包括暴发性心肌炎、心搏骤停及心脏手术后的严重低心排综合征。④心肺损害为不可逆性，需要进行心、肺移植，用 ECMO 维持生命等待供体器官。近年的报道也证实心肺复苏（CPR）联合 ECMO 技术在救治心搏骤停的成功率明显高于单纯 CPR。

新生儿进行 ECMO 的主要适应证是呼吸衰竭和严重心功能不全，常见危重疾病如胎粪吸入性肺炎 (MAS)、肺透明膜病（RDS/HMD）、先天性膈疝（常伴有肺发育不全）、新生儿持续性肺动脉高压（PPHN）及新生儿重症脓毒症和重症肺炎（包括 B 组链球菌感染）等，最终都导致肺损伤、低氧血症甚至持续性肺动脉高压。胎粪吸入性肺炎采用 ECMO 治疗为新生儿赢得时机，使治疗成功率大为提高。先天性膈疝若在出生后 6 小时内表现出明显症状者绝大多数不能存活，ECMO 替代治疗可使此类患儿的死亡率降至 50% 以下。新生儿严重感染时，ECMO 是一种挽救生命的手段，但此时感染导致的生理功能紊乱增加了 ECMO 治疗的难度和维持时间。对药物和常规呼吸支持治疗无效的持续性肺高压患儿采用 ECMO 治疗时，在保证充分氧供的同时，避免了常规机械通气对肺的进一步损伤，并可降低肺血管阻力，为患儿重新建立正常体肺循环和存活创造了条件。新生儿 ECMO 支持后生存率较高，应用 ECMO 治疗 MAS 伴或不伴持续肺动脉高压的成活率达 95%，治疗先天性膈疝的成活率在 60% 左右，治疗呼吸窘迫综合征、肺透明膜病及特发 PPHN 的成活率在 80% 左右。由于高频通气技术等临床诊治水平的进步，新生儿呼吸衰竭应用 ECMO 由 1992 年的约每年 1 500 例，降至每年约 800 例。先天性心脏病患儿和脓毒症患儿的存活率约 60%。

ECMO 目前在儿科已经得到了广泛应用，并取得了良好的疗效。体外生命支持组织 (ELSO) 2000 年 1 月统计了 2930 例因心力衰竭而使用 ECMO 的新生儿和儿科患者，其中成功脱离 ECMO 支持的为 53%，顺利出院的为 39%。严重先天性心脏病病例术后可发生严重的低心排综合征，或存在可逆性肺动脉高压，此尤其常见于新生儿期手术的病例，ECMO 的使用有助于心脏得到支持和良好的休息，使患儿渡过危险期。术后 ECMO 可直接采用原手术置管，在手术室直接连接 ECMO。当心脏手术后出现重度低心排综合征、持续性肺动脉高压危象，应用大剂量的强心药物方能脱离体外循环或根本不能脱离体外循环时，应考虑使用 ECMO，目前，在心内畸形矫治手术后因心、肺功能不全而使用 ECMO 的例数在不断增加。经 ECMO 支持后，若患儿心、肺功能逐渐恢复、血流动力学指标稳定、胸片提示肺部情况改善，可以考虑撤离 ECMO。

新生儿氧合指数（OI）≥ 40 时为 ECMO 应用标准（OI = MAP × FiO$_2$ × 100/PaO$_2$，MAP：平均气道压），新生儿 ECMO 的具体适应证、禁忌证及相对禁忌证如下。

（一）新生儿 ECMO 的选择标准

（1）胎龄 ≥ 34 周。胎龄 < 34 周的未成熟儿 ECMO 出血相关的发病率和死亡率很高，易于发生颅内出血 (ICH)。

（2）出生体重 ≥ 2kg。若体重 < 2kg，气管插管很困难，且 ECMO 运行过程中易导致流量不足。

（3）机械通气尚未超过 10 天。持续机械通气可致肺气压损伤或氧中毒，如支气管肺发育不良综合征（BPD）。

（4）无活动性出血、无不可控制的出血及无严重的凝血疾病。若存在这些情况，则是 ECMO 出血并发症的高危因素。

（5）超声未发现 ICH。

（6）无严重的非肺部疾病如染色体异常、不可逆肝肾衰竭、严重脑病（三级 HIE、二级或以上）。

（7）肺部：存在严重、顽固性呼吸衰竭。①每 30~60 分钟复查血气，5 次中有 3 次氧合指数（OI）>40。②严重呼吸衰竭（如 PaO$_2$< 40mmHg, 超过 2 小时）；③在 FiO$_2$ > 90% 持续超过 4 天仍不能脱离呼吸机。④ 12 小时内 SaO$_2$ 从基础值下降 10%。

（8）心脏：严重的原发和（或）继发性心功能不全，危及生命且常规处理无效。但不包含：①超声诊断为严重的右心室功能障碍，心脏解剖畸形未纠正。②正性肌力药物支持，多巴胺 >20μg/（kgmin），肾上腺素 > 0.2μg/（kgmin）。③须持续补充容量。

（二）新生儿 ECMO 禁忌证

（1）胎龄 < 34 周的未成熟儿。

（2）严重的不可逆性脑损伤史。

（3）多器官功能衰竭（包括心、肺和其他两个以上重要器官衰竭）。

（4）顽固性出血。

（5）一级或以上 ICH。

（6）存在危及生命和不可治愈的非肺部疾病。如确诊为 HIV 携带者、存在免疫功能异常、致命的且无法治疗的代谢疾病、肺部以外大脏器的畸形、一些染色体病变（如 13- 三体综合征或 18- 三体综合征，而 21- 三体综合征不是绝对禁忌证）。

（7）ECMO 前呼吸支持时间较长（>10 天），10~14 天后仍无法恢复的肺部疾病。

（三）新生儿 ECMO 相对禁忌证

（1）出生体重 < 2kg。

（2）近期有侵入性操作史。

（3）已知或疑似出血体质。

（4）ICH。

（5）伴有毛细血管渗漏征的败血症，乳酸水平高。

（6）严重少尿或无尿。

（7）机械通气时间达 10~14 天。

（8）继发于败血症和毛细血管渗漏征的严重低灌注性全身水肿。

（9）新生儿肾脏发育不良。

（10）新生儿呼吸衰竭且存在 CPR。①若存在严重酸中毒（血 pH<6.8）或 CPR 时间超过 45 分钟，不能进行 ECMO。②若血 pH<6.8，但 CPR<20 分钟，可行 ECMO。③若血 pH>7.45，无论 CPR 持续多长时间，ECMO 都可改善疾病预后。

（11）新生儿血 PaO_2<20mmHg 达 3 小时以上、血 PaO_2<10mmHg 达 1 小时以上、产后即出现血 PaO_2<20mmHg、pH<7.0 达 1 小时以上，颅内出血的发生率很高，ECMO 风险较大。

同样，新生儿实施 ECMO 时，V-A 方式应维持回路中静脉血氧饱和度高于 75%，V-V 方式时经皮血氧饱和度监测应在 85% 以上。ECMO 转流稳定后，机械通气参数调整为低呼吸频率（5~10 次 / 分）、低气道压（PIP< 25cmH_2O）、PEEP（4~10cmH_2O），FiO_2 在 21%~40%。

六、ECMO 不良反应

ECMO 的并发症主要包括机械原因（ECMO 系统问题）和生理原因（患儿个体差异）两大类。前者如回路血栓堵塞或脱落、氧合器功能不良、机械泵或加热器故障、置管和拔管相关并发症等。一旦发生应迅速让机体从 ECMO 上脱离，并恢复治疗前的机械通气，处理相应的回路问题。生理原因主要与 ECMO 扰乱了凝血功能和动脉搏动灌注方式有关，包括出血、栓塞、溶血、肾功能不全、感染、神经系统功能异常和下肢缺血等，Mehta 等对 1 279 例 ECMO 病例进行分析的结果表明，ECMO 中发生出血并发症的患者占 48.3%，发生肾功能不全者占 30.7%，发生感染者占 11.3%，发生神经系统功能不全者占 11.9%，发生血栓或栓子者占 9.6%，发生溶血者占 5.1%，发生 ECMO 系统及设备问题者占 3.6%。ECMO 的并发症中以出血最为多见，尤其以脑出血最为严重，新生儿 ECMO 主要的并发症是颅内出血。

（一）生理因素

1. 出血

ECMO 治疗中血液与异物表面接触可发生凝血，故转流过程中需要使用全身肝素化进行抗凝。全身肝素化可导致血小板减少（肝素相关性血小板减少）使得出血难以避免，成为 ECMO 最为普遍的并发症。表现为手术创面及插管处出血，最严重的为颅内出血，可致严重的脑损伤甚至导致患儿死亡。新生儿 ECMO 脑内出血的发生率较高，脑室出血发生率大约为 14%；非足月胎龄的患儿（<34 周）脑出血发生率几乎达 100%，因此被禁止应用 ECMO。ECMO 中若出现血小板数骤减、ACT 值异常升高、停用肝素后 ACT 仍不缩短，均为颅内出血的征兆。目前对于出血仍缺乏有效预防措施。ECMO 运行过程中应控制 ACT 在 120~180 秒；长时间进行 ECMO 的病例应相应减少肝素用量；尽量使用肝素涂抹技术循环装置，可在 ECMO 运行期间减少肝素用量；应维持血小板大于 $50 \times 10^9/$ L，若血小板数目明显下降，应及时输注血小板补充；可适当使用前列环素类或抑肽酶等药物，以减少血栓形成，其还同时有保护血小板功能，但其不能显著减少新生儿颅内出血。如存在活动性出血，应积极外科手术处理；出血严重时可考虑终止 ECMO，改为呼吸机支持治疗。

2. 栓塞

ECMO 时可出现脑血管栓塞、左心大量血栓、肢体血管栓塞,有报道称栓塞的发生率大约为 14%~26%。栓塞的发生可能与血液成分破坏、全身炎症反应、输注血制品及抗凝不充分等相关。虽然 ECMO 期间维持相对安全的 ACT 水平,但循环管道中仍可发现栓子,肾、肺、脑、冠状动脉内均可能出现血栓。栓塞和各种 ECMO 并发症的发生有密切关系。在新生儿,右颈内动脉开放时可使得脱落的栓子进入大脑而出现脑栓塞。处理方案包括适当增加肝素的用量、使用肝素涂层的循环管道、并尽可能不用鱼精蛋白中和肝素。

3. 感染

ECMO 支持期间另一种发生率较高的并发症是医院内感染。主要与手术创伤过大及插管时间过长有关,感染发生率与患者成活率呈负相关。感染和多器官功能衰竭是导致患者死亡的重要原因。应注意 ECMO 环境的清洁,保证各个操作环节严格无菌,合理使用敏感抗生素,尽可能缩短 ECMO 的时间,尽早恢复患者进食,减少静脉用药,降低医源性感染路径,预防真菌感染。应经常监测血常规、胸片和痰培养。

4. 神经系统损伤

约有 11.9% 经 ECMO 支持的患者可出现神经功能不全,尤以新生儿、婴幼儿发生率较高。其发生除与颅内出血、梗死、缺血及低氧血症相关外,新生儿和婴幼儿还与以下问题有关:①ECMO 经颈部插管建立体外循环,结束 ECMO 时需要结扎颈部血管,结扎血管侧可出现缺血性脑损害,同时术后修复颈动脉可导致气栓发生。②右颈内静脉置管可导致脑瘀血。③V-A ECMO 运行时,脑部为非搏动血流灌注,破坏了脑血管自动调节机制,加重脑水肿,且上半身重要脏器的血供含氧量低,低氧可直接导致神经系统损害。ECMO 期间应保持正常的体位以利于良好的颅内血供,并适当使用镇静剂减少躁动和惊厥的发生。运行 ECMO 时,尽可能使用 V-V 模式。

5. 肾功能不全

发生率占经 ECMO 支持者的 16.7%~27.2%。原因尚不明了,可能与溶血、血栓栓塞、非搏动灌注、全身炎性反应等因素有关。主要病变是急性肾小管坏死,常为可逆性改变,通过积极的治疗多数患者肾功能可恢复正常。采用连续性肾替代治疗或腹膜透析均可取得较好的疗效。

6. 其他

ECMO 期间可发生溶血,以采用滚压泵进行转流最为常见,血流量较高时更为明显。ECMO 期间发生的低心排与心肌顿抑有关。还可出现肢体末端缺血(发生率为 3%~5.6%),尤其以下肢末端缺血最为常见。在 ECMO 辅助早期可出现 ECMO 肺,系气道压下降致过多液体进入肺泡及炎性反应参与而导致的,可将 PEEP 调至 6~8cmH$_2$O 进行处理。

(二)机械因素

ECMO 系统由许多部分连接而成,各部分连接必须紧密牢固,若驱动泵和管路任何部分出现故障,可发生血液丢失、红细胞破坏、凝血加快和气体吸入等情况。进行 ECMO 技术必须 24 小时配置规范培训的 ECMO 专业人员。

1. 氧合器氧合不良或氧合器衰竭

氧合器支持时间过长可导致氧合能力将下降,主要为气体交换功能下降,膜肺氧合后血 PaO$_2$ 下降及 PaCO$_2$ 的升高。还可发生血浆渗漏,并导致血液中蛋白丢失,血栓形成,高胆红素对氧合器的破坏,气体压力过高致气栓形成等,此时需要更换氧合器,氧合器的更换率为 12.5%~27.8%。优化工艺改善氧合器的有效氧合时间是解决这个问题的根本途径。合理抗凝、避免使用乳化剂药物、避免胆红素升高及选用硅胶膜肺是转流过程中应注意的问题,必要时须更换氧合器。

2. 循环管道和插管异常

可造成管道脱落、气体吸入、血栓形成、管路扭曲等。ECMO 支持期间应帮患者镇静，避免患者烦躁拉脱管路系统，并固定管路。对管路系统进行操作必须先停泵夹闭管道。

七、新生儿 ECMO 的效果及随访

（一）死亡率

新生儿 ECMO 治疗的死亡率在过去 10 多年稳定在约 20%。严重的呼吸衰竭是再次入院和后期死亡的主要原因。死亡率与 ECMO 治疗前的原发病有关，一些复杂先天性心脏病（如完全性肺动脉异位引流）的死亡率为 50%，而 MAS 死亡率为 5%。死亡的主要原因为严重的出血并发症，危险因素是出生体重低于 2kg。

（二）喂养及生长后遗症

大约 1/3 ECMO 治疗的新生儿存在喂养问题。一些复杂先天性心脏病患儿喂养困难的发生率高于 MAS 和 RDS。

（三）呼吸系统后遗症

ECMO 后因呼吸系统后遗症再入院率较高；多数与开始 ECMO 前呼吸机辅助呼吸致肺损伤有关。也与 ECMO 运行时的年龄有关。新生儿如果在严重的呼吸衰竭 96h 后开始 ECMO，发生 BPD 的危险性增加。

（四）神经发育后遗症

少数患儿可出现神经系统后遗症，包括感觉神经障碍、视力听力缺陷、癫痫、运动神经受损等。视力缺陷通常是由于早产儿视网膜发育不成熟、玻璃体和视网膜出血、视神经萎缩等造成。癫痫发生率约为 20%~70%。运动神经受损可表现为轻微的肌张力减低、严重的运动延迟和不对称以及强直性轻瘫。严重大脑麻痹的发生率 <5%，较多见的是轻微的脑损伤，在 ECMO 小儿中可达 20%。部分经历 ECMO 的婴儿出院时有广泛的中枢神经抑制的表现，包括淡漠、嗜睡，肌张力减低及原始反射减弱等，为脑低氧缺血改变的征象。

（陆国平）

参考文献

1. Ayad O, Dietrich A, Mihalov L. Extracorporeal membrane oxygenation. Emerg Ned Clin North Am, 2008,264(4):953-959.

2. Bartlett RH, Roloff DW, Custer JR, et al. Extrocorpreal life support: the University of Michigan experience. J Am Med Assoc,2000, 283(7):904-908.

3. Zwischenberge JB. ECMO Extracorporeal Cardiopulmonary Support in Critical Care. 2nd ed.Ann Arbor,Mich:extracorporeal life support organization, 2000. 295-299.

4. Campbell BT, Braun TM, Schumacher RE, et al.Impact of ECMO on neonatal mortality in Michigan (1980~1999).J Pediatr Surg, 2003, 38(3):290-295.

5. Lawson DS, Walczak R, Lawson AF, et al. North American neonatal extracorporeal membrane oxygenation (ECMO) devices:2002 survey results. J Extra Corpor Technol, 2004,36(1):16.

6. Field DJ, Firmin R, Azzopardi DV. et al. Neonatal ECMO Study of Temperature (NEST) - a randomised controlled trial. BMC Pediatr, 2010, 10(24): 1-11.

7. Mugford M, Elbourne D, Field D. Extracorporeal membrane oxygenation for severe respiratory failure in newborn infants. Cochrane Database Syst Rev, 2008,16 (3):CD001340.

8. 龙村 .ECMO 手册 . 北京 : 人民卫生出版社 ,2007.

9. 陈建颜 , 姚尚龙 , 包光兴 .ECMO 治疗 ARDS 的进展及展望 . 国外医学·麻醉学与复苏分册 ,2001,22(3):160-162.

10. 甘小庄，宋国维. 体外膜肺技术临床应用和进展. 中国实用儿科杂志,2004,19(1):55-57.

11. 黑飞龙，龙村. 体外膜肺氧合并发症防治进展. 中国体外循环杂志,2007,5(4):250-252.

12. 陈萍，章晓华. 体外膜肺氧合在新生儿中的应用. 中国体外循环杂志, 2005,3(4):246-249.

13. 柯俊，晓华. 婴幼儿体外膜肺氧合支持治疗期间的营养管理. 中国体外循环杂志, 2009,7(4):250-252.

14. 曾嵘，庄建，陈欣欣. 体外膜肺氧合支持装置在新生儿及婴幼儿复杂先天性心脏病术后的应用. 中华小儿外科杂志, 2008, 28(8):445-447.

第六十一章
新生儿持续性肺动脉高压

新生儿持续性肺动脉高压（persistent pulmonary hypertension of newborn, PPHN）又称为持续性胎儿循环（persistent fetal circulation, PFC），或持续性过渡期循环，是指生后肺血管阻力持续性增高，肺动脉压力超过体循环动脉压使得由胎儿循环过渡至正常"成人"型循环发生障碍，而引起的心房和（或）动脉导管水平血液的右向左分流，临床出现严重低氧血症等症状。本病多见于足月儿或过期产儿，发病率大约为1:1 500活产新生儿。本病在1969年被首次认识。初始因考虑其血流动力学改变类似于胎儿循环故称为持续性胎儿循环，但其后研究发现本病的主要原因是生后肺动脉压的持续性增高，故现在多将其称为新生儿持续性肺动脉高压。近年对其临床治疗虽取得了很大的进展，但病死率及并发症发病率一直处于较高水平。PPHN并不是一种单一的疾病而是由多种因素所致的临床综合征。

一、病理生理

胎儿循环的特点是肺循环阻力很高，从而导致血液经动脉导管及卵圆孔右向左分流，引起不同程度的发绀。胎儿期肺循环阻力增高的原因不仅是由于胎肺未膨胀、肺血管处于折叠状态所致，更重要的是因为胎肺血管壁上具有丰富的平滑肌，而肺血管呈收缩状态的缘故。这种平滑肌对血氧特别敏感，血氧升高时血管扩张，胎儿在宫内，肺循环的血氧饱和度很低，仅为55%，肺血管处于收缩状态。胎儿一经娩出，随着脐血温度的降低以及肺的膨胀和充气，动脉血中的氧张力和pH值升高，肺小动脉中层肌肉便停止收缩而扩张，肺血管阻力即开始下降，肺动脉压力在出生后2~3天下降最快，随后缓慢降低，约在生后2周达正常水平。新生儿自出生后由胎儿循环过渡至成人型循环时，血流动力学发生一系列的变化。这些变化早在胎内已经有了组织学上的条件。但是在某些新生儿，由于其肺小动脉肌层在出生前即已过度发育，肺小动脉呈原始性的失松弛，或因其他病因所致低氧血症和酸中毒时，可致肺小动脉痉挛，造成生后肺动脉高压和肺血管高阻力持续存在。出生后肺血管阻力的下降是从宫内到宫外生理变化的重要转变过程。正常新生儿出生后 12~24 小时内肺血管阻力显著下降，在出生后 24 小时可降低 80%。在 PPHN 患者，这种转变过程发生障碍，肺动脉压持续升高。出现动脉导管及（或）卵圆孔水平的右向左分流。肺动脉压增加使右心室后负荷及氧耗量增加，导致右心室、左心室后壁及右心室内膜下缺血，乳头肌坏死，三尖瓣功能不全。最终由于右心室负荷增加、室间隔偏向左心室，影响左心室充盈，使心输出量下降。一些患儿生后肺血管阻力仅短暂增加，当诱发因素去除后迅速下降；但新生儿肺血管的缩血管反应较成年人明显，血管结构在低氧等刺激下极易改变，出现肌层肥厚。由于这些因素，使得肺循环对各种刺激呈高反应性，临床上在引起肺血管反应的因素去除后，有时肺血管痉挛仍不能解除。PPHN 临床上有以下三种病理类型。

（一）肺血管发育不全（underdevelopment）

指气道、肺泡及相关的动脉数减少，血管床横截面积减少，肺血管阻力增加。可见于先天性膈疝和原发性肺发育不全等，其治疗效果最差。

（二）肺血管发育不良（maldevelopment）

指血管平滑肌发育异常，而肺小动脉的数量正常。由于血管平滑肌肥厚、管腔减小使血流受阻。慢性宫内缺氧可引起肺血管重建（remodeling）和中层肌肥厚；宫内胎儿动脉导管早期关闭（如母亲应用阿司匹林、吲哚美辛等）可继发肺血管增生。对于这些患者，治疗效果较差。

（三）肺血管适应不良（maladaptation）

本型一般肺血管发育正常，该类患儿生后肺血管阻力由于各种病理因素不能迅速下降。临床上常由于围生期窒息、胎粪吸入、肺炎、酸中毒、低温、低氧、高碳酸血症、低血糖等所致。这些患者占 PPHN 的大多数，其肺血管阻力增高是可逆的，对药物治疗常有反应。

二、病因

（1）宫内或围生期窒息：这是引起 PPHN 的最常见因素。胎儿长期宫内窘迫导致肺小动脉变性和肌化。出生时窒息可导致患儿持续性的肺小动脉痉挛。

（2）肺实质病变、肺炎、肺透明膜病变、胎粪吸入综合征等可引起缺氧、酸中毒导致患儿肺血管痉挛及重塑。此外，上述病变还可引起肺血管活性物质释放，促进 PPHN 的发生及发展。

（3）肺本身先天发育异常：如肺小动脉肌层增生及肺血管发育不良。

（4）心肌收缩功能障碍、心肌炎、窒息、先天性心脏病等可引起继发性肺血管痉挛。

（5）肺炎、败血症等感染：病原体可直接侵犯心肌。细菌内毒素可抑制心肌收缩，并引起血小板活化因子和白介素释放增加导致肺血管痉挛。

（6）妊娠期母体疾病或服用有关药物：妊娠期高血压、糖尿病、过期产、妊娠期感染及服用阿司匹林或非激素类消炎药等，可致患儿 PPHN。

三、临床表现

PPHN 常发生于足月儿和过期产儿，早产儿较少见。常有羊水被胎粪污染的病史。生后除短期内有窘迫外，常表现为正常。患儿多于生后 6~12 小时内出现症状，包括发绀、气促等，多不伴呼吸暂停和三凹征，且呼吸窘迫与低氧血症

严重程度之间无相关性。高浓度吸氧后多数患儿的发绀症状仍不能改善，临床上与发绀型先心病常难以区别。

当有严重的动脉导管水平右向左分流时，右上肢动脉血氧分压大于脐动脉或下肢动脉氧分压。当合并心功能不全时，可闻及奔马律并有血压下降、末梢灌注不良及休克等症状。心电图可见右心室肥厚、电轴右偏或 ST-T 改变。胸部 X 线检查可表现为心影扩大，肺门充血及肺原发疾病表现。超声心动图估测肺动脉压力明显增高，并可发现存在动脉导管或卵圆孔的右向左分流。

在适当通气情况下，新生儿早期仍出现严重发绀、低氧血症、胸片病变与低氧程度不平行、并除外气胸及先天性心脏病者，应考虑 PPHN 的可能。对 PPHN 有多种诊断手段，理想的诊断应是无创性、无痛，敏感性和特异性强，但目前尚无单一的诊断方法满足上述要求。

四、诊断筛查实验

（一）纯氧实验

高氧实验头匣或面罩吸入 100% 纯氧 5~10 分钟，如缺氧无改善提示存在 PPHN 或发绀型先心病所致的右向左血液分流。

（二）高氧高通气实验

对高氧实验后仍发绀者，在气管插管或面罩下行呼吸囊通气，频率为 100~150 次 / 分，使血 $PaCO_2$ 下降至"临界点"（20~30mmHg）。PPHN 血 $PaCO_2$ 可大于 100mmHg，而发绀型先心病患者血 $PaCO_2$ 增加不明显。如需要较高的通气压力（>40cmH_2O）才能使血 $PaCO_2$ 下降至临界点，则提示肺动脉患儿预后不良。

（三）血氧分压差

检查动脉导管开口前（常取右侧桡动脉）及动脉导管开口后的动脉（常为左侧桡动脉、脐动脉或下肢动脉）血氧分压差。当两者差值大于 15~20mmHg 或两处的经皮血氧饱和度差大于 10%，又同时排除先天性心脏病时，提示患儿有 PPHN，并存在动脉导管水平的右向左分流。因为卵圆孔水平也可出现右向左分流，该实验阴性并不能完全排除 PPHN。

五、实验室及辅助检查

（一）血常规

如由胎粪吸入性肺炎或败血症引起时，则呈感染性血象表现。血液黏稠度增高者，红细胞计数和血红蛋白增高。重度 PPHN 血小板可减少，可能是前列腺素活性异常所致。

（二）血气分析

动脉血气显示严重低氧，血 PaO_2 下降，血 $PaCO_2$ 相对正常。

（三）胸部 X 线

心胸比例可稍增大，约半数患儿胸部 X 线片示心脏增大，肺血流减少或正常。对于单纯特发性 PPHN，肺野常清晰，血管影减少。其他原因所致的 PPHN 则表现常为正常或与肺部原发病有关，如胎粪吸入性肺炎、肺透明膜病、先天性膈疝等 X 线特征。

（四）心电图

可见右心室占优势，也可出现心肌缺血表现。

（五）超声心动图检查

可了解有无先天性心脏病的存在，并可进行血流动力学评估，估测肺动脉压力，以确定肺动脉高压的存在。近年来国内外已广泛应用于 PPHN 的诊断。

1. 显示开放的导管和分流

以二维彩色多普勒超声探头在胸骨左缘探

查显示开放的动脉导管，根据导管水平的血流方向可确定右向左分流、双向分流或左向右分流。也可将多普勒取样点置于动脉导管内，根据流速，参照体循环压力，以简化的伯努利方程计算肺动脉压力。

2. 探查肺动脉高压情况

利用肺动脉高压患者的三尖瓣反流，以连续多普勒测定反流流速，以简化的伯努利方程，计算肺动脉压力。肺动脉收缩压 =4× 三尖瓣反流血流最大速度 ^{2}+CVP（中心静脉压）。当肺动脉收缩压大于等于 75% 体循环收缩压时，可诊断为肺动脉高压。若三尖瓣反流不明显，可通过肺动脉反流估测肺动脉压力。

3. 证实右向左分流

彩色多普勒可直接观察心房水平经卵圆孔的右向左分流。

六、鉴别诊断

在诊断持续性胎儿循环的同时，必须与新生儿期其他疾病所致的中央型发绀进行鉴别诊断。特别需要与新生儿发绀型先心病相鉴别、与继发于肺部疾患的发绀加以区分。病史、体格检查，结合心电图、X 线表现，可有助于发现心脏或肺部的原发疾病，结合纯氧实验，能了解分流的存在与否，并初步鉴别心内分流或肺内分流。超声心动图技术已经成为本病最重要的诊断方法之一。不仅可以做定性诊断，而且可以提供有价值的肺动脉压力的定量数据，是不可缺少的鉴别诊断手段。

七、治疗

包括针对原发疾病的治疗及针对 PPHN 的治疗。

1. 原发疾病的治疗

应积极治疗引起或导致 PPHN 的原发疾病，如新生儿胎粪吸入综合征、败血症、肺炎、新生儿呼吸窘迫综合征等。

2. 一般治疗

持续性生命体征监测、减少不必要的干扰如翻身、吸痰、哭闹等，必要时予以镇静。注意维持患儿正常血容量，保证有效血压，注意患儿水电解质平衡等。

（1）纠正酸中毒及碱化尿液：可通过高通气、改善外周循环及使用碳酸氢钠等方法，使血 pH 值增高达到 7.45~7.55，使血 pH 值升高，肺血管扩张。

（2）维持体循环压力：足月儿平均动脉压 50~60mmHg，收缩压 60~80mmHg，一般早产儿血压较足月儿低 5mmHg 左右。当有血容量丢失或因血管扩张剂应用后血压降低时，可输注 5% 的人血白蛋白、血浆或输全血，使血红蛋白保持在 13g/L，血细胞比容 40%~45%。亦可使用正性肌力药物维持体循环血压、提高心排出量，降低肺循环阻力，可使用肾上腺素 0.03~0.12μg/（kg·min），多巴胺 2~10μg/（kg·min），多巴酚丁胺 2~10μg/（kg·min）。

（3）保持患儿镇静：可选用吗啡，每次 0.1~0.3mg/kg 或以 0.1mg/（kg·h）维持。或用芬太尼 3~8μg/（kg·h）维持。必要时用肌松药如泮库溴铵（潘可罗宁），每次 0.1mg/kg，维持量 0.04~0.1mg/kg，每 1~4 小时 1 次。

3. 高通气治疗

1983 年以来，采用呼吸机行高通气以降低肺动脉压力一直是治疗的主要方法之一。一般建议用轻微的高通气治疗，将血 PaO_2 维持在大于 80mmHg。当患者经过 12~48 小时趋于稳定之后，可将血氧饱和度维持在大于 90%。为尽量减少肺气压伤，此时可允许血 $PaCO_2$ 稍升高。如患者无明显肺实质性疾病时，呼吸频率可设置于 60~80 次 / 分，吸气峰压 25cmH$_2$O 左右，呼气末正压 2~4cmH$_2$O，吸气时间 0.2~0.4 秒，呼吸机流量 20~30L/min。当有肺实质性疾病，可用较低的呼吸机频率，较长的吸气时间，呼气末正压可设置 4~6cmH$_2$O。若氧合状况改善不理想时，可试用高频呼吸机治疗。机械通气治疗 PPHN 采用人工呼吸机进行高频通气以降低肺动脉压力一直是治疗 PPHN 的主要方法之一，在对足月和近足月新生儿 PPHN 的治疗中，有学者认为足月和近足月新生儿的 PPHN 可以将血 $PaCO_2$ 和 pH 值分别维持在 30~35mmHg 和 7.40~7.55，患儿病情稳定后，为尽量减少肺气压伤，此时可允许二氧化碳分压稍升高。在对早产儿 PPHN 的治疗中，Woodgate 等对机械通气时采用允许性高碳酸血症的随机对照研究进行了 Meta 分析，表明允许性高碳酸血症并不能降低早产儿的病死率或慢性肺病变，不能减少三、四级颅内出血，不能减少早产儿脑室周围白质软化的发生率。近年研究发现低碳酸血症可以降低脑血流，尤其是对早产儿会增加脑室周围白质软化的发生机会。Baquero 等认为可以将 PPHN 的血气目标血 $PaCO_2$ 和 pH 值分别维持在 35~50mmHg 和 7.30~7.45。解决这些分歧，需要大样本的研究。

4. 高频振荡通气

在传统的机械通气无法缓解肺血氧和状况时，也可用于治疗 PPHN。高频振荡通气对于严重的 PPHN 患者效果较好，国外研究表明，通过使用该装置，40% 的患者可避免使用 ECMO。Jirapae 等采用高频气流中断通气（high-frequency flow interruption, HFFI）和常频通气对治疗 PPHN 进行比较发现，经过 HFFI 治疗的患儿机械通气时间、住院时间等缩短，慢性肺病变发生率降低，但对患儿的病死率没有影响，该实验的样本量太少（36 例），且没有随访报道。由于早产儿有较高的颅内出血发生率，故对于早产儿采用高频通气是否会进一步加重颅内出血，也需要进行大样本的评价。

5. 药物降低肺动脉压力

PPHN 可由肺血管发育不良、发育不全或功能性适应不良所致，药物治疗目的是使肺血管平滑肌舒张，血管扩张，但不同病因所致的 PPHN 对药物有不同的反应。扩血管药物往往不能选择

性扩张肺动脉，其临床疗效常有限。

（1）硫酸镁：能拮抗钙离子进入平滑肌细胞，增加内皮细胞前列腺素分泌，抑制儿茶酚胺的释放，降低平滑肌对缩血管药物的反应。有研究表明采用硫酸镁治疗 PPHN 的患儿 PO_2，SpO_2 明显上升，PCO_2 下降，临床症状明显改善，但使用硫酸镁治疗 PPHN 在国内外还是处于临床病例报道阶段，国外研究对其褒贬不一，大样本随机对照研究尚在进行中。目前硫酸镁的常用剂量为：负荷量为 200mg/kg，30 分钟静脉滴注；维持量为 20~50mg/（kg·h），持续静脉滴注，可连续应用 1~3 天，需监测血钙和血压，有效血镁浓度为 3.5~5.5mmol/L。

（2）前列腺素与依前列醇（前列环素）：PPHN 患者在前毛细血管存在前列环素合成酶缺乏，依前列醇能增加牵张引起的肺表面活性物质的分泌；在低氧时，依前列醇对降低肺血管阻力尤为重要；近年来证实气管内应用依前列醇能选择性降低肺血管阻力；依前列醇与磷酸二酯酶（PDE-5）抑制剂联合应用有协同作用。

前列腺素 E_1 常用维持量为 0.01~0.04μg/（kg·min）。也有学者认为该药对 PPHN 效果并不佳。依前列醇可选择性扩张肺血管，使肺循环阻力下降，有学者认为可以替代 NO 吸入治疗 PPHN，开始剂量为 0.02μg/（kg·min），在 4~12 小时内逐渐增加到 0.06μg/（kg·min），并维持，可用 3~4 天。

新型拟依前列醇药物如伊洛前列环素和依前列醇对原发性肺动脉高压及小儿先天性心脏病均有显著作用，其中依洛前列环素吸入给药具有较好的肺血管选择性，这将是患儿无治疗条件时的一种较好的替代方法。

（3）肺表面活性物质：成功的 PPHN 治疗取决于呼吸机应用时保持肺的最佳扩张状态。低肺容量引起间质的牵力下降，继而肺泡萎陷，功能残气量（FRC）下降；而肺泡过度扩张引起肺泡血管受压。因均一的肺扩张，以及合适的通气

与血流比值（V/Q）对 PPHN 的治疗关系密切，肺表面活性物质应用能使肺泡均一扩张，肺血管阻力下降而显示其疗效。有研究显示联用肺表面活性物质可缩短机械通气时间。

（4）磷酸二酯酶抑制剂（phosphodiesterase inhibitor）：一氧化氮（nitric oxide, NO）引起的肺血管扩张在很大程度上取决于可溶性 cGMP 的增加，而 cGMP 通过特异性 PDE-5 灭活。双嘧达莫（潘生丁）为 PDE-5 抑制剂，在动物实验中能降低肺血管阻力约 35%。扎普司特（敏喘宁）雾化吸入能显示选择性肺血管扩张作用。PDE-5 与吸入 NO 有协同作用。动物实验发现：吸入 NO 6mg/L 加上扎普司特可增加肺血流约 88%。

西地那非是 PDE-5 抑制剂。PDE-5 能降解 cGMP，西地那非则抑制 PDE-5 对 cGMP 的降解作用。从而增加 cGMP 水平，促进肺血管舒张，抑制血管平滑肌生长；还可显著减少停用引起的反跳性血管痉挛。在成人及儿童肺动脉高压患者，随机临床试验已经证实西地那非对肺动脉高压的治疗有效。近年，逐渐增多的研究显示了西地那非对新生儿 PPHN 治疗的有效性及安全性。迄今，共有两个小样本的随机临床试验支持西地那非对新生儿 PPHN 治疗有效。其中 Baquero 等随机研究显示，西地那非组治疗后较对照组显著降低住院期间患儿的病死率。2006 年出版的《新生儿药物手册》（NEOFAX）已收录该药，口服剂量为 0.3mg/kg，每 6~12 小时 1 次；该药可作为对 NO 吸入或其他常规治疗方法无效时的治疗手段。也可在 PPHN 在治疗撤离时（尤其是 NO 应用停止后）用于预防反跳性肺血管痉挛。

磷酸二酯酶 3（PDE-3）抑制剂米力农为第二代的磷酸二酯酶抑制剂，在实验动物中，特别是与吸入性 NO 合用，能有效地降低实验动物的肺动脉压力。两个小规模的病例研究显示，米力农对新生儿顽固性的 PPHN 治疗具有良好的效果。然而，对成人监护病房中的患者来说，静脉应用米力农会引起体循环低血压，因而需要引起

人们注意。一项随机对照研究表明，早产儿开始静脉应用米力农后会出现心率增快及平均血压降低。Bassler 等对 4 例严重 PPHN 患儿在 NO 吸入治疗无效后可给予米力农，结果氧合显著改善，但在治疗中 2 例患儿出现了严重的脑室内出血，是否与用药有关，还是患儿本身的疾病较重引起的并发症尚不清楚，有必要进行进一步研究。近年，有学者提出应用米力农吸入治疗能降低肺动脉压力而不良反应小。

6. 内皮素受体拮抗剂

内皮素包含 3 类由 21 个氨基酸多肽组成的家族。其中内皮素 -1 在调节血管张力中发挥重要作用。血管内皮细胞分泌的内皮素 -1 持续释放会导致内皮下的平滑肌收缩，有助于保持机体内源性的血管紧张性。内皮素 -1 所具有的缩血管、促进细胞增殖和血管重构等功能在肺动脉高压的病理发展中扮演非常重要的角色。内皮素通过激活两类 G 蛋白偶联受体 ETA 和 ETB 而发挥生理效应。ETA 受体激活引起血管收缩、细胞增殖及肥大、细胞纤维化。而内皮素受体 ETB 激动则会引起体内强效舒血管因子如 NO 和依前列醇的释放。在正常生理情况下，这两类受体的作用恰好相反。如果两类受体同时被激活，则通常表现为血管收缩。

内皮素受体拮抗剂主要依据其对 ETA 及 ETB 的选择性作用而分类。波生坦 (Bosentan) 同时阻断 ETA 及 ETB 受体，是一种特异性、竞争性的双重内皮素受体阻滞剂，能降低血管压力，阻止心脏和血管增生，减轻肺纤维化和炎症。2001 年美国 FDA 批准波生坦作为治疗肺动脉高压的口服治疗药物，是临床上第一个被批准用于肺动脉高压治疗的内皮素受体拮抗剂类药物。成人的随机对照临床试验已经证明了波生坦能提高肺动脉高压患者的治疗效果。近年来，许多临床研究（非随机对照研究）也证实了波生坦对儿科肺动脉高压病例的治疗有效。研究显示，PPHN 患儿的内皮素水平显著升高。Nakwan 等人的研究表

明，波生坦对 PPHN 患儿有效。然而，在新生儿群体中应用内皮素受体拮抗剂的临床经验仍然非常有限。

7. 一氧化氮吸入（inhaled nitric oxide，iNO）

NO 是血管平滑肌张力的主要调节因子，已证实它就是内皮衍生舒张因子（EDRF），NO 通过与鸟苷酸的血红素组分结合，当 NO 以气体形式经呼吸道吸入后，能舒张肺血管平滑肌，而进入血液 NO 很快被灭活，使体循环血管不受影响。NO 与血红素铁有高度亲和力，结合后形成亚硝酰基血红蛋白（NOHb），后者可被氧化成高铁蛋白，高铁蛋白被进一步还原成硝酸盐（nitrate）及亚硝酸盐（nitrite），通过尿液、少量通过唾液和肠道排泄。由于 NO 在血管内的快速灭活，单一应用 NO 对体循环基本不产生作用。这是目前唯一的高度选择性的肺血管扩张药，与传统的扩血管药物不同。近年，动物实验研究显示，当应用 NO 吸入与西地那非经静脉联合应用，药物之间的协调作用将会导致明显的低血压。

在 20 世纪 90 年代初，Roborts 和 Kinsella 分别报道将 iNO 用于 PPHN。患儿在常规治疗包括高氧、高通气、碱性药物，提高体循环压等措施后低氧血症仍明显，或者需要很高的呼吸机参数时，可采用 iNO 治疗。对 PPHN 患者早期应用 iNO 能使氧合改善，并能维持 24 小时，使该病需要用 ECMO 的机会显著减少。

虽然 iNO 有一定的剂量效应关系，一般在吸入浓度大于 80mg/L 时效应增加不明显，而相应毒副作用明显增加，iNO 的常用浓度为 20~80mg/L，其确切的剂量须根据疾病的性质及患者吸入后的反应而定。有学者利用动物低氧性肺动脉高压模型观察吸入 2、4、6、10 和 20mg/L NO 时的反应，发现 2mg/L NO 吸入即有肺动脉压显著降低。考虑到 NO 及二氧化氮的潜在毒性作用，应尽可能用较小的剂量以达到临床所需的目的。临床对 PPHN 的常用剂量为

20mg/L，可在吸入后 4 小时改为 6mg/L 维持，并可以此低浓度维持至 24 小时或数天至数十天。对于 NO 有依赖者，可用较低浓度如 1~2mg/L 维持，最终撤离。

应持续监测吸入气 NO 和二氧化氮浓度，间歇测定血高铁血红蛋白的浓度（可每 12 小时测 1 次），使其水平不超过 7%；早产儿应用 iNO 后应密切观察，注意出血倾向。

尽管没有统一的 NO 撤离方式，一般在 PPHN 患儿血氧改善，右向左分流消失，吸入氧浓度为 0.4~0.45，平均气道压力小于 $10cmH_2O$ 时，可考虑开始撤离 NO。在吸入浓度较高时，可每 4 小时降低 5mg/L NO，而此时吸入氧浓度不变。在撤离时要监测动脉血气、心率、血压及血氧饱和度。若患者能耐受，逐渐将 NO 撤离。在撤离时若血氧饱和度下降超过 10% 或其值低于 85%，NO 应再增加 5mg/L，在 30 分钟后可考虑再次撤离。也可在开始吸入浓度即为 20mg/L，4 小时后直接降为 6mg/L，维持至 24 小时再撤离，该方法对多数 PPHN 患者也能取得较好的临床效果。

NO 吸入后患儿可即刻出现血氧改善，但有时改善得比较缓慢。一般若 PaO_2/FiO_2 在 NO 吸入后 60 分钟下降至少 10，或血 PaO_2/FiO_2 改善 30%，称为对 NO 有反应。若改善维持在 24 小时以上，称为持续有效；有效反应不能维持 24 小时，称为短暂有效；若 NO 吸入后，PaO_2/FiO_2 下降小于 25% 或吸入氧浓度下降小于 0.1，称为无效。对 iNO 疗效的不同反应性，取决于肺部疾病、心脏功能及体循环血流动力学在病理生理中所起的不同作用。临床上患者在 NO 吸入后可出现下列反应：①吸入后 PaO_2/FiO_2 改善并能持续；②吸入后 PaO_2/FiO_2 改善，但不能持续；③吸入后 PaO_2/FiO_2 改善并能持续，但产生对 NO 吸入的依赖；④吸入后 PaO_2/FiO_2 无改善，或者恶化。

iNO 疗效差的可能性原因有：①低氧不伴有肺动脉高压；②有先天性心血管畸形而未被发现，如完全性肺静脉异位引流、主动脉缩窄、

肺毛细血管发育不良等；③败血症引起的心功能不全伴左心房、左心室及肺静脉舒张末压增高；④存在严重的肺实质性疾病，iNO 有时反而使 PaO_2/FiO_2 恶化；⑤严重肺发育不良；⑥血管平滑肌反应性改变。Lorch 等采用成本-效果分析方法对 iNO 治疗 PPHN 进行了评估，iNO 治疗组每个患儿比对照组多花费 1141 美元，治疗组患儿存活率增加 3.4%，增量成本-效果比为 33 234 美元，成本效用比为 19 022/ 调整质量生命年。目前认为 iNO 治疗对于足月儿 PPHN 的治疗应该是有一定效果的，但从社会经济学的角度来说它并不是节省医疗花费的方法。

对于早产儿的 iNO 治疗，近年的随机临床实验并未证明 iNO 治疗有效。因而关于 iNO 对于 PPHN 的确切疗效，仍须深入研究。

8. iNO 加高频振荡通气治疗（HFOV）

理想的 iNO 疗效取决于肺泡的有效通气，高频振荡通气治疗能使肺泡充分、均一扩张以及能募集更多的扩张肺泡，使 iNO 发挥更好的作用。iNO 对 PPHN 的疗效，取决于肺部原发病的性质。当用常规呼吸机加吸入 NO 或单用 HFOV 通气失败者，联合 HFOV 通气加 iNO 后疗效可显著提高，尤其对严重肺实质疾病所致的 PPHN，因经 HFOV 通气后肺容量持续稳定，可加强肺严重病变区域 NO 的递送。

9. 对抑制 PPHN 肺血管结构变化的潜在疗法

PPHN 患者肺血管平滑肌过度增生，肺血管细胞外间质增加，使肺在生后不能进行正常的重塑（remodeling）。一些药物对上述过程有潜在的治疗作用。

（1）产前应用地塞米松：能抑制肌化肺泡动脉的数量及中层肌厚度。

（2）长期产前应用雌二醇：能抑制实验动物肺血管中层肌厚度。

（3）产后 NO 吸入：能防止新的肌化，减少异常的重塑。

（4）丝氨酸弹力酶抑制剂：能逆转实验动物的严重肺血管疾病。

八、并发症

PPHN 的并发症一般不是该病所致，大多是治疗中采取的手段和原发病引发的。过度通气可引起间质水肿、气胸和慢性肺部病变。低氧、低碳酸血症、低血压和 ECMO 治疗可导致颅内出血。使用血管扩张药物可引起低血压。iNO 可出现高铁血红蛋白血症毒性作用。

九、预防

（1）母亲患糖尿病、高血压、胎盘功能不全等是引起 PPHN 的重要因素，要积极进行预防。

（2）新生儿感染如肺炎、败血症及肺透明膜病、胎粪吸入性肺炎、新生儿窒息等易导致 PPHN，因此应积极预防。

（3）孕妇谨慎用药：美国底特律 Wayne 州大学的 Ostrea 博士报道，孕妇使用非甾体抗炎药（NSAID）和新生儿持续肺动脉高压（PPHN）密切相关。妊娠期服用 NSAID——布洛芬（Ibuprofen）、萘普生（Naproxen）、阿司匹林，对胎儿有潜在的危害性，将会对足月新生儿产生严重后果。孕妇须谨慎服用这些非处方药物。同时，这些药物的不良反应必须明确标出。孕妇如果在妊娠后期持续服用 SSRI 类抗抑郁药，新生儿出现呼吸障碍的风险升高，应谨慎使用。

十、预后

由于 PPHN 病因不同，患儿的肺部病变程度不一，本病的治疗预后也不尽相同，甚至部分病例可有自然缓解的趋势。如果胎儿循环持续病情严重，病死率甚至高达 50%。国外报道本病的总存活率为 77%。但总的来说，大部分患儿的药物治疗的效果还是较满意的，经治疗后病程约数天至半月即有明显病情改善。

（李渝芬）

参考文献

1. 李华强 . 新生儿持续性肺动脉高压的诊断和治疗 . 实用儿科临床杂志 , 2009,24:86-88.

2. 田朝霞 , 史源 . 新生儿持续肺动脉高压诊治进展 . 中国医药指南 , 2008,12:41-43.

3. 徐孝华 , 黄国英 , 陈超 , 等 . 新生儿持续肺动脉高压的高危因素 . 实用儿科临床杂志 , 2008,23:1444-1446.

4.Scheurer M, Bandisode V, Atz AM. Simplified pulmonary vasodilatory testing in the cardiac catheterization laboratory with nasal cannula nitric oxide. Pediatr Cardiol,2006,27:84-86.

5.Sebkhi A,Strange JW,Phillips SC, et al.Phosphodiesterase type 5 as a target for the treatment of hypoxia-induced pulmonary hypertention.Circulation, 2003,107:3230-3235.

6.Shahbazian A,Petkov V,Baykuscheva-Gentscheva T,et al.Involvement of endothelial NO in the dilator effect of VIP on rat isolated pulmonary artery.Regul Pept,2007,139:102-108.

7.Latini G,Del Vecchio A,De Felice C,et al.Persistent pulmonary hypertention of the newborn:therapeutical approach. Mini Rev Med Chem,2008,8:1507-1513.

8.Kinsella JP,Truog WE,Walsh WF,et al.Randomized,multicenter trial of inhaled nitric oxide and high-frequency oscillatory ventilation in severe,persistent pulmonary hypertention of the newborn. J Pediatr,1997,131:55-62.

9.Rao S, Bartle D, Patole S. Current and future therapeutic options for persistent pulmonary hypertension in the newborn . Expert Rev Cardiovasc Ther, 2010, 8(6): 845-862.

10.Su P, Chen J. Inhaled nitric oxide in the management of preterm infants with severe respiratory failure. J Perinatol,2008, 28(2):112-116.

11.Farrow KN,Fliman P,Steinhorn RH.The diseases treated with ECMO:focus on PPHN.Semin Perinatol,2005,29:8-14.

12.McLaughlin VV, Archer SL, Badesch DB, et al. ACCF/AHA 2009 expert consensus document on pulmonary hypertension: a report of the American College of Cardiology Foundation Task Force on Expert Consensus Documents and the American Heart Association: developed in collaboration with the American College of Chest Physicians, American Thoracic Society, Inc., and the Pulmonary Hypertension Association. Circulation,2009,119(16):2250-2294.

13.Leibovitch L,Matok I,Paret G.Therapeutic applications of sildenafil citrate in the management of paediatric pulmonary hypertention. Drug,2007,67(1):57-73.

14. 余章斌 , 韩数萍 , 郭锡熔 . 新生儿持续性肺动脉高压治疗的临床证据 . 中国实用儿科杂志 , 2009,24:135-140.

第六十二章
新生儿心力衰竭

在年龄较大的儿童中诊断充血性心力衰竭往往并不困难，但是在新生儿和小婴儿中，对心力衰竭进行诊断或将其与肺部疾病或败血症等其他全身性疾病区分开则不太容易。喂养困难和多汗是新生儿心力衰竭最常见的临床表现，心力衰竭时心率一般在 150～180 次／分之间。在新生儿中对心力衰竭的严重程度分级较为困难而且目前没有标准化。在临床上可以应用各种评分系统来评估患儿的心力衰竭严重程度，得分越高表明症状越严重。另外，患儿是否有其他全身性疾病、详细而准确的喂养史、体检中注意患儿的心率和呼吸频率及是否有呼吸困难表现、末梢循环灌注情况、心脏听诊是否有第三心音、是否有肝脏肿大及肝脏肿大的程度等都有助于对患儿心力衰竭进行评估。对心力衰竭病理生理机制的进一步认识有助于指导我们治疗心力衰竭。心力衰竭治疗的目标现已从单纯的血流动力学改变转变到血流动力学和神经激素调节相结合，但要考虑与年龄相关的心肌功能和心血管调节功能的变化。对于一些因心脏结构异常导致的心力衰竭目前利用手术和心导管介入治疗也已取得了一定进展。

一、新生儿心力衰竭的定义

新生儿心力衰竭是指在心血管或非心血管病因作用下，由于心脏前、后负荷增加或心肌本身病变所引起心脏泵血量不能满足血液循环及组织代谢需要，造成神经、激素过度激活及心脏、血管、心肌细胞、基因、分子等异常导致的血流动力学改变所引起的综合征。其临床症状包括"低心排血量"及机体神经体液系统出现的一系列代偿反应。

二、新生儿心力衰竭的病因

（一）新生儿易发生心力衰竭的原因

1. 心肌结构未发育成熟，心肌储备能力低
新生儿的心肌细胞数量相对较少（心肌细

胞数通过细胞分裂得以增加数目的现象会一直持续到大约生后 6 个月），肌细胞较细，收缩力弱，心肌细胞内肌浆网量少，钙离子交换更多依赖细胞膜的钙离子通道等特点导致其代偿能力不足，易致心力衰竭。

2. 心肌交感神经未发育成熟

新生儿体内儿茶酚胺水平相对较低，肾上腺素在心肌内储存少，影响心肌收缩力。动物实验表明，新生兔心肌细胞收缩力对异丙肾上腺素的反应较年长兔心肌细胞明显为低。

3. 新生儿早期易患较多疾病

如早产儿、早产儿肺透明膜病、新生儿窒息导致缺氧、各种先天性心脏病及心律失常（如先天性Ⅲ度房室传导阻滞）等，易导致心力衰竭。此外，新生儿易发生低血糖、低血钙、代谢性酸中毒等，也是易发生心力衰竭的重要因素。

（二）新生儿心力衰竭的病因

1. 各种先天性心脏病

（1）容量负荷增加（前负荷增加）：大血管水平左向右分流，如动脉导管未闭、主肺动脉窗、动脉单干；心室水平左向右分流，如大型室间隔缺损（VSD）、完全性房室隔缺损、单心室而无肺动脉狭窄；动静脉异常，如各种动静脉瘘；其他因素，如医源性输液、输血过多等。

（2）压力负荷增加（后负荷增加）：左心梗阻性如主动脉瓣狭窄、主动脉缩窄；右心梗阻性如肺动脉重度狭窄；新生儿持续肺动脉高压。

（3）压力和容量负荷均增加（前后负荷均增加）如主动脉弓离断、VSD 合并主动脉缩窄、VSD 合并主动脉瓣狭窄。

（4）其他：如左心发育不良综合征、左冠状动脉起源于肺动脉（LCAPA）。

2. 心脏结构正常但是心肌功能异常

（1）原发性心肌功能异常：如各种心肌病、心内膜弹性纤维增生症、遗传代谢异常。

（2）继发性心肌功能异常：如心肌炎、各

种严重心律失常、低氧血症、脓毒血症等。

3. 非心血管疾病所致

（1）低氧血症：如围生期窒息、肺透明膜病等造成心内膜下心肌缺氧坏死。

（2）感染性疾病：如脓毒败血症。

（3）严重贫血：如新生儿 Rh 溶血病、经胎盘大量失血或双胎间输血。

（4）其他：如先天性肾功能发育不全、多囊肾等。

4. 心力衰竭发生的时间有助于明确心力衰竭的原因

（1）出生后 1 天内发生的心力衰竭：出生后数小时发生的心力衰竭往往不是由于患儿心脏解剖结构畸形造成的。由于窒息缺氧、低血糖、低血钙或败血症等造成心肌功能不全是出生后 1 天内心力衰竭发生的主要原因。新生儿窒息致严重缺氧、缺血造成乳头肌功能不全进而造成二尖瓣、三尖瓣反流致心力衰竭。

（2）生后 1 周内发生的心力衰竭：严重的心血管畸形是出生后 1 周内心力衰竭发生的常见原因。如左心发育不良综合征、左心流出道严重梗阻、完全性大动脉换位、完全性肺静脉异位引流（TAPVC）等。其次，新生儿心肌炎、严重心律失常、严重呼吸系统疾病、新生儿严重贫血等易导致心力衰竭。以下几点须注意：①应同时注意上下肢的外周血管搏动和血氧饱和度测量。下肢血氧饱和度低可能意味着动脉导管水平右向左分流，其原因包括肺动脉高压、主动脉缩窄和主动脉弓离断等。②单纯的房间隔缺损或室间隔缺损一般不会在出生以后 2 周内出现心力衰竭，因为此时肺动脉压力尚在较高水平。所以其他合并的畸形如主动脉缩窄或 TAPVC 须仔细排除。③早产儿心肌代偿能力差，所以动脉导管未闭（PDA）可能在早产儿第 1 周导致心力衰竭。④因为酶缺乏导致的肾上腺功能不全或新生儿甲亢可能在第 1 周导致心力衰竭。

（3）生后数周至 1 个月发生的心力衰竭：

此时发生的心力衰竭需鉴别以下病因。①心脏结构异常。②压力负荷增加（后负荷增加）或容量负荷增加（前负荷增加）。③原发性心肌疾病导致心肌功能不全。④心律失常。⑤其他非心血管疾病原因如肺部、肾脏疾病等。

三、新生儿心力衰竭的病理生理

按照 Frank-Starling 定律，当心室舒张末期容积（前负荷）增加时，正常心脏的心排血量增加直至达到最大值时，心排血量不再增加。当左心舒张末期容积达到某一临界点时，将出现肺充血症状（气急和呼吸困难）。如舒张末期压力明显增加（如大量输液或输血），在心功能正常时也会出现充血症状。当前负荷增加时，衰竭心脏的射血量也会增加，但不能达到正常心脏的最大排血量水平，即导致右心和（或）左心（肝大或呼吸困难）出现。射血量增加可导致室壁张力增加，增加氧耗。心力衰竭时，会发生心肌肥厚以平衡增加的压力，保持室壁张力不变。

在心力衰竭的许多代偿反应中，两个最重要的神经内分泌机制被激活而起作用：交感神经系统和肾素-血管紧张素-醛固酮系统。这些代偿反应在早期是有利的，但其长期激活是不利的。

1. 交感神经系统

心排血量提高的一个主要代偿机制是交感神经张力增加。早期肾上腺素分泌增加的有利效果是增加心率和心肌收缩力以增加心排血量。但是，肾上腺素持续释放最终会导致负性肌力作用，包括增加后负荷、高代谢率、致心律失常和直接心肌毒性作用。

（1）儿茶酚胺对心肌的毒性作用可能是通过产生钙超负荷或通过抑制收缩蛋白合成而产生的。

（2）高儿茶酚胺水平会降低心肌细胞表面的 β 肾上腺素受体密度，这可能是儿茶酚胺介导的正性肌力作用功能性丧失的主要原因。

2. 肾素-血管紧张素-醛固酮系统

心力衰竭肾脏血流减少可引起肾素分泌明显增加，导致血管紧张素Ⅱ合成。血管紧张素Ⅱ进一步引起肾小管重吸收水钠增加，并可导致血管平滑肌增生性反应和心肌肥厚，且促进心肌纤维化。因此，虽然发生的心肌肥厚试图使室壁张力恢复正常，但血管紧张素Ⅱ因激发了心肌纤维化且改变了心室顺应性从而在心力衰竭中扮演了不良角色。

四、新生儿心力衰竭的临床表现

新生儿左、右心力衰竭不易在临床上被截然分开，往往表现为全心衰竭。

（一）心功能减退表现

1. 心脏扩大

是心力衰竭时心脏为维持泵血功能的代偿结果。心脏可表现为扩大或肥厚，主要依靠胸片（新生儿胸片在吸气相，横膈位于第10后肋附近，心胸比超过 60% 有诊断意义）、超声心动图进行心脏扩大的诊断。

2. 心率增快

也是心力衰竭时的一种代偿机制。安静时足月儿心率大于 160 次 / 分，早产儿心率大于 180 次 / 分即可诊断为心率增快。由心脏传导阻滞所致的心力衰竭心率可不增快；另外晚期心力衰竭可表现为心动过缓。但是心率大于 220 次 / 分往往存在室上性心动过速。若闻及奔马律则最有助于诊断心力衰竭。

3. 奔马律

舒张期奔马律是心功能受损较常见的表现，心功能改善后奔马律即消失。

4. 喂养困难及多汗

心力衰竭患儿易疲劳，多有吸吮无力、拒奶等。慢性心力衰竭者主要为喂养困难、吃奶停顿、喂哺时间延长等。其中体重的增长较身高和头围的增长更加明显不足。由于心功能受损时儿茶酚胺分泌增多，患儿出汗较多。

5. 末梢循环灌注不良

肢端冷、低血压、皮肤花纹等预示可能出

现心源性休克。在严重心力衰竭患儿中还可发现脉搏强弱改变或奇脉，均提示心肌收缩力下降。

（二）肺循环瘀血表现

1. 呼吸急促

是由于肺瘀血、间质性肺水肿阻碍气体交换及肺动、静脉压力升高，反射性刺激呼吸所致，呼吸频率可达 60~100 次 / 分。患儿吮奶或平卧时加重，被直抱俯肩时好转。

2. 肺部啰音

左心功能不全时，由于肺瘀血、支气管黏膜水肿出现干啰音及哮鸣音，此时要注意与新生儿毛细支气管炎鉴别。但是湿啰音并不常见，闻及湿啰音时应考虑是否合并肺炎或者患儿存在重度心力衰竭。

（三）体循环瘀血表现

1. 肝脏肿大

肝脏在肋下 3cm，边缘圆钝，是体循环瘀血的最早表现。若短期内肝脏肿大超过 1.5cm，意义更大。经治疗后肝肿大回缩表明治疗有效。

2. 颈静脉怒张

新生儿颈短，不易对颈静脉进行观察。可将其抱起观察颈静脉，也可竖抱时观察其头皮静脉扩张情况。

3. 水肿

有时水肿不明显，有时可见眼睑及胫骨、骶骨轻度水肿。

五、新生儿心力衰竭程度分级

众所周知，纽约心脏病协会关于心力衰竭分级的阐述广泛应用于成人心脏病心力衰竭严重程度分级。但是对于小儿心力衰竭适用性不强。其后的 Ross 心力衰竭评分系统及改良的 Ross 评分系统目前被广泛应用于各年龄阶段的婴幼儿，包括新生儿（表 62-1，表 62-2）。但是临床中不应机械地套用评分表，应综合病情，对患儿进行动态观察非常重要。

表 62-1　儿童改良 Ross 心力衰竭分级表

分级	症状
I 级	无症状
II 级	喂哺时出现轻度心动过速及多汗
III 级	喂哺时明显心动过速及多汗；喂哺时间延长，有生长落后
IV 级	休息时即有心力衰竭症状如心动过速、三凹征、哮吼或多汗

表 62-2　婴儿改良 Ross 心力衰竭分级计分表

症状和体征	计分		
	0	1	2
病史			
出汗	仅在头部	头部及躯干部（活动时）	头部及躯干部（安静时）
呼吸过快	偶尔	较多	常有
体格检查			
呼吸	正常	吸气凹陷	呼吸困难
呼吸次数（次 / 分）0~1 岁	<50	50~60	>60
心率（次 / 分）0~1 岁	<160	160~170	>170
肝大（肋缘下）	<2cm	2~3cm	>3cm

注：评分 0~2 分为无心力衰竭，3~6 分为轻度心力衰竭，7~9 分为中度心力衰竭，10~12 分为重度心力衰竭。

六、新生儿心力衰竭诊断标准

1993 年全国新生儿学术会议制定的心力衰竭诊断标准为:

(一)可能引起心力衰竭的病因存在

(二)提示心力衰竭

(1)心动过速 >160 次 / 分。

(2)呼吸急促 >60 次 / 分。

(3)心脏扩大(体检、X 线或超声心动图)。

(4)轻度肺水肿。

(三)确诊心力衰竭

(1)肝脏肿大 ≥ 3cm,短期内进行性增大,治疗后肝脏缩小,为右心衰竭的主要特征。

(2)奔马律。

(3)明显肺水肿,为急性左心衰竭的表现。

根据上述 3 项,具备以下条件之一者确诊心力衰竭,条件一:第(一)项 + 第(二)项中 4 条,多为左心衰早期表现;条件二:第(二)项中 4 条 + 第(三)项中任何一条;条件三:第(二)项中 2 条 + 第(三)项中 2 条;条件四:第(一)项 + 第(二)项中 3 条 + 第(三)项中 1 条。

(四)重症或晚期心力衰竭

此时出现周围循环衰竭:血压下降、脉弱、心率慢、肢端发绀、呻吟等。

新生儿由于解剖生理特点,心力衰竭表现有如下特点:常同时出现左、右心同时衰竭;易合并周围循环衰竭;严重心力衰竭的病例心率和呼吸频率可不增加;肝脏增大在腋前线较明显。

七、新生儿心力衰竭的治疗

(一)治疗原发病

应尽早发现导致心力衰竭的原因;原发病及诱因的治疗是解除心力衰竭的重要措施。如早

产儿 PDA 需要应用吲哚美辛治疗以促进动脉导管闭合;复杂心脏畸形及时手术进行矫正;及时纠正低血钙、低血糖;心律失常及时应用药物控制;肺炎、败血症引起的心力衰竭选择适当的抗生素积极控制感染等。值得一提的是,对于由于先天性心脏病引起心力衰竭的新生儿或早产儿,在一些先进的医疗中心已经可以通过介入的方法治疗其原发病,如严重的肺动脉瓣狭窄、主动脉瓣狭窄可通过心导管术行球囊扩张术进行治疗,以及通过心导管术进行 PDA 堵闭术等。

(二)一般治疗

1. 严密监护生命体征

保持合适的环境温度,并积极进行监护(心电图、呼吸、血压及周围循环监护)。保持适当体位(一般将床头抬高 15°~30°,呈头高倾斜位),必要时给予镇静剂。

2. 供氧

对于动脉导管开放依赖生存的先天性心脏病患儿供氧应慎重,如 PDA 依赖的肺动脉闭锁、主动脉缩窄或主动脉弓离断及完全性大动脉换位等。因高血氧可使动脉导管关闭,使病情加重。必要时应用人工辅助呼吸。

3. 保证水、电解质平衡

补液量一般较正常需要量减少 1/4~1/3〔80~100ml/(kg·d)〕,依照血电解质浓度及酸碱度纠正电解质紊乱和酸碱平衡紊乱,如低血糖、低血钙、低血镁、低或高血钾、酸中毒、碱中毒等。

(三)药物治疗

1. 正性肌力药物

(1)儿茶酚胺类药物:对于心力衰竭的危重患儿,或那些有肾功能不全(如伴有主动脉缩窄)及心脏手术后的心力衰竭者而言,快速起效和作用持续时间短的儿茶酚胺类药物比地高辛的疗效好。这类药物有增强心肌收缩力和舒张血管的作用,在心力衰竭时急性期尤其有效,但应用时应注意其不良反应(表 62-3)。

表62-3　儿茶酚胺类药物的推荐起始剂量

药物	剂量和给药途径	不良反应
多巴胺	通常予以 5~10μg/（kg·min）静脉维持应用	心动过速、心律失常、高血压或低血压
	2~5μg/（kg·min）时有肾血管扩张作用	
	5~10μg/（kg·min）时有强心作用	
	>10μg/（kg·min）时有轻度血管收缩作用	
	15~20μg/（kg·min）时有较强血管收缩作用	
多巴酚丁胺	5~10μg/（kg·min）静脉维持	与多巴胺相比，较少引起心动过速、血管舒张、心律失常
异丙肾上腺素	0.1~0.5μg/（kg·min）静脉维持	舒张外周血管和肺血管
肾上腺素	0.1~1μg/（kg·min）静脉维持	高血压、心律失常

（2）洋地黄类药物：是治疗心力衰竭的常用药物，其作用机制是抑制心肌细胞膜上的 Na^+-K^+-ATP 酶活性，使细胞内 Na^+ 增多；通过 Na^+-Ca^{2+} 交换，导致细胞内 Ca^{2+} 增多，作用于心肌收缩蛋白，增加心肌收缩力及心排血量。

制剂选择方面推荐应用地高辛（表62-4）。地高辛剂型除片剂外尚有地高辛酊剂，使用较方便，用量较准确。国际上已广泛使用 α-甲基地高辛（α-methyl digoxin），其优点是口服吸收好，蓄积作用小。急性心力衰竭时可选用去乙酰毛花苷丙（西地兰）。

表62-4　地高辛用法及用量

胎龄	洋地黄化量〔μg/（kg·d）〕		维持剂量〔μg/（kg·d）〕	
	口服	静脉应用	口服	静脉应用
<37 周	20~30	15~25	5~7.5	4~6
≥ 37 周	25~35	20~30	6~10	5~8

洋地黄化方法：①获得基础心电图信息（心律和P-R间期）和血电解质基础水平。ECG心律和P-R间期的改变是洋地黄中毒的重要信号。另应注意低钾和高钙血症易发生地高辛中毒。②计算完全洋地黄化的剂量。③具体应用：首剂为洋地黄化量的1/2，余量分2次，每隔8小时给药1次。④末次给药12小时后给予维持量，用量为饱和量的1/5~1/4，1天分2次，每12小时应用1次。建议在给予维持量前再行心电图检查。

对于急性心力衰竭和心律失常的治疗可给予24小时内洋地黄化量治疗。可根据临床表现及监测的地高辛血药浓度调节地高辛需要量。一般在心力衰竭纠正、病情稳定24~48小时后停药。心率、呼吸频率恢复正常、肝脏缩小是地高辛应用有效的指标。

地高辛维持量法适用于轻症或慢性心力衰竭，即以地高辛维持量分2次，每12小时给药1次，经过5~7天后，血清地高辛浓度稳定后应查血地高辛浓度以进一步指导用药剂量。

地高辛血药浓度对指导临床合理用药有重要参考价值。治疗范围的血清地高辛浓度是0.8~2.0ng/ml。测量地高辛血药浓度的血样应在给药后至少6小时或在下一次给药前抽取；在给药后不到6小时抽取血样会得出血药浓度升高的错误结论。

地高辛应用时应注意患儿的心电图改变（表62-5），并需了解地高辛中毒的易感因素（表62-6）。新生儿洋地黄中毒症状不典型。主要表现有：嗜睡、拒奶、心律失常。若用药过程中出现心率小于 100 次 / 分，或出现期前收缩是常见的洋地黄中毒表现。此时应立即停药并监测心电图。血清钾低或正常，肾功能正常者，用 0.15%~0.3% 氯化钾静滴，总量不超过 2mmol/kg，有 Ⅱ 度以上房室传导阻滞者禁用。窦性心动过缓或窦房阻滞者可用阿托品 0.01~0.03mg/kg 静脉或皮下注射。

利多卡因可用于室性心律失常，静脉注射每次 1~2mg/kg。必要时 5~10 分钟重复 1 次，总量不超过 5mg/kg。Ⅱ 度或 Ⅲ 度房室传导阻滞可静脉注射异丙肾上腺素，按 0.15~0.2μg/（kg·min），必要时用临时起搏器。

表 62-5　与地高辛相关的心电图改变

地高辛作用	地高辛中毒
QTc 缩短（地高辛作用的最早表现）	P-R 间期延长
ST 段压低和 T 波振幅降低（T 向量不变）	窦性心动过缓或窦房阻滞
心率减慢	室上性心律失常，如房性或结性异位搏动和心动过速
	室性心律失常

表 62-6　地高辛中毒的易感因素

地高辛血药浓度偏高	心肌敏感性增加（在正常地高辛血药浓度时也可发生地高辛中毒）
大剂量使用地高辛	心肌受损如心肌缺血和心肌炎急性期
肾脏功能减退，如早产儿或有肾脏疾病	体外循环或心脏手术后早期机体内环境变化，如电解质紊乱（低钾、高钙）、缺氧、碱中毒
甲状腺功能减退	
药物相互作用（如奎尼丁、β 受体阻滞剂、红霉素、胺碘酮）	

（3）磷酸二酯酶抑制剂：为近年来新合成的双吡啶衍生物。通过抑制磷酸二酯酶 Ⅱ 和增加环磷酸腺苷（cAMP）浓度，使细胞内钙离子浓度增加，从而加强心肌收缩力；同时作用于周围血管，引起血管扩张，减轻心脏前后负荷。该药在洋地黄饱和情况下，仍可兴奋心肌且不易引起洋地黄中毒，尤其适用于房室传导阻滞，亦可用于心源性休克。但一般不作为长期应用治疗心力衰竭药物。氨力农：静脉应用的负荷量 0.5mg/kg，用生理盐水（不用葡萄糖）稀释，2~3 分钟内注入；维持量 5~20μg/（kg·min）。毒副作用有血小板减少、低血压、快速型心律失常、肝功能损害、恶心、呕吐、发热等。米力农：静脉应用的负荷量 10~50μg/kg，10 分钟内注入后 0.1~1μg/（kg·min）静脉滴注维持。不良反应有心律失常、低血压、低血钾、血小板减少等。

2. 利尿剂

因心力衰竭有水、钠潴留，利尿剂作用于肾小管，抑制钠、氯重吸收，促进水钠排泄，减轻肺水肿，降低血容量，减轻心脏前负荷，有利于心功能恢复。常用的利尿剂有作用于亨利（Henle）祥的利尿剂如呋塞米（速尿）、作用于远曲小管皮质稀释段的噻嗪类利尿剂，如氢氯噻嗪（双氢克尿塞）、作用于远曲小管远端的利尿剂如螺内酯（安体舒通），近年来发现它还有抗醛固酮作用，因而对治疗心力衰竭尤为适用。急性心力衰竭时常用静脉注射的呋塞米，利尿剂通常从小剂量开始，逐渐增加到尿量增多。呋塞米的剂量与效应呈线性关系，故疗效不佳时可增加剂量。而氢氯噻嗪用到每天 3mg/kg 就已达最大效应，再增加剂量也难以提高疗效。常用利尿剂的用法与剂量：氢氯噻嗪 2~3mg/（kg·d），分 2~3 次静脉应用或口服。螺内酯为保钾利尿药，可与呋塞米或氢氯噻嗪联用，口服剂量为 1~3mg/（kg·d），分 2~3 次给予。利尿剂的不良作用有：①水电解质丢失，造成脱水和低钾血症、低钠血症、低镁血症，甚至诱发心律失常。②神经激素过度激活，特别是肾素 - 血管紧张素 - 醛固酮系统（RAAS），因此应同时使用血管紧张素转换酶抑制剂（ACEI）。③低血压和氮质血症。

3. 血管扩张剂

使用血管扩张剂能扩张血管，减轻心脏前、后负荷，增加心排血量，并可使心室壁张力下降，致心肌耗氧量减少，心肌改善代谢。血管扩张剂按其作用于周围血管的部位可分为以下3类。①扩张静脉，有硝酸甘油（静滴开始剂量 0.5~1μg/（kg·min），渐增量，一般不超过 3μg/（kg·min）、硝酸异山梨酯等。②扩张小动脉，减少外周阻力，有酚妥拉明〔静脉滴注 0.5~5.0μg/（kg·min）〕、酚苄明、硝苯吡啶等。③对于动、静脉皆有扩张作用，有硝普钠、哌唑嗪等。

4. 血管紧张素转换酶抑制剂（ACEI）

卡托普利（巯甲丙脯酸、开博通）：可抑制血管紧张素转换酶活性，使血管紧张素Ⅱ生成减少，小动脉扩张，后负荷减低。还可使醛固酮分泌减少，水钠潴留减少，减低前负荷。不良反应有血钾升高、粒细胞减少和蛋白尿等。新生儿口服剂量为每次 0.1mg/kg，每天 2~3 次，然后渐增加至 1mg/kg·d。依那普利（乙丙脯氨酸）：不良反应较少，用药后起效慢，但作用时间长。用药后血压下降较明显，须从小剂量开始，开始剂量 0.05~0.2mg/（kg·d），渐增量，最大不超过 0.4mg/（kg·d）；每 12~24 小时用药一次。

5. β 受体阻滞剂

可以阻断心力衰竭时交感神经的过度激活，抑制心肌肥厚、细胞凋亡及氧化应激反应，改善心肌细胞生物学特性，在成人心力衰竭治疗中目前已列为一线药物，常用药物如下。美托洛尔：为选择性 β 受体阻滞剂，初始剂量 0.2~0.5mg/（kg·d），每周递增 1 次，每次增加 0.5mg/（kg·d），最大耐受量 2mg/（kg·d），分 2 次口服；持续时间至少 6 个月以上，至心脏缩小到接近正常为止。卡维地洛：为非选择性 β 受体阻滞剂，并有 α 受体阻滞作用，故兼有扩血管作用，可降低肺楔压。初始剂量 0.1mg/（kg·d），分 2 次口服，每周递增 1 次，每次增加 0.1mg/（kg·d），最大耐受量 0.3~0.8mg/（kg·d），分 2 次口服，维持时间同上。但是，卡维地洛在儿科，尤其是小婴儿及新生儿中是否确定有效目前尚有争议。且用药初期应注意使用时的负性肌力作用可能使患儿症状恶化，应注意监测患儿的心率、心律、血压等，并建议在心力衰竭症状稳定时使用，从小剂量开始，长疗程。若患儿存在心脏传导阻滞、心动过缓、基础血压过低、心功能Ⅳ级、哮喘等情况禁用。

6. 心肌能量代谢赋活药

可改善心肌能量代谢，对心力衰竭治疗有一定辅助作用，如磷酸肌酸、果糖二磷酸钠、辅酶 Q10 等。

7. 其他

如血管紧张素受体拮抗剂（ARBs）：氯沙坦（losartan）和伊贝沙坦（Irbesartan）等，据报道在成人心力衰竭病例中比 ACEI 易耐受，发生咳嗽和血管神经性水肿的概率下降。醛固酮受体拮抗剂可减少心力衰竭心脏重塑时的心室纤维化。但是这些新药在儿童心力衰竭应用方面尚无足够经验。

（四）非药物治疗

1. 左心室辅助装置（VAD）

主要用于心力衰竭末期，药物不能控制的心力衰竭，可作为心脏移植等待时期的治疗方法。

2. 体外膜肺（ECMO）

应用指征基本与 VAD 相似，适用于除心功能不全外，还适用于因肺部疾病显著缺氧者。ECMO 操作较复杂，常见的并发症与 VAD 相似。

3. 主动脉内球囊反搏（IABP）

对于心脏手术后或心肌炎、心肌病等并发心力衰竭者，药物不能控制时可选用此方法。

IABP在小婴儿由于主动脉顺应性好而疗效较差。

4.心脏移植

复杂先天性心脏病、心肌病等各种心脏病所致难治性心力衰竭的终末期，可进行心脏移植。严重肺动脉高压或肺部疾病而导致心力衰竭不能控制时，须做心肺同时移植。失败的主要原因是排异反应。

（吴　琳）

参考文献

1. 邵肖梅, 叶鸿瑁, 丘小汕. 实用新生儿学. 第4版. 北京: 人民卫生出版社, 2011. 573-578.

2. Myung K Park. 实用小儿心脏病学. 桂永浩, 刘芳, 译. 北京: 人民军医出版社, 2009. 427-439.

3. 叶鸿瑁. 新生儿心力衰竭的常见病因、诊断及治疗. 实用儿科临床杂志, 2006,10:753-757.

4. 中华医学会儿科学分会心血管组. 小儿心力衰竭诊断与治疗建议. 中华儿科杂志, 2006,10:753-757.

5. Hsu DT, Pearson GD. Heart failure in children: part I : history, etiology, and pathophysiology. Circ Heart Fail, 2009, 2:63-70.

6. Hsu DT, Pearson GD. Heart failure in children: part II : Diagnosis,Treatment, and Future directions. Circ Heart Fail, 2009, 2:490-498.

7. Shaddy RE, Boucek MM, Hsu DT, et al. Carvedilol for children and adolescents with heart failure: a randomized controlled trial. JAMA, 2007, 298:1171-1179.

附 录

附录1　新生儿血压、心率、呼吸参考值

表1　足月新生儿24小时内血压、心率、呼吸

生后时间（小时）	$\bar{x} \pm s$（均数 ± 标准差）				
	收缩压（kPa）	舒张压（kPa）	平均动脉压力（kPa）	心率（次/分）	呼吸（次/分）
~1	9.66 ± 1.45	5.29 ± 1.09	7.48 ± 1.35	133.2 ± 14.5	20~60（1天）
~2	8.81 ± 0.86	4.59 ± 0.76	6.41 ± 0.87	123.1 ± 12.9	30~70（7天）
~3	8.88 ± 1.04	4.57 ± 0.83	6.37 ± 0.77	118.5 ± 10.8	35~55（14天）
~4	9.12 ± 1.32	4.72 ± 0.95	6.64 ± 0.95	121.4 ± 13.6	
~5	9.06 ± 0.86	4.57 ± 1.20	6.37 ± 0.57	118.4 ± 15.9	
~6	8.70 ± 1.18	4.64 ± 0.65	6.63 ± 1.01	118.2 ± 11.9	
~12	8.80 ± 0.91	5.09 ± 1.11	6.84 ± 0.93	118.2 ± 7.7	
~24	9.09 ± 0.97	5.16 ± 0.80	7.08 ± 0.81	115.3 ± 8.3	
生后第1日平均值	9.01 ± 1.09	4.97 ± 0.89	6.88 ± 0.96	119.2 ± 11.9	

（引自文献 马家宝，陈凯.临床新生儿学.济南：山东科学技术出版社，2002.）

表2　足月正常新生儿出生7天内动脉血压值

日龄（天）	收缩压（kPa）			舒张压（kPa）			平均动脉压（kPa）		
	均数	标准差	95% 正常范围	均数	标准差	95% 正常范围	均数	标准差	95% 正常范围
~1	9.17	1.10	7.00~11.34	5.02	0.85	3.34~6.69	7.09	0.88	5.37~8.81
~2	9.56	0.98	7.63~11.49	5.21	0.56	4.12~6.30	7.30	0.70	5.92~8.69
~3	9.85	0.86	8.16~11.54	5.62	0.92	3.82~7.42	7.69	0.86	6.00~9.52
~4	10.05	0.85	8.36~11.72	5.77	0.85	4.10~7.44	7.82	0.86	6.13~9.52
~5	10.13	0.88	8.43~11.85	5.98	0.89	4.22~7.74	7.92	0.96	6.05~9.78
~6	10.18	1.14	7.94~12.43	5.72	0.78	4.18~7.26	7.81	1.02	5.78~9.84
~7	10.33	0.78	8.80~11.86	6.10	0.86	4.40~7.80	8.13	0.91	6.34~9.89

（引自文献 马家宝，陈凯.临床新生儿学.济南：山东科学技术出版社，2002.）

表3　早产儿出生7天内血压、心率

日龄（天）	收缩压（kPa）		舒张压（kPa）		平均动脉压（kPa）		心率（次/分）	
	均数	95% 正常范围	均数	95% 正常范围	均数	95% 正常范围	均数	95% 正常范围
~1	7.15	5.27~9.03	4.04	2.12~5.88	5.64	3.78~7.00	129.09	99.82~158.34
~2	7.60	5.84~9.36	4.57	2.95~6.19	6.03	4.23~7.83	130.24	107.34~153.15
~3	8.23	6.73~9.73	5.03	3.37~6.69	6.50	4.90~8.10	135.09	108.15~162.03
~4	8.63	6.99~10.27	5.32	3.50~7.14	6.76	5.02~8.50	134.10	106.62~161.58
~5	8.94	7.06~10.82	5.47	3.65~7.29	6.99	5.09~8.89	138.10	110.62~165.58
~6	8.89	7.35~10.43	5.15	3.57~6.37	6.78	5.16~8.40	137.41	112.35~162.47
~7	9.17	7.33~11.01	5.33	3.71~6.95	7.04	5.34~8.74	136.93	113.13~160.73
平均	8.36	6.18~10.54	4.99	3.01~6.91	6.53	4.55~8.51	134.48	108.00~160.96

（引自文献 马家宝，陈凯.临床新生儿学.济南：山东科学技术出版社，2002.）

表4　新生儿至5岁儿童血压百分位数值

收缩压	百分位数						
	5th	10th	25th	Mean	75th	90th	95th
收缩压							
1~3天	52	56	58	65	71	74	77
2~3周	62	66	71	78	84	89	92
1~5个月	76	79	88	94	102	106	111
6~11个月	79	84	88	94	99	104	109
1岁	80	84	89	94	99	104	108
2岁	82	85	91	95	101	106	109
3岁	84	87	92	98	103	108	112
4岁	86	90	95	100	105	110	114
5岁	89	93	96	102	107	113	116
舒张压							
1~3天	31	33	37	41	45	50	52
2~3周	31	37	42	47	63	58	61
1~5个月	45	48	53	59	64	71	75
6~11个月	41	44	52	57	63	67	69
1岁	44	48	52	57	73	67	69
2岁	45	47	52	56	61	65	68
3岁	44	47	52	56	61	65	69
4岁	44	48	52	56	61	65	68
5岁	44	48	53	57	62	66	68

（引自文献 Park MK，Menard SM. Normative oscillometric BP values in the first 5 years in an office setting. Arch J Dis Child, 1989, 143: 860–864.）

附录2　胎儿心脏测量及多普勒评估

表1　二尖瓣、三尖瓣的 E/A 比值

孕周	二尖瓣 E/A 比值			三尖瓣 E/A 比值		
	2.5th 百分位数	50th 百分位数	97.5th 百分位数	2.5th 百分位数	50th 百分位数	97.5th 百分位数
20	0.40	0.59	0.77	0.47	0.65	0.83
21	0.42	0.60	0.79	0.49	0.66	0.84
22	0.43	0.62	0.80	0.50	0.68	0.85
23	0.45	0.63	0.82	0.52	0.69	0.86
24	0.46	0.65	0.83	0.53	0.70	0.87
25	0.48	0.66	0.84	0.54	0.71	0.88
26	0.49	0.68	0.86	0.55	0.72	0.89
27	0.50	0.69	0.87	0.56	0.73	0.90
28	0.52	0.70	0.88	0.57	0.74	0.90
29	0.53	0.71	0.89	0.58	0.74	0.91
30	0.54	0.73	0.90	0.58	0.75	0.91
31	0.55	0.74	0.91	0.59	0.75	0.92
32	0.56	0.75	0.92	0.59	0.76	0.92
33	0.57	0.76	0.93	0.60	0.76	0.92
34	0.58	0.76	0.93	0.60	0.76	0.92
35	0.59	0.77	0.94	0.60	0.76	0.92
36	0.59	0.78	0.95	0.60	0.76	0.92
37	0.60	0.79	0.95	0.60	0.76	0.92
38	0.61	0.79	0.96	0.60	0.76	0.92

〔引自文献 DeVore GR.Pulsed Doppler examination of the fetal heart// Coldberg BB. MeGahan JP. Atlas of Ultrasound Measurements. 2nd ed. Philadephia: Mosby, 2006.〕

表 2　主动脉和肺动脉的峰值流速

孕周	主动脉峰值流速（cm/s）			肺主动脉峰值流速（cm/s）		
	2.5th 百分位数	50th 百分位数	97.5th 百分位数	2.5th 百分位数	50th 百分位数	97.5th 百分位数
20	29	62	95	23	53	80
21	30	63	96	24	54	81
22	32	65	98	25	56	82
23	33	66	99	27	57	84
24	34	67	100	28	58	85
25	36	68	101	29	59	86
26	37	70	103	30	61	87
27	38	71	104	31	62	89
28	40	72	105	32	63	90
29	41	74	107	34	64	91
30	42	75	108	35	65	92
31	44	76	109	36	67	93
32	45	77	110	37	68	95
33	46	79	112	38	69	96
34	48	80	113	39	70	97
35	49	81	114	41	72	98
36	50	82	115	42	73	100
37	52	84	117	43	74	101
38	53	85	118	44	78	102

〔引自文献 DeVore GR. Pulsed Doppler examination of the fetal heart// Coldberg BB. MeGahan JP. Atlas of Ultrasound Measurements. 2nd ed. Philadephia: Mosby, 2006.〕

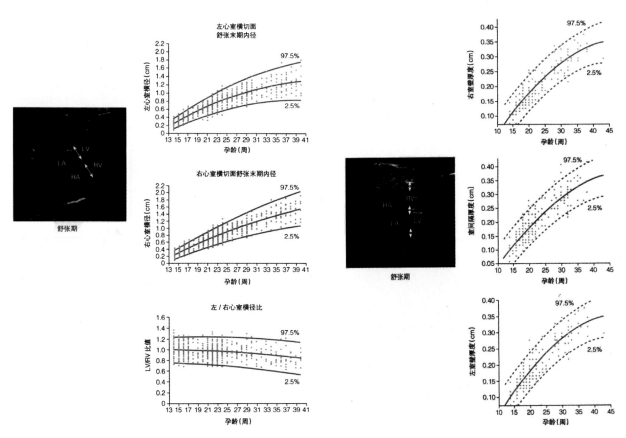

图 1　四腔心切面下舒张期左心室和右心室的横径及两者比值

（引自文献 Peter W. Callen. 妇产科超声学. 常才，戴晴，谢晓燕，译. 北京：人民卫生出版社，2010.）

图 2　四腔心切面下舒张期右心室室壁、左心室室壁、室间隔厚度

（引自文献 Peter W. Callen. 妇产科超声学. 常才，戴晴，谢晓燕，译. 北京：人民卫生出版社，2010.）

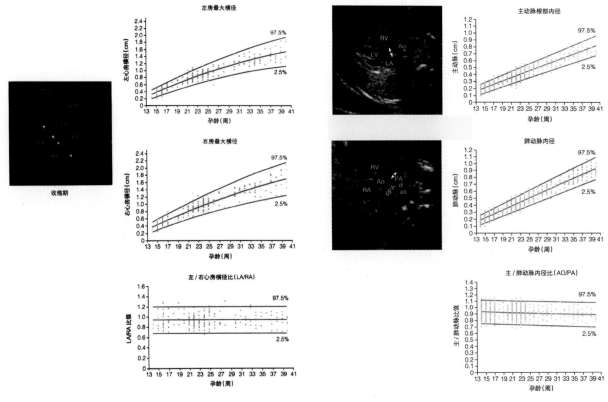

图 3　四腔心切面下收缩期左心房和右心房的横径及两者
比值

（引自文献 Peter W. Callen. 妇产科超声学 . 常才，戴晴，谢晓燕，译 .
北京：人民卫生出版社，2010.）

图 4　升主动脉和肺动脉干直径以及两者比值

Ao– 升主动脉；PA– 肺动脉；ao– 降主动脉；d– 动脉导管；RA– 右心房；
RPA– 右肺动脉；RV– 右心室（引自文献 Peter W. Callen. 妇产科超声学 .
常才，戴晴，谢晓燕，译 . 北京：人民卫生出版社，2010.）

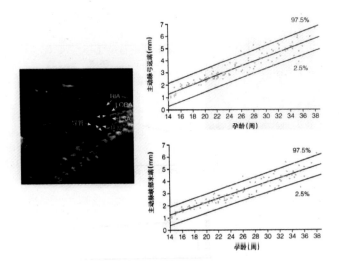

图 5　主动脉弓远端和主动脉峡部末端远端直径

主动脉弓远端为高处双向箭头所示，主动脉峡部末端远端为下低处双向箭头所示。
LCCA– 左颈总动脉；LSA– 左锁骨下动脉；RIA– 右侧无名动脉（引自文献 Peter W.
Callen. 妇产科超声学 . 常才，戴晴，谢晓燕，译 . 北京：人民卫生出版社，2010.）

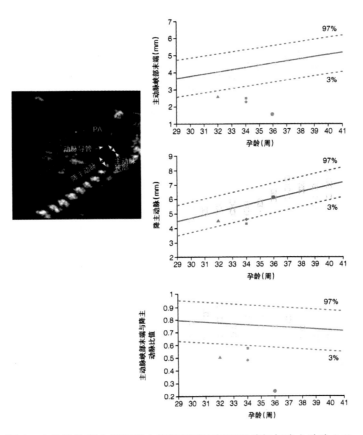

图 6 主动脉峡部末端和降主动脉近端直径以及峡部与降主动脉之比

图上所指 PA 为肺动脉（引自文献 Peter W. Callen. 妇产科超声学 . 常才，戴晴，谢晓燕，
译 . 北京：人民卫生出版社，2010.）

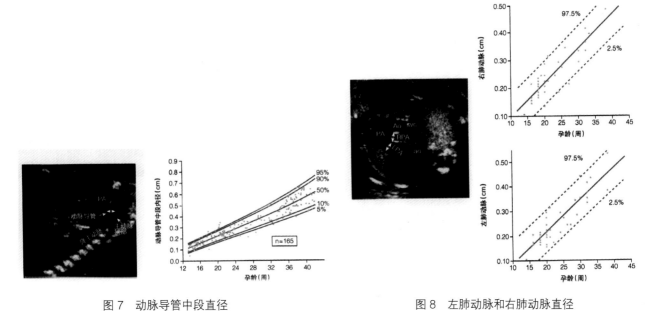

图 7 动脉导管中段直径

图上所指 PA 为肺动脉（引自文献 Peter W. Callen. 妇产科超声学 . 常才，
戴晴，谢晓燕，译 . 北京：人民卫生出版社，2010.）

图 8 左肺动脉和右肺动脉直径

LPA- 左肺动脉；RPA- 右肺动脉；Ao- 升主动脉；ao- 降主动脉；
PA- 肺动脉；svc- 上腔静脉。（引自文献 Peter W. Callen. 妇产科超声
学 . 常才，戴晴，谢晓燕，译 . 北京：人民卫生出版社，2010.）

附录3 新生儿及儿童心脏测量及多普勒评估

表1 M型超声心动图测量：按体表面积计算的左心房、右心室和左心室大小及左心室壁厚度（平均值，90% 容许度）（单位：mm）

体表面积（m²）	0.25	0.3	0.4	0.5	0.6	0.7	0.8	0.9	1.0	1.2	1.4	1.6	1.8	2.0
体重（kg）*	3	4	7	10	13	16	19	23	28	37	46	55	70	80
主动脉大小（舒张期）	11	12	13	14	15	16	17	18	19	21	22	23	24	24
	(7~15)	(7.5~16)	(9~17.5)	(9.5~19)	(10.5~21)	(11.5~22)	(12.5~24)	(13~24.5)	(13.5~25)	(14.5~27)	(15.5~29)	(16~30.5)	(16~32)	(16~33)
左心房大小（收缩期）	15	16	18	19	20	22	23	24	26	27	28	29	29	30
	(7~22)	(8~23)	(9~25)	(11~27)	(12~29)	(13~31)	(14~33)	(15~34)	(16~35)	(17~38)	(17~40)	(18~42)	(18~43)	(18~44)
右心室大小（舒张期）	8	9.5	10	10	11	12	13	14	14	16	18	20	22	23
	(0~16)	(0~17)	(0~17)	(2.5~18)	(3~19)	(3.5~21)	(4~22)	(4.5~23)	(5~24)	(6~26)	(6.5~29)	(7~32)	(7.5~35)	(8~42)
左心室大小（舒张期）	20	22	25	27	30	33	35	37	39	42	43	45	45	46
	(11~29)	(13~30)	(16~33)	(18~37)	(21~40)	(23~43)	(25~45)	(27~47)	(28~50)	(30~53)	(31~56)	(32~58)	(32~61)	(32~62)
左心室大小（收缩期）	12	13	15	17	19	20	22	23	24	26	27	28	28	28
	(7~17)	(8~19)	(9~21)	(11~23)	(12~25)	(14~27)	(15~28)	(16~30)	(17~31)	(18~34)	(19~36)	(19~37)	(19~38)	(19~39)
室间隔厚度	3.5	3.5	4	4	4.5	5	5	5.5	5.5	6	7	7.5	8	8.5
	(1.5~5.5)	(1.5~5.5)	(1.5~6)	(2~6.5)	(2~7)	(2~7)	(2.5~7.5)	(2.5~8)	(3~8.5)	(3~9)	(3.5~10)	(4~11)	(4~12)	(4.5~13)
左心室后壁厚度（舒张期）	3.5	3.5	4	4	4.5	5	5	5	5.5	6	7	7.5	8	8.5
	(1.5~5.5)	(1.5~5.5)	(2~6)	(2~6.5)	(2~7)	(2.5~7.5)	(2.5~7.5)	(3~8)	(3~8.5)	(3~9.5)	(3.5~10)	(4~11)	(4~12)	(4.5~13)

注：1. * 平均大小个体的体重近似值。
2. 测量值<10mm 时精确至 0.5mm，而测值≥10mm 时精确至 1mm。（引自文献 Roge CL, Silverman NH, Hart PA, et al. Cardiac structure growth pattern determined by echocardiography. Circulation,1978, 57: 285~290.）

表2 M型超声心动图测量：按身高的左心房和左心室大小（平均值，95% 可信限）（单位：mm）

身高（cm）	40	50	60	70	80	90	100	110	120	130	140	150	160	170	180	190	200
左心房 直径（PL）	12	14	15	17	18	19	20	22	23	24	26	27	28	30	31	32	33
	(7~18)	(8.5~19)	(10~20)	(11~22)	(13~23)	(14~24)	(15~26)	(17~27)	(18~28)	(19~30)	(21~31)	(22~32)	(23~33)	(24~35)	(26~36)	(27~38)	(28~39)
左心室 直径（PL）	17	19	22	24	26	28	30	32	35	37	39	42	44	46	48	50	52
	(10~24)	(13~26)	(14~28)	(17~31)	(19~33)	(21~35)	(23~37)	(25~40)	(27~42)	(30~45)	(32~47)	(34~49)	(37~51)	(39~53)	(41~55)	(43~57)	(45~59)

注：1. 测量值<10mm 时精确至 0.5mm，而测值≥10mm 时精确至 1mm。
2. PL：胸骨旁长轴观。（引自文献 Nidorf SM, Picard MH, Triulzi MO, et al. New perspectives in the assessment of cardiac chamber dimension during development and adulthood. J Am Coll Cardiol, 1992, 19: 983~988.）

表3　二维超声心动图的M型测值：按年龄的主动脉瓣环，左心房和左心室大小（平均值，95%可信限）（单位：mm）

年龄（岁）	1	2	3	4	5	6	7	8	9	10	11	12	13	14	15	16	17	18
主动脉瓣环（PL）	10 (7~13)	11 (8.5~14)	12 (9.5~15)	13 (10~16)	14 (11~17)	15 (12~18)	15 (13~19)	16 (14~19)	17 (14~20)	17 (15~20)	18 (15~21)	18 (16~21)	19 (16~21)	19 (16~22)	19 (16~22)	19 (17~22)	19 (17~22)	19 (17~22)
左心房直径（PL）	17 (12~22)	18 (13~23)	20 (15~25)	21 (16~26)	22 (17~27)	23 (18~28)	24 (19~29)	25 (20~30)	26 (21~31)	27 (22~32)	27 (22~32)	28 (23~33)	28 (23~33)	29 (23~34)	29 (24~34)	29 (24~34)	29 (24~34)	29 (24~34)
左心室直径（PL）	24 (17~32)	27 (19~33)	28 (22~36)	31 (24~38)	33 (26~39)	34 (28~41)	36 (29~43)	37 (31~44)	38 (32~45)	40 (33~47)	41 (34~48)	42 (35~49)	43 (36~50)	43 (37~51)	43 (37~51)	44 (38~52)	44 (38~52)	45 (38~52)

注：1. 测值<10mm 时精确至0.5mm，而测值≥10mm 时精确至1mm。

2. PL：胸骨旁长轴观。（引自文献 Nidorf SM，Picard MH，Triulzi MO，et al. New perspectives in the assessment of cardiac chamber dimension during development and adulthood. J Am Coll Cardiol, 1992, 19: 983-988.）

表4　二维超声心动图主动脉和肺动脉测值 *△

超声心动图切面	BSA (m²)	0.25	0.3	0.4	0.5	0.6	0.7	0.8	1.0	1.2	1.4	1.6	1.8	2.0
	近似BW (kg)	3	4	7	10	13	16	19	28	37	46	55	70	80
（第一切面）	AA	10 (7~13)△	11 (7.5~15)	13 (9~16)	14 (10~18)	15 (11~19)	16 (12~20)	17 (12~21)	18 (14~23)	20 (15~25)	22 (16~27)	23 (18~29)	25 (19~31)	26 (20~32)
	MPA	9 (5~12)	10 (6~13)	11 (7~14)	12 (8~16)	13 (9~17)	14 (9~18)	15 (11~19)	16 (12~21)	17 (13~23)	19 (14~24)	21 (14~26)	22 (14~28)	23 (15~29)
	RPA	5.5 (3.5~8)	6 (4~8.5)	6.5 (4.5~9)	7.5 (5~10)	8 (5.5~10)	8.5 (6~11)	9 (7~11)	10 (7~12)	10 (8~14)	11 (8~15)	12 (8.5~16)	13 (9~16)	13 (9~17)
（第二切面）	AA	7.5 (4~10)	8 (4.5~11)	9 (6~12)	10 (6.5~13)	11 (7.5~14)	12 (8.5~15)	12 (9~16)	14 (11~18)	15 (12~19)	17 (14~21)	18 (13~23)	19 (14~24)	20 (15~25)
	TA	6 (4~8.5)	7 (4.5~9)	8 (5.5~11)	9 (6.5~11)	10 (7.5~12)	11 (8~13)	11 (8.5~14)	13 (10~16)	14 (11~17)	15 (12~18)	17 (13~19)	18 (14~21)	19 (15~22)
	RPA	6 (4~8)	6.5 (4.5~9)	7.5 (5~10)	8.5 (6~11)	9 (6.5~11)	9.5 (7~12)	10 (8~13)	12 (9~15)	13 (10~16)	14 (11~17)	15 (11~18)	16 (12~19)	16 (13~20)
（第三切面）	TA	9 (6~11)	10 (7~12.5)	11 (8~14)	12 (9.5~15)	13 (10.5~16)	14 (11~17)	15 (13~18)	17 (14~20)	19 (15~22)	20 (17~24)	22 (18~27)	24 (19~28)	25 (20~30)
	RPA	6 (4~8)	6.5 (4.5~9)	7 (5~10)	8 (6~10)	9 (6.5~11)	9.5 (7.5~11)	10 (8~12)	11 (9~14)	12 (10~15)	13 (11~16)	15 (12~18)	16 (12~19)	16 (13~20)

注：1. *测值<10mm 时精确至0.5mm，而测值≥10mm 时精确至1mm。在舒张末期（心电图 Q 波上）用边缘勾勒技术测量。

2. △括弧内数值表示按体表面积，体重80%人群预测值的容许度（50%可信限）。

3. AA-升主动脉；AO-主动脉；BSA-体表面积；BW-体重；LA-左心房；MPA-主肺动脉；RA-右心房；RPA-右肺动脉；RV-右心室；SVC-上腔静脉；TA-横主动脉。（引自文献 Snider AR，Enderlein MA，Teitel DJ，et al. Two-dimensional echocardiographic determination of aortic and pulmonary artery sizes from infancy to adulthood in normal subjects. Am J Cardiol, 1984, 53:218-224.）

表5 二维超声心动图主动脉根部测值：平均值（95% 可信限）*

身高（cm）	50	60	70	80	90	100	110	120	130	140	150	160	170	180	190
主动脉瓣环	7	8	9.5	10.5	12	13	14	15	16.5	17	18.5	19	20.5	21.5	23
	(4~10)	(5.5~11.5)	(6.5~13)	(7~13.5)	(8.5~14.5)	(9.5~16)	(11~17)	(12~18)	(13.5~19)	(14~20)	(15.5~21.5)	(16.5~23)	(17.5~24)	(18.5~24.5)	(19.5~25.5)
SOV	9	11	13	14	15.5	17.5	19	20.5	22.5	24	26	27.5	29	30	32
	(5~13.5)	(7~15)	(8~17)	(10~18.5)	(12~20)	(13.5~22)	(15~23.5)	(16.5~25)	(18~26.5)	(20~27.5)	(21.5~29.5)	(23~31.5)	(25~33)	(26~34.5)	(28~36)
SAR	7	8.5	10	11.5	12.5	14	15	16.5	18	19	20	21.5	23	24	25.5
	(4~10)	(5.5~11.5)	(7~13)	(8~14)	(9~15.5)	(10.5~17)	(12~18.5)	(13.5~19.5)	(14.5~20.5)	(16~22)	(17.5~23.5)	(18.5~25)	(20~26)	(21.5~27.5)	(22.5~28.5)
AAO	7.5	9	10.5	12	13.5	15	16.5	18	19	20.5	21.5	23	24	26	27.5
	(3~11.5)	(5~12.5)	(6.5~14)	(8~15.5)	(9.5~17)	(11~18.5)	(12.5~20)	(14~21.5)	(15~22.5)	(17~24)	(18~25.5)	(19.5~27)	(21~28)	(22~30)	(23.5~32)

SOV/瓣环 1.37（95% 可信限，1.18~1.56）

SAR/瓣环 1.11（95% 可信限，0.95~1.28）

AAO/瓣环 1.16（95% 可信限，0.97~1.35）

注：1. * 测值在收缩期胸骨旁长轴观垂直于长轴用边缘勾勒技术采取。数值精确至 0.5mm。

2. AAO-升主动脉；SAR-主动脉嵴上；SOV-乏氏窦，主动脉瓣环。（引自文献 Sheil MI, Jenkins O, Sholler GF. Echocardiographic assessment of aortic root dimensions in normal child-en based on measurement of a new ratio of aortic size independent of growth. Am J Cardiol, 1995, 75:711-715.)

表6　二维超声心动图二尖瓣和三尖瓣环直径测值：平均值（95% 可信区间）

体表面积（m²）	0.2	0.25	0.3	0.4	0.5	0.6	0.7	0.8	0.9	1.0	1.2	1.4
体重（kg）*	2	3	4	7	10	13	16	19	23	28	37	46
二尖瓣（PL）	10	12	13	16	18	19	21	22	23	24	25	26
	(7~13)	(9~15)	(10~16)	(13~19)	(15~21)	(16~23)	(18~24)	(18~26)	(19~26)	(20~27)	(22~28)	(23~30)
二尖瓣（A4C，S4C）△	12	15	17	20	23	25	27	29	31	32	35	36
	(7~17)	(10~20)	(12~22)	(16~25)	(18~28)	(20~31)	(22~32)	(23~35)	(25~36)	(26~37)	(28~40)	(31~42)
三尖瓣（A4C，S4C）	12	15	17	21	23	26	27	29	31	32	34	36
	(8~17)	(10~19)	(12~22)	(16~26)	(18~29)	(20~31)	(22~33)	(33~36)	(24~37)	(25~38)	(25~42)	(28~44)

注：1. 在心电图 R 波起始点测量，采用内侧至内侧方法测量。
2. * 平均大小个体的体重近似值。
3. △测量包括两个心尖四腔观和剑突下四腔观。
4. A4C—心尖四腔观；PL—胸骨旁长轴观；S4C—剑突下四腔观（文献引自 King DH，Smith EO，Huhta LC，et al. Mitral and tricuspid valve annular diameter in normal children determined by two-dimentional echocardiography. Am J Cardiol,1985, 55: 787-789.）

表7　二维超声心动图新生儿瓣环选择性测值：95% 预测区间（mm）

体重（kg）	0.5	1.0	1.5	2.0	2.5	3.0	3.5	4.0	4.5	5.0
主动脉瓣环（PL）	4~5.5	4.5~6	4.5~6.5	5~7	5.5~7.5	6~8	6.5~8.5	7~9	7.5~9	8~9.5
肺动脉瓣环（PL）	4~7.5	4.5~8	5.5~9	6~9.5	6.5~10	7.5~11	8~11.5	8.5~12	9.5~13	10~13.5
二尖瓣环（PL）	5.5~9.5	6~10	6.5~11	7~11.5	8~12	8.5~13	9~13.5	9.5~14	10~14.5	11~15.5
二尖瓣环（心尖观）	6~9.5	6.5~10	7.5~11	8~11.5	8.5~12	9~12.5	9.5~13	10.5~14	11~14.5	11.5~15
三尖瓣环（心尖观）	6.5~9.5	7~10.5	8~11	8.5~12	9.5~12.5	10~13.5	11~14	11.5~15	12~15.5	13~16

注：PL- 胸骨旁长轴观。（引自文献 Tacy TA，Vermillion RP，Ludomirsky A. Range of normal valve annulus size in neonates. Am J Cardiol, 1995, 75: 541-543.）

表8　冠状动脉主要分支的正常值（平均值加 2 个和 3 个标准差）

	体表面积（m²）	0.2	0.3	0.4	0.5	0.6	0.7	0.8	1.0	1.2	1.4	1.6	1.8	2.0
LAD△	M	1.2	1.4	1.6	1.8	1.9	2.0	2.2	2.3	2.5	2.7	2.8	2.9	3.0
	M+2SD	1.5	1.8	2.1	2.3	2.5	2.7	2.8	3.0	3.3	3.5	3.7	4.0	4.2
	M+3SD	1.7	2.0	2.3	2.5	2.8	3.0	3.2	3.4	3.8	4.0	4.3	4.5	4.7
RCA	M	1.3	1.4	1.6	1.7	1.8	2.0	2.1	2.3	2.5	2.7	2.8	3.0	3.2
	M+2SD	1.9	2.1	2.3	2.4	2.6	2.7	2.8	3.1	3.4	3.6	3.8	4.0	4.3
	M+3SD	2.2	2.4	2.6	2.8	3.0	3.1	3.3	3.5	3.8	4.1	4.3	4.5	4.8
LMCA	M	1.7	1.9	2.1	2.3	2.4	2.5	2.7	2.9	3.1	3.3	3.4	3.6	3.7
	M+2SD	2.3	2.6	2.8	3.0	3.3	3.4	3.6	3.9	4.2	4.4	4.6	4.8	5.1
	M+3SD	2.7	3.0	3.2	3.4	3.7	3.9	4.0	4.3	4.7	4.9	5.2	5.5	5.8

注：1. △左冠状动脉主干不应在开口或邻近开口处测量。
2. LAD—左前降支；LMCA—左冠状动脉主干；RCA—右冠状动脉；M—平均值；SD—标准差。（引自文献 Kurotobi S, Nagai T, Kawakami N, et al. Coronary diameter in normal infants, children and patients with Kawasaki disease. Pediatr Int, 2002, 44:1-4.）

附录4 小儿心血管常用药物

表1 小儿心血管常用药物

药物	用药途径和剂量	毒性或不良反应	规格
腺苷（Adenocard）（抗心律失常）	室上性心动过速 儿童及成人 静脉。50μg/kg 每 1~2 分钟重复 1 次，每次可加量 50μg/kg，总量不超过 250μg/kg	暂时性的心动过缓和心动过速；房扑或房颤时暂时性的房室传导阻滞（±）	注射剂：3mg/ml（2ml）
胺碘酮（Cordarone）（Ⅲ类抗心律失常药）	儿童 （1）静脉（紧急时）。负荷量：1mg/kg，5~10 分钟注入，5 剂 30 分钟可重复；或 10~15mg/（kg·24h）静脉维持 （2）口服。5~10mg/（kg·24h），10 天内 2 次，有效后 3~5mg/kg 每天 1 次，5~7 天后减量至 2.5mg/kg（有效治疗浓度：0.5~2.5mg/L） 成人 （1）口服。负荷量：800~1600mg/d，1~3 周后减至 600~800mg/d，用 1 月；维持量：400mg/d	气急和咳嗽（肺纤维化），心律失常恶化，肝毒性，恶心呕吐，角膜微沉淀物，低血压和房室传导阻滞，共济失调，甲状腺功能改变（甲减或甲亢），光敏 禁忌证：房室传导阻滞，窦房结功能失调，窦性心动过缓	片剂：200mg 注射剂：50mg/ml 混悬剂：5mg/ml
氨氯地平（Norvasc）（钙通道阻滞剂，抗高血压）	高血压 儿童 口服。0.1mg/（kg·次），qd~bid，逐渐加量最大不超过 0.6mg/（kg·24h） 成人 口服。5~10mg/（kg·次），qd（最大量 10mg·24h）	水肿，眩晕，面色潮红和心悸。其他不良作用包括头痛，疲乏，恶心，腹痛，嗜睡	片剂：2.5mg，5mg，10mg 混悬剂：1mg/ml
氨力农（Inocor）（有血管扩张作用的非儿茶酚胺类正性肌力药）	儿童 静脉。负荷量：0.5mg/kg 用生理盐水稀释，2~3 分钟内注入（不用 5% 葡萄糖溶液）；维持量：5~20μg/（kg·min） 成人 静脉。负荷量：0.75mg/kg 2~3 分钟内注入；维持量：5~10μg/（kg·min）	血小板减少，低血压，快速型心律失常，肝毒性，恶心呕吐，发热	注射剂：5mg/ml（20ml）
阿司匹林，乙酰水杨酸（Asprin）	抗凝 儿童 口服。3~5mg/（kg·d） 解热镇痛 口服。10~15mg/（kg·次），q4~6h（最大 4g/24h） 抗炎 儿童 口服。80~100mg/（kg·24h），分 4 次	皮疹，恶心，肝毒性，消化道出血，支气管痉挛，胃肠不适，耳鸣 禁忌证：肝衰竭，出血性疾病，过敏，水痘（小于 16 岁）或流感综合征（与 Reye 综合征有关）	片剂：325mg，500mg 肠溶片：81mg，165mg，325mg，500mg，650mg 咀嚼片：81mg 栓剂：60mg，120mg，125mg，130mg，195mg，200mg，300mg，325mg，600mg，650mg，1.2g
阿替洛尔（Tenormin）（β1 肾上腺素受体阻滞剂，抗高血压，抗心律失常）	儿童 口服。1~2mg/（kg·24h） 成人 口服。50mg 每天 1 次，用 1~2 周（单用或与利尿剂合用）可增至 100mg，qd	神经系统症状（眩晕，疲乏，抑郁），心动过缓，低血压，恶心呕吐，皮疹，造血功能障碍（粒细胞缺乏，紫癜）	片剂：25mg，50mg，100mg 混悬剂：2mg/ml 注射剂：0.5mg/ml
阿托伐他汀（Lipitor）（降血脂，抑素，羟甲基戊二酰辅酶 A 还原酶抑制剂）	儿童 口服。从 10mg，qd 开始 4~6 周后增至 20mg，必要时增至 40mg（成人最大剂量 80mg/d）	头痛，便秘，腹泻，肝酶增高，横纹肌溶解症，肌病	片剂：10mg，20mg，40mg，80mg
硫唑嘌呤（Imuran）（免疫抑制剂）	儿童 口服。初始剂量：1~2mg/（kg·d）（至 WBC 降至 5×10⁹/L）； 如 WBC 降至 4×10⁹/L 可减量	骨髓抑制（粒细胞减少，血小板减少），胃肠道症状（恶心呕吐），高血脂	片剂：50mg 混悬剂：50mg/ml 注射剂：5mg/ml
波生坦（Bosentan）（非选择性内皮素受体阻滞剂）	治疗肺高压（试验性） 儿童 口服。 <20kg：31.5mg，bid 20~40kg：62.5mg，bid >40kg：125mg，bid 成人 口服。125mg，bid	肝功能损害，血红蛋白病变，液体潴留，心功能衰竭，头痛	片剂：62.5mg，125mg

（续表）

药物	用药途径和剂量	毒性或不良反应	规格
托西溴苄铵（Bretylol）（Ⅲ类抗心律失常药）	治疗室颤或室速 儿童 静脉。5mg/（kg·次）8分钟内注入后，10mg/（kg·次），每15~30分钟1次（总量不超过30mg/kg） 成人 静脉。每次5~10mg/kg，8分钟内推注q6h或1~2mg/min静脉输注	低血压，心律失常恶化，增加地高辛毒性，恶心呕吐	注射剂：50mg/ml（10ml安瓿）
布美他尼（Bumex）（袢利尿剂）	儿童 口服，肌注，静脉。 >6月：0.015~0.1mg/（kg·次），qd~qod（最大剂量：10mg/24h） 成人 口服：每次0.5~2mg，qd至bid肌注或静注：0.5~1mg，1~2分钟内注入，q2~3h，prn	低血压，痉挛，眩晕，头痛，电解质丢失（低钾，低钙，低钠，低氯），代谢性碱中毒	片剂：0.5mg，1mg，2mg 注射剂0.25mg/ml
葡萄糖酸钙（Neo-Calglucon 6.4%元素钙）（钙补充剂）	新生儿低钙血症 口服。1200mg/（kg·24h），每4~6小时维持 婴幼儿 口服。600~2000mg/kg·d分4次 成人 口服。6~8g/d，qid	胃肠激惹，腹泻，眩晕，头痛，餐前服用吸收更佳	糖浆剂：1.8g/5ml（480ml）（1.2mEqCa/ml）
卡托普利（Capoten）（血管紧张素转换酶抑制剂，抗高血压，血管扩张剂）	口服。新生儿：0.1~0.4mg/（kg·24h），qd~qid 婴儿：初始剂量0.15~0.3mg/（kg·次），需要时加量，最大剂量6mg/（kg·24h），bid~qid 儿童：0.3~0.5mg/（kg·次），q8h需要时加量，最大剂量6mg/（kg·24h），bid~qid 青少年及成人：12.5~25mg/次，bid~tid，需要时每周加量25mg/次，最大剂量450mg/24h 肾脏损害时减量	粒细胞减少或缺乏，蛋白尿，低血压和心动过速，皮疹，味觉减退，血钾轻度升高（±），妊娠中晚期服用可对胎儿造成危害（和其他ACEI抑制剂一致）	片剂：12.5mg，25mg，50mg，100mg 混悬液：0.75mg，1mg/ml
肉毒碱（Carnitor）	儿童口服。50~100mg/（kg·24h），q8~12h需要时缓慢加量（最大不超过3g/d） 成人口服。330mg~1g/次，bid~tid	恶心呕吐，腹痉挛，腹泻	片剂：330mg 胶囊：250mg 溶液：100mg/ml（118ml） 注射剂：200mg/ml（5ml）
卡维地洛（Coreg，Coreg Tiltabs）（非选择性β肾上腺素能受体阻滞剂）	儿童 口服。0.09mg/（kg·次），q12h如可耐受可逐渐增至0.36mg/kg和0.75mg/kg，成人最大剂量50mg/24h 成人 口服。3.125mg，bid口服2周；需要时缓慢增至最大剂量25mg，bid（心功能衰竭时）（最大剂量：小于85kg，25mg，bid；大于85kg，50mg，bid）	眩晕，低血压，头痛，腹泻，罕见房室传导阻滞	片剂，有刻痕：125mg，6.125mg，12.5mg，25mg
水合氯醛（Noctec）（镇静催眠）	镇静 儿童 口服，灌肠。25mg/（kg·次），q8h 成人 口服，灌肠。250mg/次，q8h 催眠 儿童 口服，灌肠。50~75mg/次 成人 口服，灌肠。500~2000mg/次	黏膜刺激（呼气时喉痉挛），胃肠激惹，兴奋或谵妄（肝肾功能损害时禁忌）	胶囊：500mg 糖浆剂：250mg/5ml，500mg/5ml 栓剂：324mg，500mg，648mg
氯噻嗪（Diuril）（利尿剂）	儿童 口服。20~40mg/（kg·24h），bid 成人 口服。250~500mg/次，每天一次或间歇给药	可能血钙，血胆红素，血糖和血尿酸升高，低氯性碱中毒，低钾，低钠，肾前性氮质血症，罕见胰腺炎，造血功能障碍，过敏反应	片剂：250mg，500mg 混悬剂：250mg/5ml（237ml） 注射剂：500mg（玻璃瓶，18ml无菌水冲配）

（续表）

药物	用药途径和剂量	毒性或不良反应	规格
氯丙嗪（Thorazine）（镇静，止吐）	**镇静或止吐** >6月小儿 肌注。0.5mg/（kg·次）q6~8h，prn 口服。0.5mg/（kg·次）q4~6h，prn 灌肠。1~2mg/（kg·次）q6~8h，prn 成人 肌注。先试用 25mg 一次， 随后 25~50mg，q3~4h 口服。10~25mg，q4~6h 灌肠。100mg，q6~8h	低血压，心律失常，Ⅰ度房室传导阻滞，ST-T 改变，肝毒性，粒细胞减少或缺乏	糖浆剂：10mg/5ml（120ml） 片剂：10mg，25mg，50mg，100mg，200mg 栓剂：25mg，100mg 口服浓缩剂：30mg/ml，100mg/ml 注射剂：25mg/ml
考来烯胺（Questran，Prevalite）（降胆固醇）	儿童 口服。250~1500mg/（kg·24h），分 2~4 次 成人 口服。起始量 1 袋（或 1 满勺）考来烯胺粉剂或考来烯胺散剂每天 1~2 次。维持量：每天 2~4 袋/满勺，分 2 次（或分 1~6 次）最大量：6 袋/天	便秘或其他胃肠道症状，高氯性酸中毒，出血	每袋 9g 考来烯胺粉或 5g 考来烯胺散剂，每袋含 4g 无水考来烯胺
氯贝丁酯（Atromid-S）（调节血脂，降低甘油三酯）	儿童 口服。0.5~1mg/d，分 2~3 次 成人 口服。初始和维持量：2g/d，分 2~3 次	恶心和其他胃肠道症状（呕吐，腹泻，胃肠胀气），头痛，眩晕，疲乏，皮疹，造血功能障碍，肌痛，关节痛，肝功能损害	胶囊：500mg
氯吡格雷（Plavix）（抗血小板聚集）	儿童 口服。1mg/（kg·d），最大剂量 75mg/d（成人剂量） 成人 口服。75mg，每天 1 次	出血（尤其与阿司匹林合用时），粒细胞减少或缺乏，腹痛，便秘，皮疹，晕厥，心悸	片剂：75mg
考来替泊（Colestid）（降血脂）	儿童 口服。300~1500mg/24h，分 2~4 次 成人 口服。初始剂量 5g，1~2 次/d，每 1~2 月增加 5g 维持量：5~30g/d，分 2~4 次（85~255ml 水或其他液体混合后服用）	便秘和其他胃肠道症状（腹胀，胃肠胀气，恶心呕吐，腹泻），罕见皮疹，肌肉和关节痛，头痛，眩晕	袋：5g
环孢素，环孢素乳液（Sandimmune，Gengraf，Neoral）（免疫抑制剂）	儿童 口服。15mg/kg，单剂，移植前 4~12 小时给予；移植后相同剂量 1~2 月后每周减量 5% 至 5~10mg/（kg·24h），qd~bid，谷浓度 200~300ng/ml 静脉。5~6mg/kg，单剂移植前 4~12 小时给与，2~6h 完成；移植后相同剂量至患者可耐受口服制剂	肾毒性，震颤，高血压，少见肝毒性，高脂血症，多毛症，牙龈增生，罕见淋巴瘤，低血镁 苯巴比妥，苯妥英钠或卡马西平可使其血药浓度降低，大环内酯类药物（红霉素，阿奇霉素）可使其血药浓度升高	口服溶液：100mg/ml（50ml） Neoral 溶液：100mg/ml（50ml） 胶囊：25mg，50mg，100mg Neoral 胶囊：25mg，100mg 注射剂：50mg/ml
地西泮（Valium）（镇静，抗焦虑，抗惊厥）	**镇静** >6 个月小儿 肌注，静脉。0.1~0.3mg/（kg·次），q2~4h（8h 内不超过 0.6mg/kg） 口服。0.2~0.8mg/（kg·24h），分 3~4 次，或 1~2.5mg/24h，分 3~4 次开始，必要时加量 成人 肌注，静脉。2~10mg/次，q3~4h，prn 口服。2~10mg/次，q6~8h，prn	呼吸暂停，嗜睡，共济失调，皮疹，低血压，心动过缓，亢奋状态	片剂：2，5，10mg 口服溶液：1mg/ml，5mg/ml 注射剂：5mg/ml
二氮嗪（Hyperstat，Proglycem）（外周血管扩张剂）	**高血压危象** 儿童及成人 静脉。1~3mg/kg（单剂最大不超过 150mg），每 5~15min 重复 1 次，逐步加量至获得满意效果	低血压，暂时性高血糖，恶心呕吐，钠潴留（充血性心力衰竭 ±）	注射剂：15mg/ml

（续表）

药物	用药途径和剂量	毒性或不良反应	规格
地高辛（Lanoxin） （强心苷）	**儿童** **饱和量** 口服。早产儿：20μg/kg；足月新生儿：30μg/kg；1个月~2岁：40~50μg/kg；>2岁 30~40μg/kg 静脉。口服量的75%~80% **维持量** 口服：饱和量的25%~30%，分2次 **成人** 口服。负荷量：8~12μg/kg；维持量：0.10~0.25mg/d	房室传导障碍，心律失常，恶心呕吐（心电图改变）	酏剂：50μg/ml（60ml） 片剂：125μg，250μg，500μg 胶囊：50μg，100μg，200μg 注射剂：100μg/ml，250μg/ml
地高辛抗原结合片段 （Digibind）（地高辛解毒剂）	**婴幼儿及儿童** 静脉。1瓶（40mg）用4ml水溶解后30min内注入 **成人** 静脉。4瓶（240mg）	过敏反应（罕见），低钾，房扑时加快房室传导	瓶装：38mg
地尔硫革（Cardizem，Cardizem SR，Cardizem CD，Dilacor XR，Tiazac）（钙通道阻滞剂，抗高血压）	**儿童** 口服。1.5~2mg/（kg·24h） tid~qid，最大剂量：3.5mg/（kg·24h） **青少年** **短效** 口服。30~120mg/次 tid~qid，常用范围 180~360mg/24h **长效** 口服。120~300mg/24h qd~bid（Cardizem SR bid；Cardizem CD；Dilacor XR和Tiazac qd）	眩晕，头痛，水肿，恶心，呕吐，房室传导阻滞和心律失常，禁忌证为Ⅱ和Ⅲ度房室传导阻滞，窦房结功能紊乱，伴肺水肿的急性心肌梗死，2周内可达最大抗高血压效果	片剂：30mg，60mg，90mg，120mg 长效片：120mg，180mg，240mg 长效胶囊： Cardizem SR：60mg，90mg，120mg； Cardizem CD：120mg，180mg，240mg，300mg，360mg Dilacor XR：120mg，180mg，240mg Tiazac：120mg，180mg，240mg，300mg，360mg，420mg 注射剂：5mg/ml
双嘧达莫（Persantine）（抗血小板聚集）	**儿童** 口服。2~6mg/（kg·d）分3次 **成人** 口服。75~100mg，qid（与华法林合用，不与阿司匹林合用）	罕见眩晕，心绞痛	片剂：25mg，50mg，75mg
丙吡胺（Norpace）（ⅠA类抗心律失常药）	**儿童** 口服。<1岁：10~30mg/（kg·24h），q6h；1~4岁：10~20mg/（kg·24h），q6h；4~12岁：10~15mg/（kg·24h），q6h；12~18岁：6~15mg/（kg·24h），q6h（服常规的胶囊时 q4h） **成人** 口服。150mg/次，q6h 或300mg（长效），q12h 最大1.6g/24h	心功能衰竭或低血压，抗胆碱能作用（尿潴留，口干，便秘），恶心呕吐，低血糖	胶囊：100mg，150mg 控释胶囊：100mg，150mg 混悬剂：1mg/ml，10mg/ml
多巴酚丁胺（Dobutrex）（β1肾上腺能受体激动剂）	**儿童** 静脉。2~15μg/（kg·min）5%葡萄糖溶液或生理盐水冲配（碱性溶液为配伍禁忌） **成人** 静脉。2.5~10μg/（kg·min）（最大40μg/kg·min）	快速型心律失常，高血压，恶心呕吐，头痛（特发性肥厚性主动脉瓣下狭窄及房扑或房颤时禁忌）	注射剂：12.5mg/ml（20ml 玻璃瓶）
多巴胺（Intropin，Dopastat）（天然拟儿茶酚胺类正性肌力药）	**儿童** 静脉。效果取决于剂量：2~5μg/（kg·min），增加肾血流和尿排出；5~15μg/（kg·min）加快心率，增加心肌收缩力和心输出量；大于20μg/（kg·min），α肾上腺能作用而肾血流减少（±）（碱性溶液为配伍禁忌）	快速型心律失常，恶心呕吐，低血压或高血压，外渗至组织坏死（可用酚妥拉明局部外敷）	注射剂：40mg/ml（5ml），80mg/ml（5ml），160mg/ml（5ml）
依那普利（Vasotec）（ACE抑制剂，血管扩张剂）	**儿童** 口服。0.1mg/（kg·次），qd 或bid〔最大剂量0.5mg/（kg·d）〕 **成人** **心力衰竭** 口服。2.5mg，qd 或bid 起（常用范围5~20mg·d） **高血压** 口服。5mg，qd 起（常用范围10~40mg/d）	低血压，眩晕，疲乏，头痛，皮疹，味觉减退，粒细胞减少，高血钾，慢性咳嗽，妊娠中晚期服用可对胎儿造成危害（和其他ACEI抑制剂一致）	片剂：2.5mg，5mg，10mg，20mg 口服混悬剂：1mg/dL 注射剂：1.25mg/ml

（续表）

药物	用药途径和剂量	毒性或不良反应	规格
依诺肝素（Lovenox）（低分子肝素）（抗凝剂）	治疗深部血栓形成 <2个月婴儿 皮下。1.5mg/（kg·次），q12h ≥2月至成人 皮下。1mg（kg·次），q12h（调整剂量至血抗Xa因子水平在0.5~1单位/ml） 预防深部血栓形成 <2个月婴儿 皮下。1mg/（kg·次），q12h ≥2月至18岁 皮下。0.5mg/（kg·次），q12h 成人 皮下。30mg, bid, 连用7~10天	出血	注射剂（安瓿）：30mg/0.3ml
肾上腺素（Adrenalin）（α、β1和β2肾上腺能受体激动剂）	儿童 静脉。1:10000溶液，0.1μg/（kg·min）开始；增加至1μg/（kg·min）以获得满意疗效	快速型心律失常，高血压，恶心和呕吐，头痛，组织坏死（±）	注射剂：0.01mg/ml（1:100000溶液）0.1mg/ml（1:10000溶液）1mg/ml（1:1000溶液）
艾司洛尔（Brevibloc）（选择性β1肾上腺能受体阻滞剂，抗高血压，Ⅱ类抗心律失常药）	儿童 静脉。负荷量：100~500μg/kg，1分钟内注入；维持量：25~50μg/（kg·min），每次增加50μg/kg至最大量300μg/（kg·min）〔常用维持量50~500μg/（kg·min）〕	支气管痉挛，慢性心功能不全，低血压，恶心/呕吐	注射剂：10, 250mg/ml
依他尼酸（Edecrin）（祥利尿剂）	儿童 口服。25mg/次，每天一次〔最大剂量2~3mg/（kg·24h）〕 静脉。1mg/（kg·次） 成人 口服。50~100mg/次，每天一次（最大400mg） 静脉。0.5~1mg/（kg·次）或50mg/次	脱水，低血钾，肾前性氮质血症，高尿酸血症，第Ⅷ对颅神经损害（耳聋），肝功能异常，粒细胞缺乏或血小板减少，胃肠道激惹，皮疹	片剂：25mg, 50mg 注射剂：（50mg瓶装，用50ml 5%葡萄糖溶液冲配）
芬太尼（Sublimaze, Duragesic, Fentanyl Oralet）（麻醉镇静）	镇静 儿童 静脉。1~3岁：2~3μg/（kg·次）；3~12岁：1~2μg/（kg·次）；大于12岁：0.5~1μg/（kg·次）；每30~60分钟可重复1次 口服（芬太尼口服片） 镇静：10~15μg/（kg·次）（最大剂量400μg/次）	呼吸抑制，呼吸暂停，木僵，心动过缓	注射剂：50μg/ml 芬太尼口服片：100μg, 200μg, 300μg, 400μg
氟卡尼（Tambocor）（Ⅰc类抗心律失常药）	持续性室速 儿童 口服。开始1~3mg/（kg·d），q8h，常用范围：3~6mg/（kg·d），q8h必要时监测血药浓度（持续用药2~3天后谷浓度：0.2~1mg/L） 成人 口服。100mg, q12h可每4天增加50mg, q12h至最大量600mg/24h	心功能恶化，心动过缓，房室传导阻滞，眩晕，视觉模糊，呼吸困难，恶心，头痛，P-R间期和QRS时限延长，生命垂危患者备用	片剂：50mg, 100mg, 150mg 混悬剂：5mg/ml, 20mg/ml
醋酸氟氢可的松（Florinef, Fluohydrisone）（激素）	晕厥发作 儿童 口服。0.1mg/次，每天1~2次 成人 口服。0.2mg/次，每天1~2次	高血压，低血钾，痤疮，皮疹，皮下出血，头痛，胃肠道溃疡，生长抑制体重增加（2~3周增加1~2kg）	片剂：0.1mg
呋塞米（Lasix, Furomide）（祥利尿剂）	儿童 静脉。0.5~2mg/（kg·次），2~4次/d 口服。1~2mg/（kg·次），1~3次/d, prn〔最大剂量6mg/（kg·次）〕 成人 静脉。20~40mg/次，2~4次/d 口服。20~80mg/次，1~4次/d, prn	低血钾，高尿酸血症，肾前性氮质血症，耳毒性，罕见造血功能障碍	口服液：10mg/ml, 40mg/5ml 片剂：20mg, 40mg, 80mg 注射剂：10mg/ml
肝素（抗凝）	婴幼儿及儿童 静脉。初始剂量：50U/kg静脉推注；维持量：10~25U/（kg·h），q4h静脉输注〔调整剂量使PTT在输注后6~8小时（或静脉推后3.5~4小时）1.5~2.5倍延长〕 成人 静脉。初始剂量：10000U静脉推注；维持量：5000~10000U q4~6h 静脉。初始剂量5000U，接着给予20000~40000U/24h	出血 解救剂：硫酸鱼精蛋白（每100U用1mg，对前4小时内的用药有效）	注射剂：1000U/ml, 2500U/ml, 5000U/ml, 7500U/ml, 10000U/ml

（续表）

药物	用药途径和剂量	毒性或不良反应	规格
肼屈嗪（Apresoline）（外周血管扩张剂，抗高血压）	儿童 肌注，静脉。0.15~0.2mg/（kg·次）（紧急情况时）；q4~6h 可重复 1 次 口服。0.75~3mg/（kg·d），分 2~4 次 成人 肌注，静脉。20~40mg/ 次（紧急情况时），必要时可重复 口服。10mg，qid，3~4 天；加至 25mg，qid，3~4 天；再至 50mg，qid	低血压，心动过速和心悸，长期使用可致狼疮样综合征（发热，关节痛，脾肿大和 LE 细胞检测阳性），造血功能障碍	片剂：10mg，25mg，50mg，100mg 口服液：1.25mg/ml，2mg/ml，4mg/ml 注射液：20mg/ml
氢氯噻嗪（Hydro diuril，Esidrex，Hydro-Par，Oretic）（噻嗪类利尿剂）	儿童 口服。2~4mg/kg·24h，分 2 次 成人 口服。25~100mg/24h，单剂或分次，可间歇给药	与氯噻嗪类似	片剂：25mg，50mg，100mg 胶囊：12.5mg 溶液：10mg/ml
羟嗪（Vistaril，Atarax）（镇静）	儿童 肌注。1mg/（kg·次），q4~6h，prn 口服。<6 岁：50mg/d，分 4 次；>6 岁：50~100mg/d，分 4 次 成人 25~100mg，q4~6h（最大 600mg/24h） 口服。50~100mg/ 次，q6h	中枢神经系统症状（思睡，震颤，惊厥），抗胆碱能作用（口干，视觉减退，心悸，低血压，尿频）	混悬剂：25mg/5ml 糖浆剂：10mg/ml 片剂：10mg，25mg，50mg，100mg 胶囊：25mg，50mg，100mg 注射剂：25mg/ml，50mg/ml
吲哚美辛（Indocin）（非甾体类抗炎药，退热剂，PG 合成酶抑制剂）	关闭早产儿 PDA 静脉。48h：0.2mg/（kg·次），0.1mg/（kg·次）和 0.2mg/（kg·次），q12~24h；2~7 天：0.2，0.2 和 0.2mg/（kg·次），q12~24h；>7 天：0.2mg/（kg·次），0.25mg/（kg·次）和 0.25mg/（kg·次），q12~24h	胃肠道或其他部位出血，胃肠道功能紊乱，肾损害，电解质紊乱（低钠和高钾）	瓶装：1mg
异丙肾上腺素（Isuprel）（β₁ 和 β₂ 肾上腺素能受体激动剂）	儿童 静脉。0.1~0.5μg/（kg·min）滴注至获得满意效果 成人 静脉。2~20μg/（kg·min）滴注至获得满意效果（碱性溶液为配伍禁忌）	与肾上腺素类似	注射剂：0.2mg/ml（1∶5 000 溶液：1.5ml）
依拉地平（Dynacirc）（钙通道阻滞剂，二氢吡啶）	高血压 儿童 口服。0.15~0.2mg/（kg·24h），tid~qid〔最大剂量 0.8mg/（kg·24h）至 20mg/24h〕 成人 初始 2.5mg，bid 最大剂量 20mg/d	足部水肿，头痛，眩晕，面红，头晕，乏力	胶囊：2.5mg，5mg
氯胺酮（Ketalar）（游离型麻醉剂）	儿童 肌注。8~12mg/kg，需要时 q30min 小剂量重复 静脉。2~3mg/（kg·次），需要时 q30min 小剂量重复	低血压或心动过速，呼吸抑制或窒息，中枢神经系统症状（梦游，意识错乱，兴奋）	注射剂：10mg/ml，50mg/ml，100mg/ml
拉贝洛尔（Normodyne，Trandate）（α 和 β 肾上腺素能受体拮抗剂）	儿童 口服。起始 4mg/（kg·24h），bid 最大剂量 40mg/（kg·24h） 静脉。（治疗高血压危象）起始 0.1~1mg/（kg·次），q10min prn（最大量 20mg/ 次）	体位性低血压，水肿，充血性心力衰竭，心动过缓，哮喘禁用	片剂：100mg，200mg，300mg 注射剂：5mg/ml 混悬剂：10mg/ml
利多卡因（Xylocaine）（ⅠB 类抗心律失常药）	儿童 静脉。负荷量：1mg/（kg·次），q5~10min，prn；维持量：30μg/（kg·min）静脉滴注〔20~50μg/（kg·min）〕 成人 静脉。负荷量：1mg/（kg·次），q5min；维持量：1~4mg/min 静脉滴注	惊厥，呼吸抑制，中枢神经系统症状（焦虑，欣快，思睡），心律失常，低血压或休克	注射剂：10mg/ml（5ml 安瓿）；20mg（5ml，10ml 安瓿）
赖诺普利（Zestril，Prinivil）（ACEI 抑制剂，抗高血压）	高血压 儿童 口服。起始 0.07mg/（kg·d），可增至 5mg/d〔最大剂量 0.6mg/（kg·d）或 40mg/d〕 成人 口服。起始 10mg，qd 需要时最大剂量可加至 80mg/d	干咳，皮疹，低血压，高血钾，血管性水肿，罕见骨髓抑制，妊娠中晚期服用可对胎儿造成危害（和其他 ACEI 抑制剂一致）	片剂：2.5mg，5mg，10mg，20mg，30mg，40mg
氯沙坦（Cozaar）（血管紧张素受体阻滞剂）	高血压 儿童 口服。0.7mg/（kg·24h），qd~bid，直到 50mg/24h 成人 起始剂量 50mg，qd 最大剂量 100mg，qd	低血压，眩晕，鼻充血，肌肉痛性痉挛	片剂：25mg，50mg，100mg

（续表）

药物	用药途径和剂量	毒性或不良反应	规格
洛伐他汀（Mevacor）（羟甲基戊二酰辅酶A还原酶抑制剂，降血脂）	青少年（10~17岁）： 口服。10mg/d，qd起6~8周；增至20mg/d×8周后给予40mg/d×8周 成人 口服。20mg/d起（40~80mg/d）	轻度胃肠道症状，肌炎样综合征，转氨酶增高，CK增高	片剂：10mg，20mg，40mg
哌替啶（Demerol）（镇静麻醉）	儿童 肌注，静脉，口服。1~1.5mg/（kg·次）q3~4h prn 成人 肌注，静脉，口服。50~100mg/次，q3~4h prn	呼吸抑制，低血压，心动过缓，恶心和呕吐	注射剂：25mg/ml，50mg/ml，75mg/ml，100mg/ml 片剂：50mg，100mg 糖浆剂：50mg/5ml
间羟胺（Aramine）（α和β肾上腺素受体激动剂）	儿童 静脉。0.01mg/（kg·次）静脉推注5μg/（kg·min）静脉输注至获得满意效果 成人 静脉。0.5~5mg静脉推注，q5~10min prn，1~4μg/（kg·min）静脉输注	与去甲肾上腺素类似	注射剂：10mg/ml
甲基多巴（Aldomet）（抗高血压）	儿童 静脉。5~10mg/（kg·次），30~60min内输注；随后20~40mg/（kg·d），分4次（最大剂量65mg/（kg·24h）或3g/24h） 口服。10mg/（kg·d），分2~4次可加量或减量（最大剂量65mg/（kg·24h）或3g/24h） 成人 静脉。250~500mg，q6h（最大剂量1g q6h） 口服。250mg，2~3次/d×2天，可每2天加量或减量（常用剂量：0.5~2g/d，分2~4次；最大剂量3g/d）	镇静，体位性低血压和心动过缓，狼疮样综合征，Coombs(+)溶血性贫血和白细胞减少，肝炎或肝硬化，结肠炎，阳痿	注射剂：50mg/ml 混悬剂：250mg/ml 片剂：125mg，250mg，500mg
美托洛尔（Lopressor）（β₁肾上腺素能受体阻滞剂）	>2岁儿童 口服。0.1~0.2mg/（kg·次），bid起渐增至1~3mg/（kg·24h） 成人 口服。100mg/d，分1~3次起，可增至450mg/24h，分2~3次（常用剂量：100~450mg/24h）（常与氢氯噻嗪25~100mg/d合用）	中枢神经系统症状（眩晕，疲乏，抑郁），支气管痉挛，心动过缓，腹泻，恶心呕吐，腹痛	片剂：50mg，100mg
美托拉宗（Zaroxolyn，Diulo，Mykrox）（类噻嗪类利尿剂）	儿童 口服。0.2~0.4mg/（kg·24h）qd~bid 成人 口服。高血压：2.5~5mg，qd；水肿：5~20mg，qd	电解质紊乱，胃肠功能紊乱，高血糖，骨髓抑制，寒战，高尿酸血症，肝炎，皮疹，肾损害时可能比噻嗪类利尿剂更有效	片剂：0.5mg，2.5mg，5mg，10mg 混悬剂：1mg/ml
美西律（Mexitil）（Ⅰb类抗心律失常药）	儿童 口服。6~8mg/（kg·d）bid~tid，2~3天后2~5mg/（kg·次）q6~8h，每2~3天加量1~2mg/（kg·次）直至获得满意效果（和食物或抗酸剂共服） 成人 口服。200mg，q8h，2~3天，增至300~400mg q8h（常用剂量200~300mg，q8h） 有效血药浓度：0.75~2μg/ml	恶心呕吐，中枢神经系统症状（头痛，眩晕，震颤，感觉异常，情绪改变），皮疹，肝功能异常（±）	胶囊：150mg，200mg，250mg
米力农（Primacor）（磷酸二酯酶抑制剂，非儿茶酚胺类正性肌力药，血管扩张剂）	儿童 静脉。负荷量：10~50μg/kg，10min内注入，后0.1~1μg/（kg·min）静脉滴注 成人 静脉。负荷量：50μg/kg，10min内注入，后0.5μg/（kg·min）静脉滴注〔范围0.375~0.75μg/（kg·min）〕	心律失常，低血压，低血钾，血小板减少	注射剂：1mg/ml
米诺地尔（Loniten，Rogaine）（外周血管扩张剂）	<12岁儿童 口服。0.2mg/（kg·d）分1~2次起每3天加量0.1~0.2mg/（kg·d）直至获得满意效果（常用剂量0.25~1mg/（kg·d）分1~2次；最大50mg/d） >12岁儿童及成人 口服。5mg qd起可加至10mg，20mg，40mg，单剂或分2次（常用剂量10~40mg/（kg·d）分1~2次；最大100mg/d）	反射性心动过速和液体潴留（和一种β受体阻滞剂和利尿剂合用），心包积液，多毛，罕见造血功能障碍（白细胞减少，血小板减少）	片剂：2.5mg，10mg
吗啡（镇静麻醉）	儿童 皮下、肌注、静脉。0.1~0.2mg/（kg·次）q2~4h（最大15mg/次） 成人 皮下、肌注、静脉。2.5~20mg/次，q2~6h prn	中枢神经系统抑制，呼吸抑制，恶心和呕吐，低血压，心动过缓	注射剂：8mg/ml，10mg/ml，15mg/ml

（续表）

药物	用药途径和剂量	毒性或不良反应	规格
霉酚酸酯（CellCept）（免疫抑制剂）	儿童 口服。600mg/（m^2·次），bid 最大 2 000mg/24h，有效血药浓度：5~7ng/ml 成人 口服、静脉。2 000~3 000g/24h，bid	头痛，胃肠道症状，高血压，骨髓抑制（贫血），发热，发生淋巴瘤和其他恶性肿瘤的风险增加	片剂：500mg 胶囊：250mg 口服混悬液：200mg/ml 注射剂：500mg
纳洛酮（Narcan）（麻醉拮抗剂）	儿童 肌注、静脉。5~10μg/（kg·次），q2~3min 1~3 次 prn（可能需 5~10 次） 成人 肌注、静脉。0.4~2mg/次，q2~3min，1~3 次 prn	室性心律失常，肺水肿（±），恶心和呕吐，惊厥	注射剂：0.4mg/ml, 10mg/ml 新生儿注射剂：0.02mg/ml
硝苯地平（Procardia, Adalat）（钙通道阻滞剂）	肥厚型心肌病 儿童 口服。0.6~0.9mg/（kg·24h），分 3~4 次 高血压 儿童 口服。0.25~0.5mg/（kg·24h），分 1~2 次〔最大 3mg/（kg·24h），直至 120mg/24h〕 成人 口服。10mg tid 起 7~14 天逐步加量至 20 或 30mg tid~qid（常用剂量 10~20mg tid；最大 180mg/d）	低血压，外周性水肿，中枢神经系统症状（头痛、眩晕、无力），恶心	胶囊（Adalat, Procardia）：10mg, 20mg 缓释片：（Adalat CC, Procardia XL）：30mg, 60mg, 90mg
硝酸甘油（Nitrobid, Tridil, Nitrostat）（外周血管扩张剂）	儿童 静脉。0.5~1μg/（kg·min）每 20min 加量 1μg/（kg·min）至起效〔最大 6μg/（kg·min）〕（用 5% 葡萄糖溶液或生理盐水稀释，最终浓度应 <400μg/ml；避光） 成人 静脉。初始剂量：5μg/min 输液泵输入，每 3~5min 加量 5μg/min 至获得满意效果	低血压，心动过速，头痛，恶心和呕吐	注射剂：5mg/ml
硝普钠（Nipride）（外周血管扩张剂）	儿童 静脉。0.5~8μg/（kg·min），同时监测血压〔常用剂量 2~3μg/（kg·min）〕〔用 250~2000ml 5% 葡萄糖液稀释原液（50mg）；避光〕	低血压，多汗和心悸，恶心和呕吐，氰化物毒性（代谢性酸中毒最早和最可靠的依据；使用 >48h 和肾衰竭时监测硫氰酸浓度）	注射剂：50mg（瓶装，用 2~3ml 5% 葡萄糖溶液冲配）
去甲肾上腺素（Levophed, levarterenol）（α 和 β 肾上腺素受体激动剂）	儿童 静脉。0.1μg/（kg·min）起渐加量至获得满意效果 成人 静脉。加 4ml 去甲肾上腺素至 1000ml 5% 葡萄糖溶液中，2~3ml/min 起（8~12mg/min）并调整速度	高血压，心动过缓（反射性），心律失常，组织坏死（用酚妥拉明局部湿敷）	注射剂：1mg/ml
酚妥拉明（Regitine）（α 肾上腺素受体阻滞剂）	嗜铬细胞瘤 儿童 肌注，静脉。0.05~0.1mg/（kg·次），每 5 分钟重复一次直至高血压控制，然后 q2~4h prn 成人 肌注，静脉。2.5~5mg/次，每 5 分钟重复一次直至高血压控制，然后 q2~4h prn 治疗 α 肾上腺素类药物外渗皮下。12h 内 0.1~0.2mg/kg 局部用药（最大 10mg）	低血压，心动过速或心律失常，恶心和呕吐	注射剂：5mg/ml
去氧肾上腺素（Neo-Synephrine）（α 肾上腺素受体激动剂）	低血压 儿童 肌注，皮下。0.1mg/（kg·次），q1~2h prn 静脉。5~10μg/（kg·次），静脉推注 q10~15min 或 0.1~0.5μg/（kg·次），静脉输注 成人 肌注，皮下。2~5mg/次，q1~2h prn 静脉，0.1~0.5mg/次，静脉推注 q10~15min prn 100~180μg/min 输注后维持在 40~60μg/min	心律失常，高血压，心绞痛	注射剂：10mg/ml
苯妥英钠（Dilantin）（ⅠB 类抗心律失常药）	儿童 静脉。2~4mg/（kg·次），5~10min 输注后接着：口服。2~5mg/（kg·d）分 2~3 次（有效血药浓度：心律失常 5~18μg/ml，惊厥 10~20μg/ml） 成人 静脉。100mg q5min（总量 500mg） 口服。250mg qid×1 天，250mg bid×2 天和 300~400mg/d，分 1~4 次	皮疹，Steven Johnson 综合征，中枢神经系统症状（共济失调、构音困难），狼疮样综合征，造血功能障碍，外周神经病变，牙龈肿胀	注射剂：50mg/ml 混悬剂：125mg/5ml（240ml） 咀嚼片：50mg（儿科用） 胶囊：100mg

（续表）

药物	用药途径和剂量	毒性或不良反应	规格
氯化钾	利尿剂治疗时补充 儿童 口服。1~2mEq/（kg·d），分3~4次，〔0.8~1.5ml 10%氯化钾/（kg·d），或0.4~0.7ml 20%氯化钾/（kg·d），分3~4次〕	胃肠功能紊乱，溃疡，高血钾	10%溶液：1.3mEq/ml 20%溶液：2.7mEq/ml 缓释胶囊：8mEq,10mEq 缓释片：6mEq, 7mEq, 8mEq, 10mEq, 20mEq
葡萄糖酸钾	利尿剂治疗时补充 儿童 口服。1~2mEq/（kg·d），分3~4次或0.8~1.5ml/（kg·d）分3~4次	与氯化钾类似	酏剂：1.3mEq/ml
普伐他汀（Pravachol） （降血脂，羟甲基戊二酰辅酶A还原酶抑制剂）	儿童 口服。10mg qd 起4~6周，必要时加量至20~40mg（成人最大剂量80mg/d）	头痛，便秘，腹泻，肝酶升高，横纹肌溶解，肌病	片剂：10mg, 20mg, 40mg, 80mg
哌唑嗪（Minipress） （突触后α肾上腺素能受体阻滞剂，抗高血压）	儿童 口服。试用5μg/kg后25~100μg/（kg·d）分4次 成人 口服。1mg bid~tid 起加量至20mg/d，分2~4次（常用剂量：6~15mg/d）	中枢神经系统症状（眩晕、头痛、嗜睡），心悸，恶心	胶囊：1mg, 2mg, 5mg
普鲁卡因胺（Pronestyl） （IA 类抗心律失常药）	儿童 静脉。负荷量：3~6mg/kg，大于5min内输注，每10~30min重复1次（最大100mg）；维持量：20~80μg/（kg·min），静脉输注（最大2g/24h） 口服。15~50mg/（kg·d），q3~6h（最大4g/24h） 成人 静脉。负荷量：50~100mg/次，q5min prn；维持量：1~6mg/min 静脉输注 口服。250~500mg/次，q3~6h（常用2~4g/d）有效血药浓度：4~10μg/ml	恶心和呕吐，造血功能障碍，皮疹，狼疮样综合征，低血压，意识错乱，定向障碍	片剂：250mg, 375mg, 500mg 缓释片：250mg, 500mg, 750mg, 1 000mg 胶囊：250mg, 375mg, 500mg 混悬剂：6mg/ml, 50mg/ml, 100mg/ml 注射剂：100mg/ml, 500mg/ml
异丙嗪（Phenergan） （镇静，止吐）	恶心和呕吐 儿童 肌注，灌肠。0.25~0.5mg/kg q4~6h prn 成人 肌注，灌肠。12.5~25mg q6h prn 术前镇静 儿童 肌注，口服，灌肠。0.5~1mg/kg q6h prn 成人 肌注，口服，灌肠。25~50mg q4~6h prn	中枢神经系统兴奋，抗胆碱能作用	片剂：12.5mg, 25mg, 50mg 糖浆剂：6.25mg/5ml, 25mg/5ml 栓剂：12.5mg, 25mg, 50mg 注射剂：25mg/ml, 50mg/ml
普萘洛尔（Inderal） （β肾上腺素受体阻滞剂，Ⅱ类抗心律失常药）	高血压 儿童 口服。2~4mg/（kg·24h）分2~4次〔最大16mg/（kg·24h）〕 心律失常 儿童 静脉。10min内0.01~0.15mg/（kg·次）（最大1mg/次） 口服。2~4mg/（kg·24h）分3~4次〔最大16mg/（kg·24h）〕 成人 静脉。1mg/次 q5min（最大5mg） 口服。40~320mg/24h 分3~4次	低血压，晕厥，支气管痉挛，恶心和呕吐，低血糖，嗜睡或抑郁，心脏传导阻滞	片剂：10mg, 20mg, 40mg, 60mg, 80mg, 90mg 缓释胶囊：60mg, 80mg, 120mg, 160mg 口服液：20mg/5ml, 40mg/5ml 浓缩液：80mg/ml 注射剂：1mg/ml
前列腺素E1 或前列地尔（Prostin VR）（血管扩张剂）	开放动脉导管 静脉。0.05~0.1μg/（kg·min）起，获得满意效果后减量至0.05μg/（kg·min），0.025μg/（kg·min）和0.01μg/（kg·min）；若无反应，可加至0.4μg/（kg·min）	窒息，面红，心动过缓，低血压，发热	安瓿：500μg/ml
硫酸鱼精蛋白（肝素解毒剂）	肝素过量解救 静脉。每1mg鱼精蛋白可中和3~4h前使用的100U肝素，缓慢输注不超过20mg/min或50mg/10min查APTT	低血压，心动过缓，呼吸困难，面红，凝血问题	注射剂：10mg/ml
辛伐他汀（Zocor） （降血脂，羟甲基戊二酰辅酶A还原酶抑制剂）	儿童 口服。10mg qd 起每6~8周加10mg，必要时加至最大量40mg/d（成人最大剂量80mg/d）	头痛，便秘，腹泻，肝酶增高，横纹肌溶解，肌病	片剂：5mg, 10mg, 20mg, 40mg, 80mg
螺内酯（Aldactone） （醛固酮拮抗剂）	儿童 口服。3mg/（kg·d）分1~2次 成人 口服。50~100mg/d，分3~4次（最大200mg/d）	高血钾（补钾时），抑制胃肠道功能，皮疹，男子乳腺发育，粒细胞缺乏肾衰竭时禁用	片剂：25mg, 50mg, 100mg 混悬剂：1mg/ml, 2mg/ml, 5mg/ml, 25mg/ml

（续表）

药物	用药途径和剂量	毒性或不良反应	规格
奎尼丁（Cardioquin, Quinidex, Quinaglute）（ⅠA类抗心律失常药）	儿童 特异体质试用剂量。 2mg/kg 1次（硫酸盐口服，葡萄糖酸 盐肌注或静脉使用） 治疗浓度。静脉（用葡萄糖酸盐）：2~10mg/（kg·次），q3~6h prn 口服（硫酸盐）：15~60mg/（kg·24h）q6h 成人 试用剂量。200mg 1次口服/肌注 治疗剂量。口服（硫酸盐）短效：100~600mg/次 q4~6h 200mg/次起渐加至获得满意效果或口服（硫酸盐，缓释）300~600mg/次 q8~12h 肌注（葡萄糖酸盐）：400mg/次 q4~6h 静脉（葡萄糖酸盐）：200~400mg/次，输注速度 ≤ 10mg/min 口服（葡萄糖酸盐）：324~972mg q8~12h	恶心呕吐，室性心律失常，QRS时限延长，抑制心肌收缩力，造血功能障碍，奎宁中毒症状	葡萄糖酸盐(62%奎尼丁)： 缓释片：330mg 注射剂：80mg/ml 硫酸盐(83%奎尼丁)： 片剂：200mg, 300mg 缓释片：300mg 混悬液：10mg/ml
聚磺苯乙烯（Kayexalate, Kionex）（降血钾药）	高血钾治疗 （起效缓慢，需数小时至数天） 儿童 口服，鼻饲。1g/（kg·次）q6h 灌肠：1g/（kg·次）q2~6h 成人 口服，鼻饲，灌肠。15g（4平匙）每天1~4次	（阳离子交换树脂，1g树脂可实际交换1mEq的钾）：（注意：去除每mEq的钾可释放1mEq的钠）恶心呕吐，便秘，重度低血钾〔肌无力，意识错乱（监测血钾，ECG）〕低钙或高钠（水肿）	粉剂：454g/lb, 480g/lb 混悬剂：15g/60ml
链激酶（Streptase, Kabikinase）（溶栓剂）	溶栓 儿童 静脉。30min内输注3500~4000U/kg，接着1000~1500U/（kg·h），或负荷量2000U/kg 30min内输注，接着2000U/（kg·h）（用药持续时间有赖于机体反应，但通常不超过3天） 基础状态监测和q4h监测指标：APTT、TT、纤维蛋白原、PT、红细胞压积、血小板计数 APTT和TT的延长 < 正常的2倍	反复使用可能过敏；用前应用对乙酰氨基酚和抗组胺药并 q4~6h 重复	注射剂：250 000U/6.5ml, 600 000U/6.5ml, 750 000U/6.5ml, 1 500 000U/6.5ml
妥卡尼（Tonocard）（IB类抗心律失常药）	儿童 口服。20~40mg/（kg·d）分3次 成人 口服。400mg q8h 可加至 600mg q8h （常用 400~600mg q8h）	眩晕和眼花，恶心和呕吐，造血功能障碍（±）	片剂：400mg, 600mg
妥拉唑林（Priscoline）（α肾上腺素受体阻滞剂）	新生儿肺动脉高压 静脉。负荷量：1~2mg/kg 10min；维持量：1~2mg/（kg·h）静脉输注	低血压和心动过速，肺出血，胃肠道出血，心律失常，血小板减少，白细胞减少	注射剂：25mg/ml
氨苯蝶啶（Dyrenium）（保钾利尿剂）	儿童 口服。2~4mg/（kg·24h）分1~2次 最大可加至 6mg/（kg·24h）或 300mg/24h 成人 口服。50~100mg/24h，分1~2次（最大 300/24h）	恶心和呕吐，腿痛，眩晕，高尿酸血症，皮疹，肾前性氮质血症	胶囊：50mg, 100mg
尿激酶（Abbokinase）（溶栓剂）	儿童 溶栓 静脉。负荷量：4400U/kg 10min；维持量：4400U/kg/h 维持6~12h，某些患儿需 12~72h 实验室监测指标同链激酶 导管冲洗 静脉。将1ml尿激酶（5000U/ml）注入导管，用5ml注射器每5min抽吸一，共6次；必要时可重复注入尿激酶 成人 肺栓塞 静脉：4400U/kg 起，4400U/kg/h，输液泵维持12h	出血，变态反应，皮疹，发热和寒战，支气管痉挛	注射剂：5000U/ml

（续表）

药物	用药途径和剂量	毒性或不良反应	规格
维拉帕米（Isoptin, Calan）（钙通道阻滞剂，IV类抗心律失常药）	心律失常（室上速） 儿童 静脉。1~15岁2min内0.1~0.3mg/kg，15min后可重复相同剂量。最大剂量：5mg首剂；10mg第二剂 成人 静脉。5~10mg，第二剂10mg 高血压 儿童 口服。4~8mg/（kg·24h），分3次 成人 口服。240~480mg/（24h），分3~4次	低血压，心动过缓，心肌抑制	片剂：40mg, 80mg, 120mg 缓释片：120mg, 180mg, 240mg 缓释胶囊：100mg, 120mg, 180mg, 200mg, 240mg, 300mg, 360mg 混悬剂：50mg/ml 注射剂：2.5mg/ml
维生素K	双香豆素或华法林过量解救 口服、肌注、皮下、静脉。2.5~10mg/次 单剂使用，使双香豆素或华法林过量时PT的延长得以纠正		片剂：5mg 注射剂：2mg/ml, 10mg/ml
华法林（Coumadin, Sofarin）（抗凝剂）	儿童 口服。起始剂量：0.1~0.2mg/（kg·次）qd×2天晚上用（最大剂量10mg/次）〔肝功能异常：0.1mg/（kg·d），最大剂量5mg/次〕；维持剂量：0.1mg/（kg·24h）qd 新的剂量使用后5~7天监测INR。人工瓣膜：INR维持在2.5~3.5；预防深部血栓和肺栓塞：INR维持在2~3。 肝素可快速抗凝；华法林和肝素可同时应用或延迟3~6天起效 成人 口服。起始剂量：5~15mg/d，连续2~5天；维持量：2~10mg/kg根据INR调整剂量	出血（解救：维生素K或新鲜血浆或冰冻血浆） 延长PT：水杨酸盐，对乙酰氨基酚，乙醇，降血脂药，苯妥英钠，布洛芬，某些抗生素 缩短PT：抗组胺药，巴比妥，口服避孕药，维生素C，富含维生素K食物 36~72小时开始起效，45天达全效 作用方式：抑制维生素K依赖因子（I，VII，IX，X）的肝脏合成	片剂：1mg, 2mg, 2.5mg, 3mg, 4mg, 5mg, 6mg, 7.5mg, 10mg 注射剂：5mg

注：ACE—血管紧张素转换酶；APTT—部分凝血活酶时间；CK—肌酸肌酶；INR—国际标准比值；prn—需要时；q—每；h—小时；PT—凝血酶原时间；TT—凝血酶时间；WBC—白细胞；（±）—可能发生；qod—隔天1次；qd—每天1次；bid—每天2次；tid—每天3次；qid—每天4次；q4h—每4小时1次（余类推）；q4~6h—每4~6小时1次（余类推）；1盎司约等于30ml。（引自文献Myung KP. 实用小儿心脏病学，桂永浩，刘芳，译，北京：人民军医出版社，2009。）

索 引